Grosser, Hombach, Sieberth
Der internistische Notfall
3. Auflage

W0061452

Der internistische Notfall

Pathophysiologie
Diagnostische Hinweise
Sofortmaßnahmen – Intensivtherapie
Überwachung – Häufige Fehler

K.-D. Grosser, Krefeld
V. Hombach, Ulm
H.-G. Sieberth, Aachen

Mitbegründet von R. Gross, Köln

Dritte, durchgesehene und aktualisierte Auflage

Mit 26 Abbildungen und 144 Tabellen

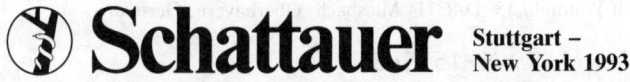 Schattauer   Stuttgart –
New York 1993

Anschriften der Verfasser:

Prof. Dr. Dr. h. c. Rudolf Gross, ehem. Direktor der I. Medizinischen Universitätsklinik, Auf dem Römerberg 40, 50968 Köln

Prof. Dr. Klaus-Dieter Grosser, Direktor der Medizinischen Klinik I, Städtische Krankenanstalten, Lutherplatz 40, 47805 Krefeld

Prof. Dr. Vincenz Hombach, Ärztlicher Direktor der Abteilung Innere Medizin II, Medizinische Universitätsklinik und Poliklinik, Robert-Koch-Straße 8, 89081 Ulm

Prof. Dr. Heinz-Günther Sieberth, Direktor der Medizinischen Klinik II der RWTH Aachen, Pauwelsstraße, 52074 Aachen

Priv.-Doz. Dr. Siegfried Wieshammer, Oberarzt der Abteilung Innere Medizin II, Medizinische Universitätsklinik und Poliklinik, Robert-Koch-Str. 8, 89081 Ulm

Die Deutsche Bibliothek – CIP-Einheitsaufnahme

Der **internistische Notfall** : Pathophysiologie – diagnostische Hinweise – Sofortmaßnahmen – Intensivtherapie – Überwachung – häufige Fehler ; mit 144 Tabellen / K.-D. Grosser ; V. Hombach ; H.-G. Sieberth. Mitbegr. von R. Gross. – 3., durchges. und aktualisierte Aufl. – Stuttgart ; New York : Schattauer, 1993
ISBN 3-7945-1535-8
NE: Grosser, Klaus-Dieter; Hombach, Vincenz; Sieberth, Heinz-Günter; Gross, Rudolf [Begr.]

Printed in Germany

Satz, Druck und Einband: Mayr Miesbach, Druckerei und Verlag GmbH, Am Windfeld 15, D-83714 Miesbach, Oberbayern, Germany

ISBN 3-7945-1535-8

Vorwort zur 3. Auflage

In den 20 Jahren nach der ersten Auflage des „Internistischen Notfalls" hat sich in der Intensivmedizin selbst und in dem hier vorgelegten Buch vieles geändert.

Die Zahl und die Größe der Intensivpflegestationen hat in dieser Zeit beträchtlich zugenommen. Qualifikationsnachweise für Ärzte in den verschiedenen Bereichen der Intensivmedizin werden vermehrt gefordert. Nationale und internationale Gesellschaften für Intensivmedizin sind aus der Anästhesie, Chirurgie, Inneren Medizin, Neurologie und Pädiatrie hervorgegangen und haben zum Teil ihre spezifischen Belange artikuliert, sich aber auch in den gemeinsamen Bereichen wieder zusammengefunden. Im Vordergrund stand zunächst die aus der Empirie abgeleitete Intensivpflege und Intensivmedizin. Die Frage nach der wissenschaftlichen Basis der Intensivmedizin ist noch strittig, wird aber langsam stärker in den Vordergrund gerückt. In keinem Bereich der praktischen Medizin ist das pathophysiologische Verständnis für das Handeln am Kranken so unmittelbar gefordert wie in der Intensivmedizin. Aus diesem Grunde haben wir auch weiterhin die Pathophysiologie allen Kapiteln vorangestellt. Die Möglichkeit einer schnellen Orientierung im vorliegenden Buch ist beim täglichen Gebrauch in der Notfallmedizin und auf einer Intensivpflegestation von großer Bedeutung. Die Reduktion allein auf Behandlungsschemata, ohne die Vermittlung des Verständnisses für die zugrundeliegenden Zusammenhänge scheint uns eine unzulässige Kürzung. Es ist oft mehr das „Warum" und nicht nur das „Wie" der Therapie, das für den Erfolg ausschlaggebend ist. Von diesen Überlegungen ausgehend haben wir am Grundkonzept des Buchaufbaus festgehalten. Ergänzt wurden die in Köln erworbenen Erkenntnisse durch die inzwischen von den Autoren auch in Aachen, Krefeld und Ulm gemachten Erfahrungen. Alle Kapitel mußten überarbeitet und einige völlig neu konzipiert werden. Krankheitsbilder, wie die Vergiftung mit Halluzinogenen, Komplikationen nach Organtransplantationen, AIDS oder das Multiorganversagen und einige andere sind neu aufgenommen worden. Die therapeutischen Maßnahmen, sei es bei der Elektrostimulation des Herzens, den extrakorporalen Entgiftungsmaßnahmen, der Thrombolyse und Behandlung der intestinalen Blutung, um nur einige Bereiche zu nennen, mußten auf den derzeitigen Stand der Technik gebracht werden. Die rasche Entwicklung auf dem Arzneimittelsektor verlangte eine neue Auswahl der wichtigen Medikamente und zum Teil auch eine Änderung deren Dosierung.

Nicht unumstritten blieb das umfangreiche Literaturverzeichnis. Es ist uns bewußt, daß ein vollständiger Literaturüberblick nicht mehr zu gewährleisten ist, andererseits stellte das bisherige Literaturverzeichnis nach Ansicht vieler Leser einen wichtigen Fundus der Literatur aus dem Bereich der Notfallmedizin dar und zeigt auch die historische Entwicklung in diesem Fach auf. In die vorliegende Auflage wurden deswegen auch die älteren Titel wieder aufgenommen. Die uns am wichtigsten erscheinende neu aufgenommene Literatur haben wir in Fettdruck hervorgehoben, um den Zugriff auf die aktuellen Arbeiten zu erleichtern und übersichtlicher zu gestalten.

Mai 1993   K.-D. Grosser
                                            V. Hombach
                                            H.-G. Sieberth

Vorwort zur 1. Auflage

Mit diesem Buch wollen wir den Kollegen in Klinik und Praxis einen ganz auf die praktischen Bedürfnisse zugeschnittenen Leitfaden für die Behandlung von Notsituationen und akuten Ereignissen im Bereich der Inneren Medizin in die Hand geben. Wo immer es möglich war, haben wir versucht, zwischen den überall durchführbaren und durchzuführenden *Sofortmaßnahmen* und der an entsprechende Einrichtungen gebundenen *Intensivtherapie* zu unterscheiden. Selbstverständlich sind die Übergänge fließend. Gerade dem Grenzbereich, d. h. der Ausdehnung einer Intensivtherapie auch in die ambulante Praxis und in kleinere Krankenhäuser hinein, sollte unsere Zusammenstellung dienen. Die hier ausgesprochenen Empfehlungen für die Intensivtherapie mögen mehr an den Voraussetzungen einer großen Klinik orientiert erscheinen. Sie den eigenen oder besonderen örtlichen Voraussetzungen anzupassen, dürfte nicht schwer sein.

Die optimale Behandlung kann, wie immer, nur aus dem Verständnis der pathophysiologischen Zusammenhänge und aus entsprechenden pharmakologischen Kenntnissen heraus entwickelt werden. Deshalb haben wir allen Abschnitten einen relativ kurzen Überblick der *Pathophysiologie* vorangestellt. Noch kürzer, sozusagen kursorisch, sind die *diagnostischen Hinweise* gemeint. Wir dürfen dazu auf die Lehrbücher der Inneren Medizin, der Pathophysiologie und der Differentialdiagnostik verweisen. Gerade die Notfälle in der Inneren Medizin erfordern häufig in erster Annäherung keine ausführliche Diagnostik, ja schließen sie aus Zeitgründen zunächst aus. Ganz im Vordergrund steht die *Wiederherstellung* der normalen mechanischen, elektrischen und chemischen Reaktionen des Organismus, der *Homöostase* im Sinne von Cannon.

Dieses Buch spiegelt unsere Meinungen und Erfahrungen an der Medizinischen Universitätsklinik Köln wieder. Selbstverständlich wird man über diese oder jene Behandlungsmethode, besonders bei erst seit kurzem entwickelten oder noch im Fluß befindlichen Verfahren, verschiedener Meinung sein können. Für Kritik sowie für die Übermittlung persönlicher Ergebnisse anderer oder ergänzender Art wären wir besonders dankbar. Auch Umfang und Auswahl der „Notfälle" sind eine Ermessensfrage. Die hier besprochenen Situationen betreffen über 90% der Aufnahmen auf unserer Intensivstation. Abbildungen hätten in der erforderlichen größeren Zahl den Charakter unseres „Manuals für die Praxis" gesprengt. Umgekehrt haben wir den Text bis in die Einzelheiten des technischen Vorgehens geführt, auch aus Gründen der Systematik und der Geschlossenheit der Darstellung der einzelnen Notfälle Wiederholungen in Kauf genommen. Die Tabellen sollen einer raschen Orientierung dienen.

Hinsichtlich der Medikamente haben wir fast ausschließlich Präparate aufgeführt, die sich uns bewährt haben. Die Auswahl besagt in keiner Weise, daß nicht andere Spezialitäten Gleiches, vielleicht auch einmal Besseres, leisten würden. Eine Vollständigkeit auch nur der wichtigsten Spezialitäten war von uns nicht zu erwarten und wurde von uns nicht angestrebt. Im übrigen orientieren die nach Präparate-Gruppen ausgerichteten Spezialitäten-Verzeichnisse über gleiche oder ähnliche Präparate sowie über deren Besonderheiten. Da die meisten Wirkstoffe unter den Handelsnamen bekannter sind, haben wir diese zusätzlich oder ausschließlich genannt.

Köln, im Januar 1973

R. Gross
K.-D. Grosser
H.-G. Sieberth

Inhaltsverzeichnis

Abkürzungsverzeichnis

aaDO$_2$	Alveolo-arterielle Sauerstoffdruckdifferenz	CK	Kreatinkinase
		CK-MB	Kreatinkinase Muscle-Brain
ACE	Angiotensin converting enzyme	CPAP	Continuous positive airway pressure
ACTH	Adrenokortikotropes Hormon	CO-Hb	Carboxyhämoglobin
		CPK	Kreatin-phosphokinase
ADH	Antidiuretisches Hormon		
A-H-V-	Atrium-His-Ventrikel	CPR	Kardiopulmonale Reanimation
AMV	Atemminutenvolumen		
A.N.V.	Akutes Nierenversagen	CT	Computertomographie
ARC	AIDS-related complex	DE	Dosisäquivalent
ARDS	Adult respiratory distress syndrome: Akutes Atemnotsyndrom des Erwachsenen	DOM	2,5,-Dimethoxy-4-methylamphetamin
		DSA	Digitale Subtraktionsangiographie
ASR	Achillessehnenreflex	E	Einheit
ASS	Acetylsalicylsäure	EDTA	Äthylendiamintetraessigsäure
ATIII	Antithrombin III		
AV	Atrioventrikulär	ETP	Externes transthorakales Pacing
aVF	Augmented Volt Foot		
AVK	Arterielle Verschlußkrankheit	EZF	Extrazelluläre Flüssigkeit
AZV	Atemzugvolumen	EZT	Extrazellulärraum
BE	Base excess	FEV$_1$	Forcierte exspiratorische Sekundenkapazität
BKS	Blutkörperchensenkung		
BSE	Bourquin-Shermann-Einheit	F$_1$O$_2$	Sauerstoffanteil im Einatemgas
BSG	Blutsenkungsgeschwindigkeit	FT3,4	Freies T3,4
BSP	Bromsulphthalein	GBM$_2$	Glomerulobasalmembran
BWK	Brustwirbelkörper		

GLDH	Glutamat-dehydrogenase	KSkez	Korrigierte Sinus-knotenerholungszeit
GOT	Glutamat-oxalacetat-transaminase	KT	Kammertachykardie
GPT	Glutamat-pyruvat-transaminase	LAD	R. interventricularis ant. der linken Koronararterie
γ-GT	γ-Glutamyl-transpeptidase	LD	Letale Dosis
		LDH	Lactat-dehydrogenase
Hb	Hämoglobin	LGL	Lown-Ganong-Levine(-Syndrom)
HBDH	3-Hydroxybutyrat-dehydrogenase	LSD	Lysergsäure-diäthylamid
HF	Herzfrequenz	LVEDP	Linksventrikulärer enddiastolischer Druck
Hkt	Hämatokrit		
HUS	Hämolytisch-urämisches Syndrom	LVEDV	Linksventrikuläres enddiastolisches Volumen
H-V	His-Ventrikel		
HVL	Hypophysen-vorderlappen	M	Mega $(= 10^6)$
HZV	Herzzeitvolumen	MCL	Medioklavikularlinie
		MSH	Melanozyten-stimulierendes Hormon
ICR	Interkostalraum		
IMV	Intermittent Mandatory Ventilation	NNR	Nebennierenrinde
INH	Isoniazid	PA	Pulmonalarterie
IPPB	s. IPPV	PAD	Pulmonalarterien-druck
IPPV	Intermittierende Beatmung mit positivem Druck	PaO_2	Arterieller Sauerstoff-Partialdruck
IZF	Intrazelluläre Flüssigkeit	PAP	Pulmonary artery pressure; Druck in der A. pulmonalis
IZR	Intrazellulärraum		
KBR	Komplement-bindungsreaktion	PC	Pulmonalkatheter
		PEEP	Positiver endexspira-torischer Druck
KF	Kammerflimmern		
KG	Körpergewicht	PCO_2	CO_2-Partialdruck
KH	Kohlenhydrate	PO_2	Sauerstoffpartialdruck
KHK	Koronare Herzkrankheit	PPL	Plasmaproteinlösung
KIE	Kallikrein-Einheiten	PPSB	Komplex aus: Prothrombin (F. II),

	Prokonvertin (F. VII), Stuart-Faktor (F. X) und antihämophilem Faktor (F. IX)	TBG	Thyroxin-bindendes Globulin
PTCA	Perkutane trans-luminale koronare Angioplastie	THAM	Tris-Puffer. Tris-hydroxymethyl-aminomethan
PTT	Partielle Thrombo-plastinzeit	TRH	Thyreotropin-releasing-Hormon
PTZ	Prothrombinzeit	TSH	Thyreoidea-stimulating-Hormon
		TTP	Thrombotisch-thrombozytopenische Purpura
RCA	Rechte Koronararterie		
RR	Riva Rocci		
R-R	R-R-Abstand im EKG	U	Unit
		UKG	Ultraschall-Kardiographie
SA	Sinuaurikulär		
SIADH	Inappropriate secretion of ADH		
SIMV	Synchronized IMV	VD	Anatomischer Totraum
SKEZ	Sinusknoten-erholungszeit	VT	Gesamttotraum
SRS-A	Slow reacting sub-stance of anaphylaxis	VES	Ventrikuläre Extrasystolen
STP	Serenity – Tranquility – Peace (Wirkung von Halluzinogenen)	WPW	Wolff-Parkinson-White(-Syndrom)
SVT	Supraventrikuläre Tachykardie		
		ZEEP	Endexspiratorischer Druck von Null
T3	Trijodthyronin		
T4	Thyroxin	ZVD	Zentralvenöser Druck

I. Störungen des Herz-Kreislauf-Systems

K.-D. Grosser

1. Herzrhythmusstörungen

Der Begriff der Herzarrhythmie umfaßt im weitesten Sinne alle Störungen der natürlichen Herzschlagfolge, wobei die *Reizbildung,* die *Erregungsleitung* oder die *Kombination von beiden* betroffen sein kann. Im Hinblick auf Diagnostik und Therapie läßt sich eine sinnvolle Unterteilung in *tachykarde* und *bradykarde Rhythmusstörungen* vornehmen. Zusätzlich kann eine *unregelmäßige* oder *dissoziierte Schlagfolge* der *Vorhöfe* und der *Kammern* vorliegen.

Häufig gelingt es, durch sorgfältige Anamnese und klinische Untersuchung, unter besonderer Berücksichtigung der peripheren Pulstastung und Herzauskultation, schon eine wahrscheinliche Diagnose zu stellen. Eine sichere Diagnose erfordert *immer eine elektrokardiographische Registrierung.*

1.1. Tachykarde Rhythmusstörungen

1.1.1. Sinustachykardie

A. Pathophysiologie

Eine *Steigerung der normalen Herztätigkeit über 100 Schläge/min wird als Sinustachykardie bezeichnet.* Die Sinusknotenaktivität wird durch zwei antagonistisch wirkende Kräfte, den *kardioinhibitorisch* angreifenden *N. vagus* und den *kardioakzelerierenden N. sympaticus* gesteuert.

Alle Zustände, aber auch bestimmt pharmakologische Substanzen, die zu einer Verminderung der Aktivität des N. vagus oder zu einer Stimulation des N. sympaticus führen, werden eine Beschleunigung der Sinusfrequenz bewirken. In der Regel ist die Sinustachykardie als *Begleitsymptom extrakardialer oder (seltener) kardialer Funktionsstörungen* zu beobachten (Tab. *I.-1*).

Sehr selten kann einer Sinustachykardie eine kreisende Erregung am sinuatrialen Übergang *(Reentry-Phänomen)* im Sinne einer paroxysmalen Tachykardie zugrunde liegen. Klinisch wird sie meist fälschlicherweise den AV-Knotentachykardien zugeordnet. Sie unterscheiden sich von diesen durch positive P-Zacken in Abl. II, III und aVF.

Eine *Frequenzzunahme* geht immer auf Kosten der Diastole, d.h. die Füllungsphase der Kammern wird verkürzt.

Eine nachteilige Beeinflussung der *Hämodynamik* ist dann zu erwarten, wenn eine ausreichende Füllung nicht mehr gewährleistet ist. Bei gesun-

Tab. I.-1. Ursachen der Sinustachykardie.

Extrakardiale	Kardiale
a) *Erhöhter metabolischer Bedarf:* Anstrengung, Fieber, Hyperthyreose	Myokarditis, Herzklappenfehler, Stauungsinsuffizienz, Rechtsherzbelastung
b) *Erhöhter Volumenbedarf:* Anämie, arteriovenöse Fistel (AV-Shunt)	(akutes oder chronisches Cor pulmonale), Perikarditis, Herzbeuteltamponade,
c) *Nervös-reflektorische Effekte:* Vegetative Dystonie, Orthostase, hyperkinetisches Herzsyndrom, Angst, Schreck	Kardiomyopathie (Reentry-Tachykardie), Herzinfarkt + Hyperzirkulation
d) *Reaktion auf homöostatische Dysregulation:* Hypotension, massive Blutung oder andere Formen von Schock	
e) *Medikamente:* z.B. Atropin, Orciprenalin, Schilddrüsenhormone, Sympathikomimetika Bronchodilatatoren	
f) *Phäochromozytom*	

dem, leistungsfähigem Myokard und intaktem Klappensystem finden sich auch bei hohen Frequenzen *(höher als 180-200/min)* keine hämodynamischen Funktionsstörungen. Dagegen muß bei gleichzeitig vorliegender Myokardschädigung (toxisch, entzündlich, degenerativ) oder bei anderen kardialen Funktionsstörungen entsprechend dem Grad der Schädigung schon bei niedrigeren Frequenzen *ab 120/min* mit pathologischen hämodynamischen Reaktionen gerechnet werden.

Klinisch zeigt sich eine Verschlechterung in einer Erniedrigung des arteriellen Blutdruckes, in einer Verkleinerung der Blutdruckamplitude, und eventuell in einer Linksherzinsuffizienz.

B. Diagnostische Hinweise
Die Sinustachykardie unterscheidet sich von anderen Tachykardien dadurch, daß

1. bei regelmäßigem Rhythmus die Frequenz allmählich ansteigt und auch langsam wieder zur Normalfrequenz zurückkehrt (seltene Ausnahme: Reentry-Tachykardie),
2. Lagewechsel oder Anstrengungen die Frequenz beeinflussen (Druck auf den Karotissinus senkt die Frequenz nur gering und immer nur vorübergehend).

Subjektiv: Mitunter keine Symptomatik, meist jedoch spürbares Herzklopfen, rasche Ermüdbarkeit, Kurzatmigkeit verbunden mit Unruhe, Angstzustände, Schwindel, Schlaflosigkeit und Schweißausbruch.

Klinisch wird eine regelmäßige schnelle plussynchrone Herztätigkeit festgestellt.

Merke: Frequenzen bis *150/min* werden häufig subjektiv nicht wahrgenommen, seltener verläuft eine hochfrequente Sinustachykardie unbemerkt.

EKG: Häufig überhöhte P-Zacke, gleichmäßige PQ-Intervalle, verkürzte QT-Zeiten. Ab Frequenzen *über 150/min* zunehmende Verschmelzung der P-Zacke mit der vorausgehenden T-Welle. ST-Senkung und T-Inversion sind zu beobachten, weisen jedoch nicht immer auf einen pathologischen Prozeß hin. Manchmal ergeben sich diagnostische Schwierigkeiten im EKG bei der Abgrenzung gegen paroxysmale Vorhoftachykardien oder Vorhofflattern mit 2 : 1-Blockierung (bei Vorhofflattern zur Differenzierung: Karotissinusmassage).

C. Sofortmaßnahmen
Die Therapie der Sinustachykardie besteht in der *Diagnostik und Behandlung des Grundleidens.* Danach können zusätzlich folgende Therapiemaßnahmen erforderlich sein:

1. *Sedierende Maßnahmen,* z.B. Valium® 5-10 mg oral oder i.v.
2. *Digitalisierung* bei länger bestehender hoher Sinusfrequenz und den Zeichen der Herzinsuffizienz z.B. Novodigal® *(Acetyldigoxin)* oder Lanitop® *(Methyldigoxin).*
   Die Initialbehandlung soll intravenös erfolgen.
3. *Beta-Rezeptorenblocker:*
   a) Bei hypersympathikotonen Kreislaufstörungen (funktionelle Herzanfälle).
   b) Bei hyperkinetischem Herzsyndrom (klinische Symptomatik: Sinustachykardie, Hypertonie, vergrößertes Herzzeitvolumen in Ruhe, überhöhter Anstieg der Frequenz und des systolischen Blutdruckes bei Belastung).

c) Bei hormonell bedingten Herzrhythmusstörungen im Klimakterium (klinische Symptomatik: Sinustachykardie, Extrasystolie, Hitzewallungen, Schweißausbrüche, hypertone Krisen).

d) Eventuell bei Phäochromozytom (präoperativ) (Differentialtherapie bei sehr hohem Blutdruck: Alpha-Rezeptorenblocker).

e) Bei Hyperthyreose bzw. bei thyreotoxischer Krise (nur orale Anwendung).

Zur Anwendung kommen z. B. Beloc® *(Metoprolol)* 1 Amp. (5 mg) i. v. oder 50 mg oral (2mal täglich) oder Dociton® *Propranolol)* 3 × 10 bzw. 3 × 20 mg oder andere *Beta-Rezeptorenblocker* in äquivalenter Dosis.

4. Isoptin® *(Verapamil)* für die Indikation unter 3. a-c), Isoptin® 5 mg i.v. – in Abständen von 2-3 Stunden zu wiederholen – oder Isoptin® 80-120 mg 3 x 1 Tabl. oral täglich.

D. Intensivtherapie
Siehe unter Abschnitt C (Sofortmaßnahmen und Intensivtherapie sind in diesem Fall identisch).

E. Überwachung
Eine Überwachung ist bei den meisten Patienten nicht erforderlich.

F. Häufige Fehler
1. Antiarrhythmische Behandlung der Sinustachykardie ohne vorherige konsequente Diagnostik und Therapie des Grundleidens.
2. Behandlung mit Beta-Rezeptorenblockern bei subjektiv unbemerkter Tachykardie (in diesen Fällen keine Behandlung!) ohne Vorliegen einer Herzinsuffizienz.
3. Digitalisierung ohne Vorliegen einer Herzinsuffizienz.
4. *Seltene Fehler:*
   – Durchführung einer Kardioversion bei Sinustachykardie.

1.1.2. Vorhofflimmern mit absoluter Kammerarrhythmie (schnelle Form)

A. Pathophysiologie
Über die häufigsten Ursachen bzw. Begleiterkrankungen informiert Tab. *I.-2.*

Man unterscheidet bei diesen Rhythmusstörungen die *paroxysmale* und die *chronische Form.* Meist ist das paroxysmale Auftreten Vorläufer der chronischen Form. Bei manchen Kranken besteht jedoch das paroxysmale Vorhofflimmern in unregelmäßigen Abständen jahrelang, ohne daß es zu einem Übergang in das permanente Vorhofflimmern kommt.

1. Herzrhythmusstörungen 5

Tab. *l.-2.* Die häufigsten Ursachen bzw. Begleiterkrankungen des Vorhofflimmerns.

Bis 40 Jahre	Über 40 Jahre
Myokarditische Veränderung rd. 40%	Myokardiale Schädigung bei koronarer Herzerkrankung rd. 45%
Klappenfehler rd. 20%	Hypertonie rd. 20%
	rheumatischer
Hyperthyreose rd. 20%	Erkrankung rd. 10%
	Myokardinfarkt rd. 10%
Infektionskrankheiten, elektrische Unfälle, Stumpfes Herztrauma, Hypertonie, Myokard-schädigung bei koronarer Herzerkrankung } rd. 10%	Hyperthyreose rd. 10%
	Herztrauma rd. 5%
Aufregung, körperliche Überanstrengung, idiopathisches Vorhof-flimmern } rd. 10%	

Die *hämodynamischen Auswirkungen* sind auf folgende Ursachen und Mechanismen zurückzuführen: An die Stelle der regelrechten und kammersyn-
chronisierten Vorhofkontraktionen sind regellose Flimmerbewegungen getreten. Die aktive Blutförderung von den Vorhöfen in die Kammern ist aufgehoben; besonders die enddiastolische Ventrikelfüllung ist herabgesetzt,
so daß eine Minderung des Kammerschlagvolumens von 20-40% die Folge
ist. Besteht eine mittlere Frequenz von *70-80/min,* so ist die diastolische
Phase genügend lang, um eine noch ausreichende Füllung der Kammern zu
ermöglichen. Bei steigender Kammerfrequenz und damit eintretender Verkürzung der Füllungsphase gewinnt die Ventrikelfüllung durch die normale,
synchrone Vorhofkontraktion zunehmend an Bedeutung, d.h. bei Vorhofflimmern und steigenden Kammerfrequenzen wird die Füllung der Kammern zunehmend ungünstiger beeinflußt. Durch die in unregelmäßiger
Folge auftretenden Kammeraktionen, bedingt durch die unregelmäßigen
Überleitungen auf die Kammern, wechseln ausreichende Füllungsvolumina
mit ungenügenden Füllungszuständen der Kammern ab. Daraus resultiert
ein von Kontraktion zu Kontraktion unterschiedliches Schlagvolumen, das
den peripheren Pulscharakter bestimmt. So werden schnell aufeinanderfolgende Ventrikelaktionen in der Peripherie, z.B. am Radialispuls, nicht mehr
wahrgenommen und es findet sich bei peripherer Pulszählung ein langsame-
rer Pulsschlag als bei der herznahen Auszählung der Ventrikelaktionen
(*"Pulsdefizit"*). Dieses Pulsdefizit vergrößert sich mit zunehmendem *Anstieg
der Kammerfrequenz.*

Ohne Behandlung steigt die Kammerfrequenz weiter an (Frequenzen *bis 180/min* sind nicht ungewöhnlich), da die ungenügenden Herzauswurfleistungen zu einer schlechteren Koronardurchblutung führen, die ihrerseits das Myokard und das Reizleitungssystem ungünstig beeinflußt. Meist geht mit einem solchen Frequenzanstieg eine *zunehmende Herzinsuffizienz* einher. Neben der Herzinsuffizienz ist als Komplikation die durch Vorhofflimmern in der Entstehung begünstigte *Vorhofthrombose* zu nennen. Weitere Ursachen dafür sind der vergrößerte dilatierte linke Vorhof und die veränderten Strömungsverhältnisse. Bei etwa 20% der Kranken muß im Verlaufe dieser Rhythmusstörungen mit *arteriellen Embolien* gerechnet werden. Bei echokardiographisch nachgewiesener li. Vorhofvergrößerung über 45 mm ∅ muß mit Thrombusentwicklung gerechnet werden.

Die *paroxysmale Form* beginnt in der Regel mit hohen Kammerfrequenzen und führt sofort zu starken subjektiven Störungen z.B. Schwindelerscheinungen, Synkopen bis zu Adams-Stokes-Anfällen, hypotone Kreislaufzustände, mitunter Insuffizienzerscheinungen (Linksherzinsuffizienz, Lungenödem). Kammerfrequenzen *über 170/min* sind nicht ungewöhnlich.

Die *chronische Form* zeigt unbehandelt häufig eine Kammerfrequenz zwischen *130 und 160/min*. Die hämodynamischen Auswirkungen sind neben den oben geschilderten Mechanismen entscheidend von dem Funktionszustand des Myokards abhängig. Besonders gefährlich ist das Auftreten von Vorhofflimmern bei Kranken mit WPW-Syndrom, da bei hoher Leitungsgeschwindigkeit der akzessorischen Bahn eine schnelle Kammerfrequenz bis zum Kammerflimmern induziert werden kann.

Wichtig: Eine besondere Notfallsituation stellt die *Kombination einer hypertensiven Krise mit einer Tachyarrhythmia absoluta und Lungenödem* dar.

B. Diagnostische Hinweise

Subjektiv: Gefühl der Schwäche und Mattigkeit, schlechte Belastbarkeit (bedingt durch unzureichende Frequenzanpassung), Atemnot (infolge Lungenstauung), später Erbrechen, Schmerzen im rechten Oberbauch (als Auswirkung der Rechtsherzinsuffizienz). Bei Auftreten der letztgenannten Symptome bessert sich häufig die Atemnot.

Bei anfallsartigem Auftreten spürbares Einsetzen von kardialen Symptomen (Palpitation, Atemnot, Angina pectoris) und Allgemeinerscheinungen (Schwindel, Ohnmachtsanfälle, Leistungsminderung). Bei Kranken mit gleichzeitiger zerebraler Gefäßsklerose stehen Schwindel- bzw. Ohnmachtsanfälle im Vordergrund (5, 8, 10).

Klinische Befunde: Pulsdefizit, starke Schwankungen des systolischen Blutdruckes um 30 mmHg; Hypotonie; Zeichen der Links- und Rechtsherzinsuffizienz, Lungenödem.

EKG: In keiner Ableitung finden sich normal konfigurierte P-Zacken mit normaler PQ-Zeit. Die Vorhofflimmerwellen können in soge-

7

nannte *grobe* und *feine Wellen* unterschieden werden. (Für grobe Wellen ist der Ausdruck „Flimmer-Flatter-Wellen" gebräuchlich.) Vorhofflimmerwellen sind am deutlichsten in den Abl. V_1 und V_2 nachweisbar. Unregelmäßige R-R-Abstände, die allerdings bei Frequenzen über 160/min eine Regelmäßigkeit vortäuschen können, sind für die Diagnose unerläßlich (langer Streifen, V_1-Registrierung). Nach Untersuchungen von Aberg läßt sich aus der Größe der Flimmerwellen bei den üblichen elektrokardiographischen Ableitungen kein für die klinische Bedeutung des Herzleidens verwertbarer Schluß ziehen (1).

Bei echokardiographisch festgestellter Vergrößerung des linken Vorhofes über 45 mm – transösophageales Echokardiogramm zur Feststellung von Vorhofthromben!

Differentialdiagnose:
1. *Sinustachykardie mit gehäuften supraventrikulären Extrasystolen* (häufig Vorboten des Vorhofflimmerns).
   Untersuchungshilfe: Bei Belastungen oder Inhalation von Amylnitrit verschwinden meist die Extrasystolen.
2. *Paroxysmale supraventrikuläre Tachykardie:* Durch Schreiben eines langen Streifens führt die Unregelmäßigkeit der R-R-Intervalle zur Diagnose.

Merke: Bei unregelmäßiger Tachykardie mit einer Frequenz *über 130/min* handelt es sich meist um Vorhofflimmern.

C. Sofortmaßnahmen
1. Blutdruck messen, Puls zählen, Herz auskultieren (Pulsdefizit, mindestens 1 min auszählen) – führt in vielen Fällen zur Diagnose.
2. Wenn möglich, Diagnose durch EKG-Registrierung sichern.
3. Feststellung der in den letzten Tagen eingenommenen Medikamente.
4. Isoptin® *(Verapamil),* 5 mg = 1 Amp. langsam i.v. Besteht eine Hypotonie mit einem systolischen arteriellen Druck unter 95 mmHg, vor der Isoptin®-Gabe: Digitalisglykoside i.v. z.B. Novodigal® *(Acetyldigoxin),* 0,8 mg = 2 Amp. langsam i.v. oder Lanitop® *(Methyldigoxin)* 0,6 mg = 3 Amp. langsam i.v. oder Digimerck® *(Digitoxin)* 0,5 mg = 2 Amp. i.v. (oder andere Herzglykoside in äquivalenter Dosierung).

Wichtig vor Digitalisinjektionen: Information über Digitaliseinnahme der letzten 5 Tage einholen.

5. *Sedierung* (wenn notwendig), z.B. Valium® *(Diazepam)* 5 mg i.v.
6. Bei akuter Linksherzinsuffizienz (Atemnot, Lungenstauung) zusätzlich:

a) *Nitrokörper* z. B. Nitrolingual® 1–2 Kapseln s. l. oder *Isosorbiddinitrat* (z. B. Isoket®) 2–3 × 5 mg s. l.
b) Lasix® *(Furosemid)* 20 mg = 1 Amp. i. v.

Falls keine Klinikeinweisung erfolgt, Kontrolle der Therapie nach einer halben Stunde. Ist durch die bisherige Therapie eine Frequenzsenkung eingetreten, hängt es von dem klinischen Zustand ab, ob nochmals ein Digitalisglykosid verabreicht werden muß. Auf jeden Fall sollte nicht mehr als die Hälfte der ersten verabreichten Dosis appliziert werden. Zusätzlich kann außerdem Isoptin® *(Verapamil)* 5 mg i. v. nochmals langsam verabreicht werden.

Merke: Bei erstmaligem Auftreten oder bei Fortbestehen oder nur kurzfristiger Besserung der Tachyarrhythmie auf jeden Fall Klinkeinweisung (besonders zum Ausschluß eines Herzinfarktes).

Bei gebessertem Zustand Behandlung in den nächsten Tagen:

Volldigitalisierung (immer intravenöse Applikation in den ersten Tagen) und orale Therapie mit Isoptin® 80 *(Verapamil)* 3 x 1 Tabl. bis 3 x 2 Tabl. pro Tag.

Wird eine Regularisierung des Rhythmus angestrebt, so ist die Therapie der Wahl Chinidin-Duriles® 3 x 2 (bis 5 x 2) Tabl. täglich oder *Galactoquin® (Chinidinsulfat)* 3 x 2 Tabl. täglich (zusätzlich auch hier Digitalisierung).

Merke: *Chinidin* führt zu einer Erhöhung des Digoxin-Spiegels; daher sollten bei kombinierter Therapie nur zwei Drittel der Digoxin-Folgedosis verabreicht werden.

Bei *Chinidin-Unverträglichkeit* sollte ein Rhythmisierungsversuch mit *Disodyramid (*Rythmodul®, Norpace® oder Disoduriles®) durchgeführt werden (3-4 x 100-200 mg tägl. oral).

D. Intensivtherapie

Voraussetzung für die Behandlung:

1. Venöser Zugang, wenn möglich zentraler Venendruck.
2. EKG vollständig.
3. Blutdruck, Auskultation des Herzens und der Lunge, Achten auf Zeichen von Links- oder Rechtsherzinsuffizienz, Herzklappenfehler, Hypertonie.

Wichtig: Folgende Fragen sind vor der Therapie zu klären: Liegt dieser Rhythmusstörung eine akute Erkrankung zugrunde(?):

a) Akuter Myokardinfarkt?
b) Akute Lungenembolie?

c) Hyperthyreose?
d) Hypertensive Krise?

Therapieschema:

1. Lagerung.
2. Sedierung, z.B. Valium® *(Diazepam)* 5 mg i.v.
3. *Digitalisierung:*

Merke: vor jeder Digitalisierung Untersuchung des Serum-Kaliumspiegels und des Serum-Kreatinins, und des Digitalis-Spiegels im Blut.

4. Isoptin® *(Verapamil)* (i.v., evtl. Dauertropfinfusion).
5. Cordarex® *(Amiodaron)*.
6. Kardioversion (evtl. als erste Maßnahme).
7. Evtl. Schrittmacherbehandlung.
8. Dauerbehandlung, z.B. *Digitalis + Chinidin* (z.B. Chinidin-Duriles®) oder *Digitalis + Disopyramid* (Rythmodul®, Norpace®).
9. *Antikoagulantien*therapie.

Zu 1. Bei *Hypotonie* nach Möglichkeit flache Lagerung, bei Lungenstauung und Atemnot den Oberkörper aufrichten – halb sitzend.

Zu 2. Eine *Sedierung* sollte nach Erfordernis erfolgen. Stets muß geprüft werden, ob die Unruhe hypoxiebedingt ist (Sauerstoffapplikation).

Zu 3. *Digitalisierung:* An erster Stelle der Behandlung steht die Herabsetzung der Kammerfrequenz. Falls noch keine Applikation durchgeführt: z.B. *Digitoxin* (Digimerck® 0,5 mg i.v., entsprechende Dosis von Lanitop® *Methyldigoxin* oder Novodigal® *Acetyldigoxin* i.v.). Patienten befragen nach Medikamenteneinnahme der letzten 5 Tage. Dann: Nach 1-2 Stunden nochmals *Herzglykoside* verabreichen, Hälfte der ersten Dosis. Vollsättigung innerhalb von 48 Stunden.

Komplikation der Digitalistherapie: Toxische Wirkung besonders bei Hypokaliämie, Hypoxämie sowie bei Niereninsuffizienz oder gleichzeitiger Behandlung mit Chinidin, bzw. Verapamil.

– Auftreten eines totalen AV-Blockes bei Vorhofflimmern, Absinken der Kammerfrequenz auf Werte zwischen *40 und 30/min*, wobei das Kriterium die regelmäßige Frequenz ist.
– Auftreten eines AV-Knoten-Rhythmus:
  a) Kammerfrequenz regelmäßig 50-60/min,
  b) Toxische Knotentachykardie mit Block (Digitalis-bedingt).

– Ventrikuläre Extrasystolie in Form von monotopen oder polytopen Extrasystolen als Salven oder als Kammertachykardie (bis zum Kammerflimmern).
– Asystolische Perioden.

Merke: Bei *Vorhofflimmern und WPW-Syndrom* und WPW-artig deformierten QRS-Gruppen sollte *keine* Digitalisbehandlung vorgenommen werden, da Digitalis die Refraktärphase der akzessorischen Bahn verkürzt und somit eine auftretende Tachykardie in der Frequenz gesteigert werden kann. Für die Behandlung empfiehlt sich Gilurytmal® *(Ajmalin)* oder die elektrische Kardioversion.

Wichtig: Die Kontrolle der Digitalisierung erfolgt anhand der Herzfrequenz und des Pulsdefizits (angestrebte Frequenz zwischen 70 und 80/min) und *nicht* nach dem Serum-Digitalisspiegel.

Eine hohe Kammerfrequenz spricht für ungenügende Digitalisierung – auch bei vorausgegangener Digitalisbehandlung.

Zu 4. Ebenfalls zur Herabsetzung der Kammerfrequenz (in seltenen Fällen auch zur Rhythmisierung) wird *Verapamil (*Isoptin® 5-10 mg) innerhalb von 10 min intravenös eingesetzt. Bei nur kurzfristig anhaltender Kammerfrequenzverlangsamung: nach der Einzelinjektion Isoptin®-Dauerinfusion, z.B. Glucose 5% 500 ml + Isoptin® 1 Amp. (50 mg à 20 ml). Steuerung der Zufuhr, wenn möglich mit Perfusor, nach dem Effekt auf die Frequenz. Kürzeste Einlaufzeit 3 Stunden.

Zur Beachtung: Bei Hypotonie *keine* intravenöse Bolusinjektion von Isoptin® sondern Infusionsbehandlung mit kurzfristiger Blutdruckkontrolle und weiterer Digitalisierung.

Bei WPW-Syndrom keine Behandlung mit Isoptin®! Bei Kranken, die unter Betablockerbehandlung stehen, ist Isoptin® kontraindiziert!

Zu 5. Cordarex® *(Amiodaron)* wird dann als Therapeutikum eingesetzt, wenn in der kombinierten Isoptin®*-Digitalis-Behandlung keine Verlangsamung der Frequenz erreichbar ist, z.B. als Dauerinfusion 10-20 mg/kg in 24 Stunden. Bei dieser kurzfristig angewendeten* Cordarex®*-Behandlung über etwa 3 bis 4 Tage ist es nicht notwendig, auf die später zu erwartenden Nebenwirkungen zu achten, da es sich bei diesen Patienten nicht um eine Dauertherapie handelt.

Zu 6. Die *Kardioversion* muß unter Umständen als erste Maßnahme als sogenannte Notkardioversion sofort durchgeführt werden. Weiterhin kann sie als reguläre Kardioversion zum Zeitpunkt der Wahl erfolgen, insbesondere wenn bestimmte Ursachen zunächst behandelt werden müssen (z.B. Hyperthyreose).

Absolute Indikationen für die Sofortkardioversion sind:

a) Eine bedrohliche Hypotonie mit Zeichen des beginnenden oder manifesten Schockzustandes.
b) Gemeinsames Auftreten von Tachyarrhythmie und Angina pectoris.
c) Lungenödem, bei dem sich nach der ersten Behandlung des Lungenödems keine Besserung einstellt (z.B. häufig bei akutem Herzinfarkt).

Digitalis-Überdosierung ist eine *Kontraindikation;* eine Hypokaliämie und eine Hypoxie müssen zuvor korrigiert werden.

Zu 7. Bei rezidivierendem anfallsweise auftretendem Vorhofflimmern (schnelle Form) und wechselnden bradykarden Phasen (Sinus-Bradykardie, SA-Leitungsstörung) d.h. bei Bradykardie-Tachykardie-Syndrom ist eine *Schrittmacherbehandlung* durch *Ventrikelstimulation* zu empfehlen. Die medikamentöse Therapie zur Unterdrückung tachykarder Phasen ist durch den Schrittmacher gegen die durch diese Therapie stärker zur Entwicklung kommenden Bradykardien abgesichert.

Zu 8. Bei der *Dauerbehandlung* muß unterschieden werden, ob es sich
a) um die Therapie nach erfolgreicher Kardioversion handelt oder
b) um eine Behandlung zur Stabilisierung einer hämodynamisch ausreichenden Frequenz (kein Pulsdefizit) ohne Wiederherstellung des Sinusrhythmus.

Zu a) Nach Wiederherstellung des Sinusrythmus durch Kardioversion – entweder elektrisch oder medikamentös – muß zur Dauerbehandlung eine *Digitalisierung* vorgenommen werden, zusätzlich sollte Isoptin® *(Verapamil)* 80 mg 3× täglich p. os verordnet werden.

Als weitere Behandlung hat sich Rytmonorm® *(Propafenon)* 150 mg 3mal täglich p. os bewährt. Bei unwirksamer Behandlung oder bei gleichzeitig bekannter Herzinsuffizienz sollte Cordarex® *(Amiodaron)* eingesetzt werden, da es die geringste negativ-inotrope Wirkung besitzt.

D o s i e r u n g : Zur Aufsättigung 600-1000 mg/Tag per os, bis zu einer Gesamtdosis von 5–7 g, dann Dauertherapie 200–400 mg/Tag per os.

Wichtiger Hinweis: Das Präparat ist mit gewissen Nebenwirkungen behaftet, z.B. Kornea-Ablagerungen, Photosensibilität, Schilddrüsenstoffwechselstörung, Lungenfibrose (sehr selten).

Tab. *I-3.* Überwachung bei Vorhofflimmern.

Überwachung	Kontrollen (zeitl. Abstand)
EKG, pheripherer Puls (wenn möglich: Blutdruck)	Fortlaufend (Monitor)
Arterieller Blutdruck	1 Stunde
Zentr. Venendruck, O_2-Sättigung	6 Stunden
Blutgasanalyse, Urinausscheidung	24 Stunden
Enzyme, Elektrolyte, Harnstoff, Röntgenbild	nach Bedarf

Zu b) Zur Behandlung einer hämodynamisch gut angepaßten Frequenz (60-90/min) wird die *Kombination von Chinidin und Verapamil* (Cordichin®) eingesetzt.

Zu 9. Richtlinien zur Behandlung mit *Antikoagulantien* s. S. 607.

1. Bei permanentem Vorhofflimmern und vergrößertem linkem Vorhof (Echokardiographie li. Vorhof > 45 mm): Marcumar®-*(Phenprocoumon)* Behandlung (unter Berücksichtigung von Kontraindikationen).
2. Bei Notkardioversion gleichzeitiger Beginn der Heparinbehandlung (PTT- und Thrombin-Verlängerung).

Bei elektiver Kardioversion 5–7 Tage Vorbehandlung mit Marcumar oder Heparin, wenn linker Vorhof echokardiographisch >45 mm ist. Vor jeder Kardioversion sollte ein transösophageales Echokardiogramm zum Ausschluß von Thromben im li. Vorhof durchgeführt werden.

E. Überwachung
Siehe Tab. *I.-3.* Überwachung bei Vorhofflimmern.

F. Häufige Fehler:
1. Unzureichende Digitalisierung.

2. Unzureichende Abklärung der Ursache.

Merke: Auftreten einer absoluten Arrhythmie mit Vorhofflimmern kann erstes Zeichen einer beginnenden Herzkrankheit sein. Deshalb Abklärung bzw. Ausschluß u. U. bis zur Koronarangiographie.

3. Unterlassung der Dauerantikoagulation (insbesondere bei Kranken mit bestehendem Vorhofflimmern und Herzwandaneurysma, vergrößertem linken Vorhof infolge Herzklappenfehler oder Kardiomyopathie. Bei weiter bestehender absoluter Arrythmie sollte bei folgenden Kranken die Langzeitbehandlung mit *Cumarin* (z.B. Marcumar®, Sintrom®) erfolgen (695a, 887a):

   a) Kranke mit bereits abgelaufener arterieller Embolie,
   b) Kranke mit prothetischem Klappenersatz,
   c) Kranke mit Kardiomyopathie,
   d) Kranke mit Herzwandaneurysma oder ausgedehntem Infarkt,
   e) Kranke mit vergrößertem li. Vorhof (Echokardiographie).
   f) Kranke mit Klappenfehler und Vorhofvergrößerung (Echokardiographie).

1.1.3. Vorhofflattern

A. Pathophysiologie

Die *Ursachen,* die dieser Rhythmusstörung zugrunde liegen, sind die gleichen, die für das Vorhofflimmern angegeben werden (Tab. *1.-1*). Häufiger wird es bei älteren Kranken angetroffen. Ein *idiopathisches* Vorhofflattern ist sehr *selten.*

Heute wird die Ansicht vertreten, daß das Vorhofflattern auf einer *kreisenden Erregung (Reentry-Mechanismus) im Vorhofbereich* beruhe. Für diese Annahme spricht unter anderem die Beobachtung, daß durch elektrische Einzelstimuli oder durch elektrische Kardioversion mit sehr niedriger Impulsstärke (15 Wsec) die Unterbrechung gelingt. Die Überleitung erfolgt meist regelmäßig, häufig mit einem AV-Blockierungsverhältnis 2 : 1 oder 3 : 1, so daß eine regelmäßige Kammerfrequenz zwischen *100 und 170/min* vorliegt. Bei niedrigerer Flatterfrequenz und gleichzeitiger besserer AV-Überleitung kann jede Vorhoferregung auf die Kammern übergeleitet werden, man spricht dann von der deblockierten Form. Diese 1 : 1-Überleitung, bei der Kammerfrequenzen bis zu *250/min* auftreten können, stellt in jedem Fall eine erhebliche Gefährdung dar, da derartige hohe Frequenzen zu einer starken Verminderung der Auswurffraktion und damit zu einer kritischen Erniedrigung des Herzzeitvolumens führen. Außerdem kann ein solcher tachykarder Rhythmus *jederzeit in Kammerflimmern übergehen* (938b).

Auch das Vorhofflattern kann anfallsartig auftreten, häufig stellt es ein Zwischenstadium beim Übergang von einem Sinusrhythmus zu Vorhofflimmern dar. Mitunter wird eine *unregelmäßige Überleitung* angetroffen, allerdings liegt dann meist ein höhergradiges Blockierungsverhältnis vor.

B. Diagnostische Hinweise

Schwierigkeiten bereitet die diagnostische Abgrenzung der 2 : 1-Blockierung gegen die paroxysmale supraventrikuläre Tachykardie. Die Unterscheidung ist wichtig, da es sich bei dieser Tachykardie häufig um nicht organisch bedingte Funktionsstörungen handelt, während das Vorhofflattern (ebenso wie das Vorhofflimmern) vorwiegend bei

Herzerkrankungen vorkommt. Durch Karotissinusdruck kann vorübergehend die AV-Blockierung verstärkt und damit die Diagnose
gestellt werden. (Es zeigen sich längere R-R-Perioden, in denen die
Vorhofaktivität deutlich in Erscheinung tritt.) Außerdem gelingt es,
durch direkte intrakardiale Ableitungen aus dem rechten Vorhof die
Flatterwellen darzustellen.

Differentialdiagnose:
1. Bei der *deblockierten Form* ist die Kammerfrequenz *(220-250/min)*
   weit höher als bei der paroxysmalen supraventrikulären Tachykardie.
2. Bei *2 : 1-Blockierung* liegt die Kammerfrequenz mit *120-170/min* häufig niedriger als bei der paroxysmalen supraventrikulären Tachykardie (meist *160-190/min*).
3. *Sprunghaftes Ansteigen der Kammerfrequenz*, z.B. *70/min* (4 : 1-Blok-
   kierung) zu *140/min* (2 : 1-Blockierung), spricht für Vorhofflattern.
4. Durch *Karotissinusdruck* (der niemals beidseitig durchgeführt werden darf!) läßt sich kurzfristig eine höhergradige Blockierung erreichen, die Vorhofflatterwellen sind deutlich erkennbar! Besonders
   wichtig bei gleichzeitig bestehendem Schenkelblock, um eine Kammertachykardie auszuschließen.

Subjektiv: Gefühl des Herzrasens, eventuell Angina pectoris, bei myokardialer Vorschädigung Atemnot als Ausdruck der Linksherzinsuffizienz und Lungenödem.

Klinische Zeichen: Bei 1 : 1-Überleitung stets Schock oder Synkope,
d.h. es besteht ein lebensbedrohlicher Zustand. Bei myokardialer Vorschädigung können auch Frequenzen über *120/min* zu zunehmender
Herzinsuffizienz bzw. zu kardiogenem *Schock* führen.

EKG: Vorhofflatterwellen, besonders deutlich in Abl. II, aVF und
V_1, sägezahnförmig, mit Frequenzen zwischen *220 und 350/min*. Es
besteht eine feste zeitliche Beziehung zur nächstfolgenden QRS-
Gruppe. Beim deblockierten Vorhofflattern folgt auf jede Vorhoferregung eine QRS-Gruppe.

C. Sofortmaßnahmen
1. Ziel der ersten Behandlung ist die Überführung in eine höhergradige Blockierung (68).
   a) Isoptin® *(Verapamil)* 5-10 mg (5 min Injektionsdauer i.v.).
   b) *Digitalis* (z.B. Digimerck® 0,5 mg, Novodigal® 0,8 mg, Lanitop®
   0,6 mg i.v.) oder auch andere *Herzglykoside in äquivalenter Dosis
   (bei Hypotonie zuerst Digitalis, dann Antiarrhythmika!).*
2. *Sedierung*, falls erforderlich (z.B. Valium® *Diazepam* i.v. 5 mg).

3. Einweisung als Notfall in eine Klinik, auch wenn eine Frequenzverlangsamung erreicht wurde, da es jederzeit zu schnelleren Überleitungsverhältnissen kommen kann, und dann eine Akutgefährdung vorliegt.

D. Intensivtherapie

Ziel dieser Behandlung ist die *Beseitigung des Vorhofflatterns,* da immer die Möglichkeit besteht, daß es neuerlich zu einer hochgradigen Tachykardie kommt.

Voraussetzung für die Behandlung:
1. EKG-Monitor.
2. Venöser Zugang, eventuell zentraler Venendruck.
3. Kontrolle des Elektrolythaushaltes.
4. Kontrolle der Retentionswerte.
5. Eventuell Applikation einer Schrittmacherstimulationssonde in den rechten Vorhof (zur Diagnostik und evtl. zur Behandlung).
6. Einleitung erster diagnostischer Maßnahmen zur Ermittlung der auslösenden Ursache (z.B. Herzinfarkt, Myokarditis, Hyperthyreose usw.).

Therapieschema:

I. *Bei akut auftretendem Vorhofflattern mit hohen Kammerfrequenzen und den Zeichen der Herzinsuffizienz oder Schocksymptomatik:*
1. Vorhofstimulation.
2. Wenn Vorhofstimulation nicht möglich ist, elektrische *Kardioversion.*
3. Wenn Kardioversion nicht möglich ist oder wenn kein akutbedrohlicher Zustand vorliegt: Isoptin® *(Verapamil)* 5-10 mg langsam i.v. + *Digitalis,* z.B. Digimerck® *(Digitoxin)* 0,5 mg i.v. oder Lanitop® *(Methyldigoxin)* 0,6 mg i.v. oder Novodigal® *(Acetyldigoxin)* 0,8 mg i.v. (Vorbehandlung mit *Digitalis* beachten!) Im Gegensatz zum Vorhofflimmern kann bei Vorhofflattern aus der Kammerfrequenz kein Schluß auf den Digitalisspiegel gezogen werden). Wenn möglich, vorher Blutentnahme zur Untersuchung des aktuellen Digitalisspiegels im Serum.
4. Wenn (3) ohne Erfolg, nach 15-20 min intravenös *Digitalisierung* fortsetzen, nochmals Isoptin® *(Verapamil)* i.v. 5-10 mg langsam injizieren.

Zur Beachtung: Mitunter werden hohe Digitalisgaben benötigt, um die AV-Leitung zu blockieren. Deshalb muß nochmals die Initialdosis (unter [3] aufgeführt) wiederholt werden.

II. *Bei chronischem Vorhofflattern und wechselnder Blockierung:*
1. Vorhofstimulation.
2. Wenn nicht möglich, Digitalisierung.
3. *Chinidin.*
4. Kardioversion.
5. Weitere Behandlung (Prophylaxe).
6. Cordarex® *(Amiodaron-)*Behandlung.

Zu I. 1. Durch *atriale Einzelstimulation* oder *hochfrequente Serienstimulation* im rechten Vorhof gelingt es in den meisten Fällen, das Vorhofflattern in einen Sinusrhythmus zu überführen oder in ein Vorhofflimmern umzuwandeln, das häufig in den nächsten Minuten bis Stunden (50%) ebenfalls in einen Sinusrhythmus übergeht. Die Mehrzahl der Fälle geht innerhalb von 48 Stunden in Sinusrhythmus über (97, 876).

Ausführung: Transvenöse Einführung einer dünnen, bifokalen Schrittmachersonde (z.B. Typ Cordis) in den rechten Vorhof. Mit einem Spezialstimulationsgerät werden getriggert in wechselndem Abstand ein oder mehrere Elektroimpulse eingegeben. Bei der hochfrequenten Serienstimulation kann mit jedem Stimulationsgerät, das über Stimulationsfrequenzen bis *800/min* verfügt, die Schnellstimulation des rechten Vorhofs erfolgen. Nach einer Serie von 20–50 Schlägen wird kurzfristig abgeschaltet und der Erfolg geprüft („burst"-Stimulation). Eine andere Art des Vorgehens bei Schnellstimulation besteht darin, die Stimulationsfrequenz gering oberhalb der Flatterfrequenz einzustellen und den Vorhof 15–30 Sekunden zu stimulieren, danach die Frequenz langsam zu erniedrigen und den Vorhof „einzufangen". Nach Abschalten bleibt der Sinusrhythmus bestehen oder es tritt kurzfristig Vorhofflimmern auf.

Merke: Vor jeder Elektrostimulation muß geprüft werden, ob die Sondenspitze Kontakt zur Vorhofwand hat und der Stimulationsreiz effektiv übertragen wird!

Für den Patienten hat dieses Verfahren folgende *Vorteile:*
1. Keine Narkose oder starke Sedierung wie bei Kardioversion.
2. Keine Komplikation bei gut im Vorhof plazierter Elektrosonde.

Zur Beachtung: Die Gefahr bei Schnellstimulation besteht darin, daß die Sonde in den Ventrikel gleitet und eine ventrikuläre Stimulation mit einer Frequenz von *350-400/min* erfolgt. Aus diesem Grund sollte *immer* während der Schnellstimulation die röntgenologische Beobachtung der Sonde erfolgen.

Zu I. 2. Bei Vorhofflattern führt die *Kardioversion* häufig mit sehr geringen Stromstößen von 12,5-25 Wsec zur Wiederherstellung des Sinusrhythmus. Dabei reicht eine Sedierung von Valium® *(Diazepam)* 5-20 mg i.v. aus.

Zu I. 3. Das Ziel der kombinierten *Verapamil-Digitalis-Behandlung* besteht darin, die Erregungsleitung im AV-Knoten zu hemmen und auf diese Weise eine höhergradige Blockierung zu erreichen. In manchen Fällen kommt es durch die Therapie zum Übergang in Vorhofflimmern, seltener direkt zum Sinusrhythmus.

Zu II. 1. Siehe unter I. 2.

Zu II. 3. Bei wechselnden AV-Blockierungsverhältnissen (3 : 1, 4 : 1, 2 : 1) gelingt es durch die *kombinierte Digitalis-Chinidin-Behandlung,* das Blockierungsverhältnis zu erhöhen und eventuell zu stabilisieren. In 30-50% der Fälle gelingt die Wiederherstellung in den Sinusrhythmus. Erforderlich für diese Behandlung sind hohe *Glykosid*-Dosierungen und hohe *Chinidin*-Gaben, d.h. *Digitalis*-Vollsättigung innerhalb von 2-3 Tagen und *Chinidin*-Verabreichung in einer Dosis von Chinidin-Duriles® 3 x 1 bis 3 x 2 Tabl. pro Tag.

Wichtig: *Chinidin ohne gleichzeitige Digitalisierung* darf bei einem Blockierungsverhältnis 3 : 1 und 2 : 1 nicht verabreicht werden, da die *Gefahr der Deblockierung* = 1 : 1-Überleitung besteht (*Chinidin* verlangsamt die Flatterfrequenz und verbessert durch seine vagolytischen Eigenschaften die AV-Leitung).

Zu II. 4. *Weitere Behandlung:* Bleibt trotz der unter 3. und 4. genannten Maßnahmen Vorhofflattern bestehen, so sollte nach einer Digitalispause von mindestens 2 Tagen die Kardioversion unter den bei I.2. genannten Bedingungen vorgenommen werden. Die Kardioversion ist nicht indiziert, wenn die Störungen noch bestehen, die zur Rhythmusstörung geführt haben, z.B. Herzinsuffizienz, großer linker Vorhof bei Klappenfehler, Hyperthyreose.

Zu II. 5. Konnte eine Regularisierung erreicht werden, Weiterbehandlung mit *Digitalis und Chinidin.* Ist ein Übergang zum Vorhofflimmern erreicht und bleibt bestehen und liegen Kontraindikationen gegen eine Kardioversion vor, so genügt es, mit *Digitalis allein* weiter zu behandeln (eventuell Isoptin® *(Verapamil)* zusätzlich verabreichen, siehe auch unter Behandlung des Vorhofflimmerns).

Zu II. 6. Bei Unwirksamkeit der bisher vorgeschlagenen Maßnahmen, bei Kranken mit Herzinsuffizienz und vor allem bei wiederholt auftretenden anfallsweisen Rezidiven hat sich Cordarex® *(Amiodaron)* sehr bewährt (418).
Dosierung siehe bei Vorhofflimmern (s.o.).

E. Überwachung:
Siehe bei Vorhofflimmern (s.o.).

F. Häufige Fehler:
1. Zu vorsichtige Digitalis- und Chinidin-Behandlung.
2. Übersehen oder ungenügende Beachtung der die Rhythmusstörungen auslösenden Ursachen.
3. Alleinige Chinidin-Behandlung bei Vorhofflattern mit 2 : 1-AV-Blockierung.
4. Ungenügende Nachbehandlung (häufige Rezidiventwicklung).
5. Keine Ursachenabklärung.

1.1.4. Supraventrikuläre paroxysmale Tachykardie

A. Definition und Pathophysiologie
Unter supraventrikulärer paroxysmaler Tachykardie wird das *anfallsweise auftretende Herzjagen* verstanden, das abrupt auftritt, für Sekunden, Minuten, Stunden oder Tage anhält und ebenso abrupt endet. Den supraventrikulären sowie den ventrikulären Tachykardien können zwei elektrophysiologische Mechanismen zugrunde liegen:

1. Die ektope Reizbildung.
2. Die Ausbildung eines Erregungskreises (Reentry-Mechanismus).

Bei der *ektopen Reizbildung* handelt es sich um eine gesteigerte Automatie eines untergeordneten Schrittmachers im Leitungssystem im Sinne einer aktiven Heterotopie.

Bei Rhythmusstörungen, die bei dem Mechanismus des Wiedereintritts *(Reentry)* entstehen, müssen bestimmte Voraussetzungen vorliegen (171), um eine kreisende Erregung in Gang zu bringen und aufrecht zu erhalten: Es muß mindestens zwei Leitungsbahnen geben – funktionell oder anatomisch –, die sich in Refrakterität und Leitungsgeschwindigkeit unterschiedlich verhalten. Die beiden Leitungsbahnen beginnen gemeinsam, verlaufen dann durch den AV-Knoten getrennt, um vor der HIS-Brücke wieder in einen gemeinsamen Leitungsweg überzugehen. Fällt eine Erregung vorzeitig ein, so trifft diese Erregung eine Bahn (Alpha) refraktär an (unidirektionaler Block), die andere nicht refraktäre – wird mit relativ langsamer Geschwindigkeit durchlaufen (Bahn Beta). Bei der gemeinsamen Mündung ist die Bahn Alpha nun nicht mehr refraktär, so daß die Erregung aus der Bahn Beta diese Bahn retrograd in ventrikulär-atrialer Richtung durchlaufen kann. Im oberen Bereich trifft die Erregung auf die nicht refraktäre Bahn Beta und durchläuft antegrad in atrio-ventrikulärer Richtung die Bahn. Voraussetzung für diese kreisende Erregung ist, daß in beiden Bahnen die Refraktärität aufgehoben ist, bevor die Erregung eintrifft (erregbare Lücke). Dies gilt für die retrograde Erregung in der Bahn Alpha und gleichfalls, wenn diese retrograde Erregung wieder in die Bahn Beta eintreten will, auch für diese Bahn. Während der kreisenden Erregung wird jeweils von unteren gemeinsamen Bereichen die Erregung zu den Ventrikeln geführt und im oberen Bereich zu den Vorhöfen. Die Vorhof-Kammer-Tätigkeit läuft im Verhältnis 1 : 1 ab (die *Unterbrechung* einer solchen kreisenden Erregung gelingt durch Änderung der Refraktäritätsverhältnisse bzw. der Leitungsgeschwindigkeit, entweder durch Pharmaka oder durch elektrisch eingegebene Einzel- oder Serienimpulse).

Bei den *supraventrikulären Tachykardien* sind diejenigen mit akzessorischen Bahnen (WPW, LGL, s.u.) von denen ohne präformierte nachweisbare Kurzschlußverbindungen abzugrenzen. Letztere weisen im Ruhe-EKG eine normale PQ-Zeit auf und zeigen im übrigen Erregungsablauf keine Besonderheiten. Für die Tachykardie dieser Gruppe kommt sowohl die ektope hochfrequente Reizbildung als auch der Reentry-Mechanismus mit 2 funktionellen Bahnen im AV-Knoten in Frage.

Häufig liegen der ektopen Reizbildung *pathologische Veränderungen* (z.B. Myokarditis, Vorhofvergrößerung, toxische Schädigung u.a.) zugrunde. Bei der Reentry-Tachykardie und normaler PQ-Zeit wird angenommen, daß innerhalb des AV-Knotens zwei Leitungsbahnen (funktionelle Alpha-Bahn und Beta-Bahn) vorliegen und dadurch eine kreisende Erregung ermöglicht wird. Bei dieser Rhythmusstörung wie auch bei den anderen akzessorischen Bahnen liegt der Tachykardie meist keine organische Schädigung zugrunde.

Beim **WPW-Syndrom** *(Wolff-Parkinson-White)* liegen *akzessorische Bahnen* vor, die als *Kurzschlußverbindungen außerhalb des AV-Knotens vom Vorhof zur Kammer* verlaufen. Diese Verbindungsbahnen werden als *Kent-Bündel* bezeichnet. Man unterscheidet den *sternal-positiven Typ A* mit positiver Deltawelle und R-Zacke in V_1 (V_2) und den *sternal-negativen Typ B* mit negativer Deltawelle und S-Zacken in V_1 und V_2.

Beim Typ A liegt das Präexzitationsgebiet im linken Kammerbereich, bei Typ B im Gebiet der rechten Kammer. Die Erregung durchläuft bei der Tachykardie das Kent-Bündel, Teile der Kammermuskulatur, den AV-Knoten und wieder das Kent-Bündel. Geht die orthograde Bahn über den AV-Knoten, so weist die Tachykardie schmale, normal konfigurierte QRS-Gruppen auf, wird dagegen die akzessorische Bahn in orthograder Richtung von der Erregung durchlaufen, so zeigen die QRS-Gruppen das typische Bild der WPW-Form. Diese Form ist sehr schwer von einer ventrikulären Tachykardie im Oberflächen-EKG zu unterscheiden. Es besteht der Eindruck, daß die Neigung zu Vorhofflimmern bei Patienten mit WPW-Syndrom häufiger ist als bei Normalpersonen (485, 553, 951). Diese Patienten sind hochgradig gefährdet, wenn die akzessorische Bahn eine sehr kurze Refraktärität aufweist. Es werden dann viele Impulse bei Vorhofflimmern übergeleitet und es wird eventuell dadurch Kammerflimmern ausgelöst. Plötzliche Todesfälle bei WPW-Syndrom werden durch diesen Mechnismus erklärt (dies ist der Grund, warum grundsätzlich jeder Patient mit WPW-Syndrom und Tachykardie einer intrakardialen elektrophysiologischen Diagnostik unterzogen werden sollte).

Beim **LGL-Syndrom** *(Lown-Ganong-Levine)* besteht eine *akzessorische Bahn zwischen Vorhof* und *His-Bündel unter Umgehung des AV-Knotens*. Im EKG resultiert daraus eine verkürzte PQ-Strecke bei normaler QRS-Zeit und normaler Konfiguration. Diese Bahn wird auch als *James-Bündel* bezeichnet. Der Erregungskreis verläuft über James-Bündel, His-Bündel, AV-Knoten, Vorhof und wieder James-Bündel oder umgekehrt. Die Tachykardie weist normale QRS-Gruppen bei kurzer PQ-Zeit auf. Durch intrakardiale Registrierungen und durch die Möglichkeit mittels Elektroimpulsen Extrasystolen auszulösen gelingt es, die Tachykardie in Gang zu setzen und die Erregungsbahn und den Erregungsablauf genau zu studieren. Im Rahmen einer solchen Untersuchung ist es gleichzeitig möglich, die pharmakologische Beeinflussung der Tachykardie zu prüfen (784).

Außer den beschriebenen Anomalien weisen die Patienten häufig keine organischen pathologischen Befunde am Herzen auf. Mit zunehmendem Alter kommt es entsprechend den altersbedingten Veränderungen auch bei dieser Personengruppe zu zusätzlichen Schädigungen. Nimmt man alle Altersgruppen zusammen, so konnten bei über 50% anderweitige pathologische Befunde am Herzen erhoben werden (z.B. Zustand nach Myokarditis, koronarer Herzkrankheit, Mitralklappenprolapssyndrom, Kardiomyopathie, angeborene Herzfehler).

Klinik: Häufiger als andere tachykarde Rhythmusstörungen ist die supraventrikuläre paroxysmale Tachykardie schon im jüngeren Lebensalter bzw. im Kindesalter anzutreffen. Eine vegetative Beeinflussung führt zu Auftreten von Anfällen (über das Auslösen von Extrasystolen oder Sinustachykardien), z.B. seelische Belastungen, Ermüdung und Anstrengung, Zyklusstörungen oder Gravidität sowie klimakterische Beschwerden, Gallenkoliken, Akuterkrankungen der Abdominalorgane oder Hiatushernien. Bei Herzgesunden kommt es auch bei länger anhaltenden Tachykardien über 200/min nicht zu nennenswerten hämodynamischen Störungen und entsprechenden klinischen Auswirkungen (110, 915). Im Vordergrund stehen *subjektive Beschwerden,* wie z.B. fühlbares Herzrasen, Pulsation am Hals, Augenflimmern, Schweißausbruch und Angstzustände. Dagegen werden sich bei organischen Herzschädigungen bei allen Tachykardien in Abhängigkeit von der Dauer des Anfalls und von der Herzfrequenz *hämodynamisch bedingte Funktionsstörungen* einstellen: Absinken des arteriellen Blutdruckes und daraus resultierende Zeichen der Mangeldurchblutung. Bei Verringerung des Herzzeitvolumens bis zu 50% und darunter Mangelversorgung

a) des Gehirns: Unruhe, Schwindel, Bewußtseinsstörung, Bewußtseinsverlust;

b) des Herzens: Angina pectoris, Herzinsuffizienz, kardiogener Schock;

c) der Peripherie: Blässe, feuchtkalte Haut, Akrozyanose;

d) der Nieren: Oligurie, Anurie.

B. *Diagnostische Hinweise*

Die Differenzierung der paroxysmalen supraventrikulären Tachykardie und ihre Abgrenzung gegen die ventrikuläre Tachykardie wird anhand der Anamnese und der elektrokardiographischen Registrierung vorgenommen. Eine genaue Analyse ist *nur durch die intrakardialen Registrierverfahren* möglich. folgende Formen werden unterschieden:

1. Vorhoftachykardie.
2. AV-Knotentachykardie.
3. Tachykardie mit Präexzitation (LGL, WPW).
4. Vorhoftachykardie mit AV-Block.

Merke: Bereits früher aufgetretene Anfälle von Herzjagen sprechen für supraventrikuläre paroxysmale Tachykardie!

Zu 1. und 2. Manchmal ergeben sich aus den P-Zacken Hinweise auf die Lokalisation der Tachykardie, z.B. positive Zacken vor der QRS-Gruppe (oft in der vorangegangenen T-Welle) oder negativ vor oder nach der QRS-Gruppe oder nicht erkennbar innerhalb der QRS-Gruppen. Sind die QRS-Gruppen während der tachykarden Phasen nicht oder nur unwesentlich verbreitert gegenüber den normalen QRS-Gruppen des Sinusrhythmus, so handelt es sich um supraventrikuläre Tachykardien.

Ausnahmen: QRS-Verbreiterung bei supraventrikulärem Ursprung, z.B. bei:

a) Ermüdung des Leitungssystems während der Tachykardie kann zur Deformierung führen.
b) Schon bestehender oder während des Anfalls auftretender Schenkelblock.
c) Schon bestehende oder während des Anfalls sich verstärkende WPW-artige Deformierung.

Zeigen sich vor oder nach dem Anfall supraventrikuläre Extrasystolen, so handelt es sich wahrscheinlich um eine supraventrikuläre Tachykardie. Wichtige Hinweise können sich aus der Registrierung vor Beginn oder am Ende des Anfalls ergeben.

Zu 3. An das *WPW-Syndrom* sollte gedacht werden, um nicht die falsche Diagnose einer ventrikulären Tachykardie zu stellen. Spezielle Registrierung (intraatriales EKG) führen zu einer besseren Darstellung der P-Zacken und erleichtern in Zweifelsfällen die Diagnose.

Zu 4. Siehe Abschn. 1.1.5.

Weitere diagnostische Hinweise für eine supraventrikuläre Tachykardie sind:

a) Anamnestische Hinweise auf frühere Anfälle von Herzjagen.

b) Keine Schwankungen der Geräuschintensität des ersten Tons.

c) Pulssynchrone Venenpulsation an der V. jugularis.

Zur **Differentialdiagnose:** Mitunter ist die Abgrenzung gegen eine Sinustachykardie oder gegen ein deblockiertes Vorhofflattern oder Vorhofflimmern mit hoher Kammerfrequenz schwierig oder nicht möglich (der Karotissinusdruck oder der Valsalva-Preßversuch können eine supraventrikuläre Tachykardie unterbrechen, sind jedoch nicht selten wirkungslos). Da auch bei der Sinustachykardie kein Effekt zu erzielen ist, kann damit nichts oder nur wenig für die Differentialdiagnose erbracht werden. Anders ist es dagegen bei der Abgrenzung des Vorhofflatterns (siehe Seite 13). Zu den Schwierigkeiten bei der Unterscheidung von einer ventrikulären Tachykardie (siehe S. 31, Literatur bei 268, 482a , 625, 881).

Subjektiv: Der Beginn der paroxysmalen Tachykardie ist gewöhnlich durch ein unangenehmes plötzlich einsetzendes schnelles Herzklopfen gekennzeichnet. Es wird über ein Engegefühl im Thorax, Pulsation im Hals und bei längerer Dauer über Schmerzen in der linken Thoraxhälfte mit Ausstrahlung zu Sternum, Hals, Schulter und in die Arme geklagt. Seltener sind die Angaben über Atemnot (Linksinsuffizienz) oder Übelkeit, Erbrechen, Schmerz in der Lebergegend (Rechtsherzinsuffizienz). Häufig werden Angstgefühl, Schwäche, Erschöpfung und Schwindelzustände angegeben. Das Ende des Anfalls wird genau vermerkt. Verstärkte Diurese während oder nach der Tachykardie wird oft beobachtet.

Merke: Notfallsituationen sind gekennzeichnet durch Schocksymptomatik, schwere Angina pectoris, Lungenödem oder Synkopen.

Befunde: *Auskultation:* Schnelle, rhythmische Herztätigkeit, keine Schwankungen in der Geräuschintensität des 1. Herztons, beide Herztöne von gleichmäßiger Lautstärke. Der Radialispuls ist weich, leicht unterdrückbar. An der V. jugularis ist bei einer Frequenz über 180/min immer eine Vorhofwelle zu beobachten.

Der *Blutdruck* liegt im Normbereich oder zeigt hypotone Werte. Besonders bei älteren Menschen können Zeichen der Herzinsuffizienz oder des kardiogenen Schocks zur Beobachtung kommen.

C. Sofortmaßnahmen

1. EKG-Registrierung.
2. Klinikeinweisung bei zusätzlicher Herzinsuffizienz.
3. Vagusreizung.
4. Verapamil-Behandlung.
5. Evtl. Digitalisbehandlung.

Zu 1. Vor dem Behandlungsbeginn ist es notwendig, eine *EKG-Registrierung* durchzuführen. Eine Ausnahme bilden Patienten, die schon des längeren wegen paroxysmaler Tachykardie betreut werden und von denen frühere EKG-Registrierungen vorliegen und kein EKG-Gerät zur Verfügung steht. Außerdem sollten die Patienten bzw. Angehörige befragt werden, ob von früheren Anfällen her ein wirksames Medikament bekannt ist.

Zu 2. Bei Zeichen der Herzinsuffizienz oder bei Schockzuständen sowie bei Angina pectoris sofort *Klinikeinweisung* (Ausnahme: Ist der Anfahrtsweg zur Klinik weit, d.h. länger als 15 min, so sollte vor der Fahrt Isoptin® *(Verapamil)* 5 mg langsam i.v. verabreicht werden (Ausnahme bei WPW-Syndrom). Vor der Injektion muß man sich vergewissern, daß der Patient nicht zur Zeit unter Beta-Rezeptorenbehandlung steht. Ist dies der Fall, so sollte bei nicht digitalisierten Kranken ein *Herzglykosid*, z.B. Novodigal® *(Acetyldigoxin)* 0,4-0,8 mg i.v. oder Lanitop® *(Methyldigoxin)* 0,2-0,4 mg i.v. injiziert werden.

Bei digitalisierten Kranken und bei Kranken mit WPW-Syndrom: Gilurytmal® *(Ajmalin)* 50 mg langsam 3-4 min i.v.

Zu 3. Meistens ist der Zustand nicht akut lebensbedrohlich, so daß zunächst durch *Vagusreizung* oder bei Erfolglosigkeit durch medikamentöse Maßnahmen die Behandlung zu Hause oder in der Arztpraxis durchgeführt werden kann.

a) Besteht bei dem Patienten eine hochgradige Unruhe, so sollte Valium® *(Diazepam)* 5-10 mg i.v. verabreicht werden.

b) *Vagusreizung:*

– Karotissinusreizung: Bei gestrecktem Hals, Kopf leicht zur Seite geneigt (unter den Nacken des Patienten wird ein Polster gelegt, dann der Hals gestreckt und der Kopf leicht zur Seite gedreht). In Höhe des Schildknorpels, unmittelbar unter dem Kieferwinkel, wird die A. carotis palpiert (der Karotissinusnerv befindet sich oberhalb der Bifurkation der A. carotis communis); mit zwei Fingern wird 10-20 sec ein Druck oder eine Massage an dieser Stelle ausgeführt. Die Karotissinusreizung ist stets einseitig bei gleichzeitiger Auskultation oder EKG-Registrierung vorzunehmen.

– Valsalva-Preßversuch: Zwei- bis dreimal tief ein- und ausatmen lassen, dann nach tiefer Inspiration Atem anhalten und pressen lassen. Anschließend tief durchatmen lassen.

– Der Augenbulbusdruck sollte *nicht mehr empfohlen* werden, da dieser schmerzhaft und gefährlich ist und kaum je zum gewünschten Erfolg führt.

– Beliebt und bei manchen Patienten bewährt, dabei völlig harmlos, ist das rasche Trinken eines kohlensäurereichen Mineralwassers mit nachfolgendem starken Aufstoßen.

– Erzeugung von Würgen oder Erbrechen (z.B. durch pharyngeale Reizung).
– Andere Arten von Vagusreizung, die individuell unterschiedlich sind und auch von den Patienten selbst häufig schon mit Erfolg versucht wurden.

Zu 4. Bei guten Kreislaufverhältnissen (systolischer Blutdruck über 95 mm Hg): Isoptin® *(Verapamil)* 5 mg i.v. eventuell nach 10 min wiederholen. Als erstes Medikament kommt das bereits bei früheren Anfällen effektive Medikament zur Anwendung (Patienten befragen!).

Zu 5. Bei hypotonen Kreislaufzuständen vor der Antiarrhythmikainjektion *Herzglykosidbehandlung*, z.B. Digimerck® *(Digitoxin)* 0,5 mg i.v. oder Lanitop® *(Methyldigoxin)* 0,3-0,6 mg i.v. oder Novodigal® *(Acetyldigoxin)* 0,4-0,8 mg i.v. Die Digitalisinjektionen sind bei Erfolglosigkeit in der halben Dosierung nach 30 min zu wiederholen. Etwa 10 min nach jeder Applikation sollte dann jeweils nochmals eine Art der Vagusreizung, z.B. Valsalva-Preßversuch, durchgeführt werden.

Wichtig: *Niemals* herzwirksame Glykoside verabreichen, wenn auch nur der Verdacht einer Vordigitalisierung besteht.

Zur Beachtung: Liegt ein WPW-Syndrom vor, so ist als Mittel der ersten Wahl Gilurytmal® *(Ajmalin)* 25-50 mg, langsam über 3-4 min i.v. zu applizieren. Hier sind *Digitalis* und Isoptin® *kontraindiziert*.

Zur Beachtung:
a) Nach jeder intravenösen Verabreichung des Antiarrhythmikums sollte der Valsalva-Preßversuch wiederholt werden (besser eine andere Vagusreizung).
b) Auf keinen Fall sollten verschiedene antiarrhythmische Substanzen kurz nacheinander verabfolgt werden, da das Zusammenwirken dieser Substanzen zu Komplikationen führen kann.
c) Haben die wiederholt angewandten Injektionen eines Antiarrhythmikums nicht den gewünschten Erfolg, muß Klinikeinweisung erfolgen.

D. Intensivtherapie
Voraussetzung für die Behandlung:
1. EKG (Monitor).
2. Venöser Zugang.
3. Bereitstellung der Elektrokardiotherapie (Kardioversionsgerät, Schrittmacher, spezielles Stimulationsgerät).
4. Folgende Fragen müssen vor Behandlung geprüft werden:
   a) Sind bereits antiarrhythmische Substanzen verabreicht worden?
   b) War die Dosierung ausreichend?

c) Kann die Tachykardie digitalisbedingt sein?
d) Liegen Elektrolytstörungen vor?
e) Bestehen Hinweise auf eine organische Herzerkrankung?

Therapieschema:

1. Sedierung.
2. Vagusreizung.
3. *Antiarrhythmische Therapie:*
    a) Cordarex® *(Amiodaron).*
    b) Isoptin® *(Verapamil).*
    c) Gilurytmal® *(Ajmalin).*
    d) Rytmonorm® *(Propafenon).*
    e) Dilzem® *(Diltiazem).*
4. Evtl. *Digitalisierung.*
5. *Kardioversion.*
6. Evtl. *atriale Elektrostimulation.*
7. *Prophylaktische Behandlung.*
8. *Möglichkeiten bei wirkungsloser medikamentöser Behandlung:*
    a) Antitachykardisches Schrittmachersystem,
    b) Elektroablation,
    c) Chirurgische Behandlung.

Zu 1. Wenn erforderlich, zur *Sedierung* Valium® *(Diazepam)*; auf Morphium oder andere Opiate kann meistens verzichtet werden.

Zu 2. *Vagusreizung:* Siehe bei Sofortmaßnahmen S. 23.

Zu 3. Bei Anwendung der *Antiarrhythmika* sollte zunächst nur ein Präparat in ausreichender Dosierung angewendet werden. Bei Erfolglosigkeit empfiehlt es sich, mindestens 30-40 min zu warten, ehe mit einem anderen Medikament begonnen wird. Von Vorteil ist in diesen Fällen, die elektrische *Kardioversion* durchzuführen. Vor und nach jeder Injektion ist der Blutdruck zu messen.

Zu a) Liegt eine *komplizierte Notfallsituation* vor, z.B. eine hochgradige Herzinsuffizienz (Lungenödem) oder eine Schocksituation, so ist das Mittel der ersten Wahl alternativ zur elektrischen Kardioversion in diesen Fällen Cordarex® *(Amiodaron)*:
Kurzinfusion: 300 mg in 250 ml 5%iger Glucoselösung innerhalb von 45 min (bei Rezidiven: Dauerinfusion 10–20 mg/kg Körpergewicht in 5%iger Glucoselösung über 24 Stunden).

Zu b) Isoptin® *(Verapamil)* 5-10 mg langsam i.v. Bei Erfolglosigkeit im Abstand von 10 min weitere intravenöse Applikationen von 5 mg. Gesamtdosis 20 mg (Blutdruckkontrolle).

Zu c) Gilurytmal® *(Ajmalin)* 50 mg sehr langsam in 5-10 min i.v., nach 15 min nochmals 50 mg bei gleicher Injektionsdauer i.v. Bei Gilurytmal® empfiehlt sich, außer bei WPW-Syndrom, die *Kombination mit Digitalis* (s.u.), da es eine negativ inotrope Wirkung besitzt. Die Injektionsdauer sollte mindestens 5 min betragen. Während dieser Zeit EKG und Blutdruckkontrollen. Bei Verbreiterung der QRS-Gruppen (max. 20%) muß die Injektion abgebrochen werden, ebenfalls bei starker Blutdruckerniedrigung. Sehr gute Wirkung besitzt das Medikament bei WPW-Syndrom.

Zu d) Zur Unterbrechung von paroxysmalen supraventrikulären Tachykardien hat sich das Präparat *Propafenon* bewährt, ist jedoch nicht das Mittel der ersten Wahl. Hat Verapamil keinen Effekt, so sollte als zweites Medikament Rytmonorm® *(Propafenon)* 1 Amp. = 70 mg i.v. gegeben werden. Nach 20 min die gleiche Dosis wiederholen.

Bei Unverträglichkeit oder Wirkungslosigkeit der oben erwähnten Substanzen:

Zu e) Als weiteres Medikament zur Unterbrechung von supraventrikulären Tachykardien eignet sich *Diltiazem* 1 Amp. = 10 mg i.v. (Dilzem®), nach 15 Min. wiederholen.

Zu 4. Eine *gleichzeitige Digitalisierung* hat sich nach unserer Erfahrung als günstig erwiesen, wenn Zeichen der Herzinsuffizienz oder niedrige Blutdruckwerte (systolisch unter 95 mm Hg) vorliegen. In vielen Fällen konnten dadurch die hämodynamische Situation und die Voraussetzung für die Behandlung mit Antiarrhythmika verbessert werden. Zuweilen gelingt es auch, allein durch die Applikation von Herzglykosiden eine Regularisierung zu erreichen. Zur Anwendung kommen die gleichen Präparate wie bei den Sofortmaßnahmen.

Zu 5. Eine elektrische *Kardioversion* ist bei diesen Rhythmusstörungen erforderlich:
a) Wenn die medikamentöse Therapie wirkungslos blieb.
b) Wenn bei gleichzeitig bestehender manifester Herzinsuffizienz oder ausgeprägter Schocksymptomatik ein kurzer medikamentöser Therapieversuch ohne Erfolg blieb.

Zu 6. Bei supraventrikulären Tachykardien, bei denen ein *Reentry-Mechanismus* vorliegt, führt die *atriale Extrastimulationsmethode* in den meisten Fällen zur Regularisierung. Die Stimulation wird mit einem dünnen Einschwemmelektrodenkatheter (z.B. Cordis) vorgenommmen. Die einfachste Art ist es, mit einem externen Schrittmacher mit fixer Frequenz den rechten Vorhof zu stimulieren. Dabei kann eine elektrisch ausgelöste Vorhoferregung die Tachykardie unterbrechen.

Gezielter gelingt dies durch ein spezielles Stimulationsgerät mit variablen Kupplungsintervallen.
Diese Methode wird *empfohlen bei:*
a) Medikamentenunverträglichkeit.
b) Schwangerschaft (späte Phase).
c) Medikamentenunwirksamkeit.
d) Schwerer Herzinsuffizienz.
e) Akutem Herzinfarkt und Rezidiven.
f) Häufig rezidivierenden Tachykardien.

Für den Kranken ist diese Methode schonend und ohne Komplikationen (schwere Rhythmusstörungen sind nur zu erwarten, wenn der Stimulationskatheter in die Kammer gelangt [578]); deshalb darf diese Behandlung nur unter Röntgenkontrolle erfolgen!

Zur Beachtung: Patienten mit paroxysmalen supraventrikulären Tachykardien sollten einer *intrakardialen Untersuchung* (His-Bündel-Elektrographie) zugeführt werden, um den zugrundeliegenden Mechanismus zu klären und dabei eine medikamentöse Beeinflussung der Tachykardie zu erproben.

Zu 7. Als *Prophylaxe* supraventrikulärer paroxysmaler Tachykardien, die in relativ kurzen Abständen auftreten, ist eine *Dauermedikation* einzuleiten.

Eine I n d i k a t i o n liegt vor, wenn häufiger als einmal im Monat die Tachykardie auftritt oder wenn die Tachykardie zwar selten ist, jedoch lange anhält oder mit schweren Begleitsymptomen (Synkopen, Angina pectoris, Schock, Herzinsuffizienz) einhergeht.

Zur Dauertherapie stehen zur Verfügung:
Isoptin® *(Verapamil)* z.B. 3-4 x 80 mg pro Tag,
Betablocker in Form von Dociton® *(Propranolol)* 3 x 20 – 3 x 40 mg pro Tag, Beloc® *(Metoprolol)* 2 × 100 mg p. os pro Tag
oder Neo-Gilurytmal® *(Ajmalin)* 3 x 1 Tabl.
oder Rythmodul®-Norpace®.
Kommt es darunter sehr häufig zu Rezidivtachykardien, sollte Cordarex® *(Amiodarone)* verabreicht werden. Sättigung 5 × 200 mg über 5–7 Tage dann 2 × 200 mg als Dauertherapie.

Zu 8. Treten trotz medikamentöser Behandlung erneut häufig schwerwiegende Tachykardien auf, so stehen heute für diese Kranken *weitere Verfahren* zur Verfügung. Nach sorgfältigen elektrophysiologischen Untersuchungen von erfahrenen Ärzten wird von diesen die *Indikation* für die unterschiedlichen Behandlungen festgelegt.

1. *Perkutane His-Bündel-Ablation:* Bei therapieresistenten Tachykardien erfolgt durch diese Methode eine Durchtrennung der Leitungsbahnen im His-Bündel. Dazu wird ein Elektrodenkatheter so plaziert, daß eine Elektrode in der Nähe des vorhofnahen Bezirks des His-Bündels liegt. Durch Defibrillation oder Hochfrequenzstimulation erfolgt dann die Durchtrennung in Form der Koagulation. Dadurch entsteht ein AV-Block III. Grades, der durch entsprechende Schrittmachersysteme behandelt wird. (Nach den heutigen Erfahrungen muß bei 30% mit Rezidiven gerechnet werden [592]).

2. Seit einigen Jahren wird auch das *chirurgische Verfahren* bei therapierefraktären Tachykardien bei WPW-Syndrom (Durchtrennung der verschiedenen Kentschen Bündel) eingesetzt. Auch hier ist eine Rezidivquote mit einzukalkulieren, die jedoch bei einem erfahrenen Operateur niedrig ist.

E. Überwachung

Erfolgt die Behandlung mit Elektrokardioversion, so sollte sich noch eine 12-24stündige Überwachung mit EKG- und Blutdruckkontrollen anschließen. Patienten, bei denen ein medikamentöser Therapieversuch erfolgreich war, und bei denen sonst keine Zeichen einer Herzschädigung vorliegen, können nach 2-3stündiger Beobachtung nach der Regularisierung in die ambulante Weiterbehandlung entlassen werden.

F. Häufige Fehler

1. Nicht ausreichende Dosierung der antiarrhythmischen Medikamente.
2. Kurzfristige und unzureichende Anwendung verschiedener Substanzen.
3. Ungenügende Diagnostik und die daraus sich ergebende nicht sinnvolle Therapie.
4. Intravenöse Verapamil-Behandlung bei Vorbehandlung mit Beta-Rezeptorenblockern (seltener Fehler).

1.1.5. Supraventrikuläre paroxysmale Tachykardie mit AV-Block

A. Pathophysiologie

Aus therapeutischen und prognostischen Gründen muß die Vorhoftachykardie mit AV-Block gesondert abgehandelt werden. Die AV-Leitungsstörung tritt *gewöhnlich als 2 : 1-Blockierung* auf. Daneben werden auch Leitungsverzögerungen im Sinne der *Wenckebachschen Periodik* oder eine *totale AV-Blokkierung* beobachtet. Bei der Mehrzahl der Kranken ist diese Rhythmusstörung durch eine *Digitalisintoxikation* verursacht (363, 725, 822).

Häufig liegt zusätzlich eine *Hypokaliämie* vor, die einen verstärkenden Einfluß auf die toxische Digitaliswirkung ausübt oder sogar erst zu einer toxischen Wirkung führt. Mit zunehmender Anwendung von Saluretika kommt diese Rhythmusstörung in den letzten Jahren häufiger zur Beobachtung. Auch andere Funktionsstörungen, die zu einer Hypokaliämie führen, z.B. Erbrechen, Durchfall oder Steroidtherapie, müssen in Betracht gezogen werden. Von großer Bedeutung ist eine Niereninsuffizienz mit Anstieg der Retentionswerte, da dadurch eine unterschiedlich gestörte Elimination der Digoxinpräparate besteht. Bei den wenigen nicht digitalis- bzw. hypokaliämisch bedingten paroxysmalen Vorhoftachykardien mit Block liegen in der Mehrzahl der Fälle *organische Herzerkrankungen* vor, wobei nicht selten ein Cor pulmonale besteht.

B. Diagnostische Hinweise

An eine digitalisbedingte paroxysmale Vorhoftachykardie mit Block muß gedacht werden (269):
1. Wenn die Tachykardie mit anderen Zeichen der toxischen Digitaliswirkung auftritt.
2. Wenn eine Vorhoftachykardie unter Digitalisbehandlung auftritt.
3. Wenn bei Herzinsuffizienz (ohne Vorhofflimmern, ohne Hyperthyreose und ohne WPW-Syndrom) unter Digitalisbehandlung die Kammerfrequenz nicht abnimmt, sondern ansteigt.
4. Wenn eine Tachykardie auftritt bei Zuständen, die zu einer Hypokaliämie führen könnten.
5. Wenn die Tachykardie bei Niereninsuffizienz auftritt.

Differentialdiagnostisch müssen das Vorhofflattern, die Sinustachykardie und die paroxysmale Tachykardie ohne Block abgegrenzt werden. Außerdem kann es notwendig sein herauszufinden, ob es sich um eine nicht digitalisbedingte Störung handelt.
1. *Karotissinusdruck:* Ist die Störung nicht digitalisbedingt, besteht die Möglichkeit, die Tachykardie zu unterbrechen. Ist die Störung digitalisbedingt, kann die AV-Blockierung verstärkt werden bei gleichzeitigem Vorhoffrequenzanstieg.
2. *Atropinversuch:* Durch Atropin wird gewöhnlich die AV-Leitungsstörung gebessert. Die Vorhoffrequenz bleibt bei digitalisbedingter

Vorhoftachykardie gleich, während die Vorhoffrequenz durch Atropin gesteigert wird, wenn Digitalis nicht die Ursache der Tachykardie ist.

C. Sofortmaßnahmen

1. Überprüfung der Digitalistherapie (u. U. absetzen), meist keine Behandlung außerhalb der Klinik erforderlich.
2. Bei ambulanter Behandlung: *Diphenylhydantoin*, z. B. Phenhydan® oder Epanutin® 1/2 Amp. 125 mg langsam (5 min) i. v.
3. Einweisung in die Klinik.

D. Intensivtherapie

Voraussetzung für die Behandlung:
Siehe bei supraventrikulärer paroxysmaler Tachykardie S. 24.
EKG mit intrakardialer Vorhofableitung wünschenswert.

Therapieschema:

1. Absetzen von Digitalis, Serumkalium bestimmen.
2. Mindestens 4 Stunden nach letzter Digitalisverabreichung Digitalis-Serumspiegel.
3. Phenhydan® *(Diphenylhydantoin)* 1/2 Amp. (= 125 mg) langsam i. v. eventuell wiederholen und oral 3 × 200 mg Phenhydan® täglich.
4. Bei Hypokaliämie *Infusion mit Kalium.*
5. *Keine* Kardioversion.

Zu 1. Da es sich in der Regel um digitalisbedingte Störungen handelt, muß als erstes die *Digitalisbehandlung unterbrochen* werden.

Zu 2. Zur Sicherung der Diagnose einer digitalisbedingten Tachykardie muß *4 Stunden nach der letzten Digitaliseinnahme* oder -applikation eine Blutentnahme erfolgen, um den *Serumdigitalisspiegel* zu bestimmen, eventuell nach 24 Stunden wiederholen.

Zu 3. Das Mittel der Wahl ist bei digitalisinduzierten Rhythmusstörungen *Diphenylhydantoin* (Phenhydan® oder Epanutin®). Zunächst wird eine Probeinjektion von einer halben Amp. Phenhydan® = 125 mg langsam i.v. appliziert. Da die Wirkung kurz anhält, 20-30 min, müssen bei bedrohlichen Fällen weitere Injektionen erfolgen (z.B. im Abstand von 30 min je 50 mg). Besser ist, nach erster erfolgreicher Injektion eine Tropfinfusion mit Phenhydan® (NaCl-Lösung 500 ml + 1 Spezialampulle pro Infusion Phenhydan® 750 mg) vorzunehmen. Gleichzeitig sollte die orale Therapie einsetzen, Phenhydan® täglich 3 x 2 Tabl. zu 100 mg.

Zu 4. Nach Bestimmung des Serum-Kaliumwertes erfolgt je nach dem erhaltenen Wert die *Kaliumzufuhr*. Auch wenn der Serum-Kaliumwert noch an der unteren Grenze der Norm liegt, sollten 60-80 mg Kalium, z.B. Kaliumbicarbonat, infundiert werden (20 mval/h), z.B. Sterofundin® 500 ml + 60 mval KHCO$_3$ oder KCl, Einlaufzeit 3 Stunden.

Wichtig: Kalium *nur über Infusionspumpe* infundieren!

Zu 5. Mit der *Kardioversion* kann in diesen Fällen *keine* Regularisierung erzielt werden, außerdem besteht die Gefahr, daß durch den Elektroschock bedrohliche Rhythmusstörungen ausgelöst werden.

E. Überwachung
Siehe bei Vorhofflimmern.

Zur Beachtung: Stets soll überprüft werden, ob die Digitalisbehandlung überhaupt notwendig ist.

F. Häufige Fehler
1. Fehlerhafte Diagnostik, besonders Übersehen eines Kaliummangels.
2. Weitere Behandlung mit Digitalis.
3. Übersehen einer Niereninsuffizienz.

1.1.6. Ventrikuläre Tachykardie

A. Pathophysiologie
Bei der ventrikulären Tachykardie handelt es sich *fast immer um eine organisch bedingte Rhythmusstörung*, so daß sie von vornherein prognostisch ernster zu beurteilen ist als supraventrikuläre Tachykardien. In Abhängigkeit von der jeweiligen Herzerkrankung und von der Frequenz wird es zu einer starken Erniedrigung der Auswurffraktion kommen. Aber auch bei gleichen Bedingungen sind die *hämodynamischen Auswirkungen stärker* als bei supraventrikulären Tachykardien, da durch die fehlende zeitgerechte Vorhofkontraktion der Füllungszustand der Kammern ungenügend ist. Außerdem kann durch intermittierend auftretende Mitral- und Trikuspidalreguritationen das Auswurfvolumen noch zusätzlich eine Verminderung erfahren.

Daneben wird der Kontraktionsablauf durch den *pathologischen Erregungsablauf (Schenkelblock)* ungünstig beeinflußt. Eine besonders bedrohliche Entwicklung ist zu erwarten, wenn ventrikuläre Tachykardien bei Kranken mit schweren myokardialen Schädigungen aufgrund ausgeprägter koronarsklerotischer Veränderung, mit frischem Herzinfarkt, mit Herzwandaneurysma, mit Kardiomyopathie, mit Herzklappenfehlern oder mit Myokarditis auftreten. Nicht selten stellen sich bald eine hochgradige Herzinsuffizienz oder ein kardiogener *Schock* ein.

Eine weitere Gefahr besteht in dem jederzeit möglichen Übergang zum akut lebensbedrohlichen *Kammerflimmern*.

Häufig gehen der ventrikulären paroxysmalen Tachykardie *monotope oder polytope ventrikuläre Extrasystolen voraus.* Besonders wichtig ist der zeitliche Abstand der Extrasystole von dem vorangehenden Normalschlag. Je näher die Extrasystole an die vorangehende T-Welle heranrückt, desto größer ist die Gefahr, daß sie in die sogenannte vulnerable Phase einfällt, d.h. in die Periode des Erregungsablaufes, in der die Reizschwelle stark herabgesetzt ist, so daß dort anfallende Impulse Kammertachykardien bzw. Kammerflimmern auszulösen vermögen.

Der Einfall einer Extrasystole in die T-Welle bei pathologisch verlängerter QT-Zeit ist häufig anzutreffen, z.B. bei Hypokaliämie, bei Herzinfarkt oder bei Bradykardie. Besonders ungünstig für den Verlauf ist die Tatsache, daß gerade unter diesen Bedingungen (Hypokaliämie, Hypoxie, Azidose) eine erhöhte Irritabilität in der vulnerablen Phase besteht, d.h. es genügen bereits sehr schwache Impulse zur Auslösung von Kammertachykardien bzw. Kammerflimmern. Von Bedeutung ist dieses sog. R-auf-T-Phänomen außerdem bei polytopen Extrasystolen mit wechselndem Kupplungsintervall, da unter diesen Umständen eher die Möglichkeit besteht, daß eine Extrasystole in die T-Welle der vorangehenden Kammergruppe einfällt.

Aus therapeutischen Gründen muß auf die häufige Beobachtung hingewiesen werden, daß mit stärkerer Bradykardie die Häufigkeit der Extrasystolie ebenfalls zunimmt und damit die Gefahr einer sich daraus entwickelnden Kammertachykardie erhöht. Die Behandlung der Extrasystolie besteht daher in diesen Fällen in einer Anhebung der Grundfrequenz (180, 943a, 944).

Der *Gefährdungsgrad läßt* sich aus dem sogenannten *Lown-Index* ablesen (570):

Einteilung der Arrhythmien nach Lown:
Klasse *0:* keine ventrikulären Extrasystolen (VES).
Klasse *I:* Isolierte unifokale VES weniger als 30/h oder weniger als 1/min.
Klasse *II:* Isolierte unifokale VES mehr als 30/h mehr als 1/min.
Klasse *III:* Multiforme VES.
Klasse *IV:*
a) VES-Paare,
b) VES-Salven oder Kammertachykardien
Klasse *V:* Frühzeitige VES, R-auf-T-Phänomen.

Elektrophysiologisch sind genau wie für die supraventrikuläre paroxysmale Tachykardie auch hier *zwei Entstehungsmöglichkeiten:*
– die ektope gesteigerte Automatie, oder
– der Reentry-Mechanismus
möglich. Nach den bis jetzt vorliegenden Untersuchungen (875) scheinen die Reentry-Tachykardien häufiger zu sein. Dabei kann es sich in manchen Fällen um einen Mikro-Reentry-Mechanismus handeln, in anderen Fällen werden Teile des His-Purkinje-Systems in den Erregungskreis mit einbezogen. Durch Faserdehnung bei Hypertonie oder Herzinsuffizienz an ischämischen Randbezirken einer Infarktzone oder an der Randzone eines Herzwandaneurysmas kommt es zu unterschiedlichen Refraktäritäten in benachbarten Bezirken. Unterstützt durch Hypoxie, Azidose oder Elektrolytverschiebungen kommt es zur Auslösung von Extrasystolen, die dann als auslösender Reiz für die kreisende Erregung in den pathologisch veränderten Myokardbezirken dienen. Die Reentry-Tachykardien können durch eine

spontane Extrasystole oder durch einen elektrischen, ventrikulär gesetzten Impuls beendet werden. Durch den gleichen Mechanismus wie die zu einer Reentry-Tachykardie führende Extrasystole kann jedoch auch eine Extrasystole entstehen, die ein ektopes Zentrum aktiviert oder aus einem solchen Zentrum stammt und eine ektope Tachykardie verursacht. Diese Tachykardie ist nicht durch einen vorzeitigen Impuls, sei es durch eine spontane Extrasystole oder einen elektrisch ausgelösten Reiz zu unterbrechen. Sie ist daran zu erkennen, daß die Frequenz innerhalb von Stunden wechseln kann, von z.B. *140/min auf 160/min.* Vor allen Dingen ist jedoch diese Tachykardie wesentlich schwerer zu durchbrechen, sei es durch Medikamente oder durch Kardioversion, als eine Reentry-Tachykardie.

Bei beiden Tachykardiearten besteht die *Gefahr des Übergangs zum Kammerflimmern* (570).

B. Diagnostische Hinweise

Folgende **anamnestische Hinweise** und **klinische Befunde** sprechen eher für eine ventrikuläre als für eine supraventrikuläre Tachykardie:

1. In der Regel keine Angaben über häufige, früher aufgetretene Anfälle von Herzjagen.
2. Fast immer Hinweise auf eine Herzerkrankung (eventuell auch Digitalisintoxikation!).
3. Gewöhnlich liegt die Kammerfrequenz zwischen *140 und 160/min,* der Rhythmus ist vorwiegend regelmäßig, doch kann auch eine leichte Unregelmäßigkeit beobachtet werden.
4. Karotissinusdruck ist wirkungslos.
5. An den Jugularvenen sind periodisch hohe Wellen (Rückflußwellen bei Vorhofpfropfung) festzustellen.
6. Der 1. Herzton ist von unterschiedlicher Lautstärke.
7. Angina-pectoris-artige Beschwerden, aber auch Blutdruckerniedrigungen bis zur Schockausbildung, sind häufiger als bei der supraventrikulären Tachykardie.

Warnsymptome:
– Herzstolpern (Extrasystolie),
– Atemnot,
– Angina pectoris,
– Schwindelzustände,
– Epigastrische Schmerzen (besonders rechts),
– Hypotonie,
– Deutliche Halsvenenstauung (bei erhöhtem Zentralvenendruck),
– Radialispuls nicht tastbar,
– Pulmonale Stauung (Lungenödem),
– Schocksymptomatik,
– Bewußtseinsstörungen.

EKG-Hinweise
1. *QRS-Gruppe breiter als 0,12/sec.*
2. Bei längerem Streifen leichte *Unregelmäßigkeit* bei den *R-R-Abständen.*
3. Als wichtigstes Zeichen *positive P-Zacken* unabhängig von den QRS-Gruppen in langsamer Frequenz.
   Ausnahme, retrograde Erregung der Vorhöfe: Negative P-Zacken in relativ weitem Abstand entsprechend der PQ-Zeit nach der QRS-Gruppe.
4. Vor oder nach der Tachykardie auftretende *Extrasystolen,* die das gleiche Bild zeigen wie die QRS-Gruppe während der Tachykardie.

Differentialdiagnose: Bei Tachykardien mit Schenkelblock oder ventrikulärer Aberration: Sinustachykardie (vorangehende P-Zacke), absolute Arrhythmie – bei längerem Streifen erscheint die absolute Arrhythmie deutlich, bei Vorhofflattern Karotisdruck, supraventrikuläre Tachykardie (eventuell Vorhofzacke sichtbar), schon häufiger aufgetreten, Unterbrechung durch Karotisdruck: meist Herzgesunde; WPW-Syndrom (bereits frühere Episoden von Herzjagen: meist Herzgesunde).

Merke: Die beste Differenzierung gelingt durch Ableitung eines *intrakardialen Vorhof-EKG.* Vorteilhaft ist bei diesem Vorgehen, daß über diese Sonde alsbald eine Stimulationsbehandlung in der Kammer vorgenommen werden kann.

C. Sofortmaßnahmen
1. Prüfung, ob Digitalisüberdosierung vorliegt (oder Hinweise auf eine Hypokaliämie bzw. Erhöhung der harnpflichtigen Sustanzen).
2. Information über Medikamenteneinnahme der letzten 48 Stunden.
3. EKG-Registrierung, Blutdruckkontrolle.
4. Xylocain® *(Lidocain) 100 mg (langsame Injektion: 5 min i.v.). Bei Erfolglosigkeit nach 10 min nochmals 100 mg langsam i.v.*
5. Bei normalen Blutdruckverhältnissen: Gilurytmal® *(Ajmalin)* 50 mg langsam (5 min) i. v.

Bei Verdacht auf digitalisbedingte Tachykardie und guten Kreislaufverhältnissen: Phenhydan® *(Diphenylhydantoin)* (1/2 Amp. = 125 mg) langsam i.v. Bei Erfolglosigkeit nach 15 min nochmals die gleiche Dosis intravenös.

Wichtig: Bei Erfolglosigkeit mit einem Präparat kein weiteres Medikament verwenden, sondern Klinikeinweisung!
Nach Möglichkeit sollte jeder Kranke mit ventrikulärer Tachykardie, besonders, wenn zusätzliche kardiale Komplikationen den Allgemein-

zustand verschlechtern, in Begleitung des Arztes in ein Krankenhaus gebracht werden. Dies gilt auch, wenn es gelang, die Tachykardie zu beseitigen (Ausschluß eines Herzinfarktes!).

Zur Beachtung: Bei lebensbedrohlichen Situationen, z.B. ausgeprägte Schocksymptomatik, Lungenödem, Bewußtlosigkeit, sollte bereits außerhalb eine *elektrische Kardioversion bzw. Defibrillation* vorgenommen werden.

D. Intensivtherapie
Voraussetzung für die Behandlung:
1. Fragen zur Anamnese (siehe auch bei Intensivtherapie der supraventrikulären Tachykardie).
2. EKG, evtl. intrakardiales Vorhof-EKG.
3. Venöser Zugang (zentraler Venendruck).
4. Einsatzbereites Kardioversionsgerät.

Therapieschema:

1. Lagerung.
2. Sedierung.
3. O$_2$-Zufuhr.
4. *Elektrische Kardioversion.*
5. Eventuell *medikamentöse Therapie:*
    a) Xylocain® *(Lidocain),*
    b) Phenhydan® *(Diphenylhydantoin)* bei digitalisbedingter Tackykardie,
    c) Mexitil® *(Mexiletin),*
    d) Rytmonorm® *(Propafenon),*
    e) Cordarex® *(Amiodaron),*
    f) Sotalex® *(Sotalol).*
6. Eventuell Digitalisierung + diuretische Therapie, evtl. ACE-Hemmer.
7. Prophylaktische Behandlung.
8. Behandlung der rezidivierenden Tachykardie mit *Elektrostimulation:*
    a) gezielte ventrikuläre Einzelstimulation.
9. Behandlung des zugrundeliegenden Herzleidens:
    a) operativ,
    b) medikamentös.

Zu 1. Für eine situationsgerechte *Lagerung* muß Sorge getragen werden. Relative Flachlagerung bei Hypotonie oder Schock. Oberkörper anheben bei Linksinsuffizienz (Atemnot, Lungenödem).

Zu 2. Zur *Sedierung:*
z.B. Valium® *(Diazepam)* 5 mg i.v. in Abständen von 4-5 Stunden bei Bedarf.

Zu 3. Besonders bei älteren Kranken *O$_2$-Nasensonde:* 1-2 l/min.

Zu 4. Die *Kardioversion* muß bei der ventrikulären Tachykardie eingesetzt werden:
– Wenn ein medikamentöser Versuch mit Xylocain® *(Lidocain)* ohne Erfolg blieb.
– Wenn eine Schocksymptomatik vorliegt.
– Bei gleichzeitig bestehenden starken anginösen Schmerzen und Hypotonie.

– Bei massiver Herzinsuffizienz.
– Bei Bewußtlosigkeit.

Ein zweimaliger Versuch mit sehr niedriger Impulsstärke (12,5 Wsec – 25 Wsec) sollte zunächst versucht werden, da eine Reentry-Tachykardie damit zu beenden ist. Erst nach Erfolglosigkeit sollte mit höheren Impulsstärken behandelt werden (max. 400 Wsec).

Wichtig: Hat sich eine ventrikuläre Tachykardie bei SA- oder AV-Leitungsstörungen entwickelt oder besteht eine Hypokaliämie, so muß vor der Kardioversion eine intrakardiale Schrittmacherelektrode gelegt bzw. die transthorakale externe Stimulation mit Plattenelektroden vorbereitet werden.

Kontraindikation: Bei Verdacht auf digitalisbedingter Tachykardie keine elektrische Kardioversion, sondern Diphenylhydantoin.

Zu 5. Unter Berücksichtigung der Nebenwirkungen und der vorliegenden Berichte über erfolgreiche Anwendungen werden folgende in Frage kommenden *antiarrhythmischen Substanzen* empfohlen (449, 461, 874a).

a) Xylocain® *(Lidocain),*
b) Phenhydan® *(Diphenylhydantoin) bei digitalisbedingter Tachykardie,*
c) Gilurytmal® *(Ajmalin),*
d) Mexitil® *(Mexiletin),*
e) Rytmonorm® *(Propafenon),*
f) Cordarex® *(Amiodaron),*
g) Sotalex® *(Sotalol).*

An erster Stelle steht bei diesen Medikamenten das Xylocain®, das in jedem Fall zunächst verabreicht werden sollte, 100 mg langsame Injektion i.v.; bei Erfolglosigkeit nach 15 min nochmals 100 mg langsam i.v.

Nach Unterbrechung der Tachykardie sollte mindestens 24 Stunden eine Dauertropfinfusion verabreicht werden: *Glucose 5%* 500 ml + Xylocain® 1,2 g bei einer Einlaufzeit von 5 Stunden = Xylocain® rund 4 mg/min. Diese Substanz darf auch bei Hypotonie verabreicht werden (238, 272, 549, 820) oder Corafusin® (1000 ml enthalten 2,133 g *Lidocain*); Corafusin®-forte (1000 ml enthalten 4,266 g *Lidocain*).

Die Tropfgeschwindigkeit richtet sich nach den bestehenden Rhythmusstörungen (Extrasystolen). Nach Möglichkeit sollte die obere Grenze von 4 mg/min nicht überschritten werden. Auch wenn keine

Extrasystolen registriert werden, muß eine Infusionsbehandlung mindestens 24 Stunden lang durchgeführt werden (Literatur bei 237, 474, 870).

Eine gute Effektivität wurde bei Gilurytmal® beobachtet (Gilurytmal 50 mg langsam i. v.).

Bei den anderen aufgeführten Pharmaka kann keine Reihenfolge in der Anwendung empfohlen werden. Bei jedem dieser Medikamente gibt es zahlreiche Beobachtungen der erfolgreichen Anwendung. Bei jedem dieser Medikamente jedoch auch Beschreibungen von Wirkungslosigkeit. Es sind nur die Präparate angeführt worden, die sowohl intravenös als auch oral appliziert werden können, so daß der Übergang von der intravenösen zur oralen Therapie ohne Wechsel des Medikamentes erfolgt. Wegen der starken negativ inotropen Wirkung sollte dieses Medikament nicht bei schwerer Herzinsuffizienz verabreicht werden.

Bei Schocksymptomatik, Herzinsuffizienz und Lungenödem sowie Bewußtlosigkeit oder Angina pectoris steht die Anwendung von Cordarex® (Amiodaron) gleichrangig mit der Anwendung von Xylocain®. Bei dieser Akutanwendung spielen die Nebenwirkungen keine Rolle, da diese erst nach langfristiger Anwendung beobachtet werden (418).

Anwendung:
Für Kranke mit Herzinsuffizienz 2,5 mg/kg etwa 1 Amp. Cordarex® = 150 mg in 40 ml Lävulose in 20 min infundieren.

Für Patienten ohne Herzinsuffizienz 5 mg/kg d.h. 2 Amp. Cordarex® = 300 mg in 40 ml Lävulose in 20 min infundieren.

Bei guter Wirkung zur Rezidivverhütung für Patienten mit Herzinsuffizienz 750 mg, etwa 5 Amp. Cordarex® in 24 Stunden unverdünnt infundieren, für Patienten ohne Herzinsuffizienz 1.500 mg = 10 Amp. Cordarex® in 24 Stunden unverdünnt infundieren, möglichst über einen Kavakatheter wegen schlechter Venenverträglichkeit. Außerdem sollte durch den gleichen Katheter während der 24 Stunden 500-1.000 ml Lävulose 5% infundiert werden.

Sollte man zu der Überzeugung kommen, daß eine Dauerbehandlung mit Cordarex® notwendig ist (häufige rezidivierende Kammertachykardien), so sollte schon während der intravenösen Behandlung eine gleichzeitige *orale Aufsättigung* begonnen werden, z.B. tägl. 6 Tabl. à 200 mg im Abstand von 4 Stunden für 2 Tage, dann reduzieren auf 4 Tabl., bis eine Sättigungsdosis von 5–6 g erreicht ist. Die Dauertherapie wird dann auf 1-2 Tabl. täglich reduziert. Es empfiehlt sich, die Kontrolle durch Langzeit-EKG und programmierte Stimulation eventuell auch durch Blutspiegeluntersuchungen vorzunehmen. Blutbildkontrollen!

Besteht nur eine geringe Herzinsuffizienz NYHA-Klasse II oder keine Herzinsuffizienz, so kann Sotalex® *(Sotalol)* mit guter Erfolgsaussicht eingesetzt werden.

Zu 6. Bei normalen *Serum-Kaliumwerten* unter Ausschluß einer digitalisbedingten Tachykardie bzw. Extrasystolie wird nach Regularisierung bei fortbestehender Insuffizienzerscheinung (Pulmonalarteriendruckmessung, Röntgenthoraxbild) NYHA-Klasse III und IV (s. S. 175) eine *Herzglykosidbehandlung* einzuleiten sein. Während der ersten intravenösen Injektion ist eine kontinuierliche EKG-Kontrolle notwendig, um frühzeitig eine Zunahme oder erneutes Auftreten von Extrasystolen zu erfassen. Die Injektionen erfolgen 12stündlich, z. B. Novodigal® *(Acetyldigoxin)* 0,4 mg, insgesamt 4 Injektionen, danach orale Weiterbehandlung mit Novodigal®-Tabletten (0,2 mg) oder Lanitop® *(Methyldigoxin),* ebenfalls 12stündlich, insgesamt 4 Injektionen, 1 Amp. = 0,2 mg. Danach Fortsetzung der Therapie mit Lanitop®-Tabletten.

Gleichzeitig sollte eine *diuretische Behandlung* begonnen werden, z.B. mit Lasix® *(Furosemid)* 1-2 Ampullen (20 mg i.v.) oder Osyrol® *(Kaliumcanrenoat)* 1-2 Amp. i.v. täglich. Auf diese Weise ist es möglich, die Herzinsuffizienz zu bessern, damit wird der insuffizienzbedingte erhöhte enddiastolische Ventrikeldruck gesenkt und die Wandspannung erniedrigt und somit ein Faktor zur Auslösung oder Unterhaltung von Extrasystolen in seiner Wirkung reduziert.

Bei NYHA-Klassen I und II allein, bei III und IV mit Digitalis, werden ACE-Hemmer eingesetzt, z. B. *Captopril* (cor tensobon® [12 mg]) 2 × ½ Tbl., nach 4–5 Tagen 2 × 1 Tbl. *Enalapril* (Xanef®, Press® [5 mg]) 2 × ½ Tbl., nach 4–5 Tagen 2 × 1 Tbl.

Zu 7. *Prophylaktische Behandlung der ventrikulären Tachykardie* ist die konsequente Therapie ventrikulärer Extrasystolen. Eine Behandlung ist für folgende Lown-Klassen erforderlich:
1. Wenn bereits eine Tachykardie aufgetreten ist, Lown-Klassen I-V.
2. Wenn bisher keine Tachykardie aufgetreten ist, bei organischer Herzkrankheit, Lown-Klassen IV u. V.

Folgende *Behandlungsprinzipien* sind zu beachten:
– Behandlung von Elektrolytstörungen, v. a. einer Hypokaliämie.
– Behandlung von Herzinsuffizienz: *Digitalis, Diuretika, Vasodilatatoren, ACE-Hemmer.*

– Behandlung der Bradykardie und Extrasystolie mit *Atropin*
oder bei hartnäckiger Extrasystolie und Bradykardie: Herzschrittmacher + antiarrhythmische Therapie.

Medikamentöse antiarrhythmische Behandlung: Die Einleitung der
Behandlung sollte immer i. v. erfolgen und die Sofortwirkung auf
die Extrasystolie beobachtet werden. Daher empfiehlt es sich,
Medikamente einzusetzen, die sowohl i. v. als auch oral zu
verabreichen sind. Nach den Ergebnissen der CAST-Studie und
unter Berücksichtigung der Diskussionen über proarrhythmische
Effekte sind folgende Substanzen zu empfehlen (Aufstellung,
modif. nach 536e):

Priori-tätsstufen	Sympt. Ind.	Progn. Ind. Pot. mal. Arrhythmien	Progn. Ind. Pot. mal. Arrhythmien EF ≧ 40%	Progn. Ind. Mal. Arrhythmien bzw. EF 25–40%
1	Betablocker	Betablocker	Klasse I B	Amiodaron
2	Sotalol	Sotalol	Betablocker/ I B	Sotalol/Mexiletin
3	Klasse IM	Klasse 1 A	Sotalol	Alternative Therapieverfahren
4	Klasse IC	Amiodaron	Amiodaron	

Die Aufstellung zeigt eine abgestufte Therapie für symptomatische
und prognostische Indikation. Bei eingeschränkter Ventrikelfunk-
tion oder höherer Malignität reichen Betablocker nicht aus, bzw.
zeigen verstärkte Nebenwirkungen aufgrund ihrer negativ inotropen
Eigenschaften. Bei eindeutig maligner Arrhythmie (Kammertachykardie mit Schock oder Kammerflimmern in der Anamnese) ist
Amiodaron oder Sotalex anzuwenden. Nur bei Unverträglichkeit
bzw. stark auftretenden Nebenwirkungen kommt ein anderes
Antiarrhythmikum zur Anwendung.

Zu 8. Kommt es trotz der intravenösen Therapie erneut zum Auftreten
von ventrikulären Tachykardien oder zum Auftreten von Extrasystolen, aus denen sich wiederum Tachykardien entwickeln, so kommen
verschiedene Möglichkeiten einer *Elektrostimulation* in Betracht:
Die *ventrikuläre Einzelstimulation* beruht auf den Untersuchungs-
ergebnissen über den Reentry-Mechanismus bei Kammertachykardie. Bei der Reentry-Tachykardie gelingt es durch gezielte Einzel-
oder Serienstimuli, die kreisende Erregung zu unterbrechen und die
Tachykardie zu beenden. Zur Unterbrechung der Reentry-Tachykardien durch Einzel- oder Serienstimulation sind spezielle
Schrittmachersysteme entwickelt worden, die als externe Stimulationsgeräte verfügbar sind (578).

Wichtig: Bei allen Patienten, bei denen eine solche elektrische Behandlung notwendig ist, sollte zuvor als Basistherapie Cordarex® *(Amiodaron)* gegeben werden.

Erfolgskontrolle der antiarrhythmischen Therapie: Die Kontrolle der antiarrhythmischen Behandlung erfolgt nach festen Regeln mit dem Ziel, maligne Tachykardien und damit den Rhythmustod zu verhüten.

Erste Kontrolle:
Beobachtung des EKG-Monitors bei Injektion bzw. Infusion von einer antiarrhythmischen Substanz, ob eine deutliche Reduzierung der Extrasystolen erfolgt.

Zweite Kontrolle:
Registrierung der Herzaktionen über 24 Stunden oder 48 Stunden durch ein Arrythmie-Überwachungsgerät mit Warneinrichtung und Trendregistrierung.

Wenn nicht vorhanden: Langzeit-EKG (24-48 Stunden). Durch diese Registrierung wird deutlich der noch bestehende Schweregrad erkennbar: Bei Lown-Klasse III, IV und V ist die Behandlung nicht ausreichend und muß korrigiert werden. Zeigt sich eine Besserung (Lown-Klasse 0, I und II), so spricht dies für eine gute Beeinflussung der Arrythmien durch das verabreichte Medikament. Sind bei diesen Patienten bisher keine Kammertachykardien und auch kein Kammerflimmern aufgetreten, so reicht diese Untersuchung als erste Erfolgskontrolle aus. Bei diesen Patienten wird nach einer Woche unter der gleichen Therapie und unter normalen Belastungen noch ein zweites Langzeit-EKG registriert als abschließende Kontrolle.

Handelt es sich um Patienten, bei denen bereits rezidivierend Kammertachykardien aufgetreten sind oder schon einmal ein Übergang in Kammerflimmern erfolgt ist, so schließt sich an die Langzeit-EKG-Kontrolle – auch wenn sie ein gutes Ergebnis zeigte – eine *Kontrolluntersuchung* mit sogenannter *programmierter Elektrostimulation* an. Mit Hilfe dieser Methode gelingt es, die Irritabilität des Herzens unter Medikamentwirkung zu überprüfen, indem durch eine in die rechte Ventrikelspitze eingeführte Stimulationssonde vorzeitige Kammererregungen induziert werden (254, 423, 597). Nach jedem 8. oder 10. Schlag wird zunächst bei Sinusrhythmus eine elektrische Extrasystole mit langem Kupplungsintervall ausgelöst. Sodann wird das Kupplungsintervall verkürzt, bis der Elektroimpuls in die absolute Refraktärphase fällt. Ist damit eine Tachykardieauslösung nicht möglich, wird an dem elektrischen Impuls, der gerade noch eine Extrasystole auslöst, also sehr nahe an der T-Welle, ein zweiter Elektroimpuls ausgelöst, zunächst mit langem Kupplungsintervall und dann wiederum

zunehmend verkürzt. Wird auf diese Weise keine Tachykardie ausgelöst, so wird das gleiche Verfahren bei verschiedenen schrittmacherstimulierten *Basisfrequenzen* durchgeführt von *100, 120 und 150/min.*
Kommt es bei diesen Untersuchungsmaßnahmen nicht zum Auslösen einer Tachykardie, so wird die Untersuchung beendet (bei einem erweiterten Protokoll wird noch eine dritte Elektrosystole eingegeben und die Untersuchung mit anderer Sondenlage [Ausflußbahn des rechten Ventrikels] wiederholt).

Man kann dann davon ausgehen, daß die eingeleitete Behandlung zur Unterdrückung von Kammertachykardien wirksam ist, wenn durch die programmierte Stimulation keine Tachykardie induziert werden kann; allerdings sollte betont werden, daß diese Untersuchung keine absolut sichere Aussage zuläßt. Es gibt Beobachtungen, daß trotz guter medikamentöser Einstellung mit der Überprüfung durch die programmierte Stimulation später noch Kammertachykardien aufgetreten sind, und es gibt auch Beobachtungen, daß bei ausgelösten Tachykardien durch diese Untersuchung später keine Tachykardien mehr auftraten (118, 119, 578).

Generell kann man jedoch sagen, daß diese Methode aussagekräftiger ist als das Langzeit-EKG. Die Zeitpunkte dieser Untersuchungen werden unterschiedlich gewählt. Es gibt Arbeitsgruppen, die berichten, daß nach etwa einer Woche durchgeführter oraler Therapie und zuvor angefertigtem Langzeit-EKG die programmierte Elektrostimulation erfolgt.

Die *operativen Möglichkeiten* der Behandlung von ventrikulären Tachykardien wurden in letzter Zeit weiterentwickelt und zeigen gute Ergebnisse bei der Anwendung des intraoperativen Mapping und der danach erfolgten lokalisierten Ausschaltung der Region, in der das Erregungszentrum lokalisiert wurde (116, 117).

Bei Patienten, bei denen trotz intensiver antiarrhythmischer Behandlung ein Übergang zu Kammerflimmern vorgekommen und eine Operation nicht möglich ist, kommt das neue System des implantierbaren Defibrillators zur Anwendung (117, 629, 992).

Wichtig: Wichtig ist der Hinweis, daß *stets* zunächst die Langzeit-EKG-Kontrolle erfolgen soll. Zeigen sich in dieser Aufzeichnung noch höhergradige ventrikuläre Arrhythmien, so spricht das für eine erfolglose medikamentöse Behandlung. Damit erübrigt sich zu diesem Zeitpunkt die programmierte elektrische Stimulation. Diese Untersuchungsmethode sollte Spezialeinrichtungen vorbehalten bleiben. Kranke mit rezidivierenden bedrohlichen Kammertachykardien sollten dorthin verlegt werden.

Zu 9. Für **medikamentös nicht beherrschbare Tachykardien** stehen heute folgende Möglichkeiten zur Verfügung:
a) Für *rezidivierende Kammertachykardien, die selten in Kammerflimmern übergehen:*
   1. Ventrikuläre Ablation; das Ziel dieser Behandlung ist die Zerstörung des Muskelgebietes, in dem sich die Tachykardie entwickelt. Diese Prozedur erfordert ein intrakardiales Mapping, um den Entstehungsort zu identifizieren. Voraussetzung ist, daß durch elektrophysiologische Aktivitäten (Elektrostimulation) eine ventrikuläre Tachykardie ausgelöst werden kann und daß sie längere Zeit besteht ohne in Kammerflimmern überzugehen. Diese Behandlung bleibt den Kranken vorbehalten, bei denen andere Maßnahmen keinen Erfolg hatten; die Erfolgsaussicht beträgt 50%.
   Kranke, bei denen nach der Behandlung die Tachykardieneigung weiterbesteht und solche bei denen die Kammertachykardie rasch in Kammerflimmern übergeht, sind für die Implantation eines Defibrillators vorzusehen (229, 992).
   2. Implantation von antitachykarden Geräten.

E. Überwachung

Tab. *I.-4.* Überwachung der ventrikulären Tachykardie.

Überwachung	Kontrollen (zeitl. Abstand)
EKG, Blutdruck, Puls	Fortlaufend (Monitor) später 12stündlich

F. Häufige Fehler
1. Hinauszögern der Kardioversion bei schon bestehender Schocksituation.
2. Mangelhafte Rezidivprophylaxe.
3. Ungenügende Vorbereitung bei gleichzeitig bestehender AV-Leitungsstörung; Gefahr der Asystolie – sowohl bei elektrischer als auch bei medikamentöser Behandlung – Schrittmacherapplikation!
4. Differentialdiagnostische Fehler: Verwechslung mit supraventrikulären Tachykardien und entsprechend falsche Behandlung.

1.1.7. Kammerflattern
A. Pathophysiologie
Als Ursachen kommen die gleichen Faktoren in Betracht, die bei der ventrikulären Tachykardie angeführt wurden (siehe Tab. *I.-4*). Beim Kammerflattern handelt es sich um schnelle, regelmäßige, jedoch weitgehend frustrane Kammerkontraktionen. Durch die schnelle Kammertätigkeit und die zusätz-

liche Funktionsstörung des Myokards *sinkt das Herzzeitvolumen auf ein Minimum ab*. Dadurch verschlechtert sich die Koronardurchblutung und führt in kurzer Zeit zu weiterer myokardialer Funktionsstörung. Das Ergebnis ist in den meisten Fällen der Übergang zum Kammerflimmern. *Bereits beim Kammerflattern tritt Bewußtlosigkeit ein.*

B. Diagnostische Hinweise

Von besonderer Bedeutung ist die *Abgrenzung gegen die Kammertachykardie:*

EKG: Bei Kammerflattern ist eine Differenzierung von Kammeranfangsschwankungen und -endschwankungen nicht möglich. Es liegt das Bild einer „Haarnadelkurve" vor. Dagegen lassen sich bei Kammertachykardie immer in einigen Ableitungen (meist in den Standard-Abteilungen) QRS-Gruppe, ST-Strecke und T-Welle deutlich voneinander abgrenzen.

Bei Kammerflattern kommt es immer zu Bewußtseinsverlust, bei Kammertachykardien nur selten, d.h. bei bewußtseinsklaren Kranken kann kein Kammerflattern vorliegen.

C. Sofortmaßnahmen

Eine Behandlung des Kammerflatterns ist nur möglich, *wenn bei Eintritt dieser Rhythmusstörung das EKG beobachtet wird* (Intensivstation, Herzkatheteruntersuchung). Zunächst Schlag auf die Brust, bei Erfolglosigkeit Elektroschockbehandlung. Weitere Behandlung siehe bei Herzstillstand S. 82.

D. Behandlung, E. Überwachung und F. Fehler

Siehe bei Abschn. 3. Herzstillstand, S. 82.

1.1.8. Kammerflimmern

A. Pathophysiologie

Kammerflimmern ist charakterisiert durch *unregelmäßige, uneffektive Kammertätigkeit*, wobei es nicht mehr zu geordneten Kontraktionen kommt, sondern lediglich unkoordiniert partielle Kontraktionen verschieden großer Bezirke der Ventrikelmuskulatur ablaufen.

Zu Kammerflimmern kann es kommen, wenn die *Flimmerschwelle* (der vulnerablen Phase) so stark erniedrigt ist, daß schon schwache Impulse in Form von Extrasystolen oder elektrischen Impulsen Flimmern auslösen oder wenn die Impulse so stark sind, daß sie auch bei normaler Flimmerschwelle eine solche Rhythmusstörung herbeiführen. In den meisten Fällen liegt dem Kammerflimmern eine Erniedrigung der Flimmerschwelle zugrunde. An erster Stelle ist die *Hypoxie* zu nennen, die besonders bei organischen Myokarderkrankungen (z. B. Herzinfarkt, Myokarditis) als Ursache anzunehmen ist. Zu einer Erniedrigung der Flimmerschwelle führen auch *exogene* oder *endogene toxische Schädigungen,* wobei auch in diesen Fällen ein hypoxischer Einfluß eine Rolle spielt. Ferner ist bekannt, daß *Medikamente,* die zur Behandlung des Herzens verwendet werden, z.B. *Digitalis* oder antiarrhythmische Substanzen, bei Überdosierung, aber auch bei Anwendung therapeutischer Dosen, Kammerflimmern verursachen können. Wesentliche Teilfaktoren sind *Störungen im Elektrolyt- oder Säure-Basen-Haushalt* (z.B. Hypokaliämie, Hyperkalzämie oder Azidose). Als seltene Entstehungsursache seien der *Elektrounfall* sowie das *stumpfe, mechanische Herztrauma* genannt. Besonders günstige Bedingungen zur Beherrschung und Beseitigung des Kammerflimmerns bestehen bei diagnostischen oder chirurgisch-therapeutischen Maßnahmen am Herzen, da durch das stets angeschlossene EKG die Rhythmusstörung sofort erkannt und schnell behandelt werden kann. Häufig geht dem Kammerflimmern eine meist kürzere Phase von Kammertachykardie bzw. Kammerflattern voraus, tachysystolische Zustände, die durch ventrikuläre Extrasystolen ausgelöst werden. Im Gegensatz zum asystolischen Herzstillstand kann durch die Vorphase (Kammertachykardie – Kammerflattern) deshalb die Symptomatik etwas langsamer verlaufen,

Klinik: In jedem Fall führt Kammerflimmern zu einer *abrupten Unterbrechung der Blutversorgung sämtlicher Organe.* Führend in der Symptomatik der Ausfallserscheinungen sind die *zerebralen Funktionsstörungen.* Bereits nach 5-10 sec kommt es zu zunehmendem Schwindel, dem Blutwallungen und Hitzegefühl im Kopf vorausgehen können. Nach 10-15 sec tritt Bewußtlosigkeit ein, die nach 15-20 sec häufig von Krämpfen begleitet wird, nach spätestens 20 sec ist der Kranke tief bewußtlos. Nach 1 min kommt es zum Atemstillstand, dem tiefe, unregelmäßige Atemzüge vorausgehen. In Abhängigkeit von vorbestehenden Schäden der Hirngefäße, z.B. zerebraler Gefäßsklerose, können diese Abläufe schon frühzeitiger auftreten. Wird die bedrohliche Rhythmusstörung nicht durch Reanimationsmaßnahmen beeinflußt, so ist nach 3-5 min mit irreversiblen Hirnschäden zu rechnen (Lit. u.a. bei 267, 305, 957).

B. Diagnostische Hinweise
Die wichtigsten gemeinsamen **Befunde** bei tachysystolischem Herzstillstand – ebenso wie bei dem asystolischen Herzstillstand – sind:

1. Pulslosigkeit, getastet an der A. carotis – A. femoralis.
2. Blaßgraue Verfärbung der Haut.
3. Bewußtlosigkeit.
4. Lichtstarre Pupillen (meist weit, manchmal auch mittelweit).
5. Atemstillstand.

Zu Beginn des Kammerflimmerns beobachtet man am Kranken eventuell eine kurzfristige Rötung des Gesichts, Augenrollen, manchmal Nystagmus, dann Blickrichtung geradeaus oder nach oben seitlich, krampfartige Zuckungen der Arme und tiefe, unregelmäßige, zuweilen schnarchende Atmung.

Im **EKG** ist das Kammerflimmern zu erkennen durch unregelmäßige Oszillationen, die in Form, Amplitude und Frequenz wechseln. Mit zunehmender Dauer oder bei schlechter myokardialer Ausgangssituation werden die Amplituden kleiner, final zeigen sich nur noch Undulationen.

C. Sofortmaßnahmen, D. Behandlung, E. Überwachung und F. Fehler

Siehe bei Herzstillstand Abschn. 3.

1.2. Bradykarde Herzrhythmusstörungen

1.2.1. Sinusbradykardie

A. Pathophysiologie

Vom *Sinusknoten gesteuerte, langsame regelmäßige Herztätigkeit (Frequenz unter 60/min)* wird als Sinusbradykardie bezeichnet. In physiologischen Bereichen ist sie Ausdruck einer vagotonen Reaktionslage. Regelmäßig anzutreffen bei Sportlern mit Dauerleistungen, als Begleitsymptom bei zerebralen Prozessen mit intrakraniellen Drucksteigerungen, bei Myxödem und bei Ikterus. Nicht selten wird diese Bradykardie beim akuten Herzhinterwandinfarkt beobachtet (790, 894).

Außerdem beobachtet man in zunehmendem Maße *medikamentös induzierte Bradykardien*, z.B. durch Beta-Rezeptorenblocker, Digitalis, Antiarrhythmika, Antihypertensiva und Calciumantagonisten vom Verapamil-Typ.

Hämodynamisch führt die Sinusbradykardie nur dann zu Funktionsstörungen, wenn gleichzeitig eine myokardiale Schädigung vorliegt. Dann besteht die Gefahr, daß das Herzzeitvolumen so stark erniedrigt ist, daß es zu einer Mangelversorgung der Peripherie kommt.

Vorrangige Symptome dabei sind zentrale Störungen wie Schwindel oder Synkopen.

B. Diagnostische Hinweise

Bei **Auskultation:** Regelmäßige Herzaktionen bei betontem 1. Herzton. Am Jugularvenenpuls zeigen sich während der Diastole keine Vorhofpulsationen.

Differentialdiagnostische Zeichen: Z.B. bei totalem AV-Block: Paukenschlagphänomen, Vorhofpulsation in der Diastole.

EKG: Bradykarder Sinusrhythmus.

Differentialdiagnostisch sind abzugrenzen:
1. Sinuatriale 2 : 1-Blockierung.
2. AV-Knotenrhythmus
3. AV-Leitungsstörungen.

Eine **Behandlung** ist meist nicht erforderlich. Zur Behandlung (bei Schwindelzuständen, Synkopen) steht zur Verfügung: Itrop® *(Ipratropiumbromid)* 3 x 1/2 bis 3 x 1 Tabl.

Wichtig: Bei behandlungsbedürftiger ventrikulärer Extrasystolie oder Schwindel: stationäre Beobachtung zur Frage der Schrittmacherimplantation und nachträglichen Behandlung der Extrasystolie.

C. Sofortmaßnahmen, D. Behandlung, E. Überwachung und F. Fehler

Siehe bei Abschn. 1.2.3. Sinusknotensyndrom.

1.2.2. Sinusknotensyndrom

A. Pathophysiologie

Es handelt sich um eine *organisch bedingte Sinusknotenfunktionsstörung,* wobei eine *gestörte Impulsbildung oder sinuatriale Leitungsstörungen* vorliegen können. Aufgrund dieser Störung kommt es zu Sinusbradykardie, SA-Leitungsstörungen, Sinusarrest. Außerdem werden zusätzlich im Wechsel tachykarde Vorhofrhythmusstörungen beobachtet, z.B. Vorhofflattern, Vorhofflimmern oder eine atriale Tachykardie (Bradykardie-Tachykardie-Syndrom). In 40% der Fälle bestehen gleichzeitig Leitungsstörungen im His-Purkinje-System (249).

B. Diagnostische Hinweise

Subjektiv: Im Vordergrund stehen *zentralnervöse Erscheinungen* wie Schwindel, Benommenheit oder Synkopen, an weiteren subjektiven Symptomen werden Palpitation, rasche Ermüdbarkeit und Krankheitsgefühl angegeben. Bei wechselndem Rhythmus (Tachykardie, Bradykardie) werden arterielle Embolien beobachtet.

Gefährdet sind die Kranken durch asystolische Perioden, die sich je nach Zeitdauer in Schwindelzuständen oder Bewußtlosigkeitsanfällen zeigen. Besonders bei älteren Kranken können auch tachykarde Phasen zu solchen Zuständen führen.

Bei **Auskultation** der Sinusbradykardie: Regelmäßige Herzaktionen bei betontem ersten Herzton. Am Jugularvenenpuls zeigen sich während der Diastole keine Vorhofpulsationen. Bei Arrhythmien entsprechende Auskultationphänomene.

Differentialdiagnostische Zeichen: z.B. bei totalem AV-Block, Kanonenschlagphänomen, d.h. in unregelmäßiger Folge, kommt es zu einem paukenden 1. Herzton.

EKG: Bradykarder Sinusrhythmus sinuatriale Blockierungen, Ausfall einer Vorhof- und Kammeraktion (2 : 1-Block), dabei muß die Zeitdauer des Ausfalls die Summe zweier vorangehender Herzaktionen betragen. Häufig treten Ersatzsystolen auf (keine vorangehenden P-Zacken, veränderte P-Zacken oder unterschiedliche PQ-Zeit und veränderte P-Zacken).

Das *Langzeit-EKG* ist besonders bei intermittierenden Störungen sehr aussagekräftig (Protokoll gibt Auskunft, ob die subjektiven Mißempfindungen – z. B. Schwindel – bestimmten bradykarden Rhythmusstörungen zuzuordnen sind).

Sinusknotenerholungszeit: *Intrakardiale Vorhofstimulation (rechter Vorhof).* Stufenweise Erhöhung der Stimulationsfrequenz: beginnend knapp über der Sinusfrequenz, um jeweils 10 Schläge/min, Stimulationsdauer 1 min: dann plötzliche Unterbrechung der Stimulation. Die Sinusknotenerholungszeit wird gemessen als das Zeitintervall zwischen der letzten stimulierten Vorhoferregung bis zur ersten durch spontane Sinusknoten stimulierte Vorhofaktion. Als Normalwerte werden Zeiten zwischen 140 bis 1160 msec angegeben, der obere Grenzwert wird mit 1500 msec angenommen (188, 590). Durch Abzug eines PP-Intervalls bei normaler Grundfrequenz von der Sinusknotenerholungszeit können frequenzbedingte Einflüsse ausgeschaltet werden. Eine so bestimmte *korrigierte Sinusknotenerholungszeit* (KSKEZ) besitzt bei einer Verlängerung über 560 msec Krankheitswert und ist besonders im Grenzbereich eine genauere Aussage als die SKEZ.

Läßt sich durch die obengenannten Untersuchungsmethoden die klinische Symptomatik nicht eindeutig klären, so kann besonders bei älteren Menschen, bei denen auch noch andere Ursachen für die subjektiven Leidenszustände in Frage kommen, eine *temporäre Schrittmachersonde* für einige Tage eingebracht werden. Kommt es während dieser Zeit, in der mit 70 bzw. 80 Schlägen/min stimuliert wird, zu einer eindeutigen Besserung des Befindens, so wird man sich eher zu einer permanenten Schrittmacherbehandlung entschließen können.

C. Sofortmaßnahmen

1. Kranke mit klinischer Symptomatik (Schwindel, Synkopen, Tachykardie, Herzinsuffizienz) sollten sofort zur stationären Behandlung eingewiesen werden.
2. *Notfallsituationen:*
   a) Adams-Stokes-Anfall: Siehe Sofortmaßnahmen bei totalem AV-Block.
   b) Bei intermittierenden Synkopen *Atropin* 0,5 mg i.v. und ärztliche Begleitung zum Krankenhaus.
   c) Kranke mit tachykarden Rhythmusstörungen und Verdacht auf Syndrom des kranken Sinusknotens (z. B. Synkopen in der Anamnese): *Vorsicht* bei ambulanter Behandlung mit Antiarrhythmika, da Asystolien provoziert werden können.

D. Intensivtherapie

Eine *Schrittmacherimplantation* ist indiziert:

1. bei klinischer Symptomatik, die auf asystolischen Phasen beruht (Schwindel, Synkope, Adams-Stokes-Anfall), Nachweis durch EKG-Registrierung.
2. Bei Bradykardie und Herzinsuffizienz, besonders, wenn durch Digitalisierung die Bradykardie noch verstärkt wird.
3. Bei Bradykardie-Tachykardie-Syndrom, da unter dem Schutz der Elektrostimulation gefahrlos die antiarrhythmische Behandlung der Tachykardien angewendet werden kann. Z.B. Isoptin® *(Verapamil)* 3 x 80 mg + Novodigal® *(Acetyldigoxin)-mite* 3 x 0,1 mg oral.

Bei gleichzeitig bestehender Hypertonie kann die *Verapamil*-Dosis auch erhöht werden, z.B. 3 x 120 mg p. o.

Bei weiter bestehendem anfallsweisem Vorhofflimmern oder Vorhofflattern (nach Schrittmacherimplantation), das nicht durch die höher dosierte *Verapamil*-Gabe behandelt werden kann, sollte die perorale Behandlung mit Cordarex®*(Amiodaron)* erwogen werden. Aufsättigung innerhalb von 8-14 Tagen, tgl. 1 g bis zu einer Gesamtdosis von 5–7 g, danach einmal 1–2mal 200 mg pro Tag.

E. Überwachung

Siehe totaler AV-Block.

F. Häufige Fehler

1. Unnötige Schrittmacherimplantation. Bradykardien und SA-Leitungsstörungen ohne Herzinsuffizienz, ohne Tachykardie und ohne Schwindelsynkopen bedürfen nur der halbjährlichen Kontrolle.
2. Antiarrhythmische Behandlung bei Bradykardie-Tachykardie-Syndrom ohne Schrittmacherschutz.

1.2.3. Hypersensitives Karotissinussyndrom

A. Pathophysiologie

Von dem oben beschriebenen Krankheitsbild des Syndroms des kranken Sinusknotens ist das hypersensitive Karotissinussyndrom abzugrenzen. Hierbei handelt es sich um einen *vagalen Reiz:* Vom Karotissinus läuft der Reiz zentripetal zur Medulla oblongata, dort erfolgt die zentrifugale Umschaltung, und der Reflex wird über das N. vagus zum Herzen geleitet (Übersicht bei 263, 670).

(Ähnliche zentripetale Reize mit gleicher vagaler Wirkung auf das Herz können vom Tracheobronchialbaum, von den peripheren Gefäßen, vom Peritoneum oder von der Großhirnrinde ausgehen).

Klinik: Bei Kranken mit Karotissinussyndrom löst ein spontaner mechanischer Druck auf die Karotisgabel reflektorisch eine Asystolie aus (z.B. schnelles Kopfdrehen, Rasieren, enger Kragen und Kopfbewegung). Dabei kommt es zu SA-Blockierungen oder AV-Blockierungen bis zum totalen Block und Asystolie. Die Kranken geben durch bestimmte Kopfbewegungen ausgelöste Schwindelzustände oder Synkopen an. Außerdem kann jedoch bei einer großen Zahl von älteren Patienten durch Karotismassage eine Bradykardie oder eine kurze Asystolie ausgelöst werden, ohne daß sie typische durch Kopfbewegung ausgelöste Schwindelzustände oder Synkopen angeben können. Definitionsgemäß handelt es sich bei diesen Kranken nur um einen *Karotissinusreflex*. Erschwert wird die Feststellung dieser Diagnose dadurch, daß viele ältere Kranke über Schwindelzustände klagen, die andere Ursachen haben (z.B. zerebrale Durchblutungsstörungen, Stenosierung der A. carotis, Hypertonie, Hypotonie). Da bei diesen Kranken erfahrungsgemäß sehr häufig Schrittmacherimplantationen ohne korrekte Indikationen erfolgt sind, sollte man diese Patientengruppe besonders gründlich untersuchen. In Zweifelsfällen kann vorübergehend eine mit einem externen Gerät verbundene intrakardiale Schrittmachersonde für 1 oder 2 Wochen unter stationärer Beobachtung eingeführt und das Herz mit einer Frequenz zwischen 60 und 70/min stimuliert werden, um zu beobachten, ob weitere Schwindelzustände auftreten.

B. Diagnostische Hinweise

In den meisten Fällen bringt die elektrokardiographische Registrierung und die gleichzeitige für die Auslösung von Synkopen typische Kopf-Hals-Bewegung die diagnostische Klärung. In jedem Fall wird zusätzlich ein *Karotissinus-Druckversuch* durchgeführt.

Folgende Regeln sind einzuhalten:
1. Die Untersuchung darf nur am liegenden Patienten erfolgen.
2. Den Kopf des Probanden nicht extrem strecken oder drehen.
3. Eine Druckdauer von mehr als 5 sec ist zu vermeiden.
4. Nicht gleichzeitig bilateralen Druck auf Karotisgabel.
5. Bei einer Asystolie von über 2–3 sec Dauer ist der Druck auf den Karotissinus zu unterbrechen.
6. Eine Thrombose der A. carotis interna sowie eine ausgeprägte zentrale Gefäßsklerose stellen eine Kontraindikation dar.

Zur weiteren Abklärung ist eine intrakardiale Registrierung und atriale Stimulation wünschenswert.

Merke: Bei Kranken mit Karotissinussyndrom genügt ein kurzer Druck, um eine lange Asystolie auszulösen!

C. Sofortmaßnahmen

Bei Verdacht auf hypersensitives Karotissinussyndrom Einweisung in die Klinik. Absetzen von Digitalis (Digitalis verstärkt die Vaguswirkung am Reizleitungssystem).

D. Intensivtherapie

Schrittmacherbehandlung: Die sicherste Methode zur Verhütung von asystolischen Phasen ist die Implantation eines *Herzschrittmachers.* Auch die subjektiv sehr häufigen Schwindelerscheinungen ohne Synkopen stellen bei nachgewiesenem Zusammenhang eine Indikation zu dieser Therapie dar. Nach elektrophysiologischer Abklärung folgt die Entscheidung zu einer differenzierten Schrittmachertherapie.

Merke: Voraussetzung für die Schrittmacherimplantation ist eine sorgfältige Abklärung. Bisher wurde die Diagnose Karotissinussyndrom zu häufig gestellt, und demzufolge zu häufig ein Schrittmacher implantiert.

E. Überwachung *und* F. Häufige Fehler

Siehe bei Abschn. 1.2.6.2. AV-Block III. Grades (totaler AV-Block) S. 74.

1.2.4. Vorhofflimmern mit absoluter Kammerarrhythmie (langsame Form: Bradyarrhythmie)

A. Pathophysiologie

Diese Rhythmusstörung wird vorwiegend bei älteren Patienten angetroffen. Häufig beruht die Bradyarrhythmie auf einer zu *hohen Digitalismedikation* oder auf einer *Digitalisüberempfindlichkeit.* Nicht selten neigen Kranke mit Aorteninsuffizienz zu Bradyarrhythmie. Bei Frequenzen *unter 50/min* kann es durch Erniedrigung des Herzminutenvolumens zu Zirkulationsstörungen kommen. Besonders bei Vorliegen einer organischen Herzerkrankung, meist auf koronarsklerotischer Basis, ist das Herz nicht in der Lage, ein entsprechendes Schlagvolumen zu fördern. Insuffizienzerscheinungen sind die unausweichlichen Folgen. Intermittierend auftretende längere asystolische Perioden ohne das Einfallen von Ersatzschlägen oder Ersatzrhythmen werden zu Schwindelerscheinungen oder sogar zu *Adams-Stokes-Anfällen* führen. Asystolische Perioden können – wenn auch selten – durch intravenöse Injektionen von Herzglykosiden ausgelöst werden.

B. Diagnostische Hinweise

Auskultatorisch langsame, arrhythmische Herztätigkeit. Die Blutdruckamplitude ist in der Regel groß; eine kleine Amplitude deutet auf myokardiale Insuffizienz hin. Häufig wird durch die körperliche Belastung Atemnot ausgelöst. Stauungszeichen im großen und kleinen Kreislauf sind oft festzustellen.

Im **EKG** sieht man die Vorhofflimmerwellen von kleiner Amplitude; mitunter sind sie im Standard-EKG überhaupt nicht nachweisbar. Durch Ausmessen der R-R-Intervalle wird die Diagnose gesichert. Eine Regelmäßigkeit kann vorgetäuscht sein. Andererseits ist bei Abnahme der Frequenz ein Übergang zum AV-Knotenrhythmus oder zum Kammereigenrhythmus möglich (dann besteht ein regelmäßiger Kammerrhythmus bei Vorhofflimmern, d.h. die AV-Leitung ist unterbrochen). Die zweidimensionale **Echokardiographie** bringt sichere Aussagen über die Größenverhältnisse von Vorhöfen und Kammern; diese Aussage ist sehr wichtig, da bei Vorhofgrößen über 45 mm ∅ eine Markumarisierung diskutiert werden sollte. Außerdem gibt die Echokardiographie nicht selten Auskunft über die Ursache des Vorhofflimmerns (z. B. Klappenfehler, Kardiomyopathie). Die transösophageale *Echokardiographie* gibt Auskunft über das Vorliegen von Vorhofthromben.

C. Sofortmaßnahmen

1. Feststellung, ob es sich um eine digitalisbedingte Bradykardie handelt. Eventuell Absetzen oder Reduzierung des Herzglykosids.
2. Bei Herzinsuffizienz oder bei Auftreten längerer Asystolien (Schwindel, Adams-Stokes-Anfall) sofort Klinikeinweisung. Bei Adams-Stokes-Anfällen siehe S. 70, Sofortbehandlung.

Wichtig: Bei Auftreten von Schwindelzuständen oder Anfällen von Bewußtlosigkeit vor Einweisung *Atropin* 0,5 mg i. v.

D. Intensivtherapie

Vor Behandlungsbeginn muß geprüft werden:
a) Liegt eine Digitalisüberdosierung evtl. -überempfindlichkeit vor, besteht eine Hypokaliämie, besteht eine Niereninsuffizienz?
b) Besteht eine Herzinsuffizienz?
c) Kommt es zu längeren asystolischen Perioden bzw. sind bereits Adam-Stokes-Anfälle aufgetreten?
d) Liegt eine Behandlung mit anderen zur Bradykardie führenden Medikamenten vor (z. B. Calciumantagonisten vom Verapamiltyp, Betarezeptorenblocker, Antihypertensiva)?

Voraussetzung für die Therapie:
1. Venöser Zugang (Kava-Katheter).
2. Kontrolle der Serum-Elektrolyte.
3. Eventuell arterielle Punktion zur Blutgasanalyse.
4. Vorbereitung der Schrittmacherbehandlung.
5. Zugrundeliegende Herzerkrankung genau feststellen.

Therapieschema:

I. *Bei digitalisbedingter Bradyarrhythmie:*
   1. Kontrolle des Digitalis-Serumspiegels.
   2. Prüfung: Serum-Kalium-, Kreatinin- und Harnstoffwert.
   3. Absetzen des Herzglykosids, Beobachten der Frequenz.
   4. Eventuell erneute Digitalisierung, oder ACE-Hemmer.
   5. Eventuell Schrittmacherbehandlung.

II. *Bei Bradyarrhythmie und Herzinsuffizienz:*
   1. Kontrolle des Serum-Kaliums.
   2. Digitalis-Serumspiegel.
   3. Eventuell weitere Digitalisierung.
   4. Eventuell Schrittmacherbehandlung.

III. *Bei Bradyarrhythmie und Adams-Stokes-Syndrom:*
   1. Schrittmacherbehandlung.
   2. Digitalisierung.

IV. Bei echokardiographisch festgestellter Vergrößerung des
   li. Vorhofes über 45 mm ∅: Marcumar (Quickwerteinstellung von 25–35%). Bei Vergrößerungen über 55 mm ∅ oder
   Mitralklappenfehler Quickwerteinstellung 20–25%. Bei
   Kontraindikationen: Azetylsalizylsäure 300 mg/Tag.

Zu I. 1. Durch die Bestimmung des Digitalis-Serumspiegels wird
festgestellt, ob die Bradykardie durch Digitalis bewirkt, bzw. beein-
flußt wurde.
Zu I. 2. Durch die Untersuchung dieser Werte kann evtl. die
Ursache des erhöhten Digitalisspiegels festgestellt werden.
Zu I. 3. Während des *Auslaßversuches* ist es notwendig, häufig das
EKG zu kontrollieren, um zu prüfen, ob die Frequenz zunimmt,
abnimmt oder gleichbleibt, ob sich eine Herzinsuffizienz entwickelt
und ob Extrasystolen auftreten (Zunahme der Extrasystolie spricht
bei Abklingen der Digitaliswirkung für zunehmende myokardiale
Insuffizienz, Langzeit-EKG).
Zu I. 4. Hat sich inzwischen eine Niereninsuffizienz entwickelt, so
sollte auf ein Digitoxinpräparat bei entsprechender Indikation übergegangen werden. Falls NYHA-Klasse I oder II vorliegt, keine
erneute Digitalisierung sondern entweder *Captopril* (z. B. cor tenso-
bon® 2 × 1) oder *Enalapril* (Xanef® 5 mg, Press® 2 × 1). Bei Klasse
III und IV kommen beide Behandlungen zum Einsatz.
Zu I. 5. Ist weitere Digitalisierung erforderlich durch wiederauftretende Herzinsuffizienz und bleibt die Bradyarrhythmie bestehen,
sollte permanente Schrittmacherbehandlung erwogen werden.

Zu II. 1. Ein erniedrigter Serum-Kalium-Wert kann bei Digitalisierung die Digitaliswirkung verstärken.

Zu II. 2. Siehe I. 1.

Zu II. 3. u. 4. Entwickelt sich nach dem Auslaßversuch von Digitalis eine Herzinsuffizienz oder liegen Hinweise für eine Digitalisbedürftigkeit vor, so muß die *Digitalisierung wieder aufgenommen* werden (s. auch I. 4, ACE-Hemmerbehandlung).

Bei Frequenzverlangsamung muß eine – zunächst temporäre – Schrittmacherbehandlung durchgeführt werden. Eine *Indikation* zur *Implantation eines Schrittmachers* ist gegeben:

1. Wenn die Digitalisierung (mittlere Vollwirkdosis) zu einer Bradyarrhythmie mit einer mittleren Frequenz zwischen 40 und 50/min. oder niedriger führt.
2. Wenn es unter der Digitalisdauertherapie zu Rezidiven der Insuffizienz kommt und die Bradykardie bei Erhöhung der Digitalisdosis noch verstärkt wird.
3. Wenn bereits beim Digitalistest eine deutliche Verlangsamung der Frequenz zu beobachten ist.

Zur Beachtung: Die Indikation sollte großzügig gestellt werden. Häufig treten nach Klinikbehandlung und Entlassung ohne Schrittmacher wieder eine Bradyarrhythmie und Herzinsuffizienz auf. Zudem läßt sich vom Hausarzt die Digitalisierung besser durchführen, wenn die Gefahr der Bradykardieentwicklung nicht mehr besteht.

Zu III. 1. u. 2. *Adams-Stokes-Anfälle* bedeuten eine *absolute Indikation* zur permanenten Schrittmacherbehandlung. Danach kann je nach dem Zustand des Patienten eine intravenöse oder orale *Digitalisierung* weitgehend komplikationslos durchgeführt werden.

E. Überwachung
Siehe bei totaler AV-Block Seite 74.

F. Häufige Fehler
1. Ungenügende Überwachung bei intravenöser Injektion von Herzglykosiden (Asystolie, Extrasystolie, Kammertachykardie).
2. Übersehen einer Hypokaliämie oder einer Niereninsuffizienz.
3. Übersehen einer Digitalisüberdosierung.
4. Keine Entscheidung zur Markumartherapie.

1.2.5. Sinuatriale Leitungsstörungen

A. Pathophysiologie
Bei den sinuatrialen Leitungsstörungen liegt eine *Verzögerung oder Blockierung der Erregungsleitung vom Sinusknoten zum re. Vorhof* vor, die zu unregelmäßiger Schlagfolge und evtl. zur Bradykardie (bzw. Asystolie) führen kann.

Zu SA-Leitungsstörungen kann es durch Karotissinussyndrom (263a), bei Myokardfibrose, bei Myokarditis, bei degenerativen Herzmuskelerkrankungen und durch pharmakologische Substanzen – vorwiegend durch Digitalis – kommen. Bei Verzögerung der Erregungsleitung tritt lediglich ein unregelmäßiger Herzrhythmus ohne nennenswerte hämodynamische Störung auf.

Die Blockierung der Erregungsleitung hat einen Ausfall der Vorhof- und der Kammererregung zur Folge. Falls keine Ersatzsystolen oder ein Ersatzrhythmus einspringen, entstehen längere pankardiale asystolische Perioden mit den entsprechenden Auswirkungen bis zum Adams-Stokes-Syndrom. Mitunter tritt eine SA-Leitungsstörung im Wechsel mit Vorhofflimmern bzw. Vorhofflattern auf.

B. Diagnostische Hinweise

Nur bei totaler SA-Leitungsblockierung wird eine wesentliche Bradykardie in Erscheinung treten. Schwindel- und Ohnmachtszustände sind selten (3-5% der bradykarden Herzrhythmusstörungen, die eine elektrische Schrittmacherbehandlung benötigen, sind SA-Leitungsstörungen (776).

EKG: Das EKG zeigt entweder eine zunehmende Verlängerung bis zum Ausfall der P-P-Intervalle (Typ Wenckebach), oder die P-P-Intervalle betragen das Doppelte oder das Vielfache des vorher registrierten kürzesten P-P-Intervalles. Schwierigkeiten der Differenzierung ergeben sich bei unvollständigen SA-Leitungsstörungen, die lediglich in P-P- und entsprechenden R-R-Unregelmäßigkeiten zur Darstellung kommen. Weitere Einzelheiten siehe bei Spang (863), Holzmann (419), und Neuss (670).
Bei längeren Asystolen, bei denen das Fehlen der P-Zacken für die Diagnose entscheidend ist, kann es zu Ersatzsystolen bzw. zu Ersatzrhythmen kommen.

Weitere diagnostische Maßnahmen:
Langzeit-EKG: Die Registrierung sollte 2 x 24 Stunden erfolgen, wenn sich in dem ersten 24-Stunden-EKG keine eindeutigen Hinweise ergeben.
Eine wichtige Untersuchung – besonders im Hinblick auf die Schrittmacherindikation – ist die Bestimmung der *Sinusknotenerholungszeit* bzw. der *korrigierten Sinusknotenerholungszeit* (s. Abschn. 1.2.2., S. 48).

C. Sofortmaßnahmen

Eine Behandlung ist erforderlich bei Bradykardien und entsprechenden hämodynamischen Auswirkungen, vorwiegend bei vorgeschädigtem Myokard (z.B. bei Herzinfarkt oder bei asystolischen Perioden):
1. *Atropinsulfat,* 0,5 mg i.v. oder 1,0 mg i.m. im Abstand von 2 Stunden.
2. Auf jeden Fall Klinikeinweisung zur Abklärung der Rhythmusstörung und zur Prüfung weiterer Behandlungsmaßnahmen.

D. Intensivtherapie

Eine *Schrittmacherimplantation* ist indiziert bei:

1. Adams-Stokes-Anfällen.
2. Bradykardie und Herzinsuffizienz.
3. Bradykardie und behandlungsbedürftiger Extrasystolie.

Die *Elektrodenplazierung* sollte *rechtsventrikulär* erfolgen und nicht rechtsatrial, da sich nicht selten später Vorhofflimmern einstellt oder im AV-Bereich zusätzlich Störungen bestehen oder sich entwickeln; aus den gleichen Gründen kommt ein Zwei-Kammer-Schrittmachersystem nicht zur Anwendung.

E. Überwachung

Siehe bei Abschn. 1.2.6.2: AV-Block III. Grades, S. 74.

F. Häufige Fehler

Unnötige Schrittmacherimplantation bei nur vorübergehend bestehenden SA-Leitungsstörungen (zu kurze vorausgehende Beobachtungszeit, medikamenteninduziert).

1.2.6. Atrioventrikuläre Leitungsstörungen und faszikuläre Blockierungen

AV-Leitungsstörungen und faszikuläre Blockierungen sind charakterisiert durch *intermittierende oder vollständige Blockierungen der Erregungsleitung im AV-Knotenbereich oder im Bereich der Tawara-Schenkel und ihrer Faszikel.*

Unter den *„junktionalen" Störungen* werden die Leitungsblockierungen im AV-Knoten zusammengefaßt, während unter den *„subjunktionalen" Störungen* Blockierungen im His-Bündel oder unterhalb des His-Bündels im rechten Tawara-Schenkel, im linken Tawara-Schenkel (vor Aufteilung in den vorderen und hinteren Zweig) oder im vorderen oder hinteren Zweig (Faszikel) des linken Schenkels nach der Aufzweigung verstanden werden. Die subjunktionalen Blockierungen sind von besonderem Interesse, da es hierbei zu einem totalen Herzblock (trifaszikuläre Blockierung) mit Asystolie kommen kann.

EKG: Im *Oberflächen-EKG* sind diese unterschiedlichen Lokalisationen nicht zu differenzieren. Bei der intrakardialen Registrierung mit der *His-Bündel-Elektrographie* ist es möglich, durch Registrierung des His-Potentials (kleine Zacke zwischen Vorhoferregung und Ventrikelerregung, die in dem Moment entsteht, wenn die Erregung durch das His-Bündel durchläuft) zu differenzieren, ob die Leitung zwischen

Vorhoferregung und His-Bündel-Erregung blockiert ist (A[Vorhof]-H[His-Bündel]-Verlängerung), oder ob die Leitung zwischen His-Bündel-Erregung und Ventrikelerregung (H[His-Bündel]-V[Ventrikel]-Verlängerung) gestört ist. Besonders bei partiellen AV-Leitungsstörungen im Oberflächen-EKG ist die Klärung wichtig, ob eine H-V-Verlängerung vorliegt (661, 875).

Folgende **Einteilung** ist vorzunehmen:
1. AV-Block *I. Grades* (verzögerte AV-Leitung).
2. AV-Block *II. Grades* (partieller AV-Block).
   a) Wenckbachsche Periodik *(Mobitz Typ I)* häufig junktional, sehr selten subjunktional.
   b) Partielle Blockierung (2 : 1-, 3 : 1-, ...n : 1-Block *(Mobitz Typ II)*, selten junktional, häufig subjunktional.
3. AV-Block *III. Grades* (totaler AV-Block), junktional oder subjunktional.

Die Einteilung der *faszikulären Blockierung* zeigt die folgende Übersicht (737):

Unifaszikuläre Blockierung:
1. Rechtsschenkelblock (z.B. Wilson-Block).
2. Linksanteriorer Hemiblock (überdrehter Linkstyp).
3. Linksposteriorer Hemiblock (überdrehter Rechtstyp).

Bifaszikuläre Blockierung:
1. Rechtsschenkelblock + Linksanteriorer Hemiblock.
2. Rechtsschenkelblock + Linksposteriorer Hemiblock.
3. Linksschenkelblock.
4. Wechselnder Rechts-Linksschenkelblock.

Trifaszikuläre Blockierungen:
Rechtsschenkelblock + Linksanteriorer Hemiblock
                + Linksposteriorer Hemiblock
                = Totaler Herzblock.

1.2.6.1. Partielle AV-Leitungsstörungen

A. Pathophysiologie

Während bei den partiellen AV-Leitungsstörungen in Form der *Wenckebachschen Periodik* nur selten mit schwerwiegenden Komplikationen (z.B. Insuffizienzerscheinungen, Asystolie) zu rechnen ist, ist die partielle AV-Leitungsstörung mit Kammersystolenausfall ohne zunehmende PQ-Verlängerung *(Mobitz Typ II)* ernster zu bewerten, da durch eine jederzeit mögliche Zunahme des Blockierungsverhältnisses eine Verlangsamung der Kammerfrequenz mit entsprechender hämodynamischer Auswirkung erfolgen kann. Außerdem ist jederzeit ein Übergang zur totalen AV-Blockierung möglich.

Mit asystolischen Perioden im Moment der totalen Blockierung muß gerechnet werden *(präautomatische Pause).*
Selbstverständlich bedarf auch der Typ I der partiellen AV-Leitungsstörungen besonderer Beobachtung, da sich aus dieser Störung auch eine partielle AV-Leitungsstörung vom Typ II oder eine totale Blockierung entwickeln kann.

Wichtig: Bei partiellen AV-Leitungsstörungen ist der Patient gefährdet:
a) durch plötzlichen Übergang in eine Bradykardie,
b) durch plötzlichen Übergang in eine totale Blockierung mit längerer präautomatischer Pause *(Adams-Stokes-Anfall).*

Bei der wohl häufigsten Ursache für partielle AV-Leitungsstörungen, der *Digitalisintoxikation,* kommt es selten zur Asystolie. Dies erklärt sich aus der Eigenschaft der herzwirksamen Glykoside, die zwar die Erregungsleitung hemmen, aber auch gleichzeitig die Irritabilität des Herzmuskels erhöhen und die Reizbildung in den Kammern fördern (982). In den meisten Fällen ist bei digitalisbedingten Leitungsstörungen die QRS-Gruppe nicht schenkelblockartig deformiert.

B. Diagnostische Hinweise

Puls: Handelt es sich um *Mobitz Typ I (Wenckebachsche Periodik),* so wird bei der Pulstastung eine Unregelmäßigkeit festgestellt, die wie ein Bigeminus imponieren kann. Bei *Typ II* wird eine Bradykardie zu beobachten sein, wobei am Jugularispuls eine bis mehrere Vorhofwellen in der Diastole in Erscheinung treten.

Das **EKG** zeigt bei *Mobitz Typ I* eine zunehmende *Verlängerung des PQ-Intervalls.* Mit zunehmender Verlängerung reicht die P-Zacke an die vorausgehende T-Welle heran. Nach mindestens 2 übergeleiteten Kammererregungen folgt ein Ausfall der Kammeraktion.

Die *AV-Überleitungszeiten* bieten folgende Bilder: Vor der Blockierung ist die PQ-Zeit am längsten, nach dem Kammerausfall ist sie am kürzesten. Die Zunahme der PQ-Zeit ist bei der zweiten Vorhofüberleitung nach dem Ausfall am größten. Danach sind die Zunahmen nur noch gering. Der R-R-Abstand bei Kammerausfall ist stets kleiner als zwei Sinusperioden. (Entspricht dieser R-R-Abstand zwei normalen Sinusperioden oder ist er sogar größer, so muß an eine zusätzliche SA-Leitungsstörung gedacht werden).

Bei der *His-Bündel-Elektrographie* ist meistens die Vorhof-His-Zeit (A-H-Zeit) verlängert. Bei Ausfall der Ventrikelaktion fehlt die Erregung des His-Bündels, d.h. nur die isolierte Vorhofzeit (A) wird registriert. Sehr selten kann es zu einer verlängerten His-Bündel-Ventrikel-Zeit (H-V-Zeit) kommen. In diesen Fällen wird bei Ausfall der Ventrikelaktion nach der Vorhofzacke (A) noch das His-Potential (H) registriert.

Dagegen besteht bei *Mobitz Typ II* eine *konstante PQ-Zeit*, die normal oder verlängert sein kann. Kammerausfälle sind regelmäßig (2 : 1, 3 : 1, ..., n : 1), seltener unregelmäßig (Lit. 153, 154).

Die *His-Bündel-Elektrographie* zeigt in den meisten Fällen die Störung im H-V-Bereich, d.h., den Vorhoferregungen, denen keine Ventrikelaktion folgt, folgt ein H-Potential, außerdem kann sich bei übergeleiteten Erregungen eine Verzögerung zwischen dem His-Potential und der Kammererregung zeigen (verlängerte H-V-Zeit).

Subjektiv wird der Ausfall einer Kammeraktion vom Patienten entweder gar nicht registriert oder als Herzstolpern wahrgenommen. Bei längeren Asystolien oder bei zunehmender Bradykardie wird über Schwindel oder Bewußtseinsstörungen, sowie über Belastungsatemnot und deutliche Leistungsminderung geklagt.

Atropin-Test: Nach G i l c h r i s t (305) können die beiden Typen von partiellem AV-Block durch einen *Atropin-Test* (0,1 mg i.v.) unterschieden werden. Nach seinen Untersuchungen kommt es bei Typ I zu einer Besserung der AV-Überleitung, bei Typ II zu einer Verschlechterung bis zum Übergang in totalen AV-Block.

C. Sofortmaßnahmen

Eine Behandlung ist erforderlich bei Auftreten von Schwindelzuständen oder Adams-Stokes-Anfällen, desgleichen, wenn sich bei Bradykardie eine Herzinsuffizienz entwickelt. Vor Behandlung sollte eine EKG-Registrierung vorgenommen werden.

1. Bei *Schwindelzuständen Atropin* 0,5-1,0 mg i.v. oder s.c. (Vorsicht bei Mobitz Typ II!) oder: Alupent® *(Orciprenalin)* 20 mg oral. Sofort Klinikeinweisung.
2. Bei *Adams-Stokes-Anfällen:*
   a) Wenn notwendig, Reanimationsmaßnahmen.
   b) Alupent® 0,5 mg i.v. oder i.m., im Abstand von einer Stunde zu wiederholen. In jedem Fall Klinikeinweisung. Ärztliche Begleitung des Kranken.

Wichtig: Bei partiellen AV-Leitungsstörungen sollte immer die Herzglykosidbehandlung überprüft werden (Serum-Kaliumwert, Niereninsuffizienz?).

D. Intensivtherapie
Voraussetzungen für die Therapie:
1. Wenn möglich, EKG-Bandspeicher, evtl. Langzeit-EKG, auf jeden Fall Monitorüberwachung.

2. Venöser Zugang.
3. Geräte und Erfahrung für Schrittmacherbehandlung und Defibrillation.

Eine Behandlung ist nicht notwendig:
a) Bei partiellem AV-Block Typ I (Ausnahme s.u.).
b) Bei partiellem AV-Block Typ II ohne Komplikation.

Von Wichtigkeit ist deshalb die Klärung der Ursachen dieser Störungen während des Klinikaufenthaltes (His-Bündel-Elektrographie) (akuter Herzinfarkt, akute Myokarditis, Kardiomyopathie, medikamentöse Beeinflussung).
Empfehlenswert ist eine regelmäßige Kontrolluntersuchung im Abstand von 3-6 Monaten.

Eine Behandlung muß erfolgen bei Typ II:
a) Bei langsamem Kammerrhythmus (Frequenz *unter 50/min*) und Herzinsuffizienz.
b) Bei Schwindelzuständen oder Adams-Stokes-Syndrom.
c) Bei digitalisbedingten Leitungsstörungen und Behandlungsnotwendigkeit (evtl. ACE-Hemmer!).
d) Bei Störungen im H-V-Bereich.

Therapieschema:

I. *Bei Kammerbradykardie und Herzinsuffizienz.*
   1. Versorgung mit intrakardialer Schrittmacherelektrode.
   2. Bei fehlender Möglichkeit einer Schrittmacherbehandlung: Verlegung zur Schrittmacherbehandlung.
   3. Digitalisierung.
   4. Schrittmacherimplantation.

II. *Bei Schwindelzuständen oder Adams-Stokes-Syndrom:*
   1. Schrittmacherimplantation.
   2. Eventuell Digitalisierung

III. *Digitalisbedingte Leitungsstörungen, Digitalis (kontrolliert) absetzen.*

Zu I. 1. Eine (zunächst temporäre) *Schrittmacherbehandlung* ist indiziert, da durch Anhebung der Kammerfrequenz die hämodynamischen Funktionsstörungen gebessert bzw. behoben werden und zum anderen eine mögliche Verstärkung der Blockierung durch die Herzglykosidbehandlung verhindert wird. Liegt eine behandlungsbedürftige Extrasystole vor, so darf mit der antiarrhythmischen Therapie erst nach Applikation des Schrittmachers begonnen werden.

Zu I. 2. Besteht nicht die Möglichkeit einer Schrittmacherbehandlung, so sollte baldmöglichst die *Verlegung in ein Schrittmacherzentrum* erfolgen!

Zu I. 3. Mit der *Digitalisierung* wird begonnen nach Schrittmacherapplikation. Zur Anwendung kommen Herzglykoside mit mittlerer Abklingquote, so daß eine gute Steuerung möglich ist (z.B. Novodigal®, Lanitop®). Eine Behandlung mit ACE-Hemmer als alternative Therapie oder als Zusatztherapie muß im Einzelfall überprüft werden (NYHA-Klasse I und II: alleinige ACE-Hemmerbehandlung; NYHA-Klasse III und IV: kombinierte Behandlung).

Bei peripheren Ödemen ist eine Behandlung mit *Saluretika,* z. B. Lasix® *(Furosemid)* 1 Amp. i. v. indiziert. Für längere Behandlung ist Aldactone® *(Spironolactone)* oder Osyrol®-Lasix® vorzuziehen.

Zu I. 4. Nach Besserung der Herzinsuffizienz sollte die Indikation zur *permanenten* individuell modifizierten *Schrittmacherbehandlung* geprüft werden. Bei Anwendung von programmierbaren Herzschrittmachern wird in der Regel sofort eine definitive Implantation erfolgen; unter diesen Voraussetzungen und Planungen sollte die Verlegung des Patienten in ein Schrittmacherzentrum ohne vorherige temporäre Schrittmacherversorgung vorgenommen werden.

Zu II. 1. Bereits bei Schwindelzuständen und selbstverständlich auch bei Adams-Stokes-Anfällen besteht eine absolute Indikation zur *Schrittmacherimplantation.*

Zu II. 2. Siehe I. 3.

Zu III. Bei *AV-Leitungsstörungen vom Wenckebach-Typ,* bei dem eine Digitalisbeeinflussung anzunehmen ist, wird die Glykosidtherapie abgesetzt und zugewartet.
Bei *digitalisbedingter AV-Leitungsstörung vom Typ II* ist nur selten eine temporäre Schrittmacherbehandlung notwendig.Für diese Kranken steht neuerdings die transthorakale externe Schrittmacherbehandlung zur Verfügung.

Weitere Maßnahmen:
a) Absetzen des Herzglykosids.
b) Kontrolle des Serum-Kaliumwertes (und der Retentionswerte).
c) Digitalisspiegel (Bestimmung im Serum).
d) Evtl. Kaliumsubstitution (auch bei Werten an der unteren Normgrenze als Infusion), z.B. Sterofundin® 250 ml + 60 mval *Kaliumchlorid,* Einlaufzeit 2-3 Stunden über einen Infusiomaten.
Weitere Substitution erfolgt in Abhängigkeit von dem kontrollierten Serum-Kaliumwert.

Merke: Von einer Alupent® *(Orciprenalin)*-Medikation ist *dringend abzuraten*, da die ektope Reizbildung durch dieses Medikament stärker gefördert wird als die AV-Überleitung (463).

E. Überwachung
Siehe bei Abschn. 1.2.6.2. AV-Block III. Grades (totaler AV-Block) S. 74.

F. Häufige Fehler
Siehe bei Abschn. 1.2.6.2. AV-Block III. Grades (totaler AV-Block) S. 76.

1.2.6.2. AV-Block III. Grades (totaler AV-Block)

A. Pathophysiologie
Degenerative Herzerkrankungen kommen am häufigsten als **Ursache** für diese Leitungsstörungen in Betracht (60-70 %). Besonders bei Kranken über 50 Jahre ist diese Ursache wahrscheinlich. Bei jüngeren Kranken steht die entzündliche Genese im Vordergrund (20-30 %). Seltener kommen kongenitale, traumatische oder toxische Schädigungen als Ursache in Frage (10-20 %). Schließlich sind in seltenen Fällen Tumoren, Aneurysmen des Herzens oder ein Myödem als Ursache zu nennen. In letzter Zeit werden zunehmend AV-Leitungsstörungen bei kombinierter Betablocker- und Antiarrhythmikabehandlung und kombinierter Digitalis- und Antiarrhythmikabehandlung beobachtet.

Zur Aufrechterhaltung eines ausreichenden Herzzeitvolumens nimmt bei bradykarden Herzrhythmusstörungen das Schlagvolumen zu. Häufig geht dies mit einer Erhöhung des systolischen Blutdrucks und großer Blutdruckamplitude *(Volumenhochdruck)* einher.

Eine *Beeinträchtigung der Hämodynamik* entsteht durch die asynchrone Vorhof-Kammertätigkeit. Die *kritische Herzfrequenz* liegt bei gesundem Myokard bei 25-30/min. Unterhalb dieser Frequenz reicht das Schlagvolumen nicht aus, um ein ausreichendes Herzzeitvolumen aufrechtzuerhalten. Unzureichende Organperfusion, vor allem eine zerebrale Mangeldurchblutung (besonders bei Kranken mit zerebraler Gefäßsklerose) und periphere Zyanose infolge stärkerer peripherer Sauerstoffausschöpfung sind die Folgen. Besteht gleichzeitig eine myokardiale Schädigung, so wird sich entsprechend dem Schweregrad die kritische Frequenz in einen höheren Bereich verlagern. Neben der bereits erwähnten peripheren Mangeldurchblutung *(„Foreward-Failure")* treten jetzt deutlich die Zeichen der Links- und Rechtsinsuffizienz des Herzens *(„Backward-Failure")* hinzu. Die Leistungsfähigkeit dieser Kranken geht zurück, da eine Steigerung des Herzzeitvolumens bei Belastung nicht über eine Frequenzbeschleunigung, sondern nur über eine sehr begrenzte Steigerung des Auswurfvolumens erreicht werden kann (227, 419, 776, 863, 982).

Als *weitere Komplikation* droht diesen Kranken eine *ventrikuläre Asystolie,* die sich klinisch in Schwindelzuständen bzw. Adams-Stokes-Anfällen als Folge der plötzlichen Unterbrechung der *zerebralen Durchblutung* zeigt (s.u.).

Besonders betroffen sind Kranke mit **intermittierenden AV-Leitungs-störungen,** bei denen bei Sinusrhythmus plötzlich eine totale AV-Leitungsblockierung auftritt. Dabei vergeht häufig eine längere Zeit *("präautomatische Pause")* bis zum Einsetzen der Kammerautomatie. Durch diese asystolische Phase kommt es zur abrupten Unterbrechung der Blutzirkulation, die sich klinisch innerhalb weniger Sekunden durch zerebrale Ausfallserscheinungen bemerkbar macht. Je nach Dauer der Asystolie wird es zu Schwarzsehen vor den Augen, Schwindelerscheinungen, Bewußtlosigkeit, irreversibler Hirnschädigung oder zum Exitus kommen.

Auch bei Kranken mit **permanentem totalem AV-Block** können Phasen von asystolischen Perioden auftreten, die entsprechend ihrer Dauer ebenfalls zu den oben beschriebenen zerebralen Ausfallserscheinungen führen werden.

Eine besondere Bedeutung hat das Auftreten eines *totalen AV-Blockes im Verlaufe eines* **akuten Myokardinfarktes,** da dadurch die Prognose wesentlich beeinflußt wird. Häufig wird durch diese Rhythmusstörung ein kardiogener Schock ausgelöst. Tritt bei einem Herzinfarkt eine AV-Leitungsstörung auf, so liegt in 60 % dieser Fälle ein *Hinterwandinfarkt* vor. Bei Hinterwandinfarkt kommt es zum Verschluß eines Astes der rechten Koronararterie, der lediglich zur Ischämie des AV-Knotens führt, die oft nur vorübergehend zu einer AV-Leitungsstörung Anlaß gibt. Prognostisch ungünstiger ist die seltenere Kombination mit *Vorderwandinfarkt,* da hierbei der Infarkt auf das Septum übergegangen ist und die Tawara-Schenkel beteiligt sind *("trifaszikulärer Block")* (Literatur bei 93, 141 a, 982).
Weitere Einzelheiten siehe bei Myokardinfarkt (S. 118).

Adams-Stokes-Anfall: Die erste und, bedingt durch die Asystolie, gefährlichste Reaktion bei einem Kreislaufstillstand sind *zerebrale Funktionsstörungen* in Form von Schwindelzuständen und daran sich anschließende Bewußtlosigkeit. Diese auf einer Ischämie des Gehirns beruhenden, anfallsartig auftretenden Erscheinungen werden als *Adams-Stokes-Anfälle* bezeichnet.

Die **klinischen Symptome** sind abhängig von der Dauer des Kreislaufstillstandes:

5–7 sec: Fahle Blässe, Patient klagt über Hitzegefühl im Kopf und Schwindel.

8–15 sec: Das Bewußtsein schwindet (sitzende oder stehende Patienten stürzen ohne Abwehrreflexe zu Boden), der Blick wird starr, manchmal Augenrollen, die Atmung vertieft sich, mitunter röchelnde Atmung.

12–20 sec: Der Patient ist tief bewußtlos, häufig kommte es zu krampfartigen Zuckungen des Kopfes und der Arme, Harn- und Stuhlabgang.

Nach 30 sec: Atemstillstand, eventuell noch Schnappatmung. Die Pupillen werden weit, die Haut wird zyanotisch. Dauert der Anfall länger als 3 min, so muß mit irreversiblen Hirnschädigungen gerechnet werden.

Charakteristisch ist die Hautverfärbung: Zu Beginn des Anfalles fahle Blässe, die nach 15–20 sec in Zyanose übergeht. Bei Wiedereinsetzen der Blutzirkulation infolge starker Durchblutung der weitgestellten Hautgefäße flushartige Rötung (besonders des Gesichtes).
Bei arteriosklerotisch veränderten Zerebralgefäßen sind die oben angegebenen Zeitintervalle kürzer.

Folgende Rhythmusstörungen können zu Adams-Stokes-Anfällen führen:

1. Asystolie bei AV-Leitungsstörungen
2. Asystolie bei SA-Leitungsstörungen
3. Asystolie nach subjunktionalen Störungen (trifaszikulärer Block).
4. Asystolie nach abrupter Unterbrechung von tachykarden Rhythmusstörungen.
5. Asystolie bei Vorhofflimmern (Vorhofflattern) mit langsamer Kammerarrhythmie.
6. Tachysystolie bei:
   a) Supraventrikulärer Tachykardie,
   b) Ventrikulärer Tachykardie,
   c) Kammerflattern,
   d) Kammerflimmern.

Zu 1. und 3. In den meisten Fällen liegt dem Adams-Stokes-Anfall eine *Asystolie bei AV-Leitungsstörungen* zugrunde. Besonders betroffen sind Kranke, bei denen subjunktionale Störungen (siehe S. 56), d.h. Leitungsstörungen im H-V-Bereich vorliegen. Häufig bestehen bereits bifaszikuläre Blockierungen bei Sinusrhythmus, bei denen plötzlich ein totaler (trifaszikulärer) Block auftritt. Dabei vergeht manchmal eine längere Zeit *(präautomatische Pause)* bis zum Einsetzen der Kammerautomatie. Auch bei Kranken mit totalem AV-Block werden asystolische Perioden beobachtet. Häufig handelt es sich um kurzfristige Frequenzbeschleunigung (Anhebung der Kammerfrequenz) mit nach-

folgender Asystolie, oder es kommt bei extremer Bradykardie zu zusätzlicher Austrittsblockierung *(Exit block)*.

Zu 2. Im Zusammenhang mit einer verzögerten Automatiebereit-
schaft tieferer Zentren kann es bei *sinuatrialen Leitungsstörungen* zu einer *pankardialen Asystolie* kommen. Besonders beim Bradykardie-Tachykardie-Syndrom kann bei Tachykardie, bedingt durch „Overdrive
suppression", eine Asystolie auftreten.

Zu 4. Selten ist das Auftreten einer Asystolie nach *abrupter Unterbrechung* (elektrisch, medikamentös, spontan) einer Tachykardie (z. B.
bei Tachykardie-Bradykardie-Syndrom).

Zu 5. *Vorhofflimmern:* Insgesamt selten. Möglich bei unregelmäßiger,
langsamer Überleitung. Besteht bereits ein ventrikulärer Eigenrhythmus, ist die Gefährdung durch Auftreten einer Asystolie gering.

Zu 6a) und b) *Supraventrikuläre und ventrikuläre Tachykardie:* Bei plötzlich einsetzender hoher Kammerfrequenz und gleichzeitig bestehender myokardialer Insuffizienz sinkt das Herzzeitvolumen abrupt ab
und es kann zu einer akuten Hirnischämie kommen; begünstigt wird
diese Entwicklung durch bereits bestehende Stenosen der zerebralen
oder der zuführenden Gefäße (z. B. Karotisstenose).

Zu 6c) und d) Während bei den oben geschilderten Tachykardien nur
selten eine akute Unterbrechung der Zirkulation auftritt, kommt es
bei *Kammerflattern* und *Kammerflimmern* immer zu einem Kreislaufstillstand *(tachysystolischer Kreislaufstillstand)*.

Differentialdiagnostisch sind abzugrenzen:
1. Vorübergehend nachlassende Auswurfleitung, die zu Ohnmachts-
   anfällen führt bei Myokarditis, degenerativer chronischer Myokardschädigung und akuter Dekompensation bei Herzinfarkt, bei
   Lungenembolie, bei Perikarderguß.
2. Synkopen bei Aortenstenose.
3. Orthostatische Kollapsneigung.
4. Karotis-Sinus-Syndrom.
5. Hirnorganische Anfälle.
6. Tetanische Anfälle.
7. Hypoglykämischer Zustand bei Diabetikern oder bei Insulinom.
8. Anfälle von Schwindel oder Bewußtlosigkeit bei zerebralen
   Durchblutungsstörungen. (Da Adams-Stokes-Anfälle häufig bei
   Kranken über 60 J. auftreten, ist die Abgrenzung oft schwierig.)

Während sich bei der Mehrzahl der Kranken durch EKG-Registrierung die Diagnose sichern läßt, bleibt bei einer kleinen Anzahl von
Fällen mit transistorisch auftretenden AV-Leitungsstörungen bei sonst

unauffälligem Sinusrhythmus die Diagnose ungeklärt. Langzeitüberwachung durch Monitor-Alarmgeräte, Langzeit-EKG oder intrakardiale Registrierung (His-Bündel-Elektrographie) kann ebenso zur weiteren Abklärung dienen, wie eine sorgfältige neurologische und HNO-ärztliche und internistische Untersuchung.

B. Diagnostische Hinweise

Subjektiv wird die hochgradige Bradykardie oft als *präkardiale Palpitation* empfunden. Die Kranken klagen über Benommenheit. Schwindelzustände und allgemeine Unsicherheit. 60-70 % der Kranken berichten über frühere Adams-Stokes-Anfälle. 30-40 % leiden an einer Herzinsuffizienz. Seltener wird über Asthma cardiale und Angina pectoris geklagt (371). Zunehmende Herzinsuffizienz führt zu Bettlägerigkeit. Gehäufte Schwindelanfälle oder Synkopen führen zu Unsicherheit und veranlassen die Kranken zu hochgradiger Schonung.
Ein Teil der Kranken – meist im jüngeren Lebensalter mit weitgehend funktionstüchtigem Myokard – hat subjektiv keine Beschwerden.

Bei der **Auskultation** wird – bei Sinuserregung der Vorhöfe – in wechselnden Abständen eine Betonung des 1. Herztones (Kanonenschlag) festgestellt. Der Jugularvenenpuls läßt zwischen den Kammeraktionen Vorhofwellen erkennen mit eingestreuten Vorhofpfropfungswellen. Diese Phänomene fehlen bei Vorhofflimmern mit totalem Block.

EKG: Als Kriterien des totalen AV-Blocks sind die *unabhängig voneinander einfallenden, jedoch in ihrem Rhythmus regelmäßigen Vorhof- und kammeraktionen* zu bewerten (Ausnahme siehe unten). Die *ständig wechselnde PQ-Zeit* ist als sicheres Kriterium für einen totalen AV-Block anzusehen. Die Vorhöfe werden vom Sinusknoten erregt und haben in der Regel eine schnellere Frequenz als die Kammern, so daß sie durch die Kammergruppen „durchwandern".
Die QRS-Gruppen werden nach ihrem Reizursprung unterteilt.

Nach *Adams-Stokes-Anfällen* zeigt sich das sog. *postsynkopale Bradykardie-Stoffwechsel-Syndrom* mit einer ausgeprägten TU-Verschmelzungswelle, die eine Verlängerung der Q-T-Zeit vortäuscht.

Ein *unregelmäßiger Kammerrhythmus* wird (selten) beobachtet:

a) Wenn Kammerextrasystolen auftreten, die den Kammerrhythmus beeinflussen.
b) Durch die wechselnde Tätigkeit zweier Reizbildungszentren.
c) Durch Auftreten eines partiellen Austrittsblocks, so daß die R-R-Intervalle sich verdoppeln oder vervielfachen.

Wichtige Hinweise im EKG: Vor Auftreten einer totalen atrioventrikulären Blockierung bzw. einer totalen Blockierung im His-Purkinje-System gibt es in einigen Fällen im EKG typische Veränderungen, die besonders in Zusammenhang mit klinischen Symptomen (z.B. Schwindelanfällen) auf eine solche Entwicklung hinweisen.

So konnte nachgewiesen werden (308, 609, 738-741), daß die Leitung nach Durchlaufen des Atrioventrikularknotens und des Hisschen Bündels über einen rechten Schenkel, einen linksposterioren Schenkel und einen linksanterioren Schenkel erfolgt. Die Fasern des linksposterioren Schenkels gehen schon frühzeitig vom Hisschen Bündel ab und ziehen zur hinteren Wand des linken Ventrikels. Etwas weiter peripher zweigt der linksanteriore Schenkel nach kurzem gemeinsamem Verlauf mit dem rechten Schenkel ab und fächert sich sehr bald im Septum und in der anterolateralen linken Ventrikelwand auf.

Zu einer **Blockierung** kann es in einem Schenkel *(unifaszikulärer Block)*, in zwei Schenkeln *(bifaszikulärer Block)* und in allen drei Schenkeln *(trifaszikulärer Block)* kommen.
Untersuchungen von Rosenbaum führten zu dem Ergebnis, daß im EKG typische Bilder auftreten bei *Blockierung des linksanterioren oder linksposterioren Schenkels.* Man spricht dann von einem *Hemiblock* (308).

1. EKG bei *linksanteriorem Hemiblock:* Überdrehter Linkstyp ($R_I S_{II}$-S_{III}-Typ). (Es handelt sich nach diesen Untersuchungen hierbei nicht um eine veränderte Herzachse, sondern um eine intraventrikuläre Erregungsausbreitungsstörung.)
2. EKG bei *linksposteriorem Hemiblock:* Rechtstyp bis überdrehter Rechtstyp ($S_I S_{II} R_{III}$-Typ). Bei diesem Typ müssen jedoch andere Ursachen für die Vektordrehung, wie z.B. akute oder chronische Rechtsherzbelastung, ausgeschlossen werden.
3. Bei dem *bifasikulären Block* kann es sich um folgende – besonders für die Praxis wichtige – Kombinationen handeln:
   a) *Rechtsschenkelblock + linksanteriorer Hemiblock =* Überdrehter Linkstyp und Rechtsschenkelblock.
   b) *Rechtsschenkelblock + linksposteriorer Hemiblock =* Rechtstyp und Rechtsschenkelblock.
   c) *Linksanteriorer und linksposteriorer Hemiblock:* Hierbei entsteht das Bild des kompletten Linksschenkelblocks.
   d) *Wechselnder Schenkelblock* (Linksschenkelblock – Rechtsschenkelblock).

Die Erkennung und Deutung dieser beschriebenen EKG-Veränderungen, die auf einen bifaszikulären Block hinweisen, sind deshalb von Bedeutung, weil *jederzeit* auch der dritte Faszikel blockiert werden kann und es dann abrupt zum *„totalen Herzblock"* kommen kann. Partielle AV-Leitungsstörungen sind bei diesem Typ nicht ungewöhnlich.

Liegt ein Rechtsschenkelblock vor, muß eine Rechtsherzhypertrophie ausgeschlossen werden. Nach neueren Untersuchungen entwickelt sich bei der Kombination Hemiblock und Rechtsschenkelblock in etwa 30 bis 40 % später eine totale Blockierung (556, 773). Zur Erfassung des Gefährdungsgrades sollte bei allen Kranken mit bifaszikulären Blockierungen eine *intrakardiale His-Bündel-Elektrographie mit atrialer Stimulation* durchgeführt werden. Zeigt sich dabei eine Verlängerung der Erregungsleitung im His-Purkinje-System (H-V-Zeit-Verlängerung), so ist die Tendenz zur Entwicklung eines trifaszikulären Blockes, d.h. zu einer totalen Blockierung erkennbar. Nach einer Verlaufsbeobachtung von Narula bei Kranken mit Rechtsschenkelblock und linksanteriorem Hemiblock war die Sterblichkeit pro Jahr bei Kranken mit normalem H-V-Intervall 3-5 %, bei Kranken mit verlängertem H-V-Intervall und Schrittmacherbehandlung 13 % und bei Kranken mit verlängerter HV-Zeit ohne Schrittmacherbehandlung 36 % (662).

Besondere Aufmerksamkeit sollte man diesen meist *intermittierend auftretenden EKG-Veränderungen bei akutem Herzinfarkt* schenken, da sich hier häufiger als bei anderen Kranken plötzlich eine totale Blockierung entwickeln kann (s. S. 131).

C. Sofortmaßnahmen

1. *Kranke mit totalem AV-Block ohne zusätzliche Funktionsstörungen* bedürfen keiner Notfallbehandlung. Eine stationäre Abklärung ist in jedem Fall jedoch notwendig. Es handelt sich meist um jüngere Patienten mit angeborenem AV-Block. Regelmäßige Kontrolluntersuchungen sind zu empfehlen.
2. *Kranke mit totalem AV-Block und Herzinsuffizienz* sollen zur klinischen Behandlung möglichst auf eine Intensivstation eingewiesen werden.
3. *Kranke mit Adams-Stokes-Syndrom:*
   a) Wenn sich ein Anfall in Gegenwart des Arztes ereignet:
      (1) Kräftige rhythmische Schläge auf den Thorax.
      (2) Wenn ohne Erfolg: Externe Herzmassage (Harte Unterlage!) und Beatmung (z.B. Mund zu Mund, Ambubeutel). Weiteres siehe bei: Herzstillstand, S. 92.
      (3) Wenn die bisher durchgeführten Maßnahmen ohne Erfolg geblieben sind: Reanimationsmaßnahmen fortsetzen bis zur Krankenhausaufnahme.
      (4) Wenn die Maßnahmen erfolgreich waren, d.h. der Patient zu Bewußtsein kommt, der Puls palpabel ist, der Blutdruck meßbar: Alupent® *(Orciprenalin)* (0,5 mg = 1 Amp.) i.v. und sofortiger Transport zum Krankenhaus mit ärztlicher Begleitung.

Nach 20 min muß die Alupent®-Injektion (0,5 mg = 1 Amp.)
i.v. wiederholt werden. Ständige Kontrolle der Pulsfrequenz
ist erforderlich!

Wichtig: In letzter Zeit wurden Stimulationsgeräte entwickelt,
die mit externen Plattenelektroden wirksam und ohne große
Schmerzen für den Patienten das Herz stimulieren. Gleichzeitig kann durch die Plattenelektroden die Herzrhythmusstörung auf einem Kardioskop übertragen und erkannt werden.

b) Wenn der Arzt kurz nach dem Adams-Stokes-Anfall zum Patienten kommt und noch eine Bradykardie besteht:
(1) Alupent® *(Orciprenalin)* 0,5 mg = 1 Amp. i.v. oder Alupent®
20 mg oral.
(2) Sofort Transport zum Krankenhaus mit ärztlicher Begleitung!
c) Wenn die Anfälle länger zurückliegen: Sofortige Einweisung als
dringlicher Fall in eine Klinik mit Intensivstation.

Wichtig: Häufig kommt es zu kurzfristig auftretenden Rezidiven!

D. Intensivtherapie
Voraussetzungen für die Therapie:
1. Fachkundige personelle und ausreichende apparative Überwachung.
2. Schaffung eines venösen Zugangs.
3. Ständige Bereitschaft zur Schrittmachertherapie.
4. Beherrschung der Reanimationsmaßnahmen.
5. Eventuell Blasenkatheter.
6. Intubationsbereitschaft.
7. Arterielle Blutgasanalyse.
8. Bestimmung des Serum-Kaliumwertes.
9. Bestimmung des Digitalis-Serumspiegels.

Therapieschema:

I. *Notfallbehandlung bei rezidivierenden Adams-Stokes-Anfällen (siehe auch bei Herzstillstand, S. 84):*
   1. Reanimationsmaßnahmen.
   2. Alupent®-*(Orciprenalin-)*Injektion, i. v. oder *Adrenalin* 0,5 mg i. v.
   3. *Natriumbicarbonat* mittels Infusion i. v.
   4. Notschrittmacher.
   5. Weitere Schrittmacherversorgung.

II. *Behandlung bei Herzinsuffizienz:*
   1. Intrakardialer Schrittmacher und externe Stimulation.
   2. Bei fehlender Möglichkeit von (1) Alupent® *(Orciprenalin)*
      a) als Infusion,
      b) als orale Therapie.
   3. *Digitalisierung.*
   4. *Diuretika.*
   5. Eventuell antiarrhythmische Therapie.
   5. *Schrittmacherimplantation.*

III. *Behandlung bei anamnestisch gesicherten Adams-Stokes-Anfällen:*
   1. Diagnostische Abklärung.
   2. Vorbereitung zur Schrittmacherimplantation.
   3. Schrittmacherimplantation.

IV. *Behandlung bei digitalisbedingtem totalen AV-Block:*
   1. Digitalis absetzen.
      Serum-Kaliumwert bestimmen.
      Nierenfunktion überprüfen.
      Digitaliswirkspiegel im Serum bestimmen.
   2. Temporäre Schrittmacherbehandlung:
      a) bei Adams-Stokes-Anfällen,
      b) bei Bradykardie unter 40/min,
      c) bei zusätzlicher Extrasystolie.
   3. Phenhydan® *(Diphenylhydantoin)*
      a) als Injektion, 125 mg langsam i. v.,
      b) als Infusion, 500 ml, Glucose 5% + 750 mg Phenhydan®, außerdem Phenhydan®-Tabletten 3 × 1 oder 4 × 1 Phenhydan®-Tablette à 100 mg.
   4. Eventuell *Kalium-Infusion* (bei erniedrigtem Serum-Kaliumwert) in einer gesonderten Infusion über Infusomat, z. B. *Lävulose* 5% + 60–80 mval *Kaliumbicarbonat* in einer Einlaufgeschwindigkeit, die einer Zufuhr von 20 bis 30 mval Kalium/Stunde entspricht.

   Merke: I. v. Kalium *nie ohne Sicherung* infundieren.

Zu I.1. Reanimation:
a) Aufgrund der klinischen Zeichen kann man abschätzen, wie lange die Asystolie schon besteht.
b) Kräftiger Schlag auf die linke Thoraxseite oder das Sternum.
c) Externe Herzmassage mit O_2-Beatmung mit Ambu-Beutel, bei der Notwendigkeit einer längeren Reanimation: Intubation und Beatmung mit Ambu-Beutel (siehe auch bei: Herzstillstand, S. 92).

Wichtig: Keine spezifische Therapie (z.B. Defibrillation, interne Herzmassage) ohne vorherige EKG-Registrierung!

Zu I.2. Nach Klärung der Diagnose durch EKG und bei Feststellung einer Asystolie:
a) *Adrenalin* 1,0 mg i. v. (im Abstand von 5 min).
b) *Natriumbicarbonat* (10 ml = 10 mval i. v.).
c) Wenn kein Schrittmacher verfügbar, *Infusion,* z.B. Glucose oder Lävulose (500 ml) + 20 mg Alupent®, Tropfgeschwindigkeit nach Wirkung.

Zur Beachtung: Es besteht eine ungewöhnlich *hohe individuelle Variationsbreite* in der Wirkung von Alupent® während der Notfallsituation bei Asystolie. Die erforderliche Dosis kann schwanken zwischen 0,5 mg pro Stunde und 20 mg pro Stunde bei einer Richtfrequenz von 60 Schl./min. Eine langsame Einlaufgeschwindigkeit ermöglicht bessere Frequenzbeeinflussung. Frequenzen *über 60/min* sollten vermieden werden, da es dann leicht zu Kammertachykardien und Kammerflimmern kommen kann. Treten trotzdem Kammertachykardien auf, sollte eine *Minimaldosis* Alupent®, z.B. 0,5 mg/h weiter verabreicht werden, da bei Abbruch der Alupent®-Applikation aus der Kammertachykardie sich plötzlich wiederum eine Asystolie entwickeln kann.

Anstatt Alupent® wird für die Situation auch *Adrenalin* empfohlen. Man sollte jedoch streng bei der vorgeschlagenen Dosierung bleiben, da durch höhere Dosen sehr rasch Kammerflimmern induziert wird!

Eine *Azidose* vermindert die Wirksamkeit von Alupent® *(Orciprenalin),* d.h. eine gleichzeitige Alkalisierung wird zur Verringerung der Alupent®-Dosis führen müssen.

Zu I. 3. Da sich bei länger bestehendem Kreislaufstillstand sehr rasch eine *Azidose* ausbildet, sollte immer eine *Alkalisierung* (s. a. I.2.) erfolgen, z. B. Natriumbicarbonat 50–80 ml = 50–80 mval i. v. oder einer Infusion zusetzen. Weitere Applikation nach Blutgasanalyse.

Zu I.4. Zur Anwendung kommen *thorakal anzubringende Plattenelektroden.* In den meisten Fällen erlauben es die Umstände, eine Elektrosonde transvenös in den rechten Ventrikel einzubringen.

Zu I.5. Sind die thorakalen Plattenelektroden in Anspruch genommen worden, sollte baldmöglichst eine *intrakardiale Sonde* appliziert werden.

Zu II.1. *Kranke, bei denen eine schwere Herzinsuffizienz besteht,* werden nach Möglichkeit mit einer *intrakardialen Elektrode* versorgt und durch einen externen Schrittmacher stimuliert. Diese Stimulation erfolgt über eine transvenös eingelegte temporäre Sonde. Die initiale Elektrostimulation mittels eines externen Schrittmachergerätes wird aus folgenden Gründen durchgeführt (228, 336, 731, 976):

a) Steuerung der Frequenz nach individuellen Bedürfnissen (z.B. bei hochgradiger Bradykardie und massiver Herzinsuffizienz), (langsame Frequenzsteigerung, z.B. 1. Tag 50/min, 2. Tag 60/min, 3. Tag 70/min). Abrupte Frequenzanhebung von 30/min Eigenrhythmus auf 70/min kann bei schon bestehender hochgradiger myokardialer Insuffizienz eine akute Dekompensation zur Folge haben (eigene Beobachtungen).

b) Bei rekompensierten Kranken bestehen bessere Voraussetzungen für Schrittmacherimplantation.

c) Größere Sicherheit während der Implantationsoperation durch die liegende Sonde.

d) Bessere Beherrschung von Rhythmusstörungen, z.B. Unterdrückung von Extrasystolen oder Tachykardie durch Overdriving.

e) Nach Beobachtung und evtl. elektrophysiologischer Untersuchung besere Auswahl für individuelle Schrittmacherbehandlung.

Zu II.2. Bei *fehlender Möglichkeit der Schrittmacherbehandlung:*

a) Alupent® *(Orciprenalin)* mittels Infusion, z.B. Lävulose 5 % 500 ml + 20 mg Alupent®. Tropfgeschwindigkeit nach Frequenz. Zunächst nicht höher als 50 Schl./min, bis max. 60 Schl./min (208, 224, 343).

Wichtig: Bei Auftreten von Extrasystolen oder Zunahme einer schon bestehenden Extrasystolie Reduzierung der Alupent®-Dosis.

b) Alupent® oral, sofort 10-20 mg im Abstand von 4 Stunden (stets vorher eine intravenöse Alupent®-Infusion als Test verabreichen, da auch nach oraler Therapie Extrasystolen mit den Folgen der Kammertachykardie auftreten können.

Merke: Die Behandlung mit Alupent® sollte immer *nur als Vorbehandlung bei nicht möglicher sofortiger Elektrostimulation* bis zur elektrischen Stimulation angesehen werden. Als permanente Therapie ist sie zu unsicher (100, 228, 776).

Zu II.3. Die Behandlung mit *Herzglykosiden* sollte in der Regel nach Versorgung durch einen transvenösen Schrittmacher vorgenommen werden. Besteht keine Möglichkeit der Elektrostimulation, so muß die Verlegung in ein Schrittmacherzentrum erfolgen.

Zu II.4. Bei manifester Herzinsuffizienz zusätzlich *diuretische Therapie*, z.B. Lasix® *(Furosemid)* oder Hydromedin® *(Etacrynsäure)* für die akute Phase, für die Dauerbehandlung Aldactone® oder Osyrol® + Lasix®. Zusätzlich sollte nach Abklärung der Kontraindikation (z. B. Niereninsuffizienz) eine Behandlung mit ACE-Hemmern eingeleitet werden, z. B. *Captopril* (cor tensobon® 2 × ½ Tbl., nach 4–5 Tagen 2 × 1 Tbl.) oder *Enalapril* (Xanef® 5, Press® 5 2 × ½ Tbl., nach 4–5 Tagen 2 × 1 Tbl.).

Zu II.5. Häufig kommt es nach Applikation der intrakardialen Elektrode zum Auftreten von *Extrasystolen*. Die Behandlung erfolgt mit Xylocain® *(Lidocain)* als Infusion (evtl. Sondenkorrektur).

Zu II.6. Erst nach Rekompensation sollte der Operationstermin zur *Schrittmacherimplantation* festgesetzt werden.

Zu III.1. Patienten mit *Adams-Stokes-Syndrom* ohne Herzinsuffizienz bedürfen keiner langen Vorbereitung (evtl. His-Bündel-EKG).

Tab. *I.-5.* Indikationen zur Schrittmachertherapie bei faszikulären Leitungsstörungen.

Asymptomatische unifaszikuläre Leitungsstörungen	Keine Indikation
Rechtsschenkelblock und linksanteriorer Hemiblock mit normalem HV-Intervall ohne klinische Symptomatik	Relative Indikation
Rechtsschenkelblock und linksanteriorer Hemiblock mit signifikanter Verlängerung des H-V-Intervalls ohne (und auch mit) klinischer Symptomatik	Indikation zur Schrittmacherimplantation
Wechselnder Rechts- und Linksschenkelblock	Indikation zur Schrittmacherimplantation
Rechtsschenkelblock und linksanteriorer Hemiblock und verlängerte P-Q-Zeit	Indikation zur Schrittmacherimplantation
Linksschenkelblock und verlängerte P-Q-Zeit	Indikation zur Schrittmacherimplantation

Zu III. 2, 3. Die *Implantations-Operation* erfolgt bei schon einmal ein-getretenem Adams-Stokes-Anfall unter dem Schutz einer temporären Sonde und externer Stimulation oder einer transthorakalen externen Stimulationsbereitschaft.

Zu IV.1. Durch die Digitalis-Serum-Spiegel-Bestimmung wird die Diagnose gesichert. Der Serum-Kaliumwert gibt an, ob durch Elektro-trolytstörungen eine zusätzliche Verstärkung der Leitungsstörung möglich ist. Die Überprüfung der Nierenfunktion zeigt an, ob durch eine Störung der Nierenfunktion der Digitalisspiegel beeinflußt wurde.

Zu IV.2. Bei der temporären Schrittmacherbehandlung sollte nach Möglichkeit die externe, transkutane Elektrostimulation eingesetzt werden, da durch die Einführung einer intrakardialen Sonde unter die-sen Bedingungen häufig tachykarde Rhythmusstörungen bis zum Kammerflimmern ausgelöst werden können. Nur bei häufig rezidivie-renden Adam-Stokes-Anfällen und nicht beeinflußbaren Schmerz-zuständen durch die transthorakale Stimulation sollte eine intratho-rakale Sonde verabreicht werden.

Zu IV.3. Eine Behandlung mit Kaliuminfusionen sollte nur erfolgen bei Werten um oder unter 3 mval/l und mit einem steuerbaren Infusionssystem.

E. Überwachung

Tab. *I.-6.* Überwachung bei totalem AV-Block.

Überwachung	Kontrollen (zeitl. Abstand)
EKG, peripherer Puls, Atmung, Temperatur	Fortlaufend
Arterieller Blutdruck	(Monitor)
Zentraler Venendruck, Blutdruck, Puls, Atmung, Auskultation, Herz und Lunge	4 Stunden
Urinausscheidung, evtl. Pulmonalisdruck	24 Stunden
Blutgaswerte, Serumelektrolyte, Trans-aminasen, Serumharnstoff, Kreatinin, rotes Blutbild, Reizschwellenbestimmung, Röntgenthoraxaufnahme, Elektrolyt- und Wasserhaushaltsbilanz, Kalorienbilanz	24 Stunden später nach Verlauf neue Kontrollen anordnen

F. Häufige Fehler
Siehe Abschn. 3. Herzstillstand.

2. Schrittmacherbehandlung

Grundlagen: Die Behandlung mit einem elektrischen Herzschrittmacher beruht auf der Tatsache, daß der Herzmuskel wie alle anderen
Muskeln durch direkte elektrische Reize zur Kontraktion gebracht
werden kann, sofern seine Kontraktilität erhalten ist. Die Elektrostimulation des Herzens erfolgt heute über direkt an das Ventrikelmyo-
kard herangeführte Elektroden durch Impulsgeneratoren, die in *varia-
bler oder fixer Frequenz* elektrische Impulse abgeben. Auf diese Weise
gelingt es, dem Herzen künstlich jede gewünschte Frequenz aufzu-
zwingen und Herzrhythmusstörungen zu korrigieren. Je nach Art der
Störung kommt die Behandlungsmethode *temporär* oder *permanent*
zur Anwendung (577a).

2.1. Temporäre Stimulation
Für die temporäre Elektrostimulation stehen externe batteriegetrie-
bene Impulsgeneratoren zur Verfügung, die eine *variable Frequenzein-
stellung* und eine regulierbare Stromimpulsstärke besitzen. Außerdem
kann dieses Gerät mit *fixer Frequenz* oder mit *Demand-Einstellung* betrieben werden (308a, 842a).
Für die temporäre Stimulation stehen folgende Möglichkeiten zur Verfügung:

A. Grundlagen

1. **Externe Stimulation mit Plattenelektroden:** Hierzu werden zwei
   großflächige Plattenelektroden auf dem Thorax – entsprechend den
   EKG-Brustwandableitungen V_1 und V_5 angebracht. Durch verbesserte Stromübertragungen mit entsprechenden neuentwickelten
   Spezialgeräten (z.B. Lifepak 8; Zoll Non-invasive temporary pace
   maker) gelingt die *transkutane* Elektrostimulation. Schmerzhafte
   Hautreaktionen können in der Regel durch Sedativa oder Schmerzmittel beherrscht werden (994a).
   Der *Vorteil* dieser Methode liegt in der sofortigen Anwendung. Somit dient sie als Überbrückung bis zur intrakardialen Stimulation.
   Außerdem ist die Anwendung bei prophylaktischem Einsatz unge-
   fährlich, da die mechanische intrakardiale Irritation, die bei Einbringung einer Schrittmachersonde nicht vermieden werden kann,
   entfällt. Somit ist diese Methode auch sehr gut geeignet für
   Patienten, bei denen noch keine Stimulationsnotwendigkeit
   besteht, aber eine Bradykardie oder Asystolie in der nächsten Zeit

möglich ist (z. B. bestimmte EKG-Veränderungen bei akutem
Myokardinfarkt, z. B. Vorderwandinfarkt und AV-Block I. Grades, Operationsüberwachung bei bifaszikulärem Block, Digitalisintoxikation und andere).

2. **Intrakardiale Stimulation:** Diese gebräuchlichste Form der Impulsführung gelingt über eine Schrittmachersonde, die *transvenös in den
rechten Ventrikel* eingeführt wird (93, 228, 274, 286, 731).
Eine Einführung kann erfolgen
a) über die V. jugularis,
b) über die V. subclavia,
c) über die V. basilica.

Zu a) und b) Bei Einführung in die *Vena jugularis* wird die Vene entweder freigelegt und eröffnet oder nach der Seldinger-Methode punktiert.

Sehr rasch gelingt die Sondeneinführung in die *V. subclavia:* Punktion
der *V. subclavia* mit einer entsprechenden Nadel und darüberliegender
Plastikkanüle. Nach Punktion der Vene wird die Nadel entfernt und
durch die Plastikkanüle die Sonde unter Röntgenkontrolle vorgeschoben (Lit. u. a. bei 235).

Der *Vorteil* der genannten Methoden liegt in der raschen Durchführung und der für den Patienten angenehmen Lokalisation, der in seinen Bewegungen nicht eingeschränkt ist. Thrombophlebitiden werden nicht oder nur sehr selten beobachtet.

An die *Komplikationen* durch Entwicklung eines Pneumothorax muß
gedacht werden.

Zu c) Die Sondeneinführung durch die *V. basilica* wird entweder durch
Venae sectio oder durch *Punktion* nach der Seldinger-Methode erfolgen.

Nachteile dieser Methode sind häufig auftretende Thrombophlebitiden. Außerdem muß der Arm fixiert werden, da bei Armbewegungen
durch Hebelwirkung die Katheterspitze bewegt werden kann und dadurch Extrasystolen ausgelöst werden können. Zudem besteht eine erhöhte Gefahr der Penetration und Perforation. Aus diesen Gründen
sollte man diese Methode nur dann wählen, wenn eine Kontraindikation gegen die oben angegebenen Verfahren vorliegt, z.B. hämorrhagische Diathese, mangelhafte Technik oder ungenügende Erfahrung.
Eine *Kontraindikation* gegen die Vena subclavia-Punktion ist das Vorliegen einer Lungenfunktionsstörung (vor allem fortgeschrittenes
Lungenemphysem). Hier kann das Auftreten eines Pneumothorax lebensbedrohlich sein.

Die Sondierung des rechten Ventrikels muß unter *Röntgenkontrolle* erfolgen.

An *Komplikationen* sind neben den schon genannten durch den mechanischen Reiz ausgelösten Rhythmusstörungen (Extrasystolen, Tachykardie, Kammerflimmern) eine durch Dislokation hervorgerufene Asystolie zu nennen. Außerdem kann es zur Penetration oder Perforation der Ventrikelwand kommen.

Die *Impulsstärke* liegt zwischen 0,5 und 1,5 Volt und wird von externen, batteriegetriebenen Schrittmachergeräten geliefert, wobei bei diesen Geräten eine Demandeinstellung zur Verfügung stehen muß.

Vorgehen bei Sondeneinführung für die temporäre Stimulation:
a) *Schaffung eines venösen Zuganges.*

b) *Vorbereitung zur Sondeneinführung:*
  1. *Venae-sectio-Besteck und Besteck zur Punktion der V. subclavia.*
  2. *Mehrere sterile Schrittmachersonden verschiedener Größen.*
  3. *Intubationsbesteck und Ambubeutel.*
  4. *Batterieschrittmachergeräte und Anschlußkabel.*
  5. *Defibrillator und Elektrodenpaste.*
  6. *Elektroden zur transthorakalen Notfallbehandlung.*
  7. *Reizschwellenanalysator.*
  8. *Sterile Spritzen und Kanülen einschließlich intrakardialer Punktionskanülen.*
  9. *Sauerstoff.*
  10. *Notfallmedikamente:* Alupent®-Amp. zu 0,5 und 5,0 mg, *Adrenalin* Amp. zu 0,5 mg, *Natriumcarbonat, Kaliumbicarbonat,* Solu-Decortin®, Xylocain®, Valium®, Phenhydan®, Fentanyl®, Rheomacrodex®-Infusion (Röntgenkontrastmittel).
  11. Sterile Handschuhe, sterile Kittel.
  12. Verbandmaterial und Scheren.
  13. Elastische Binden.

c) *Vorbereitung des Patienten:*
  1. *Einwilligungserklärung unterschreiben lassen.*
  2. *Nüchtern lassen, künstliches Gebiß entfernen, Blase entleeren.*
  3. Valium® *(Diazepam)* 10 mg i.m. oder 10 mg oral.
  4. EKG-Kontrolle.
  5. Oberkörper entkleiden.
  6. Kontrolle des intravenösen Zugangs.
  7. Desinfektion der Körperregion, die für die Sondeneinführung gewählt wurde.

B. Ausführung

Unter Röntgenkontrolle wird die Schrittmachersonde wie bei einer Rechtsherzkatheterisierung *in den apikalen Teil des rechten Ventrikels vorgeschoben.* Dabei ist eine *ständige EKG-Kontrolle* erforderlich. Anschließend muß die *Prüfung der Reizschwelle* erfolgen. Bei Werten über 2 Volt oder 1,5 mA. muß die Sondenspitze neu plaziert werden. Nach der Elektrodenapplikation sind folgende Maßnahmen durchzuführen:

1. EKG-Registrierung zur Dokumentation der effektiven Stimulation.
2. Röntgenaufnahme, mindestens a.p. Aufnahme.
3. Schrittmachersonde gut fixieren.
4. Nochmalige EKG-Kontrolle, nachdem der Patient im Bett gelagert ist.
5. Prüfung der präautomatischen Pause.
   Bei etwa 40 % der Kranken mit totalem AV-Block kommt es nach plötzlicher Unterbrechung der Schrittmacherstimulation bei Frequenzen zwischen 40 und 80/min zum *Auftreten einer längeren asystolischen Phase bis zum Einsetzen der Kammerautomatie (präautomatische Pause)* (333a). Treten bereits nach niedrigen Stimulationsfrequenzen lange Pausen auf, so muß damit gerechnet werden, daß bei höheren Frequenzen die asystolischen Perioden bei plötzlicher Unterbrechung des Kontaktes so lange dauern, daß es zu *Adams-Stokes-Anfällen* kommen kann. Zur Prüfung hat sich folgendes *Vorgehen* bewährt:
   Zunächst wird eine Stimulationsfrequenz von *50/min* eingestellt und die Stimulation 5 min lang durchgeführt. Dann wird der Schrittmacher ausgestellt und die Länge der asystolischen Periode geprüft. Wiederholung dieser Untersuchung bei Frequenzen von *70 und 80/min.* Vergeht eine längere asystolische Phase als 5 sec, so wird die Elektrostimulation wieder aufgenommen. Durch diese Untersuchung erhält man klare Hinweise, welche Patienten bei Unterbrechung der Stimulation (z.B. Sondendislokation, Gerätefehler, Kontaktunterbrechung an den zuleitenden Elektroden) besonders gefährdet sind. Auch bei der *Implantations-Operation* wird man besondere Vorsichtsmaßnahmen bei den Patienten vornehmen, die schon nach niedrigen Frequenzen lange asystolische Perioden aufweisen. Außerdem muß bei diesen Kranken bei Wechsel des Impulsgenerators zunächst eine Freqüenzverlangsamung erfolgen, ehe man den Schrittmacher abstellt. (Lit. u.a. bei: 333 a, 334 a, b).

Komplikationen bei Sondeneinführung und in den ersten 48 Stunden danach:
a) Gehäuft auftretende ventrikuläre Extrasystolen.
b) Kammerflimmern.

c) Asystolischer Herzstillstand durch Dislokation, durch Kontaktunterbrechung an den Anschlußstellen sowie durch Gerätefehler.
d) Penetration bzw. Perforation durch die Schrittmachersonde.
e) Infektion.
f) Thrombophlebitis.
g) Reizschwellenerhöhung.

Zu a) *Extrasystolen:* Häufiges Ereignis bei der Einführung der Sonde.

Behandlung: Werden auch nach Plazierung der Sonde noch gehäuft Extrasystolen beobachtet, wobei diese häufig die Form der Elektrosystolen haben, so empfiehlt sich, eine *andere Elektrodenlokalisation* zu suchen.
Auch in den ersten 24 bis 48 Stunden nach Sondenapplikation sind in 20-50 % der Fälle ventrikuläre Extrasystolen zu beobachten. Behandlungsversuch mit Xylocain® *(Lidocain)* i.v., z.B. 100 mg, anschließend Tropfinfusion. Besteht eine *Hypokaliämie,* eventuell zusätzlich Infusion mit *Kaliumchlorid,* z.B. 40-60 mval innerhalb von 2-3 Stunden mittels eines Infusomaten. Bei Kaliumzufuhr muß der Stimulation besondere Beachtung geschenkt werden, da durch Kalium die Reizschwellle erhöht wird!
Eventuell kann versucht werden, durch Frequenzerhöhung die Extrasystolie zu unterdrücken *(Overdrive suppression).*

Zu b) *Kammerflimmern:* Mitunter, während der Sondenapplikation, besonders bei akutem Myokardinfarkt und bei Digitalisintoxikation kann es zu Kammerflimmern kommen.
Behandlung: Selten genügt ein kräftiger Schlag auf die Brust, um das Kammerflimmern zu unterbrechen. Bleibt dieser Versuch erfolglos, so hat *sofort die Defibrillation zu erfolgen,* die meist gleich zur Regularisierung führt (siehe auch Herzstillstand, S. 82).
Wichtig ist die *Rezidivverhütung:* Möglichst schnell die Elektrode gut im rechten Ventrikel plazieren und, nachdem dies gelungen ist, für mindestens 24 Stunden Xylocain® *(Lidocain)*-Infusion, z.B. *Lävulose* 5 % 500 ml + Xylocain® 2 g, Tropfgeschwindigkeit so einstellen, daß Extrasystolen unterdrückt werden. Eventuell initial Xylocain® 100 mg i.v.
Zusätzlich sollte nach Kammerflimmern und Wiederauftreten von Extrasystolen eine *Kaliuminfusion* erfolgen mit insgesamt 60 bis 80 mval *Kaliumbicarbonat.* Einlaufzeit 2-3 Stunden (Reizschwelle kontrollieren).
Bei *Hypotonie* Beine hochlagern, Rheomacrodex® 10 % 500 ml, 2-3 Stunden Einlaufzeit, Kontrolle des Venendrucks ist sehr zu empfehlen.

Merke: In den ersten 24-48 Stunden nach Sondenapplikation muß mit dem *Auftreten von Kammerflimmern* gerechnet werden. Patienten mit dekompensierter Herzinsuffizienz sind besonders gefährdet.

Zu c) *Asystolie:* Nicht seltene Reaktion während der Elektrodeneinführung.

Behandlung: Es sollten zunächst kräftige, rhythmische Schläge auf den Thorax erfolgen, außerdem Stimulationsversuche mit hoher Reizstärke. Später eventuell Korrektur. Während der nachfolgenden Schrittmacherbehandlung muß der Gefährdungsgrad festgestellt werden *(Prüfung der präautomatischen Pause)*. Außerdem müssen regelmäßige Kontrollen der Kontaktstellen vorgenommen werden, da diese Patienten auch in den nächsten Tagen besonders gefährdet sind. *Tägliche Reizschwellenkontrollen sind unerläßlich!*

Zu d) Bei *Perforation* und *Penetration* werden meist große Reizschwellenamplituden gemessen, d.h. weit auseinanderliegende Erstbeantwortung und Vollbeantwortung. In den meisten Fällen ist bei Perforation keine Reizbeantwortung mehr zu beobachten. Bei Perforation kommt es häufig zu plötzlich auftretenden Zwerchfellkontraktionen. Bei der *Auskultation* in den meisten Fällen *Perikardreiben*.

Wichtiger Hinweis: Während der temporären Elektrostimulation sollte der Patient auf einer *Intensivpflegestation* ständig unter Kontrolle sein, tägliche Auskultation zur Feststellung eines Perikardreibens als Hinweis auf eine Penetration oder Perforation. Außerdem muß während der Behandlungsphase *stets ein venöser Zugang zur Verfügung* stehen. *EKG-Kontrollen* im Abstand von 12 Stunden, Prüfung der Reizschwelle im Abstand von 24 Stunden.
Für die temporäre Stimulation sollte *nur noch die Demand-Schaltung* eingesetzt werden.
Bei Verdacht auf Penetration echokardiographische Untersuchung zum Ausschluß eines Perikardergusses.

Zu e) Nach Schrittmacherapplikation ist darauf zu achten, ob eine *Infektion,* ausgehend von der Einstichstelle oder der benutzten Vene entsteht. Sollte sich eine solche Infektion mit Fieberanstieg zeigen, so muß eine *Antibiotikabehandlung* vorgenommen werden. Außerdem muß am Arm der Venenverlauf der für den Schrittmacher benutzten Vene täglich kontrolliert werden, um frühzeitig eine Venenentzündung zu erkennen.

Behandlung: Voltaren® Supp. 2 x täglich, lokal Rivanol®-Umschläge.

C. Indikationen

Für die temporäre externe transthorakale und intrakardiale Stimulation bestehen folgende Indikationen:

1. **Externe transthorakale Stimulation:**
   a) Die Notfallbehandlung bei plötzlich auftretenden asystolischen Zuständen.
   b) Während Anästhesie oder Operation zur Implantation eines permanenten Schrittmachersystems bei gefährdeten Patienten.
   c) Bei Batteriewechsel oder Auswechseln der Schrittmachersonden bei besonders gefährdeten Patienten.
   d) Als prophylaktische Maßnahme bei anderen operativen Eingriffen und Verdacht auf bradykarde Rhythmusstörungen bzw. bifaszikuläre Blockierungen.
   e) Bei bradykardem Zustand im Verlauf einer Digitalisintoxikation.
   f) Prophylaktischer Einsatz bei Patienten mit rezidivierender Kammertachykardie oder Kammerflimmern, bei denen häufig difibrilliert werden muß.

2. **Intrakardiale Stimulation:**
   a) Vorbereitende Behandlung vor der Implantation eines permanenten Schrittmachers bei Kranken mit schwerer Herzinsuffizienz.
   b) Zur Behandlung bradykarder Rhythmusstörungen bei:
      (α) Akutem Myokardinfarkt mit drohender Asystolie z.B. akuter Vorderwandinfarkt und neu auftretender bifaszikulärer Block.
      (β) Myokarditis.
      (γ) Dekompensierten Klappenfehlern.
      (δ) Elektrolytstörung.
   c) Bei therapieresistenten rezidivierenden Tachykardien oder Extrasystolie.
      In diesen Fällen kann durch Elektrostimulation mit hoher Frequenz die ektope Reizbildung unterdrückt werden (Overdriving). Nicht selten sind hierbei Frequenzen *bis zu 120/min* erforderlich (162, 285, 545, 978, 979).

D. Richtlinien zur Behandlung

1. Bei wechselnden AV-Leitungsstörungen oder bei Extrasystolie Demand-Einstellung. Die zu empfehlende Stimulationsfrequenz liegt zwischen *65 und 75/min.*
2. Liegt zusätzlich zur Bradykardie eine Herzinsuffizienz vor, so sollte eine stufenweise Erhöhung der Stimulationsfrequenz vorgenommen werden, ausgehend von einer Frequenz, die 10 Schläge über der ursprünglichen Kammerfrequenz liegt.

3. Tägliche Bestimmung der Reizschwellen und des Batteriegerätes sind zu empfehlen.
4. Bei Sinusrhythmus und intermittierenden asystolischen Phasen Stimulationsfrequenz des Demand-Schrittmachers niedrig (z.B. *40/min*) einstellen.

Tab. *I.-7.* Überwachung bei temporärer Stimulation

Überwachung	Kontrollen zeitlicher Abstand
EKG, periphere Pulswelle, Blutdruck	Fortlaufend (Monitor)
Blutdruck, Puls, Atmung	1 Stunde
Zentraler Venendruck, O_2-Sättigung	8 Stunden
Elektrolyte, Blutgaswerte, Einfuhr-, Ausfuhrbilanz, Reizschwellenuntersuchung	24 Stunden
Blutzucker, Cholesterin, Neutralfett, Blutbild, präautomatische Pause, Röntgen-Thorax	Einmalige Untersuchung

E. Häufige Fehler

1. Unvollständige Ausrüstung bei der intrakardialen Sondeneinführung. Es müssen *immer zwei Ärzte,* die in der Reanimation erfahren sind, zugegen sein.
2. Unsteriles Arbeiten, dadurch häufige Infektionen, Thrombophlebitiden.
3. Bei Sinusrhythmus und intermittierend auftretenden Bradykardien oder Asystolien zu hohe Demand-Grundfrequenz (Schrittmacherfrequenz von *40/min* genügt).
4. Mangelhafte Überwachung der schrittmacherstimulierten Kranken.
5. Inkonsequente Behandlung der Extrasystolie.
6. Weiterbehandlung mit Alupent® *(Orciprenalin).*

2.2. Permanente Stimulation
Siehe spezielle Lehrbücher.

3. Herzstillstand

Vorbemerkung: Der Herzstillstand ist charakterisiert durch plötzliches Aussetzen der geordneten Herztätigkeit mit völliger Funktionseinbuße und dadurch bedingter Unfähigkeit, ein Auswurfvolumen zu

fördern. Dabei können die *asystolische (hypodynamische)* und die *ta-chysystolische (hyperdynamische) Form* unterschieden werden.
Die wichtigsten **Ursachen** sind:

a) *Direkt oder indirekt kardial:* Myokardinfarkt, Myokarditis, Myo-kardfibrose, Kardiomyopathie, Herzinsuffizienz, stumpfes Thorax-trauma, Lungenembolie, Luftembolie, elektrischer Unfall, allergi-scher Schock, Coma diabeticum, Coma uraemicum, Ateminsuffi-zienz zentraler und pulmonaler Genese.

b) *Medikamentös:* Narkotika, herzwirksame Medikamente, Röntgen-kontrastmittel, Arzneimittelvergiftung, gewerbliche Vergiftungen.

c) *Reflektorisch:* Bei operativen Eingriffen an den oberen Luftwegen, durch Dehnungsreiz bei Ösophagoskopie, bei hypersensitivem Ka-rotis-Sinus-Syndrom.

d) *Endstadien inkurabler Erkrankungen:* Keine Indikation zur Reani-mation.

A. Pathophysiologie
Die plötzliche Unterbrechung der Blutzirkulation hat eine unmittelbare Mangelversorgung aller Organe mit oxygeniertem Blut zur Folge. Am emp-findlichsten reagiert das *Gehirn,* da es hier bereits nach *3-5 min zu irreversi-blen Schädigungen* kommt (864). Aber auch bei der Wiederherstellung einer normalen Herzfunktion spielt die Dauer des Herzstillstandes eine entschei-dende Rolle. Durch Hypoxie und durch eine sich sehr rasch entwickelnde metabolische Azidose verschlechtert sich die Aussicht auf eine Regularisie-rung (880).

B. Diagnostische Hinweise
Die akute totale Durchblutungsstörung der Organe Gehirn und Herz führt zu den kardinalen Hinweisen auf die Diagnose:
1. **Gehirn:**
   Bewußtlosigkeit, die etwa 6-12 sec nach Herzstillstand eintritt. Nicht selten treten kurz vor der Bewußtlosigkeit generalisierte Krampfzu-stände auf.
   Atemstillstand, 30-60 sec nach Herzstillstand; die eventuell noch wei-ter anhaltende Schnappatmung ist nicht als effektive Atmung anzu-sehen.
   Weite, reaktionslose Pupillen sind 2-3 min nach Herzstillstand zu be-obachten und deuten auf eine schnell fortschreitende zentrale Schä-digung hin.

2. **Herz:**
Pulslosigkeit, sichere Palpation an der A. carotis oder zweite Möglichkeit: an der A. femoralis.
Fahle Blässe der Haut. Die weitere Differenzierung, ob es sich um einen asystolischen oder tachysystolischen Herzstillstand handelt, ist nur durch die Beobachtung des EKG möglich. Bei der „Weak action" zeigen sich im EKG normale Herzaktionen bei gleichzeitig bestehender oben beschriebener zerebraler und kardialer Symptomatik (mechanischer, aber nicht elektrischer Herzstillstand).

Wichtiger Hinweis: Die Weiterentwicklung der Defibrillatoren die heute mit einem Kardioskop ausgestattet sind, an denen man sofort bei Anlegen der Plattenelektroden das EKG erkennen kann, hat bei bestimmten Formen des Herzstillstandes zu einer gewissen Umstellung der ABC-Regel geführt (z.B. in Anwesenheit des Arztes einsetzendes Kammerflimmern). Das heißt, die erste Maßnahme ist die Defibrillation!

C. u. D. Sofortmaßnahmen und Intensivtherapie
(Lit. siehe unter anderem bei 18a u. 199)

1. Die kardiopulmonale Reanimation (CPR):

Schema:

a) Klinische Feststellung des Herzstillstandes.
b) Freimachen der Atemwege und Reklination des Kopfes mit Vorziehen des Unterkiefers. ①
c) 2 Ventilationen (Inspirationsdauer 1,0-1,7 sec). ③
d) Tasten des Karotis-Pulses (5-10 sec).
e) Wenn kein Puls tastbar, Einsatz der Herzdruckmassage. ②

I. *Ein-Helfer-Methode:*
- Kompressionsfrequenz 80-100/min (15 Kompressionen in 9-11 sec).
- Kompressions-Ventilations-Verhältnis = 15 Kompressionen zu 2 Ventilationen pro Zyklus. ③
- 2 Ventilationen in 4-6 sec.
- Tasten des Karotis-Pulses (5 sec).
- Wenn kein Puls tastbar, erneuter Einsatz von Kompression und Ventilation.

II. *Zwei-Helfer-Methode:*
- Kompressionsfrequenz 80-100/min (5 Kompressionen in 3-4 sec)
- Kompressions-Ventilations-Verhältnis = 5 Kompressionen zu einer Ventilation pro Zyklus.
- Ventilation in einer Pause von 1,0-1,5 sec zwischen den Kompressionen.
- Mindestens 10 Zyklen mit je 5 Kompressionen und einer Ventilation.
- Tasten des Karotis-Pulses (5 sec).
- Wenn kein Puls tastbar, erneuter Einsatz von Kompression und Ventilation.

Wichtig: Bei beiden Methoden so schnell wie möglich EKG-Information (z.B. Plattenelektroden des Defibrillators, EKG-Monitor, EKG-Registrierung!)

Anmerkungen zur Reanimation:
Allgemeine Durchführungsanleitungen
① Freimachen der Atemwege und Beatmung.
② Herzdruckmassage.
③ Koordination von Beatmung und Herzdruckmassage.
④ Medikamente, Applikation und Dosierung.
⑤ Elektrotherapie.

Zu 1. *Beatmung.* Die Voraussetzung für jede Art der Beatmung sind *freie Atemwege.* Da die Schutzreflexe Husten und Würgen ausgefallen sind, kann sich in Mund und Speiseröhre Mageninhalt, Schleim oder Blut angesammelt haben. Darum geht der Beatmung eine Inspektion und wenn notwendig eine Reinigung voraus.
Durch angewinkelte Kopfhaltung nach vorn und durch die nach unten zurückfallende Zunge wird der Atemweg verlegt. Deshalb Überstreckung des Kopfes nackenwärts und gleichzeitiges Anheben des Kinns (sog. Esmarch-Heidberg'scher Handgriff).

Durchführung der Beatmung:
1. *Mund-zu-Mund-Beatmung:* Ein Taschentuch wird über den Mund des Kranken gelegt. Der Kopf wird nach hinten überstreckt und der Nacken durch eine Unterlage angehoben. Während der Luftzufuhr wird die Nase des Kranken mit zwei Fingern zugehalten und mit dem Mund die Atemluft eingeblasen, indem der Mund des Spenders den Mund des Empfängers fest umschließt. Anschließend werden Mund und Nase des Empfängers freigegeben.
Die Effektivität kann an der Thoraxexkursion beobachtet werden.

Außerdem spürt man Widerstand während der Insufflation, wenn die Atemwege nicht frei sind. Die Frequenz der Atemspende richtet sich nach der Herzmassage (siehe Ein-Mann-Methode, Zwei-Mann-Methode). Eine geringe Hyperventilation ist unschädlich.

2. *Mund-zu-Nase-Beatmung:* Der Mund des Kranken wird mit der linken Hand zugepreßt. Die rechte Hand liegt an der Stirn und überstreckt den Kopf nach hinten. Die Luftzufuhr erfolgt durch die Nase, indem der Spender mit dem Mund nach Überdeckung der Nase mit einem Tuch die Nase fest umschließt. Zur Ausatmung werden Mund und Nase des Empfängers freigegeben.

3. *Beatmung durch Safar-Tubus:* Nach Einführen des Tubus mit der rechten Hand tritt der Atemspender an den Kopf des Kranken, umfaßt mit beiden Händen den Unterkiefer, zieht den Unterkiefer nach vorn und überstreckt den Kopf. Dabei wird mit den Fingern der Abdeckungsring des Tubus angepreßt und mit dem Daumen die Nase zugedrückt.

4. *Beatmung durch Maske und Ambubeutel:* Kopfhaltung wie bei 1-3. Die Schwierigkeit besteht bei dieser Beatmung darin, mit einer Hand den Kopf in der richtigen Stellung zu halten und gleichzeitig die Maske gut abdichtend über Mund und Nase zu pressen, da die andere Hand den Atembeutel halten muß und die Belüftung vornimmt. Effektiver ist diese Form der Beatmung, wenn sie von zwei Helfern ausgeführt wird, wobei eine Person den Kopf des Patienten und die Maske hält und der zweite Helfer den Ambubeutel hält und auspreßt. In diesen Ambubeutel kann Sauerstoff geleitet werden, so daß stark sauerstoffangereicherte Luft zugeführt werden kann.

5. *Beatmung über einen endotrachealen Tubus:* Voraussetzung ist die Beherrschung der Intubation. Die Beatmung geschieht mit einem an den Tubus angeschlossenen Atembeutel. Der Atembeutel wird nach Möglichkeit an eine Sauerstoffleitung angeschlossen.

Zu 2. *Externe Herzdruckmassage* (Lit. 8, 265, 266, 454, 491, 555a, 665).

Prinzip: Durch einen kräftigen pressenden nicht stoßförmigen Druck wird das Herz gegen die Wirbelsäule gedrückt. Ein laterales Ausweichen wird durch das Perikard verhindert. Bei genügender Kompression zwischen Sternum und Wirbelsäule wird das Blut aus den Ventrikel in die Aorta bzw. in die Art. pulmonalis entweichen. Während der nachfolgenden Druckentlastung dehnt sich der Thorax aus und kehrt in seine Ausgangslage zurück. In den Herzkammern tritt eine Druckerniedrigung ein und ermöglicht eine erneute Füllung.
Aufgrund neuerer Untersuchungen führen jedoch auch globale intrathorakale Druckschwankungen zu einer Blutzirkulation, deren Richtung durch den Venenkollaps in Höhe der oberen Thoraxapertur und

durch Klappen in den Jugularvenen und in der Ven. subclavia bestimmt wird. Das heißt, daß eine simultane Beatmung und Thoraxkompression zu einer effektiven Druckentwicklung führt und deshalb vor allem bei Beatmung über einen endotrachealen Tubus diese Kombination angewendet werden sollte (555a).

Durchführung: Druck und Entlastung werden in einem *zeitlichen Verhältnis von 1:1* durchgeführt. Der Kranke wird *flach* gelagert, die Beine etwas angehoben (20-30°), unter dem Rücken muß eine feste Unterlage sein, da sonst der ausgebildete Druck nicht das Herz komprimiert, sondern den ganzen Körper nach unten drückt. Der Druck wird mit den Handballen der rechten Hand auf das *untere Drittel des Sternums* ausgeübt. Die linke Hand legt man quer über den Handrücken der rechten Hand, um den Druck zu verstärken. Es ist notwendig, daß der Arzt mit gestreckten Armen und seinem Oberkörper die Kraft für den Druck intensiviert, da der *Kompressionsdruck etwa 50 kg* betragen soll. Bei elastischem Thorax muß das Sternum *3-5 cm gegen die Wirbelsäule bewegt* werden. Nach kurzer Entlastung kehrt der Thorax in seine Normallage zurück.

Bei älteren Kranken mit starrem Thorax muß ein erheblich stärkerer Massagedruck ausgeübt werden, um den Thorax zu komprimieren. Dabei sind *Rippenbrüche häufig nicht zu vermeiden.* Bei Erwachsenen wird die Massage etwa *80-100 mal pro min* ausgeführt.

Durch *Palpation des Karotis-Pulses* wird die Effektivität der Maßnahmen kontrolliert.

Weitere Hinweise auf Effektivität: Bei gleichzeitig effektiver Beatmung Rötung der Hautfarbe, Abnahme der Zyanose, Veränderung der Pupillenreaktion auf Licht, mitunter Abwehrbewegung oder Ingangkommen einer Spontanatmung.

Komplikationen (siehe 147, 628, 665)
– Rippenfrakturen und Sternumfrakturen (dadurch Verletzung der Lunge oder des Herzens)
– Leber- oder Milzverletzung, Aortenruptur, Herzruptur, Perikarderguß.
Deshalb: Sofort nach erfolgreicher Reanimation sorgfältige Untersuchung einschließlich einer Röntgenuntersuchung der Thoraxorgane und Sonographie der Abdominalorgane.

Zu 3. *Koordination von Beatmung und Herzdruckmassage:* Muß die Reanimation von einer Person durchgeführt werden, so wird der Patient zunächst auf einer harten Unterlage flach gelagert, die Atemwege werden freigemacht. Es folgen zwei initiale Insufflationen (jede 1,0-1,5 sec); die zweite Inspiration beginnt erst dann, wenn der Patient vollständig ausgeatmet hat, danach sofortiger Einsatz der kombinierten kardiopulmonalen Wiederbelebung.

Bei der *Ein-Helfer-Methode* wird nach *15 Kompressionen (Frequenz 80-100/min) zweimal beatmet. Jede Insufflation erfolgt in 1,0-1,5 sec; die zweite Inspiration beginnt auch hier erst nach vollständiger Ausatmung.*

Bei der Zwei-Helfer-Methode beginnt der erste Helfer mit zwei Insufflationen, während der zweite Helfer sofort anschließend, wenn kein Karotis-Puls nachweisbar ist, mit der Herzdruckmassage beginnt *(Frequenz 80-100/min);* am Ende der 5. Kompression wird in einer Pause von 1,0-1,5 sec einmal beatmet. Am Ende der Inspiration wird sofort die Thoraxkompression festgesetzt. Die Exspiration sollte hier nicht abgewartet werden.

Wenn der Patient intubiert ist, erfolgen die Beatmung – *Frequenz* 12-15/min – und die Thoraxkompression – Frequenz 80-100/min – unabhängig voneinander. Zur Sicherstellung einer ausreichenden alveolären Ventilation müssen jedoch einige Ventilationen interponiert zwischen den Thoraxkompressionen durchgeführt werden.

Zu 4. *Medikamente:*

1. **Applikationsweg:**
a) *Peripher-venöser Zugang:* Bevorzugt punktiert werden sollten *großlumige Venen am Unterarm und in der Ellenbeuge.* Die Venen auf Hand- oder Fußrücken sind nicht geeignet. Da die periphere Zirkulation unzureichend ist, sollte nach jeder Injektion mit einer Infusion (oder 10-20 ml physiologischer NaCl-Lösung) nachgespült werden. Noch besser ist das Legen eines langen Katheters bis in die V. subclavia. Eine Punktion der V. femoralis ist nicht zu empfehlen, es sei denn, man benutzt auch hier einen langen Katheter, der bis in den intrathorakalen Raum geschoben wird.
b) *Zentral-venöser Zugang:* Das routinemäßige Einführen eines zentral-venösen Katheters während der Reanimation wird nicht empfohlen (Unterbrechung der Herzmassage, unzureichende Sterilität, Komplikationsgefahren). Allerdings führt die zentral-venöse Injektion zu einem rascheren Wirkungseintritt und zu einer Erhöhung der Spitzenkonzentration der Medikamente als die periphere Injektion. Ein in der Technik geübter Arzt sollte dann einen zentral-venösen Zugang legen, wenn die spontane Zirkulation nach einer peripheren Injektion nicht rasch genug hergestellt werden kann oder wenn sich kein peripher-venöser Zugang findet. Die Punktion der Ven. jugularis interna führt nach der endotrachealen Intubation in der Regel zu einer geringeren Beeinträchtigung der Herzdruckmassage als die Punktion der V. subclavia.

c) *Endobronchiale Applikation:* Wenn nach der endotrachealen Intubation ein venöser Zugang nicht schnell genug gefunden wird,
können *Adrenalin,* Xylocain® *(Lidocain)* und *Atropin* verdünnt mit
physiologischer Kochsalzlösung tief endobronchial über den
Trachealtubus appliziert werden.

d) *Intrakardiale Injektion:* die intrakardiale Injektion *sollte nicht mehr
durchgeführt werden,* da die Verletzungsgefahr zu groß ist. Nur
wenn kein anderer Zugang möglich ist, kann dieser Zugang als
Ultima ratio versucht werden.

2. **Medikamente und Dosierung** (184 a):

a) *Sauerstoff:*
Sobald die Möglichkeit einer Sauerstoffzufuhr gegeben ist, z.B.
Maskenbeatmung oder nach Intubation, sollte dies genutzt wer-
den, um bei dem vorhandenen Minimalkreislauf das Ausmaß der
Hypoxie zu mindern.

b) *Adrenalin:*
Bei allen Formen des Kreislaufstillstandes gilt Adrenalin als Mittel der Wahl zur Unterstützung der mechanischen Wiederbele-
bungsmaßnahme. Als positiver Reanimationseffekt wird die
gleichzeitige Stimulation der β-Rezeptoren des Herzens (als
positiv-inotrope Einwirkung) und die Stimulation der α-Rezep-
toren der Gefäße (mit Engstellung der peripheren Gefäße)
angesehen.
Dosierung: 0,5-1,0 mg i.v. (5-10 ml einer Lösung 1:10.000).
Wiederholungsdosis: 0,5-1,0 mg nach 5 min.
Als negativer Effekt können durch die Stimulation der Beta-Re-
zeptoren maligne Tachykardien bis zum Kammerflimmern ausgelöst werden.

c) *Atropin:*
Bei einer ausgeprägten Bradykardie kann durch die Injektion
von Atropin eine suffiziente spontane Zirkulation durch An-
hebung der Herzfrequenz erreicht werden.
Dosierung: 0,5-1,0 mg (bis 2,0 mg) i.v.
Erreicht man keine Besserung der Bradykardie (z.B. infolge tota-
ler AV-Blockierung), so ist *Orciprenalin* (Alupent®) einzusetzen.
Dosierung: 0,5-1,0 mg i.v.

d) *Natriumbicarbonat:*
Natriumbicarbonat wird als Routinemedikation bei der kardiopulmonalen Reanimation *nicht mehr empfohlen.* Bei dem unter
Reanimation aufrechterhaltenen Minimalkreislauf kann es durch
zu rasche und zu hohe Bicarbonatzufuhr zu einer metabolischen
Alkalose mit der Gefahr einer myokardialen Dauerkontraktion
kommen, außerdem kann durch hohe Zufuhr die Serum-Na-

triumkonzentration und damit die Serumsomolalität stark ansteigen und damit den Erfolg der zerebralen Reanimation in Frage stellen.

Erst *nach* erfolgreicher Reanimation und guter Zirkulation (arterieller Blutdruck normalisiert) und nachgewiesener starker metabolischer Azidose kann *Natriumbicarbonat* verabreicht werden.

D o s i e r u n g : 1 mmol = 1 ml/kg KG einer 8,4 %igen Natriumbicarbonat-Lösung.

e) *Calcium:*

Während der kardiopulmonalen Reanimation – auch bei der elektromechanischen Dissoziation („weak action") – wird Calcium *nicht mehr eingesetzt.* Nur bei Hyperkaliämie oder Hypokalzämie sowie bei Überdosierung von Calciumantagonisten besteht eine Indikation.

D o s i e r u n g : Calciumchlorid 10 %ig 2 ml/70 kg KG sehr langsam −5 min. i.v. (2-4 mg/kg KG).

3. **Nachbehandlung:** Die Nachbehandlung nach erfolgreicher Reanimation muß unter strengsten Kautelen der Überwachung durchgeführt werden:

a) *Ateminsuffizienz:*

Durch Kontrolle der Blutgaswerte, des Röntgenbildes und des Venendruckes und unter Berücksichtigung des klinischen Bildes muß entschieden werden, ob eine assistierte oder kontrollierte Beatmung eingeleitet bzw. fortgesetzt werden muß.

b) *Bewußtlosigkeit:*

In den meisten Fällen tritt rasch eine zerebrale Erholung ein. Seltener hält eine Bewußtlosigkeit noch 4-8 Stunden an. Allerdings kann auch dieser Zustand bis zu mehreren Tagen weiterbestehen. Ein sog. Durchgangssyndrom schließt sich nicht selten an eine tiefe, länger bestehende Bewußtlosigkeit an.

c) *Niereninsuffizienz:*

Zur Kontrolle der Nierenfunktion ist ein Blasenkatheter einzulegen und die stündliche Urinausscheidung zu messen. Harnstoffund Kreatininkontrollen sind täglich durchzuführen.

d) *Kardiale Störungen:*

Besondere Aufmerksamkeit ist dem kardialen Befund zu widmen.

Eine *Herzinsuffizienz* ist nach dem üblichen Schema mit Vasodilatatoren und eventuell mit Diuretika zu behandeln. Der Serum-Kaliumwert bedarf einer häufigen Kontrolle.

Bradykarde Rhythmusstörungen sind nach Möglichkeit mit elektrischer Stimulation unter Kontrolle zu halten.

Kommt es zusätzlich zu *Arrhythmien* in Form von *ventrikulären Extrasystolen* oder anfallsweisen Kammertachykardien, ist Xylocain® *(Lidocain)* das Mittel der Wahl.

Rezidivierende Kammertachykardien oder Kammerflimmern sind durch Ausgleich des Serum-Kaliumspiegels und durch Korrektur metabolischer Störungen zusätzlich zu behandeln. Auch in diesen Fällen wird zur prophylaktischen Therapie Xylocain® *(Lidocain)* empfohlen. Ein intrakardialer Stimulationskatheter gewährleistet in diesen Fällen eine risikoärmere Anwendung medikamentöser Maßnahmen, z.B. intravenöse Kaliumsubstitution oder antiarrhythmische Therapie.

Hypotone Zustände bedürfen der Abklärung und müssen je nach dem klinischen Befund (Venendruckkontrolle) durch Volumensubstitution oder durch vasokonstriktorisch wirksame Medikamente behandelt werden. Weiterhin muß in dieser Behandlungsphase eine gezielte kausale Therapie der Grundkrankheit eingeleitet werden, die als auslösende Ursache des vorangegangenen Herzstillstandes festgestellt wurde.

Merke:
1. Nach asystolischem Herzstillstand ist *immer* eine intrakardiale Schrittmachersonde in den rechten Ventrikel einzuführen.
2. Nach tachysystolischem Herzstillstand ist *stets* eine antiarrhythmische Behandlung durchzuführen.
3. Tägliche Kontrollen der Retentionswerte, des Säure-Basen-Haushaltes und Serumglykosidspiegel-Bestimmung sind bei *Digitalisbehandlung nach Reanimation* unumgänglich.

Zu 5. *Elektrotherapie:* Siehe bei Abschn. 4. Defibrillation des Herzens, S. 97.

2. Vorgehen bei Feststellung von Kammerflimmern bzw. pulsloser Kammertachykardie:

Schema:

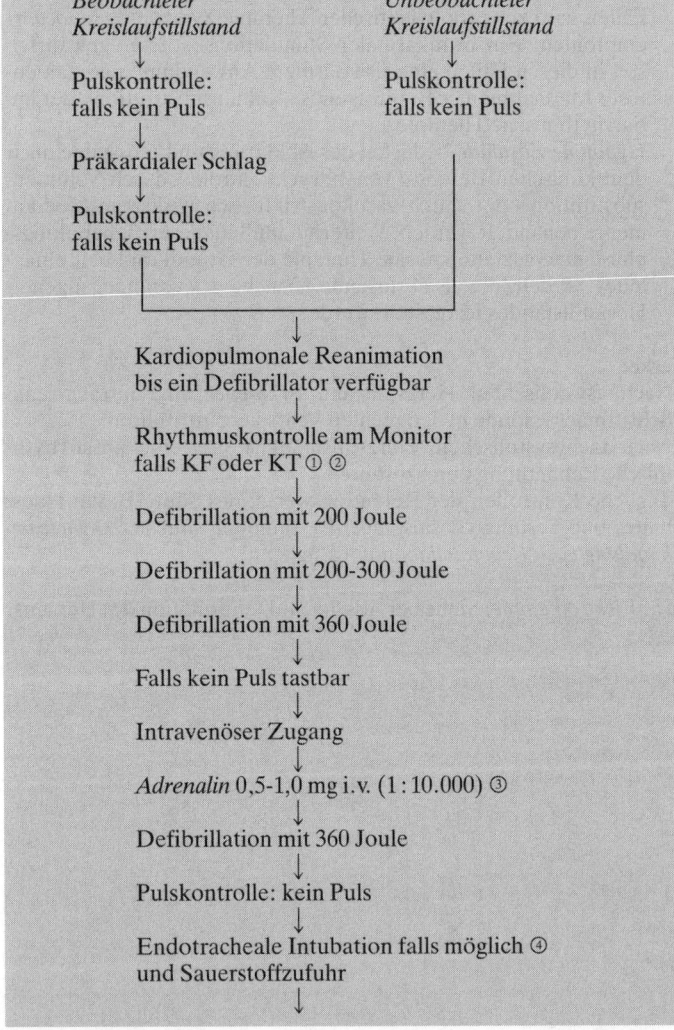

Beobachteter Kreislaufstillstand
↓
Pulskontrolle: falls kein Puls
↓
Präkardialer Schlag
↓
Pulskontrolle: falls kein Puls

Unbeobachteter Kreislaufstillstand
↓
Pulskontrolle: falls kein Puls

↓

Kardiopulmonale Reanimation bis ein Defibrillator verfügbar
↓
Rhythmuskontrolle am Monitor falls KF oder KT ① ②
↓
Defibrillation mit 200 Joule
↓
Defibrillation mit 200-300 Joule
↓
Defibrillation mit 360 Joule
↓
Falls kein Puls tastbar
↓
Intravenöser Zugang
↓
Adrenalin 0,5-1,0 mg i.v. (1 : 10.000) ③
↓
Defibrillation mit 360 Joule
↓
Pulskontrolle: kein Puls
↓
Endotracheale Intubation falls möglich ④ und Sauerstoffzufuhr
↓

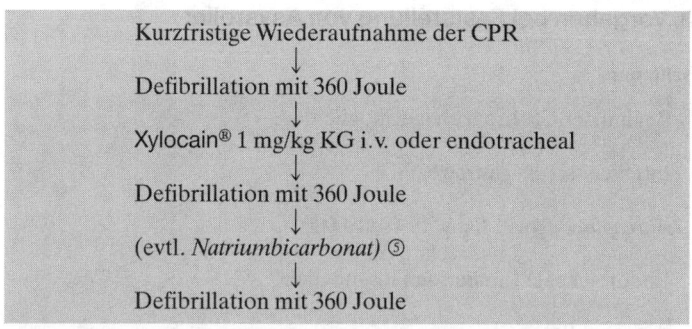

Kurzfristige Wiederaufnahme der CPR
↓
Defibrillation mit 360 Joule
↓
Xylocain® 1 mg/kg KG i.v. oder endotracheal
↓
Defibrillation mit 360 Joule
↓
(evtl. *Natriumbicarbonat*) ⑤
↓
Defibrillation mit 360 Joule

Anmerkungen zur Behandlung von Kammerflimmern:
Abkürzungen:
CPR = Kardiopulmonale Reanimation
KF = Kammerflimmern
KT = Kammertachykardie
In der Aufzeichnung der Maßnahmen wird davon ausgegangen, daß
Kammerflimmern weiterbesteht.,

Zu ① Eine Kammertachykardie ohne tastbaren Puls wird wie Kammerflimmern behandelt.

Zu ② *Puls- und Rhythmuskontrolle* nach jeder Defibrillation. Falls Kammerflimmern wiederholt auftritt, wird die gleiche Energie gewählt, mit der bereits erfolgreich defibrilliert wurde.

Zu ③ *Adrenalin* in der angegebenen Dosis sollte alle 5 min wiederholt werden.

Zu ④ Die *endotracheale Intubation* sollte so früh wie möglich parallel zu den anderen Maßnahmen erfolgen. Bei unsicherer Technik oder/ und guter Maskenbeatmung sollten die *Defibrillation* und *Adrenalingabe* fortgesetzt werden.

Zu ⑤ *Natriumbicarbonat* ist *kein* Routinemedikament. Eine Zufuhr kommt in einer Dosis von 1 mmol/kg KG in Betracht.

3. Vorgehen bei Feststellung von Asystolie:

Schema:

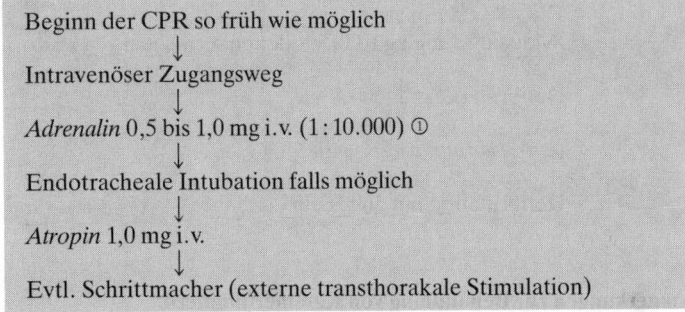

Beginn der CPR so früh wie möglich
↓
Intravenöser Zugangsweg
↓
Adrenalin 0,5 bis 1,0 mg i.v. (1 : 10.000) ①
↓
Endotracheale Intubation falls möglich
↓
Atropin 1,0 mg i.v.
↓
Evtl. Schrittmacher (externe transthorakale Stimulation)

4. Elektromechanische Entkoppelung:

Schema:

Beginn der CPR so früh wie möglich
↓
Intravenöser Zugangsweg

Adrenalin 0,5 bis 1,0 mg (1 : 10.000)

Endotracheale Intubation ②
↓
Evtl. Einsatz von *Bicarbonat* ③

Anmerkung zu
3. **Behandlung der Asystolie und**
4. **Elektromechanische Entkoppelung.**
Es wird davon ausgegangen, daß die Asystolie weiterbesteht. Die Asystolie soll in 2 EKG-Ableitungen nachgewiesen werden (wenn möglich). Wenn der Rhythmus unklar ist und möglicherweise Kammerflimmern vorliegt, sollte zunächst defibrilliert werden.
① *Adrenalin* sollte in der angegebenen Dosis alle 5 min wiederholt werden.
② Die *Intubation* sollte – wenn technisch gut möglich – so früh wie möglich parallel zu den anderen Maßnahmen erfolgen.
③ Die *Natriumbicarbonatgabe* wird mit großer Zurückhaltung empfohlen, bei lang andauernder Asystolie: 1 mmol/kg KG i.v.

E. Überwachung
(siehe Tab. *I.-8.*)

Tab. *I.-8.* Überwachung bei Nachbehandlung nach Reanimation.

Überwachung	Kontrollen (zeitl. Abstand)
EKG, peripherer Puls, Temperatur, Atmung, art. Blutdruck (wenn möglich blutig), zentraler Venendruck (blutig)	Fortlaufend (Monitor)
Blutdruck, Puls, Atmung	1 Stunde
Auskultation Herz und Lunge, Urinausscheidung, Reflexstatus, Blutgaswerte, Serumelektrolyte, Bewußtseinslage	12 Stunden
Transaminasen, Serumharnstoff, Serumkreatinin, rotes Blutbild, Röntgenthoraxaufnahme, Elektrolyt- und Wasserhaushaltsbilanz, Kalorienbilanz	24 Stunden

F. Häufige Fehler
1. *Verzögerung beim Beginn der Herzmassage* (z.B. EKG-Gerät zum Patienten holen, Arzt holen).
2. *Fehlende harte Unterlage* (Brett) oder Reanimation im Bett ohne Unterlage. Alternative: Fußboden.
3. *Fehlendes Instrumentarium* (tägliche Kontrolle des Notfallbestecks!).
4. *Mangelhafte Mundreinigung von Fremdkörpern* (dadurch ineffektive Beatmung).
5. *Schlechter Sitz der Atemmaske.*
6. *Mangelhafte oder fehlende Überstreckung des Kopfes* und Nichtanhebung des Unterkiefers.
7. *Falsche Herzmassage:* Druck auf den Seitenrand des Sternums (Rippenbrüche). Zwischen den jeweiligen Druckstößen zu kleine Pausen, so daß sich die Ventrikel nicht wieder füllen können – zu langsames Auspressen, so daß das Blut nicht durch die Aorta bzw. Pulmonalklappe strömt, sondern zum großen Teil durch die insuffizienten Mitral- und Trikuspidalklappen zurückströmt.
8. *Falscher Rhythmus Herzmassage. Beatmung:* Rhythmus 5:1, da eine anfängliche Hyperventilation von Vorteil ist und auch in keinem Fall das gesamte Atemvolumen des Ambubeutels bei Maskenbeatmung in die Lunge gelangt.

9. *Zu frühes Intubieren:* Die Intubation erfordert Zeit! Bevor man diese Maßnahme ergreift, sollten die schnell durchzuführenden Therapie-Möglichkeiten (erste Defibrillation, Mund-zu-Mund-Beatmung oder Maskenbeatmung) erfolgen.

10. *Mangelhafte intrakardiale Injektion:* Es muß in jedem Fall, bevor das Medikament intrakardial injiziert wird, Blut aspiriert werden. Der rechte Ventrikel ist einfach zu punktieren (4. ICR links parasternal). Dabei muß allerdings berücksichtigt werden, daß das Medikament dann erst die Lunge passieren muß, um in den linken Ventrikel und dann in die Koronararterien zu gelangen. Die Punktion des linken Ventrikels gestaltet sich schwieriger. Außerdem ist die Gefahr, einen Pneumothorax zu erzeugen, wesentlich größer als bei rechtsventrikulärer Punktion. Um sicherzugehen, daß das Medikament an seinen Wirkungsort gelangt, muß nach der rechtsventrikulären Injektion mindestens 1-2 min lang Herzmassage und Beatmung durchgeführt werden.

Merke: Intrakardiale Punktion nur als Ultima ratio!

11. *Fehlerhafte Untersuchungen zur Feststellung des Herzstillstandes:*
Herzauskultation
Blutdruckmessung $\Big\}$ = Zeitverlust und unzuverlässig.
Wichtigste Maßnahme bei Bewußtlosen: Palpation des Karotispulses!

12. *Verzögerung und Unterbrechung der Reanimation* bei Umlagerung oder während des Transportes sowie Aussetzen der Reanimation bei anderen Eingriffen (Punktion, Intubation) oder bei Helferwechsel.

13. *Überdosierte Behandlung* bei vermuteter Azidose.

14. *Ineffektive Herzmassage:* Wenn der Druck nicht ausreichend stark ist, wird zu wenig Blut aus dem Herzen hinausgepreßt und keine oder nur eine insuffiziente Durchblutung der lebensnotwendigen Organe erreicht. Aus diesem Grund muß ständig eine Kontrolle des Femoralispulses oder Karotispulses erfolgen, um sicher zu sein, daß eine ausreichende Durchblutung durch die Herzmassage gewährleistet ist.

15. *Unsicherheit oder sichtbare Aufregung des Arztes* wirkt sich auf die Mitarbeiter ungünstig aus. Stets sollten die Reanimationsmaßnahmen von einem Arzt geleitet werden.

16. *Offene Herzmassage:* Nur bei schon geöffnetem Thorax im Operationssaal.

4. Die Defibrillation des Herzens

Nach den heutigen Vorstellungen beruht die **Wirkung** der elektrischen Defibrillation auf einer *anhaltenden Depolarisation der Fasermembranen* (26, 220). Das Membranpotential nimmt ab. Dabei werden die Muskelelemente des Arbeitsmyokards, die Schrittmachereigenschaften angenommen haben, stärker gehemmt als die spezifischen Muskelfasern, In der Phase der Depolarisation sind daher die Bildung von ektopischen Schrittmachern oder eine Flimmeraktivität nicht möglich. In der sich anschließenden Phase der Repolarisation besteht für den normalen Schrittmacher die Möglichkeit, die Führung wieder zu übernehmen und damit den Normalrhythmus wieder herzustellen.

Für einen Teil der Rhythmusstörungen, bei denen als Ursache eine Störung der Erregungsausbreitung anzunehmen ist, wird die Defibrillation als synchrone Reizung aller nicht refraktären Herzmuskelelemente aufgefaßt. Im Anschluß daran erfolgt ein synchroner Refraktärzustand, der zu einer Unterbrechung der unkoordinierten Erregungsausbreitung führen kann (27, 271).

Außerdem kann bei Reentry-Tachykardien durch einen relativ niedrigen Stromimpuls die *kreisende Erregung unterbrochen* werden, indem nichtrefraktäre Teile der Leitungsbahn depolarisiert werden. Wie auf S. 18 beschrieben, handelt es sich dabei um Vorhofflattern, supraventrikuläre paroxymale Tachykardien und zum Teil um ventrikuläre Tachykardien. Zur Zeit wird am häufigsten zur Defibrillation das *Gleichstromverfahren* angewendet (975). Man unterscheidet den *herzphasengesteuerten Elektroschock* (die *Kardioversion* [505]) und den *ungesteuerten Elektroschock* (die *Defibrillation*).

4.1. Kardioversion

Bei der Kardioversion wird die *Auslösung des Stromstoßes von der R-Zacke des EKG gesteuert.* Durch diese Triggerung wird der Einfall des elektrischen Impulses in die sogenannte vulnerable Phase vermieden (271, 571, 724).

Wie bereits erwähnt, können elektrische Impulse, die in die vulnerable Phase fallen, Kammertachykardien, Kammerflattern oder Kammerflimmen auslösen (957).

Bei der *synchronisiert* automatischen Einstellung fällt der Schockimpuls 20 msec nach der Spitze der R-Zacke ein.

Eine *variable* Einstellung ermöglicht die synchronisiert manuelle Triggerung, bei der sich die Einstellung des Schockimpulses hinter die T-Welle am besten bewährt hat. So liegt bei der synchronisiert automatischen Triggerung der Stromstoß mit Sicherheit vor der vulnerablen Phase und bei der synchronisierten manuellen gefahrlos dahinter (752).

A. Indikationen und Kontraindikationen

Als **Indikation** der Kardioversion kommen folgende Rhythmusstörungen in Frage (93, 202):
a) Supraventrikuläre Tachykardie.
b) Ventrikuläre Tachykardie.
c) Vorhofflattern.
d) Vorhofflimmern.

Zu a) Bei der *supraventrikulären Tachykardie* wird die Kardioversion nur selten zur Anwendung kommen, da in den meisten Fällen die auf S. 22 genannten Maßnahmen erfolgreich sind. Tritt diese Tachykardie allerdings im Verlauf eines Myokardinfarktes auf und entwickelt sich eine zunehmende Schocksymptomatik, so sollte man mit der elektrischen Behandlung nicht zu lange zögern, da sie die sicherste Behandlung mit den geringsten Nebenwirkungen darstellt (638, 802). Außerdem sollten Kranke, bei denen eine Koronarinsuffizienz eine bedrohliche Situation hervorgerufen hat oder bei denen die medikamentöse Therapie ohne Erfolg war, der Kardioversion zugeführt werden (209, 224, 271, 374, 539, 977, 983).
In den meisten Fällen führt schon ein niedriger Stromimpuls zu einer Regularisierung. Aus diesem Grund sollte immer mit 10 Wsec die Kardioversion begonnen werden.

Zu b) Bei der Behandlung der *Kammertachykardie* nimmt die Kardioversion eine hervorragende Stellung ein. In vielen Fällen entwickelt sich eine Notsituation, die zu schnellem Handeln zwingt. Der ungünstige Verlauf erklärt sich aus den fast in allen Fällen vorliegenden organischen Vorschädigungen des Myokards. Besonders hervorzuheben ist in diesem Zusammenhang der akute Myokardinfarkt; aber auch toxische, entzündliche oder degenerative Myokardveränderungen können die Prognose ungünstig gestalten (108, 802, 976, 977, 983).
Im Gegensatz zur supraventrikulären Tachykardie sind bei gleicher Frequenz die hämodynamischen Bedingungen durch die dissoziierte Vorhof-Kammer-Tätigkeit, durch die Mitral- und Trikuspidalregurgitation und durch den pathologisch veränderten Erregungsablauf wesentlich ungünstiger. Außerdem ist der Übergang zum Kammerflimmern eine ständige Gefahr (141 a).

Für die Anwendung der Kardioversion bei Kammertachykardie gelten folgende **Indikationen:**
1. Zeichen der Herzinsuffizienz.
2. Schocksymptomatik.
3. Starke anginöse Beschwerden.
4. Unverträglichkeit antiarrhythmischer Substanzen.

5. Unwirksamkeit antiarrhythmischer Substanzen (oder: wenn die Anwendung antiarrhythmischer Substanzen wegen schwerer myokardialer Insuffizienz, Schockzustand oder Idiosynkrasie kontraindiziert ist).

Bei stark vorgeschädigtem Herzen kann es nach Kardioversion zur
Asystolie oder zu bradykarden Herzrhythmusstörungen kommen.
Durch vor der Behandlung angelegte Plattenelektroden des externen
transthorakalen Stimulationsgerätes oder der intrakardial eingeführten Schrittmacherelektrode kann dieser Gefahr begegnet werden (91,
539). Bei rezidivierenden Kammertachykardien wird diese Schrittmachersonde zu besonderen Stimulationen verwendet. Auch die Einzel-
stimulationsmethode zur Unterbrechung von Reentry-Tachykardien
kann über diese Elektrosonde durchgeführt werden. Bei der Kardioversion wird auch bei diesen Tachykardien zunächst mit niedrigen
Stromimpulsen der Regularisierungsversuch begonnen.

Zu c) und d) *Vorhofflattern und Vorhofflimmern:* Bei diesen Rhythmusstörungen ist zu unterscheiden, ob es sich bei der Kardioversion um
eine Notmaßnahme oder um eine Maßnahme zum Zeitpunkt der Wahl
handelt. Während sich bei der Notmaßnahme die Indikation aus der
akut bedrohlichen Situation ergibt, wird die Indikation zum Regularisierungsversuch von dem Funktionszustand des Myokards abhängen,
da dieser entscheidend ist für einen bleibenden Erfolg.

Daraus ergeben sich unterschiedliche **Indikationen:**
1. Indikation für die *Notkardioversion* (84, 975):
   Hohe Kammerfrequenzen und
   a) schnell zunehmende Zeichen der Herzinsuffizienz,
   b) Entwicklung eines Schocksyndroms,
   c) Ineffektivität der medikamentösen Therapie.

Die häufigsten *Ursachen,* die zu diesen bedrohlichen Zuständen führen, sind:
a) Akuter Myokardinfarkt.
b) Angeborene oder erworbene Herzfehler.
c) Fortgeschrittene Koronarsklerose.
d) Myokarditis.
e) Kardiomyopathie.

Obwohl bei diesen Zuständen mit einer hohen Rezidivhäufigkeit gerechnet werden muß (802), da die Ursache ja weiter bestehen bleibt,
sollte der Therapieversuch unternommen werden. Selbst kurzfristige Erfolge können den Funktionszustand des Myokards verbessern und einen Zeitgewinn bringen, der die Einleitung einer medikamentösen Therapie erlaubt (141 a).

Wichtiger Hinweis: Ist die Notkardioversion bei Patienten durchzuführen, die einer *Glykosidbehandlung* unterzogen werden, so sollte vor der Kardioversion 1/2 Amp. Phenhydan® *(Diphenylhydantoin)* (125 mg) i.v. verabreicht werden.

Bei Vorhofflattern sollte man stets mit niedrigen Stromimpulsen beginnen (10 Wsec), bei Vorhofflimmen mit höheren Stromimpulsen den ersten Versuch einleiten (z. B. 100 Wsec) mit rascher Steigerung auf 350 Wsec.

2. *Kardioversion zum Zeitpunkt der Wahl:*
   Durch die Wiederherstellung des Sinusrhythmus werden neben einer besseren Anpassung an Belastung (66) eine verbesserte Hämodynamik und eine Senkung der Emboliehäufigkeit erreicht (314, 358, 473, 640, 873, 975, 977).
   Bei der Auswahl der Kranken zur Kardioversion muß besonders geprüft werden, ob nach der elektrischen Behandlung der Sinusrhythmus voraussichtlich bestehen bleiben wird. Voraussetzung für eine Stabilisierung ist die erfolgreiche Behandlung der zugrunde liegenden Ursache. Diese Behandlung kann medikamentös oder operativ erfolgen (84, 873, 975, 977).
   Somit *entfallen* alle Regularisierungsversuche bei chronisch-irreversiblen Vorhofalterationen. Auch Kranke mit rezidivierenden Flimmerphasen, bei denen trotz medikamentöser Therapie keine Stabilisierung des Sinusrhythmus zu erreichen war, kommen für eine Kardioversion nicht in Betracht. Bei diesen Kranken werden, wie unter der medikamentösen Therapie, auch nach Kardioversion wieder Flimmerphasen auftreten.
   Dagegen *sollte* bei den *nachstehenden Erkrankungen* die elektrische Behandlung erfolgen (71, 84, 271, 566, 567, 569, 625, 977).

   Vorhofflimmern (evtl. Vorhofflattern):
   a) Bei operativ gut korrigiertem Herzklappenfehler oder Vorhofseptumdefekt.
   b) Bei Zustand nach Perikardiotomie.
   c) Bei Postkardiotomiesyndrom.
   d) Nach Myokardinfarkt.
   e) Nach behandelter Grundkrankheit:
      – Myokarditis,
      – Hyperthyreose,
      – Urämie.
   f) Bei idiopathisch oder mechanisch ausgelöstem Vorhofflimmern.
   g) Nach stumpfen Herztraumen.
   h) Nach Elektrounfall.
   i) Bei hämodynamisch leichten Herzfehlern ohne Vorhofvergrößerung (Stadium I und II).

Relative Indikationen:
In Ausnahmefällen kann bei älteren Kranken (über 60 Jahre) bei erstmaligem Auftreten ein Kardioversionsversuch durchgeführt werden. Allerdings sollte durch eine *echokardiographische* Untersuchung eine Vergrößerung des linken Vorhofes ausgeschlossen werden. Anschließend muß eine *Digitalis- + Verapamil*-Medikation erfolgen.

Kontraindikationen:
1. Digitalisintoxikation.
2. Entzündliche oder toxische Myokardirritationen.
3. Starke Dilatation des linken Vorhofes oder des linken Ventrikels (besonders nicht operierte Herzklappenfehler).
4. Ausgeprägte Zeichen einer Linksherzhypertrophie im EKG.
5. Fortgeschrittene Koronarsklerose.
6. Rezidivierendes Vorhofflimmern mit intermittierend auftretendem Sinusrhythmus.

Keine Indikation:
1. Vorhofflimmern von mehr als sechs Monaten Dauer bei älteren Kranken.
2. Kranke, die trotz ausreichender *Digitalis-Verapamil*-Behandlung im Zeitraum von sechs Monaten nach Kardioversion wieder ein Rezidiv erleiden.
3. Bei unbehandeltem Grundleiden (z. B. Hyperthyreose).

B. Vorbehandlung
(39, 70, 71, 352, 484, 492, 749)
1. **Digitalisierung:** In jedem Fall wird vor der Kardioversion eine *kombinierte Digitalis-Chinidin-Behandlung* durchgeführt, wobei nicht selten schon unter dieser Therapie eine Regularisierung erreicht werden kann.
Eine *Digitalispause* von mindestens 3 Tagen vor der Kardioversion ist empfehlenswert. (Die Dauer der Digitalispause hängt von der Abklingquote des Präparates ab.) Außerdem muß darauf geachtet werden, daß der Serum-Kaliumspiegel normal ist, da Rhythmusstörungen unmittelbar nach der elektrischen Behandlung vorwiegend durch Hypokaliämie bedingt sind.
Nach KLEIGER und LOWN (484) führt jeder Elektroschock zu einer flüchtigen, Sekunden bis Minuten anhaltenden Zellmembranstörung mit einem *Kaliumreflux*. Dieser zelluläre Kaliumverlust bewirkt eine Abnahme des Ruhepotentials, eine Verminderung der Leitfähigkeit und eine Erhöhung der Irritabilität. Eine bereits bestehende zelluläre Kaliumverarmung wird diesen Effekt erhöhen. Da-

durch kann ein *kurzfristiger toxischer Digitaliseffekt* in Form von Rhythmusstörungen auftreten).

2. **Chinidin-Behandlung:** 3-4 Tage vor der Kardioversion, nach einer Probedosis von 1 Drg. Chinidin-Duriles®, 3 x 2 Chinidin-Duriles®. Nach BENDER (42) wird durch diese Dosierung ein wirksamer Blutspiegel erreicht.

Die *Chinidin-Behandlung* wird aus folgenden Gründen durchgeführt:
a) Durch einen ausreichenden Blutspiegel soll verhindert werden, daß die Arrhythmie kurzfristig nach der Kardioversion wieder in Erscheinung tritt.
b) Um eine medikamentöse Kardioversion zu erreichen (gelingt in etwa 40% der Fälle).
c) Um andere Arrhythmien, die unmittelbar nach Kardioversion auftreten können, zu unterdrücken.

Chinidinbedingte, allerdings sehr seltene *Intoxikationserscheinungen* in Form von synkopalen Anfällen, können 30 min bis 24 Stunden nach der Kardioversion auftreten (39, 69, 153, 484). Eine allergische Reaktion oder Magenunverträglichkeit zwingt zu einer Änderung der Therapie. In diesem Fall sollten *Disopyramid* (Rythmodul® oder Norpace®) oder *Verapamil* (Isoptin®) gegeben werden. In seltenen Fällen ist nach einleitender Chinidinbehandlung Kammerflimmern aufgetreten. Daher sollte die einleitende Behandlung (24 Stunden) *stationär* unter Monitorkontrolle vorgenommen werden.

3. **Antikoagulantientherapie:** Die Vorbehandlung mit Marcumar® sollte in allen Fällen unter Berücksichtigung der Kontraindikation durchgeführt werden (567). Dabei sollte die Therapie mindestens drei Wochen vor der Kardioversion eingeleitet werden. Notfallsituationen sind davon ausgenommen.

C. Nachbehandlung
Die *Digitalis- und Chinidin-Behandlung* (oder *Disopyramid-* bzw. *Verapamil*-Behandlung) sollte mindestens 9-12 Monate lang nach der Kardioversion durchgeführt werden. Zeigen sich im Elektrokardiogramm glykosidbedingte Rhythmusstörungen, z.B. AV-Blockierungen oder Bigeminus, so wird die Digitalismedikation etwas reduziert. (Digitalisblutspiegeluntersuchung!) (Es ist bekannt, daß bei der Kombinationstherapie die Digitaliswirkung durch Chinidin erhöht wird und daher eine Digitalisreduzierung vorgenommen werden muß.) Die Chinidin-Therapie muß in gleicher Höhe wie vorher weitergeführt werden. Für

Rezidive ist häufig die Reduzierung der Chinidin-Dosis verantwortlich!

Die *Antikoagulantientherapie* ist ebenfalls mindestens 2 Monate fortzuführen. Dies gilt auch für die Kranken, bei denen notfallbedingt eine Kardioversion durchgeführt wurde.

D. Komplikationen

Wie bereits besprochen, ereignen sich in mindestens 1-2 % der Fälle nach Kardioversion *arterielle Embolien.* Auch bedrohliche *Rhythmusstörungen,* bedingt durch zellulären Kaliummangel bzw. Digitalisintoxikation, werden beobachtet. In 1 % der Fälle kann sich im Anschluß an die Kardioversion ein *Lungenödem* ausbilden.

Der *Anstieg der Serumenzyme* ist wahrscheinlich nicht auf das Myokard zu beziehen, sondern durch einen Austritt aus der Skelettmuskulatur bedingt. Mitunter vorkommende plateauförmige *ST-Anhebungen* sind nicht als Zeichen einer Ischämiereaktion zu werten.

Neben der Sofortreaktion kann es auch zu einer *Intervallreaktion* kommen, d.h. nach der Kardioversion läßt sich eine Übergangsphase beobachten, bis der Sinusrhythmus eintritt. Während dieser Zeit kann entweder das ursprüngliche Vorhofflimmern noch anhalten oder andere Schrittmacher können aktiv werden (978). Diese Intervallphase dauert jedoch nicht länger als 5 min.

Eine sehr seltene Komplikation, auf die man jedoch vorbereitet sein sollte, ist das *Auftreten von Asystolie nach Kardioversion* (357, 687). Ein Hinweis, daß eine solche Gefährdung besteht, ist eine Bradyarrhythmie *unter 60/min.*

E. Technische Ausführung der Kardioversion

a) **Voraussetzungen:**
1. Intubationsbesteck und Beatmungsmöglichkeit.
2. Narkosegerät.
3. Bereitstellung von Notfallmedikamenten (Alupent®, Xylocain®, Isoptin®, *Natriumbicarbonat,* Phenhydan®, *Kaliumchlorid, THAM,* Novadral®, Arterenol®, *Dopamin).*
4. Bereitstellung von Notfallinstrumenten (intrakardiale Punktionskanülen, Venae-sectio-Besteck, Stimulationskatheter und Stimulationsgerät).
5. Harte Unterlage (Brett) für Patienten.
6. Venöser Zugang, Entfernung eines künstlichen Gebisses.

b) **Gerätekontrolle:**
1. Prüfung des Sichtgerätes des Kardioversionsgerätes.
2. Triggerung korrekt einstellen.
3. Prüfung der EKG-Registrierung.

4. Prüfung der Elektroden auf Sauberkeit.
5. Bei laufendem EKG Auslösung der Stimulation – ohne Patienten-
   kontakt –, um zu prüfen, ob der Stimulationsimpuls korrekt
   einfällt.

c) Medizinische Kontrolle:

1. Röntgenbild (Thoraxaufnahme, Herzhinterraum).
2. Elektrokardiogramm (unmittelbar vor Kardioversion und Vergleich mit allen verfügbaren EKG-Registrierungen).
3. Serum-Kaliumwert (unmittelbar vor Kardioversion!).
4. Transaminasen.
5. Serum-Digitalisspiegel.
6. Blutkörperchensenkungsgeschwindigkeit.
7. T3/T4-Test.
8. Blutdruckmessung.
9. Venendruck (fakultativ).
10. Körpertemperatur.
11. Information über durchgeführte Therapie (insbesondere herz-
    wirksame Substanzen).
12. Information über die letzte Mahlzeit.
13. Echokardiogramm.

d) Ausführung:

1. *Narkose:* Nach Möglichkeit sollte die Narkose von einem Anäs-
   thesisten oder von einem in der Ausführung von Narkosen geübten Arzt durchgeführt werden. Als Anästhetikum wird Epontol®
   (bis 500 mg) mit einer Injektionsgeschwindigkeit von 10-20 mg/
   sec injiziert (233), oder Hypnomidate® (Etomidat). Die Überwachung während und nach der Narkose wird streng nach anästhe-
   siologischen Richtlinien durchgeführt.
   Von manchen Autoren wird empfohlen, die Kardioversion unter
   hochdosierter *Diazepam*-Applikation (Valium® 20-30 mg i.v.)
   durchzuführen. Dies bleibt jedoch der Kardioversion mit niedrigem Stromimpuls vorbehalten.

2. *Kardioversion:* Die beiden großflächigen Elektrodenplatten werden mit Elektrodenpaste bestrichen. Diese Kontaktpaste und ein
   Druck von mindestens 5 kg verringern den Übergangswiderstand
   und verhindern die Gefahr eines großen thermischen Effektes,
   der zu Hautverbrennungen führen kann.
   Als *Lokalisation der Elektroden* wird der 2. ICR rechts parasternal
   und der 5. ICR links in der Medioklavikularlinie angegeben. Eine
   andere Plazierung, die etwas geringere Stromenergie erfordert,
   ist die anterioposteriore Lokalisation, bei der eine Elektrode prä-

Tab. *I.-9.* Für die Arrhythmien sind folgende *Impulsstärken* zu wählen:

Arrhythmie	Stromimpuls	Wsec (maximal)
Vorhofflattern	12,5-25	50
Supraventrikuläre paroxysmale Tachykardie	12,5-25-50	50
Ventrikuläre Tachykardie	12,5-25	(200-400)
Vorhofflimmern	–	100-200-300

kordial im 3. oder 4. ICR links parasternal, die andere Elektrode zwischen den Scapulae oder direkt unterhalb der linken Scapula plaziert wird. (Tab. I.-9.)

Bei den *ventrikulären Tachykardien* sollte man nach zwei Versuchen mit niedrigen Stromimpulsen auf die in Klammern gesetzten Stromstärken übergehen, da man dann unterstellen kann, daß es sich nicht um Reentry-Tachykardien, sondern um ektope Reizbildungen handelt.

Insgesamt sollten *höchstens fünf Versuche* unternommen werden. Wenn bei Vorhofflattern nach drei Versuchen der Sinusrhythmus noch nicht wieder hergestellt ist, kann vor dem nächsten Stromimpuls 1 Amp. Isoptin® (5 mg) i.v. verabreicht werden. Auf diese Weise gelingt häufig die Überführung in den Sinusrhythmus durch den nächsten Kardioversionsversuch (656). Nach jeder Applikation sollte etwa eine Minute gewartet werden, damit die Intervallreduktion beobachtet werden kann.

Bei ventrikulärer Tachykardie sollte *nach drei vergeblichen Versuchen* Xylocain® 50-100 mg i.v. vor dem nächsten Stromimpuls appliziert werden.

e) **Nachbeobachtung:** EKG-Monitorkontrolle, Puls und Blutdruck halbstündlich. Dauer der Kontrollen: vom Krankheitszustand abhängig, mindestens jedoch 6 Stunden.

Wichtige medikamentöse Hinweise:
Bei Leitungsstörungen: Alupent® *(Orciprenalin),* z.B. 0,5 mg i.v.
Bei Extrasystolie: Xylocain® *(Lidocain),* z.B. 50 mg i.v.
Bei Vorhofextrasystolen: Isoptin® *(Verapamil)* 5 mg i.v.

4.2. Elektroschock (Defibrillation)
A. Indikation
Der „ungesteuerte" Elektroschock fällt zum Zeitpunkt der manuellen Auslösung ein, ohne daß er durch die R-Zacke in eine bestimmte Herzphase dirigiert wird (976). Es wird *ausschließlich beim Kammer-*

flattern und Kammerflimmern angewendet, da hier die Berücksichtigung der vulnerablen Phase entfällt (32a, 179a, 304a).

Die Defibrillationsbehandlung kommt erst dann zum Einsatz, wenn durch das *EKG eindeutig geklärt* ist, daß es sich um Kammerflattern bzw. -flimmern handelt. Da die erfolgreiche Defibrillation in erster Linie von einer ausreichenden Sauerstoffversorgung des Myokard abhängt, muß bis zur Defibrillation eine effektive externe Herzmassage und eine Sauerstoffbeatmung durchgeführt werden (225, 665, 975).

Ausnahme: Sofortige Defibrillation, wenn das Einsetzen von Kammerflimmern beobachtet wird oder innerhalb der 1. Minute nach Einsetzen!

B. Ausführung

Lokalisation: Die Elektroden werden im 2. ICR rechts parasternal und im 5. ICR links in der Medioklavicularlinie aufgesetzt und ein Stromstoß von 200-300 Wsec appliziert. Wenn es die Zeit erlaubt, kann auch die anterioposteriore Elektrodenplazierung gewählt werden.

Trotz der Absicherung der neuen Geräte ist darauf zu achten, daß keiner der Helfer das Bett berührt, da der Defibrillator auch fibrillieren kann!

Für den *ersten Elektroschock* sollte man eine Energie von 200 Joule einstellen und bei Ineffektivität steigern bis 380 Joule.

Nach jeder Defibrillation wird der Effekt geprüft: bei Erfolglosigkeit ein weiterer Versuch unternommen. *Von Serienschocks muß abgeraten werden,* da die erste Defibrillation bereits erfolgreich gewesen sein kann und dann die Gefahr besteht, daß der zweite Stromstoß in die vulnerable Phase einer Spontanaktion einfällt und erneut Flimmern auslöst.

Kurzfristige Asystolie oder Bradykardie durch SA- oder AV-Leitungsstörungen im Anschluß an die Defibrillation machen es oft erforderlich, die *externe Herzmassage fortzusetzen,* bis im EKG ein ausreichender Eigenrhythmus erkennbar ist.

Hinweise zur optimalen elektrischen Defibrillation:

Korrekt durchgeführte Basismaßnahmen	→ Bestmögliche Oxygenierung des Myokards
Verwendung ausreichender Mengen von Elektrodengel oder Elektrodenpaste	→ Herabsetzung des Hautwiderstands
Korrekte Plazierung der Defibrillations-Elektroden	→ Größtmöglicher Stromfluß durch das Herz
Festes Anpressen der Defibrillations-Elektroden	→ Erniedrigung des transthorakalen Widerstandes
Kurzer Zeitabstand zwischen den Defibrillationen	

Nach *drei erfolglosen Defibrillationen* wird bei Fortsetzung der Wiederbelebungsmaßnahmen eine i.v. Injektion von *Adrenalin* (Suprarenin®
1 ml = 1 Amp. = 1,0 mg verdünnt in 9 ml physiologischer Kochsalzlösung 5–7 ml in einer zentralen Vene) verabreicht. Durch die i. v.
Injektion von *Adrenalin* kann eine bis dahin erfolglose Defibrillation
erfolgreich werden (226, 331). Es besteht die Vorstellung, daß dadurch
träge Flimmerwellen die gröberen Flimmerwellen überführt werden.
Dieses „gröbere" Kammerflimmern läßt sich besser defibrillieren
(873, 964a).

Bei *rezidivierendem Kammerflimmern und bei Neigung zu Bradykardien*
ist es ratsam, transvenös einen *Mikroelektrodenkatheter* in den rechten
Ventrikel einzulegen, um jeweils im Anschluß an die Defibrillation bei
Asystolien sofort mit der Elektrostimulation beginnen zu können. Mit
der neuentwickelten transthorakalen Stimulation mit großflächigen
Elektroden kann dieses Vorgehen sehr vereinfacht werden.

Zur *Verhütung von Flimmerrezidiven* kann bei liegender intrakardialer
Schrittmachersonde in einer Infusion *Kaliumbicarbonat* zugeführt werden: in einer weiteren Tropfinfusion wird außerdem Xylocain®, mindestens 24, besser 48 Stunden appliziert.

C. Zusammenfassung
1. Bei den Zeichen des Herzstillstandes nach 2 Insufflationen *sofort*
   mit externer Herzmassage und Beatmung beginnen.
2. *EKG-Registrierung* (Kontrolle durch die aufgelegten Elektrodenplatten im Monitorbild) zur Klärung der Art des Herzstillstandes*
   oder bei einsatzbereitem Defibrillator sofort durch die aufgelegten
   Plattenelektroden im Kardioskop das EKG-Bild und anschließend
   1. Defibrillation.
   Bei Kammerflimmen (-flattern) während dieser Zeit:
   Reanimation mit O_2-Beatmung.
3. Vorbereitung zur Defibrillation:
   a) Gerät einschalten,
   b) Elektroden mit Elektrodenpaste bestreichen,
   c) Elektroden präkordial oder anterior-posterior ansetzen und ei-
      nen Druck von mindestens 5 kg ausüben,
   d) Alle Helfer vom Patientenbett zurücktreten lassen.
4. Defibrillation mit *200-300 Joule*.

* Durch die neu entwickelten Kardioversionsgeräte, die über die Plattenelektroden, die zur Elektroschockbehandlung dienen, zusätzlich das Oberflächen-EKG (am eingebauten Kardioskop) abnehmen, gelingt es sehr
schnell, sich die Information über die Art der zugrundeliegenden Herzrhythmusstörung zu verschaffen.

5. Erfolg der Defibrillation am *Kardioskop* prüfen. Während dieser Zeit Reanimationsmaßnahmen weiter durchführen.
6. Bei *Fortbestehen des Kammerflimmerns* zweimal die Defibrillation in Abständen wiederholen. Wenn bisherige Maßnahmen ohne Erfolg:
   – *Adrenalin* (1 Amp.) peripher-venös, zentralvenös, endobrachial oder als Ultima ratio *intrakardial* injizieren.
   – Wiederaufnahme der externen Herzmassage und Beatmung, damit die injizierten Medikamente an ihren Wirkungsort gelangen.
   – Wiederholung der Defibrillation (evtl. diesmal Xylocain® 100 mg) und *Natriumbicarbonat* i.v.
   Evtl. Überprüfung der Reanimationstechnik und Überprüfung des Gerätes!
7. Die Defibrillationsversuche sind so lange fortzusetzen, wie Flimmerwellen nachweisbar sind.
8. Bei rezidivierendem Kammerflimmern Einführung einer intrakardialen *Schrittmachersonde.*
9. Flimmerprophylaxe:
   a) *Lävulose* 5 % 500 ml + Xylocain® *(Lidocain)* 2 % 2 g i.v., Einlaufzeit maximal 4 mg/min.
   b) Bei einsatzbereitem, intrakardialem Schrittmacher *Kaliumbicarbonat*-Infusion: Lävulose 5 % 200 ml, *Kaliumbicarbonat 60 mval (= 60 ml) innerhalb von 1-2 Stunden infundieren, wenn möglich mit Perfusor.*
   c) *Bei Auftreten von Extrasystolen trotz der Behandlung Infusion von* Cordarex® *(Amiodaron)* s. S. 38.

5. Angina pectoris

5.1. Stabile Angina pectoris

Definition: Die stabile Angina pectoris ist charakterisiert durch einen *retrosternal auftretenden Schmerzanfall,* der durch körperliche oder psychische Belastung ausgelöst wird. Der Schmerz hält bis zu 15 min an und geht bei Beendigung der Belastung zurück. *Nitrokörper heben den Schmerz auf* oder mindern die Intensität.
Hält der Schmerz länger als 20 min an oder sind Nitrokörper wirkungslos, muß an einen *Herzinfarkt* gedacht werden.

A. *Pathophysiologie*

Bei den meisten Kranken beruht die Ursache des Schmerzes auf einer *stenosierenden Koronarsklerose.* Die Auslösung des Schmerzes ist abhängig von dem Grad der Stenose, der Kollateralentwicklung und eventuell einer zusätzlichen Gefäßverkrampfung (Spasmus). In jedem Fall beruht die Schmerzentwicklung auf einem *momentanen Mißverhältnis zwischen Sauer-*

stoffbedarf und Sauerstoffangebot. Je nach Stenosegrad kann sich dieses Mißverhältnis schon bei leichten Anstrengungen oder erst bei schweren Belastungen als Schmerzattacke offenbaren. In seltenen Fällen kann auch ein Spasmus allein ohne koronarsklerotische Veränderung einen Angina-pectoris-Anfall auslösen. Außerdem kann es bei schwerer Aortenstenose, Kardiomyopathie, bei Tachykardie mit schneller Kammerfrequenz sowie bei schwerer Anämie oder Hyperthyreose zu Angina pectoris kommen.

B. Diagnostische Hinweise (s. Tab. *I.-10.*)

Subjektiv: Führendes und für die Diagnose ausschlaggebendes Symptom ist der durch *Belastung ausgelöste Schmerz!* Er tritt hauptsächlich *retrosternal auf mit Ausstrahlung in die linke Schulter, den linken Arm bis zu den Fingerspitzen.* Da der Kranke Herzschmerzen in der linken Thoraxseite vermutet, werden die retrosternalen Beschwerden häufig als nicht vom Herzen ausgehend gedeutet. Selten wird die Schmerzausstrahlung in den Hals, den Unterkiefer, den rechten Arm, in den Rükken oder zum Abdomen verspürt. Außerdem kann es sich um einen

Tab. *I.-10.* Symptome bei Myokardinfarkt und bei Angina pectoris.

Myokardinfarkt	Angina pectoris
Schmerzdauer: Meist länger als 30 min, keine Besserung durch Ruhe	Wenige Sekunden bis höchstens 15-20 min. Besserung durch Ruhe.
Auslösende Ursache: Häufig keine Ursache („aus heiterem Himmel") Möglicherweise Aufregung, außergewöhnliche Belastung	Durch typische Belastungen, individuell verschieden: Körperliche Belastungen, Verdauung, Kälte, Gemütsbewegung, Tachykardie, Hypoglykämie
Bisweilen Atemnot	*Keine Atemnot*
Linderung durch Nitrate: Nein	Ja
Schmerzdauer: Vernichtungsschmerz, häufig Todesangstgefühl	Wechselnd, selten von höchster Intensität
Mit Schmerz verbunden: Übelkeit und Erbrechen	Selten Übelkeit
Atemabhängige Schmerzen: Pleuro-perikardial	Nicht vorhanden

isolierten Schmerz handeln, der in den eben genannten Regionen auftritt. Die Schmerzintensität ist sehr unterschiedlich und reicht vom Organgefühl („ich spüre mein Herz") über ein deutliches Schmerzgefühl (ziehend, brennend) bis zu einem unerträglichen Schmerz, verbunden mit starkem Angstgefühl. Typisch ist die Angabe, das Gefühl eines *engen Reifens um die Brust* zu verspüren.

Während des Schmerzanfalls bietet der Kranke einen stark leidenden Eindruck; er ist blaß, kaltschweißig, tachykard, sehr unruhig und verängstigt. Bei der Untersuchung ist auf Arrhythmien zu achten. Meistens werden erhöhte Blutdruckwerte gemessen. Bemerkenswert ist die Diskrepanz zwischen dem geringen objektiven Befund und der ausgeprägten subjektiven Symptomatik. Während des Schmerzanfalls können unterschiedliche pathologische EKG-Veränderungen registriert werden:

EKG:
– Charakteristische ST-Stenkungen (horizontal verlaufend) mit einbezogener T-Welle, die biphasisch oder negativ ausgebildet ist.
– Isolierte negative T-Wellen.
– Monophasische ST-Anhebungen.
– Schenkelblock.
– Leitungsstörung oder Arrhythmien (z.B. Vorhofflimmern, -flattern, ventrikuläre Extrasystolen, ventrikuläre Tachykardie).

Laboruntersuchungen zeigen bei Angina pectoris keine pathologische Veränderung. Sie dienen im wesentlichen zum Ausschluß eines akuten Myokardinfarktes (siehe S. 138).

Differentialdiagnose: Bei typischer Anamnese bestehen nur selten differentialdiagnostische Schwierigkeiten. Eine relative Koronarinsuffizienz kann bei Aortenklappenfehlern oder Kardiomyopathie auftreten. Der Schmerz bei Perikarditis entwickelt sich meistens allmählich. Die wichtigste Differentialdiagnose ist der *akute Herzinfarkt.*

C. Sofortmaßnahmen (außerhalb des Krankenhauses)
Diagnostik:
1. Blutdruckmessung.
2. Herzauskultation.
3. Lungenauskultation.
4. Feststellung, ob Zeichen der Links- oder Rechtsherzinsuffizienz vorliegen.

Behandlung:
1. *Sedierung,* z.B. Valium® *(Diazepam)* 5 mg oral oder i.v.
2. *Nitroglycerin,* z.B. Nitrolingual®-Kapseln, 1-2 Kapseln zerbeißen und Flüssigkeit 3 min im Mund halten, oder *Isosorbiddinitrat,* z.B.

Isoket® 5 mg, Corovliss rapid®, Iso Mack®, Soribidilat®, Maycor®
im Mund zergehen lassen.

Wichtig: Läßt sich durch diese Behandlung der Schmerz nicht beseitigen, sollte der Kranke *sofort* in die Klinik eingewiesen werden. (Differentialdiagnosen instabile Angina pectoris – akuter Herzinfarkt).

3. *Behandlung des erhöhten Blutdruckes:*
   Nitrowirkung abwarten.
   Bei Werten über 200 mg Hg systolisch nach 5 min *Nifedipin* (Adalat®-Kapsel) 5 mg zerbeißen und Flüssigkeit hinunterschlukken (im Magen ist die Resorption schneller).
4. *Behandlung von Rhythmusstörungen:*
   Achten auf tachykarde arrhythmische und rhythmische Formen, z. B. Tachyarrhythmia absoluta, supraventrikuläre Tachykardien, ventrikuläre Tachykardien.
   Entsprechende Sofortbehandlung, da bei diesen Zuständen durch eine Nitrobehandlung der Schmerzanfall nicht beseitigt wird.

Wichtig: Nach der Akutbehandlung muß *immer* die ambulante oder stationäre kardiologische Untersuchung erfolgen. Erst nach dieser gründlichen Untersuchung wird die Dauertherapie festgelegt.
Eine *notfallmäßige Klinikeinweisung* muß erfolgen:
1. Bei anhaltenden Schmerzzuständen.
2. Bei stark erhöhten Blutdruckwerten.
3. Bei Rhythmusstörungen.
4. Beim ersten schweren Anfall.

D. Intensivtherapie
Bei Kranken mit stabiler Angina pectoris ist in *der Regel keine Intensivtherapie notwendig.* V. a. gilt es, einen akuten Herzinfarkt auszuschließen (EKG in Abständen von 4 h, Blutuntersuchungen, Enzymwerte).
Liegen bei dem Kranken die oben erwähnten Komplikationen vor, so sind sie, abhängig von der klinischen Symptomatik, auf der Intensivstation zu betreuen und nach den üblichen Behandlungsregeln (Hypertoniebehandlung, Behandlung von Rhythmusstörungen, Behandlung von Herzinsuffizienz) zu versorgen.
Von ausschlaggebender Bedeutung ist bei diesen Kranken die *genaue Abklärung der koronaren Herzerkrankung – so rasch wie möglich.*

5.2. Instabile Angina pectoris
Definition: Unter dem Begriff instabile Angina werden folgende Zustände zusammengefaßt:
1. Neu auftretende Angina pectoris bei zuvor symptomfreiem Verlauf.
2. Plötzlicher Wechsel einer vorher stabilen Angina pectoris (z.B. häufigere, stärkere Intensität, Kreszendo-Angina oder Ruhe-Angina).

3. Schwere Angina pectoris aus der Ruhe auftretend, länger als 20 min anhaltend, auf Nitrokörper resistent.

A. Pathophysiologie

Sehr häufig liegt der instabilen Angina pectoris eine Ruptur eines arteriosklerotischen Plaques zugrunde; im Zusammenhang mit einer solchen Ruptur und in unmittelbarer Folge kommt es zu einer Plättchenaggregation an dieser Stelle, einer Thrombusbildung und einer koronaren Vasokonstriktion (teilweise ausgelöst durch Freisetzung von vasoaktiven Substanzen aus den Blutplättchen). Diese Vorgänge engen das Lumen dieses schon zuvor arteriosklerotisch verengten Gefäßes ein, reduzieren somit den koronaren Blutfluß und erniedrigen das myokardiale Sauerstoffangebot. Auf diese Weise entsteht eine Myokardischämie trotz eines stabilen – nicht erhöhten – Sauerstoffbedarfs. Koronarangiographisch findet sich bei 80 % eine *Mehrgefäßerkrankung* mit kritisch verengten Stenosierungen, davon ist bei rund 20 % der Hauptstamm der linken Kranzarterie betroffen (360aa, 413a, 577b).

B. Diagnostische Hinweise

1. Das **klinische Bild** wird geprägt von der *Schmerzsymptomatik* mit folgenden charakteristischen Merkmalen:

   Auslösende Ursache: Häufig keine Ursache, eventuell nach außergewöhnlichen Belastungen.

   Lokalisation: Retrosternal mit und ohne Ausstrahlungen.

   Schmerzintensität: Zum größten Teil stärkere Schmerzen mit Angstgefühl, Vernichtungsschmerz, Todesangstgefühl.

   Schmerzdauer: Länger anhaltend (Stunden, Tage) keine Besserung durch Ruhe.

   Nitrowirkung: Keine oder nur geringe Wirkung.

Merke: Die Schmerzsymptomatik bei instabiler Angina pectoris ist *von der bei akutem Myokardinfarkt meist nicht zu unterscheiden.* Darum muß jeder Patient mit instabiler Angina mit dieser Symptomatik so lange als akuter Myokardinfarkt angesehen werden und behandelt werden, bis durch klinische Diagnostik die Differenzierung erfolgt ist!

Während des Schmerzanfalles kann der Kranke unregelmäßiges oder schnelles Herzklopfen verspüren als Ausdruck einer arrhythmischen meist tachykarden Herztätigkeit (Tachyarrhythmie, supraventrikuläre oder ventrikuläre Tachykardie-Extrasystolie).

Bei der Notfalluntersuchung bietet der Kranke die gleiche Symptomatik während des Angina-pectoris-Anfalles wie bei stabiler Angina. Immer bestehen *hochgradige Schmerzzustände.* Der Patient ist meist blaß, kaltschweißig und sehr unruhig. Der Blutdruck ist meist erhöht (wenn möglich, Blutdruck mit früheren Werten vergleichen; ein „normaler" Blutdruck kann bei vorbestehender Hypertonie einem Kollaps entsprechen), die Herzaktion ist stark beschleunigt, häufig arrhythmisch.

2. **Hämodynamische Untersuchungen:** Neben der Blutdruckmessung und der Herzfrequenzbestimmung sollte nach Möglichkeit die *kontinuierliche Pulmonalisdruckmessung* vorgenommen werden. Während des Schmerzanfalles ist der Druck in der A. pulmonalis meist erhöht und vermittelt damit die enddiastolischen linksventrikulären Druckverhältnisse.

3. Eventuell **Echokardiographie;** durch diese Untersuchung können pathologische Veränderungen in Form von Reduktion der Bewegungsamplitude von Kammerwand oder Septum registriert werden, die auf eine Ischämie hinweisen.

4. **EKG:** Während der schmerzfreien Zeit ist das Ruhe-Elektrokardiogramm meist unauffällig. Pathologische Veränderungen während des Schmerzanfalls führen zu folgenden Verdachtsdiagnosen:
   a) Hochgradige proximale Riva-(Ramus-interventricularis-anterior-)Stenosen: tiefe symmetrische T-Negativierungen in V_2 und V_3 ohne R-Verlust. Diese Veränderungen können auch noch nach dem Schmerzanfall persistieren.
   b) Hochgradige Hauptstammstenose und Dreigefäßerkrankung; ST-Segment-Anhebung in V_1 und aVR und ST-Segment-Senkung in 8 anderen Ableitungen. Nach dem Schmerzanfall häufig wieder Normalisierung des Elektrokardiogramms.

5. **Koronarangiographie:** Nach Abklingen der Beschwerden sollte sobald wie möglich die Untersuchung der Herzkranzgefäße vorgenommen werden, verbunden mit einer *Lävokardiographie.* Dieser Untersuchung sollten möglichst alle Kranken unterzogen werden, wenn nicht fortgeschrittenes Alter oder andere schwere Krankheitszustände (z.B. hochgradige generalisierte Arteriosklerose, Zustand nach Apoplexie, Malignom u.a.) eine Kontraindikation darstellen bzw. keine weitere therapeutischen Maßnahmen, wie z.B. Angioplastie oder Bypass-Operation, zumutbar sind oder ein zu großes Risiko beinhalten.

C. Sofortmaßnahmen

Wichtig: Jeder Kranke mit instabiler Angina pectoris muß *sofort zur stationären Behandlung* auf eine Intensivstation eingewiesen werden.

Maßnahmen außerhalb des Krankenhauses:
1. Blutdruckmessung.
2. Herzauskultation.
3. Lungenauskultation.
4. Feststellung einer Links- oder Rechtsherzinsuffizienz oder eines Schockzustandes.
5. Feststellung von Herzrhythmusstörungen.

Behandlung:
1. *Lagerung:* bei Atemnot Oberkörper angehoben.
2. *Sedierung,* z.B. 1 Amp. Valium® *(Diazepam)* 5 mg i.v.
3. *Aspirol®* (Azetylsalizylsäure) 0,5 g i. v.
4. *Schmerzbekämpfung:*
   a) *Isosorbiddinitrat,* Tabl. 5-10 mg s.l., z.B. Isoket®, Corovliss®, Sobilidat® oder Nitrolingual®-Kapseln, 1-2 Kapseln zerbeißen und im Mund langsam zergehen lassen.
   b) *Morphinum hydrochloricum* 10 mg; 1/2 Amp. langsam i.v. oder Fortral® *(Pentazocin)* 1/2-1 Amp. langsam i.v.
5. *Antiarrhythmische Therapie:* Bei ventrik. Extrasystolie der Lown-Klassen III, IV oder V: *Xylocain®* 100 mg langs. i. v.
6. *Ärztliche Begleitung ins Krankenhaus,* wenn möglich mit Notarztwagen.

Bei Bradykardie Morphinum-Atropin® oder Scophedal® 1/2 Amp. langsam i. v.

D. Intensivtherapie
Voraussetzungen für die Therapie:
1. Möglichkeit der O_2-Versorgung (zentraler Sauerstoffanschluß).
2. Monitorüberwachung.
3. Venöser Zugang (eventuell Einschwemm-Ballonkatheter) zur Messung des Druckes in der A. pulmonalis und zur Messung des Herzzeitvolumens (Thermistor).

Merke: Keine intramuskulären Injektionen wegen Enzymdiagnostik im Krankenhaus oder wegen nachfolgender Thrombolysebehandlung.

Therapieschema:

1. Lagerung.
2. Sedierung.
3. Schmerzbekämpfung.
   a) *Nitroverbindung.*
   b) *Beta-Rezeptorenblocker.*
   c) *Calciumantagonisten.*
   d) *Opiate.*
4. *Plättchenaggregationshemmer.*
5. Eventuelle Hypertoniebehandlung.
6. Eventuell *antiarrhythmische Behandlung.*
7. Weiterführende Untersuchung (Rechtsherzkatheteruntersuchung, Koronarangiographie).
8. Transluminale Angioplastie.
9. Bypass-Operation.

Zu 1. Die *Lagerung* richtet sich nach dem klinischen Zustand; Oberkörper etwas angehoben bei leichter Atemnot; stärker angehoben bei schwerer Atemnot.

Zu 2. Die *Sedierung* wird mit Valium® *(Diazepam)* 5 mg i.v. im Abstand von 4 bis 6 Stunden vorgenommen.

Zu 3. Die *Schmerzbehandlung* wird mit *Nitroglycerininfusion, Betarezeptorenblockern* und Calciumantagonisten durchgeführt. Da zu Beginn der Behandlung mit diesen Mitteln Schmerzfreiheit oft nicht zu erreichen ist, sollten zusätzlich kleine Dosen von *Opiaten* verabreicht werden (siehe Sofortmaßnahmen). Bei schwächeren Schmerzzuständen: Valoron® 10-20 Tropfen, nach Bedarf wiederholen bis zu 4× in 24 Stunden.

Zu 3a) *Nitroglycerin*-Infusion, beginnend mit 4 mg pro Stunde, Steigerung bis 6 mg pro Stunde oder
Isosorbiddinitrat-Infusion, beginnend mit 4 mg/Stunde bis 8 mg/ Stunde, z.B. Isoket®-Ampullen 10 mg oder 100 mg mit physiologischer Kochsalzlösung.
Diese Behandlung nach Möglichkeit unter Druckkontrolle in der A. pulmonalis (Mitteldruck nicht niedriger als 12-15 mm Hg), HZV-Kontrolle und Überwachung des arteriellen Blutdruckes (sollte nicht unter 100 mm Hg absinken). Wegen der Toleranzentwicklung sollte jeweils nach 24 Stunden diese Dosis um 10 % gesteigert werden.

Zu 3 b) *Betablocker* sollten *nicht bei Prinzmetal-Angina* gegeben werden. Bei den anderen Formen z.B. Dociton® *(Propranolol)* beginnend mit 4 x 10 mg, Steigerung auf 4 x 20 bis 4 x 40 mg; im Abstand von 6 Stunden die Einzeldosis geben.
In der Literatur wird darauf hingewiesen, daß in einigen Fällen bei hochgradiger Koronarstenose zusätzlich ein Spasmus auftreten kann, der durch die Gabe von Betablockern im Rahmen ihrer indirekten Alpharezeptoren-stimulierenden Wirkung eine Verschlechterung im Sinne der Zunahme von Schmerzen führen kann. Falls bei der Behandlung der Eindruck entsteht, daß der Schmerzzustand durch Betablocker verstärkt wird, sollte die Dosis reduziert oder das Medikament abgesetzt werden. In der Praxis wird dies jedoch selten beobachtet. Andererseits kommt es bei vielen Patienten ohne den Einsatz von Betarezeptorenblockern nicht zu einer Stabilisierung und Schmerzfreiheit (998). Als Alternativpräparat z.B. Beloc® mite (50 mg *Metroprolol)* 4 × 1 im Abstand von 6 Stunden. Liegt zudem eine Herzinsuffizienz vor oder besteht eine Pulsfrequenz unter 55/min, sollte keine Behandlung mit Betablockern eingeleitet werden.

Zu 3 c) *Calciumantagonisten* werden bevorzugt eingesetzt bei dem Hinweis, daß es sich um Spasmen der Koronargefäße handelt (z.B. Prinzmetal-Angina). Aber auch bei anderen Patienten mit der Symptomatik einer instabilen Angina hat sich die sogenannte *Dreierkombination* bewährt, *Nitrokörper, Betablocker, Calciumantagonisten,* z. B. Dilzem® *(Diltiazem)* 30-60 mg p. os im Abstand von 6-8 Stunden. *Nifedipin* sollte bei niedrigem Blutdruck nicht verabreicht werden, da die blutdrucksenkende Wirkung ungünstig ist und außerdem eine Herzfrequenzsteigerung, die für dieses Krankheitsbild nicht günstig ist, zu erwarten ist. *Verapamil* besitzt ebenfalls eine stärkere blutdrucksenkende Wirkung als *Diltiazem:* auch die Frequenz wird stärker durch *Verapamil* als durch *Diltiazem* gesenkt.

Zur Beachtung: Bei allen Medikamenten (3 a bis 3 c) muß mit kleiner Dosis die Behandlung eingeleitet werden. Unter Beachtung der hämodynamischen Wirkung können dann individuell zügig die Medikamente gesteigert werden. Zu achten ist
– *Bei Nitrokörpern* auf Blutdruckerniedrigung, Pulmonalisdruckerniedrigung, unerträgliche Kopfschmerzen.
– *Bei Betarezeptorenblockern* auf Herzfrequenzverlangsamung, Blutdruckerniedrigung und AV-Leitungsstörungen, verstärkte Schmerzen (Kontraindikation Bronchospasmus).

Zu 3 d) Da zu Beginn mit den niedrigen Dosierungen von 3 a–3 c meist keine Schmerzfreiheit erreicht wird, sollten während dieser Zeit Schmerzmittel verordnet werden, z.B. Fortral® *(Pentazocin)* 1 Amp. (ca. 30 mg) langsam i.v. oder TRAMAL *(Tramadol)* 50 mg i.v. TEMGESIC *(Buprenorphin)* 0,3 mg i. v. Bei unerträglichen Schmerzen Morphin 10 mg langsam (1 ml/min) i. v.

Zu 4. *Plättchenaggregationshemmer.* Initial Aspisol® *(Acetylsalicylsäure)* 0,5 g i.v., anschließend täglich 250-300 mg z. B. Godamed®-mite. Nach einer Mitteilung von LEWES senkt bei instabiler Angina die Acetylsalicylsäure signifikant die Herzinfarkt- und Todesfallrate (547).

Zu 5. Durch die Dreierkombination wird bei den meisten Kranken der *erhöhte Blutdruck* normalisiert. Nur ganz selten muß zusätzlich ein Medikament gegen die noch bestehende Blutdruckerhöhung verabreicht werden. Hier hat sich Ebrantil® *(Urapidil)* 1 Amp. 25 mg langsam intravenös appliziert bewährt.

Zu 6. Eine *antiarrhythmische Behandlung* ist vor allem bei ventrikulären Extrasystolen indiziert. Sofortmaßnahmen s. S. 114.

Zu 7. Es besteht weitgehende Einigkeit über die Notwendigkeit einer *Koronarangiographie* nach erfolgreicher Behandlung einer instabilen Angina pectoris, d.h. im Stadium der Beschwerdefreiheit unter Berücksichtigung der üblichen Kontraindikation durchzuführen. Diese Untersuchung sollte nach Erreichen der Beschwerdefreiheit möglichst bald, auf jeden Fall innerhalb der nächsten zwei Tage erfolgen.

Nicht endgültig geklärt und durch entsprechende Untersuchungen untermauert ist die Frage, wann bei weiter bestehenden oder zunehmenden Beschwerden die *angiographische Untersuchung* erfolgen soll. In Zentren, in denen am Ort die Ballondilatation und die Bypass-Chirurgie zur Verfügung stehen, wird die schnelle Abklärung befürwortet, d.h. bestehen die Beschwerden weiter oder nehmen sie sogar zu, so wird nach 24-48 Stunden eine Koronarangiographie mit eventuell sich direkt anschließender Behandlung durchgeführt. Bei Krankenhäusern ohne Koronarangiographie sollte der medikamentöse Versuch über 3 Tage fortgeführt werden, allerdings sollte in dieser Zeit schon mit dem benachbarten kardiologischen Zentrum Kontakt aufgenommen werden, daß nach dieser Zeit sofort die Verlegung in dieses Zentrum erfolgen kann.

Zu 8. Durch die Koronarangiographie wird geklärt, ob die Stenose mit der *perkutanen transluminalen koronaren Angioplastie* (PTCA) behandelt werden kann, ob eine *Bypass-Operation* in Frage kommt oder ob eine *medikamentöse Behandlung* durchzuführen ist.

Die ideale *Indikation zur PTCA* liegt vor, wenn es sich um eine proximale, isolierte, kurzstreckige, konzentrische, nicht verkalkte 70-90 %ige Stenose in einer der drei Kranzarterien handelt, und die Schmerzanamnese kurz ist. Seit 1983 wurde der Indikationskatalog erweitert. Dabei handelt es sich um folgende *Indikationen:*
– Distal gelegene Stenosen zum Teil hintereinander geschaltet, auch bei Zwei- und Dreigefäß-Erkrankungen.
– Subtotale Stenosen bei instabiler Angina und nach koronarer thrombolytischer Rekanalisation nach akutem Infarkt.
Die linke Hauptstammstenose bleibt eine *Kontraindikation* und damit der Bypasschirurgie vorbehalten. Als obligate Voraussetzung für die Koronardilatation gelten die potentielle Bypass-Indikation, die Einwilligung zur Operation und die Nähe eines einsatzbereiten Operationsteams.

Zu 9. Das niedrigste Risiko bei *aortokoronaren Bypass-Operationen* haben Kranke, bei denen Beschwerdefreiheit erzielt werden konnte. Aus diesem Grund sollte eine intensive medikamentöse Behandlung der instabilen Angina erfolgen.
Von einigen Arbeitsgruppen wird bei therapierefraktären Zuständen die *intraaortale Ballonpulsation* empfohlen.

Einzelheiten über *Risiko, Prognose und Komplikation der aortokoronaren Bypass-Operation* siehe bei (179).

E. Überwachung

Tab. I.-11. Überwachung bei instabiler Angina pectoris.

Überwachung	Kontrollen (zeitl. Abstand)
EKG	Monitor 12 Ableitungen, 4 Stunden in den ersten 24 Stunden dann alle 12 Stunden
Arterieller Druck (unblutig) Herzfrequenz	1 Stunde
Arterieller Pulmonalisdruck	Zunächst stündlich, später in Abständen von 4 Stunden
Serumelektrolytwerte	12 Stunden
CPK, CK-MB, GPT, α-HBDH, LDH	24 Stunden
Urinausscheidung, Routine-Laboruntersuchung	24 Stunden bzw. einmalig

6. Myokardinfarkt

A. Pathophysiologie

In der überwiegenden Zahl entwickelt sich der Herzinfarkt auf der Basis einer *stenosierenden Koronarsklerose.* Die abrupte Unterbrechung der Perfusion erfolgt durch einen *Verschluß des Gefäßes,* welcher durch verschiedene Faktoren verursacht sein kann. In über 90 % wird ein vollständiger Verschluß der Koronararterie durch einen *Thrombus* verursacht. Durch die vielen angiographisch erhobenen Befunde vor und nach thrombolytischer Behandlung akuter Herzinfarkte kann als gesichert gelten, daß in diesen Fällen ein Thrombus den Verschluß bewirkt hat. Außerdem kommt es bei einem kleinen Teil der Kranken zur *akuten ödematösen Verquellung eines arteriosklerotischen Plaques* oder zu *Blutungen innerhalb eines arteriosklerotischen Plaques.* In seltenen Fällen liegt keine Koronarsklerose bei eindeutig nachge-

wiesenem Infarkt vor. Hierbei handelt es sich um *entzündliche Veränderungen* (Koronaritis – bei systemischen Vaskulitiden oder akuter Myokarditis), um eine *Koronarembolie* (bei infektiöser Endokarditis oder nach Klappenoperation an Aorten- oder Mitralklappe) oder um *Koronarspasmen.*
Ebenfalls selten tritt ein Myokardinfarkt bei *akuten Erkrankungen* auf, in deren Verlauf sich eine plötzliche Erniedrigung des arteriellen Druckes und eine Minderung des zirkulierenden Blutvolumens einstellt (z.B. dekompensierte Hypertonie, massive Blutung, Lungenembolie, dekompensierte Herzklappenfehler oder Schocksyndrom). Der Schwerezustand der myokardialen Schädigung hängt bei diesen Zuständen wieder entscheidend von dem *Ausmaß der koronarsklerotischen Stenosen am Koronargefäßsystem* ab.
Im Hinblick auf neue Therapieverfahren ist es wichtig zu wissen, daß die räumliche Ausdehnung des Infarktes *zeitabhängig* ist. Nach tierexperimentellen Untersuchungen von Schaper (768) und klinischen Beobachtungen sind *45 min* nach Verschluß einer Koronararterie 40 % des subendokardialen Drittels des entsprechenden Myokardbezirkes irreversibel geschädigt, da die Kollateraldurchblutung dort sehr gering ist. Innerhalb der nächsten *45 min* schreitet die Infarzierung in subepikardialer Richtung rasch fort. Nach etwa *4 bis 6 Stunden* entspricht das Infarktvolumen dem Versorgungsgebiet des verschlossenen Gefäßes. Ein niedriger myokardialer Sauerstoffbedarf oder ein gut ausgeprägter Kollateralfluß kann das Auftreten des endgültigen Zelltodes hinauszögern, so daß Zeit für therapeutische Maßnahmen gewonnen werden kann. Je eher diese Behandlungen einsetzen, desto mehr Myokardgewebe kann gerettet werden. Nach einem Zeitraum von *mehr als 6 Stunden* – gerechnet vom Beginn der Schmerzsymptomatik an – ist wahrscheinlich der Zelluntergang definitiv.

Pathophysiologie der Infarktkomplikationen
Unter den Komplikationen des akuten Myokardinfarktes nehmen die bedrohlichen *Rhythmusstörungen* nach wie vor die erste Stelle ein. Es gilt die in den ersten Stunden akut zum Tode führenden Arrhythmien prophylaktisch zu behandeln bzw. durch medikamentöse oder elektrische Therapie zu beseitigen. Eine lückenlose Überwachung ist eine unbedingte Voraussetzung für die erfolgreiche Behandlung.
Das zweite Problem ist die spezifische Behandlung *hämodynamischer Störungen,* die sich sehr rasch in der Akutphase einstellen können und in der Hauptsache auf der Funktionsbeeinträchtigung des linken Ventrikels beruhen. Außerdem kommen hämodynamische Veränderungen vor, die durch besondere Begleitumstände in der Akutphase hervorgerufen werden (z.B. Hyperzirkulation, Hypovolämie oder periphere Gefäßerweiterung) sowie seltene Komplikationen wie z.B. akuter Ventrikelseptumdefekt oder Papillarmuskelabriß und dadurch verursachte akute Mitralinsuffizienz.

I. Hämodynamische Veränderungen
Tab.*I.-12.*

a) Linksherzinsuffizienz
Nach Unterbrechung der Durchblutung kommt es bereits nach wenigen Minuten zur Schädigung der kontraktilen Elemente. Nach einer Funktionsstörung des geschädigten Myokardbezirkes nimmt die Kontraktionsinsuffizienz schnell zu. Zunächst tritt eine *Asynchronie des Kontraktionsablaufes* innerhalb des betroffenen Herzmuskelbezirkes ein, d.h. ein gestörter zeitlicher Ablauf der Kontraktion. Es folgt eine verminderte Fähigkeit zur Ver-

Tab. *I.-12.* Hämodynamische Befunde bei Kranken mit akutem Myokardinfarkt.

	Herz-frequenz (S/min)	Art. Druck (mmHg)	Herz-index (l/min/m^2)	Pulmonal-Kapillar-druck (mmHg)	Zentral-venöser Druck (cm H$_2$O)
Normal	80	120/80	2,7-3,5	<12	2-5
Hyper-zirkulation	>100	160/90	4,0-5,0	<12	2-5
Periphere Vasodilatation Vasovagal	< 80	90/50	3,5	<12	2
Hypovolämie	>100	100/80	<2,7	8	1-2
Links-insuffizienz	90	110/80	<2,5	>22	5-8
Schock	>120	85/70	1,8	>18	5-15
Rechtsherz-infarkt	>100	100/80	2,7<12	>10	>15

kürzung (Hypokinesie). Danach verlieren die Herzmuskelfasern ihre Kontraktionsfähigkeit völlig, d.h. es besteht nun ein totaler Bewegungsausfall des infarzierten Bezirkes *(Akinesie).* Da dieser Bereich passiv dehnbar bleibt, kann es zu einer *paradoxen systolischen Ausbuchtung (Dyskinesie)* kommen. Je nach Größe und Lokalisation der Myokardschädigung kann man diese paradoxen Kammerbewegungen beobachten und registrieren (184). Nur zu einem kleinen Teil entwickeln sich aus diesen funktionellen Aneurysmen irreversible *Wandaneurysmen* (368).

Beträgt die regionale Kontraktionsstörung mehr als 15 % (gemessen an der Gesamtkontraktion der linken Kammer), so steigen das enddiastolische Volumen und damit der enddiastolische Druck an. Bei mehr als 20 % stellen sich die klinischen Zeichen der Herzinsuffizienz ein. Hämodynamisch kommt es zu einer *Erniedrigung des Herzindexes,* zu einer deutlichen *Erhöhung des enddiastolischen Druckes* (Füllungsdruck), der in der Arteria pulmonalis gemessen werden kann, und zu einer *leichten Erniedrigung des arteriellen Druckes.* Der *Venendruck kann erhöht sein,* ist jedoch als Maß für die Linksherzinsuffizienz nicht aussagefähig.

Die veränderte Hämodynamik – erhöhter linksventrikulärer Füllungsdruck und erhöhter Druck im linken Vorhof – führt zu einer beschleunigten frühdiastolischen Kammerfüllung. Dadurch entsteht ein *Ventrikeldehnungston* der als frühdiastolischer 3. Herzton zu auskultieren ist. Die mit der Druckerhöhung im kleinen Kreislauf einhergehende vermehrte Flüssigkeitsansammlung in der Lunge ist in Form des *interstitiellen Ödems* im Röntgenbild erkennbar und bei weiterer Zunahme als *alveoläres Ödem* zu auskultieren (feinblasige feuchte Rasselgeräusche). Insbesondere, wenn zusätzliche Komplikationen, wie z.b. tachykarde Rhythmusstörungen oder Schädigungen durch frühere Infarkte vorliegen, kann eine rasche Entwicklung bis zum ausgeprägten Lungenödem beobachtet werden (690a).

Diagnostik: Initial werden bei der Linksinsuffizienz bei akutem Herzinfarkt diastolische *Pulmonalarteriendrücke* über 20 mmHg gemessen (Pulmonalarterienmitteldruck etwa 30 mmHg). Im Verlauf ist oft ein weiterer Anstieg zu beobachten. Die röntgenologischen Veränderungen entwickeln sich im Verlauf der nächsten 4-8 Stunden, die klinische Symptomatik (feuchte Rasselgeräusche, Dyspnoe) ist häufig erst am 2. oder 3. Tag zu erkennen.

Wenn aus personellen oder apparativen Gründen die Pulmonalarteriendruckmessung nicht möglich ist, gibt die röntgenologische Untersuchung der Thoraxorgane gute Hinweise für das Ausmaß der Insuffizienz (377). In einer vergleichenden Untersuchung konnten folgende Zuordnungen der Druckwerte in der A. pulmonalis zur *röntgenologischen Veränderung* getroffen werden:

Röntgenologisch Gruppe 0:
Keine Hinweise auf eine Herzinsuffizienz (normale Druckwerte = Mitteldruck 15 mm Hg in der Pulmonalarterie).

Gruppe I:
Umverteilung der Lungenperfusion in die Oberfelder, unscharfe Konturen der Pulmonalgefäße, sogenannte aufgelockerte Hili (leichtgradige Druckerhöhung: Mitteldruck 15-20 mm Hg).

Gruppe II:
Verstärkte perihiläre streifige Zeichnung, milchglasartige Trübung der Lungenfelder (Zeichen eines interstitiellen Ödems) (mittelgradige Druckerhöhung: Mitteldruck 21-28 mm Hg).

Gruppe III:
Zu den Veränderungen von Gruppe II zusätzlich weiche, zum Teil konfluierende Fleckschatten als Ausdruck eines alveolären Ödems (hochgradige Druckerhöhung: Mitteldruck über 28 mm Hg).

Therapie: Die frühzeitige Erkennung und Behandlung ist in den letzten Jahren in den Mittelpunkt des Interesses gerückt, da die Meinung vorherrscht, daß durch die schnelle Behebung der Linksherzinsuffizienz eventuell die Infarktzone verkleinert wird, zumindest jedoch die Verbesserung der Verhältnisse der Randzone durch verstärkte Durchblutung gelingt. Eine schnellere Besserung der Linksherzinsuffizienz gelingt durch die Anwendung *vasodilatatorischer Substanzen.* Es konnte gezeigt werden, daß bei Kranken mit hohen Druckwerten in der Arteria pulmonalis und erniedrigtem Herzzeitvolumen nach Gabe von *Isosorbiddinitrat, Nitroglycerin* bzw. *Natriumnitroprussid* eine leichte Erniedrigung des arteriellen Druckes, eine Zunahme des Herzzeitvolumens und eine Erniedrigung des Druckes in der Arteria pulmonalis eintritt. Als Erklärung für diesen Vorgang wird die Abnahme der Vorlast (Preload) und im geringeren Ausmaß auch eine Erniedrigung der Nachlast (Afterload) angeführt, die zu einer Erholung des Kontraktionsablaufes führen. Durch Senkung des Kammerinnendrukkes werden ischämische endokardiale Areale wieder neu und besser durchblutet; damit wird ein Teil der vorher ausgefallenen Kammerwand wieder am Kontraktionsprozeß beteiligt; außerdem wird angenommen, daß durch die Abnahme des Innendruckes und durch die Abnahme des enddiastolischen Volumens die Wandspannung reduziert wird und dadurch der Sauerstoffverbrauch abnimmt (Bußmann, 144; Bleifeld, 515).

Die bisher gemachten Beobachtungen sprechen dafür, daß durch diese Therapie eine deutliche Abnahme der Letalität bei ausgeprägter Linksherzinsuffizienz zu erreichen ist.

Von besonderer Wichtigkeit ist die *hämodynamische Kontrolle* bei diesen Kranken. So darf der *arterielle Druck nicht unter einem kritischen Wert (bei Normotonie unter 90 mmHg)* und der *diastolische Pulmonalarteriendruck nicht unter 15 mmHg* absinken.

b) Schocksyndrom

Von einem Schocksyndrom bei Myokardinfarkt wird gesprochen, wenn durch abrupte und erhebliche Erniedrigung des Schlagvolumens und des Herzzeitvolumens die Perfusion der Peripherie ungenügend ist (333, 349, 683, 806, 830, 831).

Bei etwa 10 % der Kranken mit akutem Myokardinfarkt sind die Zeichen des sogenannten *kardiogenen Schocks* festzustellen. Da diesem Krankheitsbild verschiedene Ursachen zugrunde liegen können, hat Shillingford vorgeschlagen, nicht vom kardiogenen Schock, sondern vom Schocksyndrom bei Myokardinfarkt zu sprechen (832). Es muß daher jeweils nach den Ursachen gefahndet und die Behandlung nicht nur symptomatisch sondern auch kausal durchgeführt werden. Als Ursachen sind zu nennen:

1. *Myokardiale Funktionsstörung:*
   a) Die insuffiziente Pumpleistung wird im wesentlichen durch die Größe des infarzierten Bezirks bestimmt. (Bei einem Ausfall von über 40 % der linksventrikulären Muskelmasse ist mit einer Schockentwicklung zu rechnen).
   Außerdem wird sich eine schon vorbestehende Schädigung des Myokards zusätzlich verschlechternd auswirken.
   Weitere myokardiale Ursachen:
   b) Ventrikelwandruptur mit Hämoperikard.
   c) Ruptur des Kammerseptums mit Links-Rechts-Shunt.
   d) Papillarmuskelschwäche oder -abriß mit konsekutiver Mitralinsuffizienz.
2. *Herzrhythmusstörungen:*
   Bradykarde und tachykarde Rhythmusstörungen. Bei diesen Arrhythmien muß berücksichtigt werden, daß sich bei einem akuten Myokardinfarkt eher pathologische hämodynamische Auswirkungen einstellen als bei isolierten Arrhythmien.

3. Perikardtamponade.
4. Lungenembolie.
5. Herzwirksame Medikamente.
6. Eine *Hypovolämie* ist auszuschließen (erniedrigter zentraler Venendruck).

Klinisch bietet der Kranke folgende Befunde: Blasse, kalt-schweißige, häufig zyanotisch verfärbte Haut, schlechte bzw. nicht tastbare Pulse, bei Tachykardie (selten Bradykardie) niedriger arterieller Blutdruck mit sehr kleiner Amplitude, Oligurie bis Anurie, getrübtes Sensorium mit oder ohne Unruhezustand. Besonders auffallend sind die kalten Extremitäten mit oft scharfer Begrenzung der Kalt-Warm-Zone.

Bei *Untersuchung* der arteriellen Blutgase zeigt sich eine metabolische Azidose. Bei der hämodynamischen Untersuchung besteht eine Sinustachykardie meist über 120/min, ein erniedrigter arterieller Druck mit kleiner Amplitude z. B. 85 zu 75 mm Hg oder niedriger. Der Herzindex ist kleiner als 2 l/min/m². Stets finden sich erhöhte Druckwerte in der Arteria pulmonalis und meist ein erhöhter zentraler Venendruck. Außerdem besteht eine Oligurie oder Anurie.

Die **Prognose** des kardiogenen Schocks ist noch immer sehr ungünstig. Durch raschen Einsatz aller verfügbaren medikamentösen und mechanischen Maßnahmen und durch die schnelle Diagnostik mittels Koronarangiographie wird jedoch bei einem Teil von Kranken die Möglichkeit geschaffen, durch weitere Behandlungsmaßnahmen (thrombolytische Therapie, PTCA, Bypaßchirurgie) die schwere Komplikation zu überleben.

c) Periphere Vasodilatation (Vasovagal)
Abzugrenzen vom Schocksyndrom ist die seltene vasovagale Reaktionsform. Auch hier liegt ein erniedrigter arterieller Druck vor, allerdings mit großer Amplitude, die Herzfrequenz ist bradykard; bei der hämodynamischen Messung sind das Herzzeitvolumen und der Druck in der Arteria pulmonalis normal. Der Venendruck ist meist erniedrigt. Der periphere Widerstand ist normal bis leicht erniedrigt.

Klinisch bietet der Kranke eine warm durchblutete Haut und macht keinen schwerkranken Eindruck. Der Zustand ist nicht als bedrohlich anzusehen. Die **Therapie** der Wahl ist *Atropin*.

d) Hypovolämie
Eine Hypovolämie ist ebenfalls von dem Schocksyndrom abzugrenzen. Es handelt sich um ein Krankheitsbild, das geprägt ist durch einen *erniedrigten arteriellen Blutdruck,* eine Herzfrequenzerhöhung *um oder über 100/min* ohne Stauungszeichen. Die Blutdruckamplitude kann verkleinert sein. Bei der hämodynamischen Messung fallen stark erniedrigte Druckwerte im arteriellen Bereich und in der A. pulmonalis auf sowie – und dies ist ein besonders wichtiges Merkmal – der *erniedrigte zentrale Venendruck.* Das Herzzeitvolumen ist leicht erniedrigt. In der Regel ist die Prognose gut.

Ursache der Hypovolämie können vorangehende Diuretikabehandlungen, geringe Flüssigkeitsaufnahme, starke Schweißsekretion, Durchfall oder die Anwendung vasodilatatorischer Substanzen sein.

e) Hyperzirkulation
Die Hyperzirkulation ist charakterisiert durch erhöhte Herzfrequenz (über
100/min), hypertone arterielle Blutdruckwerte, ein erhöhtes HZV bei normalem Druck in der A. pulmonalis und einem normalen zentralen Venendruck. Der Hyperzirkulation liegt sehr wahrscheinlich eine gesteigerte Sym-
patikusaktivität zugrunde.
Therapie: Da die überhöhte Herzfrequenz und die Blutdruckerhöhung beim
infarktgeschädigten Herzen von großem Nachteil sind, sollte diese Störung
mit *Beta-Rezeptorenblockern* behandelt werden.

f) Rechtsherzinfarkt
Bei Vorliegen einer isolierten Rechtsherzinsuffizienz muß an einen Rechtsherzinfarkt gedacht werden.
Charakteristisch ist der erhöhte zentrale Venendruck bei normalem oder erniedrigtem linksventrikulären Füllungsdruck (gemessen in der A. pulmonalis), und einem normalen bis leicht erniedrigten Herzzeitvolumen. Die
Herzfrequenz ist meist erhöht. Im Zusammenhang mit dem Auftreten eines
Rechtsherzinfarktes kann sich eine Trikuspidalinsuffizienz, bedingt durch
eine Läsion des Halteapparates, entwickeln (511a).

Seltene hämodynamische Akutkomplikationen
Zu den selten auftretenden Komplikationen sind die *Ventrikelseptumperfora-*
tion, der *Papillarmuskelabriß mit Mitralinsuffizienz* und die *Ventrikelwandrup-*
tur mit Perikardtamponade zu zählen. Diese Zustände werden akut eine
schwere Insuffizienz, ein Schocksyndrom oder den akuten Herztod auslösen.

g) Ventrikelseptumdefekt
Etwa ein Fünftel aller Fälle treten am ersten Tag auf, 90 % in den ersten
Tagen. Je nach Größe des Defektes kommt es zu akuter Herzinsuffizienz bis
zum Lungenödem oder zum Schocksyndrom.
Die **Diagnose** ist klinisch zu stellen, wenn plötzlich ein rauhes, lautes,
systolisches Geräusch – häufig vom Stenosecharakter – auftritt. Das
Maximum des Geräusches liegt im Bereich des Erbschen Punktes. Ab-
zugrenzen ist es gegen ein Geräusch bei neu auftretender Mitralinsuffi-
zienz, ausgelöst durch Papillarmuskelschwäche oder -abriß. Dieses
Geräusch liegt mit seinem Maximum über der Herzspitze. Durch Blutentnahmen über den Pulmonaliskatheter ist – bedingt durch den
Links-Rechts-Shunt – ein höherer Sauerstoffanteil im Blut des rechten
Ventrikels und im pulmonalarteriellen Bereich zu bestimmen als im
rechten Vorhof. Damit ist die Diagnose gesichert.
Bei Schocksyndrom ist die **Therapie** der Wahl die intraaortale Ballonpulsation und die Verlegung in ein herzchirurgisches Zentrum. Bei
leichteren Formen wird eine koronarographische Abklärung erfolgen
und in Abhängigkeit vom Befund die chirurgische Behandlung entweder sofort eingeleitet oder bei nicht sehr ausgeprägtem Links-Rechts-
Shunt bis zur 3. oder 4. Woche abgewartet.

h) Papillarmuskelschwäche – Papillarmuskelabriß
Zu einer akuten *Mitralinsuffizienz* kommt es durch Abriß eines Mitralsegels
infolge einer Infarzierung des Papillarmuskels. Meist ist der hintere Papillar-

muskel in Verbindung mit einem Hinterwandinfarkt betroffen. Handelt es sich nur um eine partielle Dehiszenz, so wird sich eine mittelschwere Mitralinsuffizienz entwickeln. Die hämodynamische Auswirkung im Sinne der Herzinsuffizienz ist weitgehend abhängig vom Kontraktionszustand des linken Ventrikels. Bei Totalabriß entwickeln sich innerhalb weniger Stunden eine schwere *Herzinsuffizienz* oder ein *Schocksyndrom*.

Die **Diagnose** wird gestellt durch das Auftreten eines lauten systolischen Geräusches mit Maximum über der Herzspitze.

Die **Differentialdiagnose** zur Septumperforation ist nicht immer einfach, kann aber anhand der stark ausgeprägten V-Welle an der Druckkurve im Pulmonal-Kapillar-Bereich erkannt werden in Verbindung mit der Feststellung gleicher Sauerstoffsättigungswerte im rechten Vorhof, rechten Ventrikel und der Pulmonalarterie. Mit Hilfe der Echokardiographie und Farb-Doppler-Untersuchung kann die Mitralinsuffizienz einwandfrei nachgewiesen werden.

Die **Behandlung** der Wahl ist die intravenöse Verabreichung von *Nitroglycerin*. Eine chirurgische Behandlung sollte, wenn möglich, innerhalb kürzester Zeit erfolgen.

i) Ventrikelwandruptur

Die Ruptur der Ventrikelwand betrifft 4 bis 5 % der Patienten mit akutem Herzinfarkt. Die Entwicklung ist so schnell, daß gewöhnlich jede Hilfe zu spät kommt. Die Ruptur betrifft vorwiegend ältere Patienten mit Hypertonie und erstem Infarkt. Ein Viertel ereignet sich in den ersten 24 Stunden; 90 % innerhalb der ersten 2 Wochen. Entscheidend für den rasch zum Tode führenden Verlauf ist die sofort einsetzende Herzbeuteltamponade. Es genügen schon 50 bis 70 ml Blut, um das Herz in der Diastole entscheidend zu komprimieren (726a).

Klinisch entwickelt sich sofort ein Schocksyndrom. Charakteristisch ist eine Dissoziation zwischen elektrischem und mechanischem Verhalten (= elektro-mechanische Entkopplung).

Therapie: Eine Chance für die Patienten existiert, wenn sofort die richtige Diagnose gestellt wird, eine Perikardpunktion vorgenommen wird und sofort die herzchirurgische Versorgung erfolgen kann. Es ist daher verständlich, daß bisher nur vereinzelt von erfolgreichen Behandlungen berichtet werden konnte.

II. „Non-Q-Wave"-Infarkt

Frühere Bezeichnungen: nicht transmuraler oder subendokardialer oder intramuraler Infarkt.

Allen ist gemeinsam, daß in der akuten Phase im EKG keine pathologische infarkttypische Q-Zacke ausgebildet ist. Dieser Infarkttyp zeigt einige Unterschiede gegenüber dem Q-Zacken-definierten Nekrose-Typ:

– Kleinere Infarktzone, wahrscheinlich bedingt durch frühere Reperfusion infolge spontaner Thrombolyse.

– Demzufolge kleinerer Enzymanstieg der herzspezifischen Enzyme.
– Meist wird ein offenes, allerdings hochgradig stenosiertes Infarktgefäß vorgefunden.
– Geringere Inzidenz von Herzinsuffizienz und malignen Arrhythmien.

Nach den bisher vorliegenden Studienergebnissen ist die Kurzzeit-
prognose bei diesen Kranken besser als bei ausgeprägtem Q-Zacken-
Infarkt, wohingegen sich die Langzeitprognose deutlich verschlechtert darstellt (304b). Als Ausdruck einer hochgradigen Gefährdung
ist das Wiederauftreten von Angina pectoris in Verbindung mit EKG-
Veränderungen (ST-Hebungen oder ST-Streckensenkungen) anzusehen. Die Koronarangiographie zeigt in der Regel ein hochgradig
verengtes Koronargefäß und eine für den Sitz der Stenose zu kleine
Infarktnarbe. Daraus folgt, daß die Patienten stets in der Gefahr
sind, daß sich das Gefäß erneut verschließt und sich dann eine
entsprechend große Infarktzone entwickelt (912b).

Merke: Die Gefahr beim Non-Q-Wave-Infarkt besteht darin, daß
sich in nächster Zeit ein Q-Wave-Infarkt entwickeln kann.

III. Arrhythmien

In der Akutphase des Myokardinfarktes, insbesondere in den ersten Stunden nach Symptombeginn, sind die Kranken durch das Auftreten von *Kammerflimmern* gefährdet. In den ersten Stunden, oft bevor sie ärztlich betreut
sind, versterben 30 bis 45 % der Kranken. Bei fast allen Patienten werden in
dieser Zeit Rhythmusstörungen beobachtet. Mit 70 % bis 80 % sind die meisten dieser Rhythmusstörungen *ventrikulären Ursprungs*. Nach 4 Stunden
nimmt das Auftreten dieser Rhythmusstörungen ab. In der Regel werden sie
nach 72 Stunden nur noch selten angetroffen. Das bedeutet in der Praxis,
daß der Überwachungs- und Behandlungsbeginn so früh wie möglich in der
Akutphase einsetzen muß. Speziell eingerichtete Rettungssysteme mit ausgebildeten Notärzten tragen dieser Forderung Rechnung. Des weiteren sind
für die nächsten 3 bis 5 Tage auf der Intensivstation Überwachungssysteme
für Rhythmusstörungen vorzusehen, die heute einen hohen Entwicklungsstand aufweisen und zur Grundeinrichtung jeder Intensivstation gehören
müssen, die Infarktkranke betreut.

In 20 bis 25 % der Fälle treten *supraventrikuläre Extrasystolen* bzw. *supraventrikuläre tachykarde Arrhythmien* auf. Außerdem kann das Reizbildungs-
oder Erregungsleitungssystem durch direkte Einwirkung im Sinne der Nekrose oder durch Ischämie oder Ödem geschädigt werden mit der Folge von
bradykarden Herzrhythmusstörungen; dies betrifft etwa 20 % der Kranken.
Auch bei diesen Kranken führt nicht selten eine gesteigerte Irritabilität zu
ventrikulärer Extrasystolie (736a).

a) Supraventrikuläre Rhythmusstörungen
1. Sinustachykardie
Bei einem Dritttel der Infarktkranken ist eine Sinustachykardie zu beobachten. Als prognostisch ungünstig ist sie anzusehen, wenn sie im Verlauf einer Linksherzinsuffizienz oder eines Schocksyndroms auftritt.

2. Vorhofextrasystolen
Diese *harmlosen Rhythmusstörungen* werden sehr häufig beobachtet. Auf die Hämodynamik haben sie wenig oder keinen Einfluß. In seltenen Fällen können sie Auslöser von supraventrikulären oder ventrikulären Tachykardien oder Vorboten für Vorhofflimmern sein.

3. Vorhofflimmern, Vorhofflattern
Bei 10 bis 20 % wird vorübergehend oder permanent Vorhofflimmern beobachtet. Bei hohen Kammerfrequenzen wird die Hämodynamik dadurch verschlechtert. Das Herzzeitvolumen kann bis zu 30 % abfallen. Diese Rhythmusstörung kann im Verlaufe einer Linksherzinsuffizienz auftreten. In nahezu 80 % der Fälle ist jedoch keine Ursache erkennbar, d. h. nicht in allen Fällen kann bei permanentem Vorhofflimmern auf eine Linksherzinsuffizienz geschlossen werden. Dagegen kann bei länger anhaltendem unbehandeltem Vorhofflimmern eine *Linksherzinsuffizienz* entstehen.
Vorhofflattern ist sehr selten, meist besteht eine 2:1 AV-Überleitung.

4. Paroxysmale supraventrikuläre Tachykardien sind bei etwa 5 % der Patienten anzutreffen. Da sie für das infarktgeschädigte Herz eine zusätzliche Belastung darstellen, müssen sie schnell behandelt werden. Eine ungünstige prognostische Bedeutung ist nicht zu befürchten.

b) Ventrikuläre Rhythmusstörungen
1. Ventrikuläre Extrasystolen
In den ersten Stunden sind bei Dauerregistrierung bei über 90 % der Kranken ventrikuläre Extrasystolen festgestellt worden. Sie gelten als Initialauslösung für das *Kammerflimmern*. Bemerkenswert ist dabei, daß die Neigung zu Kammerflimmern mit längerem Abstand vom Akutereignis deutlich geringer wird. Eine Beobachtung, die die Bedeutung der Frühbehandlung unterstützt (283, 536).
Als Ausdruck besonderer Gefährdung für die Entwicklung zum Kammerflimmern gelten ventrikuläre Extrasystolen, die den Lown-Gruppen II, III, IV und V zuzuordnen sind.

Therapie: Unter Berücksichtigung der Beobachtung, daß ventrikuläre Extrasystolen bestimmter Lown-Klassen eine große Gefahr für das Auftreten von Kammerflimmern darstellen, sollte bei Auftreten dieser Extrasystolen eine Behandlung eingeleitet werden.

2. Ventrikuläre Tachykardien
Ventrikuläre Tachykardien werden definiert als *drei oder mehr aufeinanderfolgende ventrikuläre Extrasystolen mit Frequenzen über 100/min.* Ihre Häufigkeit wird mit 10 bis 30 % angegeben (49 a).
Häufig beobachtet man eine kurzzeitige Phase mit spontaner Rückbildung. Hält die Tachykardie länger an, so muß mit schweren hämodynamischen Störungen bis zum irreversiblen *Schock* gerechnet werden. Außerdem kann sich aus dieser Tachykardie jeder Zeit *Kammerflimmern* entwickeln. Zeigen sich Kammerfrequenzen von weniger als 60/min, so handelt es sich um einen *idioventrikulären Rhythmus*, Frequenzen über 60 bis etwa 100/min bezeichnet man als *akzelerierten idioventrikulären Rhythmus*. Diese Rhythmusstörungen werden bei etwa 10 % der Kranken beobachtet und haben eine günstige Prognose.

3. Kammerflimmern
Bei Kammerflimmern wird zwischen primärem und sekundärem Kammerflimmern unterschieden.
Primäres Kammerflimmern entwickelt sich in der Frühphase besonders häufig und ist nicht vergesellschaftet mit Herzinsuffizienz oder Schock. Neben der kontinuierlichen Monitorkontrolle zur Erfassung der ventrikulären Extrasystolen muß bei jedem Kranken mit akutem Myokardinfarkt für die ständige Bereitschaft eines Defibrillators Sorge getragen werden. Man muß davon ausgehen, daß das primäre Kammerflimmern auch heute noch als Haupttodesursache in der Prähospitalphase gilt (615).
Das *sekundäre Kammerflimmern* tritt nach akutem Myokardinfarkt in der Regel als terminales Ereignis bei schwerer Herzinsuffizienz oder Schocksyndrom auf. Die Prognose muß als schlecht bezeichnet werden.
Eine besondere Form der ventrikulären Tachykardie bzw. des Kammerflimmerns ist die in Phasen auftretende sogenannte *„torsade de pointe"*, aus denen heraus jederzeit irreversibles Kammerflimmern hervorgehen kann. Diese polymorphe ventrikuläre Rhythmusstörung ist durch fließende Änderung der QRS-Achse charakterisiert. Häufig sind bei allen dazwischen liegenden Normalschlägen deutliche Q-T-Verlängerungen zu registrieren. Nicht selten werden diese Rhythmusstörungen durch Antiarrhythmika begünstigt bzw. ausgelöst. Eine Überprüfung der Antiarrhythmika und der Serum-Elektrolytkonzentration ist von lebensentscheidender Bedeutung.

c) Bradykardien
Bradykarde Rhythmusstörungen, die in der Akutphase des Myokardinfarktes auftreten, können in drei Gruppen eingeteilt werden:
1. Störung der normalen Erregungsbildung und -leitung im Sinusknoten.
2. Störung der Erregungsleitung von den Vorhöfen zu den Kammern im AV-Knoten.
3. Störung der Erregungsleitung im His-Purkinje-System.
Zur e r s t e n G r u p p e zählen *Sinusbradykardie, sinuatriale Leitungsstörung* und *Sinusknotenstillstand*.
Die z w e i t e G r u p p e umfaßt die *atrioventrikulären Leitungsstörungen, bei denen die partiellen oder totalen Erregungsleitungshemmungen im AV-Knoten lokalisiert sind.*

Von diesen sind die Rhythmusstörungen der d r i t t e n G r u p p e abzugrenzen, die durch elektrokardiographische Veränderung im Sinne *ventrikulärer
Erregungsausbreitungsstörung* in der Mehrzahl zu erkennen sind.
Während in den Gruppen 1 und 2 von Anfang an die langsame Herzschlagfolge das führende Symptom ist, besteht in der Gruppe 3 häufig eine normale Herzfrequenz. Die Zuordnung in diese Gruppe erfolgt durch das elektrokardiographische Bild der Kammergruppen, die *schenkelblockartige Veränderungen* aufweist oder pathologische Achsenabweichungen erkennen läßt.
Die Bedeutung der Rhythmusstörung dieser Gruppe liegt in der Gefahr,
abrupt eine sehr langsame Frequenz zu entwickeln oder in eine Asystolie
überzugehen. Die Leitungsstörung erfolgt dann nicht in dem AV-Knoten,
sondern unterhalb des AV-Knotens und wird als *Infra-His-Blockierung*
bezeichnet.
Die in den drei Gruppen aufgeführten Rhythmusstörungen können zu
arrhythmiebedingten und hämodynamischen Komplikationen führen, die
ihrerseits lebensbedrohliche Zustände darstellen.

1. Sinusbradykardie
Definitionsgemäß handelt es sich bei *Frequenzen unter 60/min* um eine
Bradykardie.

Eine Sinusbradykardie ist bei rund 20 % der Kranken mit akutem
Herzinfarkt anzutreffen (1, 6, 9, 58, 87, 858). Dabei kann es sich um
die Auswirkung einer Mangelversorgung durch die rechte Kranzarterie über die Sinusknotenarterie handeln. Häufig kommt es zu einer
vagovasalen Reaktion mit Bradykardie und Hypotension bei gleichzeitiger Erniedrigung des Herzminutenvolumens (9, 17 a, 59, 87, 210,
819). Bei Hinterwandinfarkt ist diese Rhythmusstörung häufiger zu
beobachten (ungefähr 75 %) als bei akutem Vorderwandinfarkt.
Die **Prognose** ist günstig. Eine strenge Verlaufskontrolle ist angezeigt,
da diese Rhythmusstörungen Vorläufer schwerwiegender Arrhythmien sein können oder bei starkem Frequenzabfall und Hypotension
therapeutische Maßnahmen erforderlich sind.

2. SA-Leitungsstörungen
Besondere Beachtung muß der Entwicklung von SA-Leitungsstörungen
geschenkt werden. Diese Rhythmusstörung ist zwar selten, kann jedoch zu
asystolischen Phasen führen.
Zu achten ist auch auf die *ungünstige pharmakologische Beeinflussung* der
Sinusbradykardie, z.B. mit herzwirksamen Glykosiden, Beta-Rezeptorenblockern, Antiarrhythmika oder Antihypertensiva.

3. Sinusknotenstillstand
Sinusknotenstillstand und SA-Leitungsstörungen sind sehr seltene Rhythmusstörungen in Verbindung mit einem Herzinfarkt.

Therapie: Kommt es zu bradykarden Störungen mit klinischer Symptomatik, so ist eine *Atropin-Behandlung* notwendig. Führt dies nicht
zum Erfolg und besteht die klinische Symptomatik weiter, so ist eine
temporäre *Schrittmacherversorgung* vorzunehmen.

d) Langsame Form der absoluten Arrhythmie bei Vorhofflimmern (Vorhofflattern und AV-Knoten-Rhythmus)

Diese Rhythmusstörungen sind bei akutem Herzinfarkt ebenfalls sehr selten. Zum Teil handelt es sich um präexistentielle Rhythmusstörungen. Hier sollte besonders auf pharmakologische Beeinflussung geachtet werden.

Die **Behandlung** wird nach den gleichen Richtlinien durchzuführen sein, wie bei Sinusbradykardie bzw. bei SA-Leitungsstörungen.

e) Akuter Hinterwandinfarkt und AV-Leitungsstörungen

Insgesamt treten bei rund 20 % der Kranken mit akutem Hinterwandinfarkt AV-Leitungsstörungen auf (60 a, 61 a). Die Entwicklung geht vom *AV-Block I. Grades* mit PQ-Verlängerung meistens über den *AV-Block II. Grades, Mobitz 1 (Wenckebachsche Periodik)*, zum *kompletten AV-Block (III. Grades)*. Sehr selten tritt abrupt ein kompletter AV-Block auf. In etwa der Hälfte aller Betroffenen mit AV-Block II. Grades geht es nicht über diese Blockierungsform hinaus (12, 32, 33, 101, 160, 440, 475, 744). Bildet sich eine komplette AV-Leitungsstörung aus, so kann diese nur für einige Minuten bestehen oder auch bis zu 16-20 Tage andauern. (Nach einer Aufstellung von Lie (551): 0-24 Stunden 37 %, 1-3 Tage 30 % und länger als 3 Tage 33 %.) Das Auftreten in den ersten 72 Stunden ist am häufigsten. Es wird jedoch bis zum 6. Tag beobachtet. Bei einer sehr kleinen Zahl der Patienten bleibt der komplette AV-Block bestehen.

Nach Scheinmann weisen 25 % der Patienten mit der Kombination *akuter Herzinfarkt und Rechtsschenkelblock* die Lokalisation eines *Hinterwandinfarktes* auf (772). Entwickelt sich bei diesen Kranken eine AV-Leitungsstörung, so hat diese Kombination bei Hinterwandinfarkt eine bessere Prognose als bei Vorderwandinfarkt (62 a, 63 a). Es sollte jedoch geklärt werden, ob tatsächlich die AV-Leitungsstörungen im AV-Knoten lokalisiert sind. Spricht die Störung auf Atropin an, so kann man auf die AV-Knotenlokalisation schließen.

Ausgehend von Berichten der Literatur und eigenen Erfahrungen muß festgestellt werden, daß aus der Zeit der Entstehung, aus dem Blockierungsgrad, der Dauer der Blockierung, der Frequenz oder der QRS-Verbreiterung nicht akutell auf die **Prognose** geschlossen werden kann. Insgesamt betrachtet, hat jedoch der akute Hinterwandinfarkt mit höhergradiger AV-Blockierung eine wesentlich bessere Prognose (Letalität 22 %) als Kranke mit Vorderwandinfarkt und den gleichen Rhythmusstörungen (Letalität 78 %). Ausdrücklich sei vermerkt, daß das gleichzeitige Auftreten eines Rechtsschenkelblocks bei akutem Hinterwandinfarkt und höhergradiger Blockierung die Prognose nicht generell verschlechtert (9, 87).

f) Akuter Vorderwandinfarkt und AV-Leitungsstörungen

AV-Leitungsstörungen bei akutem Vorderwandinfarkt entstehen durch Hämorrhagie, Nekrose und Ödem im Bereich des His-Bündels oder der proximalen und distalen Schenkel bzw. Faszikel. Aus diesem Grund ist die Bezeichnung AV-Leitungsstörungen nicht korrekt, da sich die Leitungsstörungen unterhalb der His-Brücke lokalisieren. Korrekterweise wäre von einer *infrahisären Leitungsstörung* zu sprechen. Da sich jedoch im Oberflächen-

EKG keine Differenzierung vornehmen läßt, bleibt man bei der Bezeichnung AV-Block.
Die Entwicklung geht abrupt vom *AV-Block I. Grades* über *AV-Block II. Grades, Mobitz Typ 2*, in den *kompletten Block* oder sofort in eine *Asystolie* über.
Die Kammerfrequenz liegt meist sowohl bei *Mobitz Typ 2* als auch bei komplettem Block unter 50/min. Die QRS-Gruppen sind meist schenkelblockartig verändert (2, 5, 9, 37, 87, 825).
Die **Prognose** ist ungünstig, da mit diesen Rhythmusstörungen meist ein
ausgedehnter Vorderwandinfarkt vergesellschaftet ist. Häufig wird ein
Pumpversagen beobachtet (179, 56, 210, 772).

g) Intraventrikuläre Leitungsstörungen
Die Häufigkeit des Auftretens der verschiedenen Blockformen, ihre Entwicklung zu AV-Leitungsstörungen und die Letalität ist der Tab. *I.-13.* zu entnehmen. Die Tabelle stellt eine Zusammenfassung aus einer Literaturübersicht von Mullins (42) dar, einen Bericht von Lie (39) und das Ergebnis einer
kooperativen Studie, dargestellt von Hindman (27).

1. Linksfaszikuläre Blockform
Der *linksanteriore Hemiblock* tritt bei 5 % der Kranken, der *linksposteriore
Hemiblock* bei 1 % auf. Die Entwicklung zu einer höhergradigen AV-Blok-
kierung ist nicht häufiger als bei Kranken ohne unifaszikulärer Blockierung.
Die Letalität bei Kranken mit dieser Blockierung ist höher als bei Kranken
ohne diese Störung, wobei der linksposteriore Hemiblock aufgrund ausge-
dehnter Infarzierung eine höhere Letalität aufweist als der linksanteriore
Hemiblock.

Tab. *I.-13.* Entwicklung verschiedener Blockformen zu AV-Leitungsstörungen und Letalität.

Schenkelblock	Spätere totale AV-Blockierung (%)	Letalität (%)
Ohne Schenkelblock	6	15
Rechtsschenkelblcok + LAH	46	45
Rechtsschenkelblock + LPH	43	57
Rechtsschenkelblock	43	46
Linksschenkelblock	20	44
LPH	0	42
LAH	3	27

LAH = linksanteriorer Hemiblock,
LPH = linksposteriorer Hemiblock.

2. Rechtsschenkelblock
Das Auftreten eines Rechtsschenkelblocks wird mit 3–5 % angegeben. Bei 75 % der Kranken ist diese Störung mit einem Vorderwandinfarkt vergesellschaftet. Die Entwicklung zu höhergradigen AV-Blockierungen wird mit 0–40 % angegeben. Nicht selten tritt zusätzlich ein linksanteriorer oder linksposteriorer Hemiblock auf. Die **Letalität** liegt zwischen 22 % und 60 %. Häufig handelt es sich bei der *Kombination Vorderwandinfarkt und Rechtsschenkelblock und insbesondere mit zusätzlichem Hemiblock* um ausgedehnte Infarzierungen. Demzufolge ist die Letalität meist durch hämodynamische Ursachen bedingt. Bei der häufigen Entwicklung zu höhergradiger Blockierung besteht jedoch zusätzlich die Gefahr der Asystolie.

3. Wechselnder Rechts- und Linksschenkelblock
Alternierende Blockierung in kurzer Folge sind als Ausdruck sehr labiler Überleitungsverhältnisse zu werten. Nach Literaturangaben gehen bis zu 60 % in höhere Blockierungen über. Zumeist handelt es sich um *komplette AV-Leitungsstörungen* mit mehr oder weniger langen asystolischen Perioden (27, 42, 410, 650). Eine Indikation zur temporären Schrittmacherbehandlung ist immer gegeben (2, 858).

4. Linksschenkelblock
Handelt es sich um einen schon vorbestehenden Linksschenkelblock, so kann bei Vorderwandinfarkt und Hinterwandinfarkt abgewartet werden. Bei neu aufgetretenem Linksschenkelblock ist bei der relativ seltenen Entwicklung zum kompletten AV-Block angezeigt, eine externe transthorakale Schrittmacherstimulation in Bereitschaft zu halten.

IV. Weitere Komplikationen

a) Perikarditis
Perikardreiben als Ausdruck einer Begleitperikarditis wird bei 7 bis 10 % der Kranken mit akutem Herzinfarkt zwischen dem 1. und 7. Tag auskultiert. Da dieses Geräusch sehr flüchtig ist, liegt die Perikarditishäufigkeit sicher höher (10-40 %). Im Akutverlauf ist die Begleitperikarditis in der frühen Phase und die Perikarditis, die eine bis mehrere Wochen nach dem Akutereignis auftritt, zu unterscheiden.

Klinisch macht sich die Perikarditis der frühen Phase in Form von erneut auftretenden thorakalen Schmerzen bemerkbar. Nicht selten sind diese Schmerzen atemabhängig, dazu können sich Fieber und Sinustachykardie einstellen. Bei der Untersuchung ist das Perikardreiben auskultierbar.

Im **EKG** kann sich die Perikarditis in Form von ST-Anhebung zeigen, meist jedoch wird dies im infarkttypischen EKG nicht deutlich abgrenzbar.

Differentialdiagnostisch wichtig und mitunter sehr schwer ist die Abgrenzung gegen erneut auftretende stenokardische Beschwerden als Ausdruck einer Infarktausdehnung (erneuter Enzymanstieg!). Außerdem muß eine Lungenembolie ausgeschlossen werden.

Im späteren Verlauf kann sich eine *Pericarditis exsudativa* entwickeln, die sich aber praktisch nie bis zu einer Herzbeuteltamponade ausdehnt. Echokardiographische Kontrollen sind durchzuführen. In den meisten Fällen ist die Perikarditis eine *flüchtige Erscheinung*. Die Prognose wird dadurch nicht verschlechtert. Das pathologischanatomisch nachweisbare entzündliche Perikard zeigt starke Vaskularisierung. Da nachgewiesen wurde, daß es zu Blutungen aus diesen Gefäßen kommen kann, muß die Frage diskutiert werden, ob und wann eine schon eingeleitete Antikoagulantienbehandlung abgesetzt werden muß. Der Vorschlag von Ritz erscheint praktikabel, der dann einen Abbruch der Behandlung vorschlägt, wenn das perikarditische Reibegeräusch nach 48 Stunden noch hörbar ist, oder bei Auftreten eines Perikardergusses.

Bei dem von Dressler (195) beschriebenen *Postmyokardinfarkt-Syndrom* handelt es sich um eine Perikarditis, die sich zwischen der 2. und 3. Woche nach dem Akutereignis entwickelt. Sie wird heute als Auto-Immun-Reaktion eingestuft.

Klinisch treten die Symptome stärker hervor als bei der Begleitperikarditis. Starke thorakale Beschwerden, Fieber bis 40°, Abgeschlagenheit, Leukozytose und starke BKS-Beschleunigung.

Differentialdiagnostisch muß ein Reinfarkt oder eine Lungenembolie in Betracht gezogen werden.

Die **Behandlung** beider Perikarditisformen ist gleich. So sollten *Corticosteroide* verabreicht werden in Zusammenhang mit antiphlogistischen Substanzen, z.B. Voltaren®. Auch beim Dressler-Syndrom muß bei länger bestehender Symptomatik oder bei Auftreten eines Perikardergusses die Antikoagulantientherapie abgebrochen werden (186, 825).

b) Thromboembolische Komplikationen

Linksventrikuläre wandständige Thromben entwickeln sich im Infarktbezirk bei transmuralen Infarkten. Am häufigsten wird die *Thrombenentstehung im Aneurysma* beobachtet. Tage bis Wochen nach Akutereignis kann es zu *arteriellen Embolien* kommen, die nicht selten das zerebrale Gefäßgebiet betreffen. Die Häufigkeit arterieller Embolien wird mit 4 % angegeben .

Therapie: Unter Antikoagulantienbehandlung beträgt die Emboliehäufigkeit 1-2 %, wobei eine volle Heparinisierung oder Marcumar®-Behandlung gemeint ist und nicht die Low-dose-Heparinbehandlung.

Gleichzeitig wird mit dieser gleich zu Beginn einsetzenden Behandlung eine *prophylaktische Therapie* zur Verhinderung peripherer venöser Thrombosen durchgeführt. Ohne Antikoagulantien ist bei 20-30 %

der Kranken mit der Entstehung von venösen Thrombosen zu rechnen. Da diese prophylaktische Therapie gleichzeitig eine Verhütung von Lungenembolien bedeutet, sollte großer Wert auf diese Behandlung gelegt werden.

B. Diagnostische Hinweise
a) Anamnese
Aus der Anamnese lassen sich häufig wertvolle Hinweise für die Diagnose entnehmen:
1. Angaben über frühere Anfälle von Angina pectoris (30-50 %).
2. Angaben über Insuffizienzerscheinungen (Belastungsinsuffizienz, Dyspnoe, Tachykardie oder andere Rhythmusstörungen), Nykturie, periphere Ödeme (15-20 %).
3. Angaben über frühere Herzinfarkte.
4. Angaben über Blutdruckerhöhung.
5. Angaben über Diabetes mellitus.
6. Angaben über Gewicht und Eßgewohnheiten.
7. Angaben über Nikotinmißbrauch.
8. Angaben über periphere Durchblutungsstörungen.
9. Angaben über Erbfaktoren.
10. Altersangaben.

b) Symptome
Bei etwa der Hälfte der Kranken ist mit *charakteristischen Prodromalsymptomen* zu rechnen, die innerhalb einer Woche oder kürzer vor dem Infarkt auftreten. Bei rund 10 % sind *uncharakteristische Prodrome* anzutreffen.

Charakteristische Prodrome:
1. Plötzlich auftretende ungewohnte und heftige Schmerzen im Thoraxbereich.
2. Angina pectoris vom Crescendo-Typ mit Zunahme der Anfälle in Form von Häufigkeit, Dauer und Intensität.
3. Neuauftreten von Herzinsuffizienz, Zeichen wie Atemnot, Nykturie oder Ödem.
4. Neuauftreten von Rhythmusstörungen.

Uncharakteristische Prodrome:
1. Müdigkeit, Leistungsschwäche, Schweißausbruch.
2. Konzentrationsstörungen, Schwindel, Kopfschmerz, Schlafstörungen.
3. Krankheitsgefühl, Vernichtungsangst, „Angst ums Herz", Herzklopfen.

Bei etwa 95 % der Kranken setzt in der Regel ein in Charakter und Lokalisation typischer Schmerz ein. **Leitsymptom Schmerz:**

1. *Auslösende Ursache:* Häufig keine Ursache (eventuell nach außergewöhnlichen Belastungen).
2. *Lokalisation:* Meist retrosternal oder linksparasternal, häufig mit
   Ausstrahlungen in den Rücken zwischen die Schulterblätter und in
   die linke und rechte Thoraxseite (bandförmig um die Brust).
   Weitere häufige Ausstrahlungen: In den Hals bis in die Kieferregion,
   in die linke Schulter und in den linken Arm, selten rechte Schulter.
   Seltene Ausstrahlungen: Als Solitärschmerz im Epigastrium, im rechten Ober- oder Unterbauch sowie im Pankreasbereich.
3. Schmerzintensität: Häufig Vernichtungsschmerz mit Todesangstgefühl, krampfartig, Gefühl des Zusammenpressens des Brustkorbs.
   Geringe Schmerzen oder Druckgefühl, allerdings auch plötzlich
   einsetzend bei etwa 20-30 %.

Merke: Ein leichter akut auftretender, retrosternaler Schmerz
schließt einen akuten Herzinfarkt nicht aus.

4. *Schmerzdauer:* Länger anhaltend, keine Besserung durch Ruhe
   (Abgrenzung gegen stabile Angina pectoris).
   Die Dauer beträgt mehrere Stunden, es gibt jedoch fließende Übergänge.
   Bei instabiler Angina pectoris und akutem Herzinfarkt können die
   Schmerzen über Tage anhalten, allerdings wird die Schmerzintensität nur selten an den Infarktschmerz heranreichen.
   Als obere Zeitgrenze der Schmerzdauer werden 24 Stunden angenommen. Bei längeren Schmerzzuständen und gesichertem Infarkt
   muß an eine Ausdehnung des Infarktbereiches infolge sekundärer
   thrombotischer Ausdehungen am initialen Verschlußort gedacht
   werden. Die längere Schmerzdauer kann auch durch die Entwicklung einer Perikarditis bedingt sein; dabei handelt es sich um Wiederauftreten von Schmerzen nach einem schmerzfreien Intervall.
5. *Nitroverabreichung:* Keine Wirkung.
   Außerdem werden in 30-40 % der Herzinfarkte *Dyspnoe* oder
   Schwindelzustände angegeben. Kurzfristige initiale Bewußtlosigkei-
   ten sind selten.
   Sogenannte *stumme Infarkte,* d.h. akute Herzinfarkte ohne Schmerzen, können bei über 70jährigen bis zu 30 % und bei Diabetikern bis
   zu 20 % auftreten. Auch bei bestehender schwerer Herzinsuffizienz
   kann der Akutschmerz fehlen. Dafür können atypische Symptome
   in der Akutphase auftreten:
   – Übelkeit, Erbrechen ohne Schmerzen, atypische Schmerzlokali-
     sation (wie Schulter, Arm, Kiefer, Hinterhaupt, Oberbauch).
   – Unerklärbare plötzliche Müdigkeit.
   – Plötzliche Herzinsuffizienz oder Lungenödem.

– Schwere Herzrhythmusstörungen.
– Perikarditis.
– Arterielle Embolien.
– Synkopen.

c) Befunde
Vom Hausarzt (Notarzt) ohne Labor festzustellende Befunde:
1. *Anhaltende Schmerzzustände* (größere Intensität als bei Angina pectoris und typische Lokalisation) (s. Tab. *I.-10, S. 109).*
2. Unruhe durch Schmerzen im Unterschied von Unruhe durch zerebrale Mangeldurchblutung bei Schocksyndrom; Atemnot, Schwindel, Übelkeit, fahle Blässe, Schweißausbruch, Zyanose.
3. *Kreislauf:* Normale bis erniedrigte Blutdruckwerte (selten bleibt eine Hypertonie bestehen), Pulsbeschleunigung, weicher Puls. Mindestens 1 min Puls auszuzählen zur Feststellung der Arrhythmien.
4. *Auskultation des Herzens:*
   a) Herzgröße: Meist nicht verändert, Herzspitzenstoß an normaler Stelle (innerhalb der MCL).
      Bei Stauungserscheinungen: Dilatation.
      Bei Hypertonie: Hypertrophie.
   b) Herztöne: In 40-50 % normal, 1. Ton abgeschwächt.
      Bei pulmonaler Stauung 2. Ton über der A. pulmonalis betont.
      In den ersten Tagen als wichtiger Hinweis für beginnende Linksinsuffizienz:
      Vorhofton: Präsystolischer Galopp.
      Ventrikeldehnungston (3. Herzton): Protodiastolischer Galopp.
   c) Perikarditisches Reiben: Erlaubt keine Schlußfolgerungen auf Infarktlokalisation, dient jedoch als differentialdiagnostisches Zeichen gegen Angina pectoris.
   d) Systolikum über der Herzspitze: Besonders bei Reinfarkt als Zeichen der Mitralinsuffizienz.
   e) Auskultation zur Feststellung von Arrhythmien (z.B. Pulsdefizit).
5. *Auskultation der Lunge:*
   a) *Fein- bis mittelgradige feuchte Rasselgeräusche (Stauungsinsuffizienz).*
   b) *Pleuritisches Reiben, z.B. bei Lungeninfarkt (Differentialdiagose).*
   c) *Giemen und Brummen als Zeichen einer Spastik.*
      Abgeschwächtes einseitiges Atemgeräusch – Verdacht auf Pleuraerguß.
6. *Körpertemperatur:* Rektal meist erhöht auf 38°.
7. *Wenn EKG-Apparat vorhanden:* Evtl. typische EKG-Veränderungen.
8. *Beurteilung der Rechtsinsuffizienz:* Einflußstauung, gestaute Halsvenen bei horizontaler Lage.

In der Klinik zu erhebende Befunde:
1. Blutkörperchensenkungsgeschwindigkeit (in 80 % pathologisch).
2. Pathologische Enzymwerte: CPK, CKMB, GOT, GPT, LDH (95 %).
3. Blutbild: Leukozytenvermehrung (75 %), Linksverschiebung (30 %).
4. EKG (95 %).
5. EKG-Monitor: Herzrhythmusstörungen.
6. Röntgenuntersuchung der Thoraxorgane.
7. Zentraler Venendruck.
8. Blutgaswerte.
9. Freie Fettsäuren im Blut.
10. Druck in A. pulmonalis.
11. Echokardiographie.

Entscheidend für die Diagnose:
1. Typischer klinischer Verlauf (typischer Schmerz).
2. Typische EKG-Veränderungen.
3. Typische Enzymaktivitäten.

Zu 1. *Klinischer Verlauf* siehe Tab. *I.-10.*

Zu 2. Der *Infarktverlauf im EKG* läßt sich in 4 Stadien einteilen:
1. *Anfangsstadium:* Überhöhung der T-Wellen, sogenanntes Erstik-kungs-T.
2. *Frisches Stadium:* Monophasische Deformierung der Kammerteile; hoher ST-Abgang und Verschmelzung mit der T-Welle, kuppelförmige oder plateauförmige oder mit einem T-Gipfel (T en dôme). Ausbildung eines pathologischen Q- und R-Verlustes.
3. *Zwischenstadium:* ST-Strecke meist noch angehoben, beginnende T-Negativierung.
4. *Folgestadium:* ST-Strecke isoelektrisch, gleichschenkelige oder terminalnegative T-Welle.

Wichtige Hinweise:
1. Die *Ausbildung typischer Infarktzeichen* im EKG kann mit einer Latenz bis zu 24 Stunden einhergehen. Zum elektrokardiographischen Ausschluß eines Infarktes sind daher häufig Registrierungen mit einem Intervall von 2-4 Stunden erforderlich.
2. Die *einzelnen Stadien* im EKG können schnell oder langsam durchlaufen werden. Sie lassen keinen Schluß auf das Alter des Infarktes zu.
3. *Schwankungen des Infarktablaufes* im EKG, vor allem zwischen Stadium II und Stadium III, beruhen wahrscheinlich auf Schwankungen der Durchblutung in der Randzone. Es empfehlen sich in diesen Fällen häufigere Enzymkontrollen.

4. Zur Infarktdiagnostik durch das Elektrokardiogramm gehört ein *vollständiges Ableitungsprogramm,* bestehend aus:
   a) Einthoven-Ableitungen.
   b) Goldberger-Ableitungen.
   c) Wilson-Ableitungen.
   d) Nehb-Ableitungen.

Zu 3. Folgende *Enzyme im Serum* sollten untersucht werden:
1. CPK = *Creatin-Phosphokinase* (aktivierte CPK normal 50 U/l; positiv in 95 %). Anstiegsbeginn 3-5 Stunden nach dem Infarkt, Maximum nach 24-36 Stunden, Normalisierung nach 3 Tagen.
2. *CK-MB = CK-Isoenzym* (normal 10 U/l, positiv in 95 %). Anstiegsbeginn 3-5 Stunden, Normalisierung nach 3 Tagen. Durch dieses Enzym Abschätzung der Infarktgröße möglich.
3. GOT = *Glutamat-Oxalacetat-Transaminase* (normal 12 U/l; positiv in 95 %), Anstiegsbeginn 6-10 Stunden nach Infarkt. Maximum 24-48 Stunden, Normalisierung nach 5 Tagen.
4. GPT = Glutamat-Pyruvat-Transaminase (normal 12 U/l; positiv in 90 %), Anstieg 6-10 Stunden nach Infarkt, Maximum nach 24-48 Stunden, Normalisierung nach 5-8 Tagen.
5. *LDH = Lactat-Dehydrogenase* (normal um 190 U/l; positiv in 95 %), Anstieg nach 8-15 Stunden, Maximum nach 48-72 Stunden, Normalisierung nach 14 Tagen.

Merke: Die nicht chromatographisch differenzierte *LDH* ist das am wenigsten spezifische dafür oft am längsten pathologische Enzym der Infarktdiagnostik.

Tab. *I.-14. a)* Akuter Myokardinfarkt.
Indikationen für hämodynamisches Monitoring.

1. Mittel- bis hochgradige Linksinsuffizienz.
2. Beginnender bzw. manifester kardiogener Schock.
3. Persistieren oder Wiederauftreten von Angina pectoris.
4. Unklare Hypoxämie.
5. Verdacht auf Rechtsherzinfarkt.
6. Anhaltende Tachykardie (> 120/min).
7. Initiale maligne Rhythmusstörungen.
8. Verdacht auf Perikardtamponade.
9. Nach Reanimation.
10. Überwachung spezieller therapeutischer intravenöser Maßnahmen, z. B. Vasodilatatoren oder positiv inotrope Substanzen.
11. Im EKG Zeichen eines ausgedehnten Infarkts – auch ohne Zeichen der Linksinsuffizienz.

Tab. *I.-14. b)* Akuter Myokardinfarkt.
Keine Indikationen für hämodynamisches Monitoring (Druckmessung in A.
pulmonalis und HZV-Bestimmung).

---

1. Unkomplizierter Infarkt.
   Geringgradige EKG-Veränderungen.
   Kurzfristige Schmerzzustände.
   Kein initialer Kollapszustand.
   Gering- bis mittelgradiger Enzymanstieg.
2. Hypovolämie (ZVD-Messung).
3. Hyperzirkulation.
4. Periphere Vasodilatation.
5. Geringgradige Linksherzinsuffizienz.
6. (Alter über 70 Jahre).

Wichtige Zusatzuntersuchungen: Druckmessung in der A. pulmonalis
und Herzzeitvolumenbestimmung. Die Untersuchungen der Druckwerte in der A. pulmonalis und das Herzzeitvolumen sollte bei folgenden Indikationen durchgeführt werden (Tab. *I.-14a.*). Zur weiteren
Übersicht gibt die Tabelle *I.-14b.* Auskunft über die Kranken, bei
denen eine solche Untersuchung nicht notwendig ist.

d) Differentialdiagnosen
Häufige Differentialdiagnosen:
a) Angina pectoris.
b) Perikarditis.
c) Lungenembolie.
d) Aneurysma dissecans.
e) Myokarditis.
f) Pneumothorax.

Zu a) Tab. *I.-10.* zeigt die Unterschiede bei stabiler *Angina pectoris.*
Bei instabiler Angina pectoris muß durch EKG und Enzymdiagnostik
die Klärung gegenüber Myokardinfarkt erfolgen.

Zu b) Die aktute *Perikarditis* kann zu ähnlichen Schmerzen führen wie
der Myokardinfarkt. In der Regel kein Enzymanstieg. Das EKG zeigt
gewisse Ähnlichkeiten bei der monophasischen Deformierung der ST-
Strecke. Allerdings geht die ST-Streckenhebung vom ansteigenden
Schenkel der S-Zacke aus und nicht, wie beim Infarkt, von der R-
Zacke. Außerdem jedoch betrifft die Veränderung im EKG viele Ab-
leitungen (diffus), so daß eine Zuordnung zu einem Myokardbezirk
(wie beim Infarkt) nicht gelingt. Schließlich kann durch das typische
Reibegeräusch die Diagnose und mit der Echokardiographie auch der
Nachweis eines Begleitergusses gesichert werden.

Zu c) Siehe Tab. *I.-30.,* S. 211. Vergleich der Symptome *Lungenembolie-Myokardinfarkt.* Bei Lungenembolie klinische Zeichen der Rechtsherzbelastung, immer Dyspnoe und/oder Tachypnoe, atemabhängiger Schmerz (Pleuritis) und pleuritisches Reibegeräusch. PO_2-Druck deutlich erniedrigt.

Zu d) Aneurysma dissecans: Es tritt wie beim Myokardinfarkt ein plötzlicher intensiver Schmerz auf. Die Ausstrahlung richtet sich in den Rücken, in das Abdomen bis zu den Nierenlagern. EKG und Enzyme sind wenig und nicht infarkttypisch verändert. Bei der Untersuchung ist der linksseitige Puls abgeschwächt, oder es besteht eine Blutdruckdifferenz zwischen Arm und Bein. Bei Einbeziehung der Aortenklappe kommt es zur Aorteninsuffizienz mit dem typischen diastolischen Geräusch. Echokardiographie (vorzuziehen ist das transösophageale Echokardiogramm), Röntgenuntersuchung und CT!

Zu e) Myokarditis: Die Entwicklung des Herzschmerzes geht langsam vor sich, die Schmerzintensität ist geringer. Die EKG-Veränderungen sind diffus und ermöglichen keine Zuordnung zu einem Versorgungsbereich eines Kranzgefäßes. Die Enzyme bleiben länger pathologisch verändert, zuweilen fällt die Unterscheidung schwer. Dann sollte zunächst die Behandlung wie bei einem Myokardinfarkt vorgenommen werden und später durch die Koronarangiographie die Diagnose gesichert werden.

Zu f) Pneumothorax: Die Diagnose gelingt durch die klinische Untersuchung; Auskultation und Perkussion der Lunge. Auf der betroffenen Seite bestehen ein hypersonorer bis tympanitischer Klopfschall und ein abgeschwächtes bis aufgehobenes Atemgeräusch. Das Thorax-Röntgenbild sichert die Diagnose.

Seltene Differentialdiagnosen:
Bei der Lokalisation des Schmerzes im Thoraxbereich:
– Keine EKG-Veränderung.
– Keine Enzymveränderung.
a) Pleuropneumonie (Fieber, Begleitpleuritis).
b) Pleuritis (atemabhängige Schmerzen, Pleurareiben).
c) Mediastinitis (langsam beginnender Schmerz, nicht intensiv).
d) Hiatushernie (geringe Schmerzen und Magenanamnese).
e) Ösophagitis oder andere Ösophaguserkrankungen (Schmerz abhängig von der Nahrungsaufnahme) zuweilen schwierig in der Abgrenzung gegen Infarktschmerzen (selten akuter Beginn wie bei Infarkt).

Bei Lokalisation des Schmerzes im Abdomen:
a) Gastritis, perforiertes Ulkus: Kein pathologisches EKG, deutlicher Druckschmerz an typischer Stelle.

b) Cholezystitis, Cholelithiasis: Kein pathologisches EKG, deutlicher Druckschmerz und Abwehrspannung.

c) Akute Appendizitis: Kein pathologisches EKG, Druckschmerz an typischer Stelle, rektal erhöhte Temperatur.

d) Akute Pankreatitis: Meist keine pathologischen EKG-Befunde, kann jedoch das Bild eines frischen Hinterwandinfarktes aufweisen. Krampfartiger Schmerz an typischer Stelle, deutlicher Druckschmerz mit Abwehrspannung. (Amylasen und Lipasen im Blut bestimmen.)

C. Sofortmaßnahmen

Wichtige Hinweise: Jeder Kranke mit Verdacht auf Herzinfarkt sollte *in Begleitung des Arztes (Notarzt) sofort einer stationären Behandlung (internistischen Intensivstation)* zugeführt werden. Auch bei relativem Wohlbefinden sollte immer der Rettungswagen mit einem ausgebildeten Notarzt den Transport übernehmen.

Vor dem Transport müssen folgende *Maßnahmen* vorgenommen werden:

Therapieschema:

1. Allgemeinmaßnahmen.
2. Generelle Behandlungsmaßnahmen, die für alle Kranken verbindlich sind.
3. Spezielle Maßnahmen bei Komplikationen.
   a) Rhythmusstörungen.
   b) Massive Linksherzinsuffizienz und Lungenödem.
   c) Kardiogener Schock.
   d) Kreislaufstillstand.
   d) Hypertone Krise.

Zu 1. Allgemeinmaßnahmen bei aktuem Myokardinfarkt:
a) Sorgfältige Anamnese (Angehörige).
b) Aufklärung des Patienten und Beruhigung.
c) Schnelle orientierende Untersuchung (immer bei freiem Oberkörper).
d) Lagerung des Kranken, Oberkörper leicht angehoben; bei Insuffizienzzeichen Oberkörper anheben bis zur Sitzposition. Jede körperliche Aktivität ist zu untersagen.
e) Venöser Zugang (periphere Armvene):
   – Keine intramuskuläre Injektion.

Zu 2. Generelle Behandlungsmaßnahmen bei Kranken mit akutem Myokardinfarkt (= Behandlung des unkomplizierten Infarktes):

a) *Lagerung* (der hämodynamischen Situation entsprechend). Meistens leicht angehoben.

b) *Sauerstoff* (soweit verfügbar).

c) *Sedierung: Diazepam* (Valium®) 5 mg i.v., bei Übelkeit alternativ *Triflupromazin* (Psyquil®) 5 mg i.v.

d) *Schmerzbekämpfung:* Morphinum hydrochloricum®, 3-5 mg langsam i.v.
   oder Morphinum hydrochloricum® 10 mg verdünnt mit 10 ml physiologischer Kochsalzlösung, fraktioniert in Dosen von 4 ml i.v.
   oder *Tramadol* (Tramal®) 1 Ampulle (50 mg) langsam i.v.
   Bei nicht sehr starken Schmerzen: *Tilidin* (Valoron®) 20–30 Tropfen.
   Bei Bradykardie *Morphinum-Atropin* 1/2-1 Amp. langsam i.v. (Morphinum 5 mg, *Atropin* 0,5 mg) oder *Pethidin* (Dolantin®) 50 mg i.v.

e) Nitrolingual® 1 Kapsel p. os als zusätzliche Schmerztherapie (nur sehr begrenzt) und zur Entlastung des linken Ventrikels.

f) Aspisol® *(Acetylsalizylsäure)* 1 Amp. = 500 mg i.v.

Zu 3. Spezialmaßnahmen bei Komplikationen:

Zu a) *Rhythmusstörungen:*
Bei *ventrikulären Extrasystolen* der Lown-Klassen III, IV und V Xylocainbehandlung als spezielle prophylaktische Therapie des Kammerflimmerns: *Lidocain* (Xylocain®) 100 mg i.v., nach 10 bis 15 min 50 mg i.v.
Bei langen Transportwegen Corafusin®-Infusion (enthält 2,135 g *Lidocain* als Infusion. 1-4 mg/min = 10-40 Tropfen/min).
Ventrikuläre Tachykardie: 100 mg Xylocain® langsam i.v.
Bei hochgradiger Herzinsuffizienz oder Schock Xylocain® 50 mg i.v.
Wenn ohne Erfolg: Kardioversion.
Supraventrikuläre Tachykardie: Verapamil (Isoptin®) 1-2 Amp., 5-10 mg langsam i.v.
Bei *absoluter Arrhythmie* bei *Vorhofflimmern* und *schneller Überleitung* (Kammerfrequenz über 130/min): *Verapamil* (Isoptin®) 1-2 Amp., 5-10 ml langsam i.v. + *Digoxin*, z.B. *Acetyldigoxin* (Novodigal®) 0,4 mg i.v. oder *Metyldigoxin (*Lanitop®) 0,2 mg i.v.
Durch das EKG festgestellte *Bradykardie* bei Frequenzen unter 40/min: *Atropin* 0,5 mg = 1 Amp. i.v., evtl. nach 10 min wiederholen. Bei Bradykardien *mit AV-Leitungsstörungen Orciprenalin (*Alupent®) 0,5 mg langsam i.v., eventuell nach 10 min wiederholen.
Bei anderen Bradykardien *ohne Hinweis auf AV-Leitungsstörung* (z.B. Sinusbradykardie, SA-Leitungsstörungen): *Atropin* 0,5 mg (1 Amp.) langsam i.v.

Zu b) *Bei massiver Linksherzinsuffizienz und Lungenödem:*
Zusätzlich zu den generellen Maßnahmen:
1. *Lagerung:* Sitzende Position.
2. *Schmerzbehandlung:* Morphinum hydrochloricum® (den anderen Substanzen vorzuziehen) 10 mg in 10 ml physiologischer NaCl-Lösung, in fraktionierten Gaben, 2-4 ml i.v.
3. *Nitrate:* Nitrolingual® Kapseln sublingual 2 Kapseln im Abstand von 5-10 min, bis zu 10 Kapseln (Blutdruckkontrolle) (eventuell mit der Nadel anstechen und Inhalt unter die Zunge träufeln).
4. *Diuretika: Furosemid* (Lasix®) 1 Amp. = 20 mg i. v.
Eventuell *antiarrhythmische Behandlung* s. S. 142.
Eventuell *antihypertensive Behandlung* (erst Nitrowirkung 10 min abwarten), dann bei Werten systolisch über 190 mm Hg, diastolisch über 120 mm Hg: *Nifedipin* (Adalat®) Zerbeißkapsel 5 mg oral.

Wichtig: Entwickelt sich trotz Behandlung ein Lungenödem oder wird der Patient mit sprudelndem Lungenödem bereits angetroffen: endotracheale Intubation und Beutelbeatmung (evtl. O_2-Zusatz).

Zu c) *Kardiogener Schock bei akutem Herzinfarkt:*
Zusätzlich zu generellen Behandlungsmaßnahmen:
1. Klärung der Frage: Sind andere Umstände oder Faktoren für die Hypotension verantwortlich? Z. B.:
   – Volumenmangel (nicht gestaute Jugularvenen).
   – Rhythmusstörungen.
   – Periphere Vasodilatation.
2. *Lagerung:* Oberkörper nur gering angehoben.
3. *Sympathikomimetika. Dopamin* 2,5-5 µg/kg/min in 250 ml 0,9 %iger NaCl-Lösung, 20-40 Tropfen/min oder batteriebetriebener Infusomat beginnend mit 5 µg/kg/min. Mittel der 2. Wahl oder zusätzlich: *Dobutamin* (Dobutrex®) 2,5-10-30 µg/kg/min = 250 mg Dobutrex® + 250 ml 0,9 %ige NaCl-Lösung, 10-30 Tropfen/min oder batteriebetriebener Infusomat: Beginn mit 10 µg/kg/min.
4. *Azidosebehandlung: Natriumbicarbonat* 50 mval = 50 ml langsam i. v.

Wichtig: Bei kombiniertem Lungenödem und Schocksyndrom erst die Behandlung des Schocksyndroms und dann bei gebesserten Blutdruckverhältnissen die unter Lungenödem aufgeführten Maßnahmen.

Zur Beachtung: Zukünftige Behandlungsmaßnahmen bei Schocksyndrom und durch EKG nachgewiesenem akuten Herzinfarkt*: Ohne Berücksichtigung der Zeitgrenze von 4-6 Stunden nach Beginn der

---

* Z. Zt. noch *keine* verbindliche Empfehlung!

Symptomatik: thrombolytische hochdosierte Therapie unter Berücksichtigung der Kontraindikation:

a) Bolusinjektion von *Urokinase* 2 Mio i.v. oder
b) 20-Minuten-Infusion von *Steptokinase* 1,5 Mio oder
c) Bolusinjektion von *r-TPA* (Gewebeplasminogenaktivator 40-50 mg i.v.).
   Zusätzlich bei a) – c) 1 Amp. Aspisol® + 1–2 Kapseln Nitrolingual (s.l.).
   Bei b) Vorgabe von 50 mg Hydrocortison!
   Bei b) und c) zusätzlich *Heparin* 10000 E i.v.

Zu d) *Bei Kreislaufstillstand:*

1. Prüfung der Symptomatik:
   – Pulslosigkeit (A. carotis).
   – Bewußtlosigkeit.
   – Atemstillstand.
   – Lichtstarre Pupillen.
   – Fahl-blasse Hautfarbe.

Merke: Bei Verdacht auf Kreislaufstillstand: keine Blutdruckmessung, keine Herzauskultation (Zeitverlust, falsch-negative Resultate)!

2. Mit sofortiger EKG-Erkennung (z.B. durch Plattenelektroden des Defibrillators mit Kardioskop oder Visicard):
   a) Bei *Kammerflimmern sofort Defibrillation mit 400 Wsec.* Das gleiche gilt, wenn während der Erstmaßnahmen Herzstillstand durch Kammerflimmern auftritt.
   b) Bei *Asystolie sofort Reanimation* beginnen, ABC-Regel, eventuell Versuch der transthorakalen Stimulation mit den neuentwickelten Geräten. Weitere Maßnahmen s. bei Herzstillstand S. 82 ff.
   c) Ohne Möglichkeit der EKG-Registrierung: Sofort Reanimation beginnen.

Zu e) *Bei hypertonen Krisen* (systolisch über 200 mmHg, diastolisch über 120 mmHg):

1. Generelle Behandlungsmaßnahmen.
2. *Nifedipin-*(Adalat®-5-)Kapsel: 1 Kapsel zerbeißen lassen und Flüssigkeit schlucken.
3. Nitrolingual®-Kapseln: 2 Kapseln zerbeißen lassen und im Mund behalten.
4. Bei noch stark erhöhten Blutdruckwerten nach 10-15 min nochmals Adalat® 10, 1 Kapsel zerbeißen lassen. Bei weiteren stark erhöhten Werten, *Urapidil* (Ebrantil®) 25 mg, 1 Amp. langsam i.v.

D. Intensivtherapie

Voraussetzung für die Therapie:

a) Venöser Zugang (zentraler Venenkatheter).
b) Arterielle Blutgasanalyse.

c) Möglichkeit der O_2-Versorgung (zentraler O_2-Anschluß).
d) Monitorüberwachung mit Arrhythmiecomputer.
e) Echokardiographie.
f) Möglichkeit der Respiratorbehandlung, Intubation, Beatmung.
g) Möglichkeit der Röntgenthoraxkontrolle.
h) Möglichkeit der Elektrotherapie.
i) Einsatzbereites Reanimationsteam.
k) Swan-Gantz-Ballonkatheter zur Druckmessung in der A. pulmonalis oder Registriereinheit + HZV-Bestimmung mit Meßgerät.
l) Mehrere Infusiomaten.
Für Spezialbehandlung:
m) Möglichkeit der Koronarangiographie.
n) Möglichkeit der PTCA.
o) Möglickeit der chirurgischen Intervention.

Therapieschema:

I. Allgemeine Richtlinien:
   1. Lagerung.
   2. Sedierung.
   3. Schmerzbekämpfung.
   4. Antithrombotische Behandlung.
   5. Behandlung mit Magnesium.
   6. Beta-Rezeptorenbehandlung.
   7. Thrombolytische Behandlung.
   8. Sauerstofftherapie.
   9. Infektionsschutz.
  10. Diät.
  11. Stuhlregulierung.
  12. Non-Q-Wave-Infarkt.

II. Richtlinien bei Komplikationen:
   1. *Arrhythmienbehandlung:*
     a) Sinustachykardie.
     b) Tachyarrhythmie bei Vorhofflimmern (Vorhofflattern).
     c) Supraventrikuläre Tachykardie.
     d) Supraventrikuläre Tachykardie mit AV-Block.
     e) Ventrikuläre Extrasystolie.
     f) Ventrikuläre Tachykardie.
     g) Kammerflimmern.
     h) Sinusbradykardie.
     i) SA-Leitungsstörungen.
     k) AV-Leitungsstörungen.
     l) Intraventrikuläre Leitungsstörungen.
     m) Asystolie.

2. *Behandlung hämodynamischer Störungen:*
   a) Linksherzinsuffizienz mit erhöhtem oder normalem
      arteriellen Blutdruck
      (1) Lagerung.
      (2) Ausschluß myokarddepressiver Faktoren.
      (3) Herzfrequenzregulierung (Rhythmusstörungen?).
      (4) Nitrate.
      (5) Diuretika.
      (6) Digitalis.
      (7) Eventuell Antihypertensiva.
      (8) Eventuell Thrombolysebehandlung.
   b) Linksherzinsuffizienz mit erniedrigtem arteriellem
      Blutdruck:
      (1) Lagerung.
      (2) Ausschluß myokarddepressiver Faktoren.
      (3) Herzfrequenzregulierung (Rhythmusstörungen?).
      (4) Sympathikomimetika Dopamin, Dobutamin.
      (5) Diesterasehemmer.
      (6) Nitrate.
      (7) Diuretika.
      (8) Eventuell Thrombolyse.
   c) Lungenödem:
      (1) Lagerung.
      (2) Behandlung mit Morphin.
      (3) Nitrate.
      (4) Diuretika.
      (5) Evtl. antiarrhythmische Behandlung.
      (6) Evtl. Antihypertensiva.
      (7) Evtl. Intubation und Beatmung
   d) Schocksyndrom
      (1) Lagerung.
      (2) Ausschluß myokarddepressiver Faktoren.
      (3) Ausschluß Hypovolämie.
      (4) Ausschluß Arrhythmie.
      (5) Sympathikomimetika Dopamin, Dobutamin.
      (6) Phosphodiesterasehemmer.
      (7) Nitrate.
      (8) Azidosebehandlung.
      (9) Eventuell intraaortale Ballonpulsation.
      (10) Eventuell Thrombolyse
           (eventuell herzchirurgische Maßnahmen).

e) Hypovolämie:
(1) Messung des zentralen Venendruckes.
(2) Volumenzufuhr.

f) Hyperzirkulation
(1) Messung des Pulmonalarteriendruckes,
    eventuell des Herzzeitvolumens.
(2) Beta-Rezeptorenblockerbehandlung.

g) Vagovasale Reaktion:
(1) Lagerung.
(2) Vasopressorische Substanzen.
(3) Atropin bei Bradykardie.

3. *Seltene Komplikationen:*
a) Akute Mitralinsuffizienz.
(1) Hämodynamische Messung.
(2) Eventuell herzchirurgische Intervention.

b) Ruptur des Kammerseptums:
(1) Hämodynamische Messung.
(2) Eventuelle intraaortale Ballonpulsation
    (bei Schocksituation).
(3) Eventuell herzchirurgische Intervention.

c) Rechtsherzinfarkt:
Zusätzlich zu den anderen Maßnahmen Volumenzufuhr unter Kontrolle des zentralen Venendruckes
und des Pulmonalarteriendruckes und Nitrate.

d) Ruptur der freien Kammerwand und Perikardtamponade: Sofortige Perikardpunktion, anschließend sofortige herzchirurgische Intervention.

4. *„Non-Q-Wave"-Infarkt.*

Zu I. *Allgemeine Richtlinien:* Die Behandlung auf der Intensivstation
beträgt 4-5 Tage. Kranke mit geringer Infarktausdehnung im EKG,
mit einem leichten oder mittelgradigen Enzymanstieg und ohne Kom-

Tab. *I.-15.* Kriterien für eine verlängerte Intensivbehandlung.

Akute intraventrikuläre und AV-Leitungsstörungen.
Ausgedehnter Vorderwandinfarkt.
Akute schwere Herzinsuffizienz.
Persistierende Sinustachykardie.
Weiter bestehende Angina pectoris.
Trotz antiarrhythmischer Behandlung weiterbestehende Extrasystolie.
Initiales Kammerflimmern oder Kammertachykardie.

---

plikationen können nach 4 Tagen auf die Allgemeinstation verlegt werden.
Die Tab. *I.-15.* zeigt die Kriterien, die zu einer längeren Verweildauer auf der Intensivstation führen sollen. Auch die persistierende Sinustachykardie ist zu berücksichtigen, da sich extrakardiale Ursachen dahinter verbergen können, denen nachgegangen werden muß (z.B. Lungenembolie). Generell ist festzustellen, daß erst dann eine Verlegung erfolgen sollte, wenn die aufgeführten Störungen beseitigt sind oder eine Stabilisierung eingetreten ist.
Zu I.1. *Lagerung:* Die Lagerung hängt von der klinischen Symptomatik ab. Bei unkompliziertem Infarkt wird der Kranke mit leicht angehobenem Oberkörper liegen. Besteht eine Hypotonie, so gilt die gleiche Lagerung, eventuell mit leicht angehobenen Beinen. Bei zunehmender Insuffizienz wird der Oberkörper stärker angehoben, bei Lungenödem sitzende Position mit herabhängenden Beinen!
Zu I.2. *Sedierung:* Vor der Behandlung mit sedierenden Substanzen sollte geklärt werden, welche Ursachen der Unruhe zugrunde liegen: Zur Sedierung wird *Diazepam* (Valium®) z.B. 5 mg i.v. im Abstand von 6 Stunden verabreicht. Bei gleichzeitig vorliegender Übelkeit (Psyquil®), 1 Amp. i.v. (169, 296).
Durch die diagnostischen Möglichkeiten in der Klinik (EKG, Monitor, ZVD, Pulmonalisdruckmessung, HZV, arterielle Blutgasanalyse) wird neben der allgemeinen Sedierung und Schmerzbekämpfung gleichzeitig die gezielte Behandlung erfolgen können.
Zu I.3. *Schmerzbehandlung:* Die Schmerzbehandlung steht im Mittelpunkt der Erstmaßnahmen. Weitgehend durchgesetzt hat sich die i.v. Applikation von Morphinum hydrochloricum® (543 a).
Es wird in Einzeldosen von 3-5 mg langsam i.v. verabreicht. Bei verstärkter vagaler Aktivierung sollte wegen der Verstärkung von Bradykardie und Hypotonie durch Morphium *zusätzlich Atropin* verabreicht werden, z.B. *Morphium* 5 mg, *Atropin* 0,5 mg i.v., langsam zu injizieren. Nach 15-30 min wird bei weiterbestehenden oder wieder zunehmenden Schmerzen die i.v. Morphiumgabe wiederholt. Bei älteren Kranken mit Hypotonie sollten die Einzeldosen 2–4 mg i.v. betragen. Alternativ zum Morphium kann *Pethidin* (Dolantin®) 50-100 mg i.v., oder *Pentazocin* (Fortral®) 30-60 mg i.v. eingesetzt werden. (*Pethidin* besitzt eine vagolytische Wirkung, die gerade bei Hinterwandinfarkt und Bradykardie erwünscht sein kann (296). Auch *Pentazocin* hat keine direkte kardiodepressive Wirkung. Im Gegensatz zu anderen Analgetika führt diese Substanz nicht zu einer Erniedrigung des arteriellen Druckes, so daß es bei Kranken mit Hypotension eingesetzt werden kann (296, 867, 907). Gut bewährt hat sich auch das Medikament *Buprenophin* (Temgesic®) 1 Amp. (0,3 mg) langsam i.v. oder bei noch fehlendem venösen Zugang als Sublingualtablette (0,2 mg).

Bei leichteren Beschwerden ist mit *Tilidin* (z.B. Valoron®) 20-30 Tropfen eine gute Wirkung zu erzielen.

Zusätzlich sollte eine Vasodilatatorbehandlung mit *Nitroglycerin* oder *Isosorbiddinitrat* begonnen werden (bei einer Mehrgefäßerkrankung kann gleichzeitig durch den Infarkt eine Angina pectoris ausgelöst werden): Z. B. Nitrolingual®-Kapseln 1–2 s. l., danach *Nitroglycerin*-Infusion 4–6 mg/Std. oder Isoket® 10 mg im Abstand von 4 Stunden. Bei Nitrobehandlung engmaschige Blutdruckmessung (Blutdruck nicht <100 mmHg).

In zahlreichen Studien konnte gezeigt werden, daß der frühzeitige Einsatz von *Nitroglycerin* oder *Nitraten* die Letalität signifikant senkt (982a).

Zu I.4. *Antithrombotische Behandlung* mit dem Ziel, Bildung von wandständigen Thrombosen im li. Ventrikel zu verhindern und von dort ausgehende arterielle Embolien zu verhüten, außerdem Prophylaxe von peripheren Thrombosen und damit Prophylaxe der Lungenembolie.

Durch die Heparintherapie konnte die Häufigkeit thromboembolischer Komplikation gesenkt werden (157a).

Bei den für die höherdosierte Heparinbehandlung vorliegenden Kontraindikationen sollte die *niedrigdosierte Behandlung* eingesetzt werden, z.B. *Calciparin* 7.500 Einheiten 3 x s.c. Allerdings kann diese Dosis die Bildung intrakavitärer Thromben nicht verhindern. Als Thromboseprophylaxe hat sie sich jedoch bewährt. *Höherdosierte Behandlung:* Initial *Heparin* 10.000 E i. v., dann 30.000–40.000 E/24 Std. über eine Infusionspumpe. Vor Einleitung der Therapie müssen Thrombinzeit, Thromboplastinzeit und evtl. Thrombozytenzahl untersucht werden.

Die *Heparin*-Behandlung soll dann zu einer Verdoppelung der Dauer der Gerinnungszeiten führen (PTT). Mindestens 3-5 Tage wird diese Behandlung durchgeführt. Bei schwerem Krankheitsverlauf – mit längerer Immobilisation – auch länger.

Gleichzeitig sollte von Anfang an zusätzlich die Behandlung mit *Plättchenaggregationshemmern* eingeleitet werden. Nach der ISIS-II-Studie genügt die Verabreichung von 160 mg Azetylsalizylsäure (oral) (439b). Danach gibt es mehrere Möglichkeiten der Therapie: 1. Marcumar®-Behandlung. 2. Low-dose-Heparin, s. c. 3. Behandlung mit Azetylsalizylsäure.

Eine Marcumar®-Behandlung wird befürwortet für Kranke mit großem Infarkt, Bildung eines Herzwandaneurysma, Mehrgefäßerkrankung mit Herzinsuffizienz und malignen Rhythmusstörungen.

Zu I.5. *Behandlung mit Magnesium.* Studien i. v. zeigten eine erfolgreiche Behandlung von Rhythmusstörungen und Verbesserung der Infarktletalität. Empfohlene Dosierung: 40 mmol/24 h i. v., für

2 Tage, dann *Magnesium* (Magnesiocard) 3 × 1 Tbl. Einzige Kontraindikation: AV-Leitungsstörungen.

Zu I.6. *Betarezeptorenbehandlung:* Die Behandlung mit Betarezeptorenblockern in der Frühphase des akuten Myokardinfarktes zeigt
in zahlreichen Studien eine Abschwächung des Ischämieschmerzes,
eine Senkung der Reinfarktquote und der Todesrate (84a, 911a, 982b).
Wirkung der Betarezeptorenblocker: Senkung der Herzfrequenz, der
myokardialen Kontraktilität und des arteriellen Blutdrucks und damit
Reduzierung des myokardialen Sauerstoffverbrauchs. Außerdem wird
die Reizschwelle für Kammerflimmern erhöht. Folgende Kontraindikationen müssen beachtet werden:
1. Herzinsuffizienz. 2. Bradykardie. 3. Hypotonie. 4. Ausgeprägter
AV-Block Grad I und AV-Block Grad II und III. Vorsicht bei
obstruktiven Lungenerkrankungen oder peripherer Gefäßerkrankung.
Dosierung: Beginn mit *Metoprolol* (Beloc®, Trasicor®) 5 mg i.v.
Evtl. nach jeweils 5–10 min 1× wiederholen, falls Herzfrequenz und
Blutdruck über den o.a. Grenzen bleiben. 6–8 Stunden nach der
Injektion 50 mg *Metoprolol,* danach 2× tgl. 50 mg *Metoprolol* oral.
Beachtung: Vor und während der Therapie muß eine sorgfältige
klinische physikalische Untersuchung erfolgen (außerdem evtl. Pulmonalarteriendruckmessung als sicherste Methode zur Erfassung einer
beginnenden Herzinsuffizienz) und sorgfältiges Monitoring von Blutdruck und Puls.
Zu I.7. *Thrombolysebehandlung:* Bei den vielfältigen Bemühungen,
die Größe des von einem Infarkt betroffenen Gebietes zu begrenzen
oder zu reduzieren, scheint die Thrombolyse nach den heutigen Erkenntnissen den größten Erfolg zu versprechen. Voraussetzungen für
die erfolgreiche Anwendung dieser Methode sind:
1. Die Okklusion des Gefäßes durch einen Thrombus.
2. Die Auflösung des Thrombus, bevor eine definitive Nekrose des
gesamten Infarktgebietes eingetreten ist.
Eine Thrombose der Herzkranzarterie wurde bei 95 % durch akuten
Myokardinfarkt verstorbener Patienten vorgefunden (66, 291, 595,
601, 720, 721). Bei intrakoronarer *Streptokinase*-Infusion wurde die
Rekanalisation eines total verschlossenen Infarktgefäßes für 64-95 %
der Patienten mitgeteilt (801, 824, 292). Bei einem so hohen Prozentsatz nachgewiesener thrombotischer Verschlüsse geht man heute davon aus, daß die *thrombolytische Behandlung bei Kranken mit akutem
Myokardinfarkt gerechtfertigt* ist.
Anhand bisher vorliegender Mitteilungen kann aufgezeigt werden, daß
bei Behandlungsbeginn innerhalb von 6 Stunden nach Beginn der
klinischen Symptomatik bei Wiedereröffnung eines verschlossenen
Infarktgefäßes durch Thrombolyse eine signifikante Verbesserung der

Ejektionsfraktion und der regionalen Wandbewegungsstörungen
eintreten können bzw. bei der Mehrzahl der Kranken eingetreten sind
(21, 469, 471, 537, 601, 719, 854, 966).
Die Erfolge waren um so besser, je früher mit der Behandlung
begonnen werden konnte.
Es konnte gezeigt werden, daß nach i. v. *Streptokinasebehandlung* eine
signifikante Senkung der Letalität bewirkt wurde (946a). Dabei zeigten
sich die besten Ergebnisse bei Kranken, die innerhalb der ersten Stunde
behandelt wurden. Aber auch bei Kranken, die innerhalb der zweiten,
dritten und vierten Stunde nach Infarktbeginn behandelt wurden,
waren die Ergebnisse der Letalitätsreduktion ebenfalls noch signifikant, gingen jedoch mit zunehmender Zeit – vom Schmerzbeginn bis
zum Therapiebeginn – zurück. Zum gleichen Ergebnis kam eine große
internationale Studie (ISIS II, 439b), wonach – unter Berücksichtigung
der Kontraindikationen – diese Behandlung bei Kranken mit akutem
Myokardinfarkt innerhalb der ersten 6 Stunden gut begründet werden
kann.
In den letzten Jahren war es das Ziel, Pharmaka zu entwickeln und zu
prüfen, die zu einer möglichst hohen Wiedereröffnungsrate (Reperfusionsrate) führen, ein geringes Blutungsrisiko bieten und zu einer
Erniedrigung der Wiederverschlußrate (Reokklusionsrate) beitragen.
Zum gegenwärtigen Stand s. Tab. I.-16 (modif. n. Bleifeld, 1989).

Charakteristika:
Streptokinase: Bei einer Dosis von 1,5 Mio. E i. v. innerhalb 1 Stunde
infundiert, wird eine Reperfusionsrate von 40–60% erreicht. Die
Halbwertszeit beträgt 25 min. Die Reokklusionsrate liegt bei 10–15%.
Bedrohliche Blutungen treten mit einer Häufigkeit von weniger als 1%
auf. Mit allergischen Reaktionen ist zu rechnen. *APSAC* (anisolated
plasminogen streptokinase activator complex) (Eminase®) ist ein
äquimolarer Komplex von Streptokinase und menschlichem Lys-
Plasminogen. Dosisfindungsstudien haben eine optimale Dosis von
30 mg als i. v. Bolus über 3–5 min erbracht. Die Halbwertszeit beträgt
90 min. Eine große Letalitätsstudie hat für die Therapie mit APSAC
eine statistisch signifikante Reduktion der Infarktletalität nachgewiesen. Auch bei dieser Substanz muß mit Blutungen und allergischen
Reaktionen gerechnet werden.
Urokinase hat keine allergischen Eigenschaften. Wiederholte Anwendungen sind daher möglich. Große Letalitätsstudien wurden mit
Urokinase bisher nicht durchgeführt. Untersuchungen über die
intravenöse thrombolytische Wirksamkeit ergaben durch Angiogra-
phien eine ähnlich hohe Rekanalisationsrate und Offenheitsrate von
60% wie bei Streptokinase. Die Halbwertszeit liegt bei 15 min.

Tab. *I.-16*. Pharmaka zur Thrombolysebehandlung (Modif. n. Bleifeld, 1989)

	Strepto-kinase	APSAC	rt PA	Uroki-nase	scu PA
Gesamtdosis	1,5 Mio U	30 mg	100 mg	3 Mio U	80 mg
Applikationsdauer (min)	30	3-5	90	3-5	60
Halbwertszeit (min)	25	90	5	15	7
Reperfusionsrate (%)	45-60	80	70-80	60-70	70
Zeit b. Reperfusion (min)	45	45	45	45	45
Reokklusionsrate (%)	10-15	10	7	10	11
Blutungs-komplikationen (%)	3-4	5	4	3	10
Allergische Reaktionen	+	+	–	–	–

Rt-PA (Gewebsplasminogenaktivator, recombinant tissue-type plasminogen activator) bindet sich selektiv an Fibrin und löst Gerinnsel auf. Bei den hohen Dosen, die zur Erzielung einer klinischen Effektivität eingesetzt werden müssen, geht die Fibrinspezifität teilweise verloren. So werden auch mit dieser Substanz große Teile des fibrinolytischen Systems aktiviert. Die Halbwertszeit beträgt 5 min. Bei Patienten mit Myokardinfarkt konnten mit dem üblichen Standardregime von 100 mg über 3 Stunden (10 mg als Bolus, 15 mg innerhalb der 1. Stunde, 24 mg innerhalb der 2. und 3. Stunde) Offenheitsraten von 65–79% erreicht werden. Eine statistisch signifikante Senkung der Infarktletalität konnte ebenfalls nachgewiesen werden. Bei den bisher durchgeführten Vergleichsstudien mit verschiedenen Substanzen [z. B. Gissi 2 (346b), Isis II (439c), Gaus (668a), Primi (709a)] zeigte sich kein Unterschied in der Letalität. In einer Studie (Isis III) traten in der mit Streptokinase behandelten Gruppe weniger Blutungen auf als in der mit rt-PA behandelten Gruppe (allerdings bezieht sich das auf eine rt-PA-Substanz, die nicht im Handel angeboten wird).

Entscheidet man sich für rt-PA so ist eine begleitende Heparintherapie als unerläßlich anzusehen (348b).

Für *Streptokinase* sprechen wirtschaftliche Gründe und zahlreiche gut dokumentierte Studien. Die Verabreichung verbietet sich bei Streptokokkeninfekten, bei vermuteten Allergien oder innerhalb von 3–6 Monaten nach erster Streptokinasetherapie.

Ebenfalls einfach in der Anwendung ist *Urokinase*. Außerdem sind die Nebenwirkungen weit geringer als bei den vorgenannten Thrombolytika. Auch besteht hier die Möglichkeit, in großen Abständen die Behandlung zu wiederholen.

Bei der Anwendung von *rt-PA* liegen die gleichen Vorteile vor wie bei Urokinase. Die Wiedereröffnungsrate liegt bei dieser Substanz am höchsten. Zur Zeit sprechen gegen die Anwendung der Preis und die komplizierte Applikation. Bei allen Substanzen sollten Heparin – Zeitpunkt der Einnahme je nach Halbwertszeit – und Acetylsalicylsäure verabreicht werden.

Intravenöse APSAC-Behandlung:
a) APSAC 30 mg i. v. innerhalb von 5 min.
b) Infusion mit Nitroglycerin (3–6 mg/h) i. v.
c) Aspisol® *(Acetylsalicylsäure)* 0,5 g i. v.
d) Heparin nach Bestimmung der Gerinnungszeiten (nach 12–16 Std. beginnen), z. B. 30000–40000 E/24 Std. i. v.

Urokinase:
a) Urokinase 1 Mio. E als Bolus i. v.,
   dann 1–2 Mio. E innerhalb von 60 min i. v.
b) Infusion mit Nitroglycerin (3–6 mg/h) i. v.
c) Aspisol® *(Acetylsalicylsäure)* 0,5 g i. v.
d) Heparin gleichzeitig mit Urokinase 5000–10000 E i. v., danach Infusion mit 20000–30000 E/24 Std. nach Bestimmung der Gerinnungszeiten.

Rt-PA:
a) Rt-PA 10 mg als Bolus i. v.,
   danach 50 mg innerhalb von 60 min i. v.,
   danach 20 mg innerhalb von 60 min i. v.,
   danach 20 mg innerhalb von 60 min i. v.
b) Infusion mit Nitroglycerin (3–6 mg/h) i. v.
c) Aspisol® *(Acetylsalicylsäure)* 0,5 g i. v.
d) Heparin gleichzeitig mit der ersten rt-PA-Gabe 5000–10000 E i. v., danach 20000–40000 E/24 Std. nach den Ergebnissen der Gerinnungszeiten

Anmerkung:
Der Zeitraum von 6 Stunden nach Symptombeginn kann überschritten werden, wenn es sich um Patienten mit Zeichen eines nicht vollständig abgelaufenen Infarktes handelt, z. B. weiterbestehender Schmerz, „stotternder Infarktbeginn", keine Ausbildung einer Q-Zacke im EKG und bei weiterbestehenden ST-Anhebungen.
Neben dem direkten koronarangiographischen Nachweis der Wiedereröffnung des Gefäßes können folgende *klinische Kriterien für eine erfolgreiche Behandlung* erfaßt werden:
1. Im EKG bilden sich die ST-Anhebungen rasch zurück, Q-Zacken bilden sich nicht stärker aus. 2. Kein oder nur mäßiger Anstieg der CK-Aktivitäten mit einem frühen Gipfel (sog. Wash-out-Effekt). 3. Nach einem kürzeren Intervall Wiederauftreten von Angina-pectoris-Beschwerden. 4. Verbesserung der linksventrikulären Funktion (Echokardiographie, Radionuklid-Untersuchungen, invasive Ventrikulographie).

Im Gegensatz dazu sprechen folgende *Kriterien gegen eine erfolgreiche Behandlung:*
1. Keine Angina-pectoris-Beschwerden. 2. Typische transmurale Infarktzeichen im EKG mit ausgeprägten Q-Zacken. 3. Starker Anstieg der CK-Aktivität (>1.000–1.500 IE). 4. Gleichbleibende eingeschränkte linksventrikuläre Funktion.
Folgende **Behandlungsrichtlinien** werden angegeben:
1. *Einschlußkriterien:*
    a) Zeitintervall zwischen Angina pectoris und Diagnosestellung kürzer als 4 Stunden (von einigen Autoren werden auch 6-Stunden-Intervalle angegeben). b) Infarkttypische ST-Anhebungen in mindestens 2 Ableitungen und höher als 0,1 mV (Extremitätenableitungen) bzw. höher als 0,2 mV (Brustwandableitung). c) Angina pectoris und ST-Hebungen nicht durch Nitroglycerin beeinflußbar. d) Erstinfarkt.
2. *Ausschlußkriterien:*
    a) Orale vorbestehende Antikoagulantienbehandlung. b) Hypertonie (syst. Werte >200, diast. Werte >110). c) Bekannte proliferierende diabetische Retinopathie. d) Schwere Verletzungen, insbesondere Schädel-Hirn-Trauma in den letzten 6 Monaten. e) Zerebraler Insult vor weniger als 6 Monaten. f) Größere Operation vor weniger als 6 Wochen. g) Gastrointestinale Blutung vor weniger als 3 Monaten (Ulcus). h) Blutung im Urogenitalbereich (Nephrolithiasis). i) Bekannte Gerinnungsstörung. k) Schwerer Alkohol- und Medikamentenmißbrauch.
3. *Intrakoronare Thrombolyse:*
    a) Koronarangiographie (Beginn mit dem Herzkranzgefäß der Infarktgegenseite). b) Bolusinjektion (intrakoronar in das betroffene Gefäß) von Streptokinase 10.000–20.000 E. c) Anschließend 2.000–4.000 E/min bis zu einer maximalen Dosis von 400.000 E (koronarselektive Infusion beenden, wenn komplette Thrombolyse erreicht ist oder wenn nach 60 min bis spätestens 120 min Rekanalisation nicht eingetreten ist. Bei imkompletter Thrombolyse intrakoronare Infusion noch 30-60 min fortsetzen). d) Verabreichung von 1 g Aspisol® *(Acetylsalicylsäure)* i. v. e) Anschließend *Heparin* i. v. unter Kontrolle der Gerinnungszeiten (Verdopplung der normalen Gerinnungszeit!). f) Infusion von *Nitroglycerin* (3-5 mg/h). Weitere Behandlung: Marcumar® (spez. Indikation) oder *Acetylsalicylsäure,* evtl. *Nitropräparate,* evtl. *Betarezeptorenblocker.*
Besonderes Augenmerk muß auf wiederauftretende *pektanginöse Beschwerden* gerichtet werden. Kann man durch EKG oder durch Enzymbestimmung eine Reokklusion ausschließen, so handelt es sich um eine instabile Angina (als Ausdruck einer erfolgreichen Be-

handlung). Hier geht man nach den Behandlungsprinzipien vor, die
bei instabiler Angina pectoris empfohlen wurden. Da sich gezeigt
hat, daß die sofortige Koronarangiographie und Angioplastie keine
besseren Ergebnisse als die alleinige intravenöse Thrombolyse-Be-
handlung erbracht hat und sogar bei einem Teil der Patienten höhere
Komplikationen aufgetreten waren, sollte der Termin invasiver Diagnostik und Behandlung nach Möglichkeit 8-10 Tage aufgeschoben
werden.

An **Komplikationen** der Thrombolysetherapie sind zu nennen:
a) *Kammerflimmern* (während der Koronarangiographie vor der
Thrombolyse). b) *Thrombuslösung* und Einschwemmung in nicht
betroffene Gefäße. c) Sogenannte *Reperfusionsarrhythmien* (meist
harmlos). d) *Blutungen*.

Der größere Aufwand der intrakoronaren Lyse entspricht einer *höheren Rekanalisationsrate* von 75 % gegenüber einer Rekanalisationsrate
von 45-50 % bei intravenöser Applikation. Das bedeutet, daß man die
intrakoronare Thrombolyse einsetzen sollte, wo es möglich ist. Um die
Vorbereitungszeit zu überbrücken, gehen die meisten Zentren, in denen eine intrakoronare Lyse möglich ist, dazu über, sofort mit einer intravenösen Lyse zu beginnen und dann die intrakoronare Lyse – wenn
noch notwendig – fortzusetzen (586, 801, 854).

Eine frühzeitige PTCA (perkutane Koronarangioplastie) weist nach
thrombolytischer Therapie mit rt-PA keine Vorteile gegenüber einer
elektiven Behandlung im Intervall auf (844a, 911b, 918c).

Die Indikation für eine rasche, jedoch nicht unmittelbare interven-
tionelle Behandlung ist gegeben, wenn nach thrombolytischer Therapie pektanginöse Beschwerden auftreten, und durch EKG und
Enzymbestimmung eine Reokklusion, aber auch eine Perikarditis
ausgeschlossen sind. Nach einem Beobachtungszeitraum von 1–2
Tagen sollte eine Koronarangiographie erfolgen, um die Frage nach
dem weiteren Vorgehen zu beantworten. Liegt die Indikation zur
PTCA vor, so sollte dann baldmöglichst diese Behandlung erfolgen.
Bei Mehrgefäßerkrankungen kommt bei diesen Kranken auch die
notfallmäßige, möglichst schnelle Bypass-Operation in Betracht.

Zu I.8. *Sauerstoffgabe* (2–4 l/min. über Nasensonde) ist erforderlich
bei Zeichen einer Herzinsuffizienz, einem Schocksyndrom oder einer
Hypoxämie (bestätigt durch arterielle Blutgasanalyse).

Zu I.9. *Genereller Infektionsschutz* nicht erforderlich, nur wenn die
Temperatur einen septischen Verlauf zeigt oder mehrere Tage über
39° beträgt, sollte nach weiteren Ursachen geforscht werden (z. B.
Kathetersepsis, Pneumonie, Harnblasenentzündung).

Zu I.10. *Diät:* In den ersten 24 Stunden flüssige orale Nahrung,
danach leicht verdauliche salzarme Kost auf 5 Mahlzeiten verteilt.

Zu I.11. *Stuhlregulierung:* Bereits vom 1. Tag an sollten milde Abführmittel eingesetzt werden, z. B. Weizenkleie, Leinsamen oder ab 3. Tag milde Laxantien (Tirgon®, Agiolax®).

Zu II. *Richtlinien bei Komplikationen:*
Zu II.1a) *Sinustachykardie:* Eine Sinusfrequenz über 100/min kann einen Hinweis geben auf beginnenden kardiogenen Schock, Herzinsuffizienz, Lungenembolie, Hyperzirkulation.
Abklärung durch hämodynamische invasive Messungen PAP (pulmonal-arterieller Mitteldruck), Herzzeitvolumen, arterielle Blutgasanalyse.
Die *Behandlung* erfolgt entsprechend den Ursachen. Bei Ausschluß soll nach extrakardialen Ursachen geforscht werden, siehe bei Sinustachykardie.

Merke: Keine Behandlung ohne genaue Ursachenklärung.

Zu II.1b) *Akutes Vorhofflimmern (schnelle Form):*
1. Bei *klinischem Symptom* wie Angina pectoris, Dyspnoe oder Schock Versuch der elektrischen Kardioversion. Bei Erfolglosigkeit oder nur kurzfristigem Sinusrhythmus und Rückfall in das Vorhofflimmern *Digoxin* und *Verapamil* kombiniert, z. B. Novodigal® 0,4 mg i. v. und Isoptin® 5 mg i. v. oder Lanitop® 0,2 mg i. v.; im Abstand von 4 Stunden *Digoxin*-Gabe wiederholen, bis Pulsdefizit behoben, zusätzlich Isoptin® 5 mg zu jeder *Digitalis*-Gabe.
2. Bei *Vorhofflimmern* ohne die oben erwähnten klinischen Symptome bei Kammerfrequenzen über 100/min keine Kardioversion, sondern medikamentöse Behandlung wie bei 1.
3. Bei *langsamer Kammerfrequenz* zunächst 24 Stunden abwarten.
4. Bei *therapierefraktärem Vorhofflimmern mit hohen Kammerfrequenzen* (höher als 140/min und erhöhten A.-pulmonalis-Drücken): *Verapamil* (Isoptin®) per infusionem: z. B. *Lävulose* 5 % 250 ml + 1 Amp. Isoptin® (50 mg à 20 ml), Einlaufzeit nach Frequenzverhalten und Blutdruck, kürzeste Einlaufzeit 3 Stunden.

Wenn kein Effekt:
Infusion mit *Amiodaron* (Cordarex®) als Dauerinfusion: 2 Amp. à 150 mg in 250 ml *Lävulose* 5 % in 20 min i.v.; im Anschluß daran Cordarex® 10 Amp. = 1.500 mg in 24 Stunden i.v. infundieren. (Zur Rezidivprophylaxe anstelle von Isoptin® : Chinidin®.)
5. Bei Vorhofflattern mit *2:1-Blockierung* zur diagnostischen Abklärung: Karotissinusmassage mit EKG-Registrierung (dadurch Blockade der AV-Leitung und gute Darstellung der Vorhofflatterwellen im EKG).

Bei klinischer Symptomatik (Angina pectoris, Dyspnoe, Schock) elektrische Kardioversion mit geringer Energie, z.B. 20-40 Wsec oder intraartriale Schnellstimulation ausgehend von einer Frequenz, die oberhalb der Vorhofflatterfrequenz liegt (s. S. 16).

Merke: Diese Stimulation muß immer unter Röntgendurchleuchtungskontrolle durchgeführt werden!

6. Bei *Erfolglosigkeit oder persistierendem Vorhofflattern mit schneller Kammerfrequenz:*
   Rasche *Digitalisierung* und *Verapamil,* z.B. Novodigal® 0,4 mg i.v., Lanitop® 0,2 mg i.v.
   Nach einer Stunde Novodigal® 0,4 mg i.v. oder Lanitop® 0,2 mg i.v. und nach 2-3 Stunden nochmals die gleiche Dosis. Zusätzlich jeweils eine Amp. Isoptin® 5 mg i.v., anschließend bei langsamer Kammerfrequenz weitere *Digitalis*-Behandlung.
   Bei Einschränkung der Nierenfunktion *Digitoxin;* Serum-Kaliumkontrolle!

Zu II.1c) *Supraventrikuläre Tachykardie:* Diese Rhythmusstörungen treten nur selten bei akutem Herzinfarkt auf. Es handelt sich meist um Reentry-Tachykardien auf der Basis von akzessorischen Leitungsbahnen. Es muß darauf aufmerksam gemacht werden, daß gerade diese Tachykardien bei akutem Myokardinfarkt zu Rezidiven neigen.
Behandlung: Medikamentös: Isoptin® 5-10 mg i.v., bei Hypotonie zusätzlich *Digoxin,* z.B. Novodigal® 0,4 mg i.v.
Bei WPW-Syndrom: *Ajmalin* (Gilurytmal®) 50 mg langsam i.v., nach 30 min eventuell wiederholen.
Elektrische Kardioversion erste Maßnahme bei Schocksymptomatik 12,5 Wsec -25-50 Wsec.
Besonders bei Rezidiven intraatriale Schrittmacherapplikation und Stimulation mit zunehmend verkürzten Einfallszeiten (sehr selten notwendig), getriggert von der vorangegangenen Spontanaktion bis zur Unterbrechung der Tachykardie (s. S. 24).

Zu II.1 d) *Supraventrikuläre Tachykardie mit AV-Block:* Auch beim akuten Herzinfarkt ist diese Tachykardie meistens durch Überdigitalisierung verursacht. Deshalb Blutentnahme zur Bestimmung von Serum-Digitalisspiegel, Serum-Kaliumspiegel und Serum-Kreatinin.
Absetzen von Digitalis:
Bei nicht bedrohlicher (nicht sehr schneller) Tachykardie: abwarten.
Bei hämodynamischer Beeinträchtigung: Diphenylhydantoin (Phenhydan®) ½ Amp. = 125 mg langsam i. v., nach 1 h Wiederholung.
Gleichzeitig Phenhydan®-Tabl. 4×1 à 100 mg/Tag, evtl. *Kalium-*Substitution.

Zu II. 1e) *Ventrikuläre Extrasystolie:* Ursache der Extrasystolie ist in der ersten Phase des akuten Myokardinfarktes meistens eine erhöhte Irritabilität (z. T. auch Reperfusionsarrhythmien). In den nächsten Tagen kann neben dieser erhöhten Irritabilität auch eine ausgeprägte Linksherzinsuffizienz als Ursache vorliegen. Bei Zeichen der Herzinsuffizienz muß neben der antiarrhythmischen Behandlung eine konsequente Therapie der Linksherzinsuffizienz eingeleitet werden (s. S. 164) (Kontrolle von HZV und Pulmonalarteriendruck – weitere Hinweise: ausgedehnter Infarkt im EKG, ausgeprägte Enzymanstiege). Außerdem muß an eine digitalisbedingte Extrasystolie gedacht werden (Vorbehandlung?, Serumkreatinin, Hypokaliämie, Hypomagnesiämie, Serum-Digitalis-Spiegel). Eine generelle Arrhythmieprophylaxe beim akuten Myokardinfarkt wird nicht mehr empfohlen. Unter bestimmten Bedingungen jedoch Arrhythmiebehandlung:
– Bei polytopen bzw. multiformen ventrikulären Extrasystolen.
– Bei gehäuft auftretenden ventrikulären Extrasystolen >10/min.
– Bei schon aufgetretenen ventrikulären Salven, Tachykardien oder Kammerflimmern.
Behandlung: Initial immer mit i. v. Dauerinfusion, wobei die Dosis nach dem Effekt gesteuert werden muß, d. h. möglichst vollständige Unterdrückung der Extrasystolen. Folgende Reihenfolge wird empfohlen: 1. Xylocain® *(Lidocain).* 2. Mexitil® *(Mexilitin).* 3. Cordarex® *(Amiodarone).*

Zu 1. Xylocain®:
  a) Bolusinjektion (langsam 100 mg Xylocain® i. v.).
  b) Nach 10 min 50 mg Xylocain® i. v.
  c) Infusion 2-4 mg/min.

Der wirksame Blutspiegel liegt in Bereichen von 2-5 µg/l.
Zu 2. Bei Unwirksamkeit ist Mexitil® das Medikament der Wahl.
  a) Mexitil® 150-200 mg in 2-5 min langsam i.v.
  b) Anschließend Mexitil® 250 mg in 30 min i.v. als Infusion.

c) Danach **Mexitil**® 250 mg in 2 Stunden.
d) Dann **Mexitil**® 500 mg in 8 Stunden.
e) Erhaltungsdosis 500-1000 mg pro 24 Stunden.

Der wirksame Blutspiegel liegt in Bereichen von 0,8-2 mg/l.

Zu 3. Als drittes Medikament sollte bei Erfolglosigkeit der oben emp-
fohlenen Substanzen **Cordarex**® eingesetzt werden:
a) **Cordarex**® 2 Amp. à 150 mg in 250 ml *Lävulose* 5 % in 20 min
i.v. infundieren.
b) Im Anschluß daran **Cordarex**® 10 Amp. = 1500 mg in 24 Stunden unverdünnt infundieren.

Bei Kranken mit Herzinsuffizienz Dosisreduzierung auf die
Hälfte. Möglichst über Kava-Katheter infundieren wegen
schlechter Venenverträglichkeit.

Wichtig: Kontraindikationen, die bei Dauertherapie von *Amiodaron* zu berücksichtigen sind, entfallen bei kurzfristiger, aber
lebensnotwendiger Anwendung. Kann auch im 3. Behandlungsversuch keine durchgreifende Besserung erreicht werden,
so ist zu überprüfen, ob eine ausreichende Betarezeptorenblok-
ker- und Magnesiumbehandlung vorgenommen wurde.
Nach 48 h erfolgt ein Auslaßversuch, um festzustellen ob eine
weitere orale Behandlung mit dem zuerst i. v. verabreichten Präparat
erfolgen muß, oder ob die Betablockerbehandlung allein ausreicht!

Ventrikuläre Extrasystolen bei Bradykardie:
a) Bei *Sinusbradykardie: Atropin* 0,5 mg im Abstand von 4 Stunden.
b) Bei *SA-* und *AV-Leitungsstörungen* und *behandlungsbedürftiger Extrasystolie* erst Applikation einer temporären rechtsventrikulären
Schrittmachersonde und dann unter Schrittmacherstimulation Xy-
locain®-Therapie.

Zu II. 1. f) *Ventrikuläre Tachykardie:*

Wichtig: Diese Rhythmusstörung muß so schnell wie möglich behandelt werden (Gefahr des Übergangs zum Kammerflimmern!).
1. Erste Maßnahme Xylocain® 100 mg i.v.
2. Bei Erfolglosigkeit aber stabilem Kreislauf: nochmals Xylocain®
100 mg i.v. Bei Schock, Dyspnoe (Lungenödem) oder Angina
pectoris anstelle der zweiten Xylocain®-Gabe: elektrische Kardioversion, beginnend mit 100 Wsec bei entsprechender Anästhesie.

Die Weiterbehandlung nach Wiederherstellung des Sinusrhythmus,
aber auch bei rezidivierenden ventrikulären Tachykardien erfolgt nach
den Richtlinien der Behandlung für ventrikuläre Extrasystolie. Die
i.v. Weiterbehandlung muß immer mindestens 48 h betragen.

Die weitere orale Behandlung sollte 2–3 Wochen beibehalten werden. Nach dieser Zeit sollen zunächst unter laufender Medikation und – bei arrhythmiefreiem Resultat – nach einem medikamentenfreien Intervall von 2 bis 3 Tagen ein 24-Stunden-Langzeit-EKG registriert werden. Eine programmierte Ventrikelstimulation sollte bei dem geringsten Verdacht auf Rezidiventwicklung (s. S. 41) erfolgen.

Zu II. 1. g) *Kammerflimmern* (siehe auch S. 44): Entscheidend für die Prognose ist die *sofortige Defibrillation* bei Auftreten von Kammerflimmern. Die Situation auf der Intensivstation ist vergleichbar mit der im Herzkatheterlabor. Das Kammerflimmern wird sofort entdeckt, der Defibrillator ist sofort verfügbar. Erst wenn die ersten Defibrillationsversuche nicht zum Erfolg geführt haben, muß nach der ABC-Regel vorgegangen werden.

Rezidivierendes Kammerflimmern: Nach der ersten Regularisierung ist eine sofortige antiarrhythmische Behandlung (siehe oben) einzuleiten. Können trotz dieser Therapie Kammerflimmerattacken nicht verhindert werden, so sollte eine hochdosierte *intravenöse Thrombolysetherapie* auch nach der 6-Stunden-Grenze zusätzlich eingeleitet werden (dies geschieht unter der Vorstellung, daß ischämische Randbezirke Ausgangspunkt des Kammerflimmerns sind, die durch die Thrombolyse besser durchblutet werden). Entsprechende Erfolgsbeobachtungen liegen vor.

Auch bei diesen Patienten wird nach erfolgreicher Therapie vor Entlassung ein Langzeit-EKG registriert und evtl. eine programmierte Ventrikelstimulation vorgenommen werden.

Zu II. 1. h) *Sinusbradykardie:* Die im Verlauf eines akuten Myokardinfarktes auftretende Sinusbradykardie bedarf keiner Behandlung, solange sie ohne klinische Symptomatik verläuft (s. Tab. *I.-17*). Bei einer Kombination mit Hypotension ist zunächst das Anheben der Beine

Tab. *I.-17.* Behandlung der Sinusbradykardie.

1. Ohne klinische Symptomatik	– Keine Behandlung
2. Mit hämodynamischer Verschlechterung	– Atropin
3. Mit ventrikulären Extrasystolen	– Atropin oder evtl. antiarrhythmische Therapie (Schrittmacher zum Schutz)

auf 30° vorzunehmen, um den venösen Rückstrom zu verstärken. Gelingt damit keine Besserung, so sollte Atropinum sulf.® in kleinen Dosen (0,5 mg i.v.) verabreicht werden. Eine Atropin-Behandlung sollte auch eingesetzt werden bei Bradykardien um oder unter 40/min und deutlicher Herzinsuffizienz.

Bei behandlungsbedürftiger ventrikulärer Extrasystolie sollte mit Xylocain® behandelt werden. Sinkt dabei die Herzfrequenz stark ab, so muß die Behandlung unter Schrittmacherschutz erfolgen. Auch bei dieser Situation sollte vorher eine Atropin-Behandlung versucht werden.

Zu II. 1. i) *SA-Leitungsstörungen:* Sinusknotenstillstand und SA-Leitungsstörungen sind sehr seltene Rhythmusstörungen in Verbindung mit einem akuten Herzinfarkt. Kommt es zu bradykarden Störungen, so ist eine Atropin-Behandlung notwendig. Führt dies nicht zum Erfolg und besteht die klinische Symptomatik weiter, so ist auch hier eine temporäre Schrittmacherversorgung vorzunehmen. Das gleiche gilt bei Auftreten von längeren asystolischen Phasen.

Zu II. 1. k) *AV-Leitungsstörungen:*
Patienten mit *AV-Block I. und II. Grades* Mobitz 1 (Wenckebachsche Periodik) bedürfen keiner Behandlung. Eine sorgfältige Überwachung sollte jedoch erfolgen, ob sich eine höhergradige Blockierung entwickelt und ob damit zusätzliche Komplikationen klinisch in Erscheinung treten.

Bei *komplettem AV-Block* ist mit asystolischen Phasen zu rechnen. Da diese selten sind, sollten zunächst die externen Plattenelektroden eines externen Schrittmachers angelegt werden, der dann bei Bedarf eingeschaltet werden kann und bis zur Versorgung mit einer intrakardialen Schrittmachersonde die Stimulation übernehmen kann.

Eine *Behandlung mit einem intrakardialen Schrittmacher* ist erforderlich:
1. Bei Frequenzen unter 40/min mit wechselnder Frequenz (unstabiler Kammerrhythmus).
2. Bei Frequenzen unter 40/min und Linksherzinsuffizienz.
3. Bei komplettem AV-Block und ventrikulären Extrasystolen.

AV-Leitungsstörung bei Vorderwandinfarkt:
Kontrovers ist die Meinung, ob bei AV-Block Grad I eine prophylaktische Schrittmacherapplikation erfolgen soll. Durch die Möglichkeit der externen transthorakalen Stimulation kann bei angelegten Plattenelektroden zugewartet werden und bei Entwicklung höhergradiger Blockierung mit der transkutanen Stimulation die Zeit bis zur intrakardialen Stimulation überbrückt werden. Entwickelt sich sofort eine höhergradige Blockierung, so ist wegen der häufig zu beobachtenden

Tab. *I.-18*. Behandlung von AV-Leitungsstörungen bei akutem
Hinterwandinfarkt.

1. AV-Block I. Grades und AV-Block II. Grades	– Keine Behandlung
2. AV-Block III. Grades	– Bereitstellung von ETP* und Atropin
3. Bei Frequenzen unter 40/min + wechselnder Frequenz oder + Linksherzinsuffizienz oder + ventrikulärer Extrasystolie	– Atropin, wenn keine Besserung intrakardialer temporärer Schrittmacher
4. AV-Leitungsstörungen mit Asystolie	– Sofort ETP, danach intrakardialer temporärer Schrittmacher

* ETP = externes transthorakales Pacing.

Asystolie ein intrakardialer Schrittmacher erforderlich. Auch hier bietet sich die Überbrückung bis zur intrakardialen Stimulation durch den externen Schrittmacher an, der bei asystolischen Perioden die Stimulation übernehmen kann.
Obwohl durch eine sequentielle Stimulation bei diesen Bradykardien, bei denen meist zusätzlich eine Herzinsuffizienz besteht, eine verbesserte Hämodynamik in vielen Fällen erreicht werden kann, wird in der Praxis meist die ventrikuläre Stimulation als absolut sichere Methode vorgezogen.

Zu II.1.l) *Intraventrikuläre Leitungsstörungen:*
Bei *isoliertem linksanteriorem und linksposteriorem Hemiblock* ist keine prophylaktische Schrittmacherapplikation notwendig, da sich dabei keine Gefährdung durch eine totale Blockierung entwickelt.
Dagegen muß bei *Neuauftreten eines Rechtsschenkelblocks* bei akutem Infarkt – besonders beim Vorderwandinfarkt – mit zunehmender Blockierung gerechnet werden. Aus diesem Grunde sollte hier zunächst ETP [externes thorakales Pacing (416a)] bereitgestellt und bei Entwicklung von Bradykardie die Stimulationssonde intrakardial appliziert werden. Ein wichtiges Zeichen für die zunehmende Gefährdung ist die zusätzliche Entwicklung eines AV-Blocks I. Grades. Auch für einen neuaufgetretenen Linksschenkelblock gilt das gleiche Verfahren. Da jedoch die Häufigkeit des Auftretens von Asystolien nicht so hoch ist wie beim Rechtsschenkelblock, wird auch hier zugewartet, bis eine Weiterentwicklung zur Blockierung die intrakardiale Stimulation eventuell notwendig macht.

Besonders gefährdet sind Kranke mit neuaufgetretenen *bifaszikulären Blockierungen,* also mit den Kombinationen Rechtsschenkelblock mit linksanteriorem Hemiblock und Rechtsschenkelblock mit linksposteriorem Hemiblock. Bei diesen Kranken besteht eine absolute Indikation zur prophylaktischen intrakardialen Schrittmacherapplikation, wenn sich zusätzlich eine Verlängerung der P-Q-Zeit einstellt.

Wichtig: Bei allen Blockformen, außer bei den isolierten Hemiblocktypen, erhöht sich die Gefahr der Asystolie, wenn sich zusätzlich ein AV-Block I. Grades entwickelt.

Tab. *I.-19.* Prophylaktische temporäre Schrittmacherversorgung bei faszikulären Blockierungen.

Linksanteriorer Hemiblock Linksposteriorer Hemiblock	– Keine Schrittmacher
Rechtsschenkelblock + AV-Block I. Grades	– ETP Intrakardialer Schrittmacher
Linksschenkelblock	– ETP
Bifaszikuläre Blockierung + AV-Block I. Grades	– Intrakardialer Schrittmacher
Wechselnder Schenkelblock	– Intrakardialer Schrittmacher

Ebenfalls hochgradig gefährdet sind Kranke mit *wechselndem Schenkelblock,* da bei diesen Kranken sehr labile Leitungsverhältnisse vorliegen. Wird man vor der Applikation durch plötzliches Auftreten von asystolischen Phasen überrascht, so sollte zur Überbrückung auch in diesen Fällen die externe transthorakale Stimulation eingesetzt werden.

Zu II.1.m) *Asystolie:* siehe der Adams-Stokes-Anfall bei Abschn. I.2.6.2.

Zu II.2. *Hämodynamische Störungen: Herzinsuffizienzbehandlung:* Die Diagnostik der Herzinsuffizienz und des Schocksyndroms erfolgt nach *klinischen* und *hämodynamischen Gesichtspunkten.* Das heißt, bei Dyspnoe, Auftreten eines 3. Herztones und betontem 2. Pulmonalton, bei feuchten fein- bis mittelblasigen Rasselgeräuschen sowie bei röntgenologischen Stauungszeichen und Hypoxämie ergibt sich die klinische Diagnose Herzinsuffizienz. Bei Tachykardie (Sinustachykardie) und niedrigem Blutdruck mit kleiner Amplitude, Zentralisation metabolischer Azidose und Oligurie bis Anurie, ergibt sich die Diagnose *klinischer Schock*. Die Bestätigung der Diagnose geschieht durch die Pulmonalis-Thermistor-Kathetermessung (HZV, Pulmonalisdruck).

Merke: Nur mit Hilfe der hämodynamischen Meßwerte gelingt die korrekte Diagnostik.

A. *Allgemeine Behandlung:* Es ist genau zu prüfen, ob zusätzliche Faktoren die Herzinsuffizienz bzw. den Schock verstärken:
- Serum-Elektrolytstörungen, besonders Hypokaliämie mit metabolischer Azidose.
- Negativ-ionotrope Medikamente.
- Ausgeprägte Hypoxämie.
- Schmerzmittel.
- Starke Sedierung.
- Antiarrhythmika.
- Calciumantagonisten.
- Betarezeptorenblocker.
- Antihypertensiva (z. B. ACE-Hemmer).
- Psychopharmaka.
- Abruptes Absetzen von Betablockern bzw. Digitalis.

Weiterhin ist zu prüfen, ob bradykarde oder tachykarde Rhythmusstörungen vorliegen. Schließlich muß die Blutdrucksituation überprüft werden im Zusammenhang mit früheren Befunden (z. B. bei einem Hypertoniker kann ein systolischer Blutdruck von 110 mmHg Ausdruck eines beginnenden Schocksyndroms sein).

B. *Spezielle Behandlung nach hämodynamischen Kriterien:*
   Siehe Abschn. II. 2. a)–g)

Zu II.2.a) *Linksherzinsuffizienz mit normalem oder erhöhtem Blutdruck:*
(1) Lagerung: Oberkörper anheben.
(2) Sauerstoffverabreichung 2-4 l/min über Nasensonde.
(3) Behandlung von Herzrhythmusstörungen.
(4) Nitratbehandlung: Nitroglycerininfusion, beginnend mit 3 mg/h, anschließend auf 6-8 mg/h möglich. Dabei ist zu beachten, daß der Pulmonalkapillardurck bzw. der diastolische Pulmonalarteriendruck nicht unter 8 mmHg absinken. Der arterielle Druck muß ebenfalls streng kontrolliert werden (Grenzwert: syst. 95 mmHg!).

(5) Lasix®-*(Furosemid-)*Behandlung: Nicht obligat, wenn HZV grenzwertig, muß zunächst abgewartet werden! Bei erhöhtem zentralen Venendruck und wenn nach 6 Stunden die Bilanz nicht ausgeglichen ist; Lasix® *(Furosemid)* 20-40 mg i.v., eventuell nach 6 Stunden zu wiederholen.

(6) Bei persistierender Herzinsuffizienz nach 48 Stunden: *Digitalisierung,* z.B. Novodigal® am 1. Tag im Abstand von 8 Stunden je 0,4 mg i.v. (Lanitop® je 0,2 mg i.v.).
Am 2. Tag 2 x 0,4 mg Novodigal® i.v. (0,2 mg Lanitop® i.v.).
Am 3. Tag und folgenden Tag 1 x 0,4 mg Novodigal® bzw. 0,2 mg Lanitop® i.v., dann orale Therapie.
Bei Niereninsuffizienz *Digitoxin* einsetzen.
Zusätzliche *Diuretika*-Behandlung, z.B. mit Osyrol Lasix®, 1 Amp. i.v., nach 2-3 Tagen langsamer Abbau der intravenösen Vasodilatantientherapie.

(7) Nach 2–3 Tagen zusätzlich ACE-Hemmer-Behandlung; z.B. *Captopril* (cor tensobon®/12 mg, 2 × ½ Tbl. p. os./24 Std.) oder *Enalapril* (Xanef®, Press®, 2 × 2,5 mg p. os./24 Std.). Bei guter Verträglichkeit und ausreichenden Blutdruckverhältnissen Steigerung der Dosis auf das Doppelte (222a).

Bei *hohen Blutdruckwerten,* die nicht durch die Nitroglycerininfusion ausreichend gesenkt werden, kann die Behandlung mit *Natrium-Nitroprussid* (Nipruss®) erfolgen. Als Infusion mit Perfusor steuern:

(1) *Lävulose* 5 % 50 ml + 3,0 ml 2 %ige Nipruss®-Lösung (= 120 μg/ml).
(2) Beginn der Infusion mit 20 μg/min bis 150-200 μg/min) unter Kontrolle von Pulmonalisdruck, arteriellem Druck und HZV.
(3) Kritischer arterieller Druck: Systolisch 90 mmHg, bei Normotonikern; bei Hypertonikern 110 mmHg; kritischer Pulmonalisdruck: 18 mmHg (Mitteldruck).

Wegen der schlechten Steuerbarkeit wird diese Behandlung routinemäßig nicht eingesetzt.

Zu II. 2. b) *Linksherzinsuffizienz mit Hypotonie und erniedrigtem HZV:*
(1) Lagerung: Oberkörper angehoben.
(2) *Sauerstoffverabreichung:* 2-4 l/min über Nasensonde:
   – Behandlung von Rhythmusstörungen.
   – Dopamin-Perfusorbehandlung: Dosierung 4–8 μg/kg/min.
   – *Dobutamin* als Infusion: Dosierung Dobutrex® 2–8 μg/kg KG/min auch bis 12 μg zu steigern.
   – Pulmonalarteriendruckkontrolle.
   – Herzzeitvolumenkontrolle.
   – Arterieller Druck: Kontrolle.

Wenn arterieller Druck über 100 mmHg angestiegen und Pulmonalarteriendruck noch erhöht oder Herzzeitvolumen erniedrigt ist:

(3) *Nitroglycerininfusion:*
 - Dosierung 2-6 mg/Stunde.
 - Sehr vorsichtige Dosiserhöhung unter hämodynamischer Kontrolle.

(4) *Diuretikabehandlung:* Nur bei systolischen Druckwerten über 90 mmHg und bei erhöhtem zentralvenösem Druck (*Cave* Auslösung eines Volumenmangels); wenn notwendig Lasix® 20 mg intravenös im Abstand von 24 Stunden.

Weitere Behandlung wie unter II.2.a.

Zu II.2.c) *Lungenödem:* Unter dem Begriff des Lungenödems wird die akute Form der Linksherzinsuffizienz mit grobblasigen Rasselgeräuschen (kochende Lunge, Distanzrasseln) verstanden.
Für hämodynamische Messungen, insbesondere zum Einführen eines Pulmonalarterienkatheters, bleibt keine Zeit. Die Behandlungsmaßnahmen haben hier Vorrang.

(1) Lagerung (sitzende Position, Beine herabhängend).
(2) Morphinum hydrochloricum® 10 mg i. v. (1 mg/min i. v.).
(3) Nitrolingual®-Kapseln, 2 Kapseln zerbeißen lassen und die Flüssigkeit im Mund behalten, nach 5 min wiederholen.
(4) *Furosemid* (Lasix®) 20–40 mg i. v., eventuell nach 2 Stunden wiederholen.
(5) Rhythmusstörungen behandeln.
(6) Eventuell Hypertonie behandeln = Adalat® 10-Zerbeißkapseln.

Nach diesen Erstmaßnahmen Anlegen einer *Nitratinfusion: Nitroglycerin,* beginnend mit 6 mg/Stunde, nach dem arteriellen Blutdruck die Dosis einrichten.
Sobald wie möglich Pulmonalarterienkatheter applizieren und nach den Regeln der Herzinsuffizienz weiter behandeln.

(7) **Wichtig:** Führen diese Maßnahmen nicht spätestens nach 15 min zur Besserung oder kommt es in dieser Zeit zu einer weiteren Verschlechterung, muß der Patient intubiert und mit Überdruck und PEEP beatmet werden (siehe S. 185).
Das gleiche gilt für Kranke mit hochgradigem Lungenödem und Schock.

Zu II.2.d) *Kardiogener Schock:* Cardiac Index kleiner als 2,0 l/min/m^2.
 - Systolischer Blutdruck niedriger als 90 mmHg.
 - Oligurie niedriger als 20 ml/Stunde.

Zunächst:
- Ausschluß Rhythmusstörungen.
- Ausschluß Volumenmangel.
- Ausschluß myokarddepressiver Faktoren.

Behandlung:

(1) Lagerung = Oberkörper leicht angehoben, Beine etwas erhöht.

(2) Sauerstoff 2-4 l/min.

(3) Kombinierte Behandlung mit *Dopamin,* 5–12 µg/kg KG/min und *Dobutamin* (Dobutrex®) 8–12 µg/kg KG/min.
Erst nach erfolgreicher Anhebung des arteriellen systolischen Druckes auf mindestens 95 mmHg:

(4) *Nitroglycerin* 1-3-6 mg/Stunde.
Bei weiterbestehender Linksherzinsuffizienz und erhöhtem Venendruck:

(5) Lasix® 20-40 mg i.v.

(6) *Azidosebehandlung* nach arterieller Blutgasanalyse.

Falls mit diesen Maßnahmen keine hämodynamische Stabilisierung erreicht wurde, soll der Patient intubiert und beatmet werden.

Merke: Keinen positiven endexspiratorischen Druck einsetzen, da dadurch das HZV weiter abfallen kann.
Bei Stabilisierung zuerst Entwöhnung vom Respirator, dann Reduzierung der vasoaktiven Substanzen.
Besteht die Möglichkeit, die *intraaortale Ballonpulsation* anzuwenden, ist diese Schocksituation nach dem ersten erfolglosen medikamentösen Versuch eine absolute Indikation. Es wird nach Stabilisierung durch diese Maßnahme baldmöglichst eine *Koronarangiographie* durchzuführen sein und über weitere Maßnahmen (Ballondilatation, Bypass-Operation) zu entscheiden sein.
In Einzelberichten wird über gute Erfahrung mit dem Einsatz der *intrakoronaren* oder der *intravenösen Thrombolyse* berichtet. Dabei bleibt die Zeitgrenze von 3-6 Stunden, die bei der allgemeinen Indikation zur Thrombolyse berücksichtigt wird, unberücksichtigt. Es sollte vielmehr darauf Wert gelegt werden, bei den ersten Zeichen des beginnenden Schockzustandes die wohl am schnellsten zu praktizierende hochdosierte *intravenöse Streptokinase oder Urokinasebehandlung* zu beginnen. Auch nach dieser Behandlung sollte sofort nach Kreislaufstabilisierung eine Koronarangiographie erfolgen, um die Indikation für weitere Behandlungsmaßnahmen schnellstmöglich feststellen zu können.
Oberstes Ziel bei der Behandlung des kardiogenen Schocks ist es, *rasch für eine bessere Koronarperfusion* zu sorgen. Beim arteriellen Mitteldruck unter 80 mmHg ist die koronare Perfusion eingeschränkt, d.h. besonders die Randbezirke des Infarktes werden zunehmend schlechter durchblutet, so daß sich der Infarktbezirk im Schockverlauf

vergrößern und unter Umständen erst dadurch ein irreversibler Zustand eintreten kann.

Maßnahmen zur Verbesserung der Perfusion sind:

1. Die Anwendung positiv-inotroper Substanzen.
2. Vasodilatierende Behandlung zur Myokardentlastung.
3. Die thrombolytische Therapie.
4. Mechanische Rekanalisation.

Bei Patienten mit kardiogenem Schock und offenem Infarktgefäß war die Letalität nur halb so groß wie bei Patienten mit verschlossenem Infarktgefäß. Dies galt für die Behandlung mit der Thrombolyse. Ähnliche Ergebnisse fanden sich nach *mechanischer Rekanalisation.* Daher sollte in kritischen Fällen die Indikation zur mechanischen Rekanalisation großzügig gestellt werden (677a, 743a).

Maßgebliche Unterstützung gelingt durch Beseitigung der Hypoxämie, der Azidose und der Elektrolytstörung (eventuell Respiratorbehandlung).

Schließlich muß gleichzeitig mit den ersten therapeutischen Maßnahmen die sorgfältige Suche nach schockfördernden Faktoren aufgenommen werden.

Zu II.2.e) *Hypovolämie:* Charakterisiert durch Hypotonie und erniedrigtes Herzzeitvolumen ohne Lungenstauung mit niedrigem zentralen Venendruck.

Neben den besprochenen Allgemeinmaßnahmen sollte eine Volumensubstitution unter Venendruckkontrolle vorgenommen werden:

Z.B. *Glucose* 5 %, 500 ml innerhalb 1 ½ Stunden bis 2 Stunden i.v., danach – wenn noch erforderlich: Rheomacrodex® 500 ml i.v.

Zu II.2.f) *Hyperzirkulation:*

Klinisch: Pulsfrequenz über 100/min, arterieller Blutdruck erhöht.

Hämodynamisch: Pulmonalarteriendruck normal, Herzzeitvolumen: obere Grenze oder erhöht.

Da sich sowohl der erhöhte Blutdruck als auch die erhöhte Herzfrequenz nachteilig auf die Herzarbeit und damit auf den Sauerstoffbedarf des infarktgeschädigten Herzens auswirken, sollte dafür gesorgt werden, daß die hyperdyname Situation gebessert wird.

Als Mittel der Wahl gilt der Einsatz von *Betablockern,* z.B. *Propranolol* (Dociton®) am 1. Tag 3 × 10 mg oral; am 2. und folgenden Tag 3 × 20 mg, oder *Metoprolol* (Beloc mite®) 2 × 1 Tbl. à 20 mg p. os.

Die Wirkung wird kontrolliert durch den arteriellen Blutdruck, die Frequenz und evtl. durch die pulmonale arterielle Druckmessung.

Zu II.2.g) *Vagovasale Reaktion:*

Klinisch: Niedrige Herzfrequenz, erniedrigter arterieller Blutdruck mit großer Amplitude.

Hämodynamisch: Pulmonalarteriendruck normal, Herzzeitvolumen normal, peripherer Widerstand erniedrigt.
Wichtig ist die Kenntnis dieser vagotonen Reaktionslage zur Differenzierung gegen den kardiogenen Schock. Der Patient hat bei dieser Situation warme gut durchblutete Haut, und bietet im Gegensatz zu dem Schockpatienten keinen schwerkranken Eindruck.
Die Behandlung besteht in Hochlagerung der Beine und der Verabreichung von *Atropin,* eventuell können bei sehr niedrigen Blutdruckwerten *vasokonstriktorische Substanzen* verabreicht werden wie z.B. Akrinor®, 1 Amp. i.v., oder Effortil®, 1 Amp. i.v.

Zu III. *Seltene Komplikationen:*

Zu III.a) *Linksherzinsuffizienz bei akuter Mitralinsuffizienz* (Diagnostik siehe S.125): Die Behandlung ist die gleiche wie bei der Linksherzinsuffizienz mit *Nitroglycerin*-Infusion mit dem Ziel, den Lungenkreislauf zu entlasten.
Handelt es sich nicht um eine partielle Ruptur des Papillarmuskels, sondern um einen kompletten Abriß, so liegt ohne chirurgische Behandlung die Frühsterblichkeit in den ersten 24 Stunden bei 50-70 % und in den ersten 14 Tagen bei 90 %. Aus diesem Grund muß sofort nach Auftreten dieser Komplikation der Patient in ein herzchirurgisches Zentrum verlegt werden. Die Operationsletalität solcher Eingriffe liegt bei 15-30 % (42a).

Zu III.b) *Ruptur des Kammerseptums:* In den meisten Fällen geht diese Komplikation mit einer Schockentwicklung einher. Nach Bestätigung der Diagnose durch intrakardiale Blutentnahme (rechter Vorhof, Pulmonalarterie) wird durch *Nitroglycerin* und *Dobutamin* bzw. *Dopamin* eine Entlastung herbeigeführt.
In allen Fällen mit Schocksyndrom soll versucht werden, möglichst schnell die *intraaortale Ballonpulsation* einzusetzen. Verlegung in ein herzchirurgisches Zentrum. Wenn möglich, sollte unter der Ballonpulsation noch eine koronarangiographische Abklärung erfolgen und die herzchirurgische Operation baldmöglichst zurückgeführt werden. Kommt es nicht zur Ausbildung eines Schocksyndroms und liegt nur ein kleiner Links-Rechts-Shunt (<20%) vor, kann versucht werden, den Operationstermin bis zu 4 Wochen hinauszuschieben, da dann das Risiko des Eingriffs geringer ist.

Zu III.c) *Rechtsventrikulärer Infarkt mit Rechtsherzinsuffizienz:* Diese sehr seltene Komplikation zeichnet sich durch hohe rechtsatriale und venöse Drucke bei niedrigem linksventrikulärem Füllungsdruck (PA-Druck) aus. Dabei kann es zu einem starken Absinken des Herzzeitvolumens kommen (222a). Auch bei massiv erhöhtem Venendruck besteht die Behandlung in großzügiger Flüssigkeitszufuhr bei Kon-

trolle des Pulmonalarteriendruckes. Eine Verbesserung der Hämodynamik wird erreicht durch eine Herzfrequenzsteigerung auf
90–100 Schläge/min entweder durch *Atropin* (0,5–1,0 mg i. v.) oder
durch Vorhofstimulation. (Bei AV-Block III. Grades sequentielle
Stimulation).

Bei Hypotonie ist *Dopamin* dem *Dobutamin* vorzuziehen. Nitroglycerin sollte nicht eingesetzt werden, da es zu deutlichen Hypotonien
kommen kann.

Frühzeitig sollte die akute Koronarangiographie und evtl. Rekanalisation erwogen werden. Die Prognose ist schlecht.

Zu III. d) *Ruptur der freien Kammerwand und Perikardtamponade:* Gelingt es in den ersten Minuten, die Diagnose zu stellen, so sollte *sofort*
eine *Perikardpunktion* vorgenommen werden. Um eine Besserung her-
beizuführen genügt es oft, 50-100 ml zu punktieren. Anschließend
muß so schnell wie möglich eine herzchirurgische Versorgung angestrebt werden (726 a).

E. Überwachung

Tab. *I.-20.* Überwachung bei akutem Myokardinfarkt.

Überwachung	Kontrollen (zeitl. Abstand)
EKG, Druckmessung Art. pulm.	Ständig – Monitor
Herzfrequenz, arterieller Blutdruck Atemfrequenz	1/2-1 Stunde
Zentraler Venendruck Druck in A. pulmonalis	4 Stunden
Klinische Untersuchung, EKG	8 Stunden am 1. Tag
EKG, HZV, Urinausscheidung, Röntgen-Thorax, CK-MB, Enzyme	24 Stunden
Arterielle Blutgasanalyse Standard-Labor	Einmalig

F. Häufige Fehler

1. Mangelhafte psychische Betreuung. Der Kranke mit akutem Myokardinfarkt bedarf einer intensiven ärztlichen Betreuung und Führung. Längere Aussprachen zu Beginn der Behandlung und ein-
   gehende Information über seinen Krankheitszustand sind unerläßlich.
2. Keine ärztliche Begleitung während des Transportes.

3. Intramuskuläre Injektion in der präklinischen Versorgung.
4. Ungenügende präklinische Versorgung von Komplikationen.
5. Unzureichende Überwachung von Verdachtsfällen.
6. Abruptes Absetzen von Beta-Rezeptorenblockern nach Langzeittherapie.
7. Zu langes Zögern bei der Erstdiagnostik vor der Thrombolysebehandlung.
8. Verkennen des kardiogenen Schocks, da Blutdruck durch Vasokonstriktion noch „normal" besonders bei Hypertonikern sein kann.
9. Fehlerhafte Beurteilung des Röntgenbildes bei Linksherzinsuffizienz (Befunde entwickeln sich nur langsam).
10. Fehlerhafte Behandlung des Infarktfiebers mit Antibiotika.
11. Behandlung der infarktbedingten Hyperglykämie (meist keine Behandlung notwendig).
12. Unzureichende klinische Kontrolluntersuchung. 2× tägliche Untersuchung ist erforderlich, um Perikarditis oder Beginn einer Lungenstauung zu erfassen.
13. Unzureichende oder zu kurze Rezidivprophylaxe bei Kammertachykardie oder Kammerflimmern.

7. Akute Herzinsuffizienz

Eine Herzinsuffizienz liegt vor, *wenn das Herz unter Belastung oder in Ruhe nicht mehr in der Lage ist, die Kreislaufperipherie den Organbedürfnissen entsprechend mit Blut zu versorgen.* Es handelt sich also um ein Syndrom, das nicht oder nur selten durch kardiale Symptome, sondern viel ausgeprägter durch *Funktionsstörungen der Organperipherie* gekennzeichnet ist. Diese Symptome entstehen einerseits durch eine verminderte Organdurchblutung, zum größten Teil bedingt durch eine verschlechterte myokardiale Funktion *(Vorwärtsversagen),* andererseits reaktiv durch die Blutüberfüllung des Venensystems und der Lungenstrombahnen *(Rückwärtsversagen).*
Entsprechend der Anatomie des Herzens kann eine Störung im Bereich der rechten Kammer *(Rechtsherzinsuffizienz)* oder im Bereich der linken Kammer *(Linksherzinsuffizienz)* zur Ausbildung kommen. Bei Beteiligung beider Kammern spricht man von biventrikulärer oder *globaler Herzinsuffizienz.* Unter *kompensierter Herzinsuffizienz* versteht man den Zustand, in dem das Herz aufgrund bestimmter Kompensationsmechanismen oder unter medikamentöser Therapie in der Lage ist, die Peripherie noch gerade ausreichend mit Blut zu versorgen, während der Begriff der *dekompensierten Herzinsuffizienz* einen Zustand beschreibt, bei dem das Rückwärtsversagen und dann auch das Vorwärtsversagen zu manifesten klinischen und pathologischen Befunden in der Lunge und in der Peripherie geführt haben.

7.1. Linksherzinsuffizienz

A. Ätiologie und Pathophysiologie

Aus Gründen der Differentialdiagnostik, aber auch wegen therapeutischer Notwendigkeiten, sollte man Erkrankungen oder andere Faktoren kennen, die zur Auslösung einer Herzinsuffizienz innerhalb kürzester Zeit führen oder bei Dauerbelastung eine chronische kontinuierliche Verschlechterung erfahren, die dann auch zu akuter Dekompensation führen kann.

Tab. *I.-21.a)* Herzinsuffizienz, die sich innerhalb von Minuten bis Stunden entwickelt.

Akuter Herzinfarkt
Hypertensive Krise
Massive Lungenembolie
Zufuhr großer Flüssigkeitsmengen (insbesondere bei vorgeschädigtem Herzen)
Erhebliche körperliche oder psychische Belastung bei Kranken mit Herzklappenfehlern oder Kardiomyopathie
Arrhythmien

Tab. *I.-21.b)* Herzinsuffizienz, die sich langsam entwickelt (in Tagen).

Postinfarktzustände
Herzklappenfehler
Rezidivierende Lungenembolien
Pneumonie
Myokarditis
Kardiomyopathie
Hyperthyreose
Anämie
Nierenerkrankungen
Medikamente (z.B. Betablocker, Antiarrhythmika, trizyklische Antidepressiva, Zytostatika u.a.)

Zusätzlich zu diesen bisher angeführten Ursachen kann eine *Tachykardie* und eine *Bradykardie* die Linksinsuffizienz manifestieren oder erheblich verstärken. Eine plötzliche *Druckbelastung* bei hypertonen Krisen, bei Phäochromozytom oder bei Nephritis kann ebenso zu akuten Insuffizienzerscheinungen führen wie eine *Volumenbelastung* infolge einer Aortenklappenruptur, eine plötzlich auftretenden Mitralinsuffizienz (z.B. Herzinfarkt und Papillarmuskelabriß oder bei arteriovenöser Fistel).

Abb. *I.-1.* Kontraktionsinsuffizienz des linken Ventrikels

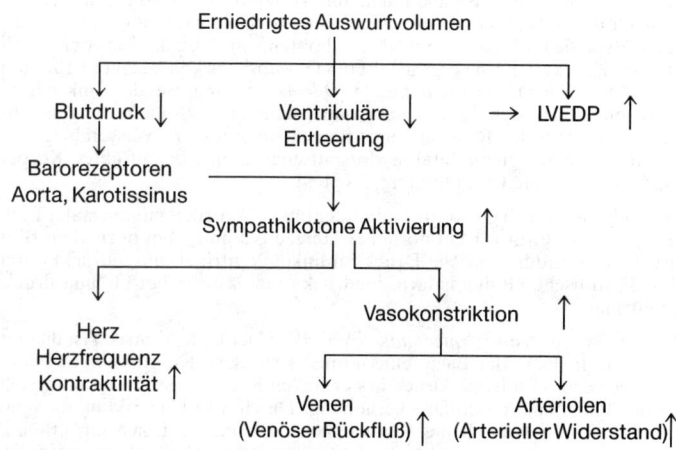

LVEDP = Linksventrikulärer enddiastolischer Druck

Die *Kontraktionsinsuffizienz des linken Ventrikels* ist gekennzeichnet durch die Zunahme seiner Restblutmenge. Zunächst kann durch Dilatation und anschließende kräftigere Kontraktion mit der Folge der Erhöhung des Füllungsdrucks das Schlagvolumen auf normaler Höhe gehalten werden. Bei stärkerer Schädigung der myokardialen Funktion wird jedoch die Restblutmenge weiter zunehmen, der kritische Punkt der diastolischen Anpassung wird überschritten und die Auswurffraktion nimmt ab. Dabei steigt der enddiastolische Ventrikeldruck weiter an; der systolische arterielle Druck steigt nur noch verzögert an und erreicht nur noch ein niedrigeres Maximum (96, 207, 332, 792) (Abb. I.-1).

Als unmittelbare Folge des erniedrigten Auswurfvolumens *sinkt der arterielle Blutdruck*. Dies führt zu einer Stimulation der Barorezeptoren in der Aorta und im Karotissinus und damit zu einer Aktivierung des Sympathikus mit der Folge der Ausschüttung von Katecholaminen. Dadurch werden kardiale Reaktionen aktiviert in Form einer Steigerung der Herzfrequenz und der Kontraktilität. Außerdem kommt es zu einer Vasokonstriktion der Venen und der Arteriolen. Venenkonstriktion erhöht den venösen Rückfluß und damit den Preload. Die arterielle Vasokonstriktion (es handelt sich um eine partielle Konstriktion der Gefäße, wobei Herz- und Gehirngefäße nicht betroffen sind) hat generell eine Steigerung des peripheren Widerstands zufolge und führt sekundär zu einer Reduktion des Auswurfvolumens. Danach wird ein weiterer extrakardialer Regulationsmechanismus in Gang gesetzt, der sich letztlich ebenfalls nachteilig auf die Gesamtsituation auswirkt:

Durch *Rückgang der Nierendurchblutung* infolge Vasokonstriktion wird vermehrt Renin freigesetzt, das über Angiotensin die Aldosteronsynthese stimuliert. Die hierdurch ausgelöste verstärkte Natrium-Rückresorption im di-

stalen Tubulus der Niere führt zu einer Natrium-Wasserretention und damit
zu einer Erhöhung des Blutvolumens, vorwiegend des Plasmavolumens.
Dieses vermehrte Plasmavolumen mit vermehrtem kolloid-osmotischem
Druck führt in Verbindung mit einer Wanddurchlässigkeit der Kapillaren infolge Hypoxie und Azidose und dem erhöhten Venendruck in den der insuffizienten Herzkammern vorgeschalteten Gewebsbezirken zu einer Erhöhung
des Filtrationsdruckes und damit zur *Ödementstehung.* Bei der Linksherzinsuffizienz macht sich das in einer Lungenstauung bzw. einem Lungenödem
bemerkbar, bei der Rechtsherzinsuffizienz kommt es zu Wasserablagerun-
gen in den abhängigen durch hydrostatischen Druck beeinflußten Körperpartien (periphere Ödembildung, Aszites).

Hämodynamik: Ein gut kontrahierender linker Ventrikel mit normaler Ejektionsfraktion sorgt für ein normales Herzzeitvolumen bei normalem Blutdruck. Der enddiastolische Druck im linken Ventrikel, ausgedrückt durch
den diastolischen Pulmonalarteriendruck (enddiastolischer Füllungsdruck)
ist normal.

Verhältnisse bei insuffizientem linken Ventrikel: Der linke Ventrikel ist dilatiert
und nicht mehr in der Lage, eine normal systolische Kontraktion auszufüh-
ren. Der enddiastolische Druck in der linken Kammer ist erhöht dargestellt
an der Pulmonalarterien-Druckerhöhung. Durch Vasokonstriktion im venösen Bereich und durch die Blutvolumenerhöhung stellt sich ein erhöhter
venöser Rückstrom ein; die vasokonstriktorische Aktivität im arteriellen
Schenkel bewirkt eine Erhöhung des arteriellen Widerstandes (dadurch wird
der Blutdruck im Normbereich gehalten). Ausdruck der insuffizienten
Förderleistung ist eine verminderte Ejektionsfraktion und damit ein vermindertes Herzzeitvolumen.

Im *Pulmonalkreislauf* kommt es bei zunehmender Druckerhöhung zum Flüssigkeitsaustritt. Dieser Flüssigkeitsaustritt setzt ein, wenn der hydrostatische Druck den kolloidosmotischen Druck im Plasma übersteigt (etwa bei 26
mmHg). Zunächst wird die Flüssigkeit in das Interstitium strömen und zum
interstitiellen Ödem führen. Dadurch kommt es zu einer Turgorerhöhung, die
Lunge wird starrer, die Compliance ist herabgesetzt (792).

Neben einer Verminderung der Vitalkapazität und des Atemgrenzwer-
tes und einer Diffusionsstörung bestehen zusätzlich *erhöhte besondere
Strömungswiderstände,* die auf eine leichte bis mittelgradige Obstruktion hinweisen (207, 743). Diese obstruktiven Veränderungen erklären
sich aus der kapillaren Hyperämie, viskösen Exsudation und Schleimhautschwellung im Bronchialsystem *("Stauungsbronchitis").* Aus diesen respiratorischen Funktionsstörungen resultiert eine deutliche Zunahme der Gesamtatemarbeit und als klinisches Zeichen eine Dyspnoe. (Die arterielle Blutgasanalyse zeigt einen pathologisch erniedrigten PO_2-Wert als Ausdruck der Hypoxämie.) Bei Übertritt von Flüssigkeit aus dem Gewebe in die Alveolen kommt es zum *alveolären
Ödem* mit den physikalischen Auskultationsbefunden der feuchten
feinblasigen Rasselgeräusche. Es entwickelt sich eine Stauungsbronchitis, ein Stauungshusten (Hüsteln). Bei zunehmender Flüssigkeitsansammlung in den Bronchien hört man mittelblasige feuchte Rassel-

geräusche bis hin zum Lungenödem mit brodelnden Rasselgeräuschen. Die Dyspnoe wird sich im leichten Zustand nur bei Belastung
auswirken *(Belastungsinsuffizienz)*, bei Zunahme der myokardialen
Verschlechterung und Lungenstauung wird sich die Atemnot auch in
Ruhe einstellen *(Ruheinsuffizienz)*.

An der Grenze zwischen Belastungs- und Ruheinsuffizienz können
sich Anfälle von nächtlicher Dyspnoe einstellen, die als *Asthma
cardiale* bezeichnet werden. Nicht zu verwechseln mit Asthma
bronchiale, das ebenfalls bevorzugt in der Nacht auftritt. Diese
nächtlichen Asthma-cardiale-Anfälle entwickeln sich meist bei chronischer Herzinsuffizienz. Die Entwicklung dieser Zustände beruht
auf einer verstärkten Rückresorption von extravasaler Flüssigkeit in
den Blutkreislauf und verstärkt damit den venösen Rückfluß in der
horizontalen Körperlage. Diese Reaktion ist auch die Ursache für die
oft beschriebene Nykturie (nächtliche Polyurie, nicht Pollakisurie).

Die Behandlung mit Vasodilatoren (z. B. *Nitroglycerin*) bezieht sich sowohl
auf den venösen als auch auf den arteriellen Bereich. Im venösen System
bewirkt die Venodilatation eine Reduzierung des venösen Rückstroms
(Preload-Erniedrigung) und damit Senkung des venösen Druckes, so daß ein
geringeres Volumen des Lungenkreislaufes erreicht und die Stauung dadurch
reduziert wird. Gleichermaßen wird das diastolische Angebot an den linken
Ventrikel reduziert, so daß ein Rückgang des enddiastolischen Volumens und
noch stärker des enddiastolischen Druckes eintritt. Im arteriellen Bereich
wirkt sich die Dilatation in einer Senkung des peripheren Widerstandes aus
und beeinflußt den Druck im arteriellen System *(Senkung des Afterloads)*.
Gegen den nun erniedrigten Druck kann der linke Ventrikel mit geringerer
Arbeit das Schlagvolumen auswerfen. Niedrigerer Druck bedeutet geringere
Herzarbeit und geringerer Sauerstoffverbrauch, auch die myokardiale extra-
vasale Komponente des Koronarwiderstandes wird besonders im endokardia-
len Bereich verringert und dadurch verbessert. Insgesamt kommt es zu einer
erheblichen Entlastung des Herzens und des Pulmonalkreislaufes. Als
Resultat kann die verbesserte Ejektionsfraktion angesehen werden (142, 453,
851, 999).

B. Diagnostische Hinweise

Die **Einteilung** *der Herzinsuffizienz* wird nach der Klassifizierung der
New York Heart Association in vier Schweregrade vorgenommen:
Stadium I:
Patienten mit einer Herzkrankheit ohne Einschränkung der körper-
lichen Leistungsfähigkeit.
Stadium II:
Geringe Einschränkung der körperlichen Leistungsfähigkeit, Be-
schwerden nur bei unüblicher Belastung.
Stadium III:
Deutliche Einschränkung der Leistungsfähigkeit, Beschwerden be-
reits bei leichter körperlicher Belastung.

Stadium IV:
Unfähig, geringe körperliche Belastung zu tolerieren, Bettlägerigkeit.

Klinik: Durch die Lungenstauung kommt es zu Atemnot, die entweder nach schwerer körperlicher Belastung (Belastungsdyspnoe Grad II), nach leichter körperlicher Belastung (Belastungsdyspnoe Grad III) oder dauernd (*Ruhedyspnoe* Grad IV) auftreten kann. Ein Husten mit klarem oder blutig verfärbtem Sputum ist nicht selten. Die stärkste Ausprägung der Ruhedyspnoe unter Zuhilfenahme der „auxiliären" Atemmuskulatur wird als *Orthopnoe* bezeichnet.

Auskultatorisch hört man basal oder über der ganzen Lunge fein- bis mittelblasige feuchte Rasselgeräusche, zuweilen besonders beim Asthma cardiale Giemen, Pfeifen und Brummen. Der Puls ist regelmäßig beschleunigt oder durch die Arrhythmie verändert. Bei der Auskultation des Herzens wird eine bestehende Arrhythmie erfaßt; ein *3. Herzton* (protodiastolischer Galopprhythmus) ein betonter *2. Pulmonalton* (und zuweilen über der Spitze ein Systolikum als Ausdruck einer relativen Mitralinsuffizienz) sind nicht selten zu hören. Der Kranke sitzt häufig im Bett, die Haut ist fahl blaß, eine Lippenzyanose ist häufig. Der Blutdruck ist normal oder leicht erhöht (Ausnahme: hypertone Krise).

Im *EKG* wird häufig ein Linkstyp oder Mitteltyp registriert. Zu achten ist auf die Zeichen eines abgelaufenen Myokardinfarktes. Nicht selten sind Zeichen von Störungen der Erregungsrückbildung nachweisbar. Arrhythmien können die beschriebenen Veränderungen überlagern.

Röntgenologisch sind folgende *Stadien bei Linksinsuffizienz* zu unterscheiden (337).

Stadium 0: Kein Hinweis für Herzinsuffizienz.

Stadium 1: Umverteilung der Lungenperfusion in die Oberfelder, unscharfe Konturen der Pulmonalgefäße, aufgelockerte Hili.

Stadium 2: Verstärkte perihiläre Zeichnung, milchglasartige Trübung der Lungenfelder (Zeichen des interstitiellen Ödems).

Stadium 3: Befunde des Stadiums 2, zusätzlich weiche, teilweise konfluierende Fleckschatten (Zeichen des alveolären Ödems). Am Herzen meist aortal-hypertone Konfiguration oder verstrichene Herztaille, Linksverbreiterung. Gelegentlich sichtbares Herzwandaneurysma.

Echokardiographisch können folgende wichtige Zusatzinformationen gewonnen werden:
1. Dilatation der Kammern und Vorhöfe.
2. Klappenveränderung, z.B. Mitralstenose, Aortenstenose oder -Insuffizienz oder – wenn auch selten – Trikuspidal- oder Pulmonalklappenveränderung.

3. Linksventrikuläre Funktionsstörungen, abgeleitet von den Meß-
   ergebnissen der linksventrikulären enddiastolischen und endsystoli-
   schen Parameter.
4. Hinweise für Kardiomyopathie (hypertrophische, obstruktive Kardiomyopathie, dilatative Kardiomyopathie).
5. Hinweise für partielle Wandbewegungsstörungen.
6. Hinweise auf Perikarderguß.
7. Bakterielle Endokarditis (Nachweis von Klappenvegetationen).

Rechtsherzkatheterisierung: Die Untersuchung des Druckes im rechten
Vorhof, in der A. pulmonalis und im Pulmonalkapillargebiet sowie die
Untersuchung des Herzzeitvolumens führen bei schwerer Insuffizienz
zu gezieltem medikamentösem Einsatz und zur Kontrolle der therapeutischen Maßnahme. Zur *Diagnose* führen:
1. Anamnese.
2. Typische Atemnot.
3. Herzbefund.
4. Lungenbefund.
5. Stauungszeichen.

Wichtig: Bei Auskultation von fein- bis mittelblasigen feuchten Rasselgeräuschen besteht röntgenologisch bereits ein alveoläres Ödem.
Feinblasige Rasselgeräusche werden oft mit Entfaltungsknistern verwechselt.

Differentialdiagnostisch schwierig kann sich die Abgrenzung gegen Erkrankungen der Bronchien und Lungen gestalten. Zu beachten ist dabei, daß besonders bei älteren Kranken gleichzeitig Herz- und Lungenerkrankungen vorliegen können. Besondere Beachtung ist bei spastischen Zuständen geboten, um ein Asthma bronchiale auszuschließen (siehe Tab. *I.-5.* S. 73).

Merke: Bei Ruheatemnot (eventuell mit beschleunigter Atmung) und
Zyanose *immer* an Lungenembolie denken!

C. Sofortmaßnahmen
1. Sedierung, z.B. Valium® 5 mg i.v.
2. Bei Schmerzen zusätzlich *Morphinum hydrochloricum* 5-10 mg langsam i.v.
3. *Sauerstoff* 2-4 l/min.
4. Nitrattherapie: Nitrolingual®-Kapseln, Blutdruckkontrollen, 1-2
   Kapseln sublingual.
5. Bei hypertonen Zuständen zusätzlich Adalat® 10-Zerbeißkapseln.
6. Bei spastischen Zuständen Solu-Decortin® H, 50-100 mg i.v.
7. Bei tachykarden oder bradykarden Rhythmusstörungen nur bei Frequenzen, die die Hämodynamik beeinflussen, präklinische Behand-

lung, sonst Klinikbehandlung abwarten. Behandlung s. Rhythmusstörungen S. 3 ff.

8. Nach dieser Therapie Klinikeinweisung.

D. Intensivtherapie

Voraussetzung für die Behandlung:

1. Venöser Zugang.
2. Vollständiges EKG (Herzinfarkt, Rhythmusstörungen?).
3. Eventuell Applikation eines Pulmonalarterienkatheters.
4. Blutgasanalyse.
5. Information über:
   – Vorbehandlung mit Herzglykosiden.
   – Vorbehandlung mit Betablockern.
   – Vorbehandlung mit Antiarrhythmika.
   – Vorbehandlung mit Antihypertensiva.
   – Vorbehandlung mit Diuretika.
6. Bestimmung des Serumkaliumspiegels.

Therapieschema:

1. Lagerung.
2. Sauerstoff.
3. Sedierung.
4. Heparinbehandlung.
5. Nitratbehandlung.
6. Diuretikabehandlung.
7. Digitalisbehandlung
   (nur bei Vorhofflimmern und tachykarder Kammerfrequenz).
8. ACE-Hemmerbehandlung.
9. Behandlung von Herzrhythmusstörungen.
10. Eventuell Behandlung der Hypertonie.
11. Aminophyllin.
12. Dobutamin.
13. Amrinon.

Zu 1. *Lagerung:* Oberkörper hochgelagert oder sitzende Position, dadurch Reduktion des venösen Rückstroms und somit Erniedrigung
des pulmonalen Blutvolumens. Bessere Belüftung der oberen Lungenpartien.

Zu 2. *Sauerstoffzufuhr* 3-4 l/min über Nasensonde (*Cave* bei Patienten
mit chronischer Lungenerkrankung). Baldmöglichst arterielle Blutgasanalyse!

Zu 3. *Sedierung* in der Anfangsphase immer erforderlich, z.B. Valium®
5 mg i.v. im Abstand von 6 Stunden.

Zu 4. In jedem Fall sollte sofort mit einer niedrig dosierten *Heparinbehandlung* begonnen werden, z. B. Calciparin® 3×7.500 E tgl. s. c.

Zu 5. *Nitratbehandlung:* Zunächst *Nitroglycerin*-Kapseln, Nitrolingual® 2 Kapseln s.l. nach 10 min wiederholen (Blutdruckkontrolle), anschließend Infusion mit *Nitroglycerin* 3-6 mg/Stunde oder Isoket® pro Infusion 3-6 mg/Stunde, möglichst nach Applikation eines Pulmonalkatheters.
Die Infusion richtet sich nach dem Pulmonalisdruck und/oder nach dem arteriellen Blutdruck.

Zu 6. Eine *diuretische Behandlung* sollte sehr vorsichtig erfolgen, da bei überschießender Diurese eine Hypovolämie eintreten kann. Zunächst 1 Amp. *Furosemid,* (Lasix®) 20 mg i.v., dann bei anhaltend erhöhten Pulmonalisdrücken Osyrol-Lasix® 1 Amp. pro Tag i.v.

Zu 7. Eine *Digitalisbehandlung* sollte erfolgen:
- wenn der Kranke digitalisiert war als Fortsetzung der Behandlung, (zuvor Blutentnahme zur Bestimmung des Serumdigitalisspiegels)
- bei der schnellen Form der absoluten Arrhythmie bei Vorhofflimmern,
- nach 48 Stunden, wenn der Pulmonalisdruck noch immer erhöht ist und die Zeichen der Herzinsuffizienz weiter bestehen.

Zu 8. Besteht die Indikation zur Digitalistherapie, so sollte zusätzlich die Behandlung mit *ACE-Hemmern* eingeleitet werden (727a): z. B. *Captopril* (cor tensobon®), 1. u. 2. Tag 2 × ½ Tbl. (= 6,5 mg) p. os, danach 2 × 1 Tbl. (= 12 mg) p. os, oder *Enalapril* (Xanef®, Press®), z. B. Xanef 5 mg 2×½ Tbl. p. os, 1. u. 2. Tag, danach 2 × 1 Tbl. p. os.

Zu 9. *Herzrhythmusstörungen* sind nach den in Kap. 1 vorgeschlagenen Richtlinien zu behandeln.

Zu 10. Bei *hypertonen Blutdruckwerten,* die durch die Nitratbehandlung nicht normalisiert wurden, sollte mit Adalat® *(Nifedipin)* behandelt werden: z. B. Adalat®-5-Zerbeißkapseln, nach 30 min Adalat®-10-Zerbeißkapseln, bei nur kurzfristigem Ansprechen Adalat®-Infusion 5 mg = 1 Amp. Blutdruckkontrolle!

Zu 11. Bei Bronchospastik: Solu-Decortin® H 100 mg i.v.

Zu 12. Bei weiterbestehender, d. h. therapieresistenter hochgradiger Herzinsuffizienz wird *Dobutamin* (Dobutrex®) 8-12 µg/kg/min i.v. eingesetzt.

Zu 13. Erfolgt durch Dobutaminbehandlung keine Besserung, so sollte *Amrinon* (Wincoran®) 5,0–10,0 µg/kg/min i. v. (perf.) eingesetzt werden. Bei niedrigen Blutdruckwerten (syst. ~100 mmHg) Dosishalbierung (586 a).

E. Überwachung
Siehe bei Lungenödem.

F. Häufige Fehler
1. Zu schnelle Entwässerung bei Hypervolämie.

Merke: Eine chronische Herzinsuffizienz, die sich langsam entwickelt hat, soll *stets langsam rekompensiert* werden. Bei zu rascher und drastischer Entwässerung kann es zu gefährlichen Elektrolytstörungen oder thromboembolischen Komplikationen kommen.

2. Vernachlässigung einer kausalen Therapie. Z.B. bei tachykarden Rhythmusstörungen muß die Behandlung dieser Funktionsstörung an erster Stelle stehen.
3. Unkontrolliert intravenöse Vasodilatator-Applikation kann zu Hypotonie und Reduzierung des Herzminutenvolumens führen.

7.2. Lungenödem
A. Ätiologie und Pathogenese
Als häufige Ursache ist die *akute Linksherzinsuffizienz* anzunehmen. Daneben kann diese höchst bedrohliche Situation durch Überwässerung bei renaler Insuffizienz oder durch Intoxikation ausgelöst werden.
Hochgradige myokardiale Funktionsstörungen, die zu einer akuten Insuffizienz des linken Ventrikels führen, entwickeln sich nicht selten bei Myokardinfarkt, bei tachykarden, seltener auch bradykarden Herzrhythmusstörunge, bei Myokarditis oder toxischen Myokardschädigungen, aber auch bei hypertonen Krisen oder bei vorgeschädigtem Herzen, z.B. bei Klappenfehlern, Koronarinsuffizienz, Zustand nach Herzinfarkt oder in Zusammenhang mit körperlichen Belastungen (406 b).

Bei dieser akuten Insuffizienz kommt es zu einer Zunahme der Restblutmenge im linken Ventrikel und zu einem Anstieg des enddiastolischen Druckes. Zwangsläufig steigt der Druck im linken Vorhof und im Pulmonalkapillarsystem entsprechend an. Bei zunächst noch weitgehend intakter Funktion des rechten Ventrikels hält der venöse Rückstrom unvermindert an, so daß sich das pulmonale Blutvolumen ständig weiter erhöht. Zu einem *Austritt von Flüssigkeit aus den Kapillaren* wird es dann kommen, wenn der Kapillardruck (normal bei 8-10 mmHg) den kolloidosmotischen Druck (normal bei 25 mmHg) übersteigt (166, 682).

Diese Entwicklung wird begünstigt durch die stets vorliegende *Störung der Kapillarpermeabilität.* Es wird diskutiert, ob die Kapillaren durch Drucksteigerung eine Dehnung erfahren und darauf die Störung zurückzuführen ist – oder ob die oberflächenaktive Substanz der Alveolen verändert und dadurch die Permeabilität gestört ist (166). Außerdem wird der Hypoxämie eine Beeinflussung der Kapillarwandpermeabilität zugestanden.

Für die *Entwicklung des toxischen Lungenödems* ist die Schädigung der alveolokapillären Membran von zentraler Bedeutung. Hier sind Giftgase, Barbiturate, harnpflichtige Substanzen bei Urämie sowie Schäden durch Bakterien, Viren und Fremdkörper, aber auch durch aspirierten Magensaft zu nennen. Auch durch allergische Reaktionen, Immunerkrankungen (z.B. Goodpasture-Syndrom), Bakteriämie oder Virämie ist hämatogen eine Schädigung möglich (610).

Außer den genannten Faktoren wird für die Entwicklung des Lungenödems eine *Störung des Lymphabflusses* diskutiert, die sich bei Erhöhung des Venendruckes einstellen wird, da alle Lymphgefäße in die V. cava superior einmünden (164, 579).
Zunächst tritt Flüssigkeit zwischen Kapillar- und Alveolarwand *(interstitielles Ödem)*. Durch Verlängerung der Diffusionsstrecke resultiert daraus eine Diffusionsstörung mit Erniedrigung des O_2-Druckes im arteriellen Blut. Anschließend tritt Flüssigkeit in die Alveolen und Bronchiolen über *(intraalveoläres Ödem)*. Durch Hustenstöße und forcierte Atmung gelangt dann im weiteren Verlauf häufig schaumige Flüssigkeit in die Bronchiolen und großen Atemwege.

Bei massiver Überwässerung im Verlaufe einer *renalen Insuffizienz* wird neben einem Anstieg des intrakapillären Druckes eine *Erniedrigung des kolloidosmotischen Druckes* als Ursache angesehen. Diese kolloidosmotische Druckerniedrigung erklärt sich aus der krankheitsbedingten Hypoproteinämie und durch die Übertransfusion von Glukose- oder Elektrolytlösung, die zusätzlich zu einer relativen Verminderung der Serumproteine führen können (685). *Toxische Myokardschädigungen* mit nachfolgender Insuffizienz und toxische Permeabilitätsstörungen der Kapillaren sind zusätzlich als begünstigende Faktoren anzusehen. Charakteristisch für diese Form des

Tab. *I.-22.a)* Ursache der akuten Linksherzinsuffizienz – Lungenödem.

Linksherzinsuffizienz bei akutem Myokardinfarkt
Akute Dekompensation bei chronischer Linksherzinsuffizienz und Hypertonie
Aortenklappenfehler mit Mitralinsuffizienz
Kardiomyopathie
Myokarditis
Akute Endokarditis
Herzwandaneurysma
Mitralstenose
Rhythmusstörungen bei vorgeschädigtem Myokard
Überhöhte Volumenzufuhr bei chronischer Linksherzinsuffizienz
Hypertone Krise

Tab. *I.-22.b)* Ursachen des nichtkardialen Lungenödems.

Nach Inhalation toxischer Gase
Bakterielle Sepsis
Magensaftaspiration
Urämie
Strahlenpneumonitis
Lungenembolie
Heroinintoxikation
„Höhenlungenödem"
Zentrales Lungenödem
(Schädelhirntrauma, Hirntumor, Hirnblutung)
Lungenödem nach stark erhöhtem Druckgradienten zwischen Alveolen
und Kapillaren, z.B. nach raschem Ablassen von großen Pleuraergüssen,
Lobektomie, Druckabfall in der Unterdruckkammer.

Lungenödems ist das relativ lange Bestehenbleiben auf der Stufe des
interstitiellen Ödems *(„Fluid lung")*.

Wie bei der Linksinsuffizienz bereits beschrieben, kommt es zu einer zunehmenden *respiratorischen Insuffizienz* infolge Verteilungsstörungen und Diffusionsstörungen und Herabsetzung der Compliance. Die dadurch bedingte
gesteigerte Atemnot führt rasch zur *Ruhedyspnoe.* Darüber hinaus wird das
Bild des *Lungenödems* geprägt durch die schaumige Flüssigkeit in den Bronchien und letztlich auch in der Trachea.

B. Diagnostische Hinweise

Subjektiv für den Kranken steht die *hochgradige Atemnot* im Vordergrund, die ihn in eine sitzende Stellung zwingt. Meist bestehen eine
Tachypnoe, d.h. schnelle, oberflächliche Atmung, und ein Oppres-
sionsgefühl, das auch zusammen mit Schmerzen (Angina pectoris)
auftreten kann. Immer besteht ein Husten mit rötlichem, relativ dünnflüssigem bis schaumigem Auswurf. Ein hochgradiges Schwächege-
fühl, bedingt durch den schweren Krankheitszustand (u.a. aufgrund
der erheblich vermehrten Atemarbeit), wird von allen Kranken angegeben.

Die *Auskultation* des Herzens ergibt häufig einen Galopprhythmus (3.
Herzton) oder aber tachykarde Rhythmusstörungen. Der 2. Pulmonalton ist akzentuiert, bei hypertonen Zuständen ebenfalls der 2. Aorten-
ton. Die Herztöne und auch Herzgeräusche sind häufig überlagert
durch mittel- bis grobblasige, oft auch gurgelnde Rasselgeräusche, die
über der ganzen Lunge wahrzunehmen sind.

Die **Diagnose** kann in den meisten Fällen bereits ohne Stethoskop gestellt werden. Die grobblasigen feuchten Rasselgeräusche sind auf

Entfernung zu hören *(Distanzrasseln);* andere beschrieben diese Situation als „kochende Lunge". Es besteht ein *ausgeprägter Husten.* Dabei wird reichlich rötliches, dünnflüssiges bis schaumiges Sekret entleert. Zuweilen steht der Schaum im Mund oder quillt aus Mund und Nase: Der Kranke „ertrinkt im eigenen Sputum". Die Lungengrenzen stehen hoch und sind schlecht atemverschieblich. Die Hautfarbe ist grau-blaß, manchmal zyanotisch, bei Hypertonie tiefrot. Kopf und Rumpf sind schweißbedeckt. Neben der Atemnot wird der Krankheitszustand von hochgradiger Unruhe beherrscht, der Kranke möchte das Bett verlassen, ohne die Kraft dazu zu haben. Perkutorisch kann eine Linksverbreiterung des Herzens festgestellt werden, ein verlagerter Herzstoß bestätigt diesen Befund. Der Blutdruck ist zu Beginn erhöht, um dann zu hypotonen Werten abzufallen; eine Ausnahme bildet die hypertone Krise. Der Puls ist tachykard, leicht unterdrückbar.

Diagnose: Das typische klinische Bild mit akutem Beginn bei meist anamnestisch bekannter kardialer Vorschädigung und der Auskultationsbefund führen zur richtigen Diagnose.

Differentialdiagnose: Entscheidend ist die Differenzierung zwischen *kardial und nicht kardial bedingtem Lungenödem,* da die Behandlung sich wesentlich unterscheidet. Bei nicht kardial bedingtem Lungenödem keine Nitratbehandlung! Klärung durch Anamnese und letztendlich durch Pulmonalisdruckmessung.

Wichtig: Das nicht kardiale Lungenödem kann sich nach einer Latenz von bis zu 24 Stunden nach der Schädigung entwickeln (Röntgenkontrolle).

C. Sofortmaßnahmen
Lungenödem bei Normotonie und Hypertonie:
1. Lagerung: Sitzend, Beine herabhängen lassen.
2. *Sedierung:* Z.B. Valium® 5 mg i.v.
3. *Sauerstoff,* 3-4 l/min.
4. *Nitrobehandlung:* Nitrolingual®-Kapseln 2 Kps. s.l. nach 5-10 min wiederholen.
Blutdruckkontrolle nach jeder Einnahme erforderlich.
5. Lasix® *(Furosemid)* 1 Amp. = 20 mg i.v.
6. *Hypertoniebehandlung:* Wenn nach 15–20 min bei der oben angegebenen Nitrobehandlung die Blutwerte weiterhin erhöht sind (höher als systolisch 180 mmHg): Adalat®-5*(Nifedipin-)*Zerbeißkapsel und nach 10 min bei noch nicht wesentlich erniedrigten Werten: Adalat®-5-Zerbeißkapsel nochmals.
Bei bleibenden erhöhten Blutdruckwerten: Ebrantil® *(Urapidil)* 1 Amp. = 25 mg langsam i.v.

7. Eventuell Behandlung von Herzrhythmusstörungen.
8. Transport zur Klinik in ärztlicher Begleitung.

Lungenödem bei Hypotonie:
1. *Lagerung:* Erhöhter Oberkörper, Beine horizontal.
2. *Sauerstoffgabe* 3-4 l/min.
3. *Dobutamin* 5-8 μg/kg KG/min.
4. Bei systolischen arteriellen Blutdruckwerten bis zu 95 mmHg: Nitrolingual®, 1 Kapsel s. l.
   Blutdruckkontrollen und entsprechend dem Blutdruckverhalten weitere Nitrolingual®-Kapseln verabreichen.
   Keine diuretische Behandlung, *keine* Sedierung!
5. Eventuell *Behandlung von Herzrhythmusstörungen:* Als erste Maßnahme, wenn Rhythmusstörung als Ursache oder als Teilursache für den Krankheitszustand (Hypotonie) in Betracht kommt.

Merke: Bei Unwirksamkeit der Therapie oder bei sprudelndem Lungenödem *orotracheale Intubation* und *Ambubeutelbeatmung.*

D. Intensivtherapie
Voraussetzung für die Behandlung:
1. Venöser Zugang (zentraler Venendruck).
2. Pulmonaliskatheter.
3. Blasenkatheter.
4. Arterielle Blutgasanalyse.
5. Bereitstellung eines Respirators.

Therapieschema:

Zur Beachtung: Bei starker Exsudation („sprudelndes Lungenödem") oder bei extremer Hypotonie ist die *sofortige* Intubation, Ambubeutelbeatmung und anschließende Respiratorbehandlung als erste Maßnahme durchzuführen. Zusätzlich sind alle Maßnahmen des Schemas einzuhalten.

Bei Normotonie und Hypertonie:
1. Lagerung.
2. Sauerstoffzufuhr.
3. Sedierung.
4. Nitratbehandlung.
5. Diuretische Behandlung.
6. Gezielte Arrhythmiebehandlung.
7. Eventuell Hypertoniebehandlung.
8. Corticosteroidbehandlung.
9. Heparin-Behandlung.

10. Digitalis-Behandlung, eventuell nach 48 Stunden.
11. Behandlung mit ACE-Hemmern.
12. Respiratorbehandlung.
13. Hämofiltration.

Bei Hypotonie:
1. Lagerung.
2. Sauerstoffzufuhr.
3. Dobutamin-Behandlung, eventuell kombiniert mit Dopamin.
4. Nitrat-Behandlung.
5. Diuretische Behandlung, nur bei erhöhtem Venendruck.
6. Gezielte Arrhythmiebehandlung.
7. Heparin-Behandlung.
8. Respiratorbehandlung.
Weitere Behandlungsvorschläge siehe bei Abschn. 7.1

Bei nicht kardial bedingtem Lungenödem:
1. Lagerung.
2. Sauerstoffzufuhr.
3. Corticosteroide.
4. Heparin-Behandlung.
5. Azidosebehandlung.
6. Respiratorbehandlung.
7. Eventuell Hämofiltration.
8. Bei schwerem Bronchiospasmus: Aminophyllin.
9. Eventuell Antidox-Behandlung.

Normotonie und Hypertonie:

Zu 1. *Lagerung:* Der Kranke soll eine sitzende Stellung einnehmen.
Der Rücken wird dabei abgestützt, die Beine hängen nach unten, am
besten im sogenannten Herzbett. Manchmal auch halbsitzende Position, etwas auf der Seite liegend. In vielen Fällen sind die Kranken
bemüht, selbst schon die für sie günstigste Stellung einzunehmen.

Zu 2. In jedem Fall soll *Sauerstoffzufuhr,* 3-4 l/min über Nasensonde,
erfolgen.

Zu 3. Bei diesem Krankheitszustand ist zur *Sedierung* eventuell auch
das Schmerzmittel *Morphium* einzusetzen, z. B. Morphinum
hydrochloricum® 5–10 mg langsam i. v. (1 mg/min) (*Cave* chronische
Lungenerkrankung).

Zu 4. *Nitratbehandlung:* Zunächst Nitrolingual®-Kapseln, 2 Kapseln
s. l. Nach 10 min – nach Blutdruckkontrollen – wiederholen (Grenzwert des systolischen Blutdrucks 95 mmHg). Im weiteren Behand-

lungsgang (nach Möglichkeit nach Applikation eines Pulmonalkatheters): Infusion mit Nitrolingual® oder Isoket® pro Infusion 3–6–8 mg/ Std., auch dabei weitere Blutdruckkontrollen (143, 145, 264).

Zu 5. *Diuretische Behandlung:* Vorsichtige Gabe von *Furosemid* (Lasix®) 20 mg i. v. unter Kontrolle des zentralen Venendrucks.

Merke: Bei zu forcierter diuretischer Therapie kann es zu abruptem Volumenmangel und Blutdruckabfall kommen.
Evtl. zur Überwachung der diuretischen Behandlung Blasenkatheter einlegen und den zentralen Venendruck kontrollieren.

Zu 6. Es muß sofort festgestellt werden, ob *Rhythmusstörungen* den Krankheitsverlauf ausgelöst oder den Verlauf negativ beeinflussen. In solchen Fällen ist die Rhythmusstörung als erstes zu behandeln (s. S. 3 ff).

Zu 7. Bei Weiterbestehen von hypertonen Werten über 180 mmHg *trotz* Nitratbehandlung: Adalat® *(Nifedipin)* **10**, Zerbeißkapsel, eventuell anschließend Adalat® pro Infusion 5 mg = 1 Amp. langsam nach Wirksamkeit intravenös infundieren. Bei Unwirksamkeit: Ebrantil® *(Urapidil)* 1 Amp. = 25 mg i. v. (nach 15 min zu wiederholen). Besteht gleichzeitig eine absolute Arrhythmie bei Vorhofflimmern, so sollte Isoptin® 50 mg in physiologischer Natriumchloridlösung (5–10 mg/h) intravenös verabreicht werden.

Zu 8. Bei *asthmoiden Zuständen* (Asthma cardiale und auch chronischer Bronchialabstruktion) Solu-Decortin® H, 100 mg i. v. Da bei diesen Kranken meist die Herzfrequenz bereits über 100/min liegt, sollte *Aminophyllin nicht* verabreicht werden).

Zu 9. Behandlung mit niedrig dosiertem *Heparin;* z.B. Calciparin® 3 x 7.500 Einheiten in 24 Stunden.

Zu 10. Frühestens nach 48 Stunden darf mit einer i. v. *Digitoxin-Behandlung* begonnen werden, wenn sich zeigt, daß durch die bisherige angewendete Substanz ein erhöhter Pulmonalisdruck bestehen bleibt oder bei der Reduzierung der Nitratdosis wieder ansteigt.

Zu 11. Gleichzeitig mit der Digitalistherapie sollte eine Behandlung mit *ACE-Hemmern* eingeleitet werden, z. B. *Captopril* (cor tensobon®) 2 Tage 2 x ½ Tbl. p. os, danach 2 x 1 Tbl. p. os oder *Enalapril* (Xanef® 5, Press®) 2 Tage 2 x ½ Tbl. p. os, danach 2 x 1 Tbl. p. os.

Zu 12. Wenn sich nach 20–30 min keine Besserung einstellt oder wenn sich der Zustand verschlechtert bzw. die extremen Formen mit sprudelndem Lungenödem bestehen, muß die Intubation und die anschließende *Überdruckbeatmung* mit erhöhtem endexspiratorischem Druck *(PEEP)* vorgenommen werden (2, 168, 560).

Dies führt zu folgenden Verbesserungen:

1. Durch den erhöhten Druck erhöhen sich der intrapulmonale und der intraalveoläre Druck, so daß der Druckgradient zwischen Kapillaren und Alveolen abnimmt. Dadurch wird die weitere Transsudation von Flüssigkeit in die Alveolen vermindert bzw. verhindert.
2. Durch die bessere Belüftung der Alveolen, die durch Überwindung der Strömungswiderstände erreicht wird, tritt eine Verbesserung des Ventilations-Perfusions-Verhältnisses und damit eine Reduzierung der interpulmonalen Shunts ein.
3. Die Dyspnoe wird gebessert, wahrscheinlich durch Reduzierung der Atemarbeit.
4. Die Erhöhung des mittleren intrathorakalen Drucks führt zu einer Herabsetzung des venösen Rückstroms und damit des intrapulmonalen Blutvolumens (allerdings muß dies unter sehr vorsichtiger Druckerhöhung erfolgen, da bei einer zu drastischen Reduzierung des venösen Rückstromes eine Reduzierung des Herzzeitvolumens und damit eine starke Blutdruckerniedrigung eintreten können).
5. Durch verbesserte Oxygenierung des Blutes wird die Sauerstoffversorgung des Myokards und damit die Kontraktionskraft gebessert.

Während der Beatmung muß die medikamentöse Therapie und die invasive Überwachung sorgfältig fortgesetzt werden. Bei Besserung der Befunde sollte bald mit einer raschen Entwöhnung vom Respirator begonnen werden.

Zu 13. *Hämofiltration:* Kommt es durch die vorgenannten Therapiemaßnahmen nicht zu einer Besserung des pulmonalen Befundes und bestehen noch andere Zeichen der Überwässerung (z. B. Anasarka, periphere Ödeme), so ist die a. v. Hämofiltration indiziert (s. S. 580).

Bei Hypotonie:
Wenn möglich, Pulmonaliskatheter einführen.

Zu 1. *Lagerung:* Bei Hypotonie oder beginnendem Schock und Lungenödem werden der Oberkörper etwas angehoben und die Beine flach gelagert oder herabgesetzt.

Zu 2. *Sauerstoffzufuhr* 2-4 l/min.

Zu 3. Vor der *Nitratbehandlung* wird eine kombinierte *Dobutamin-Dopamin-Behandlung* eingeleitet. Beide Substanzen werden konzentriert durch einen Perfusor infundiert. *Dopamin*, 6 µg/kg/min, kurzfristig gleiche Dosis wie *Dobutamin*. *Dobutamin* (Dobutrex®) 8-10 µg/kg/min.

Zu 4. Erst wenn der arterielle Blutdruck durch die Behandlung auf 95-100 mmHg systolisch angehoben ist, erfolgt die *Nitrobehandlung* mit einer Infusion, z.B. *Nitroglycerin* 2-3 mg/Std.
Diese Dosis muß streng am arteriellen Druck orientiert werden.

Zu 5. Eine zusätzliche *diuretische Therapie* muß sehr zurückhaltend geführt werden. Eine gewisse Diurese wird durch *Dopamin* eingeleitet werden. Besteht ein zentraler Venendruck über 8-10 cm H_2O, sollte eine einmalige Applikation von Lasix® *(Furosemid)* 20 mg i.v. erfolgen.
Merke: Eine zu starke diuretische Therapie kann sehr schnell zu einer Hypovolämie führen und auf diese Wiese die Schockentwicklung verstärken.

Zu 6., 7. und 8. Siehe Behandlung bei Normotonie.
Merke: Solange hypotone arterielle Blutdruckwerte bestehen, darf keine ACE-Hemmertherapie begonnen werden.

Nicht kardial bedingtes Lungenödem:

Zu 1. Halbsitzende *Lagerung.*

Zu 2. *Sauerstoffzufuhr* über Nasensonde, 3-4 l/min.

Zu 3. Solu-Decortin® H 250 mg i.v. im Abstand von 12 Stunden, am 2. Tag und 3. Tag 2 x 100 mg i.v.

Zu 4. Niedrigdosierte *Heparin-Therapie,* z.B. Calciparin® 3 x 7.500 Einheiten s.c.

Zu 5. Nach Untersuchung der arteriellen Blutgasanalyse und Feststellung einer metabolischen Azidose, 200 mval *Natriumcarbonat* langsam i.v., weitere Substitution nach Kontrollwerten.

Zu 6. Bei therapieresistentem *Lungenödem* oder sofort bei „sprudelndem" Lungenödem Respiratortherapie mit geringer *PEEP-Beatmung.* Eine Nitrat-Therapie ist wirkungslos und führt u.U. zu erniedrigten arteriellen Druckwerten, sodaß dadurch eine Schockentwicklung begünstigt werden kann.

Zu 7. Bei *Überwässerung durch Nierenversagen* wird durch Lasix® in höherer Dosis keine ausreichende Diurese erreicht werden: *Hämofiltration.*

Zu 8. Bei schwerstem *Bronchospasmus:* Infusion von *Aminophyllin:* z.B. Euphyllin®, 4 Amp. in 5 %iger Lävulose, Einlaufzeit 8-12 Stunden, Kontrolle der Herzfrequenz.

Zu 9. Bei *Heroinvergiftung:* Lorfan®.

E. Überwachung

Tab. *I.-23.* Überwachung des Lungenödems.

Überwachung	Kontrolle (zeitl. Abstand)
EKG, Puls	Fortlaufend (Monitor)
Arterieller Blutdruck	Zunächst sehr kurzfristig in den ersten Tagen stündlich
Pulmonalisdruck	Fortlaufend, später 4-stündlich
Zentraler Venendruck, Herzzeitvolumen	4-6 Stunden
Urin	3 Stunden, später 12-24 Stunden
Arterielle Blutgasanalyse	Zunächst 1 Stunde später 12 Stunden
Auskultation von Herz und Lunge	Zunächst 1/2 Stunde später 12 Stunden
Vollständiges EKG	12 Stunden
Enzyme, Elektrolyte	24 Stunden
Temperatur	12 Stunden
Urinuntersuchung, Hb, Hkt, Blutbild, Kreatinin, Harnstoff, Röntgen-Thorax, Gewicht, Gesamteiweiß, Elektrophorese, BKS, Blutzucker	Einmalig

F. Häufige Fehler

1. Übersehen eines erniedrigten Serum-Kaliumwertes und dadurch Auslösung von Arrhythmien. Häufig sind Kranke mit Diuretika vorbehandelt.
2. Zu langes Zögern mit der Intubation und der Respiratorbehandlung.
3. Verabreichung von Morphium bei zusätzlichen vorbestehenden pulmonalen Funktionsstörungen oder Erkrankungen.
4. Verabreichnung von Aminophyllin bei Herzfrequenz über 120/min (nach 0,24 g Aminophyllin können sich 4-6 Stunden lang Frequenzen über 150/min halten!).
5. Falsche Lagerung (stets dem klinischen Befund anpassen).

6. Zögern mit der elektrischen Behandlung bei Herzrhythmusstörungen.
7. Unterlassen der Infarktdiagnostik bzw. Unterlassen der Ursachendiagnostik.
8. Übersehen einer Stauungspneumonie (Keimidentifizierung, Resistenzbestimmung).
9. Verkennung von seltenen chirurgisch zu behandelnden Ursachen (Vorhofmyxom, bakterielle Endokarditis).
10. Nitratverabreichung bei nichtkardialem Lungenödem (Gefahr der Hypotonie, Schockentwicklung).
11. Unkontrollierte Nitratbehandlung (zu stark erniedrigter Füllungsdruck – reduziertes HZV – Schockentwicklung).
12. Zu großzügige Diurese, Gefahr der Hypovolämie.
13. Sauerstoffapplikation bei Kranken mit zusätzlich chronischen Lungenerkrankungen (PCO$_2$-Druck erhöht).

7.3. Akute Rechtsherzinsuffizienz

A. Pathophysiologie
Die akute Rechtsinsuffizienz des Herzens wird unterteilt in:
1. Chronische Rechtsherzinsuffizienz mit akuter Verschlechterung.
2. Akute Rechtsherzinsuffizienz (Lungenembolie), siehe S. 196.

Zu 1. Chronische Rechtsherzinsuffizienz mit akuter Verschlechterung:
a) Am häufigsten entwickelt sich eine Rechtsherzinsuffizienz bei länger bestehender Linksherzinsuffizienz unterschiedlicher Genese (Hypertension, Koronarsklerose, Herzklappenfehler usw.). Nach Ausbildung einer pulmonalen Stauung und pulmonaler Hypertension kann sich nach Monaten oder Jahren eine Insuffizienz des rechten Herzens entwickeln.
b) Sind durch eine Erkrankung beide Ventrikel betroffen, z.B. Myokarditis oder – seltener – schwerer Anämie, so wird der muskelschwache rechte Ventrikel eher dekompensieren als der linke.
c) Vorwiegend das rechte Herz betreffende Belastungen werden durch primäre Lungenerkrankungen und daraus resultierende pulmonale Hypertonie hervorgerufen. Als wichtigste Erkrankung ist bei älteren Kranken die *chronische Emphysembronchitis* zu nennen. Schon im jüngeren Alter sind Auswirkungen auf das rechte Herz bei primär pulmonaler Hypertonie, bei Asthma bronchiale oder durch multiple Lungenembolien zu erwarten. Seltener sind – meist im höheren Alter – Veränderungen im Sinne des Cor pulmonale bei diffuser Fibrose, Silikose, Bronchiektasen, chronischer Bronchitis oder bei Karzinomatose anzutreffen.

d) *Differentialdiagnostisch* sind außerdem Erkrankungen zu bedenken, die zwar nicht zu einer Insuffizienz des rechten Herzens führen, jedoch klinisch die gleichen Erscheinungen zeigen wie die Rechtsinsuffizienz, indem sie zu Bedingungen Anlaß geben, die den Einstrom in das rechte Herz bzw. in den rechten Ventrikel behindern. Dazu gehören die *isolierte Trikuspidalstenose*, das *Myxom im rechten Vorhof*, aber auch die gar nicht so seltene *Pericarditis constrictiva und exsudativa*. Auch bestimmte Formen der *Kardiomyopathie* sind hier zu nennen.

Die *Auswirkungen der Rechtsherzinsuffizienz auf den Organismus* sind vornehmlich bestimmt durch die Druckerhöhung im venösen System und in den Kapillaren. Daraus resultieren Stauungserscheinungen und Ödembildungen, die sich hauptsächlich auf das Splanchnikusgebiet, auf die Leber, die Nieren, aber auch peripher auf die unteren Extremitäten oder – bei bettlägerigen Kranken – auf die abhängigen Körperpartien erstrecken. Häufiger als bei Linksinsuffizienz ist ein *Pleuraerguß* anzutreffen.

Zu 2. *Lungenembolie:* s. Kap. 7.4.

B. Diagnostische Hinweise

Subjektiv: Die Kranken klagen über Dyspnoe, die allerdings selten so stark ausgeprägt ist wie bei Linksinsuffizienz. Die Atemnot wird verstärkt durch Lebervergrößerung, Pleuraergüsse oder primäre Lungenerkrankungen. Gelegentlich kommt es zu akuter Oberbauchsymptomatik (Lebervergrößerungen, Aszites oder Erbrechen, Stauungsgastritis). Ein Stauungshusten kann auftreten, ist aber selten. Viele Kranke geben mehrmaliges nächtliches Wasserlassen an.
Von besonderer Wichtigkeit ist die sogenannte *Stauungsgastritis,* da dadurch die Resorption oral applizierter Medikamente, vor allem von Herzglykosiden, in Frage gestellt ist.

Befunde (s. auch Tab. *I.-24.*):

Auskultation des Herzens: Man hört einen akzentuierten 2. Pulmonalton, einen protodiastolischen Galopprhythmus (durch 3. Herzton über dem rechten Herzen), zuweilen ein Systolikum über dem 4. ICR rechts, das auf eine Trikuspidalinsuffizienz hinweist.
Bei Ausbildung einer Trikuspidalinsuffizienz verschwindet der akzentuierte 2. Pulmonalton.
Über der Lunge sind fein- bis mittelblasige Rasselgeräusche zu hören, vor allem, wenn gleichzeitig eine Linksinsuffizienz besteht. Pleuraergüsse, seltener Perikardergüsse sind festzustellen.

Tab. *I.-24.* Symptome und klinische Befunde bei Rechts- und Linksherz-insuffizienz.

Rechtsherzinsuffizienz	Linksherzinsuffizienz
Nicht stark ausgeprägte Atemnot, Ausnahme: Zusätzliche primärpulmonale Funktionsstörungen	Subjektiv stark empfundene Atemnot, (anfallsweise) Orthopnoe
Protodiastolischer Galopp	Protodiastolischer Galopp
Betonter 2. Pulmonalton oder Trikuspidalinsuffizienz	Betonter 2. Pulmonalton und gelegentlich Mitral-insuffizienz
Einflußstauung, periphere Ödeme; Nykturie (Polyurie, nicht Pollakisurie)	Lungenstauung, selten Nykturie
Schmerzen im Oberbauch (stauungsbedingt)	Schmerzen im Thorax (Angina pectoris)
Meist ausgeprägte Zyanose Trommelschlegelfinger	Geringe Zyanose
Polyglobulie	Selten Polyglobulie
Subikterus	–
Blutdruck normal oder erniedrigt	Blutdruck normal oder erhöht, später erniedrigt
Pleuraerguß häufig (vorzugsweise rechts)	Pleuraerguß selten
Zentraler Venendruck deutlich erhöht	Zentraler Venendruck nicht erhöht (Pulmonal-druck erhöht)
Röntgenologisch: Herz normal oder gering vergrößert	Röntgenologisch: Herz stark vergrößert (Ausnahme: Mitralstenose)
Lunge: Unterschiedlich (nach primären Lungenerkrankungen) Hypoxämie + respiratorische Azidose	Lunge: Zeichen der Stauung, von zentral ausgehend Hypoxämie
EKG: Unauffällig oder Rechtstyp	EKG: Meist Linkstyp, Zeichen von Störung der Erregungsrückbildung
Als Zeichen der Rechtsherzinsuffizienz sind außerdem Knöchel- und Beinödeme festzustellen.	

Zeichen der venösen Stauung: Stauungen der Halsvenen und der peripheren Venen. Lebervergrößerung: Druckschmerz, Ikterus. Stauungsgastritis: Druckschmerz. Stauungsniere: Proteinurie, hyaline Zylinder und leichte Rest-N-Erhöhung. Ödembildung. Außerdem findet man folgende Hinweise auf eine gleichzeitige pulmonale Funktionsstörung: Polyglobulie, Trommelschlegelfinger, frühzeitige Zyanose, respiratorische Azidose. Gelegentlich *neurologische Symptomatik:* Schläfrigkeit.

EKG: Besonders bei Adipositas nicht typisch verändert, zuweilen Rechtstyp und Zeichen der Rechtsherzbelastung.

Echokardiographie: Bei pulmonaler Hypertonie ist bei Anschallung in der linksparasternalen Querachsenebene in Höhe der Herzbasis häufig ein vergrößerter Durchmesser des Pulmonalarterienstammes zu sehen; außerdem sind im Bereich des rechten Ventrikels Zeichen der rechtsventrikulären Druckbelastung mit verdickten Wänden, evtl. hypertrophierten Papillarmuskeln, und ein diastolisch abgeflachtes bzw. konvex zum li. Ventrikel hin verlaufendes Kammerseptum zu erkennen; die li. Kammer erscheint dabei relativ klein.

Röntgenbefund: Das Herz kann normal oder nur geringfügig vergrößert sein. Bei lange bestehender Rechtsherzbelastung (kongenitale Vitien, Mitralklappenfehler, Cor pulmonale, primäre pulmonale Hypertonie) kann der rechte Ventrikel links randbildend werden. (Fehlerquelle bei der Deutung nur sagittaler Aufnahmen!).

Zur *Diagnose* führen die Einflußstauung, der Herz- und Lungenbefund. Stauungsödem und Zyanose und der stets erhöhte ZVD.

Zur *Differenzierung,* ob es sich um eine *isolierte pulmonale Hypertonie* handelt oder die *pulmonale Hypertonie Folge einer Linksherzinsuffizienz* ist, dient die Untersuchung des Pulmonalkapillardruckes mit dem Pulmonaliskatheter, den man zu diesem Zweck so weit wie möglich in die Peripherie vorschiebt. Ist der Pulmonalkapillardruck (PC-Druck) normal = 8-10 mmHg, der Druck im Stamm der Pulmonalarterie jedoch erhöht, so handelt es sich um eine isolierte pulmonale Hypertonie: ist jedoch auch der PC-Druck erhöht und entspricht dem diastolischen Pulmonalisdruck (im Pulmonalarterienstamm gemessen), dann ist die pulmonale Hypertonie durch eine Linksherzinsuffizienz verursacht.

Andere Ursachen, die zur Einflußstauung führen können (und durch Echokardiographie gut differenziert werden können):
a) Perikarditis constrictiva.
b) Trikuspidalstenose.
c) Einflußstauung durch Tumor.
d) Herznahe Thrombosen.

C., D. Sofortmaßnahmen – Intensivtherapie

Therapieschema:

1. Lagerung.
2. Sedierung.
3. O_2-Zufuhr.
4. Nitratbehandlung.
5. Diuretische Behandlung.
6. Digitalisierung.
7. ACE-Hemmerbehandlung.
8. Behandlung der pulmonalen Erkrankung:
   a) Antibiotikum.
   b) Bei Bronchospasmus: Aminophyllin, Corticosteroid-behandlung, sekretolytische Therapie.
   c) Respiratortherapie.
9. Thromboseprophylaxe.

Wichtig: Bei hochgradigen Zeichen der Rechtsherzinsuffizienz und gleichzeitig bestehender respiratorischer Insuffizienz infolge einer meist chronischen pulmonalen Erkrankung und entsprechenden Veränderung der arteriellen Blutgasanalyse (PCO_2 erhöht über 50 mmHg, PO_2 erniedrigt unter 60 mmHg: Sofortige Intubation und Beatmung unter Beibehaltung des medikamentösen Therapiekonzeptes.

Zu 1. Oberkörper leicht angehoben.

Zu 2. Wenn notwendig Valium® *(Diazepam)* 5 mg i.v. in entsprechenden Abständen.

Zu 3. Die *O_2-Zufuhr* richtet sich nach den Blutgaswerten. Bei respiratorischer Globalinsuffizienz (PO_2 kleiner als 60 mmHg, PCO_2 größer als 50 mmHg) muß die O_2-Zufuhr sehr vorsichtig erfolgen, z. B. 1/2 l/min (bei kurzfristiger [z. B. stündlicher] arterieller Blutgasanalyse) oder die Sauerstoffzufuhr muß unterbleiben.

Zu 4. Eine *Nitratbehandlung* mit dem Ziel, die pulmonale Hypertonie zu senken, sollte stets unter Kontrolle des Pulmonalarteriendruckes erfolgen. *Nitroglycerin* per infusionem.
An Stelle von *Nitroglycerin* kann auch Adalat® per infusionem 1 Amp. = 5 mg, Dosierung nach Effekt, wobei vor allen Dingen der arterielle Druck kontrolliert werden muß.

Zu 5. Die *diuretische Behandlung* sollte in den ersten zwei Tagen mit Schleifendiuretika versucht werden. Neben Lasix® in höherer Dosierung (40–60 mg) kann auch Hydromedin® (1 Amp. i.v.) eingesetzt

werden. Zusätzlich täglich in den ersten zwei Tagen 1 Tabl. Diamox®
(500 mg oral), nach 2 Tagen umsetzen auf Aldactone® 2x täglich
1 Amp. i. v.

Merke: Die positive Ausscheidungsbilanz sollte am Tag 1,5 l nicht übersteigen. Gleichzeitig muß immer eine Flüssigkeitszufuhrbeschrän-
kung auf 1 l bis 1,5 l vorgenommen werden. Wenn möglich, täglich Gewichtskontrollen, täglich Serumelektrolyt- und Kreatininkontrollen
und 4 stündlich zentrale Venendruckmessung.

Zu 6. Bei vielen Kranken liegen Nierenfunktionsstörungen und Re-
sorptionsstörungen wegen Stauungsgastritis vor. Aus diesem Grund ist
das Mittel der Wahl *Digitoxin* und die Applikationsart intravenös. Eine
Serumdigitalisbestimmung sollte der Behandlung vorausgehen.
Schnelle *Digitalisierung,* z. B. *Digitoxin* 0,25 mg: 3 × 1 Amp. am
1. Tag. 2 × 1 Amp. am 2. Tag. 1 × 0,1 mg folgende Tage i. v.

Zu 7. *ACE-Hemmerbehandlung:* Gleichzeitig mit der Digitalisbehandlung sollte eine niedrigdosierte Behandlung mit *Captopril* (z. B.
cor tensobon® 3 × ½ Tbl.) erfolgen.

Zu 8. Da sehr häufig der Verschlechterung der Rechtsherzinsuffizienz
eine Exazerbation der *Bronchial- bzw. Lungenerkrankung* vorausgeht, muß immer gleichzeitig auch diese Erkrankung intensiv behandelt werden:
a) Nach bakteriologischer Untersuchung des Bronchialsekrets und
   Resistenzbestimmung gezielte Antibiotikabehandlung (eventuell
   bronchoskopische Sekretgewinnung!).
b) *Aminophyllin* als Infusion: Z.B. 3 Amp. Euphyllin® 0,24 g in 5%iger
   Lävuloselösung, 250 ml in 12 Stunden.
   Herzfrequenzsteigerung beachten! Bei Frequenzen über 120/min
   Unterbrechung der Infusionsbehandlung.
c) *Corticosteroide:* Z.B. Solu®-Decortin® H, täglich 100 mg i.v., nach 2
   Tagen stufenweise Reduzierung. (Bei hohen Frequenzen ist die Behandlung mit Corticosteroiden Behandlung der ersten Wahl.)
d) *Sekretolytische Therapie:* Z. B. Bisolvon®, morgens 1-2 Amp.
   Keine abendliche Applikation, da sonst Nachtruhe erheblich
   gestört.

Merke: Wenn das Abhusten des Sekrets nicht gelingt, da besondere
Schwächezustände vorliegen, insbesondere bei älteren Patienten, darf
die Sekretolyse *nicht* gefördert werden, da die Gefahr besteht, daß die
Kranken im eigenen Sekret „ertrinken"!

e) *Respiratortherapie:* Bei extremer Atemnot, d.h. bei den klinischen
   Zeichen einer ausgeprägten resp. Insuffizienz und den entsprechenden Blutgaswerten, die auf eine respiratorische Globalinsuffizienz

hinweisen (PCO_2 größer als 50 mmHg, PO_2 kleiner als 60 mmHg),
sollte die Respiratorbehandlung vorgenommen werden.

Zu 9. In allen Fällen ist eine *Heparinbehandlung, z. B.* Calciparin®
3 × 7.500 s. c, zu versuchen, da bei diesen Kranken die Thrombosegefahr besonders hoch ist.
Merke: Bei allen Patienten mit einer respiratorischen Insuffizienz sollten weder eine Punktion der V. subclavia noch der V. anonyma durchgeführt werden. Durch die iatrogene Komplikation eines Pneumothorax kann die respiratorische Insuffizienz verstärkt werden.

E. Überwachung
Siehe bei Linksherzinsuffizienz und Lungenödem, S. 189.

F. Häufige Fehler
1. Orale Digitalisbehandlung. Bei Stauungsgastritis, die bei Rechtsherzinsuffizienz immer anzunehmen ist, ist die Resorption unsicher.
2. Unzureichende Flüssigkeitsbilanz. Die diuretische Therapie sollte
   sorgfältig überwacht werden. Besonders gefährlich ist eine zu
   schnelle Entwässerung. Stets Elektrolytkontrolle.
3. Fehlende Untersuchungen zur Frage der Auslösung der akuten Verschlechterung. Häufig ist eine Infektion im bronchial-pulmonalen
   Bereich die Ursache.
4. Keine intensive Thromboseprophylaxe. Gerade im Stadium der Rekompensation ist eine besonders rasche Thromboseentwicklung zu
   unterstellen.
5. Bei vorwiegender Rechtsherzinsuffizienz sollte keine V.-anonyma-
   oder V.-subclavia-Punktion vorgenommen werden.
6. Sauerstofftherapie bei globaler respiratorischer Insuffizienz.

7.4. Lungenembolie

A. Pathophysiologie
Unter einer Lungenembolie versteht man *eine mehr oder weniger vollständige
Unterbrechung des Blutstromes in der arteriellen Lungenstrombahn durch ein
auf dem Blutweg dahingelangtes Hindernis,* in erster Linie durch losgelöste
Thromben aus den Körpervenen oder dem Herzinneren. Rund 90 % aller
Lungenembolien stammen aus dem Einzugsgebiet der *unteren Hohlvene.*
Der Ursprungsort der Embolien ist *immer eine venöse Thrombose.* In 60 %
muß bei venösen Thrombosen mit Lungenembolien gerechnet werden. In
den USA ist diese Erkrankung mit 200.000 pro Jahr die dritthäufigste Todesursache. In Deutschland ist mit vergleichbaren Zahlen zu rechnen. Lediglich 30 % werden vor dem Tod diagnostiziert. Das liegt zum größten Teil an
dem fulminanten Verlauf schwerer Embolien, der bei 60 % der Kranken innerhalb einer Stunde zum Tode führt. Auch schwere Begleiterscheinungen
können die Akutdiagnostik erschweren.

Eine wichtige Hilfe ist die *Kenntnis prädisponierender Faktoren und Krankheiten* für die Thromboseentstehung, da dadurch der Kreis der gefährdeten Kranken eingeschränkt wird, außerdem jedoch gerade diesen Kranken eine erhöhte Aufmerksamkeit im Sinne der Fahndung nach Thrombosezeichen zugewandt werden muß (Tab. *I.-25.*).
An erster Stelle ist die *längere Bettruhe mit Immobilisation* zu nennen. Vor allem Herz- und Lungenerkrankungen, aber auch maligne Er-

Tab. *I.-25.* Prädisponierende Faktoren oder Krankheiten, die zu einer venösen Thrombose führen.

Im chirurgischen Bereich:
Thromboembolische Vorerkrankung, Varikosis
Postoperative Zustände
Orthopädie
Unfallchirurgie
Urologie
Neurologie
Allgemeinchirurgie
Schwangerschaft
Geburt
Wochenbett
Gynäkologische Operationen

Im internistischen Bereich
Thromboembolische Vorerkrankungen
Varikosis
Lange Bettlägerigkeit
Höheres Alter
Herzkrankheiten
– Herzinfarkt
– Herzinsuffizienz
– Kardiomyopathie
– Myokarditis
Chronische Lungenerkrankungen
– Rechtsherzinsuffizienz
– Pneumonie
Maligne Tumoren
Blutkrankheiten
Lange Flug- bzw. Busreisen
Orale Antikonzeptiva + Rauchen
Dehydratation
Infektionskrankheiten
Bei gelähmten oder ruhiggestellten unteren Extremitäten

krankungen sowie Infektionskrankheiten begünstigen die Entstehung einer Thrombose. Die immer beliebter werdenden Seniorenfahrten mit langen ungünstigen Sitzverhältnissen führen ebenfalls nicht selten zu Thrombosen. Besondere Aufmerksamkeit muß der postoperativen, posttraumatischen und postpartalen Periode geschenkt werden, da in diesen Fällen mehrere thrombosefördernde Faktoren im Sinne der Virchowschen Trias zusammenkommen.
Bei Kranken mit Gipsverbänden ist die Diagnose deutlich erschwert. Als Regel gilt, daß ein Schmerz- oder Druckgefühl nach anfänglich unauffälligem Verlauf bis zum Beweis des Gegenteils (Phlebographie) als thromboseverdächtig gilt.
Eine typische Häufung im postoperativen Verlauf – etwa 6. bis 7. Tag – gibt es nicht mehr, seitdem die Frühmobilisierung eingeführt wurde, d.h. die Gefahr ist vom 1. postoperativen Tag an gleich hoch.
Die Loslösung von Thromben und die nachfolgende Embolie in eine Lungenarterie werden oft von Umständen ausgelöst, die eine Erhöhung des Venendruckes zur Folge haben. So kann es zur Lungenembolie beim Pressen während des Stuhlgangs, bei Lagewechsel im Bett, bei Bewegungsübungen oder bei Hustenanfällen kommen.

Die Auswirkungen einer Lungenembolie hängen in erster Line von dem Ausmaß der mechanischen Verlegung ab. Es sind dabei *respiratorische* und *hämodynamische Folgeerscheinungen* zu unterscheiden. *Pulmonale* oder *kardiale Vorerkrankung* oder bereits vorher abgelaufene Lungenembolien werden zusätzlich den Ablauf ungünstig beeinflussen.

Respiratorische Funktionsstörungen:
Durch die partielle oder totale Verlegung eines Teilgebietes des pulmonalen arteriellen Gefäßsystems wird ein entsprechender Lungenbezirk nicht ausreichend oder gar nicht durchblutet. Da die Belüftung zunächst nicht eingeschränkt ist, kommt es zu einer Veränderung des Ventilations-Perfusions-Verhältnisses aufgrund einer zirkulatorischen Verteilungsstörung und zu einer Zunahme des funktionellen Totraums. Die dadurch auftretende Hypoxämie kann verstärkt werden durch eine funktionelle Diffusionsstörung, die durch eine verkürzte Kontaktzeit in den funktionstüchtigen, jedoch häufig hyperzirkulierten Lungenbezirken entstehen kann. Außerdem wird die Hypoxämie gefördert durch die Ausbildung intrapulmonaler Shunts. Zudem wird eine Bronchokonstriktion für die betroffenen Gebiete aber auch für die anderen Regionen angenommen, die gemeinsam mit einer Vasokonstriktion – ausgelöst durch Ausschüttung biogener Amine – den Krankheitszustand ungünstig beeinflussen können (435, 763, 947).
Diese reflektorisch-vasokonstriktorischen und broncho-konstriktorischen Zustände werden für schwere oder sogar tödliche Verläufe verantwortlich gemacht, bei denen der mechanisch bedingte Ausfall meist nicht so hochgradig war, daß er allein für den schweren Verlauf oder den tödlichen Ausgang verantwortlich gemacht werden konnte (541).

Hämodynamische Veränderung: Deutliche klinische Zeichen werden stets auftreten, wenn *mehr als 50 %* der Lungenstrombahn verlegt ist. In enger Korrelation zum Okklusionsgrad der Lungenstrombahn wird eine Drucksteigerung im rechten Ventrikel eintreten. Da der rechte dünnwandige Ventrikel in erster Linie drucksensibel reagiert, werden keine höheren Drücke als systolisch 50-60 mmHg und Mitteldrücke von 30-40 mmHg gemessen (607). Dagegen werden weit höhere Druckwerte registriert, wenn präembolische Vorschädigungen bereits zu einer pulmonalen Hypertonie geführt haben. Außerdem begünstigt die rasch einsetzende Hypoxämie (s.o.) und das erniedrigte Herzzeitvolumen die Entwicklung einer Rechtsherzinsuffizienz, da diese beiden Faktoren zur Verschlechterung der Myokardkontraktilität und damit zu einer Änderung der diastolischen Dehnbarkeit führen (884). Durch den Durchblutungsstopp vermindert sich abrupt der Blutzufluß zum linken Herzen. Die Folge des verringerten Blutangebotes an den linken Ventrikel ist eine akute Reduzierung des Herzzeitvolumens und eine dadurch bedingte plötzliche Erniedrigung des arteriellen Druckes. Bei stärkerer Reduzierung wird sich rasch ein *Schockzustand* entwickeln. Außerdem stellt sich eine myokardiale Insuffizienz auch des linken Ventrikels ein, die durch die Hypoxämie und durch verschlechterte Koronarperfusion ausgelöst und gefördert werden. Diese myokardialen Funktionsstörungen wirken ihrerseits fördernd auf den Schockzustand.

In 30-40 % der Fälle entwickelt sich innerhalb der ersten 12-24 Stunden ein **Lungeninfarkt** aus. Diese Komplikation tritt bei kleinen distalen Embolien auf, wird dagegen selten bei massiven zentralen Embolien beobachtet. Dies beruht auf der ausreichenden Versorgung des großen Bezirkes durch distal einmündende Bronchialarterien. Bei kleineren Bereichen bewirkt der bronchialarterielle Bluteinstrom eine intraalveoläre Hämorrhagie mit dem entsprechenden Ausbreitungsgebiet des hämorrhagischen Lungeninfarktes. Begünstigt und wahrscheinlich est möglich wird die Hämorrhagie durch Druckerhöhung im venösen Abschnitt des funktionellen Lungenkreislaufes, d.h. bei gleichzeitig bestehenden Herzerkrankungen mit erhöhtem Füllungsdruck im linken Ventrikel (107, 178).

B. Diagnostische Hinweise

Je nach Größe des Embolus und damit des Okklusionsgrades werden unterschiedliche Symptome und Befunde bei dem Krankheitszustand Lungenembolie auftreten. Eine von uns vorgeschlagene Einteilung in *4 Schweregrade* (344) verfolgt das Ziel, schnell zu einer graduell unterschiedlichen Diagnose zu kommen und klare Richtlinien der Behandlungen unter Berücksichtigung des Schweregrades festzulegen (335a). Es ist selbstverständlich, daß – wie bei jedem Schema – Übergänge möglich sind. Diese Einteilung richtet sich nach klinischen Gesichtspunkten, hämodynamischen und respiratorischen pathologischen Veränderungen.

1. Einteilung der Lungenembolie:
a) Lungenembolie Grad I:
Die *klinischen Symptome* bei Schweregrad I sind meist nur kurzfristig wahrnehmbar, oder der Verlauf ist klinisch stumm. Nach Solof werden 80 % dieser Lungenembolien vom Arzt nicht erkannt (801). Die Symptome werden beschrieben als kurzfristige Dyspnoe mit Hyperventilation, verbunden mit Angstgefühl, eventuell Husten, mit Hämoptyse und atemabhängigem Schmerz. Es liegt in der Natur dieses Vorgangs, daß die kleinen Emboli sehr weit in die Peripherie gelangen. Daher kommt es bei diesen Formen nicht selten zu einer *Begleitpleuritis*, zunächst als Pleuritis sicca, später als Pleuritis exsudativa. Ebenfalls

Tab. *I.-26.* Schweregradeinteilung der Lungenembolie (nach Grosser).

	Schweregrad I	Schweregrad II	Schweregrad III	Schweregrad IV
Klinik:	Kurzfristige Symptomatik	Anhaltende Symptomatik	Ausgeprägte Symptomatik	Zusätzlich zu III: ausgeprägte Schocksymptomatik (Herz-Kreislauf-Stillstand)
	Dyspnoe, thorakaler Schmerz	Akut auftretende Dyspnoe; Tachypnoe, thorakaler Schmerz, Tachykardie	Akute schwere Dyspnoe, Tachypnoe, Tachykardie, thorakaler Schmerz, Zyanose, Unruhe Synkope	
	Evtl. Folgezustände: Hämoptyse, Pleuraerguß			
System.-arterieller Druck:	Normal	Normal – erniedrigt	Erniedrigt	Stark erniedrigt
Pulmonal-arterieller Druck:	Normal	Normal (leicht erhöht)	Mitteldruck 25–30	PA-Mitteldruck >30
PA O_2 (mmHg):	Normal	~80	<70	<60
Gefäß-obliteration:	Periphere Äste	Segmentarterien	Ein PA-Ast oder mehrere Lappenarterien	Ein PA-Ast und mehrere Lappenarterien (PA-Stamm)

nicht selten entwickelt sich bei Schweregrad I ein kleiner *Lungenin-farkt*. *Klinischer* Ausdruck: Fieber, Tachykardie und Hämoptyse.

Bereits bei diesem Schweregrad ist es von besonderer Bedeutung, nach der peripheren Thrombose zu fahnden. Als besonders praktikabel hat sich die Duplex-Sonographie der peripheren Venen der unteren Extremitäten erwiesen. In Zweifelsfällen Phlebographie.

Zeichen eines Lungeninfarktes, die sich 1-2 Tage nach klinisch stummer Lungenembolie entwickeln können:
a) Bei bettlägerig Kranken plötzlich auftretende Pleuritis,
b) Pleuraerguß ohne andere erkennbare Ursache.
c) Postoperatives Fieber oder Tachykardie.
d) Röntgenologisch festgestellte rezidivierende oder „wandernde" Pneumonien als Ausdruck kleiner rezidivierender Lungenembolien mit Infarkt.

b) Lungenembolie Grad II:
Die Registrierung des *Elektrokardiogramms* kann im Einzelfall eine große Hilfe sein, insbesondere, wenn Vor-EKGs vorliegen. Allerdings kann auch ein völlig normales oder uncharakteristisches, pathologisches EKG vorliegen, das keinesfalls zum Ausschluß der Diagnose Lungenembolie herangezogen werden darf.

Blutgaswerte, arterielle und pulmonalarterielle Drücke sind bei diesem Schweregrad nicht verändert. In der Abb. I.-2 sind die klinischen Symptome und Befunde zusammengefaßt.
Für die *Sofortdiagnostik ist führender klinischer Befund die Tachypnoe.* Die Bestätigung bringt meist die arterielle *Blutgasanalyse* mit einem gering erniedrigten PO_2 zwischen 60 und 75 mmHg ohne Sauerstoffzufuhr (in seltenen Fällen kann PO_2 auch normal gemessen werden). Der Pulmonalarterienmitteldruck liegt zwischen 15 und 20 mmHg. Die *röntgenologischen* Veränderungen können isoliert oder kombiniert auftreten, sind jedoch keineswegs obligat. Besonders zum Zeitpunkt des Einsetzens der klinischen Symptomatik ist das Röntgenbild in vielen Fällen unauffällig.
Aufgrund der beschriebenen Symptome und Befunde ist die wahrscheinliche Diagnose zu sichern und die Gefährdung einer weiteren Embolie durch *Duplex-Sonographie* oder in ausgewählten Fällen durch eine *Phlebographie* festzustellen. Zum Beweis der Lungenembolie stehen verschiedene Untersuchungsverfahren zur Verfügung. In neuester Zeit wird die sogenannte *DSA* (digitale Substraktionsangiographie) mit intravenöser Kontrastmittelinjektion eingesetzt. Aber auch die *Perfusionsszintigraphie* ist eine ausgezeichnete Methode, um die Diagnose zu sichern bzw. auszuschließen.

Zur Beachtung: Durch die Angiographie oder Szintigraphie konnten im eigenen Krankengut bei Patienten im klinischen Schweregrad II der wahrscheinlichen Diagnose Lungenembolie bei 15 % die Lungenembolie ausgeschlossen werden. Dies betont die Bedeutung, in allen Fällen die Diagnose abzuklären, da anderenfalls diese 15 % einem mindestens 3 Wochen langen Krankenhausaufenthalt und einer sehr langen Antikoagulantienbehandlung (mindestens 6 Monate Marcumar®) unterzogen würden, mit allen Nachteilen der Therapie.

Merke: Ein negativer Phlebographiebefund schließt eine Lungenembolie nicht aus!

c) Lungenembolie Grad III:

Kranke mit dem klinischen Zeichen des Schweregrades III bieten einen schwerkranken Eindruck, aber *keine Schocksymptomatik*, Symptome und Befunde sind deutlich stärker ausgeprägt als im Stadium II. Die *Blutgasmessung* zeigt in der Regel PO_2-Werte unter 60 mmHg, die sich durch Sauerstoffzufuhr kaum verbessern lassen (wichtiges Kriterium gegenüber anderen Krankheiten mit Hypoxämie!). Die Echokardiographie zeigt die deutlichen Veränderungen der pulmonalen Hypertomie; in einem kleineren Prozentsatz (10–20%) kann der Embolus in der Pulmonalarterie festgestellt werden. Die *arteriellen Blutdruckwerte* sind erniedrigt, die *pulmonalarteriellen Mitteldrucke* meist über 30 mmHg erhöht. Auch das *EKG* zeigt in 1/3 der Kranken Veränderungen im Sinne des akuten Cor pulmonale und in einem weiteren Drittel unspezifische pathologische Veränderungen, wahrscheinlich zurückzuführen auf die verschlechterte Koronarperfusion bei vorbestehender koronarer Herzerkrankung. *Eine weitere Diagnostik, um eine sichere Diagnose zu erhalten, ist unbedingt erforderlich.*

d) Lungenembolie Grad IV:

Der Schweregrad IV unterscheidet sich vom Schweregrad III dadurch, daß *deutliche Zeichen des kardiogenen Schockzustandes* vorliegen. Häufig sind Puls und Blutdruck nicht mehr meßbar. (Dieser Zustand *geht häufig sehr schnell in einen Herz- und Kreislaufstillstand über*. Dies bedeutet, daß für weitere diagnostische Maßnahmen keine Zeit bleibt, sondern man sofort mit der Behandlung beginnen muß.)

Die wichtigste *Differentialdiagnose* ist der akute Herzinfarkt mit Schocksymptomatik. Da in beiden Fällen die *thrombolytische hochdosierte Behandlung* das Mittel der Wahl ist, sollte man mit weiteren diagnostischen Maßnahmen keine Zeit verlieren.

Um so mehr muß die *klinische Symptomatik* beobachtet werden: Das akute Ereignis kommt unerwartet und besteht im Auftreten von plötzlicher Atemnot, Thoraxschmerzen und Todesangst. Die abrupte Minderung des Auswurfvolumens führt zu plötzlicher fahler Blässe, peripherer Zyanose und kaltem Schwitzen. Der Puls ist fadenförmig und schnell, der Blutdruck kaum meßbar. Besteht die Möglichkeit der Echokardiographie, so können die Auswirkungen der pulmonalen Hypertonie erfaßt und damit die wahrscheinliche Diagnose gestellt werden. Die Jugularvenen sind stark gefüllt, ein Galopprhythmus ist über dem Herzen zu hören. Häufig tritt schnell Bewußtlosigkeit ein, gefolgt von Herz- und Kreislaufstillstand.

Aus dem Schema von Abb. *I.-2* geht hervor, daß im Rahmen einer *Stufendiagnostik* der Weg zu einer gesicherten Diagnose führt. Durch die anamnestischen Angaben, die Symptomatik und die klinischen Befunde gelangt man zu einer *Verdachtsdiagnose,* die Anlaß gibt, weitere Untersuchungen vorzunehmen, um zu einer *wahrscheinlichen Diagnose* zu kommen. Es ist durchaus möglich, daß aufgrund der bedrohlichen Situation auf die weiteren Untersuchungen zur Sicherung der Diagnose verzichtet werden muß, um keine Zeit für eine lebensrettende Behandlung zu verlieren, z.B. bei Kranken mit Schweregrad IV.

2. Übersicht über die diagnostischen Methoden:
a) Anamnese.
b) Klinische Symptome.
c) Klinische Befunde.
d) Labor.
e) Röntgen-Thorax-Untersuchung.
f) EKG.
g) Arterielle Blutgasanalyse.

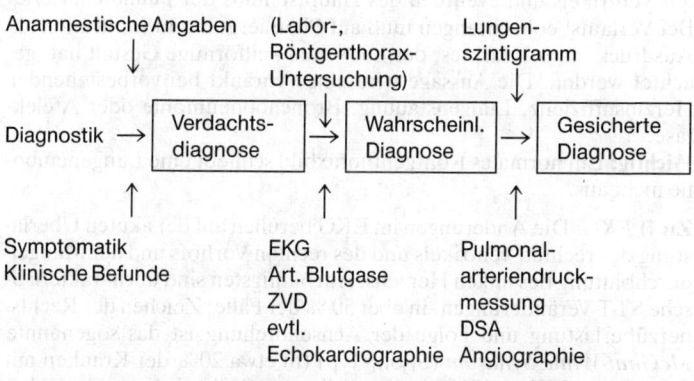

Abb. *I.-2*. Schema: Stufendiagnostik bei Lungenembolie.

h) ZVD.
i) Echokardiographie.
j) Lungenszintigramm.
k) Pulmonalarteriendruckmessung.
l) DSA (Digitale Subtraktionsangiographie).
m)Intrakardiale Angiographie.
n) Phlebographie.
o) Duplex-Sonographie der peripheren Venen.

Zu a, b, c) Auf die *Anamnese,* insbesondere auf prädisponierende Faktoren und Krankheiten und auch die *klinische Symptomatik* und *Befunderhebung* ist bereits ausführlich eingegangen worden. Bei sorgfältigem Vorgehen kann man davon ausgehen, daß dadurch zu 80 % die Diagnose zutreffend gestellt werden kann.

Zu d) *Laborbefunde:* Die Laboruntersuchungen bringen *keine* spezifischen Aussagen für die Diagnose Lungenembolie. Sie sind nützlich zum Ausschluß eines Herzinfarktes. Die SGPT kann ebenso wie die LDH erhöht sein und liegt über der GOT. Dies wird auf eine Leberstauung zurückgeführt.

Zu e) Die Deutung eines typisch veränderten *Thorax-Röntgenbildes* ist schwierig; die angegebenen Veränderungen sind meist sehr diskret. Darüber hinaus findet sich im Akutstadium bei 50 % keine pathologischer Befund.

Folgende Veränderungen werden angegeben:
Zwerchfellhochstand bei der betroffenen Seite, Westermarksches Zeichen (Aufhellung des betroffenen Bezirkes), Dilatation des rechten Ventrikels und eventuell des Hauptstamms der Pulmonalarterie. Bei Verlaufsbeobachtungen muß auf Pleuraerguß und Infiltration als Ausdruck eines Infarktes, der nur selten keilförmige Gestalt hat, geachtet werden. Die Aussage wird eingeschränkt bei vorbestehender Herzinsuffizienz, Lungenstauung, Bronchopneumonie oder Atelektase.
Wichtig: Ein normales Röntgenthoraxbild schließt eine Lungenembolie nicht aus.

Zu f) *EKG:* Die Änderungen im EKG beruhen auf der akuten Überlastung des rechten Ventrikels und des rechten Vorhofs und der Mangeldurchblutung des linken Herzens. Am häufigsten sind uncharakteristische ST-T-Veränderungen, in über 50 % der Fälle; Zeichen der Rechtsherzüberlastung und Folge der Achsendrehung ist das sogenannte *McGinn-White-Syndrom* (S_I-S_{III}-Typ) (in etwa 20% der Kranken mit Schweregrad III und IV). In ebenfalls rund 20% wird ein inkompletter oder kompletter Rechtsschenkelblock registriert (450, 952).

Tab. *I.-27.* Übersicht über EKG-Veränderungen bei 60 Patienten mit gesicherter Lungenembolie (946).

Veränderungen	n	%
Keine	12	20
Sinustachykardie	29	48,3
Rhythmusstörungen	24	40
Vorhofextrasystolen	9	15
Vorhofflattern	7	11,8
Vorhofflimmern	6	10
Vorhoftachykardien	1	1,6
Kammerflimmern	1	1,6
P-Zacken-Überhöhung	17	28,3
Rechtsschenkelblock	15	25
Negativer Beginn in V_1	10	17
R/S-Umschlag linksverschoben	10	17
Rechtstyp	6	10
S_1-S_2-S_3-Typ	3	5
ST- und T-Veränderungen	40	67
ST-Hebung in III, ST-Senkung in I und II	17	28,3
Uncharakteristische ST- und T-Veränderung	17	28,3
Inversion der rechtspräkordialen T-Wellen	6	10

Rhythmusstörungen sind keine charakteristischen Veränderungen, kommen aber bis zu 40 % vor. Besonders Vorhofflimmern und Vorhofflattern sind häufig anzutreffen. Wichtig sind Vergleiche mit früher angefertigten EKG-Registrierungen und Verlaufsbeobachtungen, da die EKG-Veränderungen sehr schnell wechseln können. So erlaubt zwar das EKG keine spezifische Diagnose der Lungenembolie, liefert jedoch bei entsprechenden Veränderungen gute Hinweise für die Diagnose.

Zu g) Sehr häufig ist bei der akuten Lungenembolie ein erniedrigter PO_2-Druck anzutreffen. Hochverdächtig sind Werte (ohne Sauerstoff) unter 70 mmHg. Allerdings muß berücksichtigt werden, daß auch bei Herzerkrankungen mit Herzinsuffizienz und bei Lungenerkrankungen mit und ohne pulmonaler Hypertonie erniedrigte PO_2-Werte vorliegen. Sehr selten sind normale PO_2-Werte bei Lungenembolien der Schweregrade III und IV. Stets sind im Stadium III und IV erniedrigte PCO_2-Werte anzutreffen.

Zu h) Der *zentrale Venendruck* ist entsprechend dem Schweregrad bei akuter Lungenembolie normal oder erhöht. Bei Grad III und Grad IV werden immer erhöhte Werte registriert.

Zu i) Im M-Mode-Echokardiogramm werden ein vergrößerter rechtsventrikulärer Durchmesser bei normal großem oder verkleinert erscheinendem linken Ventrikel, ein ausgeprägt inverser, d. h. systolisch nach anterior und diastolisch nach posterior gerichteter Bewegungsablauf des Kammerseptums als Ausdruck der akuten rechtsventrikulären Druckbelastung beobachtet. Bei suprasternaler Anschallung kann bei erhöhtem Pulmonaldruck ein erweiterter Durchmesser der A. pulmonalis gemessen werden. In 10–20% kann ein Thrombus in der Pulmonalarterie nachgewiesen werden (460a).

Zu j) Die szintigraphische Untersuchung (Perfusionsszintigramm) ist ein nichtinvasives Verfahren mit hohem Aussagewert, wenn bestimmte Bedingungen berücksichtigt werden (Abb. *I.-3.*).
1. Das *negativ* ausfallende Szintigramm kann als Ausschluß einer Lungenembolie angenommen werden.
2. Bei völlig normalem Thorax-Röntgenbild ist der positive Befund des Szintigramms als *sicherer Beweis* einer Lungenembolie anzunehmen. Allerdings ist der positive Befund von der Größe des Bezirkes abhängig. So lassen sich kleine subsegmentale Defekte selten (weniger als 10 %) nachweisen, einzelne segmentale Defekte in 50 % und große Ausfälle (lobär) in 90 % nachweisen (114, 127, 128).
3. *Falsch-positive* Ergebnisse werden sich ergeben, wenn krankhafte präembolische Veränderungen der Lunge vorliegen, z.B. Infiltration, chronische Lungenerkrankung, Lungenemphysem, Atelektase, Pleuraerguß, Asthma oder Herzinsuffizienz. Aus diesem Grund ist es immer notwendig, zunächst ein Thorax-Röntgenbild anzufertigen, um festzustellen, ob nicht aufgrund solcher Vorbefunde falschpositive Ergebnisse zustande kommen können.
   In diesen Fällen sollte man eine Angiographie vornehmen.

Zu k) *Druckmessung in der A. pulmonalis:* Bei Schweregrad III und IV wird sich in den ersten Stunden nach dem Akutereignis immer ein erhöhter Mitteldruck in A. pulmonalis registrieren lassen. Die Werte liegen bei 30-35 mmHg. Bei Schweregrad II werden die Werte um 15-20 mmHg liegen. Die Diagnose wird erhärtet, wenn es gelingt, den Katheter in das Pulmonalkapillargebiet vorzuschieben (PC-Druck). Wenn dieser Druck im Normbereich liegt (ungefähr bei 8 mmHg) und der Pulmonalisdruck hoch ist, so gibt es an der pulmonalen Hyper-

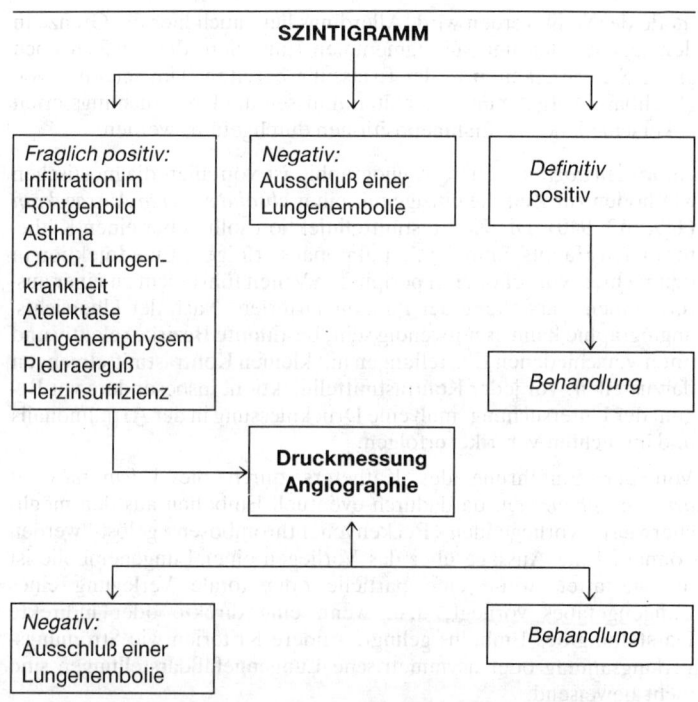

SZINTIGRAMM

| Fraglich positiv: | Negativ: | Definitiv |
| Infiltration im Röntgenbild Asthma Chron. Lungenkrankheit Atelektase Lungenemphysem Pleuraerguß Herzinsuffizienz | Ausschluß einer Lungenembolie | positiv |

Druckmessung Angiographie

Behandlung

Negativ: Ausschluß einer Lungenembolie

Behandlung

Abb. *I.-3.* Diagnostik bei Verdacht auf Lungenembolie.

tonie keinen Zweifel. Nach Wechsel über die noch liegende intravenöse Hülse kann dann ein Pulmonalisangiokatheter vorgeschoben werden und die Angiographie durchgeführt werden. Außerdem lassen sich über den Katheter die entsprechenden therapeutischen Substanzen sehr viel näher an den Ort der Wirkung heranbringen.

Zu l) *DSA:* Bei der digitalen Substraktionsangiographie zum Nachweis einer Lungenembolie kann das Kontrastmittel in die A. pulmonalis (mit niedriger Konzentration) in den rechten Vorhof oder die Kubitalvene injiziert werden. Um die Vorteile der gefahrlosen Anwendung voll zu nützen, wird die periphere intravenöse Applikation empfohlen. Limitiert wird die Methode zur Zeit noch durch die Technik, da relativ lange Zeiten zur Herstellung des Ausgangsbildes (Maske) benötigt werden. Gerade bei höhergradiger Lungenembolie wird durch die Dyspnoe die Technik schwierig. Sicher wird in den nächsten Jahren dieses Problem gelöst, so daß dieses neue Röntgenverfahren die Methode der Wahl werden wird. Allerdings liegt auch hier die Grenze in den segmentalen und subsegmentalen Embolien, die zur Zeit noch große Schwierigkeiten in der Erfassung bereiten. Um selektive vergleichbare Aufnahmen zu erhalten, müssen die Untersuchungsserien in verschiedenen Aufnahmepositionen durchgeführt werden.

Zu m) *Angiographie:* Die Angiographie ist von allen diagnostischen Methoden zur Zeit die einzige mit einer *absolut sicheren Aussagekraft* (149, 613, 940). Die Kontrastmittelinjektion sollte über einen Katheter in den Hauptstamm der A. pulmonalis erfolgen. Eine Injektion in den rechten Vorhof oder in peripheren Venen führt nicht zu einer ausreichenden Darstellung der Pulmonalarterien. Nach der Übersichtsangiographie kann es notwendig sein, bestimmte Bezirke selektiv und unter verschiedenen Einstellungen mit kleinen Kontrastmittelmengen darzustellen. Vor jeder Kontrastmittelinjektion, insbesondere vor Beginn der Untersuchung, muß eine Druckmessung in der A. pulmonalis und im rechten Ventrikel erfolgen.

Von der Einführung des Katheters durch die *V. femoralis ist dringend abzuraten,* da dadurch eventuell Embolien aus den möglicherweise vorliegenden Beckenvenenthrombosen gelöst werden können. Eine Aussage über das Vorliegen einer Lungenembolie ist nur gestattet, wenn eine partielle oder totale Verlegung eines Lungengefäßes vorliegt, d. h. wenn eine direkte oder indirekte Darstellung des Embolus gelingt. Andere Kriterien wie Strömungsverlangsamung oder asymmetrische Lungengefäßdarstellungen sind nicht beweisend.

Die Injektion erfolgt mit einer Injektionsgeschwindigkeit von 12-20 ml/sec, die Menge beträgt 30-40 ml.

Eine *absolute Indikation* ist gegeben vor einer Embolektomie. Außerdem sollte eine Angiographie vor einer Thrombolysetherapie erfolgen und bei rezidivierender Lungenembolie vor Einsetzen eines Schirmfilters.

Bei *Kranken mit pulmonaler oder kardialer Vorschädigung* ist zu klären, obe überhaupt eine Lungenembolie vorliegt und ob die embolische Verlegung dem klinischen Schweregrad entspricht. Schließlich sollte bei *jungen Kranken* (meist Frauen) mit falsch-positivem Szintigramm die Diagnose geklärt werden, da sich bei diesen Patienten erhebliche Konsequenzen aus der Diagnose Lungenembolie ergeben können.

Bei korrektem Vorgehen und Benutzung des Ballonangiographiekatheters birgt die Untersuchung nur ein geringes Risiko. Es sei darauf hingewiesen, daß in jeder Röntgenabteilung, in der eine Einrichtung für die periphere Gefäßdarstellung zur Verfügung steht, auch die Pulmonalisangiographie durchgeführt werden kann.

Zu n) *Phlebographie:* Die Darstellung der Bein- und Beckenvenen sollte bei Schweregrad I und II durchgeführt werden, um festzustellen, ob die Voraussetzung bzw. die Gefährdung für weitere Embolien bestehen. Freie Venen schließen eine Lungenembolie nicht aus, da die Möglichkeit besteht, daß das gesamte thrombotische Material losgelöst worden ist oder die Emboliequelle an anderer Stelle liegt. Im Stadium III und IV wird der klinische Zustand diese Untersuchung nur in Ausnahmefällen zulassen (85, 940). Nach 1–2 Tagen muß die Frage dieser Untersuchung erneut diskutiert werden, da von dem Ergebnis die Fortsetzung der Thrombolyse abhängt. Absolut indiziert ist die Phlebographie vor einer Schirmfilterimplantation.

Zu o) *Duplex-Sonographie* zum Nachweis von Thrombosen in den Oberschenkel- und – mit Einschränkungen – in den Beckenvenen. Unterschenkelthrombosen werden z. T. nicht erfaßt. Sollte bei Verdacht auf Thrombose bzw. Lungenembolie immer eingesetzt werden.

3. Stufendiagnostik:
Bei der Stufendiagnostik ist der Schweregrad bei jedem Kranken individuell zu berücksichtigen. So wird man sich bei Schweregrad I und II mehr auf die nicht invasiven Verfahren stützen, einschließlich der Phlebographie und nur, wenn es sich um einen Ausschluß der Diagnose Lungenembolie handelt, im Einzelfall invasiv untersuchen. Dagegen wird man bei Schweregrad III und besonders auch IV auf einige nichtinvasive Untersuchunbgen verzichten können, um sofortige dia-

Tab. *I.-28.* Stufendiagnostik der Lungenembolie.

	Stadium I/II	Stadium III	Stadium IV
Anamnese	+	+	+
Klinische Untersuchung	+	+	+
EKG	+	+	+
Arterielle Blutgasanalyse	+	+	+
Thorax-Röntgen	+	(+)	(+)
Szintigraphie	+	(+)	(+)
Pulmonalisdruck	(+)	+	(+)
Angiographie	–	+	(+)
Venographie	+	–	–
Echokardiographie	–	+	+
Phlebographie	+	+	(+)
Duplex-Sonographie	+	+	+

gnostische Schritte einzuleiten, die zu einer klaren Diagnose führen.
Bei dem Schweregrad IV ist meist der klinische Zustand so bedrohlich,
daß sofort mit der Behandlung begonnen werden muß und auf Röntgen-Thoraxaufnahme, Szintigraphie oder Angiographie zunächst verzichtet werden muß. Gewisse Hinweise sind von der leicht einsetz-
baren Echokardiographie zu erwarten.

Tab. I.-29. Symptome bei Lungenembolie und Herzinfarkt.

Symptome	Lungenembolie	Herzinfarkt
Dyspnoe	Meist stark, ohne allgemeine Stauungs-zeichen der Lunge plötzlich einsetzend, häufig verbunden mit Tachypnoe	Selten ausgeprägt, immer mit anderen Lungenstauungs-zeichen, meist allmählich beginnend (Ausn.: Lungenödem)
Gesichtsfarbe	Initale Blässe, später Zyanose	Normal oder Blässe, Zyanose selten (bei Hypertonie Rötung)
Schock	Häufiger und vor den Schmerzen	Seltener und stets nach Beginn der Schmerzen
Puls	Sofort Tachykardie	Tachyarrythmie, seltener Bradykardie
Vorhofflimmern (neu auftretend)	Selten vor dem Schmerz auftretend	Selten nach Beginn der Schmerzen
Pleurareiben	Häufig	Selten (nur mit den anderen Stauungs-zeichen)
Blutdruck	Meist sofort erniedrigt	Im Beginn normal oder erhöht (Ausn. Schock)
EKG	S. Tab. I.-30	S. Tab. I.-30
Transaminasen	CPK nicht erhöht GOT niedriger als GPT, LDH meist erhöht	CPK erhöht GOT höher als GPT LDH hoch
Einflußstauung	Fast immer	Keine, außer mit anderen Zeichen der Herzinsuffizienz
Venendruck	Erhöht	Nicht erhöht (Ausnahme: Globalinsuffizienz)

4. Differentialdiagnosen:

a) *Leitsymptom Atemnot:*
   Pneumothorax, Lungenödem, Pneumonie, Asthma bronchiale, Pleuritis, Perikarditis, Pleura-, Lungentumoren.

b) *Leitsymptom Schmerz:*
   Herzinfarkt, Angina pectoris, Pleuritis, Perikarditis, Pneumothorax, Aortenaneurysma (diss.), Interkostalneuralgie, akutes Abdomen, Milzinfarkt.

c) *Unklarer Schock:*
   Herzinfarkt, Spannungspneumothorax, Perikardtamponade, Herzrhythmusstörung, Aortenaneurysma, septischer, anaphylaktischer Schock.

Tab. *I.-30*. EKG bei Lungenembolie und Herzinfarkt.

	Lungenembolie	Herzinfarkt
Extr.	P dextrocardiale (nicht sehr häufig)	P unauffällig
	Der deutlich negativen Zacke in III geht eine kleine R-Zacke voran, so daß kein Q_{III}, sondern S_{III} vorliegt, in aVF unauffällig	Eindeutig Q_{III}, mindestens 1/3 der nachfolgenden R-Zacke und 0,04 breit Q in aVF deutlich
	QRS deutlich rechtstypisch (zuweilen verbreitert bis zum Rechtsschenkelblock)	QRS weniger deutlich rechtstypisch (Schenkelblockbildung möglich)
	S_I tief, ST_I und ST_{II} gesenkt, ST_{III} angehoben mit diskordant negativem T	S_I wenig ausgeprägt, ST_I gesenkt, ST_{II} und ST_{III} angehoben mit konkordantem T
V_{1-3}	RS-Umschlagzone nach V_4-V_5 verschoben. Bis zum RS-Übergang negative T-Wellen (vom Beginn an terminal negativ), ST nicht verändert	RS-Umschlagzone nicht vor V_3-V_4, ST meist gesenkt, T-Wellen abgeflacht
V_{4-6}	RS-Typ bis V_6 möglich, ST meist gesenkt, T-Wellen präterminal negativ	Ab V_4 RS-Typ, ST gesenkt, T-Wellen abgeflacht
	Häufig verschwinden alle Zeichen in Stunden oder Tagen, recht oft bestehen sie jedoch wochenlang	Zeichen im Rahmen des Infarktablaufes beständig

Die wichtigste und oft schwierigste Differentialdiagnose ist der akute Myokardinfarkt!

5. Zeichen des Lungeninfarktes:

Symptome: Schmerzen durch die Pleuritis bedingt je nach Lokalisation des Lungeninfarktes. Atemnot, Husten mit blutigem Auswurf (dünnflüssig, später zunehmend eitrig).

Klinische Zeichen: Pleuritisches Reiben, umschriebener Bezirk mit feinen bis mittelblasigen feuchten Rasselgeräuschen, manchmal Giemen und Brummen. Es besteht ein Zwerchfellhochstand auf der betroffenen Seite und oft ein Pleuraerguß. Häufig entwickelt sich Fieber und anhaltende Tachykardie.

Röntgenologisch: Lungenverdichtungen, die herdförmig und stets segmental zuzuordnen sind, nur selten die oft beschriebene kegelförmige Verdichtung. Kleiner Pleuraerguß, Zwerchfellhochstand, häufig Stauungszeichen durch Linksinsuffizienz des Herzens (Herzvergrößerung).

Differentialdiagnostisch müssen vom Lungeninfarkt folgende Lungenerkrankungen, die ähnliche Erscheinungsformen bieten, abgegrenzt werden: Akut-entzündliche Lungenerkrankungen oder chronisch-entzündliche Lungenerkrankungen, Tumore, Atelektasen.
Die wichtigste *Differentialdiagnose* ist die *Bronchopneumonie* (siehe Tab. *I-31*).

C. Sofortmaßnahmen

Zur Beachtung: Keine intramuskulären Injektionen wegen nachfolgender gerinnungshemmender Therapie!
1. Lagerung des Patienten.
2. Ruhigstellung (keine Eigenbewegungen des Kranken) eventuell Valium® 5 mg i.v.
3. Eventuell Schmerzbekämpfung, z.B. *Morphinum hydrochloricum* oder Dolantin®.
4. Venöser Zugang.
5. *Heparin* 10.000 Einheiten i.v.
6. Eventuell Corticosteroide *(*Solu-Decortin® H 100 mg i.v.), bei Bronchialobstruktion.
7. *Dobutamin*-Infusion.
8. Intubation und Ambubeutelbeatmung.
9. Thrombolytische Therapie: Bei Schocksituation und längeren Transportwegen ist bei Beherrschung der Thrombolysetherapie und Kenntnis der Kontraindikation zu überlegen, ob nicht sofort die Thrombolyse eingeleitet werden sollte, z.B. Urokinase® 1,5 Mio. E als Bolus i.v., danach Urokinase 1 Mio. E in 2 Stunden i.v.

Tab. *I.-31.* Differentialdiagnose von Lungeninfarkt und Bronchopneumonie.

	Lungeninfarkt	Bronchopneumonie
Operierte Kranke	Nach dem 3.-5. Tag post. op., nach Thrombose oder aus Wohlbefinden	Meist 1.-3. Tag, Bronchitis vor Operation oder nach Aspiration
Herzkranke	Frühere thromboembolische Komplikationen	Bronchitisvorgeschichte: bei Viruspneumonie: Umgebungsfälle
Fieber	Schmerzen vor Fieber	Fieber vor Schmerzen
Allgemeinbefinden	Plötzliche Störung, rasche Erholung	Allmähliche Verschlechterung, anhaltend
Leukozytose	Mittelschwer, stets Neutrophilie, selten toxische Granulationen	Höher und anhaltend, toxische Granulationen, Viruspneumonie auch Leukopenie
Sputum	Meist stärker blutig (Beginn nie eitrig)	Schleimig, eitrig, wenig Blut
Schmerzen	Häufig und heftig	Selten und meist gering
Luftwege	Obere Luftwege frei	Bei Viruspneumonien oft Pharyngitis, Tracheitis
Stirnkopfschmerz	Fehlend	Bei Viruspneumonie häufig
Herpes labialis	Meist fehlend	Häufig
Infiltration röntgenologisch	In der Regel scharf abgegrenzt, bei 2/3 basal	Meist unscharf begrenzt, in allen Lungenfeldern
Begleitpleuritis	Häufig	Selten
EKG	Evtl. Rechtsschädigung	Uncharakteristisch, diffuse Myokardschädigung

D. Intensivtherapie

Voraussetzung für die Behandlung:
1. Venöser Zugang.
2. Pulmonalarterienkatheter.
3. Arterielle Blutgasanalyse.
4. Möglichkeit der Respiratortherapie.

Wünschenswert:
5. Möglichkeit der Szintigraphie.
6. Möglichkeit der Angiographie (D S A).
7. Kontakt mit herzchirurgischem Zentrum.

Therapieschema:

1. Bei hochgradiger Ateminsuffizienz oder Schock:
   sofort endotracheale Intubation und künstliche Beatmung.
2. Lagerung.
3. Sauerstoffzufuhr.
4. Sedierung.
5. Schmerzbekämpfung.
6. Antikoagulantien, thrombolytische Therapie.
7. Bei Schock Dobutamin-Behandlung.
8. Antibiotika.
9. Digitalisierung.
10. Embolektomie.
11. Schirmfilterimplantation.
12. Reanimation.

Zu 1. Die Indikation zur *endotrachealen Intubation* ergibt sich aus dem klinischen Zustand und ist als Notfallbehandlung zur Behebung der akuten respiratorischen Insuffizienz anzusehen. In den ersten Stunden wird immer eine Überdruckbeatmung mit 100% Sauerstoff notwendig sein (PEEP-Beatmung, endexspiratorischer Druck 5–10 cm H_2O) (183, 895).

Zu 2. Die *Lagerung* erfolgt mit angehobenem Oberkörper. Es ist streng darauf zu achten, daß der Kranke *keine Eigenbewegungen* vornimmt. Auch die passive Lagerung muß sehr vorsichtig erfolgen, da durch solche Bewegungen eine erneute Lungenembolie ausgelöst werden kann. Unter diesen Gesichtspunkten müssen auch die Untersuchungen gesehen werden, die außerhalb der Intensivstation vorgenommen werden, z. B. Szintigraphie, Angiographie. So muß bei Kranken im Stadium III–IV und IV überlegt werden, ob auch

Kranke mit nicht gesicherter Diagnose ohne weitere Diagnostik behandelt werden sollten, da bei diesen eine kleine zusätzliche Embolie zum Tode führen kann.

Zu 3. *Sauerstoffzufuhr* über Nasensonde 3-4 l/min, eventuell über 2 Nasensonden, da ein zu hoher Zustrom zu lokalen Reizzuständen führen kann. Bei hochgradiger durch O_2 nicht korrigierbarer Hypoxämie oder bei respiratorischer Azidose sollte die Intubation und Respiratorbehandlung erfolgen. Berichte über PEEP-Beatmung von Suter u. Mitarb. (895) sowie über CPAP-Beatmung von Orta u. Mitarb. belegen den positiven Effekt (679).

Zu 4. Die *Sedierung* soll mit Valium® erfolgen, z.B. Valium® 5 mg im Abstand von 4-6 Stunden. Dadurch gelingt eine gute Unterstützung der notwendigen Ruhestellung.

Zu 5. Zur *Schmerzbekämpfung* sollte intravenös *Morphium* verabreicht werden. Damit wird zusätzlich einer schmerzinduzierten Freisetzung von Katecholaminen vorgebeugt, die zu einer Erhöhung des Gefäßwiderstandes und damit zu einer Erniedrigung des Herzminutenvolumens führen kann. Bei Hypoventilation, erkennbar an einem erhöhten PCO_2-Druck, sollte Morphium nicht gegeben werden und auf Dolantin® ausgewichen werden (605).

Zu 6. *Antikoagulantien Therapie, Thrombolyse:*
Behandlungsziele dieser therapeutischen Verfahren sind:
1. Rezidivembolien zu verhindern, d.h. die Emboliequelle zu behandeln.
2. Lebensbedrohliche Zustände so rasch wie möglich zu bessern durch Verbesserung der pulmonal-arteriellen Perfusion.

Durch die *Heparinbehandlung* werden folgende Behandlungsziele verfolgt und erreicht:
1. Ein appositionelles Wachstum der in der Lungenstrombahn embolisierten Thromben zu verhindern.
2. Die Entstehung weiterer venöser Thromben bzw. deren Vergrößerung im Quellgebiet zu verhindern.
3. Rezidivembolien zu verhindern.

Wirkung: Obgleich die Heparinbehandlung nicht thrombolytisch wirkt, schafft sie günstige Voraussetzungen für die körpereigene Fibrinolyse. Das geht auch aus Befundergebnissen der Urokinase-Studie hervor, in der gezeigt werden konnte, daß innerhalb von 14 Tagen ein guter Rückgang der Okklusion bei Heparinbehandlung

Tab. *I.-32.* Heparin-Streptokinase-Urokinase-Behandlung.

Schweregrad I	Heparin
Schweregrad II	Heparin
Schweregrad III	Streptokinase bzw. Urokinase i.v. oder intrapulmonalarteriell
Schweregrad IV	Streptokinase bzw. Urokinase hoch dosiert i.v. oder intrapulmonalarteriell

erreicht wird (1). Weiterhin ist durch mehrere Studien belegt, daß bei Heparinbehandlung die Rezidivquote unter 5% bleibt, wohingegen bei nichtbehandelten Kranken die Rezidivrate über 40% beträgt (2, 5, 7, 8, 17a, 18, 20, 51, 63, 64, 117, 639, 895, 961).

Durch die thrombolytische Behandlung wird die Auflösung des embolischen Verschlusses in der Lungenstrombahn und bei längerer Behandlungsdauer und relativ frischer Thrombose die periphere Thrombose mehr oder weniger vollständig aufgelöst. Innerhalb weniger Stunden – nachgewiesen nach 12 Stunden – ist in der Regel eine Verbesserung der hämodynamischen Verhältnisse in der Lungenstrombahn erreicht, nach Gewebe-Plasminogen-Aktivator bereits nach 2 Stunden. Als Meßparameter dient der Pulmonalisdruck, der gesenkt wird, und der arterielle Blutdruck, der von der Hypotonie zur Normotonie entwickelt wird. Mit dieser Behandlung werden also die beiden therapeutischen Ziele erreicht. Das bedeutet, daß bei pathologisch stark veränderten hämodynamischen Werten die Thrombolyse indiziert ist (Stadium III und IV).

Zusätzlich muß jedoch auch die *periphere Thrombose* bei der Indikationsstellung berücksichtigt werden. Dabei geht es bei ausgedehnten Thrombosen um die Verhinderung eines postthrombotischen Syndroms. Aus diesem Grund kann auch die Indikation zur Thrombolyse für Kranke mit Lungenembolie vom Schweregrad II bestehen, wobei dann die Hauptindikation nicht auf die Lungenembolie sondern auf die periphere Thrombose ausgerichtet ist.

Bei der Entscheidung ob mit *Heparin oder Streptokinase/Urokinase* behandelt wird, sollte man wissen, daß die *Blutungsgefahr* bei thrombolytischer Therapie doppelt so hoch ist wie bei Heparin. Dies muß dazu führen, daß man sich über die *Kontraindikation* einen genauen Überblick verschafft.

Schließlich bleibt festzustellen, daß bei den bisher vorliegenden vergleichenden Untersuchungen Heparin-Urokinase, Herapin-Streptokinase *keine* signifikante Verbesserung der Letalität bei der thrombolytisch behandelten Gruppe nachgewiesen wurde. Dies lag aber hauptsächlich an der zu kleinen Fallzahl und an der Auswahl der Kranken, bei denen sich nur wenige im Stadium III und IV befanden, so daß die Aussage für die Krankengruppe unvollständig bleibt. Auf der anderen Seite gibt es Angaben über kleine nicht randomisierte Gruppen, in denen eine Verbesserung der Letalität bei thrombolytisch behandelten Patienten beschrieben wird gegenüber Heparinbehandelten und eine Reihe von Einzelbeobachtungen (378, 583, 704, 800, 912, 918).

Auch auf Einzelbeobachtung beruht die Empfehlung, eine hochdosierte Therapie mit 1,5 Mio Einheiten Streptokinase bzw. Urokinase in äquivalenter Dosis im Stadium IV zu verabreichen (612a). Da hierfür in nächster Zeit keine randomisierten Studien zu erwarten sind, ist es gerechtfertigt, die positiven Ergebnisse von Einzelbeobachtungen als Beispiel anzuführen und für bedrohliche Zustände zu empfehlen. Diese Empfehlung kann um so unbedenklicher ausgesprochen werden, da sich durch die hohe Dosierung keine höhere Gefährdung im Sinne der Blutungskomplikationen ergeben hat. (Dafür liegen eindeutige Hinweise bei über 800 Kranken bei der Infarktstudie ISAM vor [439a].)

Auch die schnellere Thrombolyse bei *Applikation über einen Pulmonaliskatheter* gegenüber einer intravenösen Applikation konnte bisher nicht nachgewiesen werden (313). Es ist jedoch naheliegend, daß bei liegendem Pulmonalkatheter die Behandlung über diesen Katheter erfolgt. Eine Dosisreduzierung sollte jedoch nicht vorgenommen werden.

Eine ebenso effektive, jedoch komplikationsärmere Thrombolyse ist mit der Anwendung von *Gewebe-Plasminogen-Aktivator* (rTPA) zu erwarten (312a, 312b, 621c, 683a). Diese Substanz hat eine geringe Einwirkung auf das Gerinnungssystem bei mindestens gleich guter Lysewirkung am Thrombus (349a). Sicher wird dann auch die Kontraindikation überdacht werden müssen (313, 499, 963); bei einer ersten Studie wurde nach Applikation von 60–90 mg rTPA bereits nach 2 Stunden eine signifikante hämodynamische Besserung gesehen. Auch geringere Dosisanwendungen, stdl. 10 mg (insgesamt 30 mg in die Pulmonalarterie) führen zu dem gleichen Ergebnis. (Eigene Beobachtung.)

Zur Zeit gelten für *Stadium III* folgende *Kontraindikationen* gegen eine Thrombolyse (Tab. *I.-33*).

Die *Kontraindikation* gegen eine Thrombolyse bei Lungenembolie *Stadium IV* ist sehr viel großzügiger zu stellen, da bei diesem schweren Zustand die Thrombolyse die einzig lebensrettende Behandlung ist.

Tab. *I.-33*. Stadium III: Kontraindikationen für Thrombolyse.

1. Chirurgischer Eingriff innerhalb der letzten 10 Tage (Abdominal-, Thorax-, Gelenkchirurgie)
2. Hypertonie
   (Retinopathie, III und IV bei Diabetes-Retinopathie II)
   systolisch über 240 mm Hg
   diastolisch über 120 mm Hg
3. Kraniotomie oder zerebrovaskulärer Prozeß innerhalb der letzten 2 Monate
4. Akute Blutungen im Magen-Darm-Bereich oder im Urogenitalsystem
5. Hämorrhagische Diathese
6. Schwere Leber- oder Niereninsuffizienz
7. Gravidität bis zu 17. Woche und postpartal
8. Floride bakterielle Endokarditis

Tab. *I.-34*. Empfehlung zur Heparin-, Streptokinase- oder Urokinasedosierung.

Grad I	*Heparin* initial 5-10.000 E. i.v. 30.000-40.000 E. i.v. in 24 Stunden Kontrolle von Gerinnungszeiten 8-10 Tage
Grad II	*Heparin* s.o.
Grad III	*Streptokinase* initial 1.000 E., 50 min i.v., anschließend 100.000 E. pro Stunde in 24 Stunden. *Urokinase* initial 250.000 E./kg i.v. anschließend 200.000 E/Std. 24 Stunden (zusätzlich Heparin)
Grad IV	*Streptokinase* initial 1,5 Mio. E. 20-30 min i.v., anschließend 100.000 E. pro Stunde 24 Stunden. Bei starker Blutungsgefährdung Übergang direkt nachher 1,5 Mio E. auf *Heparin* oder *Urokinase* 1,5-2 Mio E. initial 20 min i.v. anschließend 100.000 E. pro Stunde (24 Stunden) ebenfalls bei erhöhter Blutungsgefahr, anschließend an die hochdosierte *Urokinase*-Behandlung *Heparin* allein, recomb. Gewebe-Plasminogen-Aktivator (rt-PA) 100 mg in 2 Stunden (50 mg/h) i.v., gleichzeitig Heparin 1000 E/h i.v.

(Es sollten auf jeden Fall Blut gekreuzt und Konserven bereitgestellt werden.)
Streptokinase oder Urokinase wird in 5%iger Glucoselösung aufgelöst. Bei der Urokinase- und rt-PA-Behandlung wird gleichzeitig Heparin in therapeutischen Dosen verabreicht (von der Thrombinzeit abhängig).

Laboruntersuchungen:
  Gerinnungswerte:
    – Quick-Werte
    – PTT
    – PTZ
    – Reptilase 4-6 Stunden nach Beginn, dann alle 12 Stunden.
    – Bei Dosisänderung Kontrolle nach 4-6 Stunden (PTT bis zwei-
      fach verlängert, PTZ bis zweifach verlängert), evtl. AT III.
    – Blutbild
    – Hämatokrit, Hb
    – Urinsediment (jeweils täglich, zur Erfassung latenter Blutun-
      gen).

Komplikation bei Lysetherapie:
  – Pyrogene Reaktion auf Streptokinase,
  – Allergische Reaktion auf Streptokinase,
  – Blutungskomplikation (aus Stichkanälen der Wunde),
  – sehr selten Gehirnblutungen (Kontraindikation beachten,
  – Alter, Hypertonie, Diabetes melitus),
  – Transaminasenanstieg,
  – Verwirrtheitszustände.

Nachbehandlung: Nach der thrombolytischen Therapie Fortsetzung
der Heparinbehandlung für 10 Tage (in der Regel 30.000-40.000 E.
24 Stunden, anschließend **Macumar®-Behandlung**.

Die feste Liegezeit bei Lungenembolie beträgt 10 Tage. In den ersten
Tagen ist bei Stadium III und IV die Pulmonalisdruckmessung die
wichtigste Information für die Verlaufskontrolle. Ein weiterer wichtiger Verlaufsparameter ist die arterielle PO_2-Druck-Bestimmung im
Abstand von 8-12 Stunden.

Zu 7. Die *medikamentöse Therapie bei Schock* sollte mit *Dobutamin*
durchgeführt werden. Nach einem Bericht von Jardin u. Mitarb.
konnte eine deutliche Besserung der hämodynamischen Verhältnisse
(z.B. Erhöhung von HZV und arteriellem Druck) erreicht werden.
Dies wurde möglich mit einer Dosis von 6–8 µg/kg KG/min. Bei
Auftreten von Arrhythmien sollte eine entsprechende Medikation
zur Anwendung kommen.

Eventuell kann zusätzlich eine Kombination mit *Dopamin* durchgeführt werden, wobei die Dosis etwa bei 3–6 µg/kg KG/Stunde liegt.

Zu 8. Die *Antibiotikagabe* ist nicht obligat, bei anhaltendem hohen Fieber oder bei röntgenologisch nachgewiesenem Lungeninfarkt ist diese Behandlung allerdings absolut indiziert.

Zu 9. Eine *Digitalisierung ist bei folgenden Kranken notwendig:*
1. Wenn bereits eine Vorbehandlung mit Digitalis durchgeführt wurde.
2. Wenn sich eindeutige Zeichen der Linksherz- oder Rechtsherzinsuffizienz unabhängig vom akuten Ereignis entwickeln.

Das bedeutet, daß man bei den meisten Kranken zunächst abwarten sollte und prüfen sollte, ob eine Digitalisierung notwendig ist.

Zu 10. Mit der Einführung der Operationstechnik mit der Herz-Lungen-Maschine ist die Operationsletalität deutlich zurückgegangen, d.h. die *Embolektomie* ist für Patienten im Schock eine schnelle und wichtige Alternative (612b). Folgende *Indikationen* werden angegeben:
Schweregrad IV:
1. Absolute Kontraindikation für thrombolytische Therapie.
2. Nach 1-2 ständigen, vergeblichen thrombolytischen Behandlungen.

Es wird dringend empfohlen, daß sich die Intensivstationen mit den nächstgelegenen herzchirurgischen Kliniken in Verbindung setzen, damit bei entsprechender Indikation die reibungslose Verlegung ohne Zeitverlust möglich ist. Ärztliche Begleitung unter Intubationsbereitschaft ist dabei eine unbedingte Voraussetzung.

Zu 11. Als sehr gute Methode zur Verhinderung von Lungenembolierezidiven ausgehend aus dem Bereich der unteren Körperhälfte hat sich die *Schirmfilterimplantation* bewährt. Während bei der Implantation von dem Mobin-Uddin-Filter noch eine Reihe von Komplikationen zu beobachten waren, sind die Ergebnisse mit dem Kimray-Greenfield-Filter als sehr gut zu bezeichnen (313). Dieser Filter wird über die V. jugularis int. bei Lokalanästhesie in die untere Hohlvene eingeführt und distal des Abgangs der Nierenvenen implantiert. Diese Behandlung ist praktisch bei allen Kranken möglich, Voraussetzung ist ein guter Gefäßchirurg, der die Methode beherrscht. Außerdem muß vorher eine Phlebographie durchgeführt werden und wenn möglich auch eine pulmonale Angiographie.

Folgende *Indikationen* sind zu nennen:
1. Rezidivierende Lungenembolie trotz Antikoagulantien.
2. Rezidivierende Lungenembolie bei nachgewiesenen ausgedehnten Thrombosen und Kontraindikation zur Antikoagulantienbehandlung.
3. Frische Beinvenenthrombose mit flottierenden Thromben vor anderen Operationen.

Eine *Kavaligatur* kommt nur im Zusammenhang mit pulmonaler Embolektomie als notwendiger zusätzlicher Eingriff in Betracht.

Als *Komplikation* sind zu beobachten:
1. Postoperative Anschwellung der unteren Extremitäten: Diese Anschwellung beruht auf Verlegung des Filters durch thrombotisches Material. Man kann also sagen, daß die Anschwellung Zeichen für die erfolgreiche Verhinderung einer vielleicht sonst tödlichen Lungenembolie ist. Nach unseren Erfahrungen lassen sich diese Komplikationen durch Wickeln der Beine und Hochlagerung und späterer konsequenter Bewegungstherapie erfolgreich behandeln. Ziel der Bewegungstherapie ist die Entwicklung von venösen Kollateralen um den partiell oder total verschlossenen Weg durch die untere Hohlvene. Beobachtung bei embolektomierten Kranken mit Ligaturen der unteren Hohlvene zeigen, daß bei allen ein ausgezeichneter Kollateralkreislauf gebildet wurde.
2. Sehr selten ist eine Dislokation oder eine Penetration des Filters durch die Gefäßwand. Röntgenkontrollen führen zur Diagnose. Bei Penetration und fortgeführter Antikoagulantienbehandlung besteht die Gefahr der retroperitonealen Blutung. Die Meinung über eine Antikoagulantientherapie nach Schirmfilterinplantation ist geteilt. Wir meinen, daß bei fehlender Kontraindikation eine Behandlung für mindestens 1 Jahr durchgeführt werden sollte, da sonst die Ausbildung eines postthrombotischen Syndroms stärkeren Ausmaßes nicht zu verhindern ist.

Zu 12. *Reanimation:* Bei der Reanimation bei Lungenembolie ist auf zwei Besonderheiten zu achten:
1. Die Reanimation ist länger als bei anderen Patienten durchzuführen, insbesondere wenn unter der Reanimation Reaktionen im Sinne von Abwehrbewegung, Kopfbewegung vom Patienten ausgehen. Dies spricht dafür, daß ein Embolus beweglich ist und partiell den Blutdurchfluß zuläßt.
2. Bei großer Embolie ist es gelungen, durch kräftige Herzmassage und gleichzeitiger Streptokinaseverabreichung oder Urokinaseverabreichung den Thrombus zu fragmentieren und damit den pulmonalen Durchfluß zu bessern.

Unter diesen besonderen Umständen sollte die Reanimation gesehen werden, wobei auch hier gilt, daß eine Unterbrechung oder eine zu oberflächliche Herzmassage von großem Schaden sein kann.

Wichtig: Patienten mit Lungenembolie sollten die ersten 10 Tage auf der Intensivstation behandelt werden!
(Abb. I.-4.)

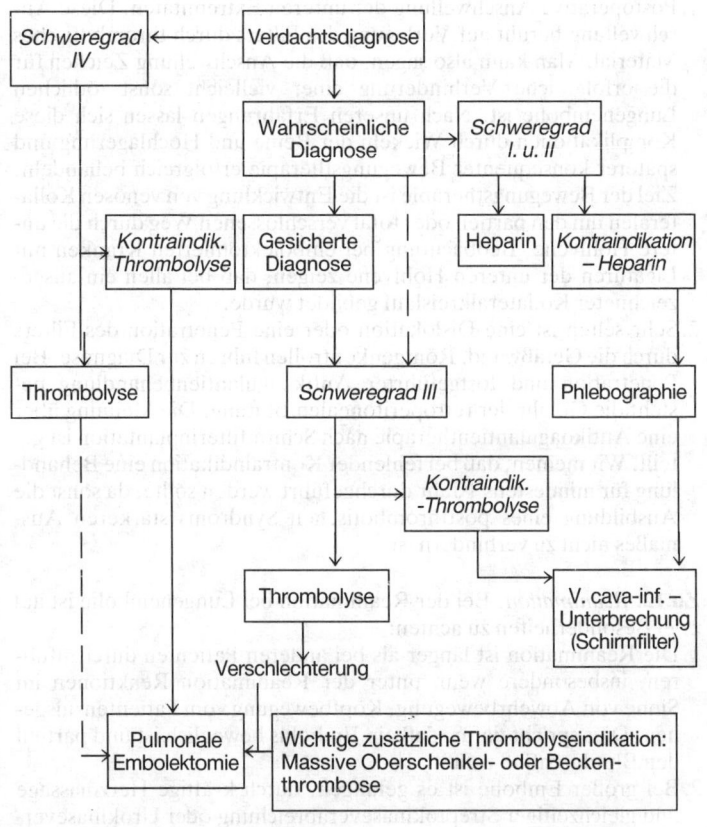

Abb. *I.-4.* Initiale therapeutische Strategie der Lungenembolie.

Tab. *I.-35*. Überwachung bei Lungenembolie.

Überwachung	Kontrollen (zeitl. Abstand)
EKG, Puls, Pulmonalisdruck	Fortlaufend, z. Teil Monitor
Blutdruck, Atemfrequenz Zentr. Venendruck	1. Tag 30 min, später 1-4 Stunden
Urinausscheidung	1 Stunde Bilanz: 12 Stunden
Arterielle Blutgaswerte	1. Tag 4 Stunden, später 12 Stunden
Vollständiges EKG, Auskultation Herz, Lunge, Gerinnungswerte	8 Stunden
Enzyme, Elektrolyte, Hämatokrit Urinstatus, Blutbild, Harnstoff, Kreatinin, Quickwert, PTZ, PTT	24 Stunden
BKS, Blutdruck, Elektrolyte	Einmalig

E. Überwachung
Siehe *Tab. I.-35*.

F. Häufige Fehler
1. Nichterkennen des Schweregrad I, deshalb häufige Untersuchung der unteren Extremitäten bei Kranken mit prädisponierenden Faktoren oder Krankheiten.
2. Keine konsequente Untersuchung und demzufolge keine rechtzeitige Behandlung.
3. Zu drastische Therapie bei Erkrankungen bei denen thromboembolische Komplikationen häufig zu beobachten sind (z.B. massive Ausschwemmung von Ödem und Ergüssen, am häufigsten bei hochgradiger Herzinsuffizienz.)
4. Keine Ruhigstellung der Embliekranken mit der Folge der Rezidivembolie.
5. Zu kurze Reanimation.
6. Unzureichende ärztliche Kontrollen, z. B. Pulmonalisdruckkontrolle.
7. Perfusionsszintigraphie bei Kranken mit pathologischem Röntgenthoraxbefund.

8. Perikarditis

A. Pathophysiologie

Die Entzündung des Herzbeutels ist keine Erkrankung sui generis, sondern als *Komplikation einer anderen Erkrankung* aufzufassen.

Das *Ursachenspektrum* verteilt sich auf:
- Rheumatisches Fieber,
- Bakterielle Infektion,
- Virale Infektion,
- Urämie,
- Tuberkulose,
- Neoplasma,
- Verschiedene Ursachen (Kollagenosen usw.) (Übersicht bei 270).

Die *Häufigkeit* der Perikarditis bei rheumatischem Fieber wird mit 10% bis 20% angegeben (270). Im akuten Stadium lassen sich zwei Formen, die *fibrinöse* und *exsudative* Perikarditis, unterscheiden.

Die *eitrige Perikarditis* kann hervorgerufen werden durch: Hämotogene Aussat, Trauma, Ausbreitung eines infektiösen Herdes im Thorax infolge Durchwanderung bei einem infektiösen Prozeß unterhalb des Zwerchfells.

Die perikarditischen Beschwerden treten neben dem klinischen Bild der meist schweren Allgemeinerkrankung zurück, sind jedoch nachweisbar.

Im Verlauf einer *Urämie* kommt es häufig zu einer Perikarditis, hervorgerufen durch die metabolischen und urämischen Veränderungen. Der Verlauf ist schleichend und symptomarm. Ein Erguß ist häufig.

Die sogenannte *Pericarditis acuta benigna* entsteht wahrscheinlich durch Virusinfektion. Zu dieser Gruppe dürften die meisten „unspezifischen" Perikarditiden gehören, sofern sie nicht *tuberkulo-allergischer Genese* (negative Kulturen bei klinischem Verdacht!) sind. Meist entwickelt sich ein Erguß.

Bei der *tuberkulösen Perikarditis* handelt es sich um ein Übergreifen von pleuropulmonaler Tuberkulose, seltener auch um eine lymphogen oder hämatogen ausgelöste Entzündung. Der Verlauf ist schleichend, eine Ergußbildung meist nachweisbar.

Die *Perikarditis bei Herzinfarkt* geht selten mit einem Perikarderguß einher. Zu erwähnen ist noch die Perikarditis bei *Postinfarkt-Syndrom* (217) und bei *Postkommissurotomie-Syndrom.* Häufig wird dabei ein Erguß beobachtet.

B. Diagnostische Hinweise

Symptome: Bei der Mehrzahl der akut Erkrankten besteht ein heftiger Schmerz, lokalisiert auf das Präkordium. Seltener kommt es zur Schmerzausstrahlung zur linken Halsseite, linken Schulter und zum linken Arm als Ausdruck einer gleichzeitigen entzündlichen Veränderung der Pleura. Dadurch kann auch die Atmung erschwert sein. Zur Dyspnoe oder sogar Orthopnoe wird eine hochgradige Ergußbildung führen. Die Kranken sitzen aufrecht im Bett und schaffen sich durch Vorwärtsbewegungen des Oberkörpers Erleichterung. Große Ergußbildungen können zur Kompression der Bronchien, der Trachea oder des Ösophagus führen und zu Husten, Heiserkeit oder Dysphagie Anlaß geben. Abhängig von der Grundkrankheit treten Fieber, Tachykardie, Schüttelfrost und Leistungsabfall auf (317, 745).

Klinische Zeichen: Das physikalische *Kardinalzeichen* ist bei der Perikarditis sicca das *rauhe, ohrnahe systolisch diastolische Reibegeräusch,* das nicht streng auf Systole oder Diastole ausgerichtet ist, sondern die Herztöne überdauern kann. Häufigere Auskultationskontrollen sind erforderlich, da diese Geräuschphänomene sehr kurzzeitig sein können.

Die *weiteren Krankheitszeichen* unterscheiden sich durch die rasche oder langsame Entwicklung des Ergusses (Herzbeuteltamponade):
a) S c h n e l l e Entwicklung des Perikardergusses:
Tachykardie, Anstieg des venösen Druckes und Absinken des arteriellen Druckes bis zum Schocksyndrom. Entwickelt sich der Perikarderguß sehr schnell, so können schon 300-400 ml hämodynamische Auswirkungen haben, da das Perikard sich nicht so schnell erweitern kann und aus diesem Grund schon ein kleiner Erguß die diastolische Füllungsphase der Ventrikel stark beeinträchtigt.
b) L a n g s a m e Entwicklung des Perikardergusses:
Zunehmende Einflußstauung und Leberstauung. Zunehmende Atemnot.
Inspiratorische Füllung der Halsvenen. (Bei langsamer Zunahme kann eine erheblich größere Flüssigkeitsansammlung im Perikardraum angetroffen werden (bis zu 2.000 ml). Die klinischen Zeichen sind in diesen Fällen hervorgerufen durch die mechanische Behinderung der benachbarten Organe. Die Hämodynamik wird nicht so akut beeinflußt wie bei (a).

Gemeinsam ist beiden Formen der *Pulsus paradoxus,* d.h. eine Verkleinerung der Pulsamplitude und Absinken des arteriellen Blutdruckes um 10-20 mm Hg bei Inspiration.

Der Spitzenstoß des Herzens ist nicht mehr nachweisbar, die Herztöne sind leise. Der Blutdruck ist niedrig und von kleiner Amplitude. Sorgfältige Beobachtung des Blutdruckes und des zentralen Venendruckes wird den rechtzeitigen Beginn der Behandlung sicherstellen.

Röntgenologisch: Bei der Perikarditis sicca ist keine Veränderung der Herzkonfiguration festzustellen. Mit Ausbildung eines Ergusses werden die Größe, die Form und die Pulsationen beeinflußt. Eine Größenzunahme entwickelt sich erst bei größeren Ergüssen. Bei der Form des Herzens wird die schlaffe Form und die pralle Form unterschieden (246).

Die *schlaffe Form* geht mit einer langsamen Entwicklung und einer geringen Drucksteigerung im Perikardraum einher und zeichnet sich

mehr durch eine Dreiecksform aus. Eine schnelle Entwicklung und
Drucksteigerung ist bei der *prallen Form* festzustellen, die sich als
Bocksbeutel- oder Kugelform im Röntgenbild darstellt. Oft ist eine
Dilatation des Herzens schwer abzugrenzen. Als Kriterium für einen
Perikarderguß ist zu werten, daß in diesen Fällen die Lunge frei von
Stauungszeichen gefunden wird. Die sonst sichtbaren Herzrandpulsa-
tionen sind abgeschwächt oder aufgehoben.

Echokardiographie: Durch die Echokardiographie kann ein Perikarderguß ab 50 ml nachgewiesen werden. Es finden sich echofreie Räume
zwischen Myokard und Perikard (356, 603).

Diese nicht-invasive Methode gilt heute als sicherste und schnellste
Möglichkeit, einen Perikarderguß festzustellen.

EKG: Im frischen Stadium bilden sich ST-Anhebungen aus, ohne daß
– im Gegensatz zum Herzinfarkt – in anderen Abteilungen reziprok
ST-Senkungen zur Darstellung kommen. Der ST-Abgang geht dabei
nicht direkt von der R-Zacke aus, sondern eine erhaltene S-Zacke ist
hochgezogen, wobei der mitunter bogenförmige, nach unten konkave
Verlauf ein wichtiges Kriterium bei der Abgrenzung zum Herzinfarkt
darstellt, bei dem die ST-Strecke konvex verläuft. Die QRS-Gruppen
sind nicht verändert. Die stärksten ST-Anhebungen finden sich in den
Ableitungen mit den höchsten Ausschlägen. Die sich im weiteren Verlauf entwickelnden T-Negativierungen sind nur selten gleichschenklig
terminal negativ. Sie sind bei Erguß immer nachweisbar.
Wichtiges *differentialdiagnostisches Zeichen:* Die Veränderungen im
EKG sind nicht auf bestimmte Ableitungen beschränkt. Typische Lokalisationen, wie sie obligat beim Herzinfarkt sind, fehlen.
Bei einem Erguß kann sich eine *Niedervoltage* einstellen. Schwierig
wird die Deutung, wenn gleichzeitig myokardiale Schädigungen vorliegen, wie bei der rheumatischen Pankarditis, da sich dann zusätzliche Veränderungen und Leitungsstörungen entwickeln können.

Diagnose: In Verbindung mit den Grundkrankheiten, in deren Verlauf die Perikarditiden auftreten können, werden der Präkordial-
schmerz, die Tachykardie, Fieber, Dyspnoe, venöse Einflußstauung
und der Pulsus paradoxus auf die Diagnose hinweisen. Durch das Perikardreiben, das Elektrokardiogramm und das Röntgenbild, am sichersten jedoch mit Hilfe des Echokardiogramms läßt sich die Diagnose beweisen.

Differentialdiagnose: Besonders wichtig ist die Abgrenzung gegen ein
Myokardinfarkt (s. Tab. I.-36). Weiterhin sind Herzvergrößerungen,
verursacht durch Herzklappenfehler, kongenitale Vitien und Herzinsuffizienz bei den klinischen Symptomen und beim Röntgenbild

durch Echokardiographie abzuklären, ebenfalls die Kardiomyopathie, die im Röntgenbild häufig eine Herzvergrößerung und relativ normale Lungenzeichnung zeigt. Aufgrund des akuten Krankheitsbildes mit Rechtsherzinsuffizienz ist an die *Lungenembolie* zu denken. Die Abgrenzung dieser Erkrankung von dem Perikarderguß ist wiederum die Echokardiographie schnell und sicher zu erreichen.

Tab. *I.-36.* Differentialdiagnose von Herzinfarkt und Perikarditis.

	Herzinfarkt	Perikarditis
Beginn	Akut einsetzender Schmerz	Allmählich sich entwickelnde Schmerzen
Perikardreiben	Ab dem 2. Tag flüchtig, immer nach den Schmerzen einsetzend	Mit den Schmerzen einsetzend
Fieber	Allmählich	Sofort
Venendruck	Nur bei Stauung erhöht	Meistens erhöht
Venöse Einflußstauung	Immer mit Lungenstauung	Ohne Lungenstauung
Herzinsuffizienz	Häufig (bei 60%)	Selten
Leukozytose	Allmählich vom 2. Tag an einsetzend	Sofort
EKG	ST-Anhebung konvexbogenförmig, Gegensinnige ST-Lenkung, QRS-Beteiligung, typische Lokalisation, Rhythmusstörungen häufig, keine Niedervoltage	ST-Anhebung konkavbogenförmig, keine gegensinnige ST-Senkung, keine QRS-Beteiligung, keine Lokalisation, bei größter R-Zacke deutlichste Ausprägung, selten Rhythmusstörungen, bei Erguß: Niedervoltage (nicht obligat)
Enzyme	CPK erhöht, GOT größer als GPT, LDH erhöht	CPK gering erhöht oder normal, GOT, GPT und LDH normal
Echokardiographie	Wandbewegungsstörungen	Erguß

C., D. Sofortmaßnahmen – Intensivtherapie
Voraussetzungen für die Therapie
EKG
Echokardiographie
Röntgenuntersuchung
Zentrale Venendruckuntersuchung
Punktionsbesteck für Perikardpunktionen
Einsatzbereiter Defibrillator
Intubationsbesteck

Therapieschema:

1. Lagerung – venöser Zugang.
2. Sedierung.
3. Behandlung der Grundkrankheit.
4. Behandlung der Herzinsuffizienz.
5. Antiphlogistische Behandlung.
6. Herzbeutelpunktion.

Zu 1. Die *Lagerung* wird bestimmt durch die Atemnot und die Ein-flußstauung, eventuell Oberkörper leicht angehoben bis zur sitzen-den Körperhaltung.

Zu 2. *Sedierung:* Valium® i. v. Bei starken Schmerzen z. B. Temgesic® 1 Kapsel s.l. oder Valoron®-Tropfen 10-12 Tr. oral oder Fortral® 1 Amp. i. v.

Zu 3. Entsprechend der *Grundkrankheit* (z.B. Antibiotika, Tuberkulo-statika, Zytostatika, Kortikosteroide u. a.).

Zu 4. Wenn Zeichen der *Herzinsuffizienz: Nitroglycerininfusion.*

Wichtig: Der erhöhte zentrale Venendruck ist bei Perikarditis exuda-tiva kein Hinweis für eine Rechtsherzinsuffizienz. Zur Feststellung einer Linksherzinsuffizienz kann die Röntgen-Thoraxaufnahme oder der Pulmonalisdruck (PC-Stellung) dienen.

Zu 5. *Antiphlogistische Behandlung:* Z. B. Voltaren® 3× 1 Supp./ 24 Stunden, eventuell Kortikosteroide

Zu 6. Die *Herzbeutelpunktion* ist *indiziert:*
a) Diagnostisch: Zur Bestätigung der Diagnose und zur Unter-suchung der Punktatflüssigkeit.
b) Therapeutisch:
   (1) Als Noteingriff, wenn der Blutdruck systolisch unter 90 mm Hg abgefallen ist oder wenn eine schnell abfallende Tendenz er-kennbar ist und der Venendruck über 25 cm Wasser angestie-

gen ist oder auch beim Venendruck eine schnell ansteigende
Tendenz erkennbar ist. (505).

Wichtig: Zur Kontrolle der Entwicklung des Perikardergusses
ist die Messung des zentralen Venendrucks und des arteriellen
Blutdrucks in kurzen Abständen von ausschlaggebender Bedeutung!

(2) Bei großer Ergußbildung mit dem Zeichen der Auswirkung auf
Lunge, Mediastinum und venösem Zustrom. Bei langsam zu-
nehmender Tendenz, oder wenn bei großen Ergüssen keine
Rückbildung erkennbar ist.

Nach der Punktion:
Untersuchung des Punktats!
Überwachung auf der Intensivstation.
Weitere Therapie:
1. Diuretische Therapie: z.B. Lasix® 4 x 1 Amp. (20 mg i.v.) in 24
   Stunden für 2 Tage (*Cave* Hypokaliämie).
2. Antiphlogistische Behandlung: z.B. Voltaren® Supp., 3 x 1 Supp.
   24 Stunden.
3. Eventuell Solu-Decortin® H 3 x 50 mg i.v. in 24 Stunden.
4. Eventuell tägliche Hämodialyse (bei Dialysepatienten).
Kommt es nach einigen Tagen wieder zu einer starken Ergußbildung,
muß ein zweites Mal punktiert werden. Auch nach der zweiten Punktion wird die diuretische und antiphlogistische Therapie fortgesetzt.
Entwickelt sich trotzdem innerhalb weniger Tage wiederum oder sogar einige Stunden nach der ersten Punktion ein großer Perikarderguß, so muß ein Katheter eingesetzt werden und für einen Dauer-
abfluß gesorgt werden.

Technik der Perikardpunktion:
Vorbereitung:
– Überwachung von zentralem Venendruck und arteriellem Blut-
  druck, EKG,
– Kreislaufwirksame Pharmaka,
– Defibrillator und Ambubeutel in Bereitschaft.

Instrumente:
– Desinfektionsmittel,
– Lokalanästhesie,
– Abdecktuch,
– EKG-Gerät,
– Verbindungskabel mit Krokodilklemme,
– 20-ml-Injektionsspritze,
– Dreiwege-Hahn,
– Plastikschlauch,

– Punktionskanüle (Seldinger) 12-15 cm lang mit Innennadel,
– Kifa-Katheter, passend zu Seldinger-Besteck,
– Sterile Kittel,
– Handschuhe.

Technik:
– Patient halbsitzend,
– Desinfektion der Punktionsstelle,
– Lokalanästhesie.
– Punktion: Winkel zwischen Proc. ensiformis und dem linken
  Rippenbogen.
Richtung der Nadel nach hinten oben gerichtet, mit Richtung zum
medialen Rand der linken Skapula. Mit dünner Nadel wird eine Lokalanästhesie gesetzt, dann Anschluß an die Krokodilklemme, und
diese mit einem Verbindungskabel an eine V-Ableitung des EKG
verbinden. Dann unter ständiger Infiltration die Nadel verbunden
mit einer Rekordspritze langsam in angegebener Richtung vorschieben. Nach 5-7 cm erfolgt dann nach jedem weiteren Vordringen ein
Aspirationsversuch.
Bei Passage des Perikards kann man einen deutlichen Ruck verspüren. Im EKG bei Epikardkontakt ST-Anhebung, dann Zurückzie-
hen der Nadel. Kann man mit der dünnen Nadel Flüssigkeit aspirieren, wird auf dem gleichen Weg die kurzgeschliffene Punktionskanüle eingeführt, zwischen Kanüle und Spritze ein Dreiwege-
Hahn dazwischengeschaltet und dann wieder eine Verbindung mit
dem EKG hergestellt.

Bei entsprechender Indikation Kifa-Katheter einführen und in Abständen absaugen. Katheter kann mehrere Tage in Perikardhöhle
bleiben.

Komplikationen bei der Punktion:
– Rhythmusstörungen (besonders Kammerflimmern),
– Ventrikelruptur,
– Luftinsufflation in den Ventrikel,
– Verletzung einer Koronararterie,
– Hämatothorax,
– Pneumothorax.

E. Überwachung

Tab. *I.-37.* Überwachung bei Perikarditis.

Überwachung	Kotrollen (zeitl. Abstand)
EKG, Puls, Temperatur	Fortlaufend (Monitor)
Arterieller und zentralvenöser Druck, Atemfrequenz	1 Stunde (zu Beginn 30 Minuten)
Blutgaswerte, Herzauskultation	8 Stunden
Rö-Thorax, Transaminasen, Elektrolyte, Halsumfang Urinausscheidung, Echokardiographie	24 Stunden
Blutbild, BSG, Urinstatus, Harnstoff, Kreatinin, BSP, Rheumafaktoren, Tuberkulosetestung	Einmalig

F. Häufige Fehler

1. Übersehen eines Herzbeutelergusses durch unzureichende klinische Untersuchung und Unterlassung der Echokardiographie.
2. Mangelhafte Technik der Punktion: Besonders bei urämischer Perikarditis exsudativa wegen der meist bestehenden Elektrolytstörungen erhöhte Gefahr.
3. Unnötiges Punktieren: Eine Punktion ist nur dann notwendig, wenn die Tendenz zu einer Tamponade mit Schockentwicklung besteht oder eine hochgradige Einflußstauung mit erheblichem Anstieg des Venendruckes vorliegt.
   A u s n a h m e : Diagnostische Punktion.
4. Zu häufige Punktion: Zeigt sich nach der ersten Punktion – bereits nach Stunden oder 1-2 Tagen – ein erneuter ausgedehnter Erguß, so sollte eine Drainage eingelegt werden.
5. Unterlassung der Röntgenkontrolle nach Punktion (Pneumothorax)

9. Akuter arterieller Verschluß

A. Pathophysiologie

Der arterielle Verschluß kann durch eine *arterielle Embolie oder Thrombose* herbeigeführt werden. Für plötzlich auftretende, lokal begrenzte arterielle Durchblutungsstörungen bei fehlenden Hinweisen auf eine periphere manifeste Gefäßerkrankung ist meistens eine Embolie verantwortlich zu machen.

Arterielle Embolien sind gewöhnlich Fragmente zentral gelegener Thrombosen.

Häufig stammt der Embolus:
a) von muralen Thromben im linken Vorhof bei Patienten mit chronischem Vorhofflimmern oder mit Mitralstenosen mit oder ohne Vorhofflimmern;
b) von muralen Thromben im linken Ventrikel bei Patienten mit Myokardinfarkt oder – seltener – mit akuter oder subakuter Myokarditis; Herzwandaneurysma, Kardiomyopathie;
c) von Thromben an den Herzklappen bei frischer Endokarditis.

Seltener kommen als Ursprungsort in Frage:
a) Thromben in der Aorta,
b) Venöse Thromben bei Rechts-Links-Shunt,
c) Venöse Thromben und konsekutiv erfolgte Lungenembolie mit Rechtsherzinsuffizienz und offenes Foramen ovale („paradoxe Embolie").
Bei 10-15% bleibt der Ausgangsort unklar. Die *Häufigkeit arterieller Embolien im gesamten Körper* verteilt sich folgendermaßen (367):
– Kopf (intra- und extrakraniell) 60%,
– Untere Extremitäten (ab Aortenbifurkation) 28%,
– Obere Extremitäten 6%,
– Viszerale Embolien (Nieren, Milz, Mesenterialarterien) 6%.

Mit dem arteriellen Blutstrom wird der Embolus in die Peripherie geschwemmt. Die *Lokalisation* hängt von dem Lumen des Gefäßes bzw. von der Größe des Embolus ab. Prädilektionsstellen sind Gefäßverzweigungen und anschließende engere Gefäßgänge. Aortenbifukation 8%, Iliakal- (15%) und Femoralarterien (45%), A. poplitea (13%) Tibialarterien (3%). An den Armen A. axillaris (3%), A. brachialis (6%), Radial- und Ulnararterien (1%). (0,458).
Durch den embolischen Verschluß kommt es zu einer Mangeldurchblutung des entsprechenden Versorgungsgebietes. Je weniger dieser Bereich mit Kollateralen versorgt ist, desto ausgeprägter ist die Ischämie. Außerdem kann der akute Verschluß noch durch folgende *Faktoren* ungünstig beeinflußt werden:
a) durch einen Gefäßspasmus, der auch auf die Kollateralen einwirkt (659).
b durch die Bildung einer (retrograden) sekundären Thrombose,
c) durch schon bestehende Insuffizienzerscheinungen des Herzens,
d) in schweren Fällen durch ein Schocksyndrom.

Die *Prognose* hängt in erster Linie von der Widerstandsfähigkeit des Gewebes gegen hypoxische Schädigungen ab (z.B. Gehirn: 3-4 min; Extremitäten: mehrere Stunden).

Die *arterielle Thrombose* kann mit gleicher Symptomatik auftreten. Meist handelt es sich dabei um ältere Kranke mit fortgeschrittener Arteriosklerose. Hinweise für eine vorbestehende arterielle Mangeldurchblutung (Hautatrophie, Muskelatrophie, Claudicatio intermittens) sind fast immer festzustellen.

B. Diagnostische Hinweise
Die **typischen Symptome des akuten arteriellen Verschlusses** werden nach der angelsächsischen Bezeichnung unter dem Begriff der „6 P" zusammengefaßt. (Tab. I.-39). Dabei werden 3 Symptome von den Kranken und 3 Befunde vom Arzt festgestellt. Bei den anamnesti-

Tab. *l.-38.* Akuter peripherer Verschluß.

Hinweis auf Embolie	Hinweis auf Thrombose
Frühere Embolie	Vorbestehende AVK
Herzklappenfehler (Operation)	Frühere Gefäßoperation
Frischer Herzinfarkt	Antikoagulantien Risikofaktoren
Herzrhythmusstörungen	–
Niedriges Lebensalter	Höheres Lebensalter
Akuter Beginn	Häufig nicht akuter Beginn

Tab. *l.-39.* Akuter peripherer Arterienverschluß, Klinische Symptomatik.
Die sogenannten 6 „P".

Pain = Plötzlicher Schmerz	}	vom
Paraesthesia = Par- oder Hypästhesie, Kältegefühl		Kranken
Paresis = Lähmung der Extremitäten		geklagt

Pulselessnes = Fehlen des Pulses	}	vom
Pallor = Blässe mit deutlicher Kälte, nach kurzer Zeit		Arzt
zyanotische Marmorierung der Haut mit		festgestellt
kollabierten Venen		
Prostration = Schocksymptomatik		

schen Angaben handelt es sich um *Pain* (Schmerz), Parästhesie (Gefühlsstörung) und *Paresis* (Lähmungempfindung).

Die vom Arzt festgestellten Befunde sind *Pulselessness* (Pulslosigkeit), *Pallor* (Blässe) und allerdings selten *Prostration* (Schock).

Zweifellos ist das *führende Syndrom der Schmerz,* der bei über 2/3 der Fälle plötzlich und sehr kräftig einsetzt (wie ein Peitschenschlag). Im weiteren Verlauf entwickelt sich der Schmerz in dem betroffenen Gebiet zu einem dumpf bohrenden Dauerschmerz. In seltenen Fällen – z.B. bei Diabetikern – bei kleinen sehr peripheren Verschlüssen kann der Schmerz fehlen. Dafür treten andere Hinweise der Durchblutungsstörung auf.

Bei der *Parästhesie* handelt es sich um Sensibilitätsstörungen der Oberflächen- und Tiefensensibilität, verbunden mit einem Kältegefühl.

Unter *Paresis* wird die Muskelschwäche der betroffenen Extremität verstanden, die bis zur Lähmung führen kann.

Pulselessness: Das wichtigste klinische Zeichen ist der palpatorisch abgeschwächte oder fehlende Puls.

Bei völligem Verschluß der t e r m i n a l e n A o r t a erstrecken sich die Symptome von der Leistengegend nach peripher. Die Femoralispulse sind beiderseits nicht tastbar. – Treten die Symptome an den Bauchorganen auf, so liegt der Verschluß entsprechend höher.

Bei Verschluß der A. i l i a c a c o m m u n i s fehlt der Femoralispuls an der betroffenen Seite. Die subjektiven Störungen und die objektiven Zeichen können sich bis zur Leistengegend erstrecken oder aber nur bis zur Mitte des Oberschenkels, manchmal sogar nur bis zum Knie nachweisbar sein.

Ist die A. f e m o r a l i s *oberhalb* des Abganges der A. profunda verschlossen, so sind die Störungen im gesamten Unterschenkel bis zum Knie oder bis zum unteren Drittel des Oberschenkels ausgedehnt.

Bei Verschluß *unterhalb* des Abganges der A. femoralis profunda finden sich Zirkulationsstörungen, die bis zum Knie reichen.

Bei Verschluß der A. p o p l i t e a zeigen sich die Auswirkungen im Fuß und bis zum oberen Drittel des Unterschenkels. Ebenso werden sich die Auswirkungen eines Verschlusses der A. s u b c l a v i a und A. a x i l l a r i s auf den Unterarm und Oberarm erstrecken. Verschluß der Unterarm- und Unterschenkelarterien kann unauffällig verlaufen, oder es kommt zu kleinen, umschriebenen Ausfällen.

Unmittelbar dem Schmerz folgt die *Blässe (Pallor)* und Kälte des betroffenen Bezirkes, später wird dieser Bereich zyanotisch und weist bei anhaltender Ischämie livide verfärbte Flecken auf. Es zeigt sich bei bei Totalverschluß eine deutliche Abgrenzung zur proximalen Region.

Nicht selten entwickelt sich bei akutem Verschluß eines größeren Gefäßes ein *Schock (Prostration)*.

Mesenterialembolie: Bei dem relativ seltenen Verschluß der Mesenterialgefäße ist am häufigsten die Embolie der *A. mesenterica superior* anzutreffen. Vergleichsweise selten findet sich ein embolischer Verschluß der *A. mesenterica inferior*. Bei Verschluß der Arteria mesenterica superior wird es ohne rechtzeitige Therapie zur Infarzierung des gesamten Dünndarms und von Teilen des Dickdarms kommen. Unbehandelt ist die Prognose schlecht.

Klinik: Die erste Phase ist gekennzeichnet von akut einsetzendem Schmerz im Ober- und Mittelbauch. Übelkeit und Erbrechen sowie Durchfälle (zuweilen blutig) werden nicht selten beobachtet. Recht frühzeitig entwickelt sich eine ausgeprägte Leukozytose (bis zu 30.000 und mehr). Nach einigen Stunden wird ein paralytischer Ileus mit röntgenologisch nachweisbaren Flüssigkeitsspiegeln auftreten, Darmgeräusche fehlen. Schließlich kommt es infolge Durchwanderung oder Peforation zu einer ausgedehnten Peritonitis, die in der Endphase von einem Schock begleitet wird.

Diagnose: Die Diagnose kann in vielen Fällen aus den anamnestischen Angaben und dem klinischen Befund gestellt werden. Erhärtet wird die klinische Diagnose durch die *Ultraschall-Doppler-Sonographie* und die *Angiographie.*

Zur Abgrenzung gegen eine arterielle Thrombose ist die *Anamnese* oft eine wertvolle Hilfe (siehe Tab. *I.-38*). Eine Embolie tritt plötzlich auf, der Ursprung ist häufig nicht nachweisbar. Arterielle Durchblutungsstörungen in der Vorgeschichte sind selten. Dagegen findet sich in der Vorgeschichte der arteriellen Thrombosen meist eine Claudicatio intermittens oder eine ähnliche auf arterielle Mangeldurchblutung hinweisende Symptomatik, z.B. Angina abdominalis) oder Befunde (Gefäßgeräusche).
Auch ein lokales traumatisches Geschehen kann ursächlich verantwortlich gemacht werden (659, 993).

Durch die *Ultraschall-Doppler-Sonographie* kann der Abbruch des Gefäßes festgestellt werden. Bei hochgradiger Stenose sind Fließgeräusche noch vorhanden, wenn kein Puls palpabel ist. Außerdem kann vergleichend der systolische Druck gemessen werden. Bei proximalem Verschluß Druckgradient zu systolischem Systemdruck.

Die *Angiographie* wird nur in unklaren Fällen erforderlich sein, so z.B. bei Verdacht auf thrombotischem Verschluß bei vorbestehender AVK (arterielle Verschlußkrankheit) oder bei Verdacht auf weitere proximale Stenosen.

Differentialdiagnose (Tab. *I.-40.*)**:**
Akute periphere Neuropathie: Bandscheibenprolaps, Ischias, Polyneuropathie.
Akute tiefe Beinvenenthrombose (s. Tab. *I.-41*).
Ergotismus (oft symmetrisch ausgebildet rezidivierend).
Phlegmasia coerulea dolens:

Tab. *I.-40.* Differentialdiagnose vom venösen Verschluß und arteriellen Verschluß (330).

	Venöser Verschluß	Arterieller Verschluß
Anamnese und Begleiterscheinungen	Varizen, Thrombosen, Infekte, Bettlägerigkeit, Malignom, Herzinsuffizienz (rasche Entwässerung)	Vorhofflimmern, Mitralstenose, Herzinfarkt, periphere Durchblutungsstörungen
Hautfarbe des betroffenen Gebietes	Normal bis leicht zyanotisch	Zunächst blaß, später marmoriert
Schwellung	Deutlich	Normal
Temperatur des betroffenen Gebietes	Normal bis leicht erhöht	Erniedrigt
Puls	Normal oder leicht abgeschwächt	Fehlt distal des Verschlusses
Umfang der erkrankten Extremität	Vergrößert	Normal
Oberflächliche Venen	Hervortretend, erweitert, vermehrte Venenzeichnung	Kollabiert
Fieber	Leichter Temperaturanstieg	Normale Temperatur
Lagerung	Besserung durch Hochlagerung	Verschlechterung durch Hochlagerung

Anamnestisch: Oft rezidivierende Thrombophlebitis.

Schmerz: Subakut, dann steigernd.

Haut: Livide und kühl (lokale Überwärmung möglich).

– Gestaute Hautvenen.

– Starke Schwellung.

Arterielle Pulse fehlen.

Schmerzlinderung durch Hochlagerung.

Die Diagnose des akuten Verschlusses *proximaler* Arterien ist meistens leicht zu stellen.

Sicherung der Diagnose durch Messen des Pulsverlaufs distal des Verschlusses (herabgesetzte systolische Blutdruckwerte) mit der Doppler-Ultraschallmethode. (Auch zur Verlaufskontrolle bei thrombolytischer Therapie geeignet.)

Zu *Schwierigkeiten* kommt es bei *unvollständigen Verschlüssen* und bei *distalen Lokalisationen,* bei denen die Symptomatik nur in Form von Kältegefühl, Taubheitsgefühl oder Spannungs- bzw. Schweregefühl auftritt. Häufig ist die Abgenzung zu treffen bei akuten peripheren Neuropathien und bei der akuten tiefen Beinvenenthrombose. Selten trifft man die Symptomatik des Ergotismus an. Selten aber schwierig ist die Abgrenzung von der ebenfalls dramatisch einsetzenden Phlegmasia coerulea dolens, einer möglicherweise immunologisch bedingten, ausgedehnten perakuten Thrombosierung meist eines Beines (Fußes). Hier führt die massive Schwellung sekundär zu arteriellen Durchblutungsstörungen. Im Unterschied zur echten arteriellen Embolie sind die ersten Erscheinungen meist plötzliche Schmerzen beim Stehen.

C. Sofortmaßnahmen

Notfalluntersuchung:
1. Inspektion auf Hautveränderungen, trophische Störungen.
2. Prüfung der Hauttemperatur im Vergleich.
3. Pulstastung (kompletter Pulsstatus und Gefäßauskultation).
4. Prüfung der Hauthyperämie, bei vollständiger Ischämie Abbruch der Hauthyperämie etwa 10-15 cm distal des Verschlusses (mit dem Nagel von proximal nach distal gehend).
5. Neurologische Untersuchung:
   – Sensibilität,
   – Grobe Kraft, Reflexe.
6. Herzauskultation und Blutdruckmessung

Behandlung:
1. *Lagerung:* Tieflagerung der betroffenen Extremität bei erhöhtem Oberkörper (= Erhöhung des Perfusionsdruckes). Betroffene Extremität auf Wattepolster kühl halten. Keine Wärmeapplikation!
2. *Schmerzbekämpfung:* Orale Therapie selten ausreichend, deshalb Dolantin® 50-100 mg i.v. oder Fortral® 30 mg i.v. (intramuskuläre oder intraarterielle Injektionen sind unbedingt zu vermeiden).
3. *Antikoagulantien: Heparin* 5.000 bis 10.000 Einheiten i.v. zur Verhinderung von Appositionsthrombosen.
4. *Einweisung in die chirurgische Klinik:* Die Einweisung in eine chirurgische Klinik, in der die Möglichkeit besteht, jederzeit eine Embolektomie durchzuführen, sollte ohne Zeitverlust erfolgen. Vor dem Transport sollten die unter 1. bis 3. genannten Maßnahmen nach Bedarf zur Anwendung kommen.

D. Intensivtherapie

Voraussetzungen für die Therapie:
1. EKG-Registrierung.
2. Venöser Zugang.
3. Echokardiographie.
4. Sonographie.
5. Ultraschall-Doppler-Sonographie.
6. Transösophageale Echokardiographie.
7. Möglichkeit der Angiographie (DSA).

Therapieschema:

1. Lagerung
2. Schmerzbekämpfung
3. Chirurgische Entscheidung
4. Lokale intraarterielle Thrombolyse
5. Schockbehandlung
6. Nachbehandlung

Zu 1. und 2. *Lagerung* und *Schmerzbekämpfung* werden in der unter C beschriebenen Weise fortgesetzt.

Zu 3. Bei Aufnahme muß gemeinsam mit dem Gefäßchirurgen die Frage der *Embolektomie* geprüft werden (*Regel:* sog. proximale Verschlüsse proximal des Kniegelenkes bzw. des Ellenbogengelenkes mit deutlicher Symptomatik sollen sofort gefäßchirurgisch behandelt werden).

Eine Embolektomie sollte nicht durchgeführt werden:
a) bei Verschlüssen der peripheren Arterien (unterhalb der A. poplitea und unterhalb der A. brachialis),
b) bei multiplen Embolien in den Nierenarterien,
c) bei multiplen Embolien in den Mesenterialgefäßen.

Die Embolektomie wird zum Einsatz kommen: (retrograde Kathetertechnik)
a) bei Verschlüssen der großen Gefäße,
b) bei Verschluß einer Nierenarterie,
c) bei Verschluß eines Mesenterialgefäßes.

Merke: Proximale Verschlüsse (proximal des Kniegelenks bzw. des Ellenbogengelenks) mit schwerer Ischämie sollten rasch der chirurgischen Behandlung zugeführt werden.

Anzustreben ist die *Sofortembolektomie*, da bei totalem Verschluß ohne ausreichende Kollateralversorgung nach 6–8 h durch die Embolektomie keine Extremitäten- bzw. Organerhaltung mehr möglich ist.

Durch die Möglichkeit, mittels eines Katheters in Lokalanästhesie die Embolektomie durchzuführen, ist auch schwerkranken Patienten (z.B. mit Herzinfarkt oder mit dekompensierter Herzinsuffizienz) die Operation zuzumuten (257).

Ist der Gewebsuntergang so weit fortgeschritten, daß eine Embolektomie nicht mehr in Frage kommt, ist die *Amputation* zu diskutieren. Dabei muß berücksichtigt werden, daß ein Zuwarten das Operationsrisiko erhöht.

Nachbehandlung nach Embolektomie: Sofort nach der Operation kann mit der Antikoagulantientherapie begonnen werden. *Antikoagulantien vom Cumarin-Typ* haben sich besonders bewährt (505). Eine eventuell notwendig werdende Fibrinolysebehandlung kann spätestens am 6. postoperativen Tag eingeleitet werden.

Zu 4. *Lokale intrarterielle Thrombolyse.* Bei entsprechender Erfahrung mit der interventionellen Angiologie und Radiologie ist heute die intraarterielle Thrombolyse das Verfahren der Wahl. Man unterscheidet intraarterielle Infusionstherapie, die für die akute oder subakute Ischämie von Hand, Finger oder Zehen in Frage kommt, die auf thrombotischen oder embolischen Verschlüssen beruht, und die intraarterielle Infiltrationslyse. Hierbei wird zunächst ein dünner steuerbarer Führungsdraht so weit wie möglich nach distal in den thrombotischen Verschluß vorgeschoben. Zur Infiltration werden Angiographiekatheter (mit seitenständigen Öffnungen) benutzt. Die Dosierung richtet sich nach der Lage des Verschlusses (88a, 406a, 918b).

Tab. *I.-41.*

Dosis	Streptokinase	Urokinase	rt-PA
pro cm	2000–5000 E	5000–20.000 E	1 mg
Maximum	200.000 E	600.000 E	50 mg

Partiell lysierte und von der Wand losgelöste Thromben können mit Hilfe von Aspirationskathetern entfernt werden (Aspirationsembolektomie). Besteht nach Thrombolyse noch eine Stenose in dem entsprechenden Bereich, so sollte eine transluminale Angioplastie angeschlossen werden (791 aa).

Folgende Indikationen zur lokalen Thrombolyse sind heute anerkannt:

– Akute und subakute femoropopliteale Verschlüsse thrombotischer und embolischer Genese einschließlich Trifurkation und kruraler Arterien.

– Akute und subakute Iliakaverschlüsse bei Patienten mit hohem Operationsrisiko.

– Vor einer primären Amputation· sollte die Möglichkeit einer kombinierten Kathetertherapie in Erwägung gezogen werden, selbst wenn eine Angioplastie allein nicht erfolgversprechend erscheint.

Die direkte Nachbehandlung sollte immer mit Heparin erfolgen, daran schließt sich eine 6–12 Monate lange Antikoagulation mit Marcumar an.

Zu 5. *Schockentwicklung.* Zu einer Schockentwicklung wird es bei großen Embolien, bei Kranken mit kardialen Vorerkrankungen oder bei länger anhaltender nicht behandelter Verschlußsymptomatik kommen.

Tourniquet- oder Kompartment-Syndrom. Nach länger bestehender Ischämie oder nach Embolektomie kann ein Muskelödem entstehen, daß durch „innere Einschnürung" in engen Faszienlogen zu Haut- und Muskelnekrosen führt. Als einzig mögliche Therapie ist die *rasche Fasziotomie* vorzunehmen.

Besonders schwere Fälle von Kompartment-Syndrom (bei lange vorbestehender proximaler Okklusion) kann sich ein *„Crush-Syndrom"* entwickeln. Dabei kommt es zur Schockentwicklung mit Hypokaliämie, Azidose, Myoglobinurie mit anschließendem Nierenversagen.

Die *Behandlung* besteht eventuell in der Verabreichung von *Dopamin/Dobutamin* bei gleichzeitiger Flüssigkeitszufuhr und Venendruckkontrolle und bei Bedarf eventuell die Behandlung mit der Hämodialyse.

Zu 6. *Nachbehandlung.* Nach einer Embolektomie und nach Thrombolyse ist die Ausschaltung der Emboliequelle anzustreben. Bei vergrößertem linken Vorhof und absoluter Arrhythmie bei Vorhofflimmern sollte die Untersuchung mit der transösophagealen Echokardiographie erfolgen, um Thrombosen im linken Vorhof zu erfassen. Bei entsprechender Indikation bzw. Nichtvorliegen von Kontraindikationen sollte die pharmakologische oder elektrische Kardioversion erfolgen. Nach Rhythmisierung erfolgt die medikamentöse Nachbehandlung mit Plättchenaggregationshemmern oder mit Antikoagulantien (z. B. Marcumar). Gelingt die Rhythmisierung nicht, muß in jedem Fall eine Dauerantikoagulation erfolgen.

E. Überwachung

Tab. *I.-42.* Überwachung bei akutem arteriellem Verschluß.

Überwachung	Kontrollen (zeitl. Abstand)
EKG	Fortlaufend (Monitor)
Untersuchung der befallenen Extremität, Blutdruck, Puls	1 Stunde
Thrombinzeit, evtl. Fibrinogen	5 Stunden
Vollständiges EKG	12 Stunden
BSG, Blutbild, Urinstatus Rö-Thorax, Cholesterin	Einmalig

Kontrolle bei Thrombolyse: Im Abstand von 1–2 h Angiographie bzw. Duplex-Sonographie.

F. Häufige Fehler

1. Wärmen der betroffen Extremitäten.
2. Intramuskuläre Injektion.
3. Zu späte Embolektomie: Gefahr des Torniquet-Syndroms.
4. Fehldeutung von Durchblutungsstörungen als neurologische Erkrankungen.

10. Venenthrombose

A. Pathophysiologie

Bei der Venenthrombose handelt es sich um den *akuten thrombotischen Verschluß einer Vene.* In Abhängigkeit von der Kollateralversorgung kommt es dann zu einer *partiellen oder totalen Abflußbehinderung.* Dieser Abflußbehinderung folgt eine Blutstauung im distalen Bereich des venösen und kapillären Systems, dies führt konsekutiv zum Flüssigkeitsaustritt und damit zum Ödem. Außerdem hat die periphere Blutsstauung eine Steigerung der Hauttemperatur und eine Rötung bzw. zyanotische Verfärbung der Haut zur Folge. Gelegentlich werden erweiterte Venen als Zeichen des Kollateralkreislaufes beobachtet. Die *entzündliche Reaktion* ist unterschiedlich. Sobald der Verlauf mit Schmerzen (auch Druckschmerz) einhergeht, sollte man eine *entzündliche Reaktion* annehmen. Bei starker Ausprägung mit Beteiligung der benachbarten Lymphgefäße kommt es zu starken Schmerzen, extremer Berührungsempfindlichkeit und starker Schwellung, Fieber und Leukozytose sowie beschleunigter Blutsenkungsgeschwindigkeit.

Neben der Langzeitfolge eines postthrombotischen Syndroms ist die gefürchtetste und gefährlichste *Komplikation* die *Lungenembolie.*

Es gilt die Regel, *daß jeder Kranke mit einer Venenthrombose als hochgradig emboliegefährdet gilt.*
Da der Beginn oft schleichend verläuft und den Beschwerden keine Bedeutung zugemessen wird, ist oft die erste klinische schwerwiegende Manifestation die Lungenembolie.

Da besonders in letzter Zeit, durch kurze Verweildauer im Krankenhaus und längerer Behandlungsdauer durch den Hausarzt, Thrombose und Embolie nicht mehr allein ein Hospitalproblem sind, sondern auch täglich in der hausärztlichen Praxis vorkommen, geht die Suche nach Thrombosen alle praktisch tätigen Ärzte an.

Schwierigkeiten in der Diagnostik ergeben sich dadurch, daß in 30–40% tiefe Beinvenenthrombosen ohne äußere Zeichen (Schwellung, Rötung, Venenzeichnung) und auch ohne Schmerzen einhergehen!

Eine wichtige Hilfe für die Diagnosefindung ist die Hervorhebung von *Faktoren und Krankheiten, durch die eine Thrombose ausgelöst werden kann* (Tab. *I.-43*)

Tab. *I.-43.* Prädisponierende Faktoren und Krankheiten.

– Längere Bettlägerigkeit
– Krankenhausentlassung nach Operation mit ruhiggestellten Extremitäten
  (Gipsverband)
– Nach Traumen
– Nach Geburt
– Infektionen
– Chronische Herzkrankheit
– Chronische Lungenerkrankung
– Karzinomkrankheiten
– Blutkrankheiten
– Vorbestehende Varikose
– Postthrombotisches Syndrom
– Ovulationshemmer + Rauchen (+ Adipositas)
– Längere Bus-, Flugreisen
– Schwangerschaft

Damit sind Krankheitsgruppen bekannt, die besonders gefährdet sind.
Bei diesen Krankheiten spielen Faktoren eine Rolle, die von *Virchow als Faktoren-Trias* zusammengefaßt wurden und noch heute ihre Gültigkeit haben.
– Störung der Blutzusammensetzung,
– Störung der Gefäßwand,
– Störung der Hämodynamik (Strömungsverlangsamung).

Diese drei Faktoren können bestimmten Krankheitszuständen zugeordnet werden (Tab. *I.-44*)

Tab. *I.-44. Ursache der tiefen Venenthrombose (383).*

Störung der Hämodynamik:
– Strömungsverlangsamung (lange Bettruhe oder Ruhigstellung)
– Lagerung und Abknickung (Reizthrombose)
– Strömungshindernisse: Sogenannter Beckenvenensporn der V. iliaca communis sinistra (daher Spontanthrombosen gehäuft im linken Bein)
– Halsrippen, Rippen- und Klavikula-Frakturen
– Einengung vorderer Skalenuslücke (Thoracic-outlet-Syndrom)
– Kompression durch Tumoren, Lymphknoten
– Strahlen- und Operations-Fibrose
– Schwangerschaft

Störungen der Gefäßwand:
– Traumen (als Bagatelltrauma oft nicht erinnerlich)
– Varikosis, postthrombotisches Syndrom
– Iatrogen: Venenpunktion (i.v. Injektion, paravenöse Injektion, Verweilkanülen und -katheter, besonders Subklaviakatheter, Schrittmachersonden.
– Operationen: Direkt (Varizen-Operation, Venen-Operation).
                    Indirekt (Hüft-Endoprothesen und andere Operationen).

Störungen der Blutzusammensetzung
– Polyglobuline und andere Hyperkoagulopathien
– Antithrombin-III-Mangel (angeboren)
– Östrogene (Ovulationshemmer in Verbindung mit Zigarettenkonsum)
– Karzinome, besonders Prostata- und Pankreaskarzinom
– Großflächige Operationen

B. Diagnostische Hinweise

Es ist zu unterscheiden zwischen dem *akuten Beginn* und dem *subakuten Verlauf,* der mehr schleichend auftritt und besonders bei Bettlägerigen eine große Rolle spielt.

Subjektiv: Die Kranken klagen über Spannungsgefühl und Schweregefühl, Muskelschmerzen, die beim Stehen und Gehen zunehmen. Es besteht eine Zyanose oder Rötung, eine erhöhte Hauttemperatur und eine mehr oder weniger ausgeprägte Schwellung.

Klinik: Bei der Untersuchung der Kranken ist zu achten auf Stammvarikosis, Zyanose, Knöchelödem, Beinschwellung und trophische Störungen der Haut (z.B. Hyperpigmentierung). Bei der Palpation soll der Venenverlauf bis zur Leiste untersucht werden auf Druckschmerzhaftigkeit bzw. Verhärtungen. Außerdem muß der Gewebsturgor geprüft werden, ob eine Konsistenzvermehrung oder eine Schwellung bei subfaszialem Ödem besteht. Ambulante Patienten sind oft Varizenträger. Bei Kranken mit ruhiggestellter Extremität durch Gipsverband gilt die Regel, daß Schmerz, Spannungsgefühl oder Schweregefühl dann als Hinweis auf eine Thrombose zu bewerten sind, wenn diese nach Anlegen des Gipsverbandes und nach einem beschwerdefreien Intervall von mehreren Tagen auftreten.

Differentialdiagnose:
– Akuter arterieller Verschluß (siehe Tab. *I.-39* S. 233).
– Oberflächliche Thrombophlebitis: Schmerzhafter oberflächlicher Venenstrang, kein Ödem.
– Erysipel: Begrenzte Rötung, Überwässerung, Fieber, Schüttelfrost, keine Begrenzung auf Venenverlauf.
– Muskelfaserriß: Akut auftretender heftiger Schmerz im Zusammenhang mit Sport, Stolpern, Sturz.
– Plegmasia coerula dolens: Akut beginnende Thrombose meist aller Venen des Fußes (Beines) und rasche ausgedehnte Schwellung und Zyanose, damit verbundene Kompression der Arterien, bei zu später Behandlung, Gangrän, Volumenmangelschock, Viskositätserhöhung (siehe auch unter akutem arteriellen Verschluß). Bei langsamem Verlauf ist ein Lymphödem abzugrenzen.

Zur Klärung der Diagnose dient die *Doppler-Sonographie* und als sicherer Nachweis die *Phlebographie*. Da durch die röntgenologische Untersuchung bis auf Kontrastmittelunverträglichkeit kein Risiko verbunden ist, sollte man bei diesen Verdachtsfällen diese Untersuchung durchführen.

C. Sofortmaßnahmen
1. Bei jedem Verdacht auf Venenthrombose sofort Klinikeinweisung!
2. Liegender Transport, keine Eigenbewegungen des Patienten (Lungenemboliegefahr!). Hochlagerung der betroffenen Extremitäten.
3. Schmerzlinderung wenn erforderlich oral oder i.v.
4. Antikoagulantien: 5.000–10.000 E *Heparin* i.v. Keine i.m. Inj.!

D. Intensivtherapie
Voraussetzungen für die Therapie: Möglichkeiten der Phlebographie und der Doppler-Sonographie.

Therapieschema:

1. Lagerung der Extremität.
2. Schmerzbekämpfung.
3. Streptokinase-, Heparin-Therapie.
4. Eventuell Thrombektomie und Thrombolyse
5. Weitere Therapie
6. Prophylaktische Behandlung.

Zu 1. *Hochlagerung* der betroffenen Extremität und Kompressionsverband mit Durelast-Binden (vom Zehenansatz nach proximal bis weit in das nicht schmerzende bzw. ödematöse Gebiet). Absolute Bettruhe von 8–10 Tagen, jede körperliche Aktivität ist zu vermeiden, für problemlosen Stuhlgang sorgen, das Pressen muß unbedingt verhindert werden. (Gilt nicht nur für ausgedehnte Thrombosen bis in den Beckenbereich, sondern auch für Unterschenkelthrombosen.) Allerdings kann bei sehr lokalisierten Thrombosen die feste Bettruhe abgekürzt werden.

Zu 2. *Schmerzen:* entweder oral Valoron® 20–40 Tropfen, oder evtl. Fortral® 1 Amp. i.v. Zusätzlich evtl. Voltaren®-Supp.

Zu 3 und 4. Bei Mehr-Etagen-Thrombosen (z.B. Becken- und Oberschenkelthrombosen) stehen alternativ die *Thrombektomie oder* die *Thrombolysebehandlung* zur Verfügung.

Gegenüber der Thrombolyse ist die **Thrombektomie** der größere Eingriff mit höherem Risiko. Daher kommt der operative Eingriff nur dann in Betracht, wenn der Patient bei Kontraindikationen zur Fibrinolyse ein aggressives Vorgehen wünscht, um das Risiko eines postthrombotischen Spätschadens gering zu halten! Vor- und Nachteile in Abstimmung mit der Chirurgie abklären.

Indikationen zur **Thrombolyse** (912 a): Eine Thrombolyse sollte dem Patienten vorgeschlagen werden, wenn:

1. Thromboseausdehnung und -lokalisation ein wesentliches postthrombotisches Syndrom befürchten lassen (Femoralvenen- oder Iliofemoralvenenthrombose),
2. die Thrombose 1–2 Wochen (oder kürzer) besteht, und eine erfolgreiche Thrombolyse erwartet werden kann (in Einzelfällen kann eine Thrombolyse bei einem Thrombosealter bis zu 4–5 Wochen durchgeführt werden, allerdings kommt es dann nur noch selten zu einer kompletten Rekanalisation),
3. wenn die Patienten gesund sind und sich in einem Alter befinden, um das postthrombotische Syndrom überhaupt zu erleben bzw. die dadurch bedingte Behinderung zu empfinden,
4. keine Kontraindikation zur thrombolytischen Therapie besteht,
5. bei einer Thrombose der oberen Extremität diese sehr ausgedehnt und deshalb eine starke Langzeitbeeinträchtigung zu erwarten ist.

Im Abstand von 3 Tagen sollte eine Doppler-Sonographie durchgeführt werden. Besteht eine deutliche Besserung, sollte eine Phlebographie zur Bestätigung erfolgen. Auf diese Weise können Thrombolysebehandlungszeiten abgekürzt werden.

Tägliche Messungen des Umfangs der Unter- und Oberschenkel: Bleiben die Umfänge unverändert, ist der Schluß zulässig, daß die Thrombolyse nicht zu einer Rekanalisation geführt hat.

Im Anschluß an die Thrombolyse noch für mind. 3 Tage *Heparin*
(30.000–40.000 E *Heparin* in 24 Stunden mit Kontrolle der Gerinnungszeiten, die wirksam verlängert werden sollten [PTZ]). Häufige
Kontrollen dieser Gerinnungsparameter sind unbedingt erforderlich,
anschließend überlappender Übergang auf Marcumar®-Behandlung
für mindestens 6 Monate.
Praktische Durchführung der Thrombolysebehandlung:
Zur Behandlung stehen 3 verschiedene Möglichkeiten zur Verfügung
(912a):
1. Die „konventionelle" Thrombolyse.
2. Die „ultrahohe" Thrombolyse (592a).
3. Die „lokale" Thrombolyse (355a).
Dosierung:
„Konventionelle" Streptokinasetherapie:
Initialdosis: 250.000–750.000 IE (in 100 ml Laevulose® 5% inner-
halb von 30 min).
Erhaltungsdosis: 100.000 IE/h.
Behandlungsdauer: bis maximal 14 Tage.
„Ultrahohe" Streptokinasetherapie:
9.000.000 IE als Infusion über 6 Stunden, bei Bedarf Wiederholung
nach 18stündiger Pause.
Behandlungsdauer: bis maximal 6 Tage.
„Konventionelle" Urokinasetherapie:
Initialdosis: 250.000–600.000 IE.
Erhaltungsdosis: 40.000–100.000 IE.
Behandlungsdauer: bis maximal 14 Tage.
„Ultrahohe" Urokinasetherapie:
9.000.000 IE als Infusion über 6 Stunden oder 1.500.000 IE als
Bolus, dann 6.000.000 IE in 6 Stunden. Bei Bedarf Wiederholung
nach 18 Stunden Pause.
Behandlungsdauer: maximal 6 Tage.
Regionale Thrombolysetherapie:
Intravenös am Fußrücken: 100.000 IE Urokinase.
Behandlungsdauer nach Erfolg; maximal 5 Tage.
Bei Streptokinasetherapie sollten zuvor 50 mg Solu-Decortin® i.v.
verabreicht werden.
Die regionale Thrombolyse befindet sich noch im Erprobungssta-
dium. Große Untersuchungszahlen und damit Aussagen über Erfolg
und Vorteil gegenüber anderen Verfahren liegen noch nicht vor.
Bei den konventionellen bzw. ultrahohen Behandlungsverfahren
konnte aufgrund der bisher vorliegenden Studien keine Überlegen-
heit eines Verfahrens hinsichtlich Endergebnis oder Nebenwirkung
nachgewiesen werden (378a, 912a). Lediglich die Behandlungsdauer
ist bei der ultrahohen Applikationsform kürzer.

Bei Thrombosen im Bereich der Beckenvenen sollte die ultrahohe Thrombolyse nicht eingesetzt werden, da bei dieser Lokalisation Auftreten von Lungenembolien beschrieben worden ist.
Über rt-PA, Actilyse und APSAC (Eminase) liegen bis jetzt keine Studien vor. In Einzelfällen ist über gute Erfolge berichtet worden.

Wichtig: Vor thrombolytischer Behandlung *immer* Phlebographie.

Zu 5. *Weitere Therapie:*
Heparinbehandlung:

Indikation:
– Thrombose isolierter Unterschenkelvenen.
– Kontraindikation zur chirurgischen Therapie,
– Kontraindikation zur thrombolytischen Therapie,
– Alter oder andere Grundkrankheiten des Patienten, welche die Entwicklung eines postthrombotischen Syndroms nicht mehr relevant erscheinen lassen,
– Fortsetzung einer chirurgischen oder thrombolytischen Behandlung.

Schirmfilterimplantation zur Vermeidung von Lungenembolien Indikation siehe bei Lungenembolie (S. 220).

Die alleinige Heparintherapie sollte 10 Tage lang durchgeführt werden. Im Anschluß daran: Doppler-Sonographie. Bei Verschlechterung des Befundes muß eine Phlebographie durchgeführt und eine Schirmfilterimplantation diskutiert werden; außerdem Untersuchung von AT-III-Spiegel, Protein C und Protein S. Bei einer ungenügenden oder nicht erfolgreichen Heparin-Behandlung (erkennbar an den normalen Gerinnungszeiten) sollte immer der AT-III-Spiegel untersucht werden.

In der Regel wird nach der Thrombektomie, nach der Fibrinolyse-Behandlung oder der Heparin-Behandlung eine Marcumar-Behandlung angeschlossen, die nicht kürzer als 1/2 Jahr durchgeführt werden sollte. Bei Kontraindikationen gegen Marcumar sowie Unverträglichkeitserscheinungen sollte die subkutane Heparin-Therapie fortgesetzt werden mit insgesamt 20-30.000 E in 24 Stunden auf 3 Injektionen verteilt. Die Dosis muß ermittelt werden nach den therapeutischen Gerinnungszeiten.

Zu 6. Die wichtigste Maßnahme ist die *prophylaktische Methode* zur Verhinderung einer Thromboseentstehung. Die prophylaktische Gabe von niedrigdosiertem *(low-dose-) Heparin.*
a) Dauerinfusion 750 E/Stunde.

b) Subkutan **Calciparin**® 3 x 7.500 E s.c. in 24 Stunden.
Bei allen Kranken mit prädisponierenden Faktoren bzw. Krankheiten.

Nach den Ergebnissen von kontrollierten Studien ist die Thromboserate bei behandelten Kranken signifikant zurückgegangen gegenüber der Kontrollgruppe. Die Behandlung muß sofort bei Klinikaufnahme beginnen, bei chirurgischen Patienten ebenfalls mindestens 2 Stunden vor der Operation. Als *Kontraindikation* gelten massive Magen-Darm-Blutungen oder massive Hämaturie.

E. Überwachung

Tab. *I.-45*. Überwachung bei Venenthrombose.

Überwachung	Kontrolle (zeitlicher Abstand)
EKG	Fortlaufend (Monitor)
Puls, Blutdruck	1 Stunde (in den ersten 24 Stunden), dann 4 Stunden
Temperatur	12 Stunden
Fibrinogen, Thrombinzeit	1. Tag 8 Stunden, dann 24 Stunden
Vergleichende Untersuchung der Extremitäten (Umfangsmessung) (Ankreuzen der Meßstellen)	24 Stunden
Erythrozyten im Urin	24 Stunden
Rö-Thorax, Thrombozyten, BKS, Blutbild, CPK, GOT, GPT, Kreatinin Blutgruppe (bei Thrombolyse und Operation) Vollständiges EKG	Einmalig
Doppler-Sonographie	3 Tage

F. Häufige Fehler

1. Zu später Behandlungsbeginn, Fehldiagnose.
2. Keine täglichen Kontrolluntersuchungen der Extremitäten.
3. Keine prophylaktische Behandlung.
4. Bagatellisierung der diskreten Hinweise für eine kleine Lungenembolie.
5. Beginn der Behandlung mit **Marcumar**®.
6. Hausärztliche Betreuung.
7. Unzureichende Nachsorge.

II. Akute zerebrovaskuläre Prozesse

K.-D. Grosser

A. Pathophysiologie

Als zerebrovaskulärer Prozeß wird eine akut auftretende neurologische Ausfallserscheinung bezeichnet, die durch eine Zirkulationsstörung ausgelöst wird. Nach der Ursache und Symptomatik sind folgende Formen zu unterscheiden: 1. Der ischämische Insult. 2. Die hypertone Massenblutung. 3. Die Subarachnoidalblutung.

1. Der ischämische Insult

Die drei wesentlichen Faktoren, die zu diesem Krankheitsbild führen, sind Veränderungen der Gefäßwand (stenosierende, zentrale Gefäßsklerose), Verschlechterung der Hämodynamik (Hypotension, Herzinsuffizienz, Herzrhythmusstörung) und als isolierte Ursache die Thromboembolie. Typisch für diese Erkrankungen ist der Ausfall eines bestimmten Hirngebietes, das stets dem Versorgungsgebiet eines arteriellen Gefäßes zuzuordnen ist. In der Akutphase kann die Zuordnung und Abgrenzung Schwierigkeiten bereiten, da sich um die infarzierte Erweichungszone ein Ödem ausbildet, und dadurch die neurologischen Ausfallsbezirke vergrößert erscheinen. Nach Rückbildung des Ödems ist das bleibende Infarktgebiet durch mitversorgende Kollateralen meist kleiner als das Versorgungsgebiet der betroffenen Arterie.

Als Ursache kommen bei arteriosklerotisch vorgeschädigten Arterien am Ort entstandene Thromben oder embolische Verschlüsse in Betracht. Häufig leiden die Kranken mit thrombotisch bedingter Ischämie seit längerem an arterieller Hypertonie oder Diabetes mellitus; außerdem können als Ursachen senile Gefäßveränderungen, Mikroangiopathien, entzündliche Gefäßerkrankungen vorliegen. Seltener handelt es sich um lokale mechanische Ursachen. Man unterscheidet verschiedene Formen nach Zeitverlauf und Schweregrad:

a) TIA – transitorisch ischämische Attacke. Defizitdauer weniger als 24 Stunden, vollständige Rückbildung.

b) PRIND – prologiertes reversibles ischämisches neurologisches Defizit. Defizitdauer länger als 24 Stunden, vollständige Rückbildung.

c) Progressive Stroke. Zunehmende Symptomatik, inkomplette oder fehlende Rückbildung.

d) Kompletter Insult. Massive Symptomatik, inkomplette oder fehlende Remission.

2. Die hypertone Massenblutung

Bei 20% der Kranken mit zerebrovaskulären Prozessen liegt als Ursache eine *hypertone Massenblutung* vor (769). Sie ist als Komplikation des Hochdruckleidens aufzufassen und erfolgt durch Ruptur einer Hirnarterie.

Im Gegensatz zum Hirninfarkt lassen sich Ausfallserscheinungen *nicht auf ein Gefäßgebiet eingrenzen*. Die größeren Blutungen gehen meist von der A. venticulostriata (Arterie der Hirnhämorrhagie) aus und zerstören dann Teile des Gebietes der inneren Kapsel und der Stammganglien. Die Blutungen verdrängen das Hirngewebe und verursachen eine *erhebliche Volumenzunahme des Gehirns*. Zusätzlich entwickelt sich in der Umgebung ein hochgradiges *Hirnödem*. Als Folge dieser Entwicklungen sind *Hirndruckerscheinungen* zu beobachten. Es kommt schlagartig zu einer *Hemi- oder Tetraparese* und zur *Bewußtlosigkeit*. *Pyramidenbahnzeichen* sind bald auszulösen. Häufig besteht eine *kortikale Blicklähmung* („Déviation conjuguées") bei der die Augen zur Seite des betroffenen Bezirkes gerichtet sind).

Bricht die Blutung in das Ventrikelsystem ein, bildet sich ein besonders schweres Krankheitsbild aus. Der Kranke wird oft *tief komatös,* die vegetativen Regulationen fallen aus, Hyperpyrexie, schwer beeinflußbare Hypertonie und respiratorische Insuffizienz verschlechtern den Verlauf.

Bei günstigerer Entwicklung geht die Bewußtlosigkeit langsam zurück, mit einer partiellen Rückbildung der peripheren Ausfälle ist zu rechnen. Meist bleiben jedoch eine *Halbseitenlähmung* und eine Sprachstörung zurück.

3. Die Subarachnoidalblutung

Die *Ruptur eines angeborenen Hirnarterienaneurysmas* ist die häufigste Ursache der *Subarachnoidalblutung*. Selten sind arteriovenöse Aneurysmen, Angiome oder eine hämorrhagische Diathese (Thrombopenie, Antikoagulantienbehandlung) als Ursache zu nennen. Bei Einbruch von Blut in den Subarachnoidalraum entwickelt sich als Folge der *meningealen Reizung* Nackensteife aus. Starke Kopfschmerzen und blutiger Liquor sind zusätzlich bestimmend für das Krankheitsbild. Dringt Blut in die Hirnsubstanz ein, so hat dies fast immer *neurologische Ausfallserscheinungen* zur Folge. Da die Aneurysmen oft multipel angelegt sind, besteht hohe Rezidivgefahr mit schlechter Prognose. Da es sich um angeborene Gefäßveränderung handelt, tritt die Blutung im jüngeren Lebensalter auf. Betroffen sind häufiger Frauen als Männer.

B. Diagnostische Hinweise
(Siehe Tab. *II.-1.*)

Anamnestisch sprechen für den Hirninfarkt frühere flüchtige gleichartige, eventuell aber auch anders lokalisierte Symptome, Auftreten über Nacht und Feststellung am Morgen, oder Herzklappenfehler bzw. Herzrhythmusstörung. Typisch für eine Blutung ist ein *länger bestehender Hypertonus;* Beginn mit starken Kopfschmerzen und rascher Verschlechterung der Bewußtseinslage.

Bei *Hirnblutungen* ist der Kranke meist tief bewußtlos, eine zentrale Regulationsstörung und eventuell Hirndrucksymptome liegen vor. Bei der *Aneurysmablutung* stehen im Vordergrund starke Kopfschmerzen und Nackensteifigkeit bei leichtgradiger Eintrübung der Bewußtseinslage.

Spezielle Untersuchungen:

1. *Doppler-Sonographie* zum Nachweis von Verschlüssen und Stenosen der A. carotis. Mit der transkraniellen Doppler-Sonographie gelingt es, Verschlüsse in den kleinen Ästen, z. B. der A. cerebri media oder A. vertebralis darzustellen.

2. *Lumbalpunktion und Liquoruntersuchung* zur Frage der Blutbeimengung = 3-Gläser-Probe: gleichmäßig blutiger Liquor in allen 3 Röhrchen spricht für eine Blutung. Besondere Vorsicht ist geboten bei großen Massenblutungen wegen intrazerebralem Druckanstieg und der Gefahr der Einklemmung bei Lumbalpunktion. In Zweifelsfällen und bei der Möglichkeit der Computertomographie sollte auf die Liquoruntersuchung verzichtet werden. Insgesamt wird die Indikation sehr zurückhaltend gestellt.

3. Eine *Computertomographie* im frischen Stadium klärt die Differentialdiagnose, da eine Massenblutung nachgewiesen werden kann. Ebenfalls Nachweis des Ventrikeleinbruchs, eines Hirnödems und Nachweis von Blut in den basalen Zysternen, eventuell Nachweis von einem ischämischen Bezirk (in den ersten Tagen unauffällig). Als erste Maßnahme zur Differenzierung ischämischer Insult oder Blutung. Eine Einschränkung erfährt die Indikation durch das Alter oder den multimorbiden Zustand des Kranken.

4. *Angiographie:*
   a) *DSA:* Die digitale intraarterielle Subtraktionsangiographie gibt gute Auskunft über die *extrakraniellen* und *intrakraniellen* Gefäßverhältnisse.
   b) Eine sichere Darstellung und Aussage der intrakraniellen Bereiche ergibt die *direkte Angiographie (selektive Angiographie* der A. carotis bzw. mit Spezialkathetern der A. cerebri media, der A. vertebralis bzw. basilaris, 448 a). Bei Verdacht auf ischämischen Insult ohne Zeichen des Hirninfarktes sollte zum Nachweis einer Hirnembolie so früh wie möglich die selektive Angiographie durchgeführt werden, um rasch über eine selektive Katheterlyse entscheiden zu können. Nach Anfertigung eines Computertomogramms ist die Untersuchung dringend bei Verdacht auf extrazerebrales (subdurales) Hämatom, Subarachnoidalblutung, bei Verdacht auf „progressive Stroke" sowie bei Massenblutungen besonders jüngerer Patienten ohne Hypertonie (350 a).

Tab. II.-1. Differentialdiagnose von Hirnblutung und Hirninfarkt.

	Hypertone Hirnblutung	Subarachnoidalblutung	Hirninfarkt
Alter	Ab 45 Jahre	Jugendliches und mittleres Alter	Meist über 60 Jahre (Ausnahme: Hirnembolie)
Anamnese	Hypertonie	Rezidivierende Kopfschmerzen oder unauffällig	Zerebrale Gefäßsklerose (Karotisstenose) Leichte Insulte (TIA) Herzinsuffizienz Herzklappenfehler Rhythmusstörungen
Verlauf	Große Attacke, plötzlich, innerhalb von Minuten auftretend	Plötzliches Auftreten mit Nackensteifigkeit	Oft in Schüben, mehrere kleine Anfälle, aber auch große Attacken: Sekunden bis Minuten
Zeitliches Auftreten	Zu allen Tageszeiten, am häufigsten abends	Tagsüber	Häufig während der Nacht und morgens
Auslösung	Blutdrucksteigerung durch Belastung, Erregung	Anstrengung	Hypotension bei Schlaf, nach Mahlzeiten, Thromboembolie
Bewußtlosigkeit	Schnell eintretend tiefes Koma	Delirante Zustände selten Bewußtlosigkeit	Öfter erhaltenes Bewußtsein etwas eingetrübt

Tab. *II.-1.* (Fortsetzung)

	Hypertone Hirnblutung	Subarachnoidalblutung	Hirninfarkt
Erscheinungsbild	Rotes, aufgedunsenes Gesicht, Bulbi: normal häufig Déviation conjuguées Cheyne-Stokes-Atmung	Benommen, ängstlich	Blasse Gesichtsfarbe, oft nicht so schweres Krankheitsbild, benommen
Blutdruck	Meist stark erhöht	Normal bis leicht erhöht	Hypotension gelegentlich erhöht, oft nicht seitengleich
Herz (EKG Echokardiogramm)	Linkshypertrophie	Normal	Arrhythmie mit Herzklappenfehler
Herzgefäße	Selten Geräusche	Normal	Häufig Turbulenzgeräusche
Konvulsion	Gelegentlich	Selten	Selten
Erbrechen	Öfter	Öfter	Selten
Augenhintergrund	Fundus hypertonicus Blutungen, evtl. Stauungspapille	Evtl. frische arterielle Netzhautblutungen	Arteriosklerotische Netzhautveränderungen
Lähmungen	Meistens komplette Hemiplegie, bald spastisch	Selten	Selten komplette Hemiplegie (bei Embolie häufiger) länger schlaffe Lähmung
Liquor	Meist blutig	Immer blutig	Normal
Computertomographie	Führt im frischen Stadium zur Unterscheidung		

Differentialdiagnosen:
1. Neurologische Herdsymptome nach epileptischem Anfall oder bei Migräne (migraine accompagné).
2. Hirntumor, Hirnmetastasen mit entsprechenden peripheren neurologischen Ausfallserscheinungen.
3. Intrakranielle Komplikationen bei Sturz (epidurales, akutes subdurales Hämatom, Hirnkontusion).
4. Hypoglykämischer Anfall.

C. Sofortmaßnahmen
Bei bewußtlosen oder *bewußtseinsgetrübten Patienten:*
1. *Lagerung:* Flachlagerung (außer bei Herzinsuffizienz) eventuell stabile Seitenlagerung zur Verhütung von Aspiration.
2. Inspektion der Atemwege, Entfernung von Schleim und Prothesen als Aspirationsprophylaxe.
3. Güdel-Tubus oder Nasentubus einlegen, eventuell Intubation und gezieltes Absaugen.
4. Venöser Zugang.
5. Bei exzessiver Hypertonie bei bewußtseinsgetrübten Kranken Adalat®10-Zerbeißkapsel.
   Bei Bewußtlosen: Ebrantil® *(Urapidil)* 1 Amp. langsam i.v. eventuell nach 10 min zu wiederholen (ebenfalls bei bewußtseinsgetrübten Kranken, wenn Adalat® nicht wirkt).
6. Sedierung, z.B. Valium® 5 mg i.v.
7. Sofortige Krankenhauseinweisung. Vor dem Transport muß dafür Sorge getragen werden, daß
   a) stabile Kreislaufverhältnisse bestehen,
   b) die Atemwege frei sind und durch entsprechende Maßnahmen (Lagerung, eventuell Intubation) frei bleiben,
   c) unruhige Kranke ausreichend sediert werden.

D. Intensivtherapie
Voraussetzung für die Therapie:
1. Venöser Zugang.
2. Magensonde.
3. Blasenkatheter.
4. Arterielle Blutgaswerte.
5. EKG, Echokardiographie,
6. Röntgen (Thorax).
7. Eventuell Intubation und Beatmung.
8. Computertomographie.
9. Doppler-Sonographie.
10. Angiographie (DSA).
11. Transkranielle Doppler-Sonographie.

Therapieschema:
Ischämischer Insult

1. Lagerung
2. Blasenkatheter
3. Evtl. Magensonde
4. Zentraler Katheter
5. Sedierung
6. Hirnödembehandlung
7. Infusionstherapie
8. Heparinbehandlung
9. Kreislaufregularisierung
10. Behandlung von Herzinsuffizienz
11. Thrombozytenaggregation
12. Lokale Katheterfibrinolyse

Zu 1. *Lagerung:* Wenn nicht wegen Herz- oder Ateminsuffizienz eine Lagerung mit erhöhtem Oberkörper notwendig ist, sollte die Flachlagerung des Kranken vorgenommen werden. Eine Abknickung des Kopfes ist dabei zu vermeiden. Selbstverständlich müssen alle – für einen bewußtlosen Kranken – notwendigen pflegerischen Maßnahmen (Mundpflege, Augenpflege, Dekubitusprophylaxe, Polsterung und spezielle Lagerung der Extremitäten) vorgenommen werden.

Zu 2. Bei Bewußtlosen und Bewußtseinsgetrübten sollte ein *Blasenkatheter* gelegt werden. Einerseits ist somit einer unkontrollierten Urinabgabe vorgebeugt auf der anderen Seite kommt es of zu Harnverhaltungen mit entsprechenden Symptomen.

Zu 3. Ein *zentraler Venenkatheter* erleichtert die Infusionstherapie bei gleichzeitig möglicher Kontrolle des zentralen Venendrucks (Hypovolämie).

Zu 4. Eine *Magensonde* sollte bei Bewußtlosen bei Bewußtseinsgetrübten und bei Kranken mit Schluckstörungen gelegt werden. Eine frühzeitige Sondenernährung ist besser als eine intravenöse Ernährung. Durch Zugabe von **Maaloxan**® zwischen den Mahlzeiten und durch die Sondenernährung selbst ist eine gute Prophylaxe gegen Magenulzerationen sichergestellt.

Zu 5. *Sedierung:* Bei Unruhe- und Erregungszuständen muß bedacht werden, daß verschiedene Ursachen zu diesen Reaktionen führen können:

a) Hirnödem,
b) Zerebrale Durchblutungsstörungen bei Hypotonie,
c) Hypertone Krisen,
d) Hypoxämie (z.B. bei resp. Insuffizienz).

Sauerstoff über Nasensonde 2-4 l/min.
          über Maske   4-6 l/min.

Daraus folgt, daß ohne gezielte Behandlung dieser für die pathologischen Reaktionen verantwortlichen Krankheitszustände eine Sedierung wenig Erfolg haben wird, ja sogar nachteilige Folgen haben
kann.

Zusätzlich zu den für die obengenannten Ursachen einzuleitenden
Maßnahmen kann eine vorsichtige Applikation von Valium® 5-10 mg
i.v. oder *Haloperidol* 1 Amp. = 5 mg, langsam i.v. notwendig sein.
Wiederholte generalisierte oder statusartig gehäufte fokale Anfälle
in der Akutphase werden mit *Clonazepam* (Rivotril®) 2 mg langsam
i.v. behandelt, anschließend Perfusorbehandlung 20 ml/h. Werden
die Krampfanfälle unterdrückt, Weiterbehandlung mit 5 ml/h.

Zu 6. *Hirnödembehandlung:* Die Gefahr einer erheblichen Hirn-
schwellung besteht nur bei sehr ausgedehnten Hirninfarkten. Dann
allerdings sollte man frühzeitig mit einer entsprechenden Therapie
beginnen. Eine rasche Hirndrucksenkung erreicht man durch die
Verabreichung von 40–50%igem *Sorbit* (kurzdauernde Wirkung)
oder – eine länger anhaltende Wirkung – mit 10–20%igem *Mannit:*
z. B. *Sorbit* 4 × 50–125 mg/Tag i.v. (rascher Wirkungseintritt;
30 Minuten bis 4 Stunden Wirkungsdauer) oder
Mannit 20%ig, 3 × 80 mg/Tag oder 2 × 125 mg/Tag, jeweils in
20 Minuten i.v. (Wirkungseintritt nach 30–90 Minuten, 6–12 Stunden Wirkungsdauer).

Die Verabreichung von Steroiden zur Hirnödemtherapie ist umstritten. Bei frühzeitigem Einsatz wird ein positiver Einfluß auf das zytotoxische Ödem angenommen. Steroide sollen die Blut-Hirn-Schranke abdichten und die Liquorproduktion einschränken. Dosierung: Fortecortin® 3 × 8 mg/Tag i. v. für 3 Tage.

Zu 7. *Infusionstherapie – Hämodilution:* Die Hämodilution zielt auf eine Verbesserung der Fließeigenschaften des Blutes ab. Man unterscheidet verschiedene Formen der Hämodilution bei Behandlung des ischämischen Insultes, die *hypervolämische* und die *isovolämische Dilution.* Die isovolämische Hämodilution wird bei Patienten mit einem Hämatokrit von >45% eingesetzt, die hypervolämische bei Patienten mit einem Hämatokrit von <45%. Die isovolämische Hämodilution erfolgt über zwei venöse Zugänge, über den einen Zugang werden 250–400 ml Blut in einen Transfusionsbeutel geleitet, gleichzeitig erfolgt über den zweiten Zugang eine Infusion von 500 ml HAES-steril® 10%. Diese Infusion sollte über 5 Stunden dauern. Zusätzlich sollten 500–1000 ml Flüssigkeit, z. B. Ringer-Lösung, in 24 Stunden verabreicht werden. Der Hämatokrit sollte nicht unter 35% gesenkt werden.

Bei der hypervolämischen Hämodilution werden 500–1000 ml eines kolloidalen Volumenersatzmittels über 5–10 Stunden intravenös infundiert, z. B. 500 ml HAES-steril 10%ig über 5 Stunden i. v. plus 500 ml Flüssigkeit oder 1000 ml HAES-steril 10%ig über 10 Stunden i. v.

Eingeschränkte Indikationen oder Kontraindikationen:
– Herzinsuffizienz.
– Respiratorische Insuffizienz mit vermindertem O_2-Partialdruck und reaktiver Polyglobulie.
– Bekannte Allergie gegen kolloidale Volumenersatzmittel.
– Niereninsuffizienz.
– Schwere hämorrhagische Diathese.

Zu 8. *Heparinbehandlung:* Eine Heparinbehandlung wird heute empfohlen bei autochthonen thrombotischen Prozessen der extra- und intrakraniellen Gefäße, um eine weitere Ausdehnung der Thrombose zu verhindern. Außerdem bei allen zerebralen ischämischen Infarkten als Folge einer kardialen arteriellen Emboliequelle. Außerdem sollte der computertomographische Nachweis zahlreicher kleiner Territorialinfarkte auch ohne Nachweis einer Emboliequelle Grund zur Heparinisierung sein. Vor einer Heparinbehandlung muß durch Computertomographie eine Blutung ausgeschlossen werden. Die Behandlung sollte so früh wie möglich beginnen, besonders um eine Rezidivembolie zu verhindern (514a).

Dosierung: 5.000 E Heparin als Bolus und direkt anschließend
1.000 E/Std. intravenös. Die weitere Einstellung erfolgt nach Kontrolle von PTZ. Nach 4 Stunden erste Kontrolle.

Zu 9. *Kreislaufregulation:*
a) *Behandlung der Hypotonie:* Vor der Behandlung müssen andere
   Ursachen, die zu hypotonen Zuständen führen können, ausgeschlossen werden bzw. behandelt werden (z.B. Hypovolämie, Herzinsuffizienz, Herzrhythmusstörungen, Medikamente). Ziel der
   Behandlung sollten stabile Blutdruckwerte mit einem systolischen
   Wert um 130 mm Hg sein (bei Hypertonikern entsprechend höher,
   jedoch nicht über 150 mm Hg.

   Als Behandlung ist zu empfehlen: *Dopamin,* 4–6 µg/kg/min.

Merke: Eine Hypotonie kann den Krankheitsverlauf entscheidend
verschlechtern, da die Hirnperfusion durch Stenosen im arteriellen
Gefäßbereich poststenotisch kritisch gestört sein kann.

b) *Behandlung der Hypertonie:* Hypertone Zustände können ebenfalls
   den Krankheitsverlauf bedrohlich gefährden und verschlechtern.
   So wird die Ödembildung durch hohen Blutdruck gefördert.
   Außerdem besteht die Gefahr, daß es in dem Infarktbereich zu Blutungen kommt (roter Erweichungsherd). Aus diesen Gründen gilt
   ein erhöhter *Blutdruck mit systolischen Werten über 180 mm Hg als
   behandlungsbedürftig.* Eine vorsichtige Senkung ist unumgänglich,
   da eine abrupte und drastische Senkung ebenfalls zu Komplikationen führen kann (s. unter a).
   Die Behandlung erfolgt mit Adalat® 10 mg, eine Zerbeiß-Kapsel s.l.
   im Abstand von 6 Stunden. Wenn nach der 1. Kapsel keine ausreichende Wirkung Adalat®-Infusion 5-30 mg über 4-8 Stunden.
   Steuerung der Infusion nach Blutdruckkontrollen oder Catapres-
   san® *(Clonidin)* 0,15 mg i.v. Wenn die Erniedrigung zu gering,
   nach 30 min. Catapressan® 0,70 mg bis 0,30 mg i.v., wenn guter Effekt Fortsetzung mit Catapressan®-Tabletten 300, 3 x 1 im Abstand
   von 8 Stunden, bei Blutdruckanstieg zusätzlich Catapressan® 0,15
   mg i.v.

Wichtig! Sowohl bei der Behandlung der Hypotonie als auch bei der
Hypertonie sollten große behandlungsbedingte Druckschwankungen
vermieden werden!

Zu 10. *Behandlung der Herzinsuffizienz:* Da es sich um ältere
Kranke handelt, ist die Wahrscheinlichkeit höher, daß kardiale
Erkrankungen vorliegen. Durch EKG, Röntgen-Thorax und Echokardiogramm unter Einbeziehung einer sorgfältigen Anamnese sollte
nach solchen Begleiterscheinungen gefahndet werden.

Bestand bereits eine *Digitalisbehandlung,* so sollte diese fortgesetzt werden. Bei Zeichen der Links- bzw. Rechtsherzinsuffizienz ist die Digitalisierung ebenfalls indiziert. Es muß darauf aufmerksam gemacht werden, daß eine unbehandelte Herzinsuffizienz verschlechternd auf die Hirndurchblutung wirken kann. Besonders geeignet sind Novodigal® oder Lanitop®, zunächst intravenös zu verabreichen, bei Zeichen der Niereninsuffizienz sollte *Digitoxin* (Digimerck®) der Vorzug gegeben werden. Zunächst erfolgt die Behandlung *immer intravenös.*

Zu 11. Aufgrund von Erkenntnissen randomisierter Studien kann die Behandlung von *Thrombozytenaggregationshemmern* nach der Rheomacrodex®-Behandlung empfohlen werden. Die Studien wurden mit 3 x 0,5 mg *Acetylsalicylsäure* durchgeführt. Bei dosisabhängiger Unverträglichkeit ist es erlaubt, niedriger zu dosieren. Allerdings beruht diese Empfehlung auf pharmakodynamischen Überlegungen und nicht, wie die oben erwähnten Arbeiten, auf randomisierten Studien.

Zu 12. *Lokale Katheter-Fibrinolyse:* Behandlung bei Thrombosen bzw. Embolien im vertebrobasiliären Bereich. Nach den bisherigen Ergebnissen ist die Therapie der lokalen Fibrinolyse aussichtsreich bei der progredienten Basilaristhrombose, beim embolischen Verschluß der Basilarisspitze, bei doppelseitigem Verschluß der A. vertebralis oder der kaudalen A. basiliaris. Wenig Aussicht auf Erfolg besteht bei Vorliegen der Kombination aus Verschluß beider Aa. vertebrales und zusätzlicher Basilarisembolie und beim arteriosklerotischen Verschluß der mittleren A. basiliaris (350a).

Voraussetzung für eine solche Behandlung ist der Ausschluß eines Hirnstamminfarktes durch ein Computertomogramm und ein Intervall, welches nicht länger als 5 Stunden betragen darf. Die erste diagnostische Maßnahme ist die Doppler-Sonographie, der Verdacht muß immer angiographisch gesichert werden. Die lokale Fibrinolyse im Bereich der A. carotis interna, bzw. der A. cerebri media wird zur Zeit nur in wenigen Zentren durchgeführt. Bei klarer Indikation sollte der Kontakt zu einem Zentrum aufgenommen werden. Dabei sollte bei hoher Wahrscheinlichkeit der Embolie eine Computertomographie vorgenommen werden zum Ausschluß eines schon eingetretenen Hirninfarktes, und es sollte die Zeit zwischen Symptombeginn und Diagnostik kürzer als 4 Stunden sein (119c).

Vorgehen: Nach transfemoraler Kathetereinführung wird ein dünner Katheter bis an den Ort des Verschlusses vorgeführt, die Feststellung der richtigen Lokalisation erfolgt mittels Kontrastmittelinjektion. Über den Katheter werden 50000 IE Urokinase infundiert. Die Behandlungsdauer beträgt 4–6 Stunden. Bereits während der Behandlung wird eine Heparintherapie mit 1000 E/h begonnen

und anschließend fortgesetzt. Die Therapiekontrolle erfolgt durch kleine Kontrastmittelinjektionen.
Als Kontraindikationen gelten maligner Hypertonus, subkortikale arteriosklerotische Enzephalopathie und Blutungen aus inneren Organen. Bei sehr ausgedehnten Sinusthrombosen (z. B. des Sinus sagittalis superior, Sinus rectus und Sinus transversus) und schon erheblicher Bewußtseinstrübung wird – allerdings nur innerhalb der ersten 6 Stunden nach Symptombeginn – ebenfalls die lokale Katheterlyse empfohlen.

Klinik der Subarachnoidalblutung

Die Subarachnoidalblutung setzt schlagartig ohne Prodromie mit massivem Kopfschmerz und Nackensteifigkeit ein. Außerdem können zusätzlich Übelkeit, Brechreiz, Hypertonie und Herzrhythmusstörungen auftreten. Eine initiale Bewußtlosigkeit ist nicht selten. Die Mortalität liegt bei Erstblutungen bei 40%, die Hälfte dieser Kranken verstirbt innerhalb der ersten 14 Tage. Die Patienten sind durch drei Komplikationen bedroht:
Durch Rezidivblutungen, durch arterielle Spasmen und durch Hydrocephalus communicans als Folge einer gestörten Liquorresorption. Gefäßspasmen treten direkt nach der Blutung in den ersten Stunden auf oder nach 3–7 Tagen. Für die Auslösung der frühen Spasmen werden mechanische Irritationen der Gefäßwand und Freisetzung von Serotonin verantwortlich gemacht. Die Diagnose gelingt durch Computertomographie und Angiographie.

Therapie bei Subarachnoidalblutung

1. Frühoperation.
2. Behandlung bis zur Operation: Allgemeine Maßnahmen, Sedierung, Schmerztherapie, Spasmenprophylaxe.
3. Keine Frühoperation möglich:
   a) Bettruhe.
   b) Schmerztherapie.
   c) Evtl. Blutdruckbehandlung.
   d) Spasmenprophylaxe.

Zu 1 und 2: Die *Frühoperation* kommt in den Stadien I und II und evtl. auch Stadium III innerhalb der ersten 24–48 Stunden in Betracht. Liegt ein höherer Schweregrad vor, oder ist die Zeit von 48 Stunden überschritten, so wird der Zeitpunkt für einen operativen Eingriff nach der zweiten Woche gewählt. Bis zur Frühoperation sollten die Kranken strenge Bettruhe einhalten, in einem ruhigen abgedunkelten Zimmer. Zur Sedierung wird im Abstand von 6–8 Stunden *Diazepam* (Valium®) 5 mg i. v. verabreicht. Bei Brechreiz

und Übelkeit steht Vomex®, 1 Ampulle langsam intravenös, zur Verfügung. Zur Schmerzbehandlung hat sich der Einsatz von *Buprenorphin* (Temgesic®) 0,3 mg i. v. bewährt, evtl. im Abstand von 6–8 Stunden zu wiederholen. Zur Spasmenprophylaxe wird *Nimodipin* (Nimotop®) verabreicht:
a) Initial 5 ml/h = 1 mg für 2 Stunden.
b) Danach über Perfusor 10 ml/h = 2 mg/h.
Wegen der blutdrucksenkenden Wirkung engmaschige Kontrollen. Zusätzlich antihypertensive Behandlung bei stark erhöhten Blutdruckwerten, z. B. mit Ebrantil® 1 Amp. = 30 mg i. v. bis zu Werten von 150 mmHg systolisch.

Zu 3: *Keine Frühoperation möglich,* zu spätes Eintreffen in der Klinik, Schweregrad IV–VI.
Allgemeinmaßnahmen: Schmerzbehandlungsspasmen, Prophylaxe und Sedierung wie oben.
Zusätzlich *Epsilonaminocapronsäure* 24 g/Tag bis zum 5. Tag über Perfusor, 1 g/h oder als Bolus 2 g im Abstand von 2 Stunden oder *Aprotinin* 500000 E i. v. in achtstündigem Dauertropf.
Diese Medikamente sollen dazu dienen, Gerinnungsstörungen, die zu weiteren Blutungen führen können, zu kompensieren.

Behandlung der hypertonen Massenblutung
1. Prüfung der Operationsindikation.
2. Konservative Behandlung:
   a) Hirnödembehandlung.
   b) Corticosteroide.
   c) Evtl. Behandlung von Gerinnungsstörungen.

Zu 1. Durch die sofortige computertomographische Untersuchung werden die Diagnose Blutung gesichert und Lokalisation und Ausdehnung festgestellt. Voraussetzung ist ein großer zusammenhängender Blutungsherd (besonders im Rechtshirn) oder bei Kleinhirnhemisphärenblutung. Bei kleineren Herden oder bei fehlenden oder nur geringgradigen Bewußtseinstrübungen wird die konservative Behandlung gewählt. Zur Hirnödemtherapie und Corticoidtherapie s. Abschn. „Der ischämische Insult". Allgemeine Behandlung s. Abschn. „Die Subarachnoidalblutung".

E. Überwachung

Tab. *II.-2*. Überwachung bei akuten zerebrovaskulären Prozessen.

Überwachung	Kontrollen (zeitl. Abstand)
EKG, Puls (Temperatur, Atmung)	Fortlaufend (Monitor)
Arterieller Blutdruck, Puls, Atmung	30 min für 2 Tage, dann 2 Stunden Abstand
Urinausscheidung	1 Stunde
Zentraler Venendruck	2 Stunden
Neurologischer Status	4 Stunden
Art. Blutgasanalyse	6 Stunden
Blutbild, Elektrolyte, Kreatinin, Harnstoff, Blutzucker, CK, Prothombinzeit, Thrombinzeit, Augenhintergrund	24 Stunden
Elektrophorese, Gesamteiweiß Röntgen-Thorax, BKS	Einmalig

F. Häufige Fehler

1. Mangelhafte Flüssigkeitsbilanz (Einfuhr – Ausfuhr – Kontrolle, ZVD). Durch die entwässernde Therapie kann sich eine Hypovolämie entwickeln.
2. Übersehens anderer Erkrankungen (z.B. Vergiftung, endogene Komata, Lungenembolie.
3. Orale Nahrungszufuhr bei bewußtseinsgetrübten Kranken (Aspirationsgefahr).
4. Mangelhafte Lagerung und Pflege (Entwicklung von Spätschäden).
5. Zu massive Blutdrucksenkung.
6. Verzögerte Intubation und Beatmung bei bewußtlosen Patienten.

III. Der Schock

K.-D. Grosser

1. Allgemeine Pathophysiologie des Schocks

Als Schock wird eine *akute unzureichende nutritive Durchblutung der lebens-wichtigen Organe mit nachfolgender Gewebshypoxie* verstanden (727). In der Regel ist der Schock als Folge anderer Erkrankungen anzusehen, die mehr oder minder schnell zu einer verminderten Gewebsperfusion führen.

Die *Symptomatologie* ist durch ein graduell unterschiedliches *Multi-Organver-sagen* gekennzeichnet. Dabei liegen die meßbaren Störungen im Bereich der zentralen Hämodynamik, z.b. des arteriellen Blutdruckes, des Herzzeitvolu-mens oder des zentralen Venendrucks; das eigentliche Schockgeschehen spielt sich jedoch in der Peripherie in den verschiedenen Organen ab. Trotz unter-schiedlicher Schockform und Auslösemechanismen wird der Verlauf geprägt durch eine gleichartige Reaktion im Bereich der Mikrozirkulation.

Man kann für die Minderperfusion der kapillären Strohmbahn *4 Faktoren* ver-antwortlich machen (727):
1. Ein vermindertes Schlagvolumen.
2. Ein vermindertes Blutvolumen.
3. Eine arterioläre und postkapilläre Vasokonstriktion bzw. Öffnung arterio-venöser Shunts.
4. Störung der kapillären Strombahn selbst, und zwar durch eine erhöhte Blut-viskosität, durch eine gesteigerte Kapillarpermeabilität und durch die Vor-gänge der intravasalen Koagulation.

Mit der schockbestimmenden *Mikrozirkulationsstörung* sind in den meisten Fällen (z. B. beim kardiogenen und hypovolämischen Schock) Veränderun-gen der Makrozirkulation vergesellschaftet (669). Eine Ausnahme bildet der septische Schock bzw. der Endotoxinschock, bei dem primär die Störung in der Mikrozirkulation beginnt und sekundär die Makrozirkulation anschlie-ßend betroffen wird (523).

Abgesehen von der hyperdynamischen Phase des septischen Schocks ist die erste Phase durch die *Abnahme des Herzzeitvolumens und des mittleren arteriellen Druckes* mit der entsprechenden Gegenregulation des Organismus charakterisiert. Die im Aortenbogen und im Karotissinus gelegenen Presso-rezeptoren werden durch Druckabfall, verminderte Dehnung und reduzierte Druckanstiegsgeschwindigkeit stimuliert und aktivieren den Sympatikus sowie die Nebenniere zur Ausschüttung von Adrenalin und Noradrenalin (275a); Volumenrezeptoren und Osmorezeptoren im linken Vorhof initiieren über eine verstärkte Abgabe von antidiuretischem Hormon eine intravasale Volumenzunahme.

Die *Katecholamine* führen entsprechend den Verteilungsmustern von Alpha-und Betarezeptoren zu *regional unterschiedlichen Gefäßreaktionen*. So kommt es zu einer Konstriktion der präkapillaren Arteriolen und der postkapillaren Venolen der Nieren, der Haut, der Muskulatur und des Splanchnikusgebietes. Im Bereich des Herzens und des Gehirns bleiben wegen der fehlenden oder nur gering vorkommenden Alpharezeptoren die Gefäße dilatiert, so daß die Durchblutung der lebenswichtigen Bereiche zunächst erhaltenbleibt. Der periphere Widerstand wird durch die Vasokonstriktion erhöht. Auf diese Weise wird der Blutdruckabfall abgefangen, d. h. jedoch, daß bei ausreichender Regularisierung der Blutdruck kein Parameter für das Ausmaß der Hypovolämie ist. Diese sympathikotone Reaktion wird als *Zentralisation* bezeichnet (220a).

Katecholamine beeinflussen nicht nur die Hämodynamik, sondern haben auch einen aggregierenden Effekt auf die Thrombozyten und Erythrozyten. Strömungsverlangsamung und Viskositätserhöhung verbunden mit Plasmaverlust durch die veränderte Kapillarwand und die oben angeführten Veränderungen von Thrombozyten und Erythrozyten bewirken eine *Hyperkoagulabilität und Aggregation.*

Folge der Hyperkoagulabilität ist eine *disseminierte intravasale Gerinnung.* Analog dem Verhalten von gerinnendem Blut in vitro kommt es dabei zum Verlust der Faktoren I, II, V, VII und XIII, zu quantitativen und qualitativen Plättchenstörungen und im Rahmen des gesteigerten Umsatzes zum Verbrauch, d. h. es kommt zur *Verbrauchskoagulopathie* nach Lasch (522a). Außerdem ist die *kapilläre Minderperfusion* für eine rasche Hypoxientwicklung des Gewebes verantwortlich. Die unmittelbare Folge ist ein Anstieg saurer Stoffwechselprodukte, hervorgerufen durch das Einsetzen der anaeroben Glykolyse und gefördert durch die gestörte Leber- und Nierenfunktion. Der Lactatspiegel, das Exzesslactat und der Pyruvatspiegel im Blut steigen beträchtlich an, so daß sich eine hochgradige lokale und allgemeine metabolische Azidose ausbildet. Der Abfall des pH-Wertes – der auch intrazellulär erfolgt – verändert auch die Reaktionen der Gefäßmuskulatur. Die zunächst durch die vermehrt ausgeschütteten Katecholamine konstringierten präkapillären Arteriolen werden diesen Substanzen gegenüber refraktär und dilatieren, während die Konstriktion der postkapillären Venolen aufgrund der unterschiedlichen pH-Empfindlichkeit fortbesteht (78a, 370a, 621b).

Die *Änderungen im Kapillargebiet* führen bei zunächst gleichbleibendem arteriellen Einstrom (und bei blockiertem venösen Abstrom) und infolge der hypoxiebedingten erhöhten Kapillarpermeabilität zu einem Austritt von Flüssigkeit und Plasma (durch diesen Vorgang wird der venöse Rückstrom zunehmend reduziert, so daß es zu einem weiteren Absinken des Herzzeitvolumens kommt).

Im weiteren Verlauf können diese Störungen bis zur Stagnation des Blutes führen. Werden sie nicht behoben, so sind sie gleichbedeutend mit einer kritischen Verminderung oder Aufhebung der Gewebsperfusion und Sauerstoffaufnahme in der Zelle. Folgen sind Zellfunktionsstörungen bzw. Zellnekrosen.

Im *Verhalten der Mikrozirkulation* spiegeln sich also sowohl die Kompensationsmechanismen der Hämodynamik (Vasokonstriktion und deren Folgen) als auch die nachfolgenden Dekompensationserscheinungen des gestörten Zellmetabolismus wider. Somit kann die *Mikrozirkulation als Reaktionsort als Mittelpunkt aller schockbedingten hämodynamischen und metabolischen Veränderungen* angesehen werden. Typische Organveränderungen durch Schock in der Lunge und der Niere werden in den Spezialkapiteln abgehandelt (11, 50, 521, 552, 990, 994).

2. Hypovolämischer Schock

A. Pathophysiologie

Ein hypovolämischer Schock kann durch *Blutverlust, Plasmaverlust oder Verlust von extrazellulärer Flüssigkeit* entstehen. Eine starke Minderung der extrazellulären Flüssigkeit wird herbeigeführt durch Zustände, die eine massive Exsikkose bewirken (siehe Tab. *III.-1*). Große Bedeutung kommt dem Flüssigkeitsverlust aus dem gastrointestinalen Bereich zu. Eine diagnostisch schwierige Aufgabe ist die Feststellung der Lokalisation von Blutungen „nach innen". Insbesondere, wenn kein Trauma vorliegt, sondern z.b. der Patient eine Antikoagulantienbehandlung erhält. Einen breiten Raum nehmen die Blutungen nach außen ein, wobei sich die dramatische Entwicklung in erster Linie im unfallchirurgischen Bereich abspielt. Aber auch massive Blutungen aus dem gastrointestinalen Trakt sind in der prähospitalen Notfallmedizin nicht selten und erfordern rasche und therapeutische Entscheidungen.

Beim hypovolämischen Schock besteht *immer eine Reduktion des venösen Rückstroms und folglich ein verringertes Herzzeitvolumen.* Der daraus resultie-

Tab. *III.-1.* Ursachen des hypovolämischen Schocks.

---

1. **Blutungen nach außen oder innen**
   Nach außen:
   – Blutungen aus dem gastrointestinalen Bereich:
     Ulzera, Ösophagusvarizien, Divertikel, Neoplasmen.
   – Lunge:
     Thorax- und Lungenverletzungen, Tumoren, Tuberkulose.
   – Niere und Blase:
     Tumoren, Nephrolithiasis, Prostatektomie, weibliche Genitalien, Abort, postpartal, postoperative Blutungen, Verletzungen großer Gefäße.
   Nach innen:
   – Aneurysmablutungen
   – Hämorrhagische Pankreatitis
   – Milzruptur
   – Leberruptur
   – Extrauterine Schwangerschaft
   – Weichteilblutungen (Muskeltrauma, Frakturhämatome, Gelenkblutungen bei Hämophilie)
   – Blutungen bei Antikoagulantientherapie oder hämorrhagische Diathese (nach außen oder häufig auch nach innen).
2. **Plasmaverlust** (z.B. Verbrennungen)
3. **Dehydratation:**
   – Erbrechen
   – Durchfall
   – Postoperative Drainagen
   – Peritonitis
   – Ileus
   – Pankreatitis
   – Diabetes mellitus.

---

rende Blutdruckabfall wird zunächst durch einen Anstieg des peripheren Widerstandes kompensiert. Bei stärkerem Volumenverlust – oder bei Vorschädigung – reicht jener Kompensationsmechanismus jedoch nicht aus. Im Verlauf des hypovolämischen Schocks sinkt der hydrostatische Kapillardruck ab und es tritt Flüssigkeit aus dem Gewebe in die Blutbahn. Dadurch wird eine gewisse Volumensauffüllung erreicht. Diese Volumenauffüllung wird als weiterer Kompensationsversuch aufgefaßt (621a). Bei fortschreitendem Volumenverlust reichen die oben beschriebenen Kompensationsversuche nicht aus. Die Schocksituation wird manifest. Es treten dann auch hier die sekundären hämodynamischen und metabolischen Veränderungen und die Störungen im Gerinnungssystem auf. Bei Entwicklung des Schocks bei Blutungen ist besondere Aufmerksamkeit auf die Lungenveränderung (A R D S) zu richten (Literatur 94, 394, 455a, 627, 934).

B. Diagnostische Hinweise

Tab. *III.-2.* Hypovolämischer Schock: Stadien.

Stadium I:	1. Kühle Haut, blaß, klebriger Schweiß
	2. Enge Pupillen
	3. Puls eher etwas langsam
	4. Blutdruck beginnt abzusinken
	5. Atmung nicht wesentlich verändert
	6. Leichte motorische Unruhe
	7. Halsvenen bei Flachlagerung normal
Stadium II:	1. Haut kühl, bläulich-zyanotisch
	2. Langsame Reaktion der erweiterten Pupille
	3. Kleiner fliegender Puls größer als 100/min
	4. Absinken des Blutdrucks unter 100 mmHg syst.
	5. Atmung schneller und flacher
	6. Halsvenen bei Flachliegen kollabiert
	7. Bewußtsein getrübt
	8. Oligurie
Stadium III:	Kreislaufzusammenbruch
	1. Haut fahl-grau, kalt
	2. Sehr weite, wenig reagierende Pupillen
	3. Flache schnelle Atmung
	4. Puls kaum oder nicht tastbar
	5. Blutdruck kleiner als 60 mmHg/systolisch oder nicht meßbar
	6. Halsvenen bei Flachlagerung kollabiert
	7. Bewußtseinsstörung oder Bewußtlosigkeit
	8. Anurie

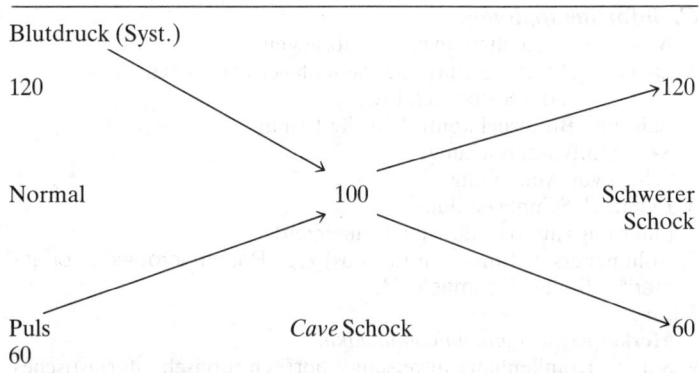

Abb. *III.-1.* Hypovolämischer Schock: Blutdruck- und Pulsveränderungen.

Bei der **Anamnese** und Untersuchung müssen sofort zwei Fragen geklärt werden:
1. Wie ist das Ausmaß des Volumenverlustes?
2. Welcher Ursache liegt dieser Volumenmangel zugrunde?

Beide Fragen sind von gleicher Wichtigkeit, da eine kausale Behandlung bereits initial von lebensentscheidender Bedeutung sein kann. Bei der Anamnese muß nach Schmerzen, Verletzungen, Durchfall, Erbrechen sowie nach dem Ausmaß des Blutverlustes gefragt werden. Außerdem sind von zunehmender Bedeutung die Frage nach Medikamenten, z. B. Plättchenaggregationshemmer, Antikoagulantien, Corticosteroide, nichtsteroidale Antirheumatika und andere zu stellen. Auch Bagatelltraumata sollten bei dieser Konstellation beachtet werden.

Bei der **Untersuchung** muß besonders auf die oben erwähnten *Schockzeichen* geachtet und gleichzeitig durch Palpation durch Thorax und Abdomen nach der Ursache gefahndet werden.

Folgende Untersuchungen sind außerdem direkt bei Aufnahme vorzunehmen:
Rotes Blutbild, wobei allerdings Hb-Werte bzw. Hämatokrit-Werte erst einige Stunden später zur Schätzung des Blutverlustes herangezogen werden können. Wichtig ist die Untersuchung des *Gerinnungsstatus* und des *zentralen Venendruckes.* Weiterhin soll bei unklarer Blutungslokalisation eine *Röntgenaufnahme von Thorax und Abdomen,* sowie eine sonographische Untersuchung der Bauchorgane erfolgen. Alle weiteren Untersuchungen richten sich nach der Grundkrankheit.

C. Sofortmaßnahmen

1. Atemwege freihalten, eventuell absaugen.
2. Lagerung: Flachlagerung oder Seitenlagerung bei Schock
   oder Schockgefahr.
3. Puls- und Blutdruckkontrollen alle 10 min.
4. Sauerstoffverabreichung.
5. Schutz vor Abkühlung.
6. Eventuell Schmerzstillung.
   (allerdings nur bei stärksten Schmerzen).
7. Volumenersatz (immer intravenös) z. B. Rheomacrodex®, Longo-
   steril® 75 oder Plasmasteril®.
8. *Cave:*
   Merke: *Keine Sympathicomimetika.*
9. Sofort Krankenhauseinweisung, dort chirurgisch-internistisches
   Konsil bzw. Behandlung.

Merke: Bei ausgeprägtem Schock über mehrere Venenzugänge Volumensubstitution.

D. Intensivtherapie

Voraussetzung für Intensivtherapie:
1. Vena-cava-Katheter.
2. Blasenkatheter.
3. Respirator bereitstellen.
4. Eventuell Pulmonaliskatheter.
5. Möglichkeit der Sofortdiagnostik
   (Röntgen, Endoskopie, Ultraschall, Angiographie).
6. Arterielle Blutgasanalyse.

Therapieschema

1. Lagerung.
2. Volumensubstitution – Sauerstoff.
3. Korrektur der Azidose.
4. Behandlung der Grundkrankheit.
5. Respiratorbehandlung.
6. Eventuell Heparin.

Zu 1. *Lagerung:* Flachlagerung, bzw. Oberkörper leicht angehoben,
die Beine können etwas angehoben werden.

Zu 2. *Volumensubstitution:* Die Volumensubstitution richtet sich nach
dem Blutverlust bzw. dem zentralvenösen Druck und arteriellem
Blutdruck.

a) *Verlust von Plasma, Wasser, Elektrolyten* nach klinischer und hämodynamischer Untersuchung initial durch kolloidale Lösungen, z.B. *Dextran,* nach Stabilisierung Elektrolytsubstitution.

b) Blutverluste von *weniger als 30% des Blutvolumens, Plasmalösung* oder *kolloidale Plasmaersatzlösung.* Die Dosis soll auf 1.000 ml je Kolloidart beschränkt sein, z.B *Plasmaproteinlösung* (P P L) oder *Humanalbumin* und Macrodex® 6%. Bei weiterbestehender Blutung sofort Blutgruppenbestimmung und Vorbereitung von Bluttransfusion oder Erythrozytenkonzentration.

c) Bei Blutverlusten von mehr *als 30% des Blutvolumens.* Bei ausgeprägtem Schock *Volumenzufuhr über mehrere Venen* unter Anwendung einer Druckmanschette am Infusionsbeutel. Blut und Plasmalösung oder kolloidale Plasmalösung im Verhältnis 1 : 1. Bei Volumenersatz von mehr als 3.000 ml Blut und Plasmalösung im Verhältnis 2 : 1. Für diese Situation kann nur sehr eingeschränkt kristalloide Lösungen in Betracht kommen und nur im Zusammenhang mit Erythrozytenkonzentraten.

Zu 3. *Korrektur der Azidose:* Nach Bestimmung des pH-Wertes und des Base-Excess entsprechend der Berechnung 1/3 des Körpergewichtes x negativem BE = mval *Natriumbicarbonat.*

Zu 4. *Behandlung der Grundkrankheit:* Insbesondere bei akuten Blutungen. Hat gleichrangig mit den oben erwähnten Behandlungsmaßnahmen zu erfolgen (s. a. bei gastrointestinalen Blutungen).

Zu 5. *Respiratorbehandlung:* Die Respiratorbehandlung wird vor allem bei polytraumatisierten Kranken mit Blutungen in Betracht kommen. Hierbei wird die frühzeitige Beatmung dringend empfohlen.

Zu 6. Eine *Heparinbehandlung* verbietet sich bei allen akuten Blutungen, dagegen ist sie bei Dehydratation oder Plasmaverlusten indiziert, z.B. *Heparin* 500 Einheiten pro Stunde.

E. Überwachung
Siehe S. 288.

Häufige Fehler
1. Anwendung von vasokonstriktorischen Substanzen (führt zur weiteren Verschlechterung der peripheren Durchblutung).
2. Alleinige Anwendung von kristalloiden Lösungen, Flüssigkeit geht schnell in das Gewebe, Gefahr des Lungenödems.
3. Unzureichende Überwachung des zentralen Venendruckes.
4. Keine Berücksichtigung der kardialen Situation bei Herzkranken. Bei diesen Kranken immer ein Pulmonaliskatheter applizieren.

3. Septischer Schock

A. Pathophysiologie

Bei Infektion mit *gramnegativen* Bakterien (seltener bei grampositiven und anderen Erregern) ist der septische Schock eine gefürchtete Komplikation. Betroffen werden hauptsächlich abwehrgeschwächte Kranke mit Diabetes mellitus, nach vorausgegangenen Operationen (auch postportal) mit malignen Tumoren oder Verbrennungen, außerdem Kranke mit Blasenkatheter, oder i.v. Verweilkathetern. Häufig ist die Eintrittsforte der Urogenitaltrakt.

An **Erreger** sind zu nennen:

a) *Gramnegative* Erreger: E. coli, Aerobacter aerogenes, Klebsiellen, Proteus, Pseudomonas aeruginosae, Meningokokken.

b) *Grampositive Erreger:* Staphylococcus aureus, Streptococcus haemolyticus, Pneumococcus.

Die Auslösung des Schocks erfolgt bei den gramnegativen durch die freiwerdenden *Endotoxine,* bei den grampositiven durch die *DNA-Oligonukleotide,* Bestandteile der Bakterien, die beim Untergang freigesetzt werden (10).

Im Gegensatz zu allen anderen Schockformen ist in der Frühphase eine *hyperdynamische Form* zu beobachten mit rosigem Aussehen, trockener und warmer Haut und guter Venenfüllung, normales bis erhöhtes Herzzeitvolumen, normalem oder leicht erniedrigtem Blutdruck und respiratorische Alkalose. Auffallend ist eine Hyperventilation und Fieber. Dabei kann allerdings das Bewußtsein schon leicht eingeschränkt sein. Im weiteren Verlauf, der sich über Stunden, selten über Tage, entwickelt, vollzieht sich dann der Übergang in die hypodynamische Form mit kalter, schlecht durchbluteter Haut, besonders an den Extremitäten, niedrigem Blutdruck mit kleiner Amplitude, Tachykardie, Oligurie bzw. Anurie. Das Herzzeitvolumen ist erniedrigt, der periphere Widerstand erhöht. Es liegt eine *metabolische Azidose vor. Bereits im hyperdynamischen Stadium kommt es zu Störungen im Gerinnungssystem,* die dann im 2. Stadium nicht selten den weiteren Verlauf entscheidend bestimmen. Bei entsprechender Untersuchung wird eine erniedrigte Thrombozytenzahl und eine Erniedrigung des Fibrinogens sowie der Faktoren II, V, VIII und X gefunden. (Literatur 10, 11, 94, 298, 411, 520, 990).

B. Diagnostische Hinweise

Bei der Untersuchung ist auf Hinweise für Sepsis (Fieber, Schüttelfrost) bei bakterieller Infektion zu achten. Die hyperdyname Form liegt praktisch bei allen hochfieberhaften Zuständen vor, so daß zusätzlich und in kurzen Abständen die Gerinnungsfaktoren bestimmt werden sollten.

Gerinnungsfaktoren:
Thrombozyten, Fibrinogen, Quick-Wert, Thrombinzeit, partielle Thrombinzeit, Antithrombin III.

Außerdem muß auf Entwicklung von *Schockzeichen* geachtet werden. Gleichzeitig muß eine *bakteriologische* Untersuchung mit der Resistenzbestimmung durchgeführt und geprüft werden, ob und in welcher Form eine Sanierung des bakteriologischen Herdes möglich ist.

C. Sofortmaßnahmen

1. Lagerung: Flachlagerung. 2. Venöser Zugang. 3. Sauerstoff-Therapie. 4. Volumen-Zufuhr, Plasma und Dextran-Lösungen. 5. Eventuell Korrektur der metabolischen Azidose.

D. Intensivtherapie

Voraussetzung für die Behandlung:
a) Vena-cava-Katheter. b) Eventuell Pulmonaliskatheter (HZV). c) Blasenkatheter. d) Respirator bereithalten. e) Eventuell Magensonde. f) Arterielle Blutgasanalyse. g) Schnelle Bestimmung der Gerinnungsfaktoren.

Therapieschema:

1. Antibiotikabehandlung.
2. Heparinbehandlung.
3. Therapie mit Immunglobulinen.
4. Infusionstherapie.
5. Corticosteroide.
6. Vasoaktive Substanzen.
7. Ausgleich von Azidose und Elektrolytstörung.
8. Operative Behandlung.
9. Respiratortherapie.

Zu 1. *Antibiotikabehandlung:* Eine Antibiotikabehandlung sollte möglichst gezielt erfolgen. Dies ist initial möglich bei bekanntem Erreger und dementsprechenden Resistenzbestimmungen. Rasche Hinweise können durch mikroskopische Untersuchungen von Abstrichen und Punktionsmaterial oder Sputumgewinnung bei bronchoskopischen Untersuchungen gewonnen werden. Bei den meisten Infektionen sind die Erreger zunächst unbekannt (Blutentnahmen zur Erregeridentifizierung und zu Erregerresistenzbestimmung!). Die Untersuchungsergebnisse können nicht abgewartet werden. Bei eindeutigem infektiösen Krankheitsbild sofort mit einer antibiotischen Behandlung beginnen. Es sollte stets eine Kombinationstherapie der Monotherapie vorgezogen werden, da dadurch das Wirkungsspektrum erweitert wird und ein synergistischer Effekt erreicht werden kann (821a, 880a). (Genaue Auskunft über die Behandlung bei bekanntem und bei unbekanntem Erreger gibt die spezielle Literatur [844]).

Zu 2. Aufgrund der bisherigen experimentellen und klinischen Erfahrungen kann als gesichert gelten, daß die *Heparinbehandlung* entscheidend zur Überwindung des septischen Schockes und seinen Auswirkungen beitragen kann. Aus diesem Grund ist zu raten, daß schon bei Verdacht auf das Vorliegen eines septischen Schocks (also bereits in der hyperdynamen Phase) die Heparinisierung einzuleiten (673). Die Zufuhr sollte über einen Perfusor erfolgen: 100 E/kg/24 h Heparin i.v.

Zu 3. *Therapie mit Immunglobulinen:* Die bisher vorliegenden Studien lassen keine signifikante Verbesserung der Letalität, wohl aber des klinischen Verlaufes erkennen (844 b, 989 a).

Zu 4. *Infusionstherapie:* Unter zentraler Volumenkontrolle (2 VD) sollte eine Volumenzufuhr durchgeführt werden (der obere Wert von 14 cm H_2O sollte nicht überschritten werden).

Zu 5. Eine *Corticosteroidbehandlung* wird – im Gegensatz zu anderen Schockformen – beim septischen Schock empfohlen. z.B. Solu-Decortin® 2 × 500 mg i.v. pro Tag. Nach neueren Studien wird diese Behandlung kontrovers beurteilt. Sehr wichtig ist die Behandlung bei Patienten mit Nebennierenrindeninsuffizienz (chron. Steroidbehandlung oder Nebennierenrindenaffektion durch Sepsis, 821 a).

Zu 6. Konnte durch die Volumensubstitution keine Normalisierung des arteriellen Druckes erreicht werden, so wird die Behandlung mit *Dopamin* eingeleitet, bis zu 6 µg/kg/min. Reicht diese Dosis nicht aus – weitere Steigerung auf 10 µg/kg KG/min bei gleichzeitiger Verabreichung von *Dobutamin* (Dobutrex®) 10–12 µg/kg KG/min. Bleibt der Blutdruck im hypotonen Bereich: Adrenalin 10–50 µg/min.

Zu 7. Die *Substitution von alkalisierenden Substanzen und Elektolyten* erfolgt nach Bestimmung der Werte. Bei der Behandlung der metabolischen Azidose wird *Natriumbicarbonat* eingesetzt.

Zu 8. *Operative Behandlung:* Eine chirurgische Sanierung sollte so rasch wie möglich erfolgen, da sonst damit gerechnet werden muß, daß trotz Antibiotikabehandlung von dort immer neue Erregerausbreitungen erfolgen.

Zu 9. Bei Beginn der respiratorischen Insuffizienz sollte die Frage der Beatmung geprüft werden. Da nicht selten beim toxischen Schock eine Lungenbeteiligung beobachtet wird, muß die Indikation zur *Respirationstherapie mit PEEP-Beatmung* großzügig gestellt werden.

E. Überwachung
Siehe S. 288.

F. Häufige Fehler
1. Zu langes Zögern oder Unterlassen der Heparinbehandlung.
2. Verzögerung der Respiratortherapie.
3. Unzureichende Kontrolluntersuchung der hämodynamischen Werte.

4. Anaphylaktischer Schock

A. Pathophysiologie
Generalisierte Antigen/Antikörperreaktion vom Soforttyp, die bis zum Schock bzw. Kreislaufstillstand führen kann. Durch allergisch bedingte Mastzellen-Degranulation werden Histamin, Serotonin und Bradykinin freigesetzt. Die Wirkung dieser Substanzen besteht in einer generalisierten Vasodilatation (mit Erniedrigung des systolischen und diastolischen arteriellen Druckes) infolge starker Erniedrigung des peripheren Widerstandes und in einer Hämokonzentration. Begleitend können andere allergische Reaktionen wie Hautjucken, Durchfall, Bronchospastik auftreten.

Als *auslösende Allergene* sind zu nennen:
- Antibiotika.
- Lokalanästhetika.
- Jodhaltige Kontrastmittel.
- Kolloidale Volumenersatzlösungen.
- Insekten- und Schlangengifte.
- Seren.
- Vakzine.
- Organextrakte u.a.

Die allergische Reaktion kann in *vier Schweregrade unterteilt werden* (416b):
Stadium 1. Allgemeinsymptome wie Schwindel, Kopfschmerz, Tremor und Hautreaktion, z.B. Erythem, Flush, Juckreiz, Ödem.
Stadium 2. Zusätzlich: Gastrointestinale Reaktion wie Übelkeit, Erbrechen, Durchfall und Blutdruckerniedrigung mit Tachykardie.
Stadium 3. Zusätzlich: Bronchokonstriktion und Schockentwicklung.
Stadium 4. Herz- und Kreislaufstillstand.
Diese Erscheinungen können Sekunden bis Minuten nach Kontakt mit dem Allergen auftreten. Dabei werden nicht immer alle Stadien durchlaufen. So kann z.B. nur Stadium 1 oder 2 auftreten, auf der anderen Seite kann sich direkt Stadium 3 oder sogar Stadium 4 einstellen. Die Kenntnisse der Stadien sollte dazu dienen, die Kranken gezielt nach allergischen Reaktionen zu fragen, da z.B. Stadium 1 und 2 von den Laien nicht unbedingt als allergische Reaktion gedeutet wird.

B. Diagnostischer Hinweis

Bei Kenntnis der Stadien erübrigt sich eine ausgedehnte Anamnese; nach Auskultation des Herzens und der Lunge sowie einer Blutdruckmessung ist *sofort mit der Behandlung zu beginnen.*

C. Sofortmaßnahmen

Die Behandlung erfolgt *nach den Schweregraden:*
Stadium 1 und 2: Solu-Decortin® H 250 mg i.v., *Calcium gluconicum* 10 ml langsam i.v.
Stadium 3: Suprarenin® (1 : 1000) 1 ml i.v. (Amp. 1,0 in 10 ml physiologischer Kochsalzlösung verdünnen, in Abständen von wenigen Minuten 1 ml injizieren).
Solu-Decortin® 250 mg i.v.
Volumenverabreichung, z.B. 5 %ige *Humanalbuminlösung.*
Stadium 4: Reanimation.
Ab *Stadium 2 sollte die stationäre Behandlung* erfolgen. Immer ärztliche Begleitung zur Klinik.

D. Intensivtherapie

Voraussetzung für Therapie:
EKG
Venöser Zugang
Defibrillator und Intubationsbesteck bereitstellen.

Therapieschema:

Stadium 1 und 2: Wie Soforttherapie.
Stadium 3:
1. Volumenverabreichung, *Humanalbumin* 5 % 250 ml i.v. und *Plasmaproteinlösung* 250 ml, eventuell wiederholen.
2. Gleichzeitig: Suprarenin® (1 : 1000) 0,1 ml verdünnt mit 10 ml Kochsalzlösung.
3. Solu-Decortin® H 250 mg i.v., eventuell einmal wiederholen.
4. Inspektion der Mundhöhle, Larynxödem = Intubation.
5. Bei starkem Bronchospasmus: *Aminophyllin* 0,24 g i.v., 1 Amp.

Zu Stadium 3:

Zu 1. Innerhalb kürzester Zeit stellt sich durch die gestörte Kapillarwandpermeabilität ein Volumenmangel ein, der stets einer sofortigen Behandlung bedarf. *Kolloidale Volumenersatzlösungen* dürfen *nicht* verabreicht werden, da diese als Allergene wirken können. Aus diesem Grund wird empfohlen:
Humanalbumin 5 %, 250 ml i.v. und *Plasmaproteinlösung* 250 ml i.v. Eventuell nach Kontrolle des zentralen Venendruckes wiederholen.

Zu 2. Suprarenin® (1 : 1000) 0,1, 1 Amp. enthält 1,0 mg, diese wird mit 10 ml physiologischer Kochsalzlösung verdünnt und dann je 1 ml im Abstand von wenigen Minuten intravenös verabreicht.

Zu 3. *Corticosteroide* in Form von Solu-Decortin® wird sofort verabreicht in einer Dosis von 250 mg i.v.

Zu 4. Bei der klinischen Untersuchung muß auf einen *inspriratorischen Stridor* geachtet werden und eine sorgfältige Inspektion der Mundhöhle vorgenommen werden, da – wenn auch selten – ein Larynxödem auftreten kann. Besteht ein inspiratorischer Stridor, liegt eine bedrohliche Einengung vor und die Intubation ist erforderlich.
Merke: Ein Larynxödem kann sich innerhalb von Minuten zu einem lebensbedrohlichen Zustand entwickeln.

Zu 5. Gelingt es trotz der Maßnahmen 2 und 3 nicht, eine Besserung der *Bronchospastik* zu erreichen oder kommt es sogar zu einer Verschlechterung, so ist es erforderlich, *Aminophyllin* z.B. Euphyllin® 0,24 g langsam i.v. zu injizieren.

Zu Stadium 4. *Reanimation:*
Ein Herzstillstand kann sich innerhalb von Minuten nach einer i.v. Injektion eines Allergens einstellen. Eine Intubation und Herzmassage sollte sofort erfolgen; wenn möglich, sollte sofort festgestellt werden, ob *Kammerflimmern* vorliegt, um eine rasche *elektrische Defibrillation* anschließen zu können. Über den endotrachealen Tubus sollte dann Suprarenin® 1 ml = 1 Amp., aufgelöst in physiologischer Kochsalzlösung, intratracheal appliziert werden. Die weitere Reanimation geht nach den heute üblichen Richtlinien (siehe S. 84) vor sich.

E. Überwachung
Siehe S. 288.

F. Häufige Fehler
1. Verkennung der Situation des drohenden Herzstillstandes und verzögerte Therapie.
2. Mangelhafte Bereitstellung von Medikamenten und Intubationsbesteck.

5. Kardiogener Schock

A. Pathophysiologie
Der kardiogene Schock wird durch eine *primäre Einschränkung* des *vom Herzen ausgeworfenen Blutvolumens* hervorgerufen. Für diesen Zustand kom-

Tab. *III.-3.* Ursachen des kardiogenen Schocks.

I. *Akute Beeinträchtigung der Förderleistung des Herzens:*
 1. Akuter Myokardinfarkt
 2. Tachykarde und bradykarde Rhythmusstörungen
 3. Herzklappenfehler
 4. Akuter Ventrikelseptumdefekt (Myokardinfarkt)
 5. Myokarditis
 6. Kardiomyopathie

II. *Akute Behinderung der Füllung des Herzens:*
 1. Lungenembolie
 2. Herzbeuteltamponade
 3. Rechtsherzinfarkt

---

men eine Reihe von Ursachen in Betracht (Tab. *III.-3*), wobei einmal die akute Beeinträchtigung der Förderleistung durch verschiedene krankhafte Zustände bedingt sein kann und andererseits eine akute Behinderung der Füllung des Herzens mit der Folge eines abrupt reduzierten Auswurfvolumens verantwortlich gemacht werden muß (126).

Am häufigsten tritt bei der ersten Gruppe als Ursache der akute Herzinfarkt auf. Hierbei handelt es sich in Folge einer ausgedehnten myokardialen Schädigung um ein *primäres Pumpversagen des linken Ventrikels.* Ein durch Rhythmusstörungen ausgelöster Schockzustand wird häufiger bei tachykarden Rhythmusstörungen beobachtet. Dabei wird sich um so schneller und stärker der Schockzustand entwickeln, je mehr das Myokard des linken Ventrikels vorgeschädigt ist. Das gleiche gilt für die allerdings seltener zum Schock führende Bradykardie. Die in Tab. *III.-3* unter 3.-6. aufgeführten Krankheitsgruppen führen nur selten zur Schocksituation. Im Gegensatz zum Herzinfarkt geht bei diesen eine längere – mindestens jedoch einige Tage dauernde – klinisch manifeste Krankheitsphase voraus, bis dann relativ rasch die Dekompensation mit Schocksymptomatik eintritt.

Unter den Ursachen, die infolge einer akuten Behinderung der Füllung des Herzens zum Schock führen, ist als häufigste und wichtigste die *Lungenembolie* anzuführen. Diese akute Schocksymptomatik kann sich innerhalb kürzester Zeit aus völligem Wohlbefinden entwickeln. Im Gegensatz dazu werden sich Schockzustände bei Herzbeuteltamponaden, bedingt durch Perikarditis exsudativa und auch bei Rechtsherzinfarkt, nur selten in diesem rasanten Tempo einstellen: in der Regel geht doch eine kürzere Zeit (bei Infarkt) oder längere Zeit (bei Herzbeuteltamponade) mit entsprechenden Symptomen voraus.

Im Vordergrund des Schockgeschehens steht bei dieser Schockform die *massiv gestörte Hämodynamik* (90, 260, 340, 688). Durch die insuffiziente Pumpfunktion bzw. Obstruktion (bei Behinderung der Füllung) sinkt das Herzzeitvolumen auf Werte unter 2 l/min ab. Der Herzindex liegt zwischen 1,5 und 1,8 l/min/m². Mit dieser akuten Reduktion des HZV ist immer eine erhebliche Erniedrigung des arteriellen Druckes verbunden. Im Gegensatz zu

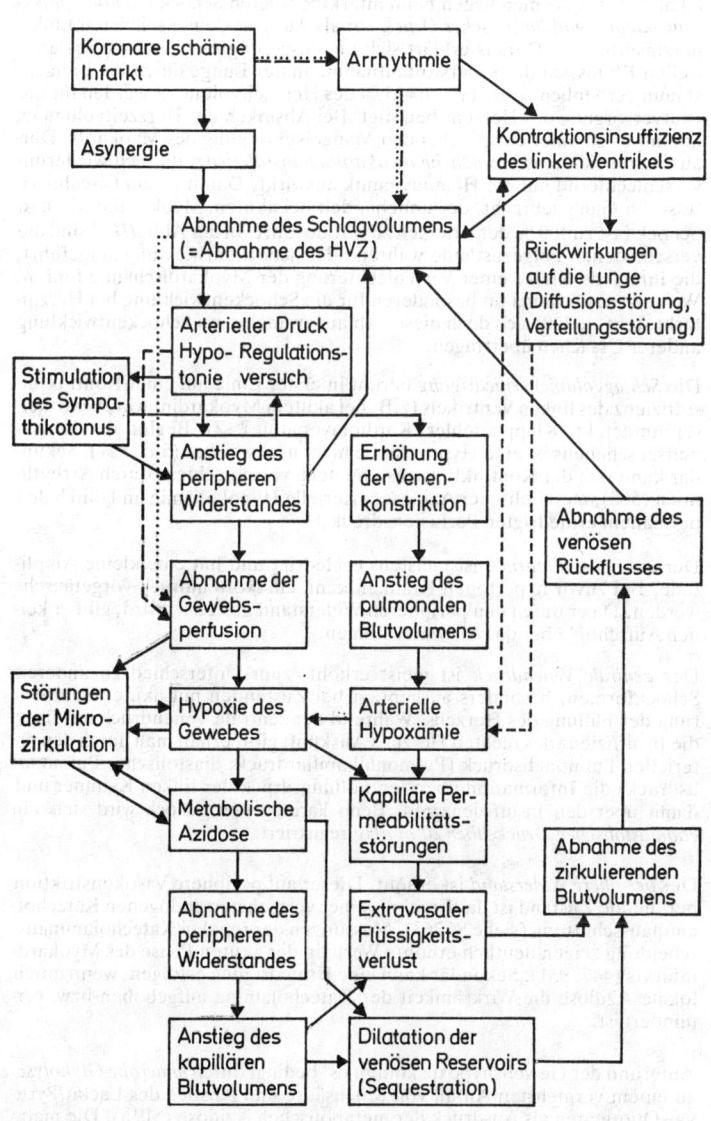

Abb. *III.-2.* Pathogenese des kardiogenen Schocks.

allen anderen Formen liegen beim infarktbedingten Schock ein *hoher links-ventrikulärer enddiastolischer Druck* vor als Ausdruck einer schweren Links-herzinsuffizienz. Daraus erklärt sich die ausgeprägte *Hypoxämie* des arte-riellen Blutes, da die Sauerstoffaufnahme in der Lunge durch die Lungen-stauung erheblich gestört ist. 10-15 % des Herzzeitvolumens werden für die Blutversorgung des Herzens benötigt. Bei Absinken des Herzzeitvolumens kommt es zu einer entsprechenden Mangelversorgung des Myokards. Dar-aus ergibt sich eine *zusätzliche myokardiale Insuffizienz,* die sich wiederum verschlechternd auf die Hämodynamik auswirkt. Damit ist ein Circulus vi-tiosus in Gang gebracht, der unbehandelt bei akutem Myokardinfarkt und Schock fast zu 100 % der Kranken zum Tode führt. In der Abb. *III.*-2 sind die verschiedenen Folgezustände während der Schockentwicklung aufgeführt, die ihrerseits alle zu einer Verschlechterung der Myokardischämie führen. Wenn dieses Schema im besonderen für die Schockentwicklung bei Herzin-farkt steht, so läßt sich doch dieser Ablauf zwanglos auf Schockentwicklung anderer Ursachen übertragen.

Die *Schlagvolumenerniedrigung* beruht in erster Linie auf einer Kontraktin-suffizienz des linken Ventrikels (z.B. bei akutem Myokardinfarkt, Ventrikel-septumdefekt, Klappenfehler, Kardiomyopathie). Zu Beginn des Krank-heitsgeschehens ist eine Hypovolämie nicht nachweisbar (585, 821). Sekun-där kann sich der Kontraktionszustand noch verschlechtern durch Arrhyth-mien (568), metabolische Azidose, arterielle Hypokaliämie und durch den permanent erniedrigten Perfusionsdruck.

Der *arterielle Blutdruck* ist meistens erniedrigt und hat eine kleine Ampli-tude. Bei zuvor hypertonen Kranken kann ein Normaldruck vorgetäuscht werden. Da er durch den peripheren Widerstand gesteuert wird, gibt er kei-nen Aufschluß über das Auswurfvolumen.

Der *zentrale Venendruck* ist meist erhöht, zum Unterschied zu anderen Schockformen, besonders ausgeprägt bei Zuständen mit akuter Behinde-rung der Füllung des Herzens. Während der zentrale Venendruck nur über die Insuffizienz des rechten Herzens Auskunft gibt, erhält man durch den ar-teriellen Pulmonalisdruck (Pulmonalkapillardruck, diastolischer Pulmona-lisdruck) die Information über den Füllungsdruck der linken Kammer und damit über den Insuffizienzgrad. Beim kardiogenen Schock wird stets ein *enddiastolischer Druck über 20 mmHg* registriert.

Der *periphere Widerstand* ist erhöht. Dieser auf periphere Vasokonstriktion beruhende Zustand ist das Ergebnis einer vermehrten endogenen Katechol-aminausschüttung (siehe S. 263). Messungen der renalen Katecholaminaus-scheidung zeigen deutlich erhöhte Werte in der akuten Phase des Myokard-infarkts (447, 931). Sekundär kann eine Erniedrigung erfolgen, wenn durch lokale Azidose die Wirksamkeit der Katecholamine aufgehoben bzw. ver-mindert ist.

Aufgrund der Gewebshypoxie kommt es, bedingt durch *anaerobe Glykolyse,* zu einem vermehrten Anfall von Milchsäure und Anstieg des Lactat/Pyru-vat-Quotienten als Ausdruck der metabolischen Azidose (519 a). Die meta-bolische Azidose wirkt negativ inotrop und begünstigt wahrscheinlich das Auftreten von Arrhythmien durch die intrazelluläre Elektrolytänderung.

Die Ursachen der *Oligurie und Anurie* sind sehr wahrscheinlich auf den erniedrigten Perfusionsdruck und die katecholaminbedingte Vasokonstriktion zurückzuführen. Man spricht von einer *Niere im Schock,* wenn nach Beendigung der schädigenden Einflüsse die Nieren wieder arbeiten und von einer Schockniere, wenn nach Behebung die Zeichen des akuten Nierenversagens bestehen bleiben (siehe auch akutes Nierenversagen).
Die *Störung der Nierenfunktion* in Form der Oligurie oder Anurie haben neben anderen Komplikationen, z.B. Anstieg der harnpflichtigen Substanzen, Urämie zur Folge, daß eine diuretische Therapie bei Lungenstauung bzw. Lungenödem nicht durchgeführt werden kann (831). Außerdem bestehen für die Zufuhr von Flüssigkeit sehr enge Grenzen (Zentrale Venendruckkontrolle).

Die *Trübung des Sensoriums* ist als Ausdruck der zerebralen Mangeldurchblutung aufzufassen. Die Mangeldurchblutung ist nicht ausschließlich ein Blutdruckproblem, da für eine normale zentrale Zirkulation ein arterieller Mitteldruck von 60 mmHg ausreicht, sondern ein Blutdurchflußproblem. So ergibt sich hieraus, daß in erster Linie eine zerebrale Störung auf einem zu geringen Auswurfvolumen beruht.

B. Diagnostische Hinweise
Unabhängig von der Ursache sind die **Symptome** des Schockzustandes gleich (Tab. *III.-4).* Die Kranken bieten eine blasse, kaltschweißige und zyanotische Haut. Es besteht meist eine regelmäßige Tachykardie, der Blutdruck ist häufig stark erniedrigt mit kleiner Amplitude. Die Atemnot ist selten stark ausgeprägt. Sie ist verbunden mit einem Unruhezustand. Die Bewußtseinslage ist zunächst klar, später kommt es zu leichten Eintrübungen.
Die *hämodynamischen Parameter* sind beweisend für den kardiogenen Schock. Der Pulmonalarteriendruck (PC-Druck) ist immer über 15-20 mmHg erhöht, Ausnahme Lungenembolie, Perikardtamponade. Der Herzindex ist immer unter 2 l/min/m^2. Der zentrale Venendruck ist erhöht.

Tab. *III.-4.* Schockzeichen.

Blasse, zyanotische, feucht-kühle Haut (besonders der Extremitäten)
Tachykardie
Arterielle Hypotonie mit kleiner Blutdruckamplitude
Dyspnoe
Unruhe
Bewußtseinsstörung
Hypoxämie
Oligurie – Anurie
Metabolische Azidose

Die *arterielle Blutgasanalyse* zeigt eine PO_2-Druckerniedrigung um 70 mmHg, bei Lungenembolie meist stärker ausgeprägt. Außerdem kann dadurch die metabolische Azidose genau beurteilt werden. Durch einen Blasenkatheter wird die ständige *Urinproduktion* gemessen, meist weniger als 30 ml/Std.

Neben den beschriebenen Schockzeichen können durch Anamnese Symptome und Befund *zusätzliche Information* gewonnen werden, die die einzelne Ursache zu klären imstande ist.

Beim kardiogenen Schock *bei Herzinfarkt* weist häufig die Anamnese durch vorbestehende Angina pectoris oder früher erlebten Myokardinfarkt auf den frischen Myokardinfarkt hin. Einleitend wird praktisch immer ein akut einsetzender, heftiger retrosternaler Schmerz verspürt, mit oder ohne Ausstrahlung, verbunden mit Angstgefühl und Palpitation.
Die *Untersuchungsbefunde* ergeben die Zeichen der Linksinsuffizienz, bestätigt durch die Pulmonalarterienmessung und die HZV-Bestimmung und eine Tachykardie.
Im *EKG* zeigen sich die Zeichen des akuten Myokardinfarktes. Zusätzlich sich verschlechternd auswirkende Rhythmusstörungen werden ebenfalls durch das EKG erfaßt.

Die Schockentwicklung *bei Herzklappenfehlern* vollzieht sich etwas langsamer und wird durch übermäßige Anstrengung oder akute Krankheiten (meist Infektionen) ausgelöst. Der Herzklappenfehler ist meist bekannt. Zu den Schockzeichen sind vor allem die rasch zunehmende Einflußstauung, die ausgeprägte Atemnot zu beobachten.
Bei der *Untersuchung* fällt das typische Herzgeräusch auf. Außerdem wird die Links- und nicht selten auch eine Rechtsherzinsuffizienz festgestellt.
Im *EKG* häufige Rhythmusstörungen. Eine weitere wichtige Untersuchungsmaßnahme ist die *Echokardiographie*.
Hämodynamische Untersuchungen tragen zur Sicherung der Diagnose bei.

Die klinischen und hämodynamischen Symptome bei kardiogenem Schock *bei akutem Ventrikelseptumdefekt (bei Myokardinfarkt)* entsprechen denen des Myokardinfarktes. Zusätzlich ist pathognomonisch das typische *parasternale Preßstrahlgeräusch zu auskultieren*. Durch Blutentnahmen im rechten Vorhof, rechten Ventrikel und in der Pulmonalarterie ist die Diagnose zu sichern, da ein O_2-Sättigungssprung in der Pulmonalarterie deutlich nachzuweisen ist. Die akute *Mitralinsuffizienz durch Papillarmuskelabriß während des akuten Herzinfarktes ist dadurch abzugrenzen. Die Differenzierung durch die Auskultation* kann nicht immer mit Sicherheit vorgenommen werden, die hohe

V-Welle in der PC-Kurve und die konstante O_2-Sättigung in allen Bereichen des rechten Herzens sprechen für eine Mitralinsuffizienz. Durch die *Echokardiographie* kann die Diagnose eindeutig gestellt werden.

Der kardiogene Schock *bei Myokarditis und bei Kardiomyopathie* ist eine Rarität. Nie wird eine Schockentwicklung so dramatisch ablaufen wie beim Myokardinfarkt, so daß immer noch genügend Zeit für die Diagnostik bleibt. Schnelle und sichere Aussagen werden durch die *echokardiographische Untersuchung* gewonnen.

Bei den Formen von *chronischen Herzerkrankungen* sind besonders die Kranken mit Herzwandaneurysma zu erwähnen, bei ihnen können als Schock auslösende Ursachen Herzrhythmusstörungen eine Rolle spielen. Besonders die ventrikuläre Tachykardie ist zu 90 % als Ursache anzusehen.

Der *Schock bei Lungenembolie* ist bei dem Kapitel „Lungenembolie" abgehandelt. Hier wird die Tachypnoe und die Einflußstauung im Vordergrund der Symptomatik stehen. Bei der hämodynamischen Untersuchung wird ein erhöhter pulmonal-arterieller Druck registriert bei normalem PC-Druck; allerdings gelingt nicht immer die PC-Druckregistrierung.

Bei deutlichen Zeichen der *Rechtsherzinsuffizienz ohne Hinweis auf eine Lungenembolie* sollte an die *Pericarditis exsudativa* gedacht werden. Durch Echokardiographie kann die qualitative und quantitative Diagnose gestellt werden. In der Verlaufsbeobachtung ist das entscheidende Kriterium der ansteigende zentrale Venendruck bei abfallendem arteriellen Druck.

C. Sofortmaßnahmen
Generelle Allgemeinmaßnahmen:
Lagerung: Oberkörper leicht angehoben.
Sauerstoff: 3-4 l/min über Nasensonde.
Sedierung: Valium® 5 mg i.v.

Spezielle Maßnahmen: s. Tab. *III.-5.*

D. Intensivtherapie
Voraussetzung für Behandlung:
1. Vena-Cava-Katheter.
2. Pulmonaliskatheter (HZV-Bestimmung).
3. Blasenkatheter.
4. Arterielle Blutgasanalyse.
5. Respiratortherapie.

Tab. *III.-5.* Spezielle Sofortmaßnahmen.

Ursachen	Behandlung
Herzinfarkt (Myokarditis)	Schmerzmittel, z.B. *Morphinum hydrochloricum,* eventuell Xylocain®, *Dobutamin*-Infusion *Dopamin*-Infusion
Hochgradige Tachykardie Bradykardie	*Kammertachykardie:* Xylocain® 100 mg *Tachyarrhythmie u. Vorhofflattern:* Digitalis z.B. Novodigal® 0,4-0,8 mg i.v. + Isoptin® 5-10 mg i.v. *Supraventrikuläre Tachykardie:* Digitalis und Isoptin® 5-10 mg i.v. *Bradykardie: Atropin* 0,5 mg i.v. oder Alupent® 0,5 mg i.v.
Herzklappenfehler Kardiomyopathie	Bei Tachykardie siehe oben *Dobutamin*-Infusion und *Dopamin*Infusion
Lungenembolie	Keine körperliche Belastung *Dopamin*-Infusion oder *Dobutamin*-Infusion, *Heparin* 10.000 E. Eventuell Intubation und Beatmung.
Herzbeuteltamponade	Bei ausgeprägter Schocksymptomatik Perikardpunktion sonst Begleitung in die Klinik

Therapieschema:

1. Lagerung.
2. Sauerstoff.
3. Volumenzufuhr.
4. Schmerztherapie.
5. Therapie von Rhythmusstörungen.
6. Dopamin-/Dobutamin-Behandlung.
7. Vasodilatatoren-Behandlung.
8. Azidose-Behandlung.
9. Thrombolyse.
10. Intubation-Beatmung.
11. Intraaortale Ballonpulsation.
12. Chirurgische Behandlung.

Zu 1. *Lagerung:* Oberkörper leicht angehoben.

Zu 2. *Sauerstoff* über Nasensonde 3-4 l/min.

Zu 3. Da nicht selten ein Volumenmangel besteht, sollte – wenn keine manifeste Herzinsuffizienz besteht – unter Kontrolle des Venendrucks des Pulmonalarteriendruckes und des arteriellen Druckes eine vorsichtige *Volumengabe* mit kolloidalen Lösungen, z.B. Macrodex® 6 % 250 ml in 30 min erfolgen. Steigt der Venendruck an und bleibt hoch bei bleibendem niedrigen arteriellen Druck – keine weitere Zufuhr; steigt der Venendruck nicht an, sollte zwei Stunden danach nochmals 250 ml Macrodex® infundiert werden.

Zu 4. Bei starken *Schmerzen Morphinum hydrochloricum* 3-5 mg langsam i.v.; bei Bradykardie *zusätzlich Atropin* 0,5 mg i.v.

Zu 5. Meist handelt es sich um *tachykarde Rhythmusstörungen.*
Behandlung:
a) Kammertachykardie: Xylocain® 100 mg i.v. Bei Erfolglosigkeit elektrische Kardioversion. Auch andere tachykarde Rhythmen mit Frequenzen über 120/min tragen zur Schockverstärkung bei und müssen deshalb behandelt werden.
b) Tachyarrhythmie bei Vorhofflimmern: Digitalis, z.B. Novodigal® 0,4-0,8 mg i.v. + Isoptin® 5 mg langsam i.v. Bei bleibender Tachykardie elektrische Kardioversion.
c) Supraventrikuläre Tachykardie: *Digitalis*, z.B. Novodigal® 0,4-0,8 mg i.v. + Isoptin® 5 mg. Bei Erfolglosigkeit elektrische Kardioversion.
Bei Bradykardie außer totalem Block und AV-Block II. Grades *Atropin* 0,5 mg i.v.
Bei partiellem und totalem AV-Block elektrische Schrittmacherstimulation, nach Möglichkeit zur Optimierung der Hämodynamik ein Vorhofkammersystem mit sequentieller Stimulation, um eine synchrone Vorhof-Kammer-Tätigkeit zu erreichen.

Zu 6. *Dopamin-/Dobutamin-Behandlung:* In niedriger Dosierung (2-6 μg/kg/min) bewirkt *Dopamin* eine direkte Stimulation der Beta-1-Rezeptoren mit einem positiv-inotropen Effekt. Es wirkt auch teilweise indirekt über eine Freisetzung von myokardial gespeichertem Noradrenalin.
Die Wirkung auf verschiedene Gefäßareale ist dosisabhängig. In einer Konzentration von 2-6 μg/kg/min werden über spezielle Dopaminrezeptoren die Nieren- und Splanchnikusgebiete dilatiert, so daß die Urinproduktion ansteigt. Bei höherer Dosierung werden auch Beta-2- und Alpharezeptoren stimuliert und es kommt zur peripheren Vasokonstriktion (einschließlich der Nierengefäße).

An Nebenwirkungen treten Herzrhythmusstörungen und Herzfrequenzsteigerung auf. Über positive Effekte bezüglich der Hämodynamik und Überlebensrate bei Kranken mit kardiogenem Schock wurde berichtet (472, 495, 680, 689, 905).

Dobutamin stimuliert die Beta-1-Rezeptoren und hat eine dem Dopamin überlegene positiv-inotrope Wirkung. Es senkt den erhöhten linksventrikulären Füllungsdruck und führt nicht zu einem so starken Anstieg der Herzfrequenz wie bei Dopamin. Die Dopaminrezeptoren werden nicht stimuliert. Bei höheren Dosierungen >8–10 µg/kg/min kann es auch bei dieser Substanz zu Herzrhythmusstörungen kommen.

Die D o s i e r u n g liegt zwischen 2 und 10 µg/kg/min. Bewährt hat sich eine *Kombination von Dopamin und Dobutamin,* wobei *Dopamin* nicht über 6 µg/kg/min dosiert werden sollte (306, 516, 922).

Zu 7. *Vasodilatatoren (Nitroglycerin, Isosorbiddinitrat, Natriumnitroprussid)* senken den arteriellen Druck und steigern dadurch das Herzzeitvolumen. Durch diesen Anstieg des HZV kann der arterielle Druck angehoben werden. Bei Schocksituation kann jedoch durch die Vasodilatation allein der Blutdruck so weit erniedrigt werden, daß der koronare Perfusionsdruck in Bereiche absinkt, daß die Durchblutung des Herzens nicht mehr gewährleistet ist. Aus diesem Grund sollten Vasodilatatoren *nach* der Behandlung mit Katecholaminen, Dopamin und Dobutamin verabreicht werden, d.h. erst wenn der systolische Blutdruck auf Werte über 95 mmHg angestiegen ist. In der Praxis haben sich *Nitroglycerin* und *Natriumnitroprussid* bewährt, wobei das Nitroglycerin besser steuerbar ist. Man beginnt mit einer D o s i s von 2 mg/h (Nitroglycerin) und kann bis 6 mg/h steigern (176, 781, 965).

Zu 8. Eine *Azidosebehandlung* sollte dann erfolgen, wenn die metabolische Azidose durch die arterielle Blutgasanalyse nachgewiesen wurde. Zur Behandlung sollte *Natriumbicarbonat* verabreicht werden, nach der Formel negative Base-Excess × 1/3 KG in mval.

Zu 9. Einzelberichte über *intrakoronare und systemische (intravenöse) Thrombolyse* beim kardiogenen Schock (600, 722), infolge eines akuten Myokardinfarktes, berechtigen bei der schlechten Prognose zu der Empfehlung, diese Behandlungsmaßnahme in der Akutphase einzusetzen, auch wenn die 6-Stunden-Grenze zwischen Symptombeginn und Behandlungsbeginn überschritten ist. Gelingt die Behandlung innerhalb der ersten 6 Stunden, so ist die Rettung zumindest einesTeils des vom Infarkt betroffenen Myokardbezirkes möglich (85b). Die intravenöse D o s i s liegt bei 1,5 Mio *Streptokinase* innerhalb von 20 min oder 2 Mio Einheiten *Urokinase* innerhalb von 20 min.

Die thrombolytische Therapie kann mit gleichen Erfolgsaussichten auch mit dem rekombinanten Gewebeplasminogenaktivator (rt-PA) ausgeführt werden (Dosis: Bolus von 20 µg i.v. dann innerhalb von 2 Stunden 80 µg mit einem Perfusor i.v.).
Im unmittelbaren Anschluß an die Thrombolyse bei noch bestehender Hypotension oder bei Kontraindikationen gegen Thrombolyse wird eine Akut-Angioplastie empfohlen (233a).

Zu 10. Bei gleichzeitig bestehender hochgradiger Herzinsuffizienz mit Lungenödem ist es notwendig, eine *Intubation und Respiratorbehandlung* durchzuführen. Als Beatmungsform wird die *PEEP-Beatmung* empfohlen mit langsamer Steigerung des expiratorischen Druckes unter Kontrolle des Pulmonalarteriendruckes und des Herzzeitvolumens sowie des arteriellen Druckes.

Zu 11. Die *intraaortale Ballonpulsation* ist eine Methode der assistierten Zirkulation, die bei kardiogenem Schock eingesetzt werden kann. Dabei wird ein Ballon in die Aorta thoracica eingeführt und EKG-getriggert aufgeblasen und entlüftet. Die Entlüftung erfolgt in der Systole, die Belüftung in der Diastole. Durch die diastolische Füllung steigt der diastolische Druck an und schafft eine bessere Koronarperfusion. Während der Systole kollabiert der Ballon, so daß es zu einer Erniedrigung des systolischen Druckes und damit zu einer Abnahme der Nachlast kommt. Der linke Ventrikel wird auf diese Weise entlastet, da er nur einen geringen systolischen Druck aufzuwenden braucht, um das Blut auszuwerfen. Dies führt zu einer besseren Ventrikelentleerung und zu einer Erhöhung des Herzzeitvolumens um 10-20 % des Ausgangswertes. Entlastung des Herzens, bessere Koronardurchblutung und verbesserte periphere Durchblutung führt zu einer Stabilisierung des Kreislaufes und schafft damit einen Zeitgewinn, um diagnostische Maßnahmen, z.B. Koronarangiographie durchzuführen und therapeutische Maßnahmen einzuleiten.

Als *Indikation* gelten:
– Therapierefraktärer kardiogener Schock.
– Therapierefraktäre instabile Angina pectoris.
– Akuter Ventrikelseptumdefekt bei Myokardinfarkt und Schock.
– Akute Mitralinsuffizienz infolge Papillarmuskelabriß bei akutem Herzinfarkt und Schock.
– Postoperativ nach Herzoperationen und verbunden mit dem „Low-output-Syndrom".

Kontraindikation sind Aorteninsuffizienz und Aortenaneurysma.
Technik: Die Einführung erfolgt entweder perkutan nach der Seldinger-Technik oder durch chirurgische Freilegung der A. femoralis und

Anbringen einer Dacron-Prothese, durch die der Ballonkatheter eingeführt wird. Der Ballonkatheter wird retrograd bis in die Aorta thoracica – unterhalb des Abgangs der linken A. subclavia – vorgeschoben. Der *Erfolg dieser Maßnahme* hängt von der hämodynamischen Ausgangssituation und von der Möglichkeit eines chirurgischen Eingriffes ab. Die Ballonpulsation allein hat sich in der Vergangenheit nicht bewährt, allerdings mit zusätzlicher Diagnostik und anschließender herzchirurgischer Behandlung ist über gute Ergebnisse berichtet worden. Erfolgreiche Behandlungen wurden auch durchgeführt bei Patienten mit akutem Ventrikelseptumdefekt und anschließender Operation. Hier ist die Gegenpulsation als Überbrückungsmaßnahme von lebensentscheidender Bedeutung. Da der technische Aufwand hoch ist und die Behandlung nur im engen Kontakt mit diagnostischen und herzchirurgischen Zentren erfolgreich ist, ist diese Methode großen, gut eingerichteten Zentren vorbehalten (338, 339, 456, 652, 723, 771).

Zu 12. *Chirurgische Behandlung:* Die chirurgische Behandlung zur Behandlung des Pumpversagens nach einem akuten Myokardinfarkt hat zum Ziel, die Durchblutung des ischämischen Bezirkes zu verbessern und die Komplikationen wie Septumperforation, Papillarmuskelabriß zu beseitigen. Durch die verbesserten diagnostischen Verfahren, echokardiographische Untersuchungen, invasive Verfahren wie z.B. Rechtsherzkatheterisierung, HZV-Bestimmung, Koronarangiographie und therapeutische Verfahren wie intraaortale Ballonpulsation, Thrombolyse und PTCA (Ballondilatation) sind Erfahrungen mit frühzeitiger chirurgischer Intervention gesammelt worden.

a) *Operation des Ventrikelseptumdefekts:*
Während Anfang der 70er Jahre die überwiegende Zahl der Arbeitsgruppen für einen Verschluß nach 3-6 Wochen plädierten, ist jetzt die überwiegende Zahl für eine sofortige Operation. Es wird zwar darauf hingewiesen, daß bei einem späteren Eingriff 80 % der Patienten überleben, demgegenüber steht jedoch die Beobachtung, daß 75 % der Nichtoperierten die ersten zwei Wochen nicht überlebten. Die in den letzten Jahren vorgelegten Erfahrungsberichte über frühzeitige Eingriffe zeigen gute Ergebnisse mit 70-80 % Überlebenschancen (176a, 262, 502).
Die *Prognose* der Operierten ist deutlich besser, wenn durch frühzeitig intraaortale Ballonpulsation oder durch den Einsatz von Natriumnitroprussid eine Schockentwicklung verhindert werden konnte (561, 637). Nach diesen Ergebnissen muß geraten werden, sofort bei Auftreten eines Septumdefektes mit dem nächstgelegenen herzchirurgischen Zentrum Kontakt aufzunehmen, wobei es hilfreich ist, wenn man sich vorher Kenntnis über die hämodynami-

schen Daten verschafft, z.B. Druckwerte im rechten Vorhof, Ventrikel, Pulmonalarterie, O_2-Sättigungsverhältnis, Shunt-Volumen, arterieller Druck.

Medikamentöse Behandlung:
1. *Dopamin* 4-6 μg/kg/min.
2. *Dobutamin* 6-8 μg/kg/min.
3. *Natriumnitroprussid* 20-400 μg/min.

b) *Operation der akuten Mitralinsuffizienz:*
Häufig geht das Auftreten einer akuten Mitralinsuffizienz aufgrund einer Papillarmuskelnekrose mit einer Schockentwicklung einher. Über 70% der Kranken versterben innerhalb der ersten 24 Stunden (757). Eine Operation in Form eines *Klappenersatzes* ist aufgrund der pathologisch anatomischen Gegebenheiten technisch durchführbar. Aus diesem Grund plädieren die Herzchirurgen für eine sofortige Operation (502). Als Überbrückung hat sich wie beim Ventrikelseptumdefekt die intraaortale Ballonpulsation und/oder die Behandlung mit *Natriumnitroprussid* bewährt.

c) *Akute Bypass-Operation:*
Wie auch bei der Thrombolyse wird diese Operation nur dann zu einer Verhinderung der Ischämie und zu einer Rettung von Myokardgewebe führen, wenn sie innerhalb der ersten 3–6 Stunden durchgeführt wird. Bei der Möglichkeit der Koronarangiographie wird aus diesem Grund bei der technisch bedingten zeitlichen Verzögerung der Operation *immer zunächst eine intrakoronare Thrombolyse versucht werden.* Besteht danach weiter eine Myokardischämie, weil eine hochgradige Stenose vorliegt oder weil sich das Koronargefäß nach Infusionsende verschließt, sollte eine Ballondilatation durchgeführt werden, wenn es sich um eine Eingefäßkrankheit handelt, und eine Bypass-Operation vorgenommen werden, wenn es sich um eine Mehrgefäßerkrankung handelt. Weiterhin sollte eine *Koronarangiographie* durchgeführt werden (502), wenn es bei dem Pumpversagen gelungen ist, durch *intraaortale Ballonpulsation* eine Kreislaufstabilität zu erreichen; außerdem sollte jedoch die Zeitgrenze kein streng limitierender Faktor sein, da auch eine operationsbedürftige Mehrgefäßerkrankung mit zusätzlicher Ischämie vorliegen kann, die durch die Bypass-Operation entscheidend verbessert werden kann (502, 538, 602, 652).

E. Überwachung

Tab. *III.-6.* Überwachung bei Schockzuständen.

Überwachung	Kontrolle (zeitl. Abstand)
EKG	Monitor
Pulmonalisdruck ZVD, art. Blutdruck, Puls (Atemfrequenz), Urinausscheidung	Fortlaufend, stündlich registrieren
Arterielle Blutgasanalyse	2 Stunden, nach Ausgleich 4 Stunden
Serumelektrolyte	12 Stunden
Gerinnungsfaktoren	12 Stunden
CK, GOT, GPT, Lactat, Pyruvat, Kreatinin, Blutzucker, Hämatokrit, Blutbild, Rö-Thorax, Echokardiographie	24 Stunden
Gesamteiweiß, Elektrophorese, Fettstatus, BKS	Einmalig

Wichtig: Bei unkompliziertem Verlauf mindestens 6 Tage auf der Intensivstation behandeln; bei Komplikation entsprechend länger.

F. Häufige Fehler

1. a) Einwandfreie Venenzugänge (eventuell zwei Zugänge).
   b) Übersehen einer Hypervolämie!
2. Zu langes Zögern mit der elektrischen Kardioversion bei tachykarden Rhythmusstörungen und Schock.
3. Unzureichende Schmerzbehandlung (trägt zur Sympatikusaktivierung bei).
4. Unterlassung der Serum-Kalium-Bestimmung vor Therapie.
5. Keine kristalloide Lösung zur Volumensubstitution.
6. Unkritischer Einsatz von vasokonstriktorischen Medikamenten bei Schock (insbesondere bei Hypovolämie).
7. Zu geringe Beachtung der Lungenveränderung im beginnenden Schock.
8. Verabreichung von negativ-inotrop wirksamen Substanzen wie z.B. Betablocker, Antiarrhythmika.
9. Zu kurzer Aufenthalt auf der Intensivstation.

IV. Erkrankungen der Atemwege und der Lunge

V. Hombach und S. Wieshammer

1. Verlegung der großen Atemwege

A. Pathophysiologie
Folgende **Ursachen** können zur Verlegung der großen Atemwege bzw. zur Behinderung der Atmung führen:

1. **Entzündliches bzw. seröses Larynxödem:**
   - Durch ätzende Dämpfe oder Gase als Folge örtlicher Stauung.
   - Bei allergischen Reaktionen (Anaphylaxie mit Quincke-Ödem, Bienen- und Wespenstiche im hinteren Pharynxraum).
   - Bei entzündlichen Prozessen (Diphtherie, Influenza, kruppöse oder pseudokruppöse Angina, exanthematische Erkrankungen).
2. **Mechanische Einengungen mit und ohne Ödem:**
   - Bei Tumoren von Pharynx und Larynx (Larynxkarzinom, einwachsendes Schilddrüsenkarzinom, Trachealtumoren).
   - Bei stumpfen Traumen (Commotio laryngis mit Ödem und submukösen Blutergüssen).
   - Bei chirurgisch-kieferchirurgischen Eingriffen, besonders in Verbindung mit hämorrhagischen Diathesen.
   - Bei Kompression von außen durch eine Struma.
   - Bei Lähmung der Kehlkopfmuskulatur (Myasthenie, Polyradikulitis).
3. **Fremdkörperaspiration:**
   - Nahrungsmittelteile (Bolus).
   - Andere Fremdkörper wie Erdnüsse, künstliche Gebißteile, Hühnerknochen etc.

Bei kompletter Verlegung der Atemwege entwickelt sich infolge Sistierens des Gasaustausches eine *schwere Zyanose,* welche innerhalb kurzer Zeit in einen hypoxisch bedingten Kreislaufstillstand führt. Daneben können aber auch *vegovagale Reflexe bei* akuter Verlegung durch Bolus einen Kreislaufstillstand auslösen. Der Tod kann innerhalb weniger Minuten eintreten (132, 815).

Zur Beachtung: Aufmerksamkeit ist wegen der schnellen Entwicklung eines Ödems bei Inhalation von Dämpfen und Gasen sowie bei allergischen Reaktionen geboten (Muschelvergiftungen, Quincke-Ödem), bei Insektenstichen, bei Diphtherie und Erysipel und bei Fremdkörpern.

B. Diagnostische Hinweise
Bei Fremdkörperaspiration: Sofortige Atemnot, Hustenanfälle, Unmöglichkeit des Sprechens, Erstickungsanfälle und meist ein schmerzhaftes Fremdkörpergefühl, rasch einsetzende Zyanose.

Bei protrahiert verlaufender Stenosierung: Zunehmende Atemnot, Tachypnoe, manchmal Hustenanfälle, Erstickungsanfälle.

(Die Atembehinderung wird dem Kranken erst deutlich, wenn die Einengung bis auf die Hälfte der lichten Weite der Trachea fortgeschritten ist.)

Befund: Deutlich hörbares pfeifendes Atemgeräusch, besonders bei der Einatmung *("inspiratorischer Stridor")*, angestrengte In- und Exspiration. In der Einatmungsphase Einziehen der Zwischenrippenräume, Anspannung der Hals- und Zwerchfellmuskulatur, deutliche Zyanose. In der Entwicklungsphase ist mitunter eine *konvulsive Atmung* mit gleichzeitigen konvulsiven Bewegungen der Atemhilfsmuskulatur zu beobachten, im Extremfall rhythmische Zuckungen von Armen und Beinen. Daran schließen sich klonische Krämpfe an. Nach einer kurzen Phase von bradypnoischer Schnappatmung erlischt die Atmung. Der Blutdruck ist während der ganzen Zeit meist erhöht, der Puls frequent.
Laryngoskopisch zeigt sich beim serösen Ödem eine Verlegung des Kehlkopfeinganges durch ödematöse Schleimhautwülste, bei entzündlichem Ödem eine hochrote Anschwellung, zuweilen eine bis fingerdick angeschwollene hochrote Epiglottis.

C. u. D. Sofortmaßnahmen – Intensivtherapie
1. **Fremdkörperaspiration:**
   a) Kurzer Versuch mit Abklopfen des Brustkorbes bei Tieflagerung oder durch Schläge auf den Rücken in Seitenlage, um den Fremdkörper abhusten zu lassen.
   b) Kurze Kompression des Epigastriums, um durch plötzliche Steigerung des Drucks im Tracheobronchialsystem den Bolus herauszuschleudern (sogenannter Heimlich-Handgriff: der Helfer umfaßt von hinten den Betroffenen, legt beide Hände im Epigastrium übereinander und führt einen oder mehrere kräftige, schnelle, leicht nach oben gerichtete Druckstöße durch) (815).
   c) Entfernen des Fremdkörpers mit Hilfe des Laryngoskopes und einer langen gebogenen Zange.
   d) Bei bedrohlicher Atemnot und vergeblichen vorangegangenen Maßnahmen (a-c): Nottracheotomie!

2. **Entzündliche oder mechanische Einengung:**
   a) *Medikamentös:* Intravenöse Gabe eines Antihistaminikums, z.B. Tavegil® 4 mg i. v., Solu-Decortin®-H 250 mg i. v. oder Urbason®-Solubile 80 mg i. v. Absaugen von meist reichlich vorhandenem Sekret und anschließend Spray mit Privin®. Zusätzlich Eiskrawatte oder kalte Umschläge.
   b) *Bei zunehmendem Stridor:* Intubation und anschließend Absaugen oder – wenn die Intubation auch unter bronchoskopischer Führung nicht gelingt – Nottracheotomie.

3. **Anhang: Maßnahmen bei Ertrunkenen:**
Durch Aspiration von Wasser kommt es rasch zur Asphyxie, zur
Schädigung des Surfactant und zur Ausbildung eines Lungenödems. Ein nervös ausgelöster Laryngospasmus oder ein Kälte-
schock können hinzukommen.

Behandlung:
a) Reinigen des Mundes von Wasser und Schleim, Absaugung.
b) Wiederbelebungsmaßnahmen (s. S. 84). Beginn der Mund-zu-
   Mund-Beatmung möglichst schon im Wasser.
c) Besteht ein Laryngospasmus, Intubation bzw. Nottracheotomie.
d) Schutz vor weiterer Unterkühlung.
e) Intubation und Überdruckbeatmung bei Lungenödem.

Merke: Bei in kaltem Wasser Ertrunkenen müssen die Reanimationsmaßnahmen länger als bei anderen Notfällen durchgeführt werden und sind auch bei späterem Einsatz erfolgversprechend.
Kein Drehen und Ausschütteln des Patienten (Gefahr des Erbre-
chens und sekundärer Aspiration).

2. Pleuraerkrankungen

2.1. Pleuraerguß

A. *Pathophysiologie*
Ursachen eines Pleuraergusses sind in abnehmender Häufigkeit: Herzinsuffizienz, bakterielle und virale Pneumonien, Malignome (Bronchialkarzinom,
Mammakarzinom, Lymphome), Lungenembolie, gastrointestinale Erkrankungen (z. B. Leberzirrhose, Pankreatitis), Urämie, Erkrankungen des
rheumatischen Formenkreises, Tuberkulose, Mesotheliome.
Durch große *Ergußbildung* wird die Vitalkapazität herabgesetzt (165, 927).

B. *Diagnostische Hinweise*
Befund: Im Bereich des Ergusses ist der Klopfschall verkürzt oder es
besteht eine Dämpfung. Im Bereich der Dämpfung ist das Atemgeräusch abgeschwächt oder aufgehoben.

Die *Röntgen-Thoraxaufnahme* zeigt eine homogene, im typischen
Fall nach lateral meniskusartig ansteigende Verschattung. Einen
wesentlichen Fortschritt hat die *Pleurasonographie* gebracht, die
auch beim schwerkranken Patienten am Krankenbett möglich ist,
eine Differenzierung zwischen soliden und liquiden Anteilen und in
der Notfallsituation im gleichen Arbeitsgang eine ultraschallgezielte
Ergußpunktion erlaubt.

Die *Untersuchung der Pleuraflüssigkeit* ist der wichtigste Schritt zur
Abklärung der Ätiologie eines Pleuraergusses.

Eine *exsudativer Pleuraerguß* liegt vor, wenn mindestens eines der folgenden Kriterien erfüllt ist:

1. Eiweißgehalt >30 g/l.
2. Eiweißquotient Erguß/Serum >0,5.
3. LDH im Erguß >200 U/l.
4. LDH-Quotient Erguß/Serum >0,6.

Liegt keines der oben genannten Kriterien vor, so handelt es sich um einen *transsudativen Erguß*. Die Differenzierung zwischen Transsudat und Exsudat anhand der oben genannten Kriterien ist wichtig, da bei Nachweis eines transsudativen Pleuraergusses eine weitere Diagnostik der Pleuraflüssigkeit und der Pleurahöhle unterbleiben kann und eine extrapleurale Ursache für die Ergußbildung (z. B. Herzinsuffizienz, Urämie) gesucht werden muß. Die Unterscheidung zwischen Exsudat und Transsudat nach dem spezifischen Gewicht ist obsolet. Weitere Untersuchungen der Ergußflüssigkeit und der Pleurahöhle (Amylase, Zytologie, Bakteriologie, Tb-Kulturen, geschlossene Pleurabiopsie, Thorakoskopie) werden bei Nachweis eines Exsudates nach Klinik und Ergußqualität durchgeführt.

Von einem *Hämatothorax* spricht man, wenn der Hämatokrit der Ergußflüssigkeit mehr als 50% des Bluthämatokrits beträgt. Auf den makroskopischen Aspekt der Ergußflüssigkeit darf man die Diagnose eines Hämatothorax nicht stützen, da die Ergußflüssigkeit bereits bei einem Hämatokrit von unter 1% blutig erscheint.

Beim *Chylothorax* läßt sich bei der Probepunktion milchig-weiße Flüssigkeit aspirieren. Die Diagnosesicherung und die Abgrenzung gegenüber dem Pseudochylus bei chronischen rheumatischen oder tuberkulösen Ergüssen läßt sich durch den Nachweis von Chylomikronen in der Lipidelektrophorese erreichen. Häufigste Ursachen für den Chylothorax sind maligne Mediastinaltumoren und Thoraxtraumen, die nicht selten nur Bagatellcharakter aufweisen.

Wichtig in der Notfallsituation ist die Differenzierung zwischen unkompliziertem *parapneumonischen Erguß* und *Pleuraempyem*. Fast die Hälfte der Patienten mit Pneumonie entwickelt einen Pleuraerguß: der Übergang zwischen parapneumonischem Erguß und Empyem ist häufig fließend; eine sichere Differenzierung ist klinisch nicht möglich. Andererseits muß eine Drainage des Pleuraraums beim Empyem unverzüglich erfolgen. Bei einer Verzögerung ist eine vollständige Drainage auch bei Verwendung großlumiger Drainagen oft nicht mehr möglich, da diese eiweißreichen Ergüsse schnell „gelieren" und kammern. Aus diesem Grunde sollte bei Pleuropneumonie mit Begleiterguß, der mehr als 10 cm nach lateral ansteigt, eine Probepunktion vorgenommen werden. Ein Durchbruch der Infektion in den Pleuraraum ist anzunehmen, wenn:

1. die Ergußflüssigkeit makroskopisch eitrig erscheint,
2. in der Gram-Färbung Bakterien nachweisbar sind (gleichzeitig werden aerobe und anaerobe Kulturen angelegt, anaerobe Infektionen des Pleuraraumes nehmen an Häufigkeit zu),
3. der pH-Wert der Ergußflüssigkeit $<7,00$, der Glucosespiegel <40 mg% oder die LDH >1000 U/L beträgt.

Mit Ausnahme der LDH-Bestimmung sind diese Untersuchungen am Krankenbett möglich. Sprechen die Untersuchungsergebnisse für ein Empyem, so ist der Pleuraraum unverzüglich durch Einlage einer großlumigen Drainage zu entleeren. Dies stellt neben der antibiotischen Behandlung die wichtigste therapeutische Maßnahme dar. Wiederholte Punktionsversuche als Ersatz für eine Drainagebehandlung sind abzulehnen. Etwa 20–40% der Empyeme lassen sich auch durch sachgerechte Drainagebehandlung nicht sanieren, so daß eine chirurgische Intervention erforderlich ist. Hinweise auf eine nicht beherrschte Infektion sind anhaltendes Fieber und fortbestehende Leukozytose.

C. u. D. Sofortmaßnahmen – Intensivtherapie

Therapieschema:

1. Lagerung des Kranken: halb sitzend.
2. Bei Dyspnoe und Zyanose Gabe von Sauerstoff (2 l/min über Nasensonde).
3. Pleurapunktion:
   a) Probepunktion zur Untersuchung des Punktates.
   b) Entlastung des Ergusses bei zunehmender Dyspnoe, Tachykardie, Mediastinalverdrängung und oberer Einflußstauung, wenn der Erguß über Schulterblatthöhe ansteigt.
4. Behandlung des Grundleidens.

Wichtig: Ein Hämatothorax sollte *immer durch Drainage entleert* werden.

Technik: Der Patient muß abgestützt sitzen, so daß er ohne Anstrengung in dieser Position verweilen kann. Nach Vorlage des Röntgenbildes und nochmaliger vergleichender Perkussion und Reinigung der Haut mit einem Antiseptikum wird dicht oberhalb einer Rippe, meistens im 6. Interkostalraum, etwas innerhalb der hinteren Axillarlinie nach Hautanästhesie mit einer dünnen Nadel und ständiger Infiltration von Anästhesielösung eingegangen. Bei Auftreffen auf die Pleura parietalis gibt der Kranke einen leichten Schmerz an. Von diesem Zeitpunkt an werden unter vorsichtigem weiterem Vorgehen Aspirationsversuche vorgenommen. Nach Aspiration von Flüssigkeit wird die Punktionskanüle auf dem gleichen Weg vorgeführt und an eine Rotanda-Spritze angeschlossen. Durch neuentwickelte auf dem Prinzip der Braunüle beruhende Punktionsbestecke ist bei sachgerechter Durchführung der Punktion insbesondere unter Ultraschallführung das Risiko einer Lungenverletzung weitgehend ausgeschlossen. Auch die einfach zu legenden Pleuradrainagen nach Matthys haben heute einen hohen technischen Standard erreicht, mit diesen dünnlumigen Drainagen ist jedoch eine Entleerung visköser Ergüsse mit partikulären Anteilen (z. B. Blut- oder Fibringerinnsel) häufig nicht ausreichend möglich.

Anmerkungen:
In einer Sitzung sollten nicht mehr als 2 l Erguß abgelassen werden. Falls während der Punktion der intrapleurale Druck gemessen werden kann, so kann die Drainage so lange fortgeführt werden, bis der intrapleurale Druck auf unter –20 cm H_2O abgefallen ist.

E. Überwachung
Weitere Kontrollen nach Grundkrankheit.

F. Häufige Fehler
1. Fehlerhafte Punktion (Verletzung der Interkostalgefäße).
2. Keine Röntgenkontrolle nach Punktion (Übersehen eines Pneumothorax).
3. Unsteriles Arbeiten bei der Punktion (Gefahr des Pleuraempyems).
4. Wiederholte Punktionen anstatt einer rechtzeitigen Drainagebehandlung beim Hämatothorax und beim Pleuraempyem.

2.2. Pneumothorax

A. Pathophysiologie

Unter einem Pneumothorax versteht man eine *Luftansammlung in der Pleurahöhle.*

Nach der Ätiologie des Pneumothorax unterscheidet man den *traumatischen (bzw. iatrogenen) Pneumothorax* vom *Spontanpneumothorax.* Liegt dem Spontanpneumothorax eine pleurale oder pulmonale Erkrankung zugrunde (z. B. Emphysem, Tumor, tuberkulöse Prozesse, Lymphangioleiomyomatose), so handelt es sich um einen sekundären Spontanpneumothorax. Findet man keine zugrundeliegende Lungenerkrankung, so liegt ein idiopathischer Spontanpneumothorax vor.

Als **Ursache** für einen *Spontanpneumothorax* kommen tubekulöse Prozesse an der Lungenoberfläche, subpleurale Emphysemblasen, Gangrän, Tumor und Bronchiektasen in Frage. Für die Entstehung des sekundären *idiopathischen Spontanpneumothorax* wird eine konstitutionell bedingte Zerreißlichkeit der Pleura visceralis, des pleuralen Bindegewebes und des pleuranahen Lungengewebes verantwortlich gemacht. Doppelseitiges Auftreten ist bei 5-10% der Fälle zu beobachten. Rezidive sind häufig (3, 157, 535, 750).

Der *traumatische Pneumothorax* entsteht entweder durch äußere Brustwandverletzungen (Stich, Schuß) oder durch Verletzung der Pleura visceralis, z. B. bei Rippenfrakturen (u. a. externe Herzmassage). Punktion der V. anonyma (530, 680). Gelegentlich wird der Pneumothorax auch im Rahmen eines traumatischen Geschehens durch Ruptur des Ösophagus oder durch Zerreißen des Tracheobronchialbaumes hervorgerufen (530).

Man unterscheidet unter mechanistischen Gesichtspunkten:
1. Geschlossenen Pneumothorax.
2. Offenen Pneumothorax:
   a) Äußeren offenen Pneumothorax,
   b) Inneren offenen Pneumothorax,
   c) Spannungspneumothorax.

Zu 1. Besteht *keine Kommunikation des Pleuraspaltes zur Außenluft* (über die Brustwand oder den Tracheobronchialbaum), so liegt ein **geschlossener Pneumothorax** vor. Ist die Pleurahöhle zu weniger als 15% mit Luft angefüllt, bleibt der Pneumothorax in der Regel symptomlos. Zu einer starken Beeinträchtigung der Atmung führt dieser Krankheitszustand erst, wenn er ausgedehnt ist, wenn gleichzeitig ein Erguß vorliegt oder wenn bereits vorher eine respiratorische Insuffizienz bestand.

Zu 2. Der **offene Pneumothorax** besitzt eine *durchgängige Verbindung zur Außenluft,* entweder durch Öffnungen an der Brustwand *(äußerer offener Pneumothorax)* oder über das Bronchialsystem *(innerer offener Pneumothorax).*

a) Beim *äußeren offenen Pneumothorax* wird bei der Inspiration Luft durch die Thoraxwand in den Pleuraspalt eingesaugt, ein Unterdruck entsteht inspiratorisch nur auf der gesunden Seite, wodurch das Mediastinum zur gesunden Seite gezogen wird *(Mediastinalflattern).* Gleichzeitig wird während der Inspiration Atemluft aus der erkrankten Lunge in die gesunde angesaugt. Während der Exspiration kehrt sich dieser Vorgang um, das Mediastinum wird zur erkrankten Seite hin verschoben, und die Luft pendelt in die erkrankte Lungenseite zurück *(Pendelluft)*. Diese stark CO_2-angereicherte Pendelluft bewirkt zusätzlich eine Verschlechterung der respiratorischen Verhältnisse.

Die eventuellen Rückwirkungen des Mediastinalflatterns auf den Kreislauf sind durch Verlagerung des Herzens, durch Drosselung des venösen Rückstroms und durch die beeinträchtigte diastolische Entfaltung bedingt. Die hämodynamische Auswirkung des Medialflatterns wurde bisher aber möglicherweise überschätzt (815). Ein Blutdruckabfall bei Atemnot, Tachypnoe und Zyanose dürfte eher durch die Hypoxie als durch die mechanischen Auswirkungen des Mediastinalflatterns bedingt sein.

b) Beim *inneren offenen Pneumothorax,* bei dem eine *innere Fistel zum Bronchialsystem* besteht, ändert die kollabierte Lunge ihrer Ausdehnung nicht. Allerdings kommt es hierbei auch zu einer atemabhängigen Verlagerung des Mediastinums.

c) Beim *Spannungspneumothorax* werden zwei verschiedene Typen unterschieden.

Der *inspiratorische Typ* liegt dann vor, wenn bei der Inspiration die Luft in den Pleuraraum eindringt, infolge eines Ventilverschlusses der inneren Fistel – seltener der äußeren Fistel – bei der Exspiration die Luft jedoch nicht zurückströmen kann. Der *exspiratorische Typ* des Spannungspneumothorax kommt sehr viel seltener vor und wird nur beim inneren Spannungspneumothorax beobachtet. Während der Einatemphase wird nur die unverletzte Seite belüftet, während aus der verletzten Lunge die Restluft herausgesogen wird. Dadurch verschließt sich das innere Ventil und die Luft kann nicht aus dem Pleuraraum entweichen. Während der Exspiration strömt die Ausatemluft von der gesunden Seite in die kollabierte Lunge und durch die Fistel in den Pleuraraum. Durch den Ventilverschluß kann die Luft inspiratorisch nicht entweichen, es entsteht auch hier ein Spannungspneumothorax.

Durch das rasch zunehmende Luftansammlung tritt eine zunehmende bleibende Verdrängung des Mediastinums ein *(kein Mediastinalflattern!)*. Damit geht eine Abknickung und Kompression des Herzens und der Gefäße mit starker Behinderung des venösen Rückstromes einher. Eine massive obere Einflußstauung ist die Folge.

Auch die gesunde Lunge ist in ihrer Ausdehnung und Belüftung beeinträchtigt. Unbehandelt führt dieses Krankheitsbild zum Schockzustand und zur Asphyxie.

B. Diagnostische Hinweise

Symptom: Plötzlich einsetzende Atemnot und starke stechende Schmerzen in der betroffenen Thoraxseite.

Bei langsamer Entwicklung sind diese Symptome allmählich spürbar und beginnen mit einem Beklemmungsgefühl und Herzklopfen.

Bei einer schon vorbestehenden Einschränkung der Lungenfunktion kommt es auch bei partiellem Pneumothorax zu schwerster Atemnot.

Es entwickelt sich eine Tachypnoe und ein Erstickungsgefühl. Bei Spannungspneumothorax klagen die Patienten über rasch zunehmende Atemnot (Dyspnoe und Tachypnoe), später über Erstikkungsgefühl. Hierbei sind die Patienten unruhig und verängstigt, häufig besteht ein Hustenreiz.

Befund: Bei der Inspektion fallen die verstrichenen Interkostalräume und die eingeschränkten Atemexkursionen der betroffenen Seite auf. Die Kranken sind zyanotisch, dyspnoisch und tachypnoisch. Bei der physikalischen Untersuchung werden tiefstehende, gering oder gar nicht bewegliche Lungengrenzen festgestellt. Der Klopfschall klingt hypersonor, mitunter tympanitisch, der Stimmfremitus ist abgeschwächt, das Atemgeräusch ist stark abgeschwächt oder aufgehoben.

Es besteht eine Tachykardie, eine Hypotonie und eine zunehmende Einflußstauung. Die Herzgrenzen sind zur gesunden Seite verschoben. Der zentrale Venendruck ist leicht, bei bedrohlichen Zuständen stark erhöht.

Röntgenologisch ist bei totalem Pneumothorax die Lunge zu einem faustgroßen Gebilde zusammengeschrumpft und das Mediastinum nach der gesunden Seite verlagert. Ein gleichzeitig diagnostischer und therapeutischer Eingriff bei Spontanpneumothorax ist die Pleurapunktion mit einer dünnen Nadel an der vorderen Thoraxseite im dritten Interkostalraum.

Entweicht Luft unter Druck, so handelt es sich um einen Spannungspneumothorax.

Ein Pneumothorax kann auch mit *einem Pleuraerguß kombiniert* sein. Anhand des gewonnen Punktates können makroskopisch folgende Formen unterschieden werden: *Seropneumothorax, Hämatopneumothorax, Pyopneumothorax* und *Chylopneumothorax.* Die Ergußflüssigkeit sollte zur Differenzierung zwischen Transsudat und Exsudat wie oben beschrieben untersucht werden. Neben iatrogenen Ursachen sind Pneumothorazes mit Pleuraerguß durch Entzündungen, Embolien, Tumoren oder Abflußbehinderungen der Blut- und Lymphgefäße verursacht (229).

Differentialdiagnosen: Bei starken Schmerzen und uncharakterischer Symptomatik müssen Pleuritis, Lungenembolie, Herzinfarkt und Perikarditis ausgeschlossen werden. Bei der physikalischen Untersuchung können Lungenemphysem (große Emphysemblasen), Lobärpneumonie, Pleuraerguß oder große Kavernen zu Fehldiagnosen führen.

C. Sofortmaßnahmen

Bei Verdacht auf Pneumothorax sollte der Kranke in jedem Fall zur stationären Behandlung eingewiesen werden.

Für den Transport:
Bei bedrohlichen Situationen mit Verdacht auf Spannungspneumothorax sollte vor dem Transport mit einer großkalibrigen Punktionskanüle in den 3. bis 4. Interkostalraum in der Medioklavikularlinie eingegangen und der Pleuraraum entlastet werden.

D. Intensivtherapie

Voraussetzungen für die Therapie:
1. Venöser Zugang.
2. Möglichkeit zur Untersuchung der arteriellen Blutgaswerte.
3. Bereitstellung einer Dauersaugdrainage.

a) Bei geschlossenem Pneumothorax:

Therapieschema:

1. *Sauerstoffgabe* (2-4 l/min) beschleunigt die Resorption.
2. *Schmerzmittel:* Valoron® 10-20 Tr., oder ben-u-ron®, 2-3mal/ die (0,5-1 g) per os, oder Dolantin® 1 Amp. = 50 mg i.m. oder langsam i.v.
   Bei starken Schmerzen und sicherem Ausschluß zusätzlicher respiratorischer Störungen: *Morphinum hydrochloricum* 1 Amp. (10 mg).
3. *Hustendämpfende Mittel: Codeinphosphat* 3-5mal 0,03/die, Tusso® retard 1 Tag- und 1 Nacht-Kapsel.
   Silomat® 1-3 Drg. oder 2-3mal 20 Tropfen/die, bei stärkerem Hustenreiz Dicodid® 2-3mal/die bis 7,5-15 mg (0,5-1 ml) s.c.
4. Stuhlregulierung, damit der Kranke beim Stuhlgang nicht pressen muß.
5. Da die Luft rasch resorbiert wird und jede Punktion eine Infektionsgefahr darstellt, soll die *Saugbehandlung* beim idiopathischen Spontanpneumothorax und beim iatrogenen Pneumothorax nur angewendet werden:
   a) wenn der Lungenkollaps mehr als 20% beträgt,
   b) wenn der Pneumothorax durch seine Größe Komplikationen bewirkt (Einflußstauung, Schock),

c) wenn gleichzeitig ein Pleuraerguß oder ein Hämatothorax besteht,

d) wenn gleichzeitig respiratorische Störungen vorliegen und durch den Pneumothorax eine Ateminsuffizienz eingetreten ist,

e) bei Verdacht auf Spannungspneumothorax,

f) bei anhaltender Dyspnoe.

6. Ein sekundärer Spontanpneumothorax muß in der Regel mit einer Drainage versorgt werden.

Durchführung der Drainagebehandlung beim idiopathischen Spontanpneumothorax:

1. Einlage einer Drainage in den 2. Interkostalraum, 4-5 cm parasternal.

2. Saugung mit 15 cm H_2O. Kontrolle, ob sich die Lunge entfaltet.

3. Dauersaugung 72 Stunden.

4. Röntgen-Thoraxkontrolle unter laufender Saugung.

5. Bei anliegender Lunge: Abklemmen der Saugung.

6. Erneute Röntgen-Thoraxkontrolle nach 24 Stunden; bei anliegender Lunge Drainage ziehen.

Beim sekundären Spontanpneumothorax sind längere Drainagezeiten (bis zu 10 Tagen) und oft höhere Saugdrücke (bis 40 cm H_2O) erforderlich. Persistiert das Leck unter Saugung länger als sieben Tage, so wird meist die Indikation zur chirurgischen Behandlung (Aufrauhung der Pleura parietalis, parietale Pleurektomie; Übernähung subpleuraler Emphysemblasen) gestellt.

b) Bei äußerem offenem Pneumothorax:
Die Versorgung wird in chirurgischen Kliniken vorgenommen.

Therapieschema:

Erstmaßnahmen für den Transport:

1. *Analgetika:* Dipidolor® 1-3 Amp. (7,5-22,5 mg) i.m. oder i.v., oder Dolantin® 1/2-2 Amp. (25-100 mg) langsam i.v. oder i.m., oder Temgesic® 1-2 Amp. (0,3-0,6 mg) langsam i.v. oder i.m. oder Tramal® 1-2 Amp. (0-100 mg) langsam i.v. oder i.m. oder s.c.

2. *Verschließen der Brustwunde:* Abdecken mit sterilen Kompressen und vollständiger Verschluß mit Pflasterstreifen. Bei Entwicklung eines Spannungspneumothorax Behandlung s. Seite 301.

3. *Bei bedrohlicher respiratorischer Insuffizienz:* Endotracheale Intubation und Beatmung.

c) Bei innerem offenem Pneumothorax:

Therapieschema:

1. *Analgetika* (Dipidolor®, Dolantin®, Temgesic®, Tramal®) bei Bedarf.
2. *Absaugung* durch Punktionskanüle (3. Interkostalraum-Medioklavikularlinie). Schonender ist es, auch bei einmaligem Absaugen durch eine Kanüle einen dünnen Katheter einzuführen und nach Entfernung der Kanüle durch diesen Katheter die eingedrungene Luft aus dem Pleuraraum zu entfernen, da durch den Katheter keine Verletzungen der Pleura visceralis oder der Lunge vorkommen können, wie es durch die Punktionskanüle geschehen kann. Läßt sich kein Unterdruck im Pleuraraum herstellen, so besteht die offene Verbindung noch fort.
3. *Bei Fortbestehen des Pneumothorax: Dauersaugdrainage:* Diese kann mit dem unter 2 beschriebenen Katheter durchgeführt werden – oder es wird eine Drainage nach Bülau im 2. Interkostalraum parasternal angelegt.
4. Führen die bisher angeführten Maßnahmen innerhalb von 5-7 Tagen nicht zu einer bleibenden Ausdehnung der Lunge, so muß eine *chirurgische Behandlung* (Pleura-parietalis-Aufrauhung oder parietale Pleurektomie zur Verklebung der Pleura visceralis mit der Thoraxwand) erfolgen (439, 508, 680, 928).

d) Notmaßnahmen beim Spannungspneumothorax:

Therapieschema:

1. Einstechen einer dicken Kanüle durch die Brustwand: 3. Interkostalraum parasternal. Bis zur Behandlung mit einer Dauersaugdrainage Versorgung mit Ventil. (Gummifingerling um das herausragende Ende der Kanüle binden und mit einer Öffnung versehen. Luft kann dann aus dem Thorax austreten, aber nicht zurückströmen.)
2. Analgetika.
3. Hustenmittel.
4. Endotracheale Intubation und Beatmung.
5. Siehe unter c) 4.

E. Überwachung

Tab. *IV.-1.* Überwachung bei Pneumothorax.

Überwachung	Kontrollen (zeitlicher Abstand)
EKG	Fortlaufend (Monitor)
Blutdruck, Atemfrequenz, Pulsfrequenz, Auskultation, Perkussion	1 Stunde
Arterielle Blutgaswerte, Kontrolle des Absauggerätes	12 Stunden
Röntgen-Thorax, vollständiges EKG	24 Stunden

F. Häufige Fehler (nach der Überwachung)

1. Fehlerhafte Interpretation der Symptome eines Spannungspneumothorax.
2. Überdruckbeatmung über einen intratrachealen Tubus oder über eine Trachealkanüle vor Anlegen einer Saugdrainage.
3. Unsteriles Arbeiten einer Saugdrainage bei Dauersaugdrainage (Gefahr der Infektion).
4. Keine Kontrolle, ob sich die Lunge unter Saugung entfaltat.
5. Erste Röntgen-Thoraxkontrolle bei abgestellter Saugung.

3. Mediastinalemphysem

A. Pathophysiologie

Unter Mediastinalemphysem versteht man eine *Luftansammlung im Mediastinum*. Durch Einriß gefäßnaher Alveolarbezirke wandert Luft aus der Lunge entlang der Gefäßscheiden ins Mediastinum. Von dort breitet sich die Luft in die großen hilären Gefäßgebiete, auch bis zum Hals und in das Gesicht aus. Das Mediastinalemphysem ist manchmal mit einem Pneumothorax vergesellschaftet (132, 815).

Ein Mediastinalemphysem kann hervorgerufen werden durch schwere Hustenattacken, starkes Pressen, abruptes Anheben schwerer Lasten sowie nach Verletzungen im Bereich des Tracheobronchialbaumes oder Ösophagus. Meist tritt das Mediastinalemphysem jedoch spontan ohne erkennbare Ursache auf.

B. Diagnostische Hinweise

Symptome: Gelegentlich Atemnot, inspiratorischer Retrosternalschmerz, Zunahme des Halsumfanges, verstrichene Supraklavikulargruben, Knisterhaut bei Palpation, pulssynchrones, kratzendes Knistergeräusch präkordial und über dem Sternum, Schluckbeschwerden. Bei zunehmender Luftansammlung kann ein Emphysem der Augenlider und des Hodens auftreten.

Im *Thorax-Röntgenbild* in 2 Ebenen ist die mediastinale Luftansammlung gut sichtbar, das Lungen-Röntgenbild ist somit beweisend für das Mediastinalemphysem und reicht für die Diagnostik vollkommen aus.

Differentialdiagnostisch ist an ähnliche Erkrankungen zu denken wie bei der Differentialdiagnose des Pneumothorax.

C. Sofortmaßnahmen

Bei Verdacht auf Mediastinalemphysem sollte der Kranke zur stationären Behandlung eingewiesen werden.

D. Intensivtherapie

Therapieschema:

1. *Bettruhe.*
2. *Sauerstoffgabe* (2-4 l/min) über eine Nasensonde.
3. *Hustenstillende Medikamente.*
4. Punktion mit großkalibrigen Kanülen im Bereich des Jugulums.
5. *Kollare Mediastinotomie* nur bei ausgeprägter Symptomatik.

Überwachung

Bezüglich der zu überwachenden Parameter s. Abschn. 2.2. Pneumothorax. An die Möglichkeit einer Ösophagusruptur mit der Gefahr der Entwicklung einer Mediastinitis denken (Fieberverlauf!). An die Möglichkeit einer Perforation von Duodenum oder Colon denken. Darmgase können sich über den Retroperitonealraum in das Mediastinum ausbreiten.

Zu 1. Der Patient sollte vorwiegend *Bettruhe* einhalten, da durch starke Anstrengung eine Zunahme des Emphysems erfolgen kann.

Zu 2. Über eine Nasensonde sollte *Sauerstoff* verabreicht werden.

Zu 3. *Hustenstillende Medikamente:* z. B. Codein-Tropfen, 15-20 Tropfen nach Bedarf.

Zu 4. Bei Dyspnoe und Zyanose sowie Tachykardie und Halsvenenstauung – als Ausdruck eines ausgeprägten Emphysems – sollten *großkalibrige Kanülen* im Bereich des Jugulums eingeführt werden. Die Stichrichtung sollte wie bei einer Mediastinoskopie verlaufen.

Zu 5. *Kollare Mediastinotomie:* Nur bei sehr ausgeprägter Symptomatik, vor allem starker Einflußstauung, sollte durch einen Chirurgen eine Mediastinotomie vorgenommen werden. Die Indikation zur chirurgischen Intervention ist sehr zurückhaltend zu stellen, da sich insbesondere das spontane Pneumomediastinum bis auf wenige Ausnahmen innerhalb weniger Tage spontan zurückbildet.

4. Akute und chronische respiratorische Insuffizienz

A. Pathophysiologie

Unter Atmung versteht man den Austausch der Atemgase, Sauerstoff und Kohlendioxid zwischen den Körperzellen und der äußeren Atmosphäre. Hierbei wird Sauerstoff aus der Atemluft aufgenommen und in die Gewebe transportiert und CO_2 abgegeben.

Der Austausch der Atemgase hängt von der Zusammensetzung der äußeren Atmosphäre, dem pulmonalen Gasaustausch, dem Gastransport im Blut sowie der Gasdiffusion im Gewebe ab (165, 815, 927).

In der Lunge sind am Austausch der Atemgase die *alveoläre Ventilation,* die *Perfusion der Lunge,* die Diffusion durch die alveolokapilläre Membran und die *Verteilung der Ventilation und Perfusion* beteiligt. Jede Störung einer dieser vier Teilfunktionen kann zu einem Versagen bzw. zu einem Effektivitätsverlust der Atmung führen (825).

Des weiteren sind für den pulmonalen Gasaustausch folgende **Prozesse** von Bedeutung:

a) Der *zentralvenöse Atemantrieb* (Atemzentrum) mit der Überleitung der Information über die entsprechenden Nervenbahnen und der neuromuskulären Übertragung der Information auf die Atemmuskulatur.

b) Der Funktionszustand der Atemmuskulatur.

c) Die *großen Atemwege (Trachea, Bronchialbaum)* und das Lungengefäßbett.

Dementsprechend können eine Reihe sehr unterschiedlicher **Ursachen** zu einer respiratorischen Insuffizienz und im Extremfall zu einem Atemstillstand führen (48, 165, 328, 604, 642, 815).

1. *Zentrales Nervensystem:*
   a) Zerebrovaskulärer Insult.
   b) Intoxikationen.
   c) Intrakranielle Blutungen.
   d) Menigoenzephalitis.
   e) Schädel-Hirn-Trauma.
   f) Metabolische Störungen.
2. *Rückenmark und Nervenbahnen:*
   a) Polyneuritis oder Polyneuroradikulitis.
   b) Poliomyelitis.
   c) Traumatische Schäden des Rückenmarks.
3. *Neuromuskuläre Übertragung und Atemmuskulatur:*
   a) Myasthenia gravis.
   b) Vergiftung mit Cholinesterase-Blockern (Alkylphosphate).
   c) Zwerchfellhochstand.
   d) Muskeldystrophien.
   e) Tetanus, Botulismus.
4. *Thoraxwand und Pleura:*
   a) Thoraxwandfrakturen.
   b) Rippenserienfrakturen.
   c) Spannungspneumothorax.
5. *Große Atemwege:*
   a) Zurücksinken des Zungengrundes.
   b) Glottisödem.
   c) Laryngospasmus.
   d) Erbrechen, Blutkoagel.
   e) Verlegung durch Fremdkörperaspiration.
6. *Bronchien, Lungenparenchym und Lungenkreislauf:*
   a) Chronisch-obstruktive Bronchitis.
   b) Asthma bronchiale.
   c) Lungenemphysem.
   d) Pneumonie, Aspirationspneumonie.
   e) Lungenödem.
   f) Atelektasen, Operationen am Thorax, restriktive Veränderungen (interstitielle Fibrose, Pleuraerguß, Pleuraschwarte).
   g) Lungenembolie.

Pathophysiologisch können folgende **Formen** der respiratorischen Insuffizienz unterschieden werden (132, 141, 165, 927):
1. *Globalinsuffizienz:* Hyperkapnie und Hypoxämie (alveoläre Hypoventilation).
2. *Partialinsuffizienz:* Hypoxämie.
   a) Diffusionsstörung.
   b) Pulmonaler Rechts-/Linksshunt (= venöse Beimischung).
   c) Verteilungsstörung im engeren Sinne.

Der **Globalinsuffizienz** liegt eine *alveoläre Hypoventilation* zugrunde. Deren Folge sind eine arterielle *Hypoxämie* (Abfall des Sauerstoffpartialdruckes) und eine *Hyperkapnie* (Anstieg des CO_2-Partialdruckes). Jeder Atemstillstand und jede ungenügende Ventilation führen unter Luftatmung zu einer akuten Globalinsuffizienz.

Die *Ursachen* für eine alveoläre Hypoventilation sind sehr vielseitig (132, 927):
1. Depression des Atemzentrums durch Medikamente (Hypnotika, Narkotika, Morphin-Präparate), durch Tumoren oder Traumen, Embolien oder Infektionen.
2. Peripher bedingte Atemlähmungen, z.B. durch Curare oder durch eine Myasthenie (Muskelermüdung).
3. Schädigung des mechanischen Atemapparates, z.b. durch ausgedehnte Thoraxwandverletzungen.
4. Restriktive Veränderungen wie Pleuraschwarten, Pleuraempyem, Pneumo-, Sero- und Hämatothorax, Zwerchfellhochstand (Magenatonie, Peritonitis, einengende Verbände), extreme Adipositas.
5. Bronchiale Obstruktion bei Lungenemphysem. Asthma bronchiale oder Verlegung der Atemwege.
6. Schmerzen bei der Atmung (thorakale oder abdominelle Schmerzen).

Eine **Partialinsuffizienz** *mit arterieller Hypoxie kann im Verlauf einer Diffusionsstörung auftreten,* wobei es sich entweder um eine Verlängerung der Diffusionsstrecke für den Sauerstoff – den sogenannten alveolokapillären Block – oder eine Verkürzung der Kontaktzeit handelt. Eine Verlängerung der Diffusionsstrecke tritt prinzipiell bei jeder Form einer Dickenzunahme der Alveolarmembran auf, so z.B. bei einem Lungenödem kardialer Genese mit erhöhten Drucken im linken Vorhof und in der kapillären Lungenstrombahn, aber auch bei Lungenödemen mit normalem Pulmonalkapillardruck (zirkulierende Toxine bei Verbrennungen, Sepsis oder Pankreatitis, Krankheiten mit erniedrigtem kolloidosmotischem Druck, Schädigung der Lunge über die Atemwege durch Aspiration von Mageninhalt oder Inhalation von Rauch, neurogene Lungenödeme nach Schädel-Hirn-Trauma, Antigen-Antikörper-Reaktionen bei Vaskulitis oder Zytostatikatherapie).

Eine Diffusionsstörung kann aber auch *bei interstitiellen Lungenerkrankungen (z. B. Lungenfibrose, Sarkoidose, Lymphangiomyomatose, Pneumokoniose)* auftreten. Eine Verkürzung der Kontaktzeit zur Sauerstoffaufsättigung des venösen Blutes kommt bei Erkrankungen vor, welche zu einer Reduktion des kapillären Strombettes führen. Diese wird beobachtet bei *obstruktivem Lungenemphysem* oder bei einer *Lungenfibrose.* Charakteristisch für die Hypoxämie bei einer Diffusionsstörung ist, daß sie sich unter Belastung mit erhöhtem Sauerstoffbedarf verstärkt. Die beeinträchtigte Diffusion für den Sauerstoff kann durch Erhöhung der inspiratorischen Sauerstoffkonzentration kompensiert werden (132, 165, 927).

Eine *Partialinsuffizienz* kann auch als *Folge eines Rechts-/Linksshunts* mit venöser Beimischung auftreten. Dieser venoarterielle Kurzschluß wird klassischerweise bei *Atelektasen* beobachtet. Hierbei sind die Alveolen von der Ventilation komplett abgeschnitten, werden jedoch noch vermindert perfundiert, wodurch der Ventilations-Perfusions-Quotient *unter 0,8* liegt, im Extremfall sogar auf 0 gesenkt wird. Hierbei können Atelektasen eine größere Ausdehnung annehmen (Fremdkörperverlegung, einseitige Intubation, Obstruktion durch Tumor), oder aber es können weit verteilt zahlreiche kleinere Mikroatelektasen (Sekretverlegung kleinerer Bronchien oder Bronchiolen) beobachtet werden.

Die Hypoxämie ist durch eine Sauerstoffatmung nicht zu beeinflussen, da der Sauerstoff die atelektischen Bezirke nicht erreicht, während in den gesunden Lungengebieten bereits bei Luftatmung eine volle Aufsättigung des venösen Blutes erzielt wird (132, 165, 427).

Bei den *Verteilungsstörungen im engeren Sinne* kann ebenfalls eine Partialinsuffizienz mit arterieller Hypoxämie auftreten. Bei gleichmäßiger Ventilation und Perfusion beträgt für einen Lungenflügel das Volumen der alveolären Ventilation 2 l/min und die Durchblutungsmenge 2,5 l/min, so daß das *Belüftungs-Durchblutungs-Verhältnis* den Wert von *0,8* annimmt. Durch Obstruktion oder Stenosen im Bereich des Tracheobronchialbaumes (Bronchokonstriktion, Sekretansammlung) und regionale Unterschiede in der Atemmechanik wird die Ventilation inhomogen über die Lunge verteilt. Eine regionale Minderbelüftung bei gleichmäßiger und unveränderter Perfusion führt zu einer unzureichenden Oxygenierung des venösen Blutes, somit zu einer arteriellen Hypoxämie (lokale Verminderung des Ventilations-Perfusions-Verhältnisses). Durch eine Erhöhung der inspiratorischen Sauerstoffkonzentration läßt sich diese Störung der Oxygenierung ausgleichen.

Eine Störung des Ventilations-Perfusions-Verhältnisses kann auch auftreten, *wenn regulär ventilierte Alveolenbezirke nicht mehr durchblutet werden* (z.B. Beeinträchtigung der regionalen Perfusion im Schock, multiple kleine Lungenembolien). Der Verschluß eines Lungengefäßes führt zu einer Bronchokonstriktion. Da dieser an sich sinnvolle vaskulobronchioläre Reflex nicht exakt auf die dem okkludierten Pulmonalgefäß zugehörigen Alveolarbezirke begrenzt ist, kommt es auch zu einer Minderventilation normal oder vermindert perfundierter benachbarter Lungenareale.

Unter *Orthodeoxie* versteht man den Abfall des arteriellen Sauerstoffpartialdrucks in aufrechter Körperhaltung. Ursächlich hierfür ist wahrscheinlich ein Rechts-links-Shunt auf Vorhofebene durch ein offenes Foramen ovale.

B. Diagnostische Hinweise

Bei der akuten respiratorischen Insuffizienz *müssen die Zeichen einer gestörten Atemtätigkeit und die Folgen der Ateminsuffizienz gesucht und diagnostiziert werden.* „Dyspnoe" ist als subjektive Mißempfindung nicht quantifizierbar. Hypoxie per se führt nicht zur Dyspnoe. Ursächlich für die Dyspnoe ist nach heutigem Verständnis eine vermehrte Atemarbeit. Bei einer über die normale Atemfrequenz von 12-16 Atemzügen pro Minute vorliegenden Steigerung der Atemfrequenz *(Tachypnoe)* liegen in der Regel periphere Störungen des Gas-

austausches vor (Ineffizienz der Atemmuskulatur, Störungen des Lungenparenchyms, Störungen des Lungenkreislaufes).
Eine verlangsamte Atmung *(Bradypnoe)* bei normaler Atemtiefe läßt an eine zentrale Atemdepression denken. Bei einer peripher-neuromuskulären Atemstörung liegt eine *flache und beschleunigte Atmung* vor. Diese wird auch bei Thoraxtraumen beobachtet.
Eine *forcierte Atmung* wird bei Patienten mit höhergradiger Bronchialobstruktion oder mit einem mechanischen Hindernis in den oberen Atemwegen beobachtet.
Eine *Orthopnoe* kommt vor bei einer schweren Lungenstauung mit Lungenödem, einer schweren Bronchialobstruktion oder gelegentlich bei Thoraxtraumen (399, 754, 815).
Tritt die Atemnot nur beim Liegen auf einer bestimmten Seite auf, so spricht man von *Trepopnoe.*
Platypnoe ist das Gegenteil von Orthopnoe und bezeichnet das Auftreten von Atemnot bei aufrechter Körperhaltung. Als ursächlich wird eine Schwäche der Abdominalmuskulatur angesehen.
Bei vollständigem Sistieren der Atmung *(Atemstillstand)* fehlen Exkursionen des Thorax und ein hör- oder meßbarer Atemluftstrom. Dieser wird beobachtet bei zentralbedingten Atemlähmungen oder auch bei Herzkreislauf- und Atemstillstand. Bei komplettem Verschluß der Atemwege können allerdings Atembewegungen in Form der *inversen Atmung* (inspiratorische Einziehung in der Interkostal- und Supraklavikularregion ohne nachweisbaren Atemluftstrom) beobachtet werden.

Zentrale Atemstörungen können zu verschiedenartigen *Störungen von Atemform und Atemrhythmik* führen: Atemataxie: vollkommen irreguläre Atmung; periodische Atmung: ungleichmäßige Aufeinanderfolge der Atemperioden; Maschinenatmung: vertiefte, beschleunigte, regelmäßige Atemzüge; Schnappatmung: maximal tiefe, niederfrequente schnappende Atemzüge; Cheyne-Stokes-Atmung: periodisch wechselnde Atmung mit allmählicher Zu- und Abnahme der Atemzugtiefe.

Bei Vorliegen einer respiratorischen Insuffizienz ist mit folgenden Symptomen zu rechnen (Tab. *IV.*-2):

Tab. *IV.-2.* Klinische Zeichen der respiratorischen Insuffizienz

Hypoxie	Hyperkapnie
Unruhe: gestörte Motorik	1. Kopfschmerzen
2. Verwirrtheit, Delir	2. Schwindel
3. Bewußtlosigkeit	3. Verwirrtheit
4. Hypotonie	4. Bewußtlosigkeit
5. Tachykardie, Arrhythmie	5. Muskelzuckungen,
6. Warme Extremitäten	Flapping-Tremor
	6. Miosis, überfüllte Venen des Augenfundus, Papillenödem
	7. Hypertonie
	8. Schwitzen

C. Sofortmaßnahmen
(bei akuter respiratorischer Insuffizienz)
1. Freimachen und Freihalten der Atemwege (Überstrecken des Kopfes, Vorziehen des Unterkiefers, Reinigen des Mund- Rachenraumes, Einführen eines Pharyngealtubus).
2. Atemspende (Mund-zu-Mund-Beatmung, Mund-zu-Nase-Beatmung, Mund-zu-Tubus-Beatmung, Beatmung mit Atembeutel).
3. Sauerstoffinsufflation.
4. Endotracheale Intubation.
5. Erfolgskontrolle der Sofortmaßnahmen (Kontrolle des Atemstromes, Auskultation von Atemgeräuschen, Thoraxexkursionen, Besserung der Hypoxiezeichen).

D. Intensivtherapie
Siehe bei den speziellen Erkrankungen: Abschn. 6. Der Asthma-bronchiale-Anfall, und Abschn. 7. Respiratorische Insuffizienz bei obstruktiver Emphysembronchitis.

5. Akute respiratorische Insuffizienz bei ARDS
Synonyma: Adult respiratory distress syndrome, Schocklunge, akutes Atemnotsyndrom des Erwachsenen, akutes Lungenversagen.

A. Pathophysiologie
Das akute Atemnotsyndrom ist keine einheitlich von der Ätiologie her definierte Erkrankung, sondern es bezeichnet eine *uniforme Reaktion der zuvor*

intakten Lunge auf eine Vielzahl pulmonaler und extrapulmonaler Erkrankungen.
Am Beginn des akuten Lungenversagens im Rahmen des ARDS steht sehr häufig eine *schockbedingte Perfusionsstörung,* die zu einer Minderperfusion der Lungenkapillaren führt. Folgen der Minderperfusion sind eine funktionelle Vasokonstriktion und eine Hyperkoagulabilität mit Störung der Mikrozirkulation durch pulmonale Mikrothromben. Die protrahierte Perfusionsstörung führt zu Permeabilitätsstörungen der Kapillarwand mit Flüssigkeitsaustritt (interstitielles und alveoläres Ödem) sowie zur Schädigung der Alveolarepithelien mit Verminderung des oberflächenakiven Faktors und nachfolgender Atelektasebildung. Die Verletzung der Membran des Lungenparenchyms kann durch direkte Schädigung von Stoffen bedingt sein, welche über die Atemwege oder die Zirkulation an die Lungenmembran herangetragen werden. Hierzu gehört beispielsweise die Aspiration von Magensaft, von Süßwasser bzw. von Salzwasser oder von flüssigen Kohlenwasserstoffen. Auch die Inhalation von toxischen Dämpfen und Gasen kann zu einer direkten Schädigung der Lungenmembranen führen. Hierzu zählt u.a. auch die Inhalation bei hohen Sauerstoffkonzentrationen. Eine indirekte Schädigung der Lungenmembranen tritt besonders bei Sepsis auf, bei der zirkulierende Granulozyten möglicherweise durch Produktion kapillarschädigender Enzyme für die pathologisch-anatomischen Veränderungen verantwortlich sind. Der *Schock* kann primär alleinige Ursache für das ARDS sein, häufig sind aber noch weitere Kofaktoren, in den meisten Fällen eine Sepsis oder eine schwere Acidose, als pathogenetische Faktoren im Spiel.

Die *Schädigung der alveolokapillären Membran* führt einerseits zu einer erhöhten Permeabilität des Endothels und Epithels und damit zu einem interstitiellen und alveolären Ödem, auf der anderen Seite wird durch Schädigung der Pneumozyten vom Typ II eine Verminderung der oberflächenaktiven Substanz *(= Surfactant factor)* induziert, welche zu einer verschlechterten Füllung der Alveolen und der Atemwege führt. Hierdurch kommt es zu einer Abnahme der funktionellen Residualkapazität, zu vermehrten intrapulmonalen Shunts und zu einer verringerten Compliance (77, 511, 645, 653, 758, 782, 812, 969, 971).

Pathologisch-anatomisch können *drei verschiedene Stadien* des Krankheitsbildes unterschieden werden (532, 645):
Die *Frühphase oder exsudative Phase* ist gekennzeichnet durch eine funktionelle Schädigung der *Endothelzellen* mit gesteigerter Kapillarpermeabilität und interstitiellem Ödem.
Später (in der *zweiten Phase)* tritt eine Schädigung der *Alveolarepithelien* auf. Der Untergang der Pneumozyten vom Typ II mit Verminderung der Produktion des oberflächenaktiven Faktors ermöglicht den Übertritt von Flüssigkeit, Serumproteinen und Fibrin in den Alevolarraum. Hierdurch entwikkeln sich *hyaline Membranen.* Durch die besagten Veränderungen kommt es zu einer schweren Diffusionsstörung, insbesondere für Sauerstoff.
Im *Spätstadium (= proliferative Phase),* welches regelhaft auftritt, wenn die auslösenden Faktoren nicht binnen weniger Tage beseitigt werden können, kommt es zu einer *Mesenchymproliferation.* Diese wird besonders im perivaskulären und septalen interstitiellen Bindegewebe deutlich, ebenso wie im Interstitium der alveolokapillären Membran. Diese zum Teil *massive Lungenfibrose* bewirkt eine meistenteils irreversible Verbreiterung der alveolokapillären Austauschfläche mit erheblicher Diffusionsstörung. Die Alveo-

len werden mit abnormen, neu gebildeten Pneumozyten vom Typ II ausge-
kleidet, welche nur in ungenügendem Umfange oberflächenaktive Substanzen produzieren können. Eine überschießende Endothelproliferation in den
Alveolarkapillaren führt über eine Lumeneinengung zu einer Steigerung
der klinisch meßbaren Perfusionsstörung.

Folgende Ursachen sind für die Entwicklung eines akuten Atemnnotsyn-
droms des Erwachsenen bekannt:

Ursachen des ARDS:

1. *Schwere Krankheit:*
   a) Sepsis.
   b) Aspiration von Magensaft.
   c) Verbrauchskoagulopathie.
   d) Lungenembolie(n).
   e) Volumenüberladung.
   f) Transfusionszwischenfall.
   g) Sauerstofftoxizität.
2. *Trauma:*
   a) Fettembolie.
   b) Polytrauma ohne Fettembolie.
3. *Spezifische Erkrankungen:*
   a) Pankreatitis.
   b) Neurogenes Lungenödem.
   c) Embolie mit Amnionflüssigkeit.
   d) Kardiopulmonaler Bypass (Herz-Lungen-Maschine).
   e) Goodpasture-Syndrom.
4. *Inhalationstrauma:*
   a) Rauchvergiftung.
   b) Höhenluft-Lungenödem.
5. *Pulmonale Infektionen:*
   a) Viruspneumonie.
   b) Legionärskrankheit.
   c) Miliar-Tbc.
   d) Pneumocystis carinii.
6. *Einnahme von Giften, Überdosierungen:*
   a) Paraquat.
   b) Opiate (Heroin, Methadon).
   c) Ethchlorovinyl.
   d) Ethylenglykol.
   f) Benzinprodukte.

Pathophysiologisch liegt bei den Patienten mit ARDS zum einen eine Verringerung der funktionellen Residualkapazität vor. Diese dürfte durch das sich
schrittweise entwickelnde Lungenödem mit Abnahme des Lungenvolumens
bei Überflutung der Alveolen und einer Abnahme der Compliance bedingt
sein. Die Vitalkapazität ist vermindert und es zeigt sich bei reiner Sauerstoff-

atmung ein erhöhter Rechts-Links-Shunt. Die Differenz zwischen alveolärem und arteriellem Sauerstoffpartialdruck ist erhöht.

B. Diagnostische Hinweise

Symptome: Das Vollbild des akuten Atemnotsyndroms beim Erwachsenen kann sich innerhalb von Stunden, aber auch innerhalb einer längeren Latenzzeit von mehreren Tagen entwickeln. Die Patienten bieten eine *Tachypnoe* und *Dyspnoe*.

Die **Blutgase** zeigen zunächst respiratorische Partialinsuffizienz. Der arterielle PO_2 ist erniedrigt und steigt bei inspiratorisch erhöhter Sauerstoffkonzentration nur geringfügig an. Mit zunehmender Erschöpfung der Atemmuskulatur und fortschreitendem Verlauf der Erkrankung steigt der PCO_2 über 40 mmHg an.

Im **Röntgen-Thoraxbild** zeigt sich zu Beginn oft eine Diskrepanz zwischen unauffälligem radiologischem Befund und schwerem klinischem Verlauf. In der Folgezeit entwickeln sich charakteristische Veränderungen in Form fein- bis grobfleckiger, streifig bis netzförmiger, disseminierter Infiltrate aus, welche meist symmetrisch auftreten. Im weiteren Verlauf entwickeln sich wolkig konfluierende Verschattungen. Patienten, die das Krankheitsbild überleben, zeigen oft das Bild einer *Lungenfibrose*.

Das **klinische Krankheitsbild** kann in *drei verschiedenen Stadien* ablaufen:
Im *ersten Stadium* besteht eine subklinische Ateminsuffizienz mit Hyperventilation, Dyspnoe und Hypoxie.
Im *zweiten Stadium* der manifesten Ateminsuffizienz wird die Dyspnoe klinisch auffälliger, die Patienten können ein Lungenödem bieten, es treten häufig Bewußtseinsstörungen sowie ein eitrig hämorrhagisches Sputum bei bakterieller Superinfektion auf.
In der *Terminalphase (drittes Stadium)* wird eine schwere globale Ateminsuffizienz beobachtet, die Patienten sind komatös, bieten das Bild eines Schocks mit Oligoanurie und Urämie sowie einer schweren Acidose. Der Tod tritt dann meistens durch hypoxisches Linksherzversagen ein.

C. u. D. Sofortmaßnahmen – Intensivtherapie (626 a)

Therapieschema:

1. Behandlung des Grundleidens und präventive Maßnahmen
- Infektion (Antibiotika, chirurgische Sanierung).
- Sepsis.
- Verbrauchskoagulopathie.
- Hypovolämie.
- Polytrauma.
- Aspiration.

2. Supportive Maßnahmen
- Sauerstoffgabe.
- Volumenkontrollierte Beatmung mit initial hohem Atemzugvolumen und geringem Fluß, Optimierung des PEEP mit Beginn bei 5 cm H_2O und schrittweiser Erhöhung auf maximal 15 cm H_2O, so daß FIO_2 zu Erzielung eines arteriellen $PO_2 > 60$ mmHg möglichst auf $<0,6$ reduziert werden kann. Ein neuer therapeutischer Ansatz ist die extrakorporale CO_2-Elimination mit apnoischer Oxygenation der Lunge. Durch die extrakorporale Membranoxygenierung ließ sich die Letalität des ARDS nicht senken.
- Restriktive Flüssigkeitsgabe evtl. unter Kontrolle des Pulmonalkapillardrucks zur Vermeidung einer Überwässerung der Lunge. Falls erforderlich arteriovenöse Hämofiltration. Albumin und andere kolloidosmotische Substanzen sollten nicht gegeben werden, da diese Makromoleküle durch die permeabel gewordene alveolokapilläre Membran gelangen und auf diese Weise zur Progredienz des Lungenödems führen können.
- Vasoaktive Substanzen *(Dopamin, Dobutamin)*.

3. Pharmakologische Interventionen
- *Glucocorticoide* sind nicht nur wirkungslos, sondern erhöhen möglicherweise sogar die Inzidenz infektiöser Komplikationen. Allenfalls beim ARDS infolge einer Strahlenpneumonitis ist der Einsatz von Glucocorticoiden zu erwägen.
- *Heparin*, ggf. in Kombination mit *Antithrombin III*, ist bei aktivierter Gerinnung und zur Thromboseprophylaxe indiziert. Fibrinolytika nur bei nachgewiesener hämodynamisch relevanter Mikrothrombosierung unter kritischer Abwägung des Risikos.

E. Überwachung

Tab. *IV.-3.* Überwachung bei akutem Atemnotsyndrom.

Überwachung	Kontrollen (zeitlicher Abstand)
EKG, Puls, zentraler Venendruck, arterieller Druck, ggf. Pulmonalkapillardruck	Fortlaufend (Monitor)
Arterieller Blutdruck (unblutig), Blutgasanalyse, O_2-Sättigung (in den ersten Stunden der Beatmung)	30 min
Zentraler Venendruck (wenn nicht über den Monitor), Urinausscheidung, Auskultation des Herzens und der Lunge	1 Stunde
1. Tag und folgende Tage nach Beatmungsbeginn: arterielle Blutgasanalyse, zentraler Venendruck, vollständiges EKG	6 Stunden
Körpertemperatur	8 Stunden
Elektrolyte im Serum	12 Stunden später 24 Stunden
Röntgen-Thorax, Flüssigkeitsbilanz, Elektrolytbilanz, Harnstoff, Kreatinin, GOT, GPT, LDH, CPK, Hämatokrit, rotes Blutbild	24 Stunden
Sputum-Bakterienkultur, Urinsediment	Einmalig

F. Häufige Fehler
1. Fehldeutung der arteriellen Blutgaswerte.
   (Bei Verdacht auf diese Erkrankung sollten sehr häufige arterielle Blutgasanalysen durchgeführt werden.)
2. Verspätete Intubation.
3. Nicht konsequente Behandlung der Grundkrankheit.
4. Flüssigkeitsüberladung.

6. Der Asthma-bronchiale-Anfall

A. Pathophysiologie
Das Asthma bronchiale stellt eine *anfallsweise auftretende Atemnotsymptomatik mit generalisierter Bronchialobstruktion* dar. Das Syndrom stellt nur eine der möglichen Antworten des komplexen bronchopulmonalen Systems auf exogene schädliche Reize dar. So kann eine exogene Noxe einen Spasmus

der glatten Muskulatur der Atemwege hervorrufen, wodurch das klinische Bild des *Asthma bronchiale* entsteht.

Die gleiche Noxe kann aber bei einem anderen Menschen eine Aktivierung der Schleimdrüsen mit mukoider Hypersekretion auslösen; diese Patienten leiden an einer *nicht-obstruktiven chronischen Bronchitis.*

Werden durch die Noxe obstruktive Mechanismen im Sinne der Hypersekretion, Dyskrinie, Muskelspasmus und Schleimhautödem im Bereich der kleinen peripheren Bronchien induziert, resultiert eine *chronisch obstruktive Bronchitis.*

Wenn die Noxe vor allem die Bildung von Proteasen in Makrophagen und Leukozyten des Alveolarraumes aktiviert, wird die Retraktionskraft des Lungengewebes beeinträchtigt und die Alveolarwände werden zerstört, hieraus resultiert ein *Lungenemphysem* (402, 925).

Häufig gehen die vier genannten pathogenetischen Mechanismen parallel einher, wobei der im Vordergrund stehende den Charakter des Krankheitsbildes weitgehend bestimmt.

Für die Induktion einer akuten asthmatischen Bronchokonstriktion sind eine Reihe von **Mechanismen** bekannt (402, 604, 742, 923):

1. *Asthmogene Mediatoren (allergisch/nicht allergisch):*
   - Histamin.
   - Leukotriene (SRS-A).
   - Prostaglandine.
2. *Ungleichgewicht des autonomen Nervensystems:*
   - Empfindlichkeit der parasympathischen Reizrezeptoren.
   - Verminderte sympathische Reaktivität.
   - Unspezifische Reizstoffe.
   - Interaktionen zwischen Mediatoren und autonomem Nervensystem.
3. *Infektionen (Infektasthma):*
   - Virusinfektion.
   - (bakterielle Superinfektion).
4. *Pharmakologische Ursachen:*
   - Blockade der betaadrenergen Rezeptoren (auch durch betablockerhaltige Augentropfen möglich!).
   - Hemmer der Prostaglandinsynthetase: (Aspirin, Indometacin).
   - Äthylalkohol.
   - Pharmaka mit Anticholinesterase-Wirkung.
5. *Psychologische Einflüsse.*
6. *Wärmeverlust des Atmungssystems (Anstrengungsasthma).*

Dem Asthmaanfall liegt eine relativ rasch einsetzende Behinderung der Luftströmung durch die Verengung der Bronchiolen zugrunde, d.h. es kommt zu einer anfallsartig auftretenden Erhöhung der bronchialen Strömungswiderstände.

Diese Obstruktion der Bronchiolen beruht auf:
1. Spasmus der Muskulatur der mittleren und kleinen Bronchien.
2. Schleimhautschwellung der Bronchialschleimhaut infolge allergischer oder infektiöser Entzündungen mit Einengung des Bronchiallumens.
3. Hypersekretion der Bronchialdrüsen von viskösem, konsistentem Schleim (Dyskrinie) mit konsekutiver Sekretverhaltung.
4. Exspiratorische Kompression der Luftwege infolge eines stark positiven intrathorakalen Druckes und Bronchiolenkonstriktion durch Überblähung der Alveolen (sogenanntes Air trapping).

Sind die *bronchialen Strömungswiderstände stark erhöht,* so reicht die Lungen- und Thoraxelastizität für eine genügende Exspiration nicht mehr aus, die auxiliäre Atemmuskulatur muß in Aktion treten. Die Atemmuskulatur muß infolge der Verschiebung der Atemmittellage in Richtung Inspiration unter ungünstigen mechanischen Bedingungen arbeiten. Gleichzeitig kommt es zu einer Verlängerung der Exspiration. Die Folge davon ist ein erhöhter positiver intrathorakaler Druck, der zu einer vorübergehenden starken Einengung der Bronchiolen führen kann. Außerdem führt die Obstruktion zu einer erheblichen Steigerung der Atemarbeit. In der Regel ist der Grad der Obstruktion in den verschiedenen Bezirken der Lunge sehr ungleichmäßig ausgeprägt. Hierdurch wird eine Störung des Ventilations-Perfusions-Verhältnisses ausgelöst, welche zu einem Absinken des arteriellen Sauerstoffdruckes *(Hypoxämie)* bei normalem Verhalten des Kohlensäuredruckes führt *(Partialinsuffizienz).* Diese Hypoxämie wird verstärkt durch eine erhöhte venöse Beimischung infolge Ausbildung *intrapulmonaler Shunts* (z. B. Atelektasen, Pneumonie) sowie durch eine Einschränkung der Diffusionskapazität (vergröberte Lungenstruktur mit verkleinerter Blut-Luft-Kontaktfläche). Bei schweren langanhaltenden Asthmaanfällen kann sich allmählich eine *alveoläre Hypoventilation* ausbilden, wobei es neben einem weiteren Absinken des arteriellen Sauerstoffdruckes noch zusätzlich zu einem Anstieg des Kohlensäuredruckes kommt *(Globalinsuffizienz).* Hierfür wird eine zunehmende Erschöpfung infolge extrem gesteigerter Atemarbeit oder ein Anstieg der intrapleuralen Druckdifferenz verantwortlich gemacht. Der Anstieg der alveolären und arteriellen Kohlensäurespannung wird aber noch verstärkt durch eine sogenannte *Parallelventilation.* Durch unterschiedliche örtliche Strömungswiderstände laufen intrathorakaler Druck und Belüftungen nicht mehr in allen Abschnitten synchron. Ventilstenosierte überblähte Bezirke geben bei Beginn der Einatmung noch verbrauchte Alveolarluft ab, die im Kurzschluß die leicht belüfteten Bezirke erreicht. Dies führt zu einer Vergrößerung des funktionellen Totraumes mit der Folge der *Hyperkapnie.*

Die *überhöhten intrathorakalen Druckschwankungen* sowie der erhöhte mittlere intrathorakale Druck während Exspiration hemmen den venösen Rückstrom des Blutes im Rhythmus der Atemphasen und führen darüber hinaus zu Schwankungen des arteriellen Druckes. Alveoläre Hypoxie und Hyperkapnie führen zu einer Vasokonstriktion der präkapillaren Lungenstrombahn, welcher zu einem Druckanstieg in der A. pulmonalis und einer vermehrten Rechtsherzbelastung führt (48, 83, 132, 141, 402, 594, 658, 732).

Die im fortgeschrittenen Stadium bestehende Hyperkapnie führt zu einer *respiratorischen Azidose.* Wenn diese auch partiell durch eine Verschiebung des Bicarbonat-Spiegels kompensiert wird, werden die spezifisch-depressorischen Wirkungen des Kohlendioxids auf die zentralnervöse Atemsteuerung nur teilweise abgefangen. Bei anhaltender Hyperkapnie nimmt die Ansprechbarkeit des Atemzentrums gegen weitere Schwankungen des arteriellen Kohlendioxiddrucks drastisch ab.

B. Diagnostische Hinweise

Bei den meisten Patienten ist ein Asthma bronchiale vorbekannt. In der aktuellen **Anamnese** finden sich oft Hinweise auf eine Virusinfektion der Atemwege. Etwa ein Drittel der Fälle von Status asthmaticus wird durch einen bronchopulmonalen Infekt ausgelöst.

Symptome: Der Patient klagt über eine schwere Dyspnoe mit dem Gefühl der Enge in der Brust und über ein Angstgefühl. Oft schwitzt der Patient. Ist dies nicht der Fall, kann eine deutliche Dehydratation vorliegen. Die Atemfrequenz ist extrem variabel und hängt nicht vom Schweregrad des Asthmas ab. Häufig leiden die Patienten an einem Hustenreiz, der Husten kann produktiv sein und führt in der Regel klares mukoides Sputum zutage. Häufig können die Patienten den Schleim nicht abhusten, da die Atemwege verstopft und eingeengt sind. Die extrem gesteigerte Atemarbeit ist auf die hochgradige Obstruktion zurückzuführen. Bei schweren Verlaufsformen kann infolge der Unmöglichkeit des Abhustens des Schleims der gesamte Bronchialbaum durch zähe Schleimmassen ausgegossen sein.

Tachykardien und *Hypertonie* werden häufig im Status asthmaticus beobachtet. Wegen der erschwerten Atemarbeit werden die Atemhilfsmuskeln eingesetzt. Bei schwerer Überblähung und erheblicher Atemwegsobstruktion wird auch ein Pulsus paradoxus beobachtet. Bei der *Auskultation* fallen trockene Nebengeräusche in Form von Giemen und Brummen auf, das Giemen kann gelegentlich auch ohne Direktauskultation auf Distanz gehört werden. Umgekehrt schließt das Fehlen von Giemen und Brummen einen schweren Asthmaanfall mit muskulärer Erschöpfung nicht aus („silent chest").

An *zusätzliche krankhafte Veränderungen der Lunge,* wie z.B. Bronchitis, Bronchopneumonie, Pneumothorax oder auch Atelektasen, muß besonders bei älteren Patienten gedacht werden. Bei rezidivierenden Asthmaanfällen, die über Jahre auftreten, wird sich infolge Erhöhung des pulmonalen Gefäßwiderstandes und der Schädigung des Lungenparenchyms ein Cor pulmonale entwickeln. So ist besonders bei älteren Kranken mit langer Anamnese eher an eine Rechtsherzbelastung und eventuell eine Rechtsherzinsuffizienz zu denken, als bei jungen Asthmakranken.

Warnsymptome: Beklemmungsgefühl, trockener Husten, rasch zunehmende Atemnot, Hustenanfälle mit Aushusten eines zähen, glasigen Schleims, hochgradiges Angstgefühl und Schwächezustand.

Oberflächliche, meist frequente, durch einen inspiratorischen Sog gekennzeichnete anstrengende Atmung, auskultatorisch fast kein wahrnehmbares Atemgeräusch (Versagen der Lungenventilation), Unruhe, Todesangst, Tachykardie.

Hinweise für einen potentiell tödlichen Verlauf eines akuten Status asthmaticus sind folgende Beobachtungen (642):
1. Vorausgegangener oder rezidivierender Status asthmaticus.
2. Veränderungen der Bewußtseinslage.
3. Zentrale Zyanose mit arteriellem PO_2 unter 50 mmHg.
4. Jede Erhöhung des arteriellen PCO_2.
5. Pulsus paradoxus.
6. EKG-Veränderungen.
7. Pneumothorax oder Pneumomediastinum.

Differentialdiagnosen: Von besonderer Wichtigkeit ist die *Abgrenzung gegen das Asthma cardiale* (s. Tab. *IV.-4*). Der asthmatische Anfall ist abzugrenzen gegenüber Obstruktionen der oberen Atemwege mit Laryngospasmus, Larynxstenose, Mediastinal- oder Trachealtumor bzw. gegen eine retrosternale Struma. Außerdem sind abzugrenzen Verlegungen des Bronchialbaums durch Fremdkörper oder durch Tumor eines proximalen Bronchus. Asthmaähnliche Anfälle können aber auch bei Bronchiolitis obliterans oder bei Lungenemphysem sowie bei einem zentralen Bronchialkarzinom auftreten. Bei diesen Erkrankungen tritt das Pfeifen und Giemen bei Belastung meist mit zunehmender Intensität auf, während der

Tab. *IV.-4.* Differentialdiagnose von Asthma bronchiale.

Asthma bronchiale	Asthma cardiale
Schon frühere Anfälle von Atemnot (jüngeres Lebensalter)	Erstmals Atemnot (nach dem 40. Lebensjahr oder später)
In der Anamnese: Allergie-Bronchitis, Asthma bronchiale bekannt	In der Anamnese: Kardiale Funktionsstörungen
Auffallende Nebengeräusche (Giemen, Pfeifen, Brummen), verlängertes Exspirium	Mittel- bis grobblasige feuchte Rasselgeräusche (oder nur basales Knistern) Nebengeräusche nicht nur auf das Exspirium beschränkt
Hypersonorer Klopfschall	Klopfschall gedämpft, Herz nach links verbreitert
Tiefstehende Zwerchfellgrenzen	Hochstehende Zwerchfellgrenzen
Wenig zähflüssiges, glasiges Sputum, manchmal eitrig, dann auch größere Menge	Dünnes wäßriges Sputum, manchmal blutig
Rö.-Lunge: Transparenz, Herz nicht vergrößert	Rö.-Lunge: Zeichen der Stauung, Herz meist vergrößert

Asthma-bronchiale-Anfall „aus heiterem Himmel" kommt, aber auch den Endpunkt zunehmender Verschlechterung einer spastischen Bronchitis darstellen kann. Ein Karzinoidsyndrom oder eine Aspiration können ebenfalls asthmaähnliche Anfälle mit Giemen und Brummen hervorrufen.

Entscheidend für die Beurteilung des Schweregrades des Asthmaanfalls ist die **arterielle Blutgasanalyse**. Wiederholte Blutgasanalysen sind auch für die Verlaufsbeurteilung und gegebenenfalls für die Indikationsstellung zur Intubation entscheidend. Wichtig ist die Längsschnittbeobachtung. Die Lautstärke des Giemens und Brummens korreliert in keiner Weise mit dem Schweregrad des Asthmaanfalls.

Stadium I: PO_2 >70 mmHg, PCO_2 <35 mmHg, PH >7,45; respiratorische Alkalose infolge angstbedingter Hyperventilation.

Stadium II: PO_2 50-70 mmHg, PCO_2 35-48 mmHg, pH um 7,40; beginnende arterielle Hypoxämie.

Stadium III: PO_2 <50 mmHg, PCO_2 >48 mmHg, pH <7,35; respiratorische und häufig zugleich auch metabolische Azidose. Alveoläre Hypoventilation durch muskuläre Erschöpfung und Störung des Ventilations-Perfusions-Verhältnisses. Erforderlich zur Beurteilung des Schweregrades des Asthmaanfalls ist neben der arteriellen Blutgasanalyse auch die **Bestimmung des exspiratorischen Spitzenflusses** (Peak Expiratory Flow), die mit einfachen Peak-Flow-Metern am Krankenbett möglich ist. Die Peak-Flow-Messung darf nicht bei kollaptischen oder moribunden Patienten versucht werden, der beste von drei Versuchen zählt. Beim Asthmatiker unter 45 Jahren mit weitgehend normaler Lungenfunktion im anfallsfreien Intervall zeigt ein Peak-Flow von unter 30% des Sollwerts einen schweren Asthmaanfall an. Die wiederholte Peak-Flow-Messung ist zur Verlaufskontrolle („Längsschnittbeobachtung") von großer Bedeutung; der Peak Flow normalisiert sich unter Therapie schneller als die arteriellen Blutgase.

C. Sofortmaßnahmen

Die Behandlung des Asthma bronchiale zielt grundsätzlich darauf ab, die Bronchokonstriktion zu beheben *(Bronchosplasmolyse),* das Bronchialsekret zu verflüssigen *(Sekretolyse)* und zu entfernen (Sekretmobilisierung, Bronchialtoilette, evtl. Bronchiallavage), die Schleimhautentzündung zu beherrschen *(Corticoide, Antibiotika),* die Oxygenierung zu verbessern *(O₂-Insufflation).* Eine Sedierung darf auch bei erregten Patienten nur in Intubationsbereitschaft durchgeführt werden. Die meisten Todesfälle im Krankenhaus sind nicht durch den natürlichen Krankheitsverlauf, sondern durch Therapiefehler bedingt. Hier spielt die nichtindizierte Sedierung eine wichtige Rolle.

Therapieschema (Sofortmaßnahmen):

1. Sauerstoffgabe über High-Flow-Gesichtsmaske unter Kontrolle von Blutgasen oder zumindest von Sauerstoffsättigung.
2. Glukokortikoide (200 mg Decortin i. v.).
3. Betasympathomimetika inhalativ über sauerstoffgetriebenen Hochleistungsvernebler (5 mg Salbutamol) über Gesichtsmaske. Vorsicht bei ältern Patienten!
4. Theophyllin (6 mg/kg Idealgewicht i. v. in 30 Minuten) falls keine Vorbehandlung (vorher genaue Information über Medikamenteneinnahme der letzten 3 Tage).
5. Ausreichende Hydrierung.
6. Antibiotika bei Hinweisen auf einen begleitenden bakteriellen bronchopulmonalen Infekt.

Die *Kenntnis der bisher verabfolgten Medikamente* ist eine Voraussetzung für eine erfolgreiche Therapie, da häufig ein Abusus von Asthmamitteln, insbesondere von Dosieraerosolen oder einer Behandlung mit Euphyllin®, vorliegt. Der unkontrollierte Gebrauch von β_2-Sympathomimetika-haltigen Dosieraerosolen wird für die steigende Asthmamortalität mit verantwortlich gemacht.

Die wirksamste Therapie beim schweren Asthmaanfall ist die Behandlung mit *Glucocorticoiden*. Man sollte daher sofort *Steroide* verabreichen (48, 132, 391, 604, 633, 658, 794, 813, 926): z. B. *Prednisolon* (Ultracorten® H) 200 mg, Solu-Decortin® H 250 mg i. v. oder *Methylprednisolon* (Urbason® solubile) 80 mg i. v. Die Wirkung setzt nach etwa 20-30 Minuten ein. Die Corticoidgabe kann bei Bedarf nach 2 Stunden wiederholt werden.

Falls der Patient nicht mit Theophyllin vorbehandelt ist, erfolgt die intravenöse Gabe von *Theophyllin*, das bronchospasmolytisch wirkt, einen positiv inotropen Effekt auf die Atemmuskulatur ausübt, die mukoziliäre Clearance verbessert, das Atemzentrum stimuliert und den Druck im Lungenkreislauf senkt. Theophyllin wird ihm zunächst im Bolus gegeben (6 mg/kg in 250 ml *Glucose* 5% in 30 Minuten); anschließend erfolgt eine Dauerinfusion (Beginn mit 0,6–0,9 mg/kg/h). Vorsicht: Theophyllin hat nur eine geringe therapeutische Breite; die Theophyllin-Clearance ist individuell stark unterschiedlich. Daher: Dosierung unter Spiegelkontrolle. Beta-2-Sympathomimetika (z. B. 5 mg Salbutamol® alle 4 Std.) sollten per inhalationem über einen Vernebler verabreicht werden.

Eine Sedierung ist in der Regel kontraindiziert.

Des weiteren sind *Morphium* und seine Derivate wegen der atemdepressorischen Wirkung *kontraindiziert* sowie Parasympathikomimetika, Cholinesterase-Hemmer und Beta-Rezeptorenblocker, auch die sogenannten kardioselektiven Blocker.

Ergeben sich Hinweise auf einen begleitenden bronchitischen Infekt oder liegt ein Infektasthma vor, so sollte auch eine antibiotische Therapie erfolgen (Erythromycin®, Spizef® + Erythromycin® oder Augmentan®).

D. Intensivtherapie
Voraussetzungen für die Therapie:
1. Venöser Zugang.
2. Arterielle Blutgaswerte.
3. Evtl. Intubationsmöglichkeit.
4. Möglichkeit der Respiratortherapie.

Therapieschema:

1. Sauerstoffgabe über High-Flow-Gesichtsmaske unter Kontrolle von Blutgasen oder zumindest von Sauerstoffsättigung.
2. Glukokortikoide (200 mg Decortin i. v.).
3. Betasympathomimetika inhalativ über sauerstoffgetriebenen Hochleistungsvernebler (5 mg Salbutamol) über Gesichtsmaske evtl. in Kombination mit Parasympatholytika (1 mg Ipratropiumbromid). Vorsicht mit Betasympathomimetika bei älteren Patienten!
4. Theophyllin (6 mg/kg Idealgewicht i. v. in 30 Minuten) falls keine Vorbehandlung (vorher genaue Information über Medikamenteneinnahme der letzten 3 Tage). Anschließend Dauerinfusion nach Spiegelkontrolle.
5. Ausreichende Hydrierung zur Sekretolyse und zur Korrektur der meist bestehenden Hypovolämie.
6. Antibiotika bei Hinweisen auf einen begleitenden bakteriellen bronchopulmonalen Infekt.
7. Respiratorbehandlung.
   a) Assistierte Behandlung über nasale Gesichtsmaske (derzeit in klinischer Erprobung).
   b) Kontrollierte Beatmung über endotrachealen Tubus nach Sedierung und Relaxation.

Zu 1. Über eine Gesichtsmaske werden 8–10 l *Sauerstoff*/min verabreicht. Kontrollen der Atemfrequenz und der arteriellen Blutgase sind durchzuführen. Hiermit läßt sich ein relativ hoher FIO_2 von 0,6 erreichen, was mit der Nasensonde insbesondere beim tachypnoischen Patienten nicht gelingt. Eine Sauerstoff-induzierte alveoläre Hypoventilation infolge der Wegnahme des „hypoxic drive" ist beim

Status asthmaticus sehr selten, da Atemzentrum und Atemantrieb meist nicht gestört sind. Insbesondere beim älteren Asthmatiker darf die hochdosierte Sauerstofftherapie jedoch nur unter beständiger Kontrolle erfolgen. Zentral wirksame Atemstimulantien, wie sie früher von manchen Autoren zur Therapie der chronischen respiratorischen Insuffizienz empfohlen wurden, sind im Status asthmaticus wirkungslos und kontraindiziert. Der arterielle Sauerstoffpartialdruck sollte durch Sauerstofftherapie sicher über 60 mmHg und beim jungen Asthmatiker möglichst über 75 mmHg gehalten werden.

Zu 2. *Corticosteroide* sollten sofort in hoher Dosis verabreicht werden:

z. B. Ultracorten® H 200 mg i. v.,

oder Urbason solubile 80 mg i. v.,

oder Solu-Decortin® 200 mg i. v.

Zu 3. *Betasympathomimetika:* Die Beta$_2$-Sympathomimetika sollten nach Möglichkeit inhalativ über einen sauerstoffgetriebenen Hochleistungsvernebler über eine Gesichtsmaske verabreicht werden. Als Initialdosis wird 5 mg Salbutamol empfohlen. Die Inhalation sollte initial alle vier Stunden wiederholt werden; bei ungenügendem Ansprechen kann das Intervall auf zwei Stunden verkürzt werden. Die Anwendung von IPPV-Verneblern zur Applikation des Aerosols bringt im Vergleich zum einfachen Düsenvernebler keine Vorteile. Bei älteren Patienten und insbesondere bei Vorliegen einer kardialen Begleiterkrankung sollte die Anwendung von Beta$_2$-Sympathomimetika wegen der damit verbundenen Nebenwirkungen (Rhythmusstörungen, Tremor) mit der gebotenen Vorsicht erfolgen. Dies gilt insbesondere für die intravenöse oder subkutane Verabreichung, die von manchen Autoren unter der Vorstellung empfohlen wird, daß das Aerosol infolge der Schleimverlegung der Atemwege den Wirkort nicht in optimaler Weise erreicht. Es war lange Zeit unklar, ob die zusätzliche inhalative Gabe von Parasympatholytika *(Ipratropiumbromid)* zu Betasympathomimetika im Vergleich zur Monotherapie mit Betasympathomimetika von Nutzen ist. Neuere Untersuchungen deuten darauf hin, daß die Kombination dieser beiden Broncholytika im Vergleich zu den Einzelsubstanzen eine ausgeprägtere Bronchodilatation bewirken kann, so daß insbesondere beim älteren Asthmatiker auch ein Parasympatholytikum gegeben werden sollte. Treibgasaerosole ohne Spacer sollten bei schwerem Asthma nicht eingesetzt werden; der Patient ist zur Koordination zwischen Druck auf den Treibgasbehälter und Inhalation nicht in der Lage – die bronchodilatorisch wirksamen Pharmaka gelangen nicht ins Bronchialsystem sondern werden zum größten Teil im Bereich von Mund und Rachen deponiert.

Zu 4. *Theophyllin:* Als einleitende Therapie kann zunächst Theophyllin 6 mg/kg in 30 min als Kurzzeitinfusion verabreicht werden. Im Anschluß daran erfolgt der Übergang auf eine Dauertropfinfusion, z. B. *Glucose* 5% 500 ml + (0,6–0,9) mg/kg/h Theophyllin. Spiegelkontrolle! Individuell unterschiedliche Clearance, geringe therapeutische Breite. Ist der Patient mit Theophyllin vorbehandelt und ergeben sich klinisch Hinweise auf eine Theophyllinintoxikation, so wird kein Bolus verabreicht. Zunächst ist das Ergebnis der Spiegelbestimmung abzuwarten. Falls der Patient mit Theophyllin vorbehandelt ist und sich keine Hinweise auf eine Intoxikation ergeben, so wird die Bolus-Dosis auf 2 mg/kg Idealgewicht reduziert. Die Ladungsdosis sollte bei Patienten mit Herzinsuffizienz oder mit Pneumonie halbiert werden.

Zu 5. *Infusionsbehandlung:* In 24 Stunden sollten bis zu 3000 ml Wasser bei Bilanzierung verabreicht werden (*Kontraindikation:* Rechtsherzinsuffizienz).

Die meisten Patienten im Status asthmaticus sind durch die beträchtliche Hyperventilation und die allgemeine körperliche Hinfälligkeit *dehydriert,* da eine normale orale Flüssigkeitsaufnahme verhindert wird (642). Die Indikation zur Punktion der V. subclavia oder der V. jugularis interna sollte mit größter Zurückhaltung gestellt werden (Pneumothoraxrisiko). Bei den meisten Patienten ist ein peripherer Zugang (Braunüle) ausreichend.

Der Nutzen von *Sekretolytika (Bromhexin, Ambroxol, N-Acetylcystein)* ist beim Status asthmaticus nicht nachgewiesen und erscheint zweifelhaft. Entscheidend ist die ausreichende Flüssigkeitszufuhr. Patienten mit Status asthmaticus sind in der Regel stark dehydriert. Die Rehydratation ist die Voraussetzung für das Ingangkommen der Sekretolyse. Mukolytika sollten beim Status asthmaticus auch nicht inhalativ gegeben werden, da sie bei dieser Applikationsform nicht selten Husten auslösen und auf diese Weise zu einer Verschlimmerung der Obstruktion führen. Die Gabe von N-Acetylcystein kann einen Bronchospasmus auslösen. Die inhalative Behandlung mit Detergentien und proteolytischen Enzymen ist wegen der potentiellen gravierenden Nebenwirkungen kontraindiziert.

Zu 6. Ein bronchitischer Infekt ist zwar Ursache eines schweren Asthmaanfalls („Infekt-Asthma"), meist handelt es sich jedoch um virale und nicht um bakterielle Infekte. Die routinemäßige Gabe eines Antibiotikums ist bei schwerem Asthma nicht indiziert. Ergeben sich jedoch Hinweise auf einen bakteriellen bronchopulmonalen Infekt, so sollte polypragmatisch vorgegangen und eine Antibiotikatherapie eingeleitet werden. Nach Möglichkeit sollte eine bakteriologische Untersuchung des Sputums erfolgen, um dann gezielter das entsprechend wirksame Antibiotikum einzusetzen.

Zu 7. *Respiratorbehandlung:*

a) Die *assistierte Beatmung* mit einem Mundstück ist bei den stets vorliegenden hohen Bronchialwiderständen wenig geeignet. Die assistierte Beatmung über eine nasale Gesichtsmaske bei akuter respiratorischer Insuffizienz wird in neueren Publikationen günstig beurteilt, da man auf diese Weise manchen Patienten eine endotracheale Intubation mit allen damit verbundenen Risiken ersparen könnte. Diese Beatmungstechniken haben insbesondere bei der chronischen respiratorischen Insuffizienz ihre Bedeutung. Der BIPAP-Modus erscheint jedoch auch bei muskulärer Erschöpfung infolge eines Status asthmaticus attraktiv. Gegen den CPAP-Modus bei Status asthmaticus spricht insbesondere die Gefahr der Lungenüberblähung infolge der behinderten Exspiration. Eine endgültige Wertung des Stellenwerts dieser nichtinvasiven Beatmungsverfahren beim Status asthmaticus ist derzeit noch nicht möglich.

b) *Beatmung über einen großlumigen endotrachealen Tubus* bei folgenden Indikationen:

1. Fehlender oder mangelhafter Erfolg der bisher durchgeführten medikamentösen Therapie.
2. Weiter bestehende hochgradige Atemnot, oder Atemdepression mit verlangsamter und oberflächlicher Atmung.
3. Körperliche Erschöpfung und Unmöglichkeit des Abhustens.
4. Trübung des Sensoriums, Bewußtseinsstörung, Koma.
5. Stark abgeschwächte Atem- und Nebengeräusche, die eine massive Verlegung des Tracheobronchialbaumes vermuten lassen.
6. Herzrhythmusstörungen, Blutdruckabfall.
7. Arterieller PO_2 unter 40-50 mmHg, arterieller PCO_2 über 70-80 mmHG, arterieller pH unter 7,2-7,3.
8. Entwicklung eines Hypoventilations-Hyperkapnie-Syndroms mit drohender CO_2-Narkose unter korrekt durchgeführter Sauerstoffinsufflation.

In den meisten Fällen wird man mit einer Intubation auskommen. Nach den bisher vorliegenden Berichten ist die Beatmungsphase so kurz, daß eine Tracheotomie meist umgangen werden kann. Der Patient muß in der Regel relaxiert werden. Das Inspirations-Exspirations-Verhältnis sollte 1:2 betragen. Es darf keine Beatmung mit PEEP erfolgen. Beim beatmeten Patienten ist eine bronchoskopische Lavage mit Suprarenin bzw. Kochsalzlösung möglich. Adrenalin ist als Sympathomimetikum besonders geeignet, da es über eine schleimhautabschwellende Wirkung verfügt.

Die kontrollierte Beatmung sollte als Ultima ratio angesehen werden, da sie mit einigen Risiken verbunden ist (Hypoxie bei Intubation, Pneumothoraxgefahr bei den erforderlichen hohen Beatmungsdrücken, Infektion, Zunahme der Schleimobturation der kleinen Luftwege, schwierige Entwöhnung vom Respirator).

E. Überwachung

Tab. *IV.-5.* Überwachung bei Status asthmaticus.

Überwachung	Kontrollen (zeitl. Abstand)
EKG, Puls, Atmung	Fortlaufend (Monitor)
Arterieller Blutdruck (unblutig), Blutgasanalyse, O_2-Sättigung	30 min
Urinausscheidung, Auskultation des Herzens und der Lunge	1 Stunde
1. und folgende Tage nach Beatmungsbeginn: arterielle Blutgasanalyse, zentraler Venendruck, vollständiges EKG	6 Stunden
Körpertemperatur	8 Stunden
Elektrolyte im Serum Theophyllinspiegel	12 Stunden (später 24 Stunden)
Rö-Thorax, Flüssigkeitsbilanz, Elektrolytbilanz, Harnstoff, Kreatinin, GOT, GPT, LDH, CPK, Hämatokrit, rotes Blutbild	24 Stunden
Sputum-Bakterienkultur, Urin: Sediment, BSP, BSG	Einmalig

F. Häufige Fehler

1. Zu geringe Flüssigkeitszufuhr.
2. Keine Bilanzierung.
3. Ungenügende Sedierung der beatmeten Patienten.
4. Keine Relaxierung – der Patient kämpft gegen das Gerät mit der Folge eines erhöhten Risikos für ein Barotrauma.
5. Hypoxie bei Intubation durch nichtgeübtes Personal.
6. Blutdruckabfall bei Intubation bei hypovolämischen Patienten.
7. Pneumothorax bei Punktionsversuch der V. subclavia oder der V. jugularis interna.
8. Gabe von Theophyllin ohne Spiegelkontrolle.
9. Übersehen eines leicht abstellbaren Auslösers (Aspirin? Betablockerhaltige Augentropfen?).

7. Respiratorische Insuffizienz bei obstruktiver Emphysembronchitis

A. Pathophysiologie

Als **Ursache für eine chronisch-obstruktive Bronchitis** kommen in Frage (170, 923):

1. *Exogene Faktoren:*
   - Jahrelanges Zigarettenrauchen (Inhalationsrauchen).
   - Rezidivierende virale und bakterielle Atemwegsinfekte.
   - Jahrelange Inhalation von bestimmten Gasen (Schwefeldioxid, Schwefelwasserstoff, Ammoniak, Chlorgase, Phosgen, Formalin und ähnliche), von Dampf oder Staub mit bronchialbaumgängiger Partikelgröße (evtl. mit allergener oder bronchialer Hyperreagibilität.

2. *Endogene Faktoren:*
   - Angeborene Dispositionen (Atopien).
   - Akute irreversible Schädigungen und Mißbildungen der Atemwege.
   - Humorale (α_1-Antitrypsin-Mangel, IgA-IgG-Mangel) und zelluläre (Makrophagen, neutrophile Histozyten) Abwehrschwächen.

Andererseits kann sich eine chronisch-obstruktive Emphysembronchitis auch als Begleitkrankheit zu lang dauernden oder rezidivierenden Lungenerkrankung gesellen, z.B. Asthma bronchiale, Lugenfibrosen, Sarkoidosen, Pneumokoniose, Tuberkulose, Bronchialkarzinom, chronische Stauungslunge, Lungenabszeß und Bronchiektasen.

Bei den zu schwerer respiratorischer Insuffizienz führenden Formen lassen sich **zwei Haupttypen** unterscheiden (48, 139, 604, 916, 923, 925):

A. Der *dyspnoisch pulmonale Typ* oder *Emphysematiker* oder *„pink puffer"*.

B. Der *zyanotisch-bronchiale Typ* oder *Bronchitiker* oder *„blue bloater"* (s. Tab. *IV.-6.*).

Pathologisch-anatomisch besteht beim Typ A (Emphysematiker, „pink puffer") eine fortgeschrittene Parenchymdestruktion, während beim Typ B (Bronchitiker, „blue bloater") die Parenchymzerstörung mäßig ausgeprägt ist. Eine Zuordnung ist mitunter schwierig, da die beschriebenen Typen Extremfälle einer breiten Skala von Mischformen darstellen. Aus therapeutischen und prognostischen Gründen ist es jedoch wichtig, eine Differenzierung vorzunehmen, da die akute Verschlechterung (z.B. durch eine Bronchitis) bei Typ A eine späte, oft terminale Komplikation ist, während bei Typ B eine entzündungsbedingte Exazerbation mehrere Male im Jahr auftreten kann und therapeutisch günstig zu beeinflussen ist.

Der akuten Verschlechterung, die zu einer respiratorischen Insuffizienz führt, gehen jahrelange Schädigungen voraus, die zu einer zunehmenden Bronchialobstruktion führen.

Ursachen der zunehmenden Obstruktion sind:

1. Bronchialspasmus.
2. Schleimhautschwellung.
3. Sekretauflagerung.
4. Bronchialwanderschlaffung.
5. Erschlaffung des Lungengerüstes.

Infolge der exspiratorischen Abnahme der Lungenspannung wird während der Ausatmung das Bronchialsystem enger als bei der Einatmung. Eine Be-

Tab. *IV.-6.* Klinische und pathophysiologische Kriterien der beiden Haupttypen der respiratorischen Insuffizienz bei obstruktiver Emphysembronchitis.

	Dyspnoisch pulmonaler Typ Emphysematiker Pink puffer	Zyanotisch bronchialer Typ Bronchitiker Blue bloater
Anamnese	Progressive Dyspnoe, vorgerücktes Alter, mäßige Bronchitis mit wenig Sputum	Geringe Dyspnoe, mittleres Alter, viele Jahre Husten mit viel Sputum
Konstitution	Schlank bis mager, schizoid (Kämpfer)	Untersetzt bis adipös zykloid (kein Kämpfer)
Geschlecht	Vorwiegend Männer	Männer und Frauen
Hautkolorit	Aschfahl – rosig	Zyanotisch
Körpergewicht	Untergewicht	Übergewicht
Atemgeräusche	Leises, vesikuläres Atemgeräusch	Distanzgiemen
Nebengeräusche	Nur trockene	Feuchte, trockene
Stauungsödeme	Gering	Ausgeprägt
Lungen-Röntgen-Zeichen	Vorwiegend emphysematische	Vorwiegend bronchitische
Herzsilhouette	Schlankes Cor pulmonale	Voluminöses Cor pulmonale
Rechtsherzhypertrophie	Selten	Häufig
Rezidivierende Herzinsuffiz.	Selten	Häufig
Atemwegsobstruktion	Vorwiegend irreversibel	Teilweise irreversibel
Polyglobulie	Ungewöhnlich	Häufig
Blutgase	Respiratorische Partialinsuffizienz, $PaCO_2$ erniedrigt oder normal, PaO_2 erniedrigt	Respiratorische Globalinsuffizienz, $PaCO_2$ erhöht, PaO_2 erniedrigt
Totale Lungenkapazität	Vergrößert	Oft verkleinert
Sauerstoff-Therapie	O_2-Sonde genügt, da geringe CO_2-Narkosegefahr	Mit assistierter oder kontrollierter Beatmung

hinderung, die durch die Faktoren 1-3 bewirkt wird, wirkt sich demzufolge verstärkt auf die Ausatmung aus. Dadurch kommt es zu einer Zunahme des Strömungswiderstandes in der Ausatmungsphase. Die Folge ist eine *Überblähung der Alveolen,* die bei länger anhaltenden erhöhten Strömungswiderständen definitiv wird (399). Außerdem führen chronische Entzündungen zu *Schädigungen der elastischen Faserstruktur des Lungengewebes.* Diese entzündlichen und in der Folge degenerativ-atrophischen Vorgänge bewirken einen *Alveolar- und Kapillarverlust.* Daraus resultiert einerseits eine Verkleinerung der gesamten Alveoloaroberfläche, außerdem jedoch eine Verringerung der Retraktionskraft (247). Parallel zu diesen pathologischen Veränderungen wird durch die oben angeführten Faktoren auch das Bronchialsystem geschädigt. Es entwickelt sich dabei über eine Atrophie eine *Wanderschlaffung der Bronchiolen.* Bedingt durch den erhöhten exspiratorischen Strömungswiderstand wird auch ein erhöhter transmuraler Druck aufgebracht, der bei vermehrter Nachgiebigkeit der Bronchialwand einen exspiratorischen Kollaps der kleinen Bronchien bewirken kann, bevor die Alveolen entlüftet sind (sogenanntes *Air trapping*) (165, 927).

Wesentliche **Folgen der Obstruktion** sind *Störungen des Gasaustausches* und *Erhöhung der Atemarbeit.* Durch die unterschiedlich ausgebildeten Stenosierungen wird eine *Verteilungsstörung* induziert. Darüber hinaus kann bei ausgeprägter Obstruktion und erhöhter Atemfrequenz eine *Parallelventilation* auftreten. Durch die verzögerte Exspirationsphase wird die verbrauchte Luft in die gut belüfteten Lungenbezirke inspiriert, wodurch eine Vergrößerung des funktionellen Totraumes entsteht. Bei starker Lungenüberdehnung und großer atemsynchroner Druckdifferenz kann das Zwerchfell inspiratorisch die Thoraxwand nach innen ziehen, wodurch Kraft für die Ventilation verloren geht *(Zwerchfell-Thoraxwand-Antagonismus).* Dieser Mechanismus fördert noch die Parallelventilation. Eine ausreichende Abatmung des CO_2 ist jetzt in Frage gestellt.
Infolge der durch Atrophie und Kapillarschwund bedingten verkleinerten Atemfläche treten *Diffusionsstörungen für den Sauerstoff* auf, die verantwortlich sind für eine arterielle Hypoxämie. Die *arterielle Hypoxämie* kann verstärkt werden durch vaskulären Kurzschluß bei gleichzeitig bestehender pulmonaler Hypertension oder eine weiterbestehende Zirkulation in atelektatischen oder pneumatischen Lungenbezirken. Schließlich kann sich infolge *alveolärer Hypoventilation* eine zunehmende *Globalinsuffizienz mit Hypoxämie und Hyperkapnie* entwickeln. Die Ursache hierfür liegt in einer zunehmenden Erschöpfung durch die extrem gesteigerte Atemarbeit sowie in der Totraumvergrößerung infolge Tachypnoe, Parallelventilation und Zwerchfell-Thoraxwand-Antagonismus (241, 390, 402, 403, 923, 927, 988).
Im fortgeschrittenen Stadium bleiben die pathologischen Veränderungen nicht auf das Lungenparenchym und die Bronchiolen und damit auf die Atemmechanik beschränkt, vielmehr kommt es mit zunehmender Verschlechterung auch zu *Rückwirkungen auf den Lungenkreislauf* (Abb. *IV.-1.*).

Als entscheidende **pathogenetische Faktoren** sind die *alveoläre Hypoventilation,* die *Reduktion des Gefäßquerschnittes der Lunge* sowie die *lange bestehende Bronchialobstruktion* anzusehen.
Durch die *alveoläre Hypoventilation* kommt es zu einer respiratorischen Azidose und zu einer Hypoxämie, welche einmal zu einer reflektorischen Vasokonstriktion und damit zu einem erhöhten Lungengefäßwiderstand führt, welcher eine pulmonale Hypertonie bedingt. Auf der anderen Seite führt die

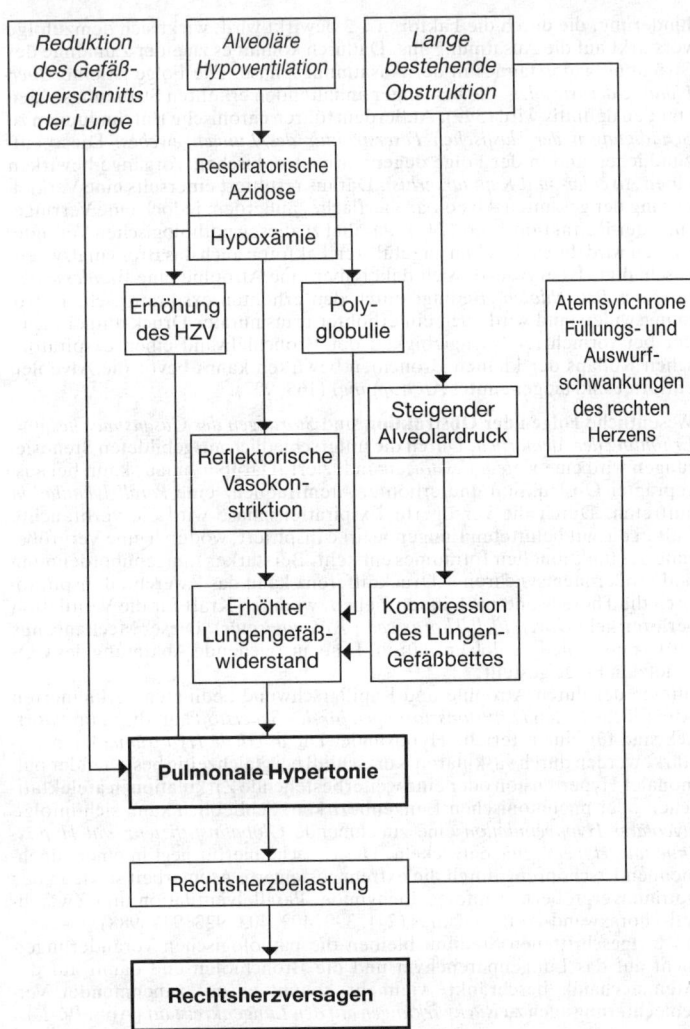

Abb. *IV.-1.* Pathophysiologische Mechanismen und deren Folgen bei chronisch obstruktiven Lungenerkrankungen.

Hypoxämie zur kompensatorischen Polyglobulie, welche den erhöhten Lungengefäßwiderstand verstärkt und somit ebenfalls die pulmonale Hypertonie verstärken kann. Außerdem kann eine durch die Hypoxämie bedingte Erhöhung des Herzminutenvolumens zur Entwicklung der pulmonalen Hypertonie beitragen.

Die *Reduktion des Gefäßquerschnittes der Lunge* führt ebenfalls zu einer pulmonalen Hypertonie.

Eine *lange bestehende Obstruktion* führt zu einem Ansteigen des Alveolardruckes und damit zu einer Kompression des Gefäßbettes, welche wiederum den Lungengefäßwiderstand erhöht und damit eine pulmonale Hypertension verstärken kann. Zusätzlich wird die Rechtsherzbelastung durch respirationsbedingte Füllungs- und Auswurfschwankungen im Bereich des kleinen Kreislaufs verstärkt, da die Strömungsgeschwindigkeiten des Blutes starken atemsynchronen Schwankungen unterworfen sind. Die mechanische Rückwirkung der Ventilation führt hierbei nicht nur zu einer Mehrbelastung des rechten, sondern auch des linken Herzens. Letztendlich entwickelt sich über die pulmonale Hypertonie und die Rechtsherzbelastung ein Cor pulmonale mit Rechtsherzhypertrophie, welches in dem späten Stadium im Rechtsherzversagen enden kann. In diesem letzten Stadium sind damit die Patienten nicht nur durch die respiratorische Insuffizienz, sondern zusätzlich auch durch potentielles Rechtsherzversagen gefährdet. *Von praktischer Bedeutung ist dabei, daß sich nicht selten im Rahmen der akuten respiratorischen Verschlechterung eine Rechtsherzinsuffizienz ausbildet.* Klinische Symptome wie Erhöhung des Jugularvenendruckes, Lebervergrößerung, Aszites und Ödeme lassen diese Entwicklung erkennen.

Ursachen: *Akute Verschlechterungen der Atemfunktion* werden ausgelöst durch Infektionen des Bronchialsystems, durch Bronchopneumonie oder andere Erkrankungen, wie Herzinsuffizienz, Operation usw.

Dabei wird es in Abhängigkeit vom Atemtyp entweder zu einer extrem gesteigerten Dyspnoe *(Tachypnoe)* oder zu einer ausgeprägten *Zyanose* mit flacher Atmung kommen – entsprechend dem Typ A bzw. Typ B in der Tab. *IV.-6.*

Bei beiden Verlaufsformen stellt sich im Rahmen der akuten Exazerbation in unterschiedlicher Ausprägung infolge alveolärer Hypoventilation, verstärkter Diffusionsstörung und Verteilungsstörung eine *Globalinsuffizienz* ein. Infolge der Hyperkapnie, der Hypoxämie und der respiratorischen Azidose werden die Kranken somnolent, desorientiert und schließlich bewußtlos. Bei zunehmender CO_2-Konzentration im Blut sinkt die Ansprechbarkeit des Atemzentrums ab, die Atmung wird schließlich durch die auf Hypoxämie reagierenden peripheren Rezeptoren (Glomus caroticum, Aortenkörperchen) gesteuert. Unkontrollierte Zufuhr von Sauerstoff würde in diesen Fällen den Hypoxämiereiz aufheben, die Hypoxämie zwar bessern, gleichzeitig jedoch zu einer weiteren Atemdepression und damit zu einem weiteren Anstieg der CO_2-Spannung führen. Eine „CO_2-Narkose" wäre die Folge.

Aus diesen pathophysiologischen Reaktionen bei chronischer Emphysembronchitis ergibt sich, daß sich aus *pulmonalen* oder *kardialen Komplikationen* eine *Notfallsituation* entwickeln kann.

B. Diagnostische Hinweise
Warnsymptome:
- Dyspnoe, Tachypnoe.
- Vermehrte Schleimproduktion.
- Zyanose.
- Fieber.
- Hustenparoxysmen.
- Lethargie – Sopor – Koma.
- Tachykardie – Arrhythmie.
- Hypoxämie – metabolische Azidose.
- Hyperkapnie – respiratorische Azidose.
- Erhöhter Venendruck.
- Venenstauung – Aszites – Ödeme.

C. Sofortmaßnahmen
1. *Respiratorische Insuffizienz bei bewußtseinsklaren Kranken:*
   a) *Aminophyllin* (z. B. Euphyllin®) 0,24 g in 10 min i.v. bei nicht
      mit Theophyllin vorbehandelten Patienten (über 0,12 g nur am
      liegenden Kranken und langsam injizieren)!
   b) *Glucocorticoide,* z. B. Solu-Decortin® H 250 mg.
   c) Begleitung in die Klinik.
2. *Respiratorische Insuffizienz bei bewußtlosen Kranken:*
   a) Bei Zeichen insuffizienter Atmung (tiefe Zyanose – sehr flache
      Atmung – Schnappatmung): *Künstliche Beatmung:*
      1. Reinigung der Mundhöhle.
      2. Reklination des Kopfes und Vorziehen des Unterkiefers.
      *3. Mund-zu-Mund-Beatmung oder Beatmung über Tubus, besser:
         sofortige endotracheale Intubation.*
   b) *Glucocorticoide,* z. B. Solu-Decortin® H 250 mg i.v., oder
      Urbason® solubile 80 mg i.v.
   c) Die Wirksamkeit von Atemstimulantien (z. B. Daptazile) ist
      zweifelhaft!
   d) *Aminophyllin,* z. B. Euphyllin® 0,24 g langsam i.v.

D. Intensivtherapie

Voraussetzungen für die Therapie:
1. Venöser Zugang.
2. Arterielle Blutgasanalyse.
3. Vorbereitung der Intubation.
4. Vorbereitung der Respiratorbehandlung.
5. Bestimmung des Serumtheophyllinspiegels.
6. Flüssigkeitsbilanzierung.

Therapieschema:

1. *Bei lebensbedrohlicher respiratorischer Insuffizienz: sofortige Intubation und Beatmung!*
   Vor Intubation muß ein venöser Zugang geschaffen werden (Braunüle).
   Wichtig: Vor Beginn der weiteren Therapie Blut für möglichst schnelle Blutgasanalyse abnehmen.
2. Mechanische Sekretdrainage, ggf. bronchoskopische Lavage.
3. *Infusionstherapie* (Venendruckkontrolle).
   a) *Bronchospasmolytika,*
   b) *Atmungsstimulantien* (umstritten),
   c) *Substitution des Elektrolyt- und Säurebasen-Haushaltes.*
4. *Antibiotika* (Amoxycillin + Clavulansäure [3 × 2,2 g] *oder* Cefotiam 2 × 2 g).
5. Ggf. herzwirksame *Glykoside* (z.B. Digoxin, Digitoxin, Lanatosid C).
6. *Diuretika* bei Herzinsuffizienz (initial Schleifendiuretika, z.B. Lasix® oder Arelix® je nach Diurese, evtl. Aldosteronantagonisten, z.B. Aldactone®, Osyrol®).
7. *Glucocorticoide* (z.B. Prednisolon, Methylprednisolon).
8. Aerosolbehandlung:
   a) *Bronchodilatatorisch* (z.B. Berotic®, Sultanol®, Bricanyl®, Atrovent®).
   b) *Anfeuchtung der Atemluft* (NaCl oder Sole 1,5–2%ig).
9. *Sauerstoffzufuhr.*
10. *Respiratortherapie:*
   a) Assistierte Beatmung über nasale Gesichtsmaske,
   b) Beatmung über endotrachealen Tubus.

Zu 1. Nach *Intubation* wird oft eine Respiratorbehandlung notwendig sein.

Zu 2. Zur Förderung der *Sekretdrainage* sollte in regelmäßigen Abständen eine Vibrations- und Klopfmassage durchgeführt werden. Eine optimale Entfernung des Bronchialsekretes gelingt durch bronchoskopische Bronchiallavage.

Zu 3. Die *Infusionstherapie* wird über einen *zentralvenösen Katheter* (V.-subclavia-Katheter, V.-jugularis-Katheter) durchgeführt. Dadurch werden Venenwandreizungen weitgehend vermieden, und außerdem kann jederzeit der zentrale Venendruck kontrolliert werden (wichtig bei Rechtsherzinsuffizienz).

a) Für die *Flüssigkeitszufuhr* gibt es keine allgemeingültigen Hinweise. Zu berücksichtigen ist einerseits eine bestehende Rechtsherzinsuffizienz, welche eine restriktive Flüssigkeitszufuhr zusammen unter Umständen mit der Gabe von *Diuretika* erfordert. Andererseits können Exsikkose, zähes Bronchialsekret und trockene Rasselgeräusche eine Indikation zu einer gesteigerten Volumenzufuhr sein. Eine *tägliche Bilanzierung* des Wasserhaushaltes ist deshalb erforderlich.
Merke: Bei erhöhtem zentralen Venendruck streng kontrollierte Volumenzufuhr.

a) Glucose 5% 500 ml + Euphyllin® 3 Amp. à 0,24 g (nach Spiegelkontrolle Beginn mit 3 Amp./12 h). – Vorsicht bei älteren Patienten oder jüngeren Hypertonikern!

b) In Verbindung mit der O_2-Zufuhr wieder mittels Tropfinfusion zentral wirksame *Atemstimulantien* (Wirksamkeit umstritten): Sterofundin® 250-500 ml + Daptazile® 8 Amp. (1 Amp. = 150 mg) (Einlaufdauer 8 Stunden).

c) Neben einer *respiratorischen Azidose* ist mitunter eine *metabolische Azidose* anzutreffen, da die Hypoxämie eine Hemmung des aeroben Zellstoffwechsels verursachen kann. Ist die metabolische Azidose ausgeprägt, so kann die Gabe von Natriumbicarbonat erforderlich werden.

Zu 4. *Antibiotika:* Die Indikation ergibt sich aus den Symptomen Husten und purulentem Auswurf und aus dem Auskultationsbefund. Die Indikation braucht nicht von einer kulturellen Testung abhängig gemacht zu werden, eine grobe Orientierungshilfe bietet aber die Gramfärbung. Allerdings sollten vor Beginn der Therapie Schleimportionen mit einem Absaugkatheter aus dem Bronchialgebiet entnommen werden, damit bei Komplikationen oder klinischer Unwirksamkeit an Hand der kulturellen Testergebnisse die Therapie gezielt erfolgen kann.

Die Therapie wird eingeleitet mit:

Amoxycillin (Amoxypen®) oder *Cephalosporinen* der zweiten und dritten Generation, ggf. Kombination von *Breitspektrum-Penicillin* mit *Aminoglykosid.*

Zu 5. Eine *Glykosidtherapie* sollte durchgeführt werden, wenn mit der akuten Exazerbation eine Rechtsherzinsuffizienz einhergeht. Eine Hypokaliämie ist vor Gabe von *Digitalis* auszuschließen! Die Initialbehandlung muß auf jeden Fall intravenös erfolgen (wegen unsicherer Resorption bei Rechtsherzinsuffizienz).

Zu 6. Bei deutlichen Zeichen der Rechtsherzinsuffizienz muß neben der Gabe von *Digitalis* eine Behandlung mit *Diuretika* erfolgen: z. B. Lasix® oder Arelix®, evtl. in Verbindung mit *Aldosteronantagonisten* (Osyrol®, Aldactone®).

Zu 7. *Glucocorticoide:* Die therapeutisch wichtigste Wirkung ist der Rückgang der entzündlichen Schwellung und die permissive Wirkung für Bronchodilatatoren. Eine Besserung des Zustandes ist auch dann zu erwarten, wenn der Einsatz von broncholytischen Substanzen nicht mehr zum Erfolg führt. Zu Beginn sollte eine Dosis von 50-250 mg *Prednison* verabreicht werden. Anschließend genügt eine Dosis von 25 mg *Prednison* pro Tag.

Zu 8. Vor Beginn der *Therapie mit Aerosolen* muß festgestellt werden, ob und in welcher Menge der Kranke vor Klinikaufnahme Inhalationen durchgeführt hat. Sind in den Tagen vor der Aufnahme sympathikomimetische Substanzen in größerer Dosis als vorgeschrieben inhaliert worden, so dürfen diese Substanzen jetzt nicht verordnet werden! Wenn dies nicht der Fall ist:

a) *Bronchodilatatorisch wirksame Substanzen:*
   Berotec® 5 Tropfen der 0,5%igen Lösung in 3 ml physiol. Kochsalzlösung,
   oder Sultanol® 5 Tropfen einer 0,5%igen Lösung in 3 ml physiologischer Kochsalzlösung 3-4mal täglich,
   oder Atrovent®, am besten in Kombination mit Berotec®-Lösung.

Die in der chronischen Krankheitsphase bewährten Dosieraerosole sind in der Intensivtherapie nicht von Nutzen, da der Schwerkranke zu einer Koordination von Exspiration, Druck auf den Aerosolschalter mit Inspiration nicht imstande ist, so daß die Bronchospasmolytika nicht an den Wirkort gelangen. Aus diesem Grunde ist in der Intensivmedizin dem Einsatz von Verneblern der Vorzug zu geben. (5 Tropfen Sultanol®-Lösung und 5 Tropfen Atrovent®-Lösung ad 3 ml physiol. Kochsalzlösung.)

b) *Sekretolytisch wirkende Substanzen:*
Bisolvon® oder Ozothin® oder Mucolyticum® Lappe oder Fluimucil® oder Tacholiquin® sind in ihrer Wirksamkeit umstritten. Im Zustand der Dehydratation sind sie in jedem Falle unwirksam.

Zu 9. Im Rahmen der konservativen, d. h. nicht apparativen Behandlung nimmt die *dosierte Sauerstofflangzeittherapie* eine wichtige Stellung ein. Hierdurch läßt sich in der chronischen Phase eine Prognoseverbesserung der terminalen chronisch obstruktiven Atemwegserkrankung erreichen, wenn die Sauerstoffinsufflation mindestens 12 h durchgeführt wird. Eine fortgeschrittene chronisch obstruktive Atemwegserkrankung geht häufig mit einer pulmonalen Hypertonie einher. Die Höhe des mittleren Pulmonalarteriendruckes ist von prognostischer Bedeutung. Bei einem mittleren Pulmonalarteriendruck von über 45 mmHg liegt die 5-Jahres-Überlebensrate unter 10% und entspricht damit in etwa derjenigen bei einem nichtkleinzelligen Bronchialkarzinom im Stadium III B, wohingegen ein Patient mit einem mittleren Pulmonalarteriendruck von unter 25 mmHg eine günstige Prognose aufweist.

Bei Betrachtung der Auswirkungen einer Sauerstofftherapie ist zu unterscheiden, ob diese als Dauertherapie in der stabilen Krankheitsphase oder bei akuter Exazerbation erfolgt. Die Sauerstofflangzeittherapie ist die einzige therapeutische Intervention, für die bei Patienten mit chronisch obstruktiver Atemwegserkrankung und Hypoxie eine Lebensverlängerung nachgewiesen ist. Dies konnte in zwei groß angelegten Studien des britischen Medical Research Council und des amerikanischen National Heart Lung and Blood Institute gezeigt werden. In der britischen Studie wurde eine Gruppe mit 15stündiger Sauerstoffgabe mit einer Kontrollgruppe verglichen, die keinen Sauerstoff erhielt. Die amerikanische Studie verglich eine nächtliche 12stündige Sauerstoffgabe mit einer Langzeitinsufflation von mindestens 18 Stunden pro Tag. Die Ergebnisse sind klar: eine nächtliche Sauerstoffbehandlung ist besser als keine Sauerstoffgabe und eine längerdauernde Sauerstoffgabe ist besser als nur eine nächtliche Anwendung. Die Sauerstofflangzeittherapie führt zu einer dramatischen Verbesserung der Prognose. Da die Prognose eng mit dem Schweregrad der pulmonalen Hypertonie korreliert, liegt die Vermutung nahe, daß die Sauerstofflangzeittherapie zu einer Reduktion des pulmonalarteriellen Druckniveaus führt. Dies ist jedoch nicht der Fall. Die Sauerstofflangzeittherapie führte erstaunlicherweise zu keinem Abfall des Pulmonalarteriendruckes, wohingegen in der Kontrollgruppe ein Anstieg um 3 mmHg zu verzeichnen war. Die Pulmonalarteriendrucke betrugen in diesen Studien 34 mmHg beziehungsweise 30 mmHg. Die Überlebensrate korrelierte eng mit dem Ausmaß der Atemwegsobstruktion. Die Prognose dieser Patienten ist somit an den fortschreitenden pathologischen Prozeß in den Atemwegen gebunden, die hämodynamischen Veränderungen am Lungengefäßbett treten im Vergleich dazu in den Hintergrund und schreiten infolge der Sauerstoffgabe möglicherweise nicht mehr oder zumindest langsamer fort.

Im Gegensatz dazu führt eine Sauerstoffgabe bei akuter hypoxischer Dekompensation eines Cor pulmonale zu einem deutlichen Abfall des pulmonalarteriellen Druckniveaus. Nach Wiedereintritt in die stabile Krankheitsphase führt eine Sauerstoffgabe im Akutversuch zu keiner nennenswerten Änderung des Pulmonalarteriendrucks. Man nimmt heute an, daß für die Aufrechterhaltung der pulmonalen Hypertonie in der chronisch-stabilen Krankheitsphase eine muskuläre Hypertrophie der Pulmonalarteriolen von Bedeutung ist.

Für die Indikationsstellung zur Sauerstofflangzeittherapie sind die folgenden Faktoren maßgeblich. Der arterielle Sauerstoffpartialdruck muß in der stabilen Krankheitsphase trotz bestmöglicher medikamentöser Therapie unter 55 mmHg liegen. Durch Sauerstoffinsufflation muß es gelingen, den Sauerstoffpartialdruck sicher über 60 mmHg anzuheben. Besonders gut sprechen Patienten mit respiratorischer Partialinsuffizienz auf die Sauerstoffgabe an. Bei Patienten mit respiratorischer Globalinsuffizienz muß die Möglichkeit einer CO_2-Narkose ausgeschlossen sein. Hierzu ist in der Regel eine stationäre Beobachtung erforderlich. Bis zu einem arteriellen Kohlendioxidpartialdruck von 60–65 mmHg sollte immer ein Behandlungsversuch gegebenenfalls unter kontinuierlicher transkutaner Messung des Kohlendioxidpartialdrucks insbesondere während der Nachtstunden durchgeführt werden.

Im einzelnen sind *drei Verlaufsformen* möglich:

1. Die arterielle Hypoxämie wird gebessert und der CO_2-Druck normalisiert sich (bzw. bleibt normal). Dies wird bei sogenannten leichteren Fällen zu erwarten sein.
2. Die arterielle Hypoxämie wird gebessert, der CO_2-Druck steigt langsam an (etwa in den ersten 4-8 Stunden), um dann wieder langsam abzufallen. Dabei können Werte bis zu 80 mmHg erreicht werden. Verschlechtert sich dabei nicht die zerebrale Situation im Sinne einer CO_2-Narkose und kommt es zu keiner deutlichen Abflachung der Atmung und Erniedrigung der Atemfrequenz, kann unter strenger Kontrolle die Behandlung fortgesetzt werden.
3. Die arterielle Hypoxämie wird gebessert, der CO_2-Druck steigt jedoch rasch an (20-30 mmHg pro Stunde). Die Atmung wird deutlich flacher und die zerebrale Symptomatik verstärkt sich evtl. bis zum Eintreten eines Coma hypercapnoicum. Wird dieser Verlauf beobachtet, so muß das Sauerstoffangebot um die Hälfte reduziert werden (z.B. von 2 l/min auf 1 l/min und nach einer halben Stunde nochmals die Untersuchung der Blutgaswerte vorgenommen werden.

Wenn eine Reduzierung des Sauerstoffangebotes keine Besserung zeitigt, besteht eine *Indikation zur Respiratorbehandlung*.

Zu beachten ist bei dieser Verlaufsform, daß nicht jeder Kranke, der schläfrig und leicht desorientiert ist, eine exzessive Hyperkapnie aufweist. Nicht selten kann dieser Zustand durch die Erschöpfung bedingt sei, da eine verstärkte Atemarbeit und Schlaflosigkeit schon länger bestanden haben können. Aus diesem Grunde sind *häufige Analysen der arteriellen Blutgase besonders wichtig. Die Behandlung mit der dosierten O_2-Zufuhr ist so diffizil, daß neben der pflegerischen Betreuung durch eine Schwester eine ständige ärztliche Überwachung unumgänglich ist. Wenn man bedenkt, daß man dadurch dem Kranken unter Umständen die apparative Beatmung ersparen kann, sollte dieser Einsatz aufgebracht werden.*

Entscheidet man sich für die Sauerstofflangzeittherapie, so muß der Patient motiviert sein, die Sauerstofftherapie mindestens 12 Stunden pro Tag durchzuführen. Ein „Akutversuch", in dem die Reagibilität des Lungengefäßbettes auf Sauerstoff geprüft wird, ist nicht sinnvoll. Die Höhe des pulmonalarteriellen Druckes ist weder für die Indikationsstellung noch für die Therapiekontrolle von Bedeutung. Die lebensverlängernde Wirkung war gerade bei den Patienten mit niedrigem Lungengefäßwiderstand am deutlichsten. Dies deutet darauf hin, daß die Beseitigung der hypoxischen Vasokonstriktion nicht der primäre Wirkmechanismus einer Sauerstofflangzeittherapie ist. Der Wert anderer therapeutischer Interventionen – sog. pulmonale Vasodilatoren, Atemstimulantien, Diuretika und Digitalis – ist hinsichtlich einer Prognoseverbesserung nicht belegt.

Zu 10. *Respiratortherapie:*

1. Stufe: *Intermittierende assistierte Beatmung durch eine nasale Gesichtsmaske.*
Die intermittierende positive Druckbeatmung über ein Mundstück wurde in der Vergangenheit häufig bereits in der chronisch stabilen Krankheitsphase unter der Vorstellung durchgeführt, die Atemarbeit zu verringern und eine bessere Belüftung zu erreichen. Man war außerdem der Meinung, daß durch die IPPV-Therapie therapeutische Aerosole besser an ihren Wirkort gebracht werden könnten. Eine große amerikanische Studie an fast 1000 Patienten zeigte, daß eine IPPV-Therapie im Vergleich zu einem herkömmlichen Kompressorvernebler bei diesen Patienten in der stabilen Krankheitsphase ohne Nutzen ist, so daß diese Praxis aufgegeben werden sollte. Aus dieser Studie kann nicht der Schluß gezogen werden, daß diese Form der assistierten Beatmung auch bei akuter Exazerbation einer chronischen respiratorischen Insuffizienz wirkungslos ist. Falls es der Zustand des Patienten mit akuter Exazerbation zuläßt, kann vor einer eventuellen Intubation durchaus ein Versuch mit einer IPPV-Beatmung über ein Mundstück gemacht werden, wobei der Patient das Gerät über seinen Inspirationsimpuls triggert. Die richtige Einstellung des Respirators und die ständige Anwesenheit einer geschulten Schwester bei Benutzung des Geräts sind jedoch die Voraussetzungen dafür, daß durch diese Intervention eine Intubation möglicherweise vermieden werden kann.

Te c h n i k : Es wird bei einem druckgesteuerten Respirator (z.B. Inhalog) bei Luftbeatmung mit einem Zustrom von 2 l Sauerstoff ein endinspiratorischer Druck von 10 cm Wasser eingestellt. Mit einer Nasenklemme wird die Nase verschlossen. Das Mundstück muß fest umschlossen werden.
Die „Flow"-Einstellung (d.h. die Strömungsgeschwindigkeit) erfolgt unter Messung des Atemzugvolumens mit einem Wright-Respirometer, British Oxygen). Das Ziel dabei ist, mit einem möglichst niedrigen „Flow" ein großes Atemminutenvolumen (etwa 10-12 l/min) zu erreichen.
Gelingt dies mit dieser Einstellung nicht, kann der endexpiratorische Druck bis auf 15 cm H_2O erhöht und die Flow-Einstellung erneut vorgenommen werden.

Gleichzeitig müssen alle medikamentösen Maßnahmen weiter durchgeführt werden.

Als *Zeichen der Besserung* sind anzusehen:
Anhebung des arteriellen Sauerstoffdruckes (ohne Zunahme einer Hyperkapnie), Sekretverflüssigung und Exspektoration, Minderung der Dyspnoe und vor allem subjektive Erleichterung.

Die Entwicklung von Geräten zur nichtinvasiven intermittierenden Überdruckbeatmung über eine nasale Gesichtsmaske (NIPPV) eröffnet eine weitere Behandlungsmöglichkeit bei Patienten mit respiratorischer Insuffizienz, die hierarchisch zwischen der bloßen Sauerstoffinsufflation und der Respiratortherapie nach endotrachealer Intubation anzusiedeln ist. Dieses Beatmungsverfahren ist nach den ersten Berichten in der Literatur und nach unseren eigenen Erfahrungen insbesondere bei akuter Exazerbation einer chronisch-respiratorischen Insuffizienz nützlich. Besonders bewährt hat sich die intermittierende nasale Überdruckbeatmung im BIPAP-Modus („Biphasic Positive Airway Pressure"), wobei die Umschaltung von Exspirationsdruck (EPAP) auf Inspirationsdruck (IPAP) von der Eigenatmung des Patienten getriggert wird. Damit läßt sich in vielen Fällen die endotracheale Intubation mit allen damit verbundenen Risiken umgehen. Bei Patienten mit respiratorischer Globalinsuffizienz beginnen wir die intermittierende nasale Überdruckbeatmung mit einem EPAP von 5 cm H_2O und einem IPAP von 10 cm H_2O. Liegt ein hyperkapnisches respiratorisches Versagen vor, so werden EXAP und IPAP initial auf 2 cm H_2O beziehungsweise 10 cm H_2O eingestellt. Die Sauerstoffzufuhr erfolgt unter kontinuierlicher Kontrolle der Sauerstoffsättigung direkt in die Gesichtsmaske, wobei der Sauerstoff-Fluß über ein Wright-Flowmeter gemessen wird.

2. Stufe: *Assistierte oder kontrollierte Beatmung über endotrachealen Tubus:*

Bei der Indikationsstellung zur Beatmung sollte immer geprüft werden, ob es sich um das Terminalstadium einer Erkrankung handelt, oder ob noch ein sinnvoller therapeutischer Ansatz besteht. Folgende *Indikationen* machen es erforderlich, mit der 2. Stufe zu beginnen (49, 76, 245, 382, 404, 484, 534, 655, 656, 708, 780, 862).

1. Hochgradige Atemnot mit Tachypnoe.
2. Körperliche Erschöpfung (durch Atemarbeit).
3. Trübung des Sensoriums, Bewußtseinsstörungen.
4. Hochgradige Hypoxämie und Hyperkapnie und Scheitern der Sauerstoffbehandlung.
5. Zeichen der Rechtsherzinsuffizienz.
6. Sistieren der Urinausscheidung.
7. Koma

Voraussetzung für diese Behandlungsart ist die **Intubation** oder die **Tracheotomie.**

Die *Intubation* wird dann vorgenommen:
a) Wenn es sich um eine Notfallsituation handelt, die keine Zeit für andere Maßnahmen erlaubt.
b) Wenn abzusehen ist, daß die Beatmung längstens nach 10-12 Tagen beendet werden kann. Dauert die Beatmung länger, muß die Indikation zur Tracheotomie gestellt werden.
Der orotracheale bzw. nasotracheale Tubus muß möglichst groß gewählt werden, damit er nicht seinerseits als Strömungswiderstand wirkt. Außerdem ermöglicht ein großlumiger Tubus ein schnelles und ausgiebiges bronchoskopisches Absaugen, das besonders dann erforderlich ist, wenn eine starke Verschleimung vorliegt, der Kranke aber nicht in der Lage ist, das Sekret abzuhusten (151, 152, 577, 970).
Wenn der Kranke nicht bewußtlos ist, wird die Intubation in Kurznarkose, z. B. Trapanal® oder Hypnomidate® + Fentanyl i. v. durchgeführt.

Eine assistierte Beatmung ist häufig aus folgenden Gründen nicht möglich.

1. Hochgradige Tachypnoe.
2. Schwerer Schwächezustand, wobei der Patient nicht in der Lage ist, das Beatmungsgerät zu steuern (d.h. der inspiratorische Sog zur Auslösung des Beatmungsmechanismus ist zu schwach).

3. Sehr starke Unruhe, bedingt durch:
   a) die Hypoxämie und respiratorische Azidose,
   b) das äußerst unangenehme Tubusfremdkörpergefühl,
   c) Hustenreiz.

Aus diesen Gründen wird in den meisten Fällen zu Beginn der Respiratortherapie eine kontrollierte Beatmung erfolgen müssen. Nach 12-24 Stunden kann dann der Übergang auf assistierte Beatmung versucht werden. Allgemeingültige Richtlinien, wann und ob auf eine assistierte Beatmung übergegangen werden kann, gibt es nicht. Die Entscheidung muß von Fall zu Fall getroffen werden.

Ziel der Beatmung muß es sein, ein ausreichendes Atemminutenvolumen zu erreichen, so daß eine Besserung der Hyperkapnie und der Hypoxämie erreicht wird. Ein *Minutenvolumen* von *mindestens 10-12 l* ist hierfür erforderlich. Die *Atemfrequenz* wird auf *12-20/min* eingestellt. Daraus ergibt sich für das *Atemzugvolumen* ein Wert von mindestens *500-800 ml*.

Medikamentöse Therapie für kontrollierte Beatmung: Es muß eine Sedierung durchgeführt werden, damit der Patient den Tubus toleriert. Zum anderen sind häufig *Sedativa* und/oder *Analgetika* je nach Erfordernis einzusetzen. Eine Relaxierung des Patienten sollte nach Möglichkeit vermieden werden. Ist sie nicht zu umgehen, so empfiehlt sich der Einsatz von *Pancuronium* (0,1-1 mg ½stündlich).

Zusätzlich zur Respiratortherapie muß die medikamentöse Therapie konsequent weitergeführt werden. Erfahrungsgemäß adaptiert sich der Kranke nach 36-38 Stunden an die Beatmung, so daß die Medikamente dann reduziert werden können.

Bei einem eingestellten Atemminutenvolumen von 10-12 l wird der PCO_2 in dem Verlauf der ersten Stunden zwar abfallen, aber sich nicht normalisieren. So ist ein PCO_2 von 50 mmHg als Behandlungsziel für die ersten 24 Stunden durchaus ausreichend. Ist der PCO_2 vor der Verschlechterung des Krankheitszustandes nicht bekannt, oder ist zu vermuten, daß er bereits erhöht war, und ist eine hohe Bicarbonatkonzentration festzustellen, so sollte in den ersten 24 Stunden der PCO_2 nur bis 60 mmHg gesenkt werden. Plötzlicher Abfall des PCO_2 durch Hyperventilation kann zu Blutdruckabfall führen. Da dieser Blutdruckabfall durch eine plötzliche starke Vasodilatation (Alkalose) bedingt ist, wird man diesen Zustand erfolgreich mit vasokonstriktorischen Substanzen, z. B. Arterenol® oder Dopamin® behandeln können. Außerdem kann es zu einem *Blutdruckabfall* in der ersten Phase der Beatmung kommen, der sich meist durch Volumengabe beheben läßt.

E. Überwachung

Tab. *IV.-7.* Überwachung bei respiratorischer Insuffizienz.

Überwachung	Kontrollen (zeitlicher Abstand)
EKG, Puls, zentraler Venendruck (arterieller Druck), Atmung	Fortlaufend (Monitor)
Arterieller Blutdruck (unblutig oder blutig), Blutgasanalyse, O_2-Sättigung (in den ersten Stunden der Beatmung)	30 min
Zentraler Venendruck (wenn nicht über Monitor), Urinausscheidung, Auskultation des Herzens und der Lunge	1 Stunde
Erster und folgende Tage nach Beatmungsbeginn: Arterielle Blutgasanalyse, zentraler Venendruck, vollständiges EKG	6 Stunden
Körpertemperatur	8 Stunden
Elektrolyte im Serum	12 Stunden (später 24 Stunden)
Rö.-Thorax, Flüssigkeitsbilanz, Elektrolytbilanz, Harnstoff, Kreatinin, GOT, GPT, LDH, CPK, Hämotokrit	24 Stunden
Rotes Blutbild	24 Stunden
Sputum, Bakterienkultur, Urinsediment, BKS, BSP, BSG	Einmalig

F. Häufige Fehler

1. Unkontrollierte Sauerstoffzufuhr.
2. Fehlende Kontrolle der Blutgase unter Sauerstoffinflation.
3. Unzureichende Atemgymnastik.
4. Nicht ausreichend durchgeführte Sekretolyse (Hydratation).
5. Unterschätzen der Rechtsherzinsuffizienz (Venendruck-Kontrolle, Bilanzierung der Ein- und Ausfuhr).
6. Zu hoch dosierte diuretische Therapie.
7. Orale oder unzureichende intravenöse Herzglykosidbehandlung.

8. Ungenügende Überwachung der Respiratorbehandlung
9. Absaugen ohne bronchoskopische Kontrolle.
10. Unkorrekte und zu selten durchgeführte Kontrolle, besonders in der Initialphase der Respiratorbehandlung von:
   a) Blutgaswerten.
   b) Zentralem Venendruck.
   c) Blutdruck und Puls.
   d) Evtl. Atemfrequenz.
   e) Lage des Tubus.
   f) Atemminutenvolumen.
   g) Atemzugvolumen.
   h) Inspiratorischem und exspiratorischem Beatmungsdruck.
   i) Evtl. Flow-Einstellung per Respirator (z.B. Leckkontrolle, Sauerstoffmischung, Flüssigkeitsvorrat zur Anfeuchtung der Atemluft).
11. Unzureichende Sterilität.
    Die Voraussetzung für eine künstliche Beatmung ist ein spezieller Beatmungsraum mit Schleuse. Für diesen Raum (und auch für das Personal) sind Hygienebedingungen einzuhalten, wie sie für einen Operationsraum vorgeschrieben sind.

8. Die Respiratorbehandlung

8.1. Allgemeiner Teil

8.1.1. Indikationen

Durch den Einsatz der maschinellen Beatmung wird die Spontanatmung eines Patienten unterstützt oder sogar zeitweise ganz ersetzt. Darüber hinaus führt die Beatmung zu einer Verbesserung des Gasaustausches in der Lunge. Sie kommt zum Einsatz bei allen Formen der respiratorischen Insuffizienz, welche zu einer nicht ausreichenden Sauerstoffversorgung des Gewebes und/oder einer genügenden Elimination der Kohlensäure führt.
Eine Reihe von pulmonalen und extrapulmonalen Erkrankungen können eine mehr oder weniger schwere respiratorische Insuffizienz her-

vorrufen, welche nur durch eine künstliche Beatmung behandelt und überbrückt werden können. Bei der Indikationsstellung zur künstlichen Beatmung werden nach Schuster, Pop und Weilemann *drei* **Gruppen von Erkrankungen** *in unterschiedlicher Dringlichkeit als Beatmungsindikation* angesehen (813):

1. **Absolute Indikation zur Beatmung** *(Indikationen erster Ordnung):*
   a) Herz-Kreislauf-Stillstand mit Zustand nach Reanimation.
   b) Alle Bewußtlosigkeitszustände im Stadium III und IV nach Reed.
   c) Alkylphosphatintoxikation.
   d) Periphere oder zentrale neurogene Atemlähmung.
   e) Intoxikation mit Atemgiften.
   f) Ein arterieller PO_2 unter 45 mmHg bei 6 l Sauerstoff über die Sonde unabhängig vom Alter.
   g) Ein PCO_2 arteriell von über 80 mmHg unabhängig vom Alter.
   h) Nicht beeinflußbare Atemfrequenz von mehr als 35/min.
2. **Krankheitsbild-orientierte Indikationen**
   (Indikationen zweiter Ordnung):
   a) Akute exogene Intoxikation.
   b) Polytrauma.
   c) Große Operationen.
   d) Verbrennungen.
   e) Schwere primäre Pneumonien
      einschließlich der Viruspneumonie.
   f) Ertrinkungsanfall.
   g) Akute hämorrhagisch-nekrotisierende Pankreatitis.
   h) Lungenarterienembolie.
   i) Immunprozesse mit Lungenbeteiligung.
3. **Komplikationsbezogene Indikationen**
   (Indikationen dritter Ordnung):
   a) Aspiration, insbesondere von saurem Magensaft.
   b) Septische Zustände jeglicher Genese.
   c) Kreislaufschock jeglicher Genese.
   d) Kompliziertes akutes Nierenversagen.
   e) Schwere metabolische, innerhalb von 6 Stunden nicht korrigierbare Azidose oder Alkalose mit einem pH von unter 7,0 bzw. 7,8.
   f) Hyperlactatämie und Lactazidose mit einem Lactat von über 4 mmol/l.
   g) Gestörte Atemmechanik einschließlich Pleuraerguß.
   h) Ein PO_2 arteriell unter der Altersnorm bei Raumluftatmung.
   i) Ein PCO_2 arteriell von über 50 mmHg.
   k) Niedrige Thorax-Gesamt-Compliance von unter 40 ml/cm H_2O.

Eine *Indikation zur Durchführung einer künstlichen Beatmung* besteht immer dann, wenn eine Indikation aus der Gruppe I vorliegt oder wenn mindestens zwei mögliche Indikationen aus der Gruppe II oder Gruppe III zusammen auftreten. Die Indikation zur Beatmung und vor allen Dingen die Wahl des Beatmungsmusters erfolgen anhand der Grunderkrankung, anhand möglicher oder schon eingetretener Komplikationen, dem Ausmaß der respiratorischen Insuffizienz, den Zeichen gestörter Atemtätigkeit oder einer erhöhten Atemarbeit und dem Ausmaß der gestörten Atemmechanik (z.B. meßbar an Compliance, funktioneller Residualkapazität und Vitalkapazität) sowie letztlich auch dem aktuellen klinischen Status einschließlich der elektrokardiographischen und röntgenologischen Befunde. Bei Patienten mit entsprechender Grunderkrankung und schweren, durch konservative Maßnahmen nicht beeinflußbaren Dyspnoezuständen mit schneller oberflächlicher Atmung ist *frühzeitiger* die Beatmungsindikation zu stellen. Diese wird erleichtert, wenn im Rahmen der respiratorischen Insuffizienz Komplikationen oder Versagenszustände der anderen Organe hinzukommen, z.B. Somnolenz und Koma als zerebrale Funktionsstörung, Tachykardien oder Bradyarrhythmien, Abfall des systemarteriellen Drucks, Zeichen der Herzinsuffizienz usw. Patienten mit gravierenden Zweiterkrankungen oder mit fortgeschrittenem Alter mit geringergradiger Kompensation der Organfunktion unter einer respiratorischen Insuffizienz sollten ebenfalls frühzeitiger künstlich beatmet werden. Funktionsparameter der Lungenfunktion wie arterielle Blutgase und Parameter der Ventilation sollten ebenfalls zur Indikationsstellung einer künstlichen Beatmung herangezogen werden.

Von Seiten der **Atemmechanik** sprechen folgende Faktoren für den Beginn einer künstlichen Beatmung (48, 534, 642):
1. Atemfrequenz über 35/min (*normal* 12-20).
2. Vitalkapazität unter 15 ml/kg Körpergewicht (*normal* 65-75 ml/kg Körpergewicht).
3. FEV von unter 10 ml/kg Körpergewicht (*normal* 50-60 ml/kg Körpergewicht).
4. Inspiratorische Atemzugstärke von unter 25 (*normal* 75-100 cm Wasser).

Von Seiten der Oxygenation sind folgene Parameter von Bedeutung:
1. Arterieller PO_2 unter Raumluft von 60 mmHg und weniger (*normal* 75-100 mmHg).
2. Eine alveoloarterielle Druckdifferenz für Sauerstoff ($aaDO_2$) von mehr als 450 (*normal* 25-65 Torr).

Von Seiten der Ventilation sind folgende Parameter wesentlich:
1. Arterieller PCO_2 von mehr als 55-60 Torr (*normal* 35-45 Torr).
2. Verhältnis von Totraumventilation zur Gesamtventilation von mehr als 0,6 (*normal* 0,25-0,40).

Die eben genannten *Grenzwerte dürfen nur im Hinblick auf die gesamte klinische Situation als Indikationsparameter zur künstlichen Beatmung gewertet werden.* Wenn beispielsweise im Verlaufe einer chronischen bronchialen Lungenerkrankung eine Globalinsuffizienz mit Sauerstoffpartialdrücken von unter 60 Torr und einem PCO_2 unter niedrig dosierter Sauerstoffinsufflation von über 60-70 Torr auftritt und dabei die zerebrale und kardiale Funktion ungestört erscheint, sind solche Patienten keine Kandidaten für eine künstliche Beatmung.
Wenn andererseits bei einem jungen Patienten im Verlaufe einer akuten Erkrankung bei ungestörtem Sensorium innerhalb von Stunden der arterielle Sauerstoffpartialdruck unter den entsprechenden Normwert, z.B. unter 60 Torr abfällt, sollte frühzeitig und prophylaktisch mit einer künstlichen Beatmung begonnen werden (132, 539).

Ein wesentlicher Gesichtspunkt für die Indikationsstellung zur künstlichen Beatmung ist auch die *Prognose* der akut vorliegenden Erkrankung. Ist zu erwarten, daß nach Einleiten der Beatmung der Krankheitszustand durch die übrigen medikamentösen oder unter Umständen sogar operativen Maßnahmen nicht mehr soweit stabilisiert werden kann, daß die Patienten vom Beatmungsgerät entwöhnt werden können, muß die *Indikation* zur künstlichen Beatmung *zurückhaltend* gestellt bzw. verneint werden.
Bei allen Krankheitszuständen, welche zu einer akuten respiratorischen Insuffizienz (z.B. zum ARDS, s. dort) führen können, *empfiehlt sich der eher frühzeitige Einsatz* einer kontinuierlichen Überdruckbeatmung. Denn hierunter kann eine Verbesserung der Ventilationsverteilung, eine Abnahme des Strömungswiderstandes extraalveolärer Gefäße, eine Zunahme des Herzminutenvolumens, eine Normalisierung der intrapulmonalen Perfusionsverteilung, eine Normalisierung der funktionellen Residualkapazität, eine Verbesserung der Surfactant-Funktion, eine Zunahme der pulmonalen Compliance und eine Abnahme der pulmonalen Shunt-Durchblutung sowie ein Anstieg des arteriellen Sauerstoffpartialdruckes erwartet werden. In vielen Fällen kann so unter Umständen ein progressiver Verlauf des akuten Atemnotsyndroms verhindert werden (794).

8.1.2. Prinzipien und Formen der künstlichen Beatmung

Für die künstliche Beatmung ist von Bedeutung, *auf welche Weise der Beatmungsapparat in einer gegebenen Zeit, der Inspirationszeit, ein adäquates Gasvolumen in die Lungen befördert, eine weitgehend gleichmäßige Verteilung des Gases in den Lungen gewährleistet und zu einem definierten Zeitpunkt die Exspiration über einen ausreichend langen Zeitraum ermöglicht.*

Der Atemzyklus muß pro Zeiteinheit so oft wiederholt werden, daß das Produkt der sinnvoll gewählten Faktoren Volumen und Beatmungsfrequenz ein Atemminutenvolumen ergibt, welches eine ausreichende alveoläre Ventilation garantiert. Betrachtet man den Druckablauf im Tracheobronchialsystem, so kann die Wirkungsweise eines Respirators anhand folgender **Variablen** beschrieben werden (Abb. *IV.-2.*):

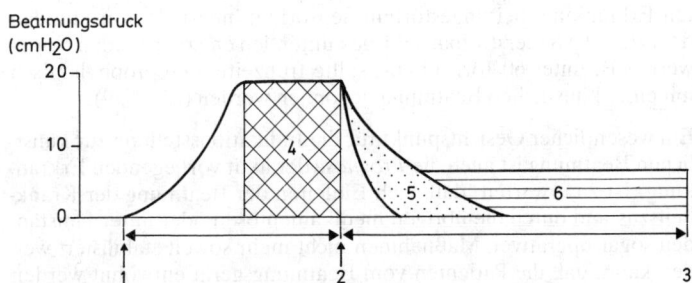

1: Übergang von Exspiration zu Inspiration
2: Übergang von Inspiration zu Exspiration
3: Übergang von Exspiration zu Inspiration (nächster Zyklus)
4: Inspiratorisches Druckplateau (Inflation Hold)
5: Verzögerte Exspiration
6: Positives Druckplateau (PEEP)
1-2: Inspirationsphase
2-3: Exspirationsphase
Abb. *IV.-2.* Phasen des Atemzyklus.

– Das *Verhältnis der inspiratorischen zur exspiratorischen Phase* kann vorgegeben werden.
– Am Ende der Inspirationsphase kann über einen definierten Zeitraum der *endexspiratorische Druck in Plateauform* gehalten werden, (sogenanntes Inflation hold).
– In Abhängigkeit vom Atemzugvolumen kann der *inspriratorische Maximaldruck* vorgegeben werden.
– Die *Druckabfallgeschwindigkeit* in der frühen exspiratorischen Phase, welcher unter anderem die Atemfrequenz bestimmt, kann variiert werden.
– Der *Druck am Ende der Exspirationsphase* kann ebenfalls zwischen 0 *(ZEEP = endexspiratorischer Druck von 0)* und einem positiven Druck *(PEEP = positiver endexspiratorischer Druck)* vorgewählt werden.

Folgende Beatmungsformen können unterschieden werden:
I.   Die druckbegrenzte assistierte Beatmung.
II. Die volumenkontrollierte assistierte Beatmung.
III. Die volumenkontrollierte Beatmung.
IV. Die druckbegrenzte volumenkontrollierte Beatmung.
V.   Die intermittierend gesteuerte Zusatzbeatmung
     (IMV = intermittent mandatory ventilation).
VI. Die inspiratorische Assistenz (ASB).

Zu I. Die *druckbegrenzte assistierte Beatmung:* Bei der **assistierten Beatmung** *löst der Patient selbst durch einen spontanen Atemimpuls infolge des Unterdrucks bei Inspiration die Inspirationsphase des Respirators aus,* welcher unter positivem Druck die Einatemphase des Patienten unterstützt.

Bei der **druckbegrenzten Beatmung** *wird das Ende der Inspirationszeit, innerhalb derer mit regulierbarer Flußgeschwindigkeit das Atemgas zum Patienten strömt, vom Gerät auf Exspiration umgestellt, wenn ein bestimmter vorgewählter Druck erreicht ist.* Die mit dem Beginn der Ausatmung folgende „Apnoe-Zeit" kann variabel begrenzt werden, so daß damit eine Atemfrequenz bestimmt wird, welche nicht unterschritten werden kann (kontrollierte Beatmung). Bei Lufthunger kann der Patient aber auch durch Einatmungsbewegung einen Unterdruck im Beatmungsgerät erzeugen, welcher bei Erreichen der Triggerempfindlichkeit die nächste Inspiration vorzeitig auslösen kann (assistierte Beatmung). Diese Form der Beatmung *kann mit einem positiven endexspiratorischen Druck (PEEP) kombiniert werden.*

Die druckbegrenzte Atmung hat die folgenden Vorteile (534, 970):
1. Der Patient kann den Beatmungsapparat im eigenen Atemrhythmus steuern.
2. Bei Hustenstößen entsteht kein Überdruck, der Apparat paßt sich dem durch den Hustenstoß unterbrochenen Atemrhythmus an.
3. Der inspiratorische Atemgasfluß kann niedrig gewählt werden, so daß der Druck nur langsam ansteigt. Hierdurch kann eine Lunge mit ungleichmäßiger Resistance relativ gleichmäßig belüftet werden.
4. Bei Undichtigkeiten am Inspirationssystem wird der Luftverlust durch Verlängerung der Inspirationsphase kompensiert.
5. Bei Pneumothorax-gefährdeten Patienten wird der endexspiratorische Druck auch bei Hustenstößen kaum überschritten.
6. Therapeutische Inhalationen sind leicht möglich.

Die druckbegrenzte assistierte Beatmung hat aber auch wesentliche Nachteile:
1. Bei spontan sich ändernder Compliance oder Resistance ändert sich das Atemhubvolumen (z.B. plötzliche Erhöhung des Bronchialwiderstandes: Verminderung des Atemhubvolumens mit Hypo-

ventilation; Verbesserung der Compliance; Steigerung des Atemhubvolumens mit Hyperventilation).
2. Verstärkung der Hypoventilation durch zu kurze Exspiration bzw.
frühzeitige aktive Inspiration. Hierdurch pfropft sich die folgende
Inspiration auf eine abnorm hohe funktionelle Residualkapazität
auf, wodurch das Atemhubvolumen durch den vorgewählten Inspirationsdruck begrenzt ist, d.h. kleiner ausfällt als normal.

Zu II. *Die volumenkontrollierte assistierte Beatmung:* Bei den modernen Beatmungsgeräten kann eine **assistierte volumenkontrollierte
Beatmung mit variablem Inspirationsfluß** eingesetzt werden. Bei
diesen Geräten lassen sich die Beatmungscharakteristika sehr viel
besser den Bedürfnissen der klinischen Situation des Patienten
anpassen. Unter anderem sind folgende *Einstellmöglichkeiten* gegeben (894, 970):

a) Der inspiratorische Atemgasfluß kann variiert werden, womit beispielsweise bei niedrigem Fluß und ungleichmäßiger Resistance
eine relativ gleichmäßige Belüftung der Lunge erzielt werden kann.

b) Der endexspiratorische Druck kann als Druckplateau über eine
wählbare Zeit gehalten werden (Inflation hold), wodurch insgesamt
die Inspirationsphase bei relativer Verkürzung der Exspirationsphase verlängert wird.

c) Der positive endexspiratorische Druck ist vorher wählbar.

d) Die Triggerempfindlichkeit bei Eigenatmung des Patienten kann
variiert werden, so daß unter Umständen der Patient volumenkon-
trolliert assistiert beatmet werden kann.

e) Die inspiratorische Sauerstoffkonzentration kann für das Atemgas-
geräusch frei gewählt werden.

f) Therapeutische Inhalate können zusätzlich ohne Störung der übrigen Einstellungen eingebracht werden.

g) Eine automatische Seufzerbeatmung (deep sigh) kann mit wähl-
barem Volumen und wählbarer Frequenz vorgegeben werden.

h) Bei der kontrollierten Beatmung, z.B. der intermittierenden Beatmung mit positivem Druck (IPPV) wird die Inspiration automatisch
und unabhängig von der eventuell bestehenden Eigenatmung des
Patienten durch den Apparat eingeleitet. Diese Form der Beatmung ist immer notwendig bei Patienten mit einer zerebralen Atemlähmung, bei hoher Querschnittslähmung, bei Infektionen (Tetanus, Poliomyelitis), bei Eklampsie, bei Rippenserienfrakturen, bei
Peritonitis oder Sepsis.

Neben dem Vorteil der guten Anpassung der Respiratoreinstellung
an die momentane Atemtechnik und den pulmonalen Gaswechsel sind
mit dieser Beatmungsmethode aber eine Reihe von Nachteilen verbunden:

1. Physiologische Mechanismen, welche sich bei Patienten, z.B. bei chronischer bronchialer Obstruktion, eingespielt haben (Basenretention zur Kompensation der respiratorischen Azidose, Polyglobulie, Verschiebung der Sauerstoffbindungskurve, Anpassung der Atemmuskulatur und der Reflexsteuerung der Atmung an die erhöhten bronchialen Strömungswiderstände), werden durchbrochen.
2. Die Entwöhnung vom Respirator ist in der Regel schwierig.
3. Durch kontrollierte Beatmung ist in der Regel eine Atrophie der Atemmuskulatur zu erwarten.
4. Der normale Ablauf der Atmungsregulation über pulmonale und thorakale Reflexe ist aufgehoben.
5. Der Hustenreflex ist aufgehoben.
6. Die gestörte muköziliare Clearance kann weiter verschlechtert werden.

Zu III. Die *volumenkontrollierte Beatmung:* Die **volumenkontrollierte Beatmung** ist eine andere Form der kontrollierten künstlichen Beatmung. *Hierbei wird ein vorgewähltes Atemhubvolumen ohne Rücksicht auf die dabei entstehenden Atemwegsdrücke in die Lunge des Patienten gepreßt.* Das Verhältnis zwischen In- und Exspirationszeit ist in der Regel fixiert, die Inspirationszeit durch die Wahl der Atemfrequenz gegeben. Die Charakteristik des inspiratorischen Atemgasflußes kann bei den verschiedenen Geräten unterschiedlich eingestellt werden. Die Form der Inspiration ist abhängig von der Bauart des Beatmungsgerätes. Bei manchen volumenkontrollierten Geräten kann ein konstanter endexspiratorischer Druck (PEEP) eingestellt werden.

Vorteile dieser kontrollierten Beatmung sind folgende (533, 534, 794, 970):
1. Eine wechselnde Compliance und Resistance werden sozusagen mit Gewalt durchbrochen, um ein konstantes Atemminutenvolumen zu garantieren.
2. Die Befeuchtung der inspiratorischen Atemgase ist relativ einfach.

Eine Reihe schwerwiegender Nachteile sind hierbei in Kauf zu nehmen:
1. Der Patient kann weder Atemrhythmus noch Atemfrequenz beeinflussen, bei Unruhe entsteht ein unökonomischer Kampf zwischen Apparat und Patient.
2. Der inspiratorische Atemgasfluß kann bei einigen Beatmungsgeräten nicht variiert werden, so daß unter Umständen keine gleichmäßige Belüftung der ganzen Lunge erzielt werden kann.

Zu IV. Die *druckbegrenzte volumenkontrollierte Beatmung:* Bei der **druckbegrenzten-volumenkontrollierten Beatmung** *kann das Atemzugvolumen zusätzlich zur Druckbegrenzung noch durch Volumenmessung kontrolliert und eingestellt werden.* Unter kontinuierlicher Messung des inspiratorischen Gasflusses wird nach Erreichen eines vorwählbaren inspirierten Volumens die Inspiration beendet, das Gerät schaltet auf Exspiration um. Fällt beispielsweise plötzlich die Compliance des Respirationstraktes ab, wird bei gleichem inspiratorischem Gasfluß nach gleicher Zeit mit gleichem Atemhubvolumen ein höherer inspiratorischer Druck erreicht, bis der sogenannte Volume Controller nach Erreichen des eingestellten Atemhubvolumens auf Exspiration umstellt. Bei hoher Compliance schaltet der Volume Controller nach Erreichen des eingestellten Atemzugvolumens auf Exspiration um, selbst wenn der am Respirator vorgewählte Grenzdruck noch nicht erreicht ist. Folglich kann mit diesem Typ eines Beatmungsgerätes der maximale Inspirationsdruck und das maximale inspiratorische Volumen begrenzt werden.

Vo r t e i l e dieses Systems sind:
1. Plötzliche Änderungen des Beatmungsvolumens infolge Änderung von Compliance oder Resistance können in gewissen Grenzen kompensiert werden.
2. Die Atemfrequenz kann unter Umständen vom Patienten bestimmt werden, d.h. es ist neben der kontrollierten auch eine assistierte Beatmung möglich.
3. Der inspiratorische Gasfluß kann so langsam eingestellt werden, daß eine gleichmäßige Beatmung der Gesamtlunge möglich ist.
4. Therapeutische Inhalationen sind leicht möglich.

Die sogenannte **Wechseldruckbeatmung,** bei der in der exspiratorischen Phase durch Sog ein negativer Druck vom Respirator aufgebaut wird, *ist mittlerweile wegen gravierender Nebenwirkungen verlassen worden.* Diese bestehen besonders in der Bildung von Atelektasen, welche die ventilatorische Situation der Patienten verschlechtern. Bis auf den ausnahmsweisen Einsatz bei extremer Atemwegsstenose wird dieser Typ der Beatmung heute nicht mehr praktiziert.

Zu V. Die *intermittierend gesteuerte Zusatzbeatmung (IMV):* Wegen der genannten Nachteile der kontrollierten Beatmung wurde in den letzten Jahren die sogenannte **intermittierende gesteuerte Zusatzbeatmung,** die *IMV (Intermittent Mandatory Ventilation)* vorgeschlagen, unter der auch eine Normalisierung des pulmonalen Gaswechsels erzielt werden kann (212, 214, 533, 534, 827, 845, 877, 970). *Hierbei atmet der Patient über das luftleitende System eines Beatmungsgerätes Atemgase* *aus einem Atemgasreservoir.* Die inspiratorische Strömung des Atemgases kann über ein Abrufventil soweit gesteigert werden, daß die Atemarbeit gering gehalten wird. Der Ventilator liefert zusätzlich zur Eigenatmung in bestimmten zeitlichen Abständen dem Patienten aufgezwungene Atemzüge. Diese sind jedoch durch die Eigenatmung des Patienten *nicht getriggert* wie bei der konventionellen assistierten Ventilation. Das so erzielte Atemminutenvolumen setzt sich aus der Summe der Eigenatmung des Patienten und den Zusatzzügen durch das Beatmungsgerät zusammen. Die zeitliche Festlegung eines IMV-Hubes am Respirator erfolgt entweder durch Einstellung der Frequenz für die Beatmungshübe, oder durch die Wahl der Zeitdauer für die Eigenatmung zwischen zwei IMV-Hüben. Die Frequenz der IMV-Hübe kann zwischen 1-20/min eingestellt werden, hierdurch kann stufenlos zwischen Eigenatmung, IMV-Atmung und kontrollierter Beatmung gewechselt werden. Das Volumen des IMV-Hubes wird je nach Gerätetyp druckfluß- oder volumenzeitgesteuert.

Da der IMV-Hub des Respirators nicht zur Spontanatmung des Patienten synchronisiert ist, kann sich ein IMV-Hub auf eine Spontaninspiration des Patienten aufpfropfen. Hierdurch sind negative Effekte durch das resultierende hohe Atemzugvolumen zu erwarten (Barotrauma der Lunge). Deswegen sind einige Beatmungssysteme in der Lage, den IMV-Hub mit der Eigenatmung des Patienten zu synchronisieren *(SIMV: Synchronized Intermittent Mandatory Ventilation).*

Assistierte sowie kontrollierte Beatmung können auf einem Ausgangsdruckniveau von in- und exspiratorisch 0 cm Wasser gehalten werden. Unter besonderen Bedingungen empfiehlt sich aber ein positives Druckniveau während der gesamten In- und Exspirationsphase **(CPAP: Continous Positive Airway Pressure)** oder auf einem positiven Druckniveau am Ende der Exspiration **(PEEP)**. Ein *positiver endexspiratorischer Druck* erhöht die funktionelle Residualkapazität der Lunge (abhängig von der Höhe des PEEP). Die funktionelle Residualkapazität wird über das Niveau der sogenannten Closing Capacity angehoben, d. h. die terminalen Atemwege können am Ende der Exspiration nicht mehr kollabieren (Verhinderung der sogenannten *Shunt-in-time:* funktioneller Rechts-/Links-Shunt in der exspiratorischen Phase bei alveolärem Kollaps). Das Ventilations-Perfusions-Verhältnis wird verbessert und damit nimmt der intrapulmonale Rechts-Links-Shunt ab. Die vergrößerte funktionelle Residualkapazität führt zu einer Senkung des Gesamtwiderstandes der Lunge, der erhöhte alveoläre Druck verkleinert den transmuralen Druckgradienten zu den Lungenkapillaren (Abnahme des Flüssigkeitsgehalts der Lunge), wodurch die Lungen-Compliance verbessert wird, das Verhätnis der Totraumventilation zum Atemhubvolumen bleibt mehr oder weniger unverändert (242, 293, 307, 386, 482, 487, 583, 698, 730, 785, 846, 888, 889, 930).

Ein **positiver endexspiratorischer Druck** ist bei folgenden Zuständen indiziert (664, 785, 813, 970).

1. Bei Unmöglichkeit, mit einer intermittierenden Überdruckbeatmung einen arteriellen PO_2 von über 70 mmHg bei einer inspiratorischen Sauerstoffkonzentration von 0,5 zu erreichen.

2. Bei einer alveolär-arteriellen Sauerstoffdifferenz von mehr als 300 mmHg bei Überdruckbeatmung und inspiratorischer Sauerstoffkonzentration von 1,0.

3. Wenn eine Reduktion der Shunt-Durchblutung während intermittierender Überdruckbeatmung trotz Durchführung aller konservativer Maßnahmen nicht möglich ist.

4. Wenn die funktionelle Residualkapazität unter 50 % des Normalwertes liegt.

5. Bei Lungenödem.

6. Bei der Beatmung des „Fast-Ertrunkenen".

7. Bei der Entwöhnung vom Respirator in Verbindung mit
   a) IMV.
   b) Spontanatmung.

Die Benutzung eines PEEP ist im allgemeinen *kontraindiziert* bei manifester oder latenter Rechtsherzinsuffizienz, bei nicht korrigierter Hypovolämie, bei Asthma bronchiale, bei Hypotonie sowie bei Abfall des arteriellen PO_2 trotz regelrechter Einstellung des Beatmungsgerätes infolge erhöhter Shunt-Durchblutung.

Der entscheidende Vo r t e i l bei der Benutzung des PEEP liegt darin, daß zur optimalen Aufsättigung des venösen Blutes inspiratorisch weniger hohe Sauerstoffkonzentrationen benutzt werden können, da Sauerstoff in hohen Konzentrationen lungentoxisch wirkt. So ist es möglich, durch Benutzung von PEEP mit Werten von 5-20 cm Wassersäule die Sauerstoffkonzentration im inspiratorischen Gasgemisch auf 40-50 % zu reduzieren. Es darf aber nicht vergessen werden, daß der positive endexspiratorische Druck negative Auswirkungen auf die Hämodynamik hat. Durch die Erhöhung des intrathorakalen Druckes kommt es zu einer verminderten venösen Füllung und zu einem Abfall des Herzminutenvolumens um 10-20 %. Zusätzlich kommt es unter PEEP im Lungenkreislauf zu einer deutlichen Zunahme des Gefäßwiderstandes mit konsekutiver Druckbelastung der rechten Herzkammer, welche bei unveränderter Koronarperfusion eine erhöhte myokardiale Sauerstoffextraktion des rechten Ventrikels bedingt. Der Abfall des Herzminutenvolumens infolge einer relativen Hypovolämie kann durch vorsichtige Flüssigkeitssubstitution aufgefangen werden.

Umgekehrt muß im Rahmen einer Entwöhnungsbehandlung der Übergang der PEEP-Beatmung auf endexspiratorische Druckwerte von 0 cm Wasser langsam unter Einschaltung entwässernder Maßnahmen (Diuretika) gestaltet werden (386, 470, 534, 730).

Unter einem *optimalen PEEP* (= best PEEP) versteht man diejenige Druckhöhe des PEEP, bei dem HZV und totale Lungen-Compliance am höchsten und das Verhältnis von Totraumventilation zum Atemzugvolumen am niedrigsten sind. Zur Abschätzung eines optimalen PEEP eignen sich drei Methoden, nämlich die Bestimmung der totalen Compliance, die Messung der Sauerstofftransportkapazität sowie die massenspektrometische Bestimmung des *Closing Volume* (243, 324, 534, 540). Aufgrund der Untersuchungen von Suter und Mitarb. (896) konnte festgestellt werden, daß bei einem bestimmten, individuell sehr verschiedenen PEEP-Wert die totale Compliance und der Sauerstofftransport ein Maximum erreichten, während bei weiterer Erhöhung des PEEP zwar der arterielle Sauerstoffpartialdruck anstieg, aber totale Compliance und Sauerstofftransport wieder abfielen. Der beste PEEP-Wert wird bei dem Patienten dann eingestellt, wenn die höchstmögliche Sauerstoffkapazität erreicht wird. Bei einem Beatmungsgerät mit einer inspiratorischen Plateaudruckkurve läßt sich die Compliance sehr einfach aus dem Atemhubvolumen, dividiert durch die Druckdifferenz am Ende der In- und Exspiration errechnen. Bei moderenen Respiratoren können sowohl Atemzugvolumen als auch endin- und endexspiratorischer Druck direkt abgelesen werden, so daß der Wert der statischen Compliance sofort ermittelt werden kann. Die Sauerstoffkapazität errechnet sich aus dem Herzminutenvolumen, multipliziert mit dem arteriellen Sauerstoffgehalt. Zur Bestimmung dieser Größe muß das Herzminutenvolumen direkt gemessen werden (nach dem Fickschen Prinzip, besser nach der Thermodilutionsmethode), der arterielle Sauerstoffgehalt wird aus Hb-Wert, Hüfnerscher Zahl und Sauerstoffsättigung errechnet. Die Bestimmung des Closing Volume über CO_2 oder Stickstoffauswaschkurven ist für die Praxis zu aufwendig und hat in der Intensivmedizin zur Bestimmung des optimalen PEEP keine breitere Anwendung gefunden.

Eine andere Variante der PEEP-Beatmung stellt die *Kombination der intermittierenden gesteuerten Zusatzbeatmung (IMV) mit hohen PEEP-Werten* von bis zu 60 cm Wassersäule (= high PEEP) dar. Das Ziel dieser Beatmungsform liegt weniger in einer Anhebung des arteriellen PO_2 bei gleichzeitiger Reduktion des inspiratorischen Sauerstoffanteils, sondern vielmehr in der Verbesserung der Sauerstoffversorgung des Körpers durch eine Reduktion des intrapulmonalen Rechts-/Links-Shunts auf bis oder unter 15 % (534). Da bei Patienten mit Spontanatmung die Compliance schwierig zu bestimmen ist, muß hier als Funktionsparameter die Bestimmung des funktionellen Rechts-/ Links-Shunts als Zielgröße benutzt werden. Bei Anwendung solch hoher PEEP-Drucke sollte die Beatmung mit einer relativ hohen IMV-Rate durchgeführt werden, um das Risiko eines Barotraumas der Lunge zu vermindern. Für diese Art der Beatmung muß eine ausreichende Volumensubstitution und Stützung der Herzkreislauffunktion durchgeführt werden, da unter den hohen PEEP-Drücken besonders ungünstige Auswirkungen auf das Herzminutenvolumen zu erwarten sind. Zur besseren Überwachung sollte in solchen Fällen ein Pulmonaliskatheter mit der Möglichkeit der Bestimmung des Pulmonalkapillardrucks verwandt werden. Hierunter kann dann unter größerer Sicherheit die Volumensubstitution zusammen mit einer kreislaufunterstützenden Therapie mit positiv inotropen Pharmaka und Vasodilatatoren durchgeführt werden (533, 534).

Eine andere Form der positiven Druckbeatmung stellt die sogenannte **CPAP-***(Continuous-Positive-Airway-Pressure-)Beatmung* dar. Diese kann sowohl bei Spontanatmung des Patienten als auch unter Respirator-Therapie angewandt werden. Bei dieser Beatmungsform ist während des gesamten Atemzyklus, d. h. bei In- und Exspiration, ein positiver Druck im Beatmungssystem vorhanden. Entscheidend ist jedoch hierbei nur, daß der exspiratorische positive Druck die Vergrößerung der funktionellen Residualkapazität bewirkt. Der positive inspiratorische Druck bestimmt die Atemarbeit, Atemzugvolumen und alveoläre Ventilation nehmen ab.

V o r t e i l dieses niedrigen Flußes ist ein niedriger intrapleuraler Druck, welcher den venösen Rückfluß zum Herzen fördert. Tritt hierunter eine alveoläre Hypoventilation auf, muß der inspiratorische Atemgasfluß erhöht werden, womit gleichzeitig auch der inspiratorische Druck ansteigt.

Das Ziel der Beatmung mit CPAP ist die Verbesserung des Gasaustausches bei gleichzeitiger Reduzierung des inspiratorischen Sauerstoffanteils (= FOI_2) am Atemgasgemisch. CPAP kann im Rahmen der IMV-Beatmung eingesetzt werden, er kann alternativ zur PEEP-Beatmung bei Spontanatmung in der Entwöhnungsphase ebenfalls angewandt werden (14, 245, 302, 846, 785).

8.1.3. Alternative Beatmungsmethoden

Wegen der beschriebenen Nachteile der Überdruckbeatmung (positiver Atemwegsdruck, Barotrauma der Lunge, Beatmungspneumothorax, Reduktion der Förderleistung des Herzens) sind alternative Beatmungsverfahren mit hohen Frequenzen beschrieben und durchgeführt worden. Im Prinzip wird hierbei *unter extrem hoher Frequenz ein Atem-*

*zugvolumen in die zuführenden Luftwege insuffliert, welches deutlich
unter dem Totraumvolumen liegt.* Hierdurch kann durch noch nicht ab-
geklärte Gastransportmechanismen eine Frischgasversorgung der
Alveolen aufrecht erhalten werden. Folgende wesentliche **Formen der
Hochfrequenzbeatmung** sind untersucht worden (150, 480, 483, 534,
580, 581, 786, 970):

1. Die *hochfrequenzpositive Druckventilation.* Hierunter werden mit einer Atemzugfrequenz von 10-100/min entsprechend niedrige Atemzugvolumina zugeführt.
2. *Injektorventilation (sog. Jet-Ventilation).* Bei dieser Art der Beatmung
   werden in Frequenzen von 100-300/min (Extrem: 15-100/min) inspiratorische Atemgasgemische weit in die Trachea eingeführt. Hierzu
   werden besonders konstruierte, lange, über die Glottis eingeführte
   Kanülen mit zwei Jet-Kanälen eingebracht, um das inspiratorische
   Gasgemisch möglichst weit in die Trachea hineinzubringen.
3. *Oszillationsbeatmung (sog. forcierte Diffusion).* Hierbei wird über
   einen Tubus ein Frischgasgemisch kontinuierlich in die Trachea eingebracht, über ein T-Stück wird auf das vorbeistreichende Frischgas
   mittels einer Kolbenpumpe eine hochfrequente Volumenverschiebung aufgepfropft.

Die genannten Verfahren sind bisher nicht sehr weit verbreitet, über
den eigentlichen Wirkmechanismus ist auch wenig bekannt.
Vorteil dieser Beatmungsmethoden sind eine geringe Traumatisie-
rung der Lunge und eine wesentlich bessere Tracheobronchialtoilette.
Bei Störungen des Lungenparenchyms als Ursache für die Beatmungs-
notwendigkeit bringt wahrscheinlich die Hochfrequenzventilation
keine klinischen Vorteile. Am wenigsten gefährlich erscheint die Kombination der Hochfrequenzbeatmung mit der Spontanatmung (970).

Eine andere Alternative zur Frischluftversorgung des Alveolarraumes
stellt der **kontinuierliche intratracheale Fluß** dar. Es ist überraschend,
daß durch eine kontinuierliche intratracheale Gaszufuhr mit einem
Atemhubvolumen von 0 eine Frischgasversorgung der Alveolen möglich ist. Volumenverschiebungen über die Herzaktionen sind unter anderem eine Erklärung für dieses Phänomen. Diese Methode *kann
kombiniert werden* mit der konventionellen Überdruckbeatmung,
wenn eine schwere Hypoxämie und Hyperkapnie nicht mehr beherrscht werden können.
Über einen Plastikkatheter wird kontinuierlich *Frischgas in Höhe der
Karina appliziert,* hierunter kann dann schrittweise das Atemhubvolumen um 10 % gesenkt und entsprechend der kontinuierliche Gasfluß
erhöht werden. Das kontinuierlich zugeführte Gas muß über ein T-
Stück mit Wasser oder verdünnter Kochsalzlösung angefeuchtet wer-

den. Hierunter ist es häufig möglich, den endexspiratorischen Atemwegsdruck und die F_1O_2 unter kritische Werte zu senken (970).

In verzweifelten Fällen kann auch bei potentieller Heilungstendenz der pulmonalen Grunderkrankung, welche zur respiratorischen Insuffizienz geführt hat, die **extrakorporale Membranoxygenation** versucht werden (274, 294, 541, 985, 986). Hierbei wird die *Gasaustauschfunktion der Lunge durch einen Mebranoxygenator ersetzt,* welcher, venoarteriell mit dem Kreislauf verbunden, von einem größeren Teil des Herzzeitvolumens durchströmt wird. Wegen der bei Langzeitbehandlung auftretenden erheblichen Komplikationsmöglichkeiten sind die Erfolge mit dieser Methode, z.B. beim akuten parenchymatösen Lungenversagen, ebenso schlecht wie mit der konventionellen Beatmung (970).

Neuere Möglichkeiten ergeben sich in der *Kombination* der Membranoxygenierung und einer Oxygenierung über die Lunge mit einer Beatmung von $F_1O_2 = 1$ und extrem niedriger Atemfrequenz und zum anderen einer CO_2-Elimination mit Hilfe eines mit Luft durchströmten Membranoxygenators. Mit diesen Kombinationsmöglichkeiten können neuerdings in kritischen Fällen bessere Langzeitresultate erzielt werden. Insgesamt ist der Einsatz der extrakorporalen Membranoxygenierung jedoch nur in einzelnen verzweifelten Fällen von entsprechend spezialisierten Teams einsetzbar.

8.1.4. Respiratortypen

Für die assistierte oder kontrollierte Beatmung stehen heute eine Reihe von Respiratoren mit sehr unterschiedlichen technischen Möglichkeiten zur Verfügung. Nach Suter und Kirby et al. sind an einen modernen Respirator eine Reihe von **Anforderungen** zu stellen, welche in der folgenden Tab. *IV.-8.* zusammengefaßt sind (481, 894):

Tab. *IV.-8.* Anforderungen an Respiratoren.

1. *Regulierbare Atemgrößen:*
   a) Atemminutenvolumen   4–40 l/min
   b) Atemzugvolumen   0,2–2 l
   c) Atemfrequenz   0–60/min (mit IMV)
   d) Sauerstoffkonzentration   21–100 %
   e) Zeitverhältnis Inspiration/Exspiration   2 : 1 – 1 : 4

2. *Wahl des Beatmungsmodus:*
   a) Assistiert-kontrolliert (bevorzugt)
   b) Obligatorischer Trigger
   c) Differentialdrucksteuerung

Tab. *IV.-8.* (Fortsetzung)

d) Überwachungsanzeigen
e) Inspiratorischer Fluß   0,5–2 l/sec
(gemessen gegen
Atmosphärendruck)
f) Inspiratorische Pause   0–2 sec
g) PEEP   0–30 cm H_2O
h) IMV bzw. bevorzugt SIMV   Frequenz 1–15/min
i) CPAP   0–30 cm H_2O

3. *Kontrollanzeigen:*
   a) Trachealdruck (minimal und maximal)
   b) Spirometrie (exspiratorisch: AZV, AMV, Frequenz)
   c) Temperatur der Inspirationsphase

4. *Alarmsystem:*
   a) Trachealdruck: tief (Mitteldruck, Latenzzeit)
      hoch (absolut, Sofortanzeige), wählbar
   b) Sauerstoffkonzentration
   c) AZV, AMV, wählbar
   d) Temperatur des inspiratorischen Gasgemisches
   e) Wasserspiegel des Befeuchters bzw. Verneblers
   f) Elektrische oder pneumatische Panne
   g) Umschaltstörung

5. *Sicherheitsmaßnahmen:*
   a) Druckbegrenzungsventil im Patientensystem
      (regulierbar von 10–120 cm H_2O)
   b) Spontanatmungsmöglichkeit bei Panne, möglichst auch
      in jeder anderen Situation
   c) Möglichkeit zur manuellen Beatmung

6. *Antrieb des Gesamtsystems:*
   a) Elektrisch mit Sicherheitsnetz
   b) Batteriebetrieb oder
   c) Pneumatisch für spezielle Anwendungen,
      z.B. bei Transport des Patienten

7. *Format und Beschriftung:*
   a) Mobil und platzsparend
   b) Praktische Form, Ablagefläche
   c) Klare und einfache Beschriftung
   d) Checkliste für Inbetriebnahme und Pannen

8. *Sterilisationsmöglichkeit:*
   a) Patientensystem
   b) Desinfektion des ganzen Gerätes

Tab. IV.-9. Respiratoren: Klassifizierung und technische Daten.

Ventilator-Modell	Antriebs-Art	Steuerung	Art	Inspirationsphase Begrenzung Umschaltung Insp.–Exsp.	Beatmungs-Kontrolle Umschaltung Insp.–Exsp.	Art der Gas-Lieferung	Trennung Antriebs-Beatmungs-Einheit	Atemfrequenz (min^{-1})	Atemzug-volumen (l)	Atemmin.-Volumen (l)
Inhalog	Pneum	D	D, F$_{var}$	Z	A / IMV	DG	Direkt	0	var	var
Mc Gaw CV 2000	Pneum	DF	F$_{konst}$	Z	A, K, A-K / IMV	DG	Direkt	8–60	0,15–2,0	1,2–120
Monaghan 223	Pneum	Fluidic (D-V-Z)	F$_{konst}$	Z, D, V	A, K, A-K / IMV	DG	Primär-+Sekundärsyst.	4–60	0,1–3,3	0,4–190
Ohio 550	Pneum	Fluidic (V)	F$_{var}$	V	K, A-K	DG	Primär-Sekundärsyst.	6–50	0,2–2,0	12–100
Bennett 7200	Elektr.	Z, D	F$_{konst}$	V, D, Z	K, A-K / IMV	FG	Primär-Sekundärsyst.	0,5–70	0,1–2,5	0,6–175
Bourns Bear 2E	Elektr.	V, V-Z	F$_{konst-var}$	D, V, Z	K, A-K / IMV	FG	Primär-Sekundärsyst.	5–60	0,1–2,0	0,5–120
Dräger UV2	Elektr.	Z	F$_{konst-var}$	D, V	K, A-K / SIMV	SG DG	Primär-Sekundärsyst.	7–70	0,05–1,6	1,5–30
Dräger Evita	Elektr.	Z	F$_{konst-var}$	D, V	K, A-K / IMV, SIMV	DG	Primär-Sekundärsyst.	5–60	0,1–2,0	0,5–35
Dräger EV-A	Elektr.	Z	F$_{konst-var}$	D, V	K, A-K / IMV, SIMV	SG	Primär-Sekundärsyst.	5–60	0,1–2,0	0,5–35
Engström ECS 2000	Elektr.	Z	F$_{var}$	Z, D	K, A-K / IMV	SG	Primär-Sekundärsyst.	6–60	0,02–1,6	0,5–96
Engström Erica	Elektr.	V	F$_{konst-var}$	Z, D	K, A-K / SIMV	DG	Primär-Sekundärsyst.	0,4–40	0,1–2,0	0,4–30
Siemens-Elema Servo 900 BIC	Elektr.	Z	F$_{konst-var}$	Z	A, K, A-K / IMV	SG DG	Primär-Sekundärsyst.	6–60	0,06–4,0	0,5–25

Abkürzungen:
Pneum = pneumatisch
Elektr. = elektrisch

V = Volumen
D = Druck
Z = Zeit

F = Fluß
konst = konstant
var = variabel

A = assistent
K = kontrolliert
A-K = assistiert-kontrolliert

DG = Druckgenerator
SG = Stromgenerator
FG = Flußgenerator

IMV = Intermittend mandatory ventilation
SIMV = Synchronized intermittend mandatory ventilation

Tab. IV.-9. (Fortsetzung)

Ventilator-Modell	Atem-Fluß- und Druckgrößen						Beatmungsmodus	
	Verhältnis In-Exspiration (I: E-Verh.) (1:)	Inspiratorische Phase (sec)	Inspiratorischer Fluß (l/min)	Inspirator. Drucklimit (cm H_2O)	Inspirator. O_2-Konzentr. (%)	PEEP (cm H_2O)	CPAP (min^{-1})	IMV-Frequenz
Inhalog	1–180	0	15–40	10–45 mbar	21–100			
Mc Gaw CV 2000	1–8	0	12–100	20–100	21–100	0–20	0	bis 00
Monaghan 223	1–4	0	10–100	10–100	21–100	0–24	0	+
Ohio 550	1–10	0	30–90	5–70	21–100	0–15	0	0
Bennett 7200	1,5–12	0–2	10–120	10–120	21–100	0–45	0–45	0–30
Bourns Bear 2E	1–240	0–2	10–120	0–100	21–100	0–30	0–30	+
Dräger UV2	4–0,5	0–2,5	10–120	20–100	21–100	0–20	0–20	1,4–14
Dräger Evita	0,25–5	0–2	6–120	10–100	21–100	0–35	0–35	0–20
Dräger EV-A	0,25–5	0–2	10–120	10–100	21–100	0–35	0–35	0,5–15
Engström ECS 2000	0,3–3	0–0,8	10–100	10–100	21–100	0–20	0–20	0
Engström Erica	0,3–30	0–7	40–250	10–100	21–100	0–30	0–30	0,4–40
Siemens-Elema Servo 900 BIC	1–40	0–2	2–400	10–100	21–100	0–20	0–20	0–30

Abkürzungen:
Pneum = pneumatisch
Elektr = elektrisch

V = Volumen
D = Druck
Z = Zeit

F = Fluß
konst = konstant
var = variabel

A = assistent
K = kontrolliert
A-K = assistiert-kontrolliert

DG = Druckgenerator
SG = Stromgenerator
FG = Flußgenerator

IMV = Intermittend mandatory ventilation
SIMV = Synchronized intermittend mandatory ventilation

Die Tab. *IV.-9* gibt eine Übersicht über die Klassifizierung der Respiratoren sowie über deren technische Daten.

Häufig gebrauchte Respiratoren sind (siehe auch 9, 80, 405, 481, 898, 894):

1. Inhalog.
2. Bourns-Bear 2 E.
3. Dräger UV 2/Evita/EV-A.
4. Engström ESC 2000/Erika.
5. Siemens-Elema-Servo-Ventilator 900 B/C.

Zu 1. Der **Inhalog** gehört zu den *druckgesteuerten Geräten.* Er kann pneumatisch oder elektrisch betrieben werden. Inspirationsdruck und Flow sind stufenlos einstellbar. Das Flowverhalten ist dezelerierend. Durch einen Vernebler können bronchodilatierende und sekretolytisch wirksame Medikamente direkt an die Bronchialschleimhaut gebracht werden. Das Gerät ist zur Inhalation bei Patienten mit obstruktiven Atemwegserkrankungen konzipiert. Gerade bei diesem Patientenkollektiv ist ja eine konsequente lokale Behandlung der pulmonalen Obstruktion von besonderer Bedeutung. Es ersetzt heutzutage bei der Inhalationstherapie die Bird-Respiratoren. Es kann auch bei an sich spontan atmenden Patienten mit instabilem Thorax eingesetzt werden. Die Inhalationstherapie wird in der Regel mehrmals täglich bis stündlich für wenige Minuten durchgeführt.

Die Inhalationstherapie ist nach Langzeitbeatmung in Kombination mit physikalischen Maßnahmen eine geeignete Methode, um den pulmonalen Gasaustausch zu verbessern.

Regelgrößen: An dem Gerät sind der inspiratorische Fluß (15 bis 40 l) und der inspiratorische Druck (10 bis 45 mbar) stufenlos einstellbar. Der Triggerdruck kann zwischen $-1,5$ mbar und -4 mbar eingestellt werden.

Zu 2. Der **Bourns-Respirator Bear 2 E,** welcher elektronisch gesteuert wird, kann für eine Vielzahl von Beatmungsproblemen eingesetzt werden. Hierbei ist sowohl eine *assistierte* als auch eine *kontrollierte Beatmung* möglich.

Regelgrößen: Beatmungsart, Atemzugvolumen, Atemfrequenz, Überdrucklimits, inspiratorische Flußform, Triggersensibilität, inspiratorische Sauerstoffkonzentration, inspiratorische Pause sowie PEEP bzw. CPAP können entsprechend vorgewählt werden. Die Atemgase können über eine Kaskade befeuchtet werden, zusätzlich kann ein Vernebler eingeschaltet werden.

Eine *IMV-* bzw. *SIMV-Ventilation* sowie eine *CPAP-Ventilation* ist ebenfalls mit diesem System möglich.

Kontrollen: Das exspiratorische Volumen, wahlweise auch das Hubvolumen oder Minutenvolumen, die Atemfrequenz, das Zeitverhältnis von In- und Exspiration, Beatmungsmodus, Atemwegsdruck, sowie Typ der Auslösung der Inspirationsphase, können kontinuierlich abgelesen werden. Bei Störungen werden folgende Zustände durch ein akustisches und optisches Signal angezeigt: Druckabfall in der Druckluft- oder Sauerstoffversorgung, Überschreiten des eingestellten Maximaldruckes, Überschreiten des Zeitverhältnisses In- zu Exspiration von 1:1, Unterschreiten eines Minimaldrucks, Unterschreiten des eingestellten PEEP-CPAP-Druckes, Unterschreiten des minimalen Atemzugvolumens.
Patientenschlauchsystem und Gerät können relativ *einfach sterilisiert* werden.

Zu 3. Der **Dräger Universal-Respirator UV 2** ist ein elektrisch angetriebenes, elektronisch gesteuertes Beatmungsgerät, welches *zeit-* bzw. *druckgesteuert* und *volumenbegrenzt* oder *druckbegrenzt* arbeiten kann. Als Beatmungsmodi können mit dem System eine *assistierte,* eine *kontrollierte,* eine *assistiert-kontrollierte Beatmung* sowie eine *SIMV* bzw. *CPAP-Beatmung* durchgeführt werden.

Regelgrößen: Atemzugvolumen, Atemfrequenz und das I:E-Zeitverhältnis können vorgewählt werden. Durch Einstellung von Arbeitsdruck und inspiratorischem Atemgasfluß können verschiedene Flußformen und ein endinspiratorisches Plateau eingestellt werden. Die inspiratorische Sauerstoffkonzentration kann ebenfalls stufenlos von 21-100 % eingestellt werden. Die Triggerschwelle ist regulierbar (-2 bis $+25$ mbar), ein positiver endexspiratorischer Druck kann bis zu 25 mbar eingestellt werden. Über Einstellung kann IMV-Beatmung bzw. SIMV-Beatmung durchgeführt werden. Manuelle Beatmung und Spontanatmung mit oder ohne CPAP sind möglich.

Kontrollen: Beatmungsdruck, obere und untere Begrenzung des Druckalarms sowie die Triggerschwelle werden vom Gerät direkt angezeigt. Folgende Funktionsstörungen werden als Alarm angezeigt: Niederdruckalarm, Überdruckalarm, Druckgasalarm, Netzausfallalarm, Fail-to-Cycle-Alarm, Stenoseüberwachung.
Schlauchsystem, Faltenbalg und Anfeuchter können sterilisiert werden, das ganze Gerät kann überdies ebenfalls *sterilisiert* werden.

Eine Weiterentwicklung des Respirators UV 2 stellt der **Intensivpflegeventilator Dräger Evita** dar. Steuerprinzip ist bei diesem System ein

Flow-Zerhacker, die Steuerung erfolgt zeitgesteuert und volumenkonstant. Mit diesem Gerät kann eine *assistierte bzw. assistiert-kontrollierte Beatmung mit und ohne PEEP bzw. CPAP* durchgeführt werden.

Kontrollen: Neben den oben für den Respirator UV 2 beschriebenen Leistungsdaten bietet dieses System eine erweiterte Überwachungspalette. Unter anderem werden angezeigt die O_2-Konzentration, das exspiratorische Minutenvolumen, das Atemvolumen und die Atemfrequenz, die Atemwegsdruckkennwerte, der Fluß sowie Rechenwertanzeigen in Form der Compliance- und Resistance-Bestimmung. Überwacht werden Atemwegsdruck, O_2-Konzentration und exspiratorisches Minutenvolumen.

Auch dieses System ist in seinen Bestandteilen relativ leicht zu reinigen und zu *sterilisieren.*

Die neueste Generation von Beatmungsgeräten stellt der **Dräger Elektronik-Ventilator EV-A** dar. Auch dieses System arbeitet mit dem Steuerprinzip des Flow-Zerhackers, das System arbeitet *zeitgesteuert und volumenkonstant.*

Regelgrößen: Auch mit diesem Gerät *können sämtliche notwendige Beatmungsformen durchgeführt werden.*

Kontrollen: Darüber hinaus bietet das Gerät eine umfassende Überwachung der Beatmung durch elektronische Überwachungselemente sowie über Beatmungscharakteristika. Unter anderem werden folgende Größen gemessen: Beatmungsdruck, inspiratorische O_2-Konzentration, Exspirationsfluß, exspiratorischer CO_2-Partialdruck. Im Digitalfeld des Respirators werden folgende Größen angezeigt: Exspiratorisches Hubvolumen, Atemfrequenz, Exspirationsminutenvolumen, Prozent der maschinellen Beatmung, Compliance, Resistance, CO_2-Produktion, Totraumventilation. Im Bildschirm können angezeigt werden: Inspiratorische O_2-Konzentration und exspiratorischer CO_2-Partialdruck sowie ein externes Analog-Signal. Folgende Beatmungsgrößen werden überwacht: Sauerstoffkonzentration, Beatmungsdruck (Disconnect-Grenzwert, Stenose-Grenzwert) sowie das exspiratorische Minutenvolumen mit einem unteren und oberen Grenzwert. Das patientenseitige System kann *sterilisiert* werden und das komplette Gerät im Aseptor *desinfiziert* werden.

Zu 4. Engström-Respirator ESC 2000/ERICA: Das Engström ESC 2000-System ist ein nach dem Baukastenprinzip zusammengestellter Respirator. Die einzelnen Elemente sind ein Gasmischer (getrennte Einstellung des Atemminutenvolumens und des Sauerstoffanteils), der Ventilator (volumenkonstante Beatmung, endinspiratorisches

Druckplateau, Atemzeitverhältnis von 1:3 – 1:1), ein Ultraschallvernebler (Anfeuchtung der Atemgase) sowie ein Atemvolumenüberwachungsgerät (Überwachungs- und Alarmeinheit). Das System ist elektrisch betrieben und wird *zeitgesteuert und arbeitet druckbegrenzt.* Es besteht aus einem Primär- und einem Sekundärsystem.

Regelgrößen: Atemminutenvolumen und -frequenz können direkt eingestellt werden, hieraus ergibt sich das Atemzugvolumen. Die inspiratorische Sauerstoffkonzentration kann stufenlos von 21-100 % vorgewählt werden. Bei assistiert-kontrollierter Beatmung wird das obere Drucklimit als Begrenzung der Inspiration verwandt. Die Triggerempfindlichkeit kann eingestellt werden (-1 bis $+20$ cm Wasser), ebenfalls ist ein PEEP von bis zu 10 cm Wasser vorwählbar.

Kontrollen: Folgende Überwachungsmöglichkeiten stehen zur Verfügung: Atemwegsdruck, Atemzug- und Atemminutenvolumen. Akustisch und optisch werden Störungen bei Abfall des exspiratorischen Minutenvolumens, Überschreiten des Inspirationsdrucklimits sowie des Wasserbefeuchters angezeigt.
Das patientenseitige System kann *leicht sterilisiert* werden.

Eine Weiterentwicklung stellt der **Engström-Respirator ERICA** dar. Dieses Beatmungssystem ist ein volumen- und zeitgesteuertes Gerät, die Steuerung erfolgt elektronisch. Atemzugvolumen und Atemfrequenz können direkt eingestellt werden. Mit dem Respirator kann eine *kontrollierte, assistiert-kontrollierte Beatmung sowie eine SIMV-Beatmung* durchgeführt werden, letztere auch mit vorgewählter Spontanatmung.

Regelgrößen: Das Zeitverhältnis der In- und Exspiration kann zwischen 1:3 und 3:1 variiert werden. Der inspiratorische Atemgasfluß ist ebenfalls regulierbar. Mit Hilfe einer sogenannten Inspirationshilfe kann während Spontanatmung bei Inspiration ein positiver Druck von 0-30 cm Wasser zugegeben werden. Das Gerät kann ebenfalls eine PEEP oder CPAP-Atmung von 0-30 cm Wasser bereitstellen.

Kontrollen: Atemvolumen, Atemwegsdruck, totale respiratorische Compliance und inspiratorische Resistance werden von dem Gerät angezeigt. Es existieren Alarmsysteme für alle wesentlichen Funktionen des Respirators.

Zu 5. Siemens Elema-Servo-Ventilator 900 B/C. Dieses Beatmungsgerät ist ein *zeitgesteuertes, volumen- oder druckbegrenzt* arbeitendes System. Mit diesem Gerät kann eine *kontrollierte oder assistiert-kontrollierte Beatmung sowie eine IMV- bzw. CPAP-Beatmung* durchgeführt werden. Das elektronisch gesteuerte Gerät besteht aus einem pneumatischen Teil (Bereitstellung des Atemgases) sowie einem elektronischen Teil (Steuerung der Funktion des pneumatischen Teils). Sauerstoff und Druckluft werden gemischt und über einen Faltenbalg unter konstantem Druck dem Patienten zugeführt. Das Servosystem beinhaltet einen inspiratorischen Durchflußwandler und einen Druckwandler zur Information und zur Steuerung sowie einen Servoteil, durch den das gewählte Atemminutenvolumen und die gewählte Durchflußform weitgehend konstant gehalten werden können. Die Ausatmung wird durch den exspiratorischen Durchflußwandler und das Exspirationsventil elektronisch kontrolliert.

Regelgrößen: Folgende Größen können eingestellt werden: Arbeitsdruck am Pneumatikteil (60-80 cm H_2O), Atemminutenvolumen (0,5-25 l/min), Atemfrequenz (6-60 Atemzüge/min), Inspirationsdauer (15-33 %) und inspiratorische Plateauphase (0-20 % des Atemzyklus). Der Servoventilator 900 B erlaubt auch die Beatmung mit IMV bzw. SIMV.

Kontrollen: Folgende Größen werden kontrolliert und bei Störung wird Alarm gegeben: Exspiratorisches Minutenvolumen, inspiratorischer Beatmungsdruck, Ausfall der Netzspannung, technische Fehler im Gerät.
Alle patientenseitigen gasführenden Teile können *sterilisiert* werden.

Der *Servoventilator 900 C,* welcher auf den Modellen 900 und 900 B basiert, bietet eine Reihe *zusätzlicher Behandlungs- und Überwachungsmöglichkeiten* wie z.B. eine Inspirationshilfe während Spontanatmung, eine Verlängerung der Inspirationszeit auf 80% des Atemzyklus (l/E-ratio), Erweiterung der Atemfrequenz auf bis zu 80 Atemzüge/min, digitale Anzeige von mehreren Variablen wie inspiratorische Sauerstoffkonzentration, Atemvolumen und Atemwegsdruck. Die patientenseitigen Schlauchsysteme können ebenfalls *leicht sterilisiert* werden.

Leistungsvergleich: Suter und Mitarb. unterzogen eine Reihe von Beatmungsgeräten einer *technischen und klinisch-praktischen Prüfung* (894).
Hierbei stellte sich bei der technischen Prüfung heraus, daß bei der Grundeinstellung eines Hubvolumens von 1,2 l und einer Frequenz von 12/min die *inspiratorischen Atemgasflußwerte* erheblich variierten, wobei die Engström-Respiratoren eine sehr hohe und nur beschränkt variable Flow-Rate aufweisen, während die Respiratoren M 250, UV 1, Bear 1 und Bennet MA 1B einen ausgedehnten Flow-Bereich von mindestens 500-2000 l/sec aufwiesen.

Zum zweiten ergab sich, daß mit Erhöhung des endexspiratorischen Drucks (PEEP) das *Atemzugvolumen* in unterschiedlichem Maße abfiel. Allerdings verlor keiner der geprüften Respiratoren bei hohen PEEP-Werten mehr als 10 % des Hubvolumens.

Zum dritten war die *Präzision der Sauerstoffmischgeräte* sehr unterschiedlich. Hierbei fanden sich die besten Mixgeräte bei folgenden Respiratoren: SV 900, Dräger UV 1, Bennet MA 1 B, MA 2 B, Bourns-Bear-1 und Monaghan 251.

8.2. Praktische Durchführung der Beatmung

8.2.1. Einleitung der Beatmung

Die künstliche Beatmung *setzt eine Direktverbindung zwischen Respirator und Trachealsystem voraus.* Diese wird entweder durch eine endotracheale Intubation oder durch eine Tracheotomie und anschließende Einbringung einer Trachealkanüle ermöglicht.

8.2.2. Endotracheale Intubation

Bei bewußtseinsklaren Patienten muß dieser Eingriff in *Kurznarkose,* z.B. Trapanal®, Hypnomidate® u.ä., durchgeführt werden. Bestehen bei stark bewußtseinsgetrübten Patienten Schwierigkeiten bei der Einführung des Laryngoskops, so muß eine muskelrelaxierende Substanz, z.B. *Succinylcholin, Pancuronium* u.ä. verabreicht werden. Als dritte Möglichkeit kann die Intubation nach lokaler Anästhesie des Rachens und des Kehlkopfeinganges erfolgen.

Folgende **Ausrüstung** für die endotracheale Intubation muß zur Verfügung stehen:
Medikamente:
Trapanal®-, Hypnomidate®-Ampullen.
Succinylcholin-Ampullen, *Pancuronium*-Ampullen.
Solu-Decortin®-Ampullen.
Atropinum sulf.-Ampullen, *Calciumgluconat*-Ampullen.
Alupent®-Ampullen, Kehlkopfspray (Anästhetikum).

Instrumente:
Macintosh-Laryngoskop.
Orotrachealer Tubus (verschiedene Größen, hochvolumige Niedrigdruck-Tuben).
Nasotrachealer Tubus (verschiedene Größen, hochvolumige Niedrigdruck-Tuben).
Katheterführungsstab.
Blocker-Spritze.

Zwei armierte Klemmen.
Güdel-Tuben verschiedener Länge.
Vier Absaugkatheter mit end- und seitenständiger Öffnung.
Gummikeil.
Ambubeutel.
Schere.
Breites Heftpflaster.
Verschiedene Adaptationsstutzen für orotrachealen Tubus.

Ausführung der Intubation:
a) Schaffung eines venösen Zuganges.
b) Anästhesie.
c) Intubation.

Flachlagerung des Patienten, Unterpolsterung der Schultern, so daß
eine leichte Überstreckung des Halses erfolgt. Mit der rechten Hand
wird der Mund des Patienten geöffnet, mit der linken Hand wird der
Spatel an der rechten Mundseite eingeführt. Durch das Profil des Spa-
tels wird die Zunge nach links abgedrängt. Der Spatel wird dann bis in
den Winkel zwischen Zungengrund und Epiglottis vorgeschoben.
Wird das Laryngoskop jetzt nach oben angehoben (nicht angewin-
kelt!), so legt sich die Epiglottis nach vorn und gibt den Kehlkopfeingang frei (evtl. Absaugen).

Vom rechten Mundwinkel wird der Tubus auf der Spatelschiene vorgeschoben und unter ständiger Beobachtung in die Trachea eingeführt.
Anschließend wird ein Güdel-Tubus oder ein Mundkeil eingelegt, der
Tubus mit der Blocker-Spritze geblockt und das Laryngoskop entfernt. Sodann wird der Tubus sofort mit Heftpflaster fixiert. Zur Vermeidung von Schäden, besonders von Druckschäden an der Trachea,
sollten moderne Endotrachealtuben mit großblumigen Niederdruck-
manschetten (sogenannter High Volume-Low- Pressure Cuffed Endotracheal Tubus) verwandt werden (151, 152, 531, 577, 970), besonders
bei prolongierter Intubation (z.B. Trachealtubus aus Rüschelit mit Su-
persafety-Ballon der Fa. Rüsch oder Blue Line Cuffed Endotracheotube mit walzenförmigen Low Pressure Cuff, Fa. Portex, oder Blue
Line Profile High Volume Low Pressure Endotracheotube mit birnen-
förmigem Cuff, Fa. Portex).

Eine Intubation wird durchgeführt:
a) Wenn ein akuter Notfall vorliegt.
b) Wenn voraussichtlich die Beatmung nicht länger als 10-14 Tage dauert (z.B. bei Status asthmaticus, postoperative und posttraumati-
   sche Ventilationsstörungen, Vergiftungen, eklamptischer Anfall,
   Schädel-Hirn-Traumen, Pseudo-Krupp und Epiglottitis, akutes
   Atemnotsyndrom).

c) Wenn eine Langzeitbeatmung erforderlich ist, eine Tracheotomie aus organisatorischen Gründen jedoch nicht sofort durchgeführt werden kann.

d) Aus Sicherheitsgründen vor jeder Tracheotomie.

Eine Tracheotomie wird durchgeführt:

a) Wenn die Beatmung voraussichtlich länger als 10-14 Tage durchgeführt werden muß.

b) Wenn eine massive Hypersekretion zu befürchten ist.

c) Bei Patienten mit Kehlkopfverletzungen, Ödemen oder Hämatomen im Bereich des Halses.

Die Tracheotomie sollte von einem Chirurgen oder HNO-Arzt durchgeführt werden. Für diesen Eingriff wird eine *Lokalanästhesie* als ausreichend angesehen.

8.2.3. Beginn der Respiratorbehandlung

Nach der Herstellung eines Zugangs zum Bronchialsystem (Intubation, Tracheotomie) erfolgt als erste Maßnahme *steriles Absaugen,* das nicht länger als 20 sec dauern sollte. Anschließend wird der Kranke mit einem Ambubeutel „mit Sauerstoffzuleitung" beatmet. Dies dient einmal zur Überbrückung bis zum Anschluß an den Respirator, zum anderen wird damit der Versuch unternommen, die Sauerstoffuntersättigung und die Kohlensäureretention zu beheben. In vielen Fällen bildet diese Globalinsuffizienz die Ursache der Dyspnoe und Tachypnoe. Die manuelle Beatmung sollte mit einer *Frequenz von 20-25/min* durchgeführt werden. Besteht noch Eigenatmung, muß man sich mit der manuellen Beatmung zunächst dieser Eigenfrequenz anpassen.

Bleibt trotz der Hyperventilation die Tachapnoe und Dyspnoe bestehen und zeigt die Blutgasanalyse annähernd normalen PO_2 und PCO_2, so müssen andere Ursachen für die Atemstörung in Erwägung gezogen werden. So kommt z.B. eine Herzinsuffizienz, ein Lungenödem, eine schwere Hypoxie oder eine metabolische Azidose in Betracht.

Zur Durchführung einer kontrollierten Beatmung müssen bei diesen Krankheitszuständen – aber auch wenn die Ursachen der Atemstörung unentdeckt bleiben – sedierende und schmerzlindernde Behandlungsmaßnahmen zur Anwendung kommen, z.B. *Morphinum hydrochloricum,* oder eine Dauerrelaxierung mit *Pancuronium* erfolgen. Daraus ergibt sich, daß in den meisten Fällen nach Intubation, aber auch nach Tracheotomie, zunächst mit einer kontrollierten Beatmung begonnen werden muß.

8.2.4. Indikationen

Zusammengefaßt kann man folgende Indikationen für die *kontrollierte Beatmung* anführen:

1. Wenn keine oder nur sehr flache oberflächliche Eigenatmung besteht.
2. Wenn der Patient bewußtlos ist.
3. Wenn die sedierenden oder relaxierenden Behandlungsmaßnahmen eine effektive assistierte Beatmung fraglich erscheinen lassen.
4. Wenn eine Tachypnoe von mehr als 25/min besteht.
5. Wenn bei extrem gesteigerter Atemarbeit bald mit zunehmender Erschöpfung zu rechnen ist.

Für die *assistierte Beatmung* gelten folgende Indikationen:
Wenn Spontanatmung besteht mit einer Atemfrequenz unter 25/min und die Atmung ausreicht, um die Triggerung des Respirators auszulösen.

8.2.5. Einstellung des Respirators und der Sauerstoffzufuhr

Zu Beginn der Beatmung sollte wegen der fast immer bestehenden arteriellen Hypoxämie eine hohe *Sauerstoffkonzentration* in der Einatmungsluft gewährleistet sein. Zunächst sollte eine inspiratorische Sauerstoffkonzentration von 100%, d.h. eine F_IO_2 von 1 gewählt werden, um anhand des damit gegebenen alveolären PO_2 und dem arteriellen PO_2 die alveoloarterielle Sauerstoffdifferenz bestimmen und zusammen mit dem gemischt-venösen PO_2 die intrapulmonale Shunt-Durchblutung nach der klassischen Shunt-Formel berechnen zu können. Unter reiner Sauerstoffatmung (mindestens 20 min) kann die Shunt-Durchblutung für klinische Zwecke nach einer vereinfachten Formel berechnet werden (970). Hierzu müssen folgende Größen gemessen werden: Hb-Gehalt, arterieller PO_2 und gemischt-venöse Sauerstoffsättigung. Die Shunt-Durchblutung kann aber auch anhand dieser 3 Größen aus Tabellen abgelesen werden (siehe Tab. *IV.-10.*) nach Wolf (970).

Bei einem großen intrapulmonalen Rechts-Links-Shunt von z.B. 30% müssen zusätzliche ventilatorische Maßnahmen ergriffen werden, um bestehende Atelektasen zu beseitigen und die Ventilations-Perfusions-Verhältnisse global und regional zu optimieren. Der Erfolg dieser Maßnahmen kann dann neben dem Anstieg des arteriellen PO_2 auch auf ähnliche Weise durch erneute Errechnung der Shunt-Durchblutung kontrolliert werden.

Bei den bestehenden Ventilatoren kann der inspiratorische Sauerstoffgehalt zwischen 21 und 100% variiert werden. Die Zufuhr sollte so eingestellt werden, daß ein *Sauerstoffpartialdruck von mindestens 80 mmHg* im arteriellen Blut erreicht wird. Werden 100 mmHg überschritten, sollte die O_2-Zufuhr gedrosselt werden. Bis zu 6 Stunden kann eine Beatmung mit 100% Sauerstoff ohne bleibende Schäden

Tab. *IV.-10.* Intrapulmonaler Rechts-Links-Shunt (Q_S/Q_T) in Abhängigkeit vom Hämoglobingehalt (Hb), PaO_2 und gemischt-venöser Sauerstoffsättigung, berechnet nach der Shunt-Formel. Q_S/Q_T-Werte unter 2 % werden bei Patienten nie gemessen und sind deshalb als „–" eingetragen; Werte von 14 % und mehr gelten als „stark erhöhter intrapulmonaler Rechts-Links-Shunt".

| | PaO_2 | | S % | | |
	mmHg	kPa	20	40	80
Hb = 8 g %	100	(13,3)	16	23	40
	200	(26,7)	13	19	33
	300	(40,0)	10	14	26
	400	(53,3)	7	10	18
	500	(66,7)	4	6	11
	600	(80,0)	–	–	3
Hb = 12 g %	100	(13,3)	11	17	32
	200	(26,7)	9	14	26
	300	(40,0)	7	11	20
	400	(53,3)	5	8	14
	500	(66,7)	3	5	9
	600	(80,0)	–	–	3
Hb = 16 g %	100	(13,3)	9	13	27
	200	(26,7)	7	11	22
	300	(40,0)	6	8	17
	400	(53,3)	4	6	12
	500	(66,7)	2	4	7
	600	(80,0)	–	–	–

Q_S = Q-Shunt; Q_T = Q-Total. Normal: Q_S/Q_T = 0,03 = 3 % = intrapulmonaler Rechts-Links-Shunt; S_V % = gemischt venöse Sauerstoffsättigung.

durchgeführt werden. Bei längerer Sauerstoffbeatmung muß mit bronchialen Reizungen und Schädigungen der Alevolarmembran gerechnet werden.

Bei der assistierten Beatmung besteht die Gefahr, daß durch Besserung der Hypoxämie der hypoxische Atemreiz schwächer wird und dadurch unter Umständen infolge zunehmend flacher werdender Atmung der inspiratorische Sog für die Triggerung nicht mehr ausreicht. In diesen Fällen kann es notwendig werden, neben der Revision der Belüftung (Reduzierung des Atemminutenvolumens) und Reduzierung der O_2-Zufuhr Atemanaleptika oder besser noch Aminophylline zu verabreichen.

Die *Grundeinstellung des Respirators* erfolgt nach folgenden Gesichtspunkten (534, 664, 813, 970):

Das *Atemminutenvolumen* muß so groß sein, daß eine ausreichende CO_2-Elimination möglich ist. Bei einer unter der entsprechenden Streßsituation vorliegenden annähernden CO_2-Produktion von 3,5 ml/kg/min und einer exspiratorischen CO_2-Konzentration von 2-3 % (PCO_2 40 mmHg) errechnet sich das notwendige Atemminutenvolumen zur Elimination nach folgender Formel:

$$AMV = \frac{3,5\ ml/kg\ Körpergewicht\ x\ Minute}{2,5\ ml/100\ ml} = 150\ ml/min/kg\ KG$$

Das Atemminutenvolumen sollte auf 8-10 Atemzüge pro Minute verteilt werden und somit ein Atemzugvolumen von etwa 15 ml/kg Körpergewicht ergeben. Daraus ergeben sich folgende *Grundeinstellungen des Respirators:*

1. Atemfrequenz: 8-10/min.
2. Atemzugvolumen: 15 ml/kg Körpergewicht.
3. Atemminutenvolumen: 150 ml/min/kg Körpergewicht.
4. Verhältnis Inspiration zu Exspiration: 1:2.

Eine 100 %ige inspiratorische Sauerstoffkonzentration sollte bei der Beatmung für 15-30 min beibehalten werden, der Effekt durch Blutgasanalyse kontrolliert werden. Danach kann schrittweise der inspiratorische Sauerstoffgehalt reduziert werden. Um eine ausreichende Oxygenierung durch Veränderung der Ventilationsmechanik zu erreichen, sind Veränderungen am Atemzugvolumen, an der Atemfrequenz, Kombination von beiden, durch den Einsatz des Inflation Hold und des positiven endexspiratorischen Drucks (PEEP) möglich. *Hierbei sollte in folgender Weise stufenweise vorgegangen werden* (970):

1. Ist *nach Grundeinstellung und 100% inspiratorischem Sauerstoffgehalt der arterielle PO_2 über 350 Torr, kann die F_IO_2 von 1 auf 0,5 zurückgenommen werden.* Liegt der PaO_2 über 150 Torr, wird die F_IO_2 auf 0,6 eingestellt, liegt er zwischen 100 und 150 Torr, wird die F_IO_2 auf 0,7 eingestellt. Bei arteriellem PO_2 unter 100 bleibt die F_IO_2 bei 1 und es müssen weitere Schritte der Beatmungstechnik durchgeführt werden. Bei normalem PCO_2 bleibt die Atemfrequenz, steigt der PO_2 über 43 Torr an, muß die Atemfrequenz auf bis 14 erhöht werden, liegt er unter 37 Torr, wird die Atemfrequenz auf bis zu 6/min erniedrigt.
2. Der erste beatmungstechnische Schritt zur Verbesserung der Arterialisierung ist die *Erhöhung des Atemzugvolumens bis auf maximal 1700 ml,* wenn der Trachealdruck nicht über 30-40 cm Wasser ansteigt. Liegt dabei der PO_2 über 150 Torr, wird die F_IO_2 auf 0,7 zurückgenommen, liegt er unter 150 Torr, wird die F_IO_2 bei 1 belassen. Entsprechende Erhöhungen oder Verminderungen des arteriellen PCO_2 werden mit der Änderung der Atemfrequenz nach reguliert.

3. Der nächste Schritt besteht in einer *Verlängerung des Inspiriums,* d.h. der inspiratorische Fluß wird erniedrigt, das Exspirium wird entsprechend verlängert. Liegt darunter der arterielle PO_2 über 150 Torr, kann die F_IO_2 auf 0,7 zurückgenommen werden, liegt er unter 150 Torr, bleibt die F_IO_2 bei 1. Bei Über- bzw. Unterschreiten der Normwerte für den arteriellen PCO_2 wird entsprechend die Atemfrequenz erhöht oder erniedrigt bzw. zusätzlich zur Erniedrigung der Atemfrequenz ein Totraum vorgeschaltet. Wird unter diesen Maßnahmen die Arterialisierung nicht besser, erfolgt der nächste Schritt.

4. *Zuschaltung von PEEP + 5 cm Wasser.* Steigt darunter der arterielle PO_2 über 150-250 Torr an, wird die F_IO_2 auf 0,7 zurückgenommen, bleibt er unter 150 Torr, verbleibt die F_IO_2 bei 1, es muß dann der nächste Schritt erfolgen, nämlich eine Erhöhung des PEEP auf + 10 cm Wasser. Steigt hierunter der arterielle PO_2 auf über 150 Torr an, wird die F_IO_2 zunächst auf 0,7 zurückgenommen, bleibt der arterielle PO_2 unter 150 Torr, bleibt die F_IO_2 bei 1, es muß der nächste Schritt erfolgen.

5. *Zuschaltung von PEEP + 10 cm Wasser und Inflation Hold 0,6.* Liegt hierunter der arterielle PO_2 über 200 Torr, wird zunächst die F_IO_2 auf 0,7 eingestellt und später in Stufen von 0,1 reduziert. Liegt der arterielle PO_2 unter 100 Torr, bleibt die F_IO_2 bei 1. Der nächste Schritt wäre die Erhöhung von PEEP + 10 auf PEEP + 20 cm Wasser und Verlängerung des Inflation Hold auf etwa 1,2. Liegt hierunter der arterielle PO_2 über 200 Torr, kann die F_IO_2 zunächst auf 0,7 zurückgenommen werden und später in Schritten von 0,1 weiter erniedrigt werden.

6. Reichen diese Maßnahmen auch nicht aus, um eine ausreichende arterielle Oxygenierung zu erreichen, muß unter Umständen eine *physikalische Kühlung des Patienten* erfolgen. Die Prognose bei diesen extremen Beatmungssituationen ist in der Regel sehr schlecht. Bei all diesen genannten Maßnahmen muß eine exakte und kontinuierliche Überwachung des Kreislaufs an Hand des EKG, des zentralvenösen Drucks, des Blutdrucks, der Diurese und unter Umständen sogar durch einen Pulmonaliskatheter erfolgen (970).

8.2.6. Anfeuchtung der Atemluft

Durch Umgehung der Mund- und Nasenatmung durch die Unfähigkeit zu Husten und durch die häufig vorhandenen Bronchialschädigungen ist der Kranke weitgehend des natürlichen Schutzmechanismus der Luftwege beraubt. Weiterhin ist zu berücksichtigen, daß für eine normale Tätigkeit eine *nahezu 100 %ige Wasserdampfsättigung erforderlich* ist, die durch einen Schleimhautfilm gewährleistet wird. Bei einer

Wasserdampfsättigung von 70 % ist die Beweglichkeit der Zilien stark eingeschränkt, bei 50 % sistiert nach kurzer Zeit ihre Tätigkeit.
Zur Anfeuchtung der Atemluft mit den Respiratoren stehen mehrere **Verfahren** zur Verfügung (138, 219, 264):

1. *Düsenvernebler:* Diese arbeiten nach dem Bernoulli-Effekt, d. h. Luft strömt durch eine Düse an einer der Kapillare vorbei, wobei Wasser angesaugt und im vorbeiziehenden Gasstrom vernebelt wird.

2. *Kaskadenvernebler:* Hierbei wird unter Druck ein Gas durch einen sogenannten Kaskadenturm geleitet, welcher in ein geheiztes Wasserreservoir eintaucht. Das Gas drückt den Wasserspiegel weg und sucht sich seinen Weg zur Kaskadenkammer, wo im Nebenschluß eintretendes Wasser verschäumt und vernebelt wird.

3. *Ultraschallvernebler:* Hierbei wird Wasser durch hochfrequente Ultraschallenergie zerstäubt.

Die mit den Respiratoren gelieferten Anfeuchtungseinrichtungen sind erprobt und in der Praxis als ausreichend anzusehen. Während der Respiratorbehandlung müssen allerdings regelmäßige Kontrollen durchgeführt werden, um festzustellen, ob auch noch genügend Flüssigkeit in den dazugehörigen Behältern vorhanden ist, falls das Gerät nicht automatisch hierbei Alarm gibt.

Eine effiziente Anfeuchtung der Atemluft verhindert die Insuffizienz der mukoziliaren Clearance mit Sekreteindickung, Sekretstagnation, Haften von Schadstoffen auf dem Bronchialepithel und folgende bakterielle Infektionen, welche in kurzer Zeit zu einer nekrotisierenden Tracheobronchitis führen können. Zur Unterstützung der Reinigung des Tracheobronchialbaumes wird die regelmäßige Bronchialtoilette mit Absaugen des Sekretes durch Einmal-Katheter durchgeführt (siehe unten).

8.2.7. Überwachung

1. Kontrolle des Beatmungsgerätes:
Zu Beginn der Beatmung müssen *folgende Werte schriftlich fixiert werden:*
Atemzugvolumen, inspiratorischer Druck, Atemminutenvolumen, Frequenz, exspiratorischer Druck, evtl. Flow- und Sauerstoffkonzentration.
In regelmäßigen Abständen (zu Beginn stündlich, später 4stündlich) müssen diese Einstellungen *kontrolliert bzw. neu gemessen* werden. Die ermittelten Werte sind *schriftlich* zu fixieren. In gleichen Abständen müssen die Flüssigkeitsbehälter für die Anfeuchtung und die Schlauchanschlüsse kontrolliert werden. Weiterhin ist in kurzen Abständen zu prüfen, ob die Kondenswasserfänger entleert werden müssen. Von

besonderer Bedeutung ist die Prüfung der Kontaktstellen zwischen Tubus und dem zuführenden Schlauchsystem des Gerätes. Ein Absinken des Drucks bzw. eine Verminderung des Atemzugvolumens deuten auf ein Leck im System hin. Eine Erhöhung des Inspirationsdrucks bzw. eine Verminderung des Hubvolumens kann auch auf einer Atemwegsverlegung beruhen, welche entweder in den Atemwegen des Patienten oder in dem Schlauchsystem zu suchen ist. Die Kontrolle der Sauerstoffzufuhr kann mit einem Sauerstoffmeßgerät (z.B. Dräger-Oxycom) durchgeführt werden. Korrekturen an der Einstellung des Beatmungsgerätes sollten grundsätzlich vom Arzt vorgenommen werden. Darüber hinaus sind regelmäßige bakteriologische Kontrollen im Beatmungssystem zu fordern.

2. Kontrolle des Patienten:

Die *ständige Überwachung* des beatmeten Patienten ist *unerläßlich*. Besonders der relaxierte Kranke ist unbeaufsichtigt in ständiger Lebensgefahr. In der Hauptsache wird die Aufgabe des Überwachungspersonals darin bestehen, alle wichtigen Messungen, wie z.B. Blutdruck, Venendruck, Puls, Atmung, Atemminutenvolumen, Frequenz und Ausscheidung, in den vorgeschriebenen Abständen durchzuführen. Außerdem muß besonders auf das *Verhalten und Aussehen der Kranken* geachtet werden (z.B. motorische Unruhe, Zyanose, paradoxe Atembewegungen, Schwitzen, Änderung der Bewußtseinslage). Hierzu gehört auch die aus der Erfahrung gewonnene Beurteilung, wann der Kranke *abzusaugen* ist, so daß die Intervalle nicht zu groß gewählt werden; auf der anderen Seite jedoch dürfen diese Maßnahmen nicht zu häufig durchgeführt werden.

Eine *kontinuierliche EKG-Überwachung über einen Monitor* ist essentiell, da Herzrhythmusstörungen fast bei jeder Respiratorbehandlung auftreten können.
Um Komplikationsmöglichkeiten durch Sekretansammlungen, Bronchialverlegung, Bildung von Atelektasen, Pneumothorax oder Erguß nicht zu übersehen, sollte in regelmäßigen Abständen eine *Röntgenübersichtsaufnahme* des Thorax durchgeführt werden.
Wünschenswert sind auch die *Druckmessung in der A. pulmonalis,* die Messung des linksventrikulären Füllungsdruckes über den *Pulmonalkapillardruck* sowie in schweren Fällen die Bestimmung des *Herzminutenvolumens* (z.B. mit Hilfe der Kälteverdünnungsmethode).

Die wichtigste Kontrolle besteht in der *regelmäßigen Bestimmung der Blutgaswerte*. Anzustreben sind ein PO_2 zwischen 80 und 100 mmHg und ein PCO_2 von 35-40 mmHg. Da nach dem Ergebnis die Einstellung des Respirators besonders zu Beginn der Behandlung korrigiert werden muß und nach der Neueinstellung nur im Abstand von einer halben Stunde die Blutgasanalyse zu wiederholen ist, sind häufige Bestimmungen am Anfang nicht zu vermeiden.

Neben der Blutgasanalyse sollten in einem *erweiterten Routineprogramm* neben der Bestimmung der Ventilationsparameter und der Shunt-Durchblutung auch inspiratorische Resistance-Messungen, Bestimmungen der funktionellen Residualkapazität und des Totraumquotienten vorgenommen werden (794). Nur wissenschaftliches Interesse haben bei der Überwachung von beatmeten Patienten Messungen der Diffusionskapazität der Lunge, Analyse von Verteilungsinhomogenitäten, Bestimmung des Alveolarraumes und des Closing Volume.

3. Allgemeine Richtlinien für die Überwachung und Betreuung:
a) Absaugen.
b) Intubation.
c) Tracheostoma.
d) Lagerung.
e) Ernährung – Abführen – Blasenkatheter.
f) Spezielle Pflege bei Bewußtlosen.
g) Anforderung an das Pflegepersonal.

Zu a) Die *endotracheale und endobronchiale Absaugung* muß in den ersten Stunden der Beatmungsphase – bei starker Sekretion auch später – in Abständen von einer halben Stunde durchgeführt werden. Diese Maßnahmen dienen der Offenhaltung des Tubus und der Atemwege. Damit soll in erster Linie ein Sekretstau verhindert werden, der eine Infektion begünstigen würde. Besonders effektiv und daher wenig traumatisierend ist die bronchoskopische Absaugung.
Besonderer Wert muß auf die *Sterilität* dieser Manipulation gelegt werde. So sollte jedesmal ein steriler Einmal-Katheter verwendet werden, der mit sterilen Handschuhen oder steriler Pinzette eingeführt wird. Genauso wichtig ist das schonende, „atraumatische" Vorgehen. Der Katheter muß ohne Sog (am besten durch Zwischenschalten eines Y-Stückes) tief eingeführt und langsam ohne Hin- und Herbewegung nach außen geführt werden. Durch verschieden gebogene Spitzen kann der Katheter in den linken bzw. rechten Stammbronchus eingeführt werden. Diese Katheter werden bevorzugt, wenn jeweils nach einer Lagerungsperiode (s.u.) die entsprechende Lungenpartie abzusaugen ist. Durch Vibrationsmassage werden diese Maßnahmen unterstützt. Im Anschluß an jeden Absaugvorgang hat sich das mehrmalige Überblähen mit einem Ambubeutel sehr bewährt.

Zu b) Wird die Beatmung über einen *orotrachealen Tubus* durchgeführt, so muß ein Gummiteil oder Güdel-Tubus in den Mund eingeführt werden, um ein Abklemmen des Tubus durch festes Zusammenbeißen zu verhüten. Weiterhin muß eine häufige Mundpflege erfolgen, da sich sonst um den Tubus ein Sekretstau mit bakterieller Infektion bildet (eitrige Parotitis!). In regelmäßigen Abständen muß man sich durch Auskultation am Mund vergewissern, daß die Blockung ausreichend ist. Die gleichen Maßnahmen gelten für die Pflege und Überwachung eines *nasotrachealen Tubus*.

Bevor der Tubus entfernt wird, sollte der Kranke Atropin (*Atropin sulf.* 0,5 mg i.v.) und Solu-Decortin® H 50-250 mg i.v.) erhalten. Außerdem muß vorher eine besonders sorgfältige Reinigung des Mundes und des Kehlkopfeinganges unter Zuhilfenahme eines Laryngoskopes vorgenommen werden. Nach der Extubation sollte mindestens einstündig eine Sitzwache die Atmung überwachen, da sich im Anschluß an diese Maßnahmen u.a. ein *Glottisödem* entwickeln kann.

Zu c) Die *Umgebung des Tracheostoma* muß täglich gereinigt und steril abgedeckt werden. Im Abstand von 2 Tagen muß die Trachealkanüle gewechselt werden. Nach jedem Wechsel hat sich der behandelnde Arzt von dem einwandfreien Sitz der neuen Trachealkanüle zu überzeugen. Die häufigste Komplikation ist die Verlegung der Kanüle durch Schleim. Die gefährlichste Komplikation ist die *Blutung*.

Zur *Behandlung dieser Komplikationen* muß stets ein *Notbesteck* bei den Patienten bereit gestellt sein:
1. Spreizer.
2. Orotrachealer Tubus verschiedener Größen.
3. Blockerspritze.
4. Armierte Klemme.
5. 2 kleine Gefäßklemmen.
6. 2 Kocher-Klemmen.
7. 1 Handoperationslampe.
8. 1 Ambu-Beutel.

Weitere Komplikationen, mit denen gerechnet werden muß:
– Ulzerationen im Bereich der Blockung oder des Randes der Trachealkanüle. Dadurch kann es zu Perforationen in den Ösophagus kommen.
– Entwicklung eines ausgeprägten Hautemphysems, wenn die Blockung nicht exakt sitzt.
– Verlegung des Lumens durch verkrusteten Schleim oder Blutkoagula (245).

Zu d) Um hypostatische Atelektasen der Lunge zu vermeiden, ist ein *häufiger Lagewechsel* vorzunehmen. Im stündlichen Wechsel wird der Patient auf die rechte Seite – auf die linke Seite – auf den Rücken gelagert. Nachdem der Patient Nahrung erhalten hat, wird eine Stunde lang der Oberkörper auf etwa 45 Grad angehoben. Diese Positionswechsel dienen außerdem dazu, *Dekubitalgeschwüre* zu verhüten.

Zusätzlich sollte häufig eine aktive und passive *Bewegungsübung* der Extremitäten erfolgen, um einer Inaktivitätsatrophie vorzubeugen. Zur Erleichterung für das Pflegepersonal empfiehlt es sich, die Kranken in ein motorgetriebenes Spezialbett zu legen.

Zu e) Ohne Verzögerung sollte vom ersten Behandlungstag an mit der *oralen Ernährung* über eine *Magensonde* begonnen werden. Einzige Ausnahme und Indikation für eine parenterale Ernährung: fehlende Darmperistaltik!

Rechtzeitiger Beginn der Ernährung verhindert in hohem Maße die sonst relativ häufig auftretenden Magen-Darm-Blutungen, verursacht durch eine Gastritis erosiva oder durch Ulzerationen. In den ersten Tagen erfolgt die Ernährung über eine Dauersonde. Später wird der tracheotomierte Kranke wieder selbständig schlucken können – oder die Sonde wird zu festgesetzten Zeiten jeweils eingeführt. Über längere Zeit liegende Sonden führen zu Drucknekrosen des Ösophagus und der Trachea im Bereich der Trachealkanülen, da dort der Druck von zwei Seiten ausgeübt wird!

Falls die Entwöhnungsphase erreicht ist, sollte während der Nahrungszufuhr die Blockungsmanschette der Trachealkanüle wieder aufgeblasen werden.

Merke: Bei Verdacht auf Trachea-Ösophagus-Fistel wird Haferschleim mit Methylenblau angefärbt. Erfolgt dann nach der Nahrungszufuhr eine endotracheale Absaugung, so kann festgestellt werden, ob ein Übertritt von Nahrung in das Bronchialsystem erfolgt ist.

Für eine adäquate *Flüssigkeitszufuhr* – zum Teil parenteral – zum Teil oral – ist durch tägliche Einfuhr-Ausfuhr-Bilanzierung Sorge zu tragen. Dazu ist in den ersten Tagen ein *Blasenkatheter* meist unumgänglich. Als weitere Kontrollen sind täglich die *Serum-Elektrolyte* und der *Hämatokrit* zu bestimmen und in Abständen von 4-6 Tagen das Serum-Eiweiß. Eine ausgewogene Flüssigkeitstherapie unterstützt die trachebronchiale Sekretverflüssigung.

Zu f) Außer den bisher genannten Maßnahmen ist bei bewußtlosen Patienten besondere Sorgfalt auf die *Augen- und Hautpflege* zu verwenden. Des weiteren muß die Lagerung der Extremitäten so erfolgen, daß Dauerkontrakturen verhindert werden. Besonders bewährt haben sich Lammfellschuhe, die die Füße vor Druckulzerationen schützen. Physikalische Therapie ist gleichfalls erforderlich.

Zu g) Patienten, die mit einem Respirator behandelt werden, bedürfen einer *lückenlosen personellen Überwachung.* Das *Pflegepersonal* muß eine genaue Kenntnis von der Arbeitsweise des Respirators besitzen und über alle möglichen Komplikationen unterrichtet sein. Die Reanimationsmaßnahmen müssen beherrscht werden. Das Erkennen von Rhythmusstörungen am EKG-Monitor ist wünschenswert.

Anmerkung: Trotz regelrechter Einstellung des Respirators und guter Überwachung des Patienten können beatmungsbedingte Komplikationen auftreten. Diese betreffen das Kreislaufsystem (Hypotension, Rechtsherzinsuffizienz) ebenso wie die Lunge (Barotrauma u.U. mit Entwicklung eines Pneumothorax, Hautemphysems, Pneumomediastinums und sogar Pneumoperitoneums, Bronchopneumonie oder Pneumonie sowie sauerstofftoxische Schäden an der Lunge). Durch die regelmäßige klinische Untersuchung, Funktionsüberprüfung des Respirators und die Röntgen-Thoraxaufnahmen können diese Komplikationen erkannt und entsprechend behandelt werden.

8.2.8. Entwöhnung vom Respirator

Die Entwöhnung des Patienten vom Respirator darf erst begonnen werden, wenn bestimmte **pulmonale und extrapulmonale Kriterien** erfüllt sind (141, 245, 534, 664, 813, 893).

1. *Pulmonale Kriterien:*
   a) Arterieller PO_2 von über 60 mmHg unter Raumluft.
   b) Ausreichende Oxygenierung bei F_IO_2 von 0,3 bis maximal 0,4.
   c) Vitalkapazität über 20 ml/kg.
   d) Prozentuale Totraumventilation (V_D/V_T) unter 0,6.
   e) Endinspiratorischer Druck von unter 30 cm Wasser.
   f) Totale Thorax-Compliance von mehr als 40 ml/cm Wasser.
   g) Ungestörte, ausreichende Atembewegungen.
   h) Keine frischen ausgedehnten alveolären oder interstitiellen Lungeninfiltrate im Thorax-Röntgenbild.

2. *Extrapulmonale Kriterien:*
   a) Stabile klinische Gesamtsituation.
   b) Kompensierte Stoffwechselsituation.
   c) Ausreichend beherrschte Grunderkrankung und Krankheitskomplikationen (z.B. die Lungenerkrankung per se, akutes Nierenversagen, schwere Infektionen, Abklingen der Intoxikation etc.).

Vorgehen bei Kranken, bei denen nur kurzfristig eine Beatmung notwendig war (z.B. Lungenödem, Vergiftung, Zustand nach Reanimation u.a.):
Die Entscheidung, die Beatmung zu beenden, wird bestimmt vom klinischen Zustand – vor allem von der Bewußtseinslage –, von den Ergebnissen wiederholter Blutgasanalysen und bestimmter spirometrischer Größen. Zur Beurteilung der respiratorischen Verhältnisse ist es dabei notwendig, die arteriellen Blutgaswerte nach verschiedenen

Einstellungen des Respirators zu überprüfen. Dabei hat sich folgendes *Vorgehen* bewährt:
Kontrolle der Blutgaswerte bei assistierter Beatmung und atmosphärischer Luft. (Die Blutgaskontrollen erfolgen jeweils nach einer mindestens halbstündigen Beatmung nach vorgeschriebenem Muster.)
Eine *Extubation* kann vorgenommen werden, wenn der Patient über mehrere Stunden komplikationslos spontan unter Raumluft oder maximal 3 l Sauerstoff geatmet hat, eine stabile pulmonale und extrapulmonale Gesamtsituation besteht, die Eigenexspektoration und der Hustenstoß suffizient sind, der Patient psychisch soweit stabil ist, daß eine ausreichende Kooperation möglich ist und der Larynxbereich nach Inspektion keine organisch relevante Stenosierung erwarten läßt.

Entwöhnung vom Respirator nach Langzeitbeatmung: Hierbei handelt es sich um eine schwierige und mit viel Umsicht vorzunehmende Maßnahme. Voraussetzung für die Wahl des richtigen Zeitpunktes ist die ständige Kontrolle der pulmonalen Verhältnisse durch Röntgenaufnahmen, klinische Untersuchungen und Kontrolle spezieller respiratorischer Größen (s.o.) (794, 970).
Wird der Kranke kontrolliert beatmet, unter Umständen mit Inflation hold und PEEP-Beatmung, wird zunächst die inspiratorische Sauerstoffkonzentration gesenkt, danach der positive endexspiratorische Druck schrittweise auf 2-4 mmHg zurückgenommen. Ein *Übergang auf eine intermittierende Überdruckbeatmung* ist erst dann zu erwägen, wenn unter niedrigen PEEP-Stufen (unter 5 cm Wasser) die inspiratorische Sauerstoffkonzentration in einem Bereich von $F_IO_2 = 0,2\text{-}0,3$ liegt. Sinkt unter den genannten Maßnahmen der arterielle PO_2 nicht unter 60 Torr, kann der nächste Schritt, nämlich der Übergang von der kontrollierten zur assistierten Beatmung, vorgenommen werden.
Wenn die Respiratorbehandlung mit relaxierenden Maßnahmen unterstützt werden mußte, müssen die sedierenden und relaxierenden Substanzen abgesetzt werden. Danach können kurze Perioden der Spontanatmung eingeschaltet werden, der Patient wird zu Beginn ein- bis zweistündlich für 3-5 min vom Respirator getrennt. Über einen Trichter oder ein T-Stück wird durch den Trachealtubus oder das Tracheostoma angefeuchteter Sauerstoff insuffliert, hierbei muß die inspiratorische Sauerstoffkonzentration höher als unter Beatmung gewählt werden, weil sich bei Übergang auf Spontanatmung der pulmonale Gaswechsel anfangs meist verschlechtert. Diese *kurze Perioden des Abhängens* sollten mehrmals am Tag in den Behandlungsplan eingebaut werden, da dadurch der Inaktivität und damit der Atrophie der Atemmuskulatur vorgebeugt werden kann. Außerdem kann während dieser Zeit die Blockung gelöst werden, so daß eine kurzfristige Entla-

stung der umliegenden Trachealwand zustande kommt. Hält der Kranke eine Periode von 30 min Dauer durch, sollten Blutgaswerte abgenommen werden. Dadurch ist es möglich, die für den Kranken richtige Sauerstoffdosis zu ermitteln und dann die Perioden zu verlängern. Mehrfache Atemminutenvolumenbestimmungen werden gleichfalls in dieser Periode durchgeführt. So erhält man einen guten Überblick über die noch bestehenden Funktionsstörungen und über den Verlauf. Bei zunehmender Besserung der respiratorischen Insuffizienz können die Perioden verlängert und die Frequenz gesteigert werden, bis der Kranke lange Perioden am Vormittag und am Nachmittag durchhält. Eine *permanente Beobachtung* während dieser Zeit ist unerläßlich. Über Nacht sollten die Pausen erst dann ausgedehnt werden, wenn der Kranke mindestens an zwei aufeinanderfolgenden Tagen ohne Respirator ausgekommen ist.

Zur Erleichterung der Entwöhnungsbehandlung wird heute zunehmend die sogenannte *IMV-Beatmung* eingesetzt (213, 407, 534, 794, 970). Hierbei wird die Eigenatmung des Patienten durch regelmäßige, in festgelegten Perioden einsetzende Atemzugvolumina eines volumenkonstanten Ventilators unterstützt. Zu Beginn der Entwöhnungsperiode wird die Frequenz der vom Beatmungsgerät eingestreuten Atemzugvolumina relativ hoch gewählt, z.B. Frequenzen von 6-10, um später bei absteigender Häufigkeit, z.B. 1-3, dem Patienten nur noch seine eigene Beatmung belassen. Wegen der allmählichen Überführung des Patienten zu seiner eigenen Atmung kann sich die pulmonale und systemische Hämodynamik graduell anpassen. Die Entwöhnungsmethode mit IMV kann mit CPAP kombiniert werden (664, 970). Diese bedeutet einen positiven endexspiratorischen Druck unter Eigenatmung des Patienten.

Die *Anwendung von CPAP* empfiehlt sich, wenn eine akute respiratorische Insuffizienz zur Beatmung führte und während der Entwöhnungsperiode noch nicht abgesehen werden kann, wie lange die für die Lungenfunktionsstörung entscheidenden Faktoren wirksam sind.
Der Wechsel von der kontrollierten *Beatmung mit PEEP* zur Eigenatmung des Patienten wird so vorgenommen, daß nach Beendigung der Relaxation und Sedierung bei niedrigen PEEP-Stufen auf Eigenatmung zusammen mit CPAP, am besten kombiniert mit IMV, übergegangen wird.

Bereits während der assistierten Beatmung mit Druckluft, aber auch bei den kurzen Perioden der Spontanatmung, ist besonders auf den *klinischen Zustand* zu achten. Nicht ausreichende Ventilation zeigt sich besonders in Herzrhythmusstörungen, Kreislauferscheinungen (Hypotonie, aber auch Hypertonie), Dyspnoe, Tachykardie, Schwitzen, motorischer Unruhe und einer zunehmenden Zyanose. Auch ist auf starken Hustenreiz sowie auf starke Verschleimung und damit Verlegung des Tracheobronchialsystems bzw. des endotrachealen Tubus oder einer Trachealkanüle zu achten. Häufig gelingt es dem Kranken nicht, den Schleim zu exspektorieren, so daß auch in dieser Phase noch immer abgesaugt werden muß. Um bei Tracheotomierten ganz sicher zu gehen, daß die Spontanatmung auch bei Mund-Nase-Atmung ausreicht, wird einen Tag vor Dekanülierung eine kleine Kanüle ohne Blockung eingelegt und mit einem Korken abgestöpselt. Auch diese Maßnahme wird durch *Blutgasanalyse* kontrolliert. Wenn sich hier gute Werte ergeben und der klinische Zustand sich nicht verändert, wird die Kanüle entfernt und das Tracheostoma mit einem Dachziegelverband verschlossen.

Entspricht der Verlauf bei Abstöpselung nicht den Erwartungen, d.h. verschlechtert sich der Zustand oder besteht eine starke, unbeeinflußbare Schleimsekretion, so sollte die Frage der Dauerkanüle diskutiert werden.

Eine Sonderstellung bei der Entwöhnung nehmen die **Kranken mit chronischer Lungenerkrankung,** insbesondere mit chronischer-obstruktiver respiratorischer Insuffizienz, ein. Hier kann nicht erwartet werden, daß die pathologischen Befunde, die auf eine respiratorische Insuffizienz hingewiesen haben, sich völlig normalisieren, da bekanntlich diese Kranken häufig und jahrelang mit pathologischen Werten leben. Wenn bei diesen Kranken keine Vorbefunde bekannt sind – was in der Mehrzahl der Fall ist –, so ist der klinische Befund entscheidend. Ein erhöhter PCO_2 bzw. eine leichte bis mittelgradige Hypoxämie bei diesen Kranken ist kein Grund, die Beatmung weiter fortzusetzen oder wieder aufzunehmen. Die richtige Einschätzung dieser Befunde bedarf zweifellos großer klinischer Erfahrung.

9. Hinweise auf einige spezielle Beatmungsbedingungen

9.1. Poliomyelitis

Nur selten wird ein fieberhafter Katarrh, der dem paralytischen Stadium vorausgeht, als Frühsymptom einer Poliomyelitis erkannt. Verdächtig sind rasch einsetzende, unsymmetrische und unsystematische Lähmungen. Fieber und Meningismus sind häufige Begleiterscheinungen. Sensibilitätsstörungen fehlen, allenfalls treten flüchtige, segmentale Irritationen auf.

Die **Diagnose** wird gesichert durch *virologische* Untersuchungen (sofort und 2 Wochen später, Untersuchungsmaterial: Blut, Rachensekret, Liquor und Stuhl). Die *Liquoruntersuchung* gibt entscheidende

Hinweise: mäßige Proteinvermehrung bis 150 mg%, Mastix-Links-kurve und Pleozytose bis 100/3 Zellen, anfangs mit Lymphozyten, später passager mit Granulozyten. Die Elektromyographie kann erst relativ spät die Schädigung der Vorderhornzellen nachweisen.

Von besonderer Bedeutung im Hinblick auf die Respiratortherapie ist die **spinale Verlaufsform** (43), da es hier bei übergreifender Lähmung auf die Mm. intercostales zu einer erheblichen Beeinträchtigung der Atmung kommen kann. Paresen der Auxiliarmuskulatur, des Zwerchfells und der Bauchwand erhöhen die Gefahr. Der respiratorischen Insuffizienz liegt dabei eine *alveoläre Hypoventilation* zugrunde.

Diagnose: Am sichersten ist die Entwicklung durch die wiederholte Untersuchung der *Blutgaswerte* zu erkennen. Hinweise auf eine beginnende respiratorische Insuffizienz erhält man durch regelmäßige Kontrollen von Atemfrequenz, Atemzugvolumen, Atemminutenvolumen und Vitalkapazität.

Die *Indikation zur Beatmung* ist gegeben, wenn die Vitalkapazität auf ⅓ bis ¼ des Normalwertes abgefallen ist (939) und/oder wenn der arterielle PCO_2 auf 50 mmHg angestiegen ist. Da bei beatmungspflichtigen Poliomyelitis-Patienten stets eine Langzeitbeatmung bevorsteht, ist die *sofortige Tracheotomie* der Intubation vorzuziehen. Außerdem ist zu berücksichtigen, daß der bewußtseinsklare Kranke weniger unter der Tracheotomie und der eingeführten Kanüle als unter einem oralen oder nasotrachealen Tubus zu leiden hat.
Bei der **bulbären Form** (Ausfall der Hirnnerven IX-XII) kommt es zu *Lähmungserscheinungen,* die sich besonders auf den Schluckakt auswirken. Dies kann zur Folge haben, daß sich innerhalb weniger Stunden ein bedrohlicher Zustand entwickeln kann. Durch die Unfähigkeit zu schlucken sammeln sich in kurzer Zeit Sekretmassen im Hypopharynx und in der Mundhöhle an. Die Stimmbandlähmung verhindert ein Abdichten des Kehlkopfes, so daß Schleimmassen in die Trachea eindringen können. Eine wirkungsvolle Exspektoration ist ebenfalls nicht möglich, so daß es zu einer zunehmenden *Aspiration* kommt. Zudem können Störungen der vegetativen Funktionen auftreten, die in Form von Atemstörungen und zentralen Kreislaufdysregulationen in Erscheinung treten.
Die **Soforttherapie** besteht in einer Reinigung der Mundhöhle und Freimachen der Atemwege. Wenn es nicht möglich ist, eine endotracheale Intubation durchzuführen, sollte der Kranke unverzüglich in Kopftieflage gelagert werden.
In der Klinik ist als erste Maßnahme die *Tracheotomie* durchzuführen. Der klinische Zustand – Aspirationspneumonie, Atelektasen usw. – wird dann die weitere Behandlung auf der Intensivstation bestimmen. Anzumerken ist noch, daß bei *entzündlichen Vorderhornerkrankungen*

besondere Sorgfalt bei der allgemeinen Pflege zu verwenden ist, da unter Umständen über lange Zeit beatmet werden muß. Wenn auch die akute Remission im allgemeinen nach einigen Wochen abgeschlossen ist, kann es doch zu einer chronischen Remission im Laufe der nächsten 2-3 Jahre kommen. Neben den allgemeinen pflegerischen und Überwachungsmaßnahmen kommt es bei diesen Patienten besonders auch auf krankengymnastische Übungen zur neurologischen Rehabilitation an.

9.2. Akute Polyneuritis

Ursache einer akuten Polyneuritis ist möglicherweise eine besondere Reaktion auf eine Virusinfektion. Daneben kann eine akute Polyneuritis auch als Sekundärerkrankung bei bestimmten Infektionskrankheiten, z.B. Typhus, Diphterie, infektiöse Mononukleose, auftreten. Die jahreszeitliche Verteilung zeigt eine Begünstigung der Frühjahrs- und Sommermonate. Der akuten entzündlichen Polyneuritis geht oft ein fieberhafter Katarrh von 1-3 Wochen voraus. Ohne Fieber und weitere Begleiterscheinungen treten dann Sensibilitätsstörungen und Lähmungen auf, die meist distal und symmetrisch beginnen und rasch nach proximal aufsteigen. Diese Ausbreitung kann so schnell erfolgen, daß oft überraschend eine Atemlähmung auftritt und nur wenig Zeit für Notfallmaßnahmen bleibt. Bei dieser als *Landrysche Paralyse* bezeichnete Erkrankungsform kommt es oftmals zur Hirnnervenbeteiligung mit häufigem Befall des N. facialis und der unteren Hirnnerven. Die gefährlichsten Kombinationen sind Atemlähmung durch Affektion des N. phrenicus und der Interokostalnerven sowie Schlucklähmung durch Beteiligung der unteren Hirnnerven (43).

Wegen der möglicherweise sehr rasch drohenden Atemlähmung muß der Kranke bei den ersten Hinweisen zu einer Überwachungsstation gebracht werden, wo die Möglichkeit der Intubation besteht. Auch auf dem Transport sollte die Intubation möglich sein.

In der Klinik darf mit der *Tracheotomie* nicht lange gezögert werden, da die Freihaltung der Atemwege meist schwierig ist, damit ferner bei akutbedrohlicher Entwicklung sofort mit der Beatmung begonnen werden kann. In diesem Stadium reagieren Polyneuritis-Patienten außerordentlich empfindlich mit Atmung und Kreislauf, bei Lokalanästhesie kann unter Umständen eine Asystolie und eine Apnoe auftreten. Unmittelbar nach Einsetzen der Beatmung tritt nicht selten ein Blutdruckabfall auf. Durch eine *kombinierte Volumen- und Vasopressorentherapie* läßt sich diese Komplikation beherrschen. Die Beatmung muß *4-8 Wochen* durchgeführt werden.

Eine sorgfältige *Überwachung* von Herz und Kreislauf neben der Überwachung der Beatmung ist bei Polyneuritis-Patienten insofern wichtig, als gelegentlich eine begleitende Myokarditis mit Tachykardien und Rhythmusstörungen sowie retrosternalen Schmerzen vorliegen

kann. Für die Allgemeinpflege ist es wichtig, daß die Patienten besonders von seiten der Haut durch Druck oder termische Schädigungen
gefährdet sind. Während der Intensivbehandlung können differential-
diagonistische Maßnahmen zur Klärung der Ursache der Polyneuritis
durchgeführt werden, um zusätzliche kausale oder semikausale Behandlungen einzuleiten.

Die **Prognose** der Polyneuritis ist überwiegend gut, wenn die akute
Gefährdung überstanden ist, es können jedoch Dauerschäden am Nervensystem übrigbleiben. Nach Beendigung der künstlichen Beatmung
müssen die Patienten unter krankengymnastischer Behandlung reha-
bilitiert werden.

9.3. Myasthenia gravis

Pathogenese: Das Krankheitsbild der Myasthenia gravis ist gekennzeichnet
durch eine *krankhafte Ermüdbarkeit der Muskulatur, die unter Belastung auftritt* oder sich darunter verstärkt. Dies beruht auf einer pathologischen Hemmung oder Zerstörung des Acetylcholins an den motorischen Endplatten.

Eine myasthenische Erkrankung kann spontan ausheilen, was selten geschieht, über Jahrzehnte hinweg gutartig bleiben, oder aber in kurzer Zeit
zum Tode führen. Die Muskelschwäche kann auf die Augenmuskeln beschränkt bleiben, kann aber auch später die faziopharyngeale Muskulatur
befallen oder generalisiert auftreten, gelegentlich auch primär generalisiert
auftreten.

Eine akute respiratorische Insuffizienz droht bei der *myasthenischen,* seltener bei der *cholinergischen* **Krise** (43).

Der *myasthenischen Krise* liegt ein Acythylcholinmangel zugrunde, der eine
fortlaufende Erschwerung der neuromuskulären Impulsübertragung bis
zum vollständigen Block (Hyperpolarisationsblock) zur Folge hat. Die auslösenden Ursachen der sich oft rasch entwickelnden krisenhaften Verschlechterung sind körperlicher Belastung, Operation, Infektionskrankheiten u.ä.

Die *cholinerge Krise* (Depolarisationsblock) ist bedingt durch eine relative
Überdosierung von Cholinesterasehemmern und daraus resultierender Ace-
thylcholinvergiftung, welche zu Allgemeinsymptomen wie Nausea, Speichelfluß, Erbrechen und hochgradiger Muskelschwäche führt.

Eine *Unterscheidung* der beiden Formen ist klinisch häufig schwierig. Diagnostische Versuche der Differenzierung dürfen in keinem Fall den Beginn
der Respiratorbehandlung verzögern!

Folgende **klinische Zeichen** sind charakteristisch für die akute Verschlechterung: Speichelfluß, Erbrechen, hochgradige Muskelschwäche, Bronchokonstriktion, Bradykardie und Schweißausbrüche.

Die **Behandlung** besteht in unverzüglicher Intubation bzw. Tracheotomie und *künstlicher Beatmung.* Besonders wichtig ist die Reinigung des
Tracheobronchialsystems durch gezieltes Absaugen. Durch die Respi-

ratorbehandlung wird Zeit gewonnen zur Klärung der Diagnose.
(Führt die Verabreichung von Cholinesterasehemmern zu einer Reduzierung der Vitalkapazität, so muß daraus geschlossen werden, daß es
sich um eine cholinerge Krise handelt. Beobachtet man dagegen nach
dieser Medikation eine Erhöhung der Vitalkapazität oder keine Veränderung, so ist eine myasthenische Krise wahrscheinlich.)

Gelegentlich kann aber auch bei beginnender Ateminsuffizienz oder
häufigem Verschlucken der Patient auf der Intensivstation *tracheoto-
miert* werden, worunter dann die Cholinesterasehemmer drastisch reduziert oder abgesetzt werden können. Vermeidet man eine körperliche Belastung, ist häufig eine Atmungshilfe gar nicht mehr erforderlich, sie muß aber jederzeit zur Verfügung stehen. Darunter verliert
der Patient seine Angst, er kann selbst sein Sekret absaugen und fürch-
tet das Schlucken nicht mehr, er lernt wieder essen oder sich durch die
Sonde zu ernähren. Dann kann langsam die medikamentöse Therapie
wieder aufgebaut werden, eine Sprechkanüle eingesetzt und milde
Krankengymnastik durchgeführt werden (43).

In neuerer Zeit hat sich die *Plasmapheresebehandlung* als chronisch intermittierende Behandlung zur Prophylaxe der Verschlechterung bzw.
zur direkten therapeutischen Beeinflussung und Durchbrechung der
Notfallsituation bei Myasthenia-gravis-Patienten bewährt. Gleichzeitig mit der Plasmapheresebehandlung können *Corticosteroide* und *Immunosuppressiva* eingesetzt werden.
Die Respiratorbehandlung erfolgt nach den oben beschriebenen
Richtlinien.

9.4. Tetanus

Pathogenese: Der Tetanus oder Wundstarrkrampf ist eine schwere Allge-
meininfektion, die durch das Toxin der vegetativen Form von *Clostridium
tetani* ausgelöst wird. Das Toxin ist ein Exotoxin mit Proteinstruktur, hat eine
strychninähnliche Wirkung und besteht aus 3 verschiedenen Anteilen:
einem krampfauslösenden, für das Krankheitsbild im wesentlichen verantwortlichen, neurotoxisch wirkenden Tetanospasmin, einem nicht konvulsiv
wirkenden Neurotoxin und einem hämolysierenden, möglicherweise kardio-
toxischen, Tetanolysin.
Das krankheitsbestimmende Toxin kann über Lymph- und Blutgefäßsystem
und auch über eine Resorption an der motorischen Endplatte zentripetal am
motorischen Nerven entlang ins zentrale Nervensystem wandern. Durch
eine Unterbrechung des Erregungsablaufes zwischen motorischer Vorder-
hornzelle und hemmenden Zwischenneuronen wird der generalisierte
Krampf ausgelöst. Hierunter kommt es bei Wegfall oder Dämpfung der inhi-
bitorischen Afferenzen zu einem Übererregungszustand der Vorderhornzellen bei Eintreffen von Impulsen aus höher gelegenen Abschnitten des zentralen Nervensystems. Dies erklärt die charakteristische Übererregbarkeit

der Tetanuspatienten auf verschiedenartigste unspezifische Reize und in Krämpfen sich äußernde ungehemmte Muskeltätigkeit bei willkürlicher Innervation. In einzelnen Fällen können auch möglicherweise toxische Wirkungen am Herzmuskel (sog. *Tetanusmyokarditis*) beobachtet werden.

Klinik: Die Kranken zeigen tachykarde Herzrhythmusstörungen, eine Dilatation der Herzkammern sowie eine teilweise Digitalis-refraktäre Herzinsuffizienz und plötzliche Todesfälle. Eine mögliche „sympathische Hyperaktivität" mit labiler Hypertension, Tachykardie, Arrhythmie, peripherer Vasokonstriktion, hohem Sauerstoffverbrauch, erhöhten Katecholamin-Spiegel im Urin und präterminaler Hypotension ist möglicherweise auf eine direkte Stimulation des sympathischen Nervensystems durch das Tetanustoxin zurückzuführen (748).

Für die *Beurteilung des Schweregrades* ist entgegen der früher geäußerten Ansicht weniger die Dauer der Inkubation von Bedeutung, sondern vielmehr die Zeit wesentlich, welche zwischen dem Auftreten der ersten Symptome und dem Vollbild der Erkrankung verstreicht. Diese Anlaufzeit gibt ein besseres Bild von der Intensität der Intoxikation, weil sie Rückschlüsse auf die in den Körper eingebrachte Giftmenge zuläßt.

Die ersten Hinweise sind Mattigkeit, Erbrechen und Kopfschmerzen. Bald tritt ein Spannungsgefühl der Kiefer- und Halsmuskulatur hinzu, der Schluckakt ist erschwert, und bei zunehmender Ausbildung des Krankheitsbildes sind Kieferklemme und Trismus zu beobachten. Die Kranken können den Mund nicht mehr öffnen, das Gesicht bietet den Eindruck eines Schmerzlächelns (Risus sardonicus), zusammen mit ausgeprägten Falten in der Stirn und im Nasolabialbereich ergibt sich das Bild der Facies tetanica. Innerhalb kurzer Zeit entwickelt sich dann ein Spannungszustand der Rumpf- und Gliedmaßenmuskulatur. Durch geringfügige äußere Reize (Licht, Lärm, Berührung) werden generalisierte Krampfanfälle von 1-2 min Dauer ausgelöst (748).

Akute Gefährdung besteht durch den während der Krampfanfälle auftretenden Laryngospasmus und die schweren Erstickungsanfälle mit zerebraler Anoxie, wenn das Zwerchfell in die klonischen Krämpfe eingeschlossen ist. Die dabei auftretende Hypoxämie kann sich deletär auf das Herzkreislaufsystem auswirken (Kammerflimmern und Herzstillstand). Zum anderen führen die angestrengte Atmung und die Dysphagie zu Hypoxämie, zur Aspiration sowie zur Ausbildung von Atelektasen und Pneumonien.

Behandlung:
Es wird unterschieden zwischen *kausaler* und *symptomatischer Therapie.*

I. Kausale Therapie:

1. *Operative Versorgung:* Wenn eine Verletzung, die als Eintrittspforte für den Erreger in Frage kommt, noch sichtbar ist, erfolgt eine breite Exzision und offene Wundbehandlung.

Dieser – häufig sehr kleine – Eingriff hat dazu geführt, daß die Tetanuskranken in chirurgischen Kliniken behandelt werden, obwohl diese Erkrankung zweifelsohne ein internistisches Leiden ist. Dies löst allerdings keine Diskussionen mehr aus, da sich alle darüber einig sind, daß der Tetanuskranke in einer Intensivabteilung versorgt werden muß, in der die Langzeitbeatmung zur Routinebehandlung gehört, ganz gleich, ob es sich um eine anästhesiologische, interne oder neurologische Intensivstation handelt.

2. *Immunisierung:*
   a) Passive Immunisierung: *Humanes Anti-Tetanus-Globulin* (z.B. Tetagam®, oder Tetanobulin® u.ä.): 1. Tag 10000 I.E., 2. und 3. Tag je 3000 I.E.
   b) Aktive Immunisierung: 1. Wenn aktiv immunisiert wurde, d.h. früher mindestens 2 Injektionen *Tetanus-Adsorbat-Impfstoff* gegeben wurden: Wiederauffrischung mit 1 ml (z.B. Tetanol® oder T-Immun® u.ä.).
   2. Wenn keine regelrechte Impfung durchgeführt wurde: aktive Schnellimpfung: 1 ml *Tetanus-Adsorbat-Impfstoff* s.c., im Abstand von 48 Stunden vier weitere Injektionen von 0,5 ml (z.B. Tetanol®, T-Immun® u.ä.). Empfehlenswert ist die simultane passive und aktive Immunisierung.
   Während die Wirkung der passiven Immunisierung zweifelhaft ist, ist die aktive Immunisierung von Bedeutung, da das Toxoid die Antigenproduktion wesentlich stärker anregt, als dies durch die freigesetzten und abgegebenen Toxine bewirkt wird.
3. *Antibiotika:* Gegen die vegetativen Formen des Tetanus-Erregers sind *Penicilline, Tetracycline* und *Chloromycetin* wirksam. Es bestehen Zweifel, ob sie an den Ort gelangen, wo sich die Bakterien befinden. Gegen schon gebildetes Toxin sind sie unwirksam. Trotzdem empfiehlt sich die prophylaktische Gabe von Antibiotika, da sich häufig Superinfektionen einstellen und eitrige Prozesse in der Umgebung die Toxinbildung durch die Clostridien begünstigen. Bewährt hat sich die Gabe von *10-20 M Penicillin/die,* die Therapie sollte vom ersten Tag an eingesetzt werden.

II. Symptomatische Therapie:

Das es bisher noch keine Möglichkeit gibt, die an ihrem Wirkungsort fixierten Toxine zu inaktivieren, ist das Hauptziel der Therapie durch symptomatische Behandlung, den Patienten soweit zu führen, bis die Toxinwirkung nachgelassen hat. Daher besteht die Behandlung zunächst darin, den Patienten zu sedieren und so abzuschirmen, daß keine Reize von außen Krampfanfälle provozieren können.

1. **Sedierung:** Das Mittel der Wahl für die Sedierung ist Valium® in hoher Dosierung, beginnend mit 20 mg i.v. (200-300 mg/die, am besten über Perfusor mit etwa 2 mg Valium® pro Stunde).

   Reicht diese Behandlung nicht aus, so kann zusätzlich ein mittellang wirkendes *Barbiturat* (z.B. Nembutal®) verordnet werden. Während dieser Behandlung müssen in kurzen Abständen 4-6stündlich die arteriellen Blutgase kontrolliert werden.

   Bei Zeichen der respiratorischen Insuffizienz (Sauerstoffsättigung unter 90%, PO_2 unter 70 mmHg und PCO_2 über 50 mmHg), muß die *Tracheotomie* durchgeführt und assistiert beatmet werden, wenn die Blutgaswerte zwar normal, jedoch Schluckreflexe nicht mehr erhalten sind, oder die Kranken aufgrund der hohen Dosis der verabreichten sedierenden und leicht relaxierenden Medikamente nicht mehr ansprechbar sind, so daß die Gefahr einer Aspiration droht (956).

2. **Relaxierung – kontrollierte Beatmung:** Treten trotz der bisher durchgeführten Maßnahmen immer noch Krampfanfälle auf, so muß der Kranke einer Dauerrelaxation unterzogen werden, die stets mit einer *kontrollierten Beatmung* einhergehen muß. Für diese Behandlung hat sich *Pancuronium* bewährt (unwesentliche Beeinflussung der Herztätigkeit und Darmfunktion, Fehlen der unter *Curare-* oder *Succinylcholin*-Behandlung auftretenden erheblichen Bronchialsekretion.

   Die D o s i e r u n g schwankt zwischen 0,05 und 0,08 mg/kg Körpergewicht, die Wirkung hält etwa 2-4 Stunden an (748).

   Hinsichtlich der Pflege und Überwachung von Kranken mit assistierter bzw. kontrollierter Beatmung gelten die allgemeinen Richtlinien (siehe S. 372 ff.).

   Nach kontrollierter Beatmung bereitet die Entwöhnung häufig große Schwierigkeiten. Dabei ist zu berücksichtigen, daß die Ateminsuffizienz durch die Inaktivität der Atemmuskulatur und durch pulmonale Schädigung noch lange die Zeit überdauern kann, in der eine Relaxierung notwendig war. In diesen Fällen kann die Entwöhnungsphase bis zu 2 Wochen dauern. Blutgaskontrollen während Spontanatmung und Messung der Vitalkapazität informieren dabei über die respiratorischen Verhältnisse (748, 956).

9.5. Aspiration

1. Aspiration von soliden Partikeln.
2. Aspiration von Magensaft.

Zu 1. Aspiration von soliden Partikeln: Eine Gefährdung durch Aspiration von festen Partikeln besteht bei gedämpften oder fehlenden Schutzreflexen der Atemwege. *Begünstigende Faktoren* sind schwere Allgemeinerkrankungen, postoperative Zustände und hochdosierte Therapie mit *Sedativa* und *Analgetika*. Nach einer Aspiration ist besonders bei den Kranken zu forschen, die bewußtlos zur Aufnahme kamen und vor der Klinikbehandlung eine Periode der Bewußtseinstrübung durchlaufen haben.

Die sich an eine Aspiration anschließenden möglichen *Komplikationen* sind Atelektasen, Pneumonien, Lungenabszesse und Lungengangrän.

Die **klinische Symptomatik** ist unterschiedlich und wird von der aspirierten Menge und vorbestehenden Lungenschädigung abhängen. Aspirationspneumonien sind im allgemeinen viel ausgedehnter (Mehrlappenpneumonien) und von schwererem Verlauf als die meisten anderen Pneumonien. Abszeßbildungen sind häufig.

Die *Soforttherapie* besteht in intrabronchialem Absaugen in steiler Kopf-Tieflage mit langem Saugkatheter. Bestehen bei diesen Maßnahmen Schwierigkeiten oder ist diese Behandlung ineffektiv, so muß der Kranke intubiert werden. Ergibt die Röntgenaufnahme Hinweise auf Bronchialverlegungen, so muß unter bronchoskopischer Kontrolle nochmals gezielt abgesaugt werden. Von einer Bronchialspülung sollte abgesehen werden, da die bisherigen derartigen Therapieversuche unterschiedliche Beurteilungen fanden (815, 843, 914) und in der Regel keine Besserung des Krankheitsbildes bewirken. Bei einer Bronchialspülung kann sich die Hypoxämie verstärken und die Compliance zunehmen. Desweiteren besteht die Möglichkeit, daß das aspirierte Material in bis dahin nicht betroffene Lungenpartien verschleppt wird.

Die sich anschließende Behandlung besteht in *Sauerstoffzufuhr, Antibiotikagabe, Digitalis- und Steroidapplikation*. Bei spastischen Zeichen werden zusätzlich *Broncholytika* verabreicht.

Eine *Respiratorbehandlung* muß erfolgen, wenn sich Zeichen der respiratorischen Insuffizienz einstellen, sei es wegen schon vorbestehender Lungenerkrankungen oder sei es wegen der großen Ausdehnung der Aspiration. Blutgaswerte und Röntgenkontrollen sind für die Weiterbehandlung von ausschlaggebender Bedeutung. In der Regel wird eine assistierte Beatmung genügen.

Zu 2. Aspiration von Magensaft: Nach Aspiration von saurem Magensaft – auch in kleinen Mengen – entwickelt sich ein typisches Krankheitsbild *(Mendelson-Syndrom)* (699). Die klinische Reaktion tritt mit unterschiedlicher Latenz auf. Je größer die aspirierte Menge und je niedriger der pH-Wert, desto schwerer ist die Reaktion.

Begünstigende Faktoren sind auch hier wie unter (1) Krankheitszustände, die den Schutzmechanismus der Atemwege herabsetzen. Häufig tritt dieses Krankheitsbild in Zusammenhang mit Schwangerschaft und Geburt auf (201, 694, 778). Dabei werden besondere Faktoren wie z.B. Zwerchfellhochstand, erhöhter intraabdominaler Druck und funktionelle Insuffizienz der

Kardia verantwortlich gemacht. Dazu kommt, daß es sich bei geburtshilflichen Eingriffen häufig um Notfalloperationen bei nicht vorbereiteten Kranken handelt.

Klinik: Nach einer Latenz von 2-12 Stunden kommt es zu Bronchospasmus und Schleimhautschwellung mit nachfolgender Tracheobronchorrhoe, mitunter zu einem Glottiskrampf mit inspiratorischem Stridor. In der weiteren Abfolge stellen sich Dyspnoe, Zyanose, Tachykardie, Blutdruckabfall und subfebrile Temperaturen ein (30, 40, 359, 869). Bei stärkerer Ausprägung entwickelt sich ein *Lungenödem.* Hierbei ist zu beachten, daß die allgemeine Exsudation und die initiale Tracheal- und Bronchialsekretion mit einem Lungenödem kardialer Genese verwechselt werden können.

Bei der *Blutgasanalyse* zeigt sich initial eine Hypoxämie und Hypokapnie, bei Progredienz der Lungenschädigung eine Hyperkapnie sowie eine Azidose wechselnden Ausmaßes.

Im *Röntgen-Thoraxbild* ergeben sich Hinweise für eine diffuse alveoläre Anschoppung beider Lungenflügel zusammen mit einem interstitiellen Lungenödem, bei Massenaspiration zeigen sich Atelektasen und Zeichen der Aspirationspneumonie in Abhängigkeit minderbelüfteter Stellen, häufig ist ein asymmetrischer Befund zu konstatieren (30, 40, 359, 869). Da initial keine radiologischen Frühzeichen erkennbar sind, muß in regelmäßigen Abständen eine Thorax-Röntgenuntersuchung zur Verlaufskontrolle durchgeführt werden.

In leichteren Fällen wird die **Behandlung** mit hohen Dosen von *Steroiden* (initial 100-250 mg *Prednison*) und *Broncholytika* (z.B. Euphyllin®-Dauertropfinfusionen, maximal 2 g/24 Std.) in Verbindung mit *Sauerstoffapplikation* genügen. Zusätzlich wird eine *Digitalisierung* und *Aerosolbehandlung* durchgeführt. Zur Vermeidung von Infektionen sind *Antibiotika* angezeigt. Neben der allgemeinen Überwachung sind Untersuchungen der arteriellen Blutgaswerte im Abstand von 4-6 Stunden von besonderer Bedeutung.

In schweren Fällen mit rascher Entwicklung einer respiratorischen Insuffizienz steht die *Intubation mit nachfolgendem intratrachealem und intrabronchialem Absaugen und anschließender Beatmung* an erster Stelle. Um ein ausreichendes Atemminutenvolumen zu erhalten, muß bei diesem Krankheitszustand meist ein hoher inspiratorischer Druck eingestellt werden. Darüber hinaus sollte von Beginn an eine *PEEP-Beatmung* durchgeführt werden. Zu Beginn der Respiratorbehandlung wird fast immer die Anwendung der kontrollierten Beatmung notwendig sein.

Von einer bronchoskopischen Bronchialtoilette ist abzusehen, da dadurch ein Bronchospasmus verstärkt werden kann. Ebenfalls sollte keine Bronchialspülung unternommen werden. Neben der allgemeinen Betreuung der Patienten sollte eine Heparinisierung durchgeführt werden.

Die **Überwachung** wird nach den auf Seite 372 erwähnten Gesichtspunkten durchgeführt.

Komplikationen der Aspiration sind eine sekundäre Keimbesiedelung der Lunge als Folge von Masseninspirationen, in solchen Fällen ist eine breit angelegte *Antibiotikaprophylaxe* notwendig. Die zweite gefährliche Komplikation der Aspiration ist die Entwicklung eines *akuten Lungenversagens (ARDS)*, weshalb eine frühzeitige entsprechende Respiratortherapie durchgeführt werden muß (s.o.).

9.6. Respiratorbehandlung des Lungenödems

Ein Lungenödem kann relativ rasch im Rahmen einer akuten Linksherzinsuffizienz (KHK, Herzklappenfehler, arterieller Hypertonus) oder bei Ausflußbehinderungen an der Mitralklappe (Mitralstenose, Vorhofmyxom) auftreten:

Pathophysiologische Vorbemerkungen: Die Hauptkraft, die Flüssigkeit aus den Kapillaren treibt, ist der *pulmonale Kapillardruck,* der normal annähernd bei 10 mmHg liegt. Dieser Kraft wirkt der onkotische Druck des Blutes (normal 23-30 mmHg) entgegen, wobei als weiterer Faktor die *unversehrte Alveolarkapillarenmembran* eine Rolle spielt (in den Alveolen beträgt der mittlere Druck 0 mmHg). Übersteigt der Pulmonalkapillardruck den onkotischen Druck um 2-5 mmHg, so kommt es zu einem Austritt von Flüssigkeit aus den Kapillaren in das Interstitium. Dies führt zu einer Veränderung und Schädigung der Kapillarmembran. Die Folge ist ein *interstitielles Ödem* mit den klinischen Zeichen der Hypoxämie infolge der dadurch hervorgerufenen Diffusionsstörung. Bei Fortschreiten der Störung (weitere Erhöhung des Pulmonal-Kapillardruckes, zunehmende Kapillarpermeabilitätsstörung) tritt Flüssigkeit in die Alveolen über *(alveoläres Ödem).* Durch Hustenstöße gelangt die Flüssigkeit bald in die Bronchien. Da jetzt ein Teil der Alveolen am Gasaustausch nicht mehr teilnimmt, entwickelt sich eine *Störung des Ventilations-Perfusions-Verhältnisses* mit zunehmender venöser Beimischung (intrapulmonaler Rechts-Links-Shunt). Außerdem verursacht die in den Bronchien befindliche Flüssigkeit eine *Erhöhung der bronchialen Strömungswiderstände* (2, 425, 794, 927). Durch diese Störungen der Lungenfunktion entwickeln sich: eine sich steigernde Hypoxämie, zunehmende Atemarbeit und fortschreitende myokardiale Schädigung. Bei meist noch stabilen Kreislaufverhältnissen hält der venöse Rückstrom unverändert an und erhöht – vor allem bei der häufigsten Ursache des Lungenödems, der Linksherzinsuffizienz – das pulmonale Blutvolumen.

Klinik: Die Patienten bieten eine zunehmende akute Atemnot mit Angstgefühl, einen Husten mit dünnflüssigem, rötlich-schaumigem Sputum sowie eine zentrale Zyanose, kühle feuchte Haut, evtl. Schockzeichen sowie ein lautes brodelndes Atemgeräusch. Im *Rönt-*

gen-Thoraxbild zeigt sich meist eine symmetrische Hilusverschattung, die *Blutgasanalyse* zeigt die Zeichen der *Partial-* und später Globalinsuffizienz.

Das *kardiale Lungenödem* muß *differentialdiagnostisch* abgegrenzt werden vom Asthma bronchiale und von der Lungenembolie.

Als **Sofortmaßnahme** müssen die Patienten mit dem Oberkörper hochgelagert und den Beinen tiefgelagert werden. Sie erhalten rasch wirksame *Diuretika* (Lasix® 40-80 mg i.v.), sowie sublingual *Nitroglycerin* (0,8-1,6 mg in 5-10minütigen Abständen), gefolgt von einer Dauerinfusion mit *Nitroglycerin* oder *Natriumnitroprussit*. Zusätzlich müssen die Patienten sediert werden (z.B. *Morphin* 3-5 mg i.v., evtl. in 5minütigen Abständen wiederholen), außerdem erhalten sie *Sauerstoff* (6-10 l/min) über die Maske.

Indikation zur Respiratortherapie: Bei Versagen der intensiven konservativen Therapie, bei schwerem Lungenödem und bei Verschlechterung des Zustandsbildes muß unverzüglich die *Respiratorbehandlung* begonnen werden. Die Entscheidung zum Beginn der Beatmungsbehandlung richtet sich eher nach dem klinischen Bild als nach den Parametern der Blutgasanalyse.

Die *Anwendung der Überdruckbeatmung mit 100% Sauerstoff* hat zum Ziel, allen eben beschriebenen Störungen entgegenzuwirken (130, 301, 425, 526):

1. Durch den hohen inspiratorischen Druck erhöhen sich der intrapulmonale und der intraalveoläre Druck, so daß der Druckgradient zwischen Kapillaren und Alveolen abnimmt. Dadurch wird die weitere Exsudation von Flüssigkeit in die Alveolen vermindert oder verhindert.
2. Durch die bessere Belüftung der Alveolen, die durch Überwindung der Strömungswiderstände erreicht wird, tritt eine Besserung des gestörten Ventilations-Perfusions-Verhältnisses und damit eine Reduzierung des intrapulmonalen Shunts ein.
3. Die Dyspnoe wird gebessert, wahrscheinlich durch Reduzierung der Atemarbeit.
4. Die Erhöhung des mittleren intrathorakalen Druckes führt zu einer Herabsetzung des venösen Rückstroms und damit des intrapulmonalen Blutvolumens.
5. Durch die Oxygenierung des Blutes wird die Sauerstoffversorgung des Myokards und damit die Kontraktionskraft gebessert.

Weitere Hinweise für die Beatmung: Besteht eine Tachypnoe, so sollte eine kontrollierte Beatmung mit *Relaxierung* durchgeführt werden. Trotz der vielen Flüssigkeit in den Atemwegen muß eine Anfeuchtung der Atemluft vorgenommen werden, da im Verlauf der Behandlung eine Eindickung des Sekretes möglich ist. Der Aerosolflüssigkeit kann ein Alkoholzusatz (20-40%) beigefügt werden, um die Oberflächenspannung herabzusetzen und die Schaumbildung zu reduzieren. In der Regel handelt es sich um eine kurzfristige Beatmung, so daß eine Intubation ausreicht. Sorgfältige Kontrollen des Atemzugvolumens in 1/2-1stündlichem Abstand sind notwendig, da bei Besserung des Ödems eine Zunahme des Atemzugvolumens eintreten wird. Wird dies übersehen, so kann es zu einer *respiratorischen Alkalose* erheblichen Ausmaßes kommen. Während der Beatmung darf auf keinen Fall die medikamentöse Therapie (Diuretika, Vasodilatantien, Sedierung) vernachlässigt werden.

9.7. Respiratortherapie bei Pneumonie und AIDS

9.7.1. Pneumonie

Nur selten nimmt eine Pneumonie bei vorher Gesunden einen so bedrohlichen Verlauf, daß man zur Beatmung gezwungen ist. Gefährdet sind besonders ältere Kranke, bei denen bereits eine Vorschädigung der Respirationsorgane und des Herzens besteht. Einschränkungen oder Veränderungen der Thoraxbeweglichkeit durch Wirbelsäulenveränderungen (Kyphoskoliose, M. Bechterew usw.), Pleuraschwarten oder -ergüsse sowie durch Funktionsausfall der Atemmuskulatur, z.B. bei Poliomyelitis, Tetanus, Polyneuritis u.ä., können ebenfalls zu einer Verschlechterung des Krankheitsverlaufes beitragen. Solche erschwerenden Bedingungen werden sich in einer respiratorischen Insuffizienz bemerkbar machen. Häufig ist eine *Partialinsuffizienz* zu beobachten, bedingt durch Diffusionsstörungen oder durch Störungen des Ventilations-Perfusions-Verhältnisses, oder – wenn auch seltener – eine zunehmende *Globalinsuffizienz,* der eine alveoläre Hypoventilation zugrunde liegt.

Im Hinblick auf Intensivtherapie und Beatmungsbehandlung von Pneumonien ist folgende *Einteilung* relevant (813):
1. *Primäre Pneumonie* (meist außerhalb des Krankenhauses erworben) durch Viren und Mykoplasmen, Pneumokokken, Herpes influenzae, Klebsiellen oder Staphylococcus aureus.
2. *Primär atypische Pneumonien* (Viruspneumonien und Mykoplasmenpneumonien, die im Vergleich zur klassischen bakteriellen Pneumonie klinisch atypisch verlaufen).
3. *Sekundäre Pneumonien* (die im Krankenhaus erworbenen, *nosokomialen Pneumonien*), die häufig als Komplikation bei abwehrgeschwächten Intensivpatienten, als Folge von Aspiration, bei mangelhafter Krankenhaushygiene bei beatmeten Patienten oder unkritischem Antibiotikaeinsatz auftreten. Diese sind in erster Linie ausgelöst durch gramnegative Keime, Staphylokokken oder fakultativ pathogene Keime.

Klinik: Der klassische Verlauf mit hochfieberhaftem Beginn, erheblichem Krankheitsgefühl, Schallverkürzung bei massiver Infiltration, Pleuraschmerzen und Husten mit rostfarbenem Auswurf, Bronchialatmen und Zyanose pflegt keine diagnostischen Schwierigkeiten zu bereiten. Dagegen kann der Beginn einer Pneumonie, insbesondere einer Bronchopneumonie, bei bettlägerigen Kranken durch die vorher aufgetretenen Erkrankungen oder sogar durch Antibiotika, die wegen anderer Krankheiten verordnet werden mußten, überdeckt sein. Verdächtige Zeichen sind in diesen Fällen ein plötzlicher Fieberanstieg, Anstieg der Puls- und Atemfrequenz, Husten, Pleuraschmerzen, sich verstärkende Zyanose. Durch Auskultation und Perkussion sowie durch Röntgenuntersuchungen wird dann die Diagnose gesichert. Bei älteren, entkräfteten Patienten kann das Fieber ausbleiben.

Therapie: Bei der *medikamentösen Behandlung* stehen die *Antibiotika* an erster Stelle. Eine gezielte Therapie nach bakteriologischer Vortestung ist möglichst anzustreben. Zusätzlich sollte besonders bei älteren Kranken eine *Digitalisierung* durchgeführt werden. Dazu werden Analgetika, Broncholytika und Antitussiva verabreicht. Eine Sauerstoffapplikation sollte unter Kontrolle der Blutgaswerte erfolgen.

Die *Indikation zur künstlichen Beatmung* muß bei Patienten mit *primärer bakterieller Pneumonie* besonders streng gestellt werden, da die verstärkte Gefahr einer sekundären bakteriellen Problemkeimbesiedelung besteht. Die Indikation bei diesen Patienten richtet sich nach den Blutgaswerten, besonders unter Sauerstoffinsufflation, dem Kräftezustand der Patienten, sowie der Möglichkeit einer aktiven Lungenpflege (Abhusten, Atemgymnastik, Vibration, Abklatschen, Inhalation).

Bei *primär atypischen Pneumonien* mit schwerem Verlauf sollte die Indikation zur Intubation und Beatmung sehr frühzeitig gestellt werden, diese Patienten *sollten in der Regel mit PEEP beatmet werden.* Auch bei diesen Patienten spricht eine zunehmende Dyspnoe mit ansteigender Atemfrequenz und Zeichen der Partial- oder Globalinsuffizienz für einen frühzeitigen Einsatz der Respiratortherapie.

Auch bei *älteren, geschwächten Patienten*, für die eine Pneumonie eine vitale Bedrohung der Herzkreislauffunktion darstellt oder bei Patienten, bei denen durch die Pneumonie extrapulmonale Komplikationen und/oder Stoffwechselentgleisungen zu befürchten sind, sollte ebenfalls die Indikation zur Respiratortherapie frühzeitig ins Auge gefaßt werden (794, 813).

In der Regel werden die Patienten *kontrolliert* beatmet werden müssen, die notwendigen Überwachungs- und pflegerischen Maßnahmen sind oben beschrieben.

9.7.2. AIDS

Pathogenese: Bei dem als *AIDS (acquired immune deficiency syndrome)* bezeichneten Krankheitsbild kommt es gehäuft zum Auftreten von Pneumocy-

stis-carinii-Pneumonien, Candidiasis der Schleimhäute und Kaposi-Sarkom auf dem Boden einer erworbenen Immunschwäche. Ursache für diese Immunschwäche ist eine Infektion mit HIV-Viren (Human-Immunodeficiency-Virus), welche zu einer verminderten Produktion der sogenannten T_4-Helfer-Zellen und damit zu einer zellulären und humoralen Immunschwäche führt (415). Neben dem Vollbild der AIDS-Erkrankung gibt es auch Personen, welche Träger des Virus ohne manifeste Erkrankung sind sowie Personen mit dem sogenannten *AIDS-Related Complex (ARC)* mit den folgenden möglichen *Symptomen:*
Fieber über 39 Grad über 3 Monate, Gewichtsverlust, Lymphknotenschwellung länger als 3 Monate, Diarrhö, Abgeschlagenheit, Nachtschweiß, T_4-Helfer-Zellen unter 400/cmm, Verhältnis T_4- zu T_8-Zellen (Helfer- zu Suppressor-Zellen) unter 1,0, Leukopenie, Thrombozytopenie, Anämie, Erhöhung der Serumglobuline, Anergie bei Hauttests.
Bei Vollbild des Erkrankungsbildes können folgende *opportunistische Infektionen* auftreten: Protozoen oder Helminthen-Infektionen, Pilzinfektionen, bakterielle Infektionen, virale Infektionen, Auftreten von Krebs oder Hodgkin-Lymphomen.
Bei fast der Hälfte der AIDS-Patienten treten schwere Pneumonien mit opportunistischen Erregern auf. Die häufigste Todesursache bei den AIDS-Patienten ist die nicht beherrschbare Pneumonie. Bei AIDS-Pneumonien wird folgendes Erregerspektrum gefunden (415): Pneumocystis carinii rein oder kombiniert mit Infektionen von Zytomegalovirus, Mycobacterium avium intracellulare, Mycobacterium tuberculosis, Legionella oder Cryptococcus, primäre Infektionen mit Mycobacterium avium intracellulare oder Zytomegalovirus oder unspezifischen Bakterien, Legionella oder Pilzen, selten sind Infektionen mit Toxoplasmen. Das Kaposi-Sarkom kann sich auch an der Lunge manifestieren.

Die **Diagnose** der Erkrankung wird gestellt durch den Nachweis des HIV-III-Antikörpers, das klinische Bild, und der Lungenbefall anhand des Röntgenbildes sowie gezielter Untersuchung des Sputums oder einer·Bronchiallavage oder einer bronchoskopisch gewonnenen transbronchialen Biopsie.
Die *Indikation zur Beatmung* wird bei diesen Patienten anhand des klinischen Bildes sowie der Blutgasanalyse ermittelt und sollte relativ frühzeitig gestellt werden. Eine suffizient durchgeführte, in der Regel *kontrollierte Beatmung,* wird den deletären Verlauf des Krankheitsbildes nicht aufhalten, sofern nicht zusätzlich hochdosiert und gezielt eine *antibiotische Therapie* gegen die betreffenden Erreger durchgeführt wird. Folgende Substanzen stehen zur Verfügung (415):

1. Bei *Pneumocystis-carinii*-Infektion: Trimethoprimsulfamethoxazol (Bactrim®, Eusaprim®).
2. Bei *Toxoplasmose:* Pyrimethamin (Daraprim®) und Sulfadiazin (Sulfadiazin-Heyl®).
3. Bei *Kryptosporidiose:* Die Erreger sind gegen fast alle infrage kommenden Mittel resistent, evtl. Versuch mit Spiramycin.
4. Bei gesicherter *Candida-Pneumonie* wird eine systemische Chemotherapie mit Amphotericin-B + Flucytosin durchgeführt. Bei leich-

teren Formen kommen auch Myconarzol i.v. oder Tetoconarzol oral in Betracht.

5. Bei *Kryptokokkose:* Amphotericin B und Flucytosin.
6. Bei *Herpes-Infektionen:* Acyclovir.
7. Bei *Mycobacterium tuberculosis:* INH und/oder Rifampicin und/oder Ethambutol.
8. Bei *Mycobacterium avium intracellulare:* Eine wirksame Therapie ist bisher nicht bekannt, Versuch mit Ansamycin und Clofacimin.

Der *Erfolg der Behandlung* inklusive der Respiratorbehandlung wird anhand des klinischen Bildes, des Röntgen-Thoraxbildes und der Blutgasanalyse beurteilt. Die Beatmung muß unter Umständen über einige Wochen durchgeführt werden, die Behandlung der Patienten muß in von den übrigen Patienten abgetrennten Räumen erfolgen, die hygienischen Vorsichtsmaßnahmen ähneln denen bei der Behandlung von Patienten mit Hepatitisvirus-Infektion.

Die **Prognose** der Patienten ist in der Regel schlecht, bei primär pulmonaler Manifestation versterben die Patienten meist am Lungenversagen (415 u. 437b).

V. Akute exogene Vergiftungen*

K.-D. Grosser und H.-G. Sieberth

1. Einleitung

In der internen Notfallbehandlung nehmen die akuten Vergiftungen eine besondere Stellung ein, da durch eine Vielzahl von Substanzen ganz unterschiedliche Krankheitszustände ausgelöst werden können. *Prinzipiell wird jede Substanz zu abnormen Körperreaktionen führen, d.h. als Gift wirken, wenn ihre wirksame Dosis oberhalb der individuellen Verträglichkeit liegt.* Die mannigfachen klinischen Erscheinungsformen, die sich aus den organischen Funktionsstörungen und pathologischen Körperreaktionen bei den verschiedenen Giften ergeben, bereiten dem toxikologisch unerfahrenen Arzt oft große diagnostische Schwierigkeiten. Bei der zahlenmäßigen Zunahme der Vergiftungen (ihr Anteil an den Krankenhausaufnahmen beträgt bis zu 8%, in einigen amerikanischen Statistiken sogar über 10%) wäre jedoch schon viel gewonnen, wenn der erstgerufene Arzt die Intoxikation in seine differentialdiagnostischen Erwägungen mit einbezöge, besonders dann, wenn es sich um ein akutes Krankheitsgeschehen handelt. Hier muß daran erinnert werden, daß es im Verlauf jeder akuten Vergiftung – mitunter sehr rasch – zu einer Beeinträchtigung oder Aufhebung der wichtigen Elementarfunktionen (Kreislauf, Atmung, Temperaturregulation, Stoffwechsel) und damit zu einem *lebensbedrohlichen Zustand* kommen kann. Daraus ergibt sich die Forderung, daß die Bemühungen der ersten ärztlichen Kontaktpersonen darauf gerichtet sein müssen, eine bedrohliche Entwicklung durch entsprechende Maßnahmen (Giftentfernung, Giftneutralisation) zu verhindern. Haben sich bereits vitale Funktionsstörungen ausgebildet, so sind *sofort* die entsprechenden *Notmaßnahmen* (z.B. künstliche Beatmung, Herzmassage, Schockbehandlung) einzuleiten und bis zum Eintreffen in die Klinik weiterzuführen.

---

* In diesem Kapitel werden die Sofortmaßnahmen und Intensivmaßnahmen allgemeiner Art besprochen. Im einzelnen werden nur die wichtigsten Vergiftungen abgehandelt. Zur weiteren Information wird folgende Literatur vorgeschlagen:
Daunderer, M.: Vergiftungen. Erste-Hilfe-Maßnahmen. 4. Aufl. Springer, Berlin, Heidelberg, New York 1989.
Späth, G.: Vergiftungen und akute Arzneimittelüberdosierungen. 2. Aufl. De Gruyter, Berlin, New York 1982.
Ludewig, R., Lohs, K.: Akute Vergiftungen. 7. Aufl. Fischer, Stuttgart 1988.

Einteilung: Im Erwachsenenalter stehen an erster Stelle die Vergiftungen in *suizidaler Absicht*. 70 bis 80 % dieser absichtlichen Vergiftungen liegt eine Einnahme von *Schlafmitteln, Psychopharmaka* oder *Sedativa* zugrunde. Bei den übrigen suizidalen Vergiftungen werden ganz verschiedene Substanzen angetroffen, wobei Säuren und Laugen, Alkohol, Kohlenmonoxid (Autoabgase), Pflanzenschutz- und Insektenvertilgungsmittel, Alkaloide und Lösungsmittel besonders zu nennen sind.

Zu *akzidentellen Vergiftungen* führt die unbeabsichtigte Einnahme von Substanzen mit toxischer Wirkung. Besonders häufig sind diese Vergiftungen im *Kindesalter* anzutreffen. Bei Erwachsenen wird die akzidentelle Vergiftung leider immer wieder nach Trinken aus falsch etikettierten Flaschen mit giftigen oder ätzenden Substanzen beobachtet.

Gewerbliche Vergiftungen sind wesentlich seltener als die genannten Intoxikationen. Durch die strengen gewerbehygienischen Vorschriften liegt auch in den Industriegebieten der Prozentsatz unter 5 % (216, 251, 635).

2. Sofortmaßnahmen bei Vergiftungen (hausärztliche Behandlung)

A. Allgemeine Fragen durch den Hausarzt (am Telefon)

1. Ist der Patient bewußtlos?
2. Wie alt ist der Patient?
3. Was hat der Patient zu sich genommen?
4. Welche Menge?
5. Wann (Uhrzeit)?
6. Welche Symptome liegen vor?

Geht aus den Antworten hervor, daß es sich um einen Ingestionsfall handelt, erfolgen folgende telefonische Anweisungen:

B. Telefonische Anweisungen bei nicht bewußtlosen Kindern (auch Kleinkindern)

1. *Erbrechen auslösen:*
   Trinkenlassen von Wasser (oder mit Wasser verdünntem Himbeersaft) – mindestens 2 Tassen oder 2 Wassergläser –, wenn möglich mehr (altersentsprechend). Anschließend das Kind bäuchlings mit herunterhängendem Kopf über das Knie eines sitzenden Erwachsenen legen und mit dem Finger oder Löffelstiel den Rachen reizen, bis es zum Erbrechen kommt. Diese Prozedur 1- bis 2mal wiederholen, bis das Erbrochene klar ist.

Diese Maßnahmen sind auch dann durchzuführen, wenn das Kind zuvor spontan erbrochen hat.

2. *Anweisungen zum Transport in die Klinik:*
(Diese Anweisungen gelten nur dann, wenn die Klinik schnell erreichbar ist, d.h. Fahrzeit maximal 30 min).
In der gleichen Lage – bäuchlings über dem Knie – im PKW zum Krankenhaus. Wenn die Fahrzeit länger als 30 min dauert und die Anfahrt des Arztes kürzer ist, sollte der Arzt den Patienten aufsuchen. Vorher: Anruf bei einer Giftinformationszentrale, wenn notwendig!

C. Telefonische Anweisungen bei nicht bewußtlosen Erwachsenen

1. *Erbrechen auslösen:*
¾ bis 1 Liter warmes Salzwasser trinken (1-2 Kaffeelöffel auf ein Glas Wasser). Durch Rachenreizung Erbrechen auslösen. Wiederholung, bis das Wasser klar zurückkommt.
Wichtig: Kontraindikationen für Erbrechen sind Bewußtseinstrübung, Benzin- und Petrolvergiftungen, Verätzungen (Säure, Laugen, Möbelpolitur).

2. *Anschließend mit PKW in die nächste Klinik transportieren lassen.*
Bei längerer Fahrzeit (über 30 min) und bei Vorliegen beginnender oder ausgeprägter Intoxikationssymptomatik muß der Kranke vom Arzt sofort aufgesucht werden!

3. *Verpackung und eventuell Reste der eingenommenen Substanz (eventuell Erbrochenes) zur Klinik mitbringen.*

Spezielle Hinweise: *Keine Milch* trinken!
Bei Laugen: Zitronenwasser oder verdünntes Essigwasser.
Bei Säuren: Reines Wasser trinken lassen und kein Erbrechen auslösen.
Nach telefonischer Beratung, bevor man zu dem Patienten aufbricht:
Auskunft bei Giftinformationszentrale einholen
a) Wenn nur der Firmenname bekannt ist.
b) Wenn Unklarheit über die Giftwirkung besteht.
c) Wenn nicht bekannt ist, ob bei der vorliegenden Menge eine Giftwirkung zu erwarten ist.

D. Telefonische Anweisungen bei Bewußtlosen (an Hilfspersonen)

1. *Lagerung des Kranken:* Stabile Seitenlage oder Bauchlage.
2. *Freihalten der Atemwege:* Prothesen entfernen, Mund reinigen. Unterkiefer nach vorn ziehen und festhalten.
3. *Bei Inhalationsvergiftungen:* Den Kranken aus der Gefahrenzone entfernen lassen. Dann sofort den Kranken aufsuchen.

E. Maßnahmen in der Wohnung
Bei nicht bewußtlosen Patienten:
1. *Information* (s. telefonische Fragen 1-6).
2. *Verdacht auf Intoxikationen:*
   Erbrechen auslösen:
   a) Mit Salzwasser bzw. Himbeerwasser.
   b) Medikamentös:
      Bei Erwachsenen: *Apomorphin* 0,01 g + Novadral® 0,01 g i.m.
      Bei Kindern: die halbe Dosis i.m. (nicht bei Kleinkindern und
      Säuglingen!).
      Die Apomorphin-Behandlung muß unterbleiben bei:
      Bewußtseinsstörung oder Bewußtlosigkeit oder Schluckstörung
      (Gefahr der Aspiration).
      Bei Einnahme von ätzenden Giften Gefahr der Ösophagus-
      Larynx-Schädigung.
      Vergiftung mit schaumbildenden Substanzen – Gefahr respirato-
      rischer Störung.
      Vergiftung mit organischen Lösungsmitteln.
3. *Vorbereitung zum Transport ins Krankenhaus:* Lagerung, achten auf
   freie Atemwege, Kreislaufkontrolle. Die ärztliche Begleitung muß
   von der Art der Vergiftung und von dem klinischen Zustand abhängig gemacht werden. Im Zweifelsfall immer ärztliche Begleitung!

Bei bewußtlosen Kranken:
1. Information durch Angehörige.
2. Giftreste, leere Packung, Flaschen sicherstellen.
3. Inspektion: Hautfarbe, Schockzeichen, Ätzspuren, Foetor, Injek-
   tionsstellen, Verletzungen.
4. Untersuchung: Bei nicht augenfälliger Gifteinnahmestelle: Kranken entkleiden und dann untersuchen! Puls, Blutdruck, Atmung
   (Stridor?), Zeichen äußerer Gewalteinwirkungen.
5. *Symptome:*
   a) Gastrointestinale Reaktionen: Übelkeit, Brechreiz, Erbrechen,
      Durchfälle.
   b) Zentralnervöse Symptome: Unruhe, Verwirrtheit, Schwindel,
      Rausch- oder Erregungszustände, Zittern, Krampfanfälle, Atem-
      störungen, Bewußtseinsstörungen, Koma, Sehstörungen, Hör-
      störungen.
   c) Auffälliger Fötor bzw. auffälliger Körpergeruch.
   d) Hautläsionen: Erythem, Blasenbildung (nach langer Bewußtlo-
      sigkeit bei Vergiftungen von Schlafmitteln und Psychophar-
      maka), Ätzspuren bei peroraler Aufnahme von ätzenden Sub-
      stanzen. Rektale Temperatur, wenn Zeitpunkt der Giftaufnahme
      unklar; auch Raumtemperatur feststellen.

6. *Behandlung:*
   a) Bei eingeschränkter Atmung (Schnappatmung, vereinzelte ineffektive Atemzüge oder tiefe Zyanose), Hypersekretion, starkem Stridor oder bei Bewußtlosen: Beatmung: Mundreinigung (Speisereste, Erbrochenes, Prothesen entfernen) dann entsprechende Lagerung (Kopf nach hinten überstrecken, Unterkiefer nach vorne ziehen).
   Atemspende: Ambubeutel mit Maske.
   Am besten: Endotracheale Intubation und Ambubeutelbeatmung.
   b) Bei Kreislaufversagen (Hypotonie, Schocksymptomatik): Hochlage der Beine (keine gestreckte schräge Kopftieflage!), Venenpunktion mit flexibler Kanüle und Infusion eines Plasmaersatzmittels 500 ml i.v.; evtl. bei warmer Peripherie: Novadral® 1 Amp. i.v.
   c) Bei Herzstillstand (kein Blutdruck, keine Herztöne, Pulslosigkeit, zerebrale Symptomatik): Reanimation: Herzmassage und Beatmung.
   d) Antidottherapie S. 402.

7. *Vorbereitung zum Transport:*
   a) Anmeldung des Kranken (Telefon, Funk) bzw. Anruf beim Rettungswagen.
   b) Begleitschein mit den wichtigsten Befunden und bisher durchgeführten Therapiemaßnahmen.
   c) Leere Packungen und Giftreste mitschicken (Asservate).
   d) Lagerung im Krankenwagen: Stabile Seitenlagerung, Bauchlagerung, auf keinen Fall Rückenlagerung!
   e) Begleitung des Kranken durch ärztliche Begleitperson (eventuell Notarzt).

Merke: Zu achten ist dabei auf die gefährlichsten Komplikationen: Erbrechen und Aspiration. Außerdem achten auf zunehmende Giftwirkung, Atemstillstand, Kreislaufverschlechterung.

F. Spezielle Maßnahmen

1. Bei Vergiftung durch intramuskuläre oder subkutane Injektion durch Biß oder Stich.
2. Bei perkutanen Vergiftungen.
3. Bei Inhalationsvergiftungen.
4. Bei Augenverätzungen.
5. Antidotbehandlung.

Zu 1. *Injektion, Biß oder Stich:*
a) Bei Injektion oder Biß in die Extremitäten wird proximal von der Stichstelle eine Umschnürung vorgenommen (venöse Stauung!); nur innerhalb der ersten 15 bis 30 min wirksam!
b) Umspritzung der Injektionsstelle mit verdünnter *Adrenalinlösung* (z.B. Suprarenin® 0,5 ml einer Injektionslösung (1 : 1000) + 5 ml *physiologischer NaCl-Lösung).*
c) Auflegen eines Eisbeutels.
d) Evtl. Exzision in Lokalanästhesie bei sichtbaren Infiltrationen.

Zu 2. *Kontakte mit der Haut* können bei fettlöslichen Substanzen (z.B. Alkylphosphat, Anilin, Phenol usw.) durch Resorption zu lebensbedrohlichen Zuständen führen. Deshalb:
a) Entfernung der durchtränkten Kleidung.
b) Gründliches Waschen der benetzten Haut mit reichlich Wasser und Seife (Gummihandschuhe anziehen!).

Zu 3. In der Regel ist durch die Örtlichkeit und die Begleitumstände eine *Inhalationsintoxikation* schnell zu erkennen.
a) Entfernung aus der Gefährdungszone (offenes Fenster oder ins Freie).
Wichtig: Schutz für den Helfer (Gasmaske, Seilsicherung). Dabei muß beachtet werden, daß die Gasmaske zwar vor toxischen Substanzen, jedoch nicht vor Hypoxie schützt. Deshalb für den Helfer O_2-Versorgung!
b) Wenn möglich, Sauerstoffzufuhr oder, wenn erforderlich, Atemhilfe.

Zu 4. Zur Vermeidung von Dauerschäden und um eine weitere Resorption zu verhüten muß bei *Ätzspuren an den Augen sofort eine Augenspülung mit Leitungswasser* erfolgen: Die Augenlider werden gespreizt und für 10-15 min wird bei schwach laufendem Wasserstrahl die Spülung vorgenommen. Anschließend augenfachärztliche Behandlung.

Zu 5. Bei einigen Intoxikationen besteht die Möglichkeit, durch *Antidote* die Giftwirkung zu verhindern, aufzuheben oder zu vermindern. Die *frühzeitige Anwendung* ist dabei oft lebensrettend!
a) Bei Vergiftungen durch *O p i a t e* (z.B. *Morphinum,* Polamidon®, Dromoran®, Dolantin®, Eukodal®, Dilaudid®, Pantopon®, Ticarda®, *Codein*): Lorfan® 1 Amp. = 1 ml = 1 mg i.v., evtl. einmal wiederholen oder Narcanti®, 1 Amp.
b) Bei Vergiftungen durch P h o s p h o r s ä u r e e s t e r (Alkylphosphat – am bekanntesten ist E 605):
   1. *Atropin sulf.* 2 mg i.v. (bei Kindern 1 mg i.v.) im Abstand von jeweils 3-10 min wiederholen bis Pupillenerweiterung, Haut- und Mundtrockenheit auftreten.

2. Toxogonin® 250 mg (= 1 Amp.) langsam i.v. (evtl. nach 30-60 min wiederholen, wenn nach der 1. Injektion eine Wirkung beobachtet werden konnte).

c) Kohlenmonoxid-Vergiftung: Sauerstoffzufuhr auch während des Transportes. *Natriumbicarbonat* 40-60 ml (= 40-60 mmol) i.v.

d) Bei toxischem oder allergischem Lungenödem oder Glottisödem (Stridor!), z.B. bei Muscarinvergiftung, Insektenstich: *Prednisolon,* z.B. Solu-Decortin® 100 mg i.v. und *Calcium* 10%ig, z.B. *Calcium gluconicum* 10 ml langsam i.v.

e) Bei Vergiftungen mit Arsen, Quecksilber oder Lewisit: Sulfactin® 200 mg i.m. (2,6 mg/kg, stündlich wiederholen).

f) Bei Lost-Vergiftungen: *Natriumthiosulfat* 500 mg/kg Körpergewicht i.v.

g) Bei Fluor-Vergiftungen: *Calcium* 2 Amp. 20%ig i.v.

h) Bei Schlangenbiß-Vergiftungen: *Schlangengiftserum „Behringwerke" „Butanan"* – nach vorheriger Allergietestung. Regionale Unterschiede beachten!

3. Hinweise zur Intensivtherapie der akuten Vergiftungen in der Klinik

Zur Beachtung: *Jeder Kranke, bei dem der Verdacht einer Intoxikation besteht, ist als lebensbedrohlich gefährdet* einzustufen, unabhängig davon, ob zum Zeitpunkt der Aufnahme eine klinische Symptomatik besteht oder nicht.

3.1. Voraussetzungen für eine optimale Behandlung akuter Vergiftungen

1. **Diagnostik:**
   a) Sorgfältige Anamnese (Fremdanamnese).
   b) Inspektion des entkleideten Kranken (Eintrittspforte des Giftes, äußere Verletzungen, Spuren von Erbrochenem, Blutungen, spontaner Urin- und Kotabgang usw.).
   c) Klinisch-interne Untersuchung – Ausschluß anderer Erkrankungen – (damit Beginn der protokollarischen Registrierung von Puls, Blutdruck, Atmung und Temperatur).
   d) Klinisch-neurologische Untersuchung (damit Beginn der protokollarischen Registrierung).

e) Giftnachweis (Asservierung von Blut, Urin, Mageninhalt, Stuhl, Sicherstellung von mitgebrachten Tablettenröhrchen, Flaschen, Packungen, evtl. Untersuchung mit dem Gasspürgerät):
 – Serum- und Urinelektrolyte (Kalium, Natrium, Calcium, Chlor)
 – Fermente (CPK, GOT, GPT, LDH)
 – Blutzucker, Urinzucker, Azeton
 – Harnstoff
 – Blutbild (Leukozyten, Erythrozyten, Hb) evtl. Thrombozyten, Hämatokrit, evtl. Methämoglobin
 – Blutgruppe
 – Blutgasanalyse
 – Gerinnungsstatus
 – BSG
 – Osmolarität
 – EKG
 – Röntgen (Thorax, evtl. Abdomen)
 – Venendruck (zentral)
 – Augenhintergrund
 – Liquor (Lumbalpunktion)
 – Bronchoskopie
 – EEG
 – (Gasspürgerät)
 – Asservierung von toxischen Substanzen.

2. **Therapie:**
 – Venenpunktion (auch V. subclavia, V. jugularis)
 – Venae sectio
 – Dauertropfinfusion
 – Blasenkatheterisierung
 – Intubation
 – Magensonde
 – Tracheotomie
 – Absauganlage
 – Respiratorbehandlung
 – Reanimation
 – Elektrokardiotherapie (Defibrillator, Schrittmacher)
 – Monitor (EKG, Puls, Temperatur, Atmung)
 – Antidote
 – Evtl. Möglichkeiten der apparativen bzw. extrakorporalen Detoxikation.

3.2. Hinweise zur Behandlung

Neben den bisher noch seltenen Möglichkeiten einer spezifischen Antidottherapie muß die Behandlung der akuten Vergiftungen darauf ausgerichtet sein:
1. Die *vitalen Funktionen zu sichern* bzw. wieder herzustellen.
2. Für eine *rasche Elimination des Giftes* Sorge zu tragen.

3.2.1. Sicherung der vitalen Funktionen

Kontrolle der Respiration: Der Gasaustausch in den Lungen kann beeinträchtigt sein:
– durch Verlegung der Atemwege,
– durch periphere Beeinträchtigung der Atmung,
– durch zentrale Atemstörungen.

Untersuchungen:
Inspektion der Mundhöhle und des Nasen-Rachen-Raumes, Auskultation der Lunge, Röntgenaufnahme, arterielle Blutgasanalyse, evtl. Laryngoskopie und Bronchoskopie.

Therapeutisches Vorgehen:
– Freimachen und Freihalten der Atemwege.
– Mundreinigung (Sekret, Erbrochenes, Prothese).
– Achten auf zurückgefallene Zungenwurzel (Esmarchscher Handgriff, evtl. endotracheale Intubation).
– Verhinderung oder Behandlung von Glottiskrampf und Glottisödem (Steroide, Calcium, endotracheale Intubation).
– Verhinderung oder Behandlung von Aspiration, Sekretstau, Hypersekretion, Lungenödem (Bronchialtoilette durch Absaugen, endotracheale Intubation, „gezieltes" bronchoskopisches Absaugen bei Aspirationsverdacht (Röntgenthorax-Aufnahme).
– Behandlung einer peripheren Beeinträchtigung der Atmung (Lähmung der Atemmuskulatur, Krämpfe, Verletzungen, Pleuraerguß, Pneumothorax), evtl. künstliche Beatmung: Ambubeutel mit Maske, endotrachealer Tubus und Ambubeutel-Respiratorbehandlung.
– Behandlung einer zentralen Atemlähmung, bedingt durch Intoxikation oder Hypoxie (künstliche Beatmung).

Kontrolluntersuchungen:
Arterielle Blutgaswerte, Atemfrequenz, Atemzugvolumen, evtl. Vitalkapazität.

Kontrolle der kardiovaskulären Funktionen: Sie beinhaltet die in regelmäßigen Abständen zu wiederholenden Messungen von Blutdruck, Puls, zentralem Venendruck, Urinausscheidung, die Registrierung des EKG und die Überprüfung der Bewußtseinslage.

Ursachen und Maßnahmen: Den Funktionsstörungen können folgende Ursachen zugrunde liegen.

1. *Volumenmangel:* Häufig ist schon bei länger anhaltender Bewußtlosigkeit eine *hypovolämisch bedingte Hypotonie* anzutreffen. In ausgeprägter Form kommt es zum hypovolämischen Schock (schnelle Information durch Messung des zentralen Venendruckes).
   Vorbeugende bzw. korrigierende Maßnahmen:
   Hochlagerung der Beine, evtl. Auswickeln der Beine, schnelle intravenöse Volumenzufuhr (Plasmaersatzmittel). Bei starkem Erbrechen oder Diarrhö: Elektrolytlösungen.

2. *Toxische Gefäßschädigung:* Zunächst Ausschluß einer Hypovolämie (zentraler Venendruck!). Bei warmer, gut durchbluteter Haut und warmen Extremitäten vorsichtige Applikation von vasokonstriktorischen Substanzen (z. B. Novadral®, Effortil®). Ist der Venendruck nicht erhöht, empfiehlt sich eine gleichzeitige Volumenzufuhr.

3. *Myokardiale Schädigungen:* Toxische und hypoxische Schädigungen, aber auch therapeutische Maßnahmen (wie z.b. forcierte Diurese, Dialyse, Überdruckbeatmung) können eine akute *myokardiale Kontraktionsinsuffizienz oder Herzrhythmusstörungen* bis zum Herzstillstand verursachen.
   Zur sofortigen Behandlung des Herzstillstandes muß neben stets einsatzbereitem Gerät (Defibrillator, Schrittmacher) ein Reanimation-Team in Bereitschaft sein.

Therapeutischer Hinweis: Schwere Schockzustände (mit Zentralisation), bei denen als Ultima ratio hohe Dosen von vasopressorischen Substanzen zur Aufrechterhaltung eines meßbaren Blutdruckes eingesetzt werden müssen, stellen eine Indikation zur Behandlung mit extrakorporaler Detoxikation dar (834).

3.2.2. Giftelimination

a) Auslösen von Erbrechen.
b) Magenspülung.
c) Abführen.
d) Forcierte Diurese.
e) Hämoperfusion.

Zu a) *Auslösen von Erbrechen:*
Bei bewußtseinsklaren Patienten und erhaltenen Hustenreflexen:
– Kinder (auch Kleinkinder): Reichlich Trinkenlassen von Wasser (Himbeerwasser) und Rachenreizung.
– Erwachsene: 3/4-1 l Salzwasserlösung (1 Eßlöffel auf ein Glas Wasser) und Rachenreizung:

Apomorphin, kombiniert mit Novadral® (vor der Injektion Wasser trinken lassen!).

Dosierung:
- Erwachsene: *Apomorphin* 1 Amp. = 0,01 g + Novadral® 1 Amp. = 0,01 g i.m.
- Schulkinder: *Apomorphin* 0,005 g = 1/2 Amp. + Novadral® 0,005 g = 1/2 Amp. i.m.
- Kleinkinder und Säuglinge *kein Apomorphin.* Gefahr der Atemlähmung.

Kontraindikationen: Bewußtseinstrübung, Verätzungen, Vergiftungen mit stark schäumenden Flüssigkeiten (z.B. Benzin, Äther, Waschmittel, Badeemulsionen [Aspirationsgefahr!]), Vergiftungen durch Antiemetika und bei klinischen Zeichen für eine bereits eingetretene Resorption (z.B. Blutdruckabfall, Herzrhythmusstörungen, Somnolenz, Lähmung des Brechzentrums).

Zur Beachtung: Wenn nach der Verabreichung von hypertoner Kochsalzlösung kein Erbrechen erfolgt, so muß eine Magenspülung angeschlossen werden, da sonst eine zusätzliche Kochsalzvergiftung droht.

Zu b) *Magenspülung:* Führen die unter a) genannten Maßnahmen nicht zum gewünschten Erfolg oder ist der Patient bewußtlos, so sollte bei allen digestiven akuten Vergiftungen – unabhängig vom Zeitpunkt der Giftaufnahme! – nach Intubation und Blockierung eine Magenspülung durchgeführt werden.

Diese Forderung gilt auch, wenn bei einem bewußtlosen Kranken bei Behandlungsbeginn die Giftaufnahme einige Tage zurückliegt oder wenn von den Begleitpersonen geschildert wird, daß der Kranke erbrochen hat.

Als **Kontraindikation** sind anzusehen: Unzureichende Ausrüstung (z.B. fehlendes Intubationsbesteck) oder mangelhafte Technik.

Vorbereitung:
- Kreislaufverhältnisse und Reflexe prüfen.
- Prothesen entfernen.
- Venösen Zugang schaffen.
- *Atropin* verabreichen (*Atropin sulf.* 1 mg oder 1/2 mg i.v., Prophylaxe gegen reflektorischen Laryngospasmus).
- Lagerung (bei nicht intubierten Patienten Bauchlagerung oder stabile Seitenlagerung).
- Bereitstellung eines Absauggerätes (Intubation und Abdichten der Trachea mit der Luftmanschette bei bewußtseinsgetrübten und/oder bewußtlosen Kranken).

Ausführung:

(1) Bei b e w u ß t s e i n s k l a r e n Patienten:
- Schlauch nicht mit Gewalt einführen!
- Schluckenlassen eines weichen, dicken (18 mm) Magenschlauches.
- Von der richtigen Lage überzeugen.
- Absaugen von Mageninhalt versuchen: Auskultation des Magens während Luftinsufflation von ca. 40 ml.
- Abgesaugten Mageninhalt und erste Spülung asservieren.
- Spülung mit lauwarmem Wasser, besser mit physiologischer Kochsalzlösung, d.h. 2 Teelöffel Kochsalz auf 1 l Wasser:
Spülportion von 200 ml einlaufen lassen und durch Senken des Trichters unter das „Magenniveau" wieder auslaufen lassen. Spülung so lange wiederholen, bis Spülflüssigkeit klar ist. Anschließend Instillation von 30 g *Carbo medicinalis* und 30 g *Natrium sulfur.* oder Karlsbader Salz in Wasser gelöst.
Besteht Verdacht auf Intoxikation mit fettlöslischen Giften, wird abschließend *Paraffinöl* (3 ml pro kg Körpergewicht) durch die Sonde verabreicht.
- Zuletzt Sonde abklemmen (!) und dann entfernen.

(2) Bei b e w u ß t l o s e n Patienten:
- Stets endotracheale Intubation und dicht abschließende Manschette!
- Brust und Bauch von Kleidung befreien zur Beobachtung des Abdomens!
- Dann gleiches Vorgehen wie oben!

Zusätzliche Hinweise:
- Bei *Vergiftungen mit Halogenkohlenwasserstoffen* (z.B. Methylchlorid, Chloroform, Tetrachlorkohlenstoff, Trichloräthylen, Perchloräthylen u.a.) sollten *Carbo medicinalis* und *Paraffinöl vor* der Spülung gegeben werden.
- Auch bei *Säuren- und Laugenvergiftungen* ist die vorsichtige Magenspülung indiziert (51, 60, 347, 437, 438, 753). Dabei wird mit einer den Gegebenheiten angepaßten Magensonde (nicht zu dünn!) mit klarem Wasser ohne Beimengungen gespült. Der Magenschlauch wird liegen gelassen und erleichtert spätere Bougierungsbehandlungen (347). Auf die Gefahr einer Perforation muß hingewiesen werden, sie kommt jedoch sehr selten vor (60, 514). Unmittelbar im Anschluß sollte eine Ösophagogastroskopie erfolgen, um die Schädigungsfolgen im Ösophagus- und Magenbereich festzustellen.
- Bei *Bewußtlosen* wird nach der Magenspülung eine dünnere Magenverweilsonde eingelegt, um bei der möglichen Magenatonie eine Daueraushebung und weitere Spülung vornehmen zu können.

Zu c) *Abführen:* Zur Entfernung von Giftmengen, die bereits in tiefere Darmabschnitte gelangt sind, ist die Anwendung von *Natriumsulfat* und *Paraffinöl* (besonders bei fettlöslichen Substanzen) von guter Wirkung. Auch durch eine 70%ige *Sorbit*-Lösung – alle 2 Stunden 40 ml per os oder per Sonde – kann eine Diarrhö ausgelöst werden. Hohe rektale Schaukeleinläufe tragen ebenfalls zur Elimination toxischer Substanzen aus dem Darm bei.

Zu d) *Forcierte Diurese:*
Prinzip: Eine Steigerung der Urinausscheidung führt zu einer beschleunigten Ausscheidung renal eliminierbarer Gifte. Dadurch verkürzen sich Dauer und Stärke der Toxinwirkung und damit die Phase, in der es zu gefährlichen Komplikationen kommen kann (277, 527, 668, 674).

Indikation: Diese Behandlungsmethode ist bei folgenden Substanzen indiziert (668):
– Barbiturate, Thallium, Methanol, Chinin, Salizylate, Meprobamat, Isoniazid, Lithiumsalze.
– Bei Tranquillizern und Hypnotika ist die forcierte Diurese *nicht* effektiv.

Unter Berücksichtigung der Kontraindikationen (s.u.) wird die Behandlung mit der forcierten Diurese bei schweren und mittelschweren Vergiftungen zum Einsatz kommen.

Kontraindikationen: Manifeste Herzinsuffizienz, beginnendes oder ausgeprägtes Lungenödem, fortgeschrittene Niereninsuffizienz (mit einem Serumkreatininwert über 3 mg%), Schockzustand, Symptomatik eines akuten Hirnödems.

Ausführung:
(1) *Vorbereitung:*
– Venöser Zugang (Kava-Katheter).
– EKG-Registrierung.
– Wiederholte Blutdruckkontrollen.
– Einführung eines Blasenkatheters.
– Serumelektrolytbestimmung.
– Serumkreatininbestimmung.
– Arterielle Blutgaswerte.
– Hämatokritbestimmung.
– Röntgenaufnahme des Thorax.
– Augenhintergrund.
– Neurologischer Status (als Basis für die Verlaufskontrolle).
– Anlegen eines Überwachungsbogens zur laufenden Kontrolle von Blutdruck, Puls, Atmung, Temperatur, Venendruck, Blutgaswerten,

Einfuhr-Ausfuhr-Bilanz, Bereitstellung von 10-15 l Infusionsfla-
schen Sterofundin A und B, A 5%ige Glukose + 60 mmol NaCl,
B 5%ige Glukose + 60 mmol NaCl + 25 mmol KCl (B entspricht in
etwa der Urinzusammensetzung bei Polyurie), Elektrolytlösung
und Elektrolytzusätze.

(2) Durchführung:
Zur Beachtung: Die Anwendung der forcierten Diurese setzt *stabile
Kreislaufverhältnisse* und eine *intakte Nierenfunktion* voraus. Wenn bei
Aufnahme des Patienten eine Exsikose oder Hypotonie vorliegt – in
der Regel bei Vergiftungskranken, die erst nach mehr als 12 Stunden
andauernder Bewußtlosigkeit zur Behandlung kommen –, werden zunächst 500-1.500 ml Plasmaersatzlösung, z.B. Hydroxyäthylstärke,
Dextran und Elektrolytlösung bis zur Stabilisierung des Kreislaufes in-
fundiert (unter Kontrolle des zentralen Venendrucks; im Einzelfall
auch größere Flüssigkeitsmengen). Dieses Auffüllvolumen wird in der
weiteren Wasserbilanzierung als Überschuß geführt (276).
– Alternierende Zufuhr von Sterofundin A oder B und Bicarbonat bis
  Base Excess von + 6 von mindestens *500 ml/Stunde* (Gesamtmenge
  8-12 l/24 Stunden).
– *Stündliche* Messungen der Ein- und Ausfuhr und der Elektrolyte in
  Serum und Urin.
– Wird innerhalb der *ersten 2 Stunden* nach Beginn weniger als 500 ml
  Urin ausgeschieden:
  Lasix® i.v. in Abhängigkeit von der Diurese.
– Von der *3. Stunde* an stündliche Bilanzierung der Ein- und Ausfuhr.
  Bei der zuzuführenden Infusionsmenge richtet man sich jetzt nach
  dem ausgeschiedenen Harnvolumen, d.h. in den folgenden Stunden
  wird die Menge zugeführt, die in den vorausgegangenen Stunden
  ausgeschieden worden ist. Die Differenz sollte bei fortlaufender Bilanzierung ±500 ml nicht überschreiten.
– *Nach 24 Stunden* kumulative Bilanzierung: Zum Ausgleich des extrarenalen Flüssigkeitsverlustes müssen bei dieser Bilanz 500 ml dazu-
  gerechnet werden. Extreme Flüssigkeitsverluste (Magenrückfluß
  über 100 ml, profuse Durchfälle) müssen außerdem berücksichtigt
  werden.
– Bei der Aufnahme festgestellte Elektrolytverschiebungen im Serum
  werden durch entsprechende Zusätze ausgeglichen. Die im Verlauf
  der Behandlung auftretenden Elektrolytverluste werden durch Kontrollen des Serums und Kontrollen des Urins festgestellt und ebenfalls ausgeglichen.
– Besonders wichtig ist die Beobachtung, daß sich nach *4-6 Stunden*
  häufig eine Hypokaliämie entwickelt. Es empfiehlt sich, deshalb
  von Beginn an KCl zu substituieren.

– Bei neuerlichem Blutdruckabfall, Abfall des Venendruckes oder Rückgang der Diurese sollte eine Infusion von 500 ml Plasmaersatzlösung zwischengeschaltet werden. Außerdem muß bei Rückgang oder Sistieren der Diurese der Blasenkatheter überprüft werden!

Kontrolle der forcierten Diurese:
– Überwachungsbogen.
– Einfuhr-Ausfuhr-Bilanzierung (1-2stündlich).
– Stündliche Venendruckkontrolle.
– 4-6stündliche neurologische Untersuchung.
– 6stündliche Serumelektrolytbestimmung.
– 8-12stündliche Blutgasanalyse.
– 12stündliche EKG-Registrierung.
– Tägliche Blutbild- und Hämatokritbestimmung.
– Tägliche Thorax-Röntgenaufnahme.

Kontraindikationen für die forcierte Diurese:
– Drohendes oder manifestes Lungen- oder Hirnödem.
– Eingeschränkte Nierenfunktion.
– Maligne Hypertonie.
– Ausgeprägte Hypernatriämie; Hypervolämie/Wasserintoxikation.
– Hypokaliämie; Hyperthermie.

Häufige Fehler:
1. Ungenaue Flüssigkeitsbilanzierung (Überwässerung – Hypovolämie).
2. Übersehen einer Hypokaliämie.
3. Ungenügende Anregung der Diurese.
4. Übersehen eines Flüssigkeitsverlustes aus Magen und Darm.
5. Diureserückgang bei mangelhafter Blasenkatheterkontrolle.

Zu e) *Apparative bzw. extrakorporale Detoxikation:* Eine extrakorporale Detoxikation ist dann notwendig, wenn körpereigene oder körperfremde Toxine nicht in ausreichendem Maße renal oder hepatisch eliminiert werden und eine lebensbedrohliche Vergiftung besteht. Heute stehen eine Reihe von extrakorporalen Blutentgiftungsverfahren zur Verfügung, mit denen sowohl wasserlösliche, fettlösliche als auch eiweißgebundene Substanzen oder Eiweißkörper apparativ vom Blut abgetrennt werden können. Diese Verfahren haben eine spezifische medizinische Indikation.

Extrakorporale Dialysebehandlung:
Voraussetzung für die Anwendung der Dialyse ist die nachgewiesene Dialysierbarkeit des Giftes (587). Die Indikation ist gegeben, wenn eine sehr schwere Vergiftung vorliegt, oder wenn eine rasch fortschreitende

Vitalbedrohung zu beobachten ist. Allerdings sind diese Indikationen eingeschränkt worden, da durch die Hämoperfusion eine wirksamere Behandlung für bestimmte Vergiftungen zur Verfügung steht.

Für eine erfolgreiche Dialyse müssen folgende *Voraussetzungen* erfüllt sein (587, 834):

1. Das aufgenommene Gift muß dialysabel sein, d.h. das Giftmolekül muß durch die Dialysemembran diffundieren können.
2. Die Verteilung des Giftes im Körper muß so sein, daß effektive Giftmengen durch die Dialyse entfernt werden können, d.h. der Ausgleich zwischen dem betrofffenen Gewebe und dem Blut muß bei einer gut dialysablen Substanz ebenfalls beschleunigt sein. Dabei spielen die Proteinbindung, die Lipidlöslichkeit, eine hohe intrazelluläre Konzentration oder eine hohe Konzentration in unerreichbaren Flüssigkeitsräumen (z.B. Liquorraum) eine entscheidende Rolle (206).
3. Zwischen der Blutkonzentration des Giftes und der Zeitdauer während der der Körper dem zirkulierenden Toxin ausgesetzt ist, sollte ein solches Verhältnis bestehen, daß der Einsatz der Dialyse sinnvoll ist.
4. Unter Berücksichtigung der körpereigenen Abbau- und Eliminationsvorgänge muß durch die Dialyse eine beträchtliche zusätzliche Menge der toxischen Substanz entfernt werden können.

Indikationen:
Die Indikation ist immer dann gegeben, wenn die Krankheitszeichen, die Menge des eingenommenen Giftes nach Möglichkeit nach Plasmaspiegelbestimmung oder schwere Organschäden dafür sprechen, daß der Kranke vital bedroht ist.

Man unterscheidet:
a) Prophylaktische Dialyse.
b) Dialyse zur Entfernung nephrotoxischer Substanzen, die direkt oder indirekt zu Nierenparenchymschäden führen können.
c) Die Dialyse zur Beseitigung von Intoxikationserscheinungen.

Zu a) Die *prophylaktische Dialyse* ist indiziert bei Vergiftungen, die in der Frühphase kaum Beschwerden machen, weil die Giftwirkung erst mit einer Latenz einsetzt, dann jedoch zu irreversiblen Komplikationen bzw. zum Tode führen. Dazu zählen Vergiftungen mit

– Thallium,
– Arsen,
– Methylalkohol,
– Ameisensäure,
– Chloroquin.

Zu b) Klinische Störungen, bei denen die *Hämodialyse der Hämoperfusion überlegen* ist, sind folgende:
- Extreme Hyperkaliämie.
- Extreme Azidose (z.B. Methanolintoxikation, starke Überwässerung).

Bei *starker Unterkühlung* (unter 32° C) ist die sachgemäße Wiedererwärmung mit gleichzeitiger Azidosekorrektur von entscheidender Bedeutung.

Bei *Nierenversagen:*
- Durch direkte Nierenschädigung (z.B. bei Sublimat, halogenierten Kohlenwasserstoffen).
- Durch indirekte Nierenschädigung (z.B. Azidose, Schock, Hämolyse).

Besteht eine schwere Unterkühlung bei *Schlafmittelintoxikation,* so ist die Hämodialyse die Behandlung der Wahl; zusätzlich muß die Hämoperfusion eingesetzt werden, wenn es sich bei dem Gift um eine schlecht dialysable Substanz handelt.

Zu c) Indikation bei gut dialysablen Substanzen und hohen Plasmaspiegeln sowie bedrohlichen Vergiftungserscheinungen. Z. B.: Salicylate, Arsen, Calcium, Carbamazepin, Äthanol, Lithium, Quecksilber, Paraldehyd, Chinin, Thallium.

Peritonealdialyse:
Für die Peritonealdialyse gelten im Grunde die gleichen Indikationen wie bei der Hämodialyse, allerdings ist die *Effektivität wesentlich geringer,* d.h. die peritoneale Clearance der meisten Substanzen beträgt nur 1/3 bis 1/6 der Hämodialyse. Eine Indikation zur Peritonealdialyse besteht heute nur noch bei Säuglingen oder Kleinkindern.

Hämoperfusion:
Mit der Hämoperfusion werden *im extrakorporalen Kreislauf mit Hilfe von Adsorbentien* (z.B. kunststoffbeschichtete Aktivkohle Amberlite, XAD-4 Resin) adsorbierbare Substanzen aus dem Blut entfernt. Die *Clearance* liegt bei vielen Substanzen wesentlich *höher als bei der Hämodialyse,* da manche Gifte bei einer Passage durch die adsorbentienhaltigen Kartusche nahezu völlig eliminiert werden. Die Hämoperfusion wird mit Geräten durchgeführt, die die Temperierung und Luftfreiheit des extrakorporalen Blutes und die exakte Blutförderung mit einer Pumpe gewährleisten. Die Hämoperfusion wird gelegentlich mit der Hämodialyse in Serie geschaltet, um zusätzlich nicht adsorbierte Gifte zu entfernen, das Blut anzuwärmen und einen Ausgleich im Elektrolyt- und Säure-Basen-Haushalt zu schaffen.

Da die *Aktivkohle* und das *Harz* sowohl fettlösliche als auch wasserlösliche Substanzen adsorbieren, sind sie der Hämodialyse bei Gifteliminanation von lipophilen, d.h. fettlöslichen Substanzen überlegen.

Die *Gefäßanschlüsse* erfolgen venovenös oder arteriovenös, z.B. V. jugularis int. oder V. subclavia bei Single-Needle-Technik.

Indikation:
Schwere akute perorale Intoxikationen mit Substanzen geringer Plasmaeiweißbindung in vital bedrohlichen Blutkonzentrationen, wenn andere Verfahren nicht mehr oder nicht erfolgversprechend sind (z.B. *Paraquat* oder *Deiquat*). Dabei müssen der klinische Zustand, der Zeitpunkt der Giftaufnahme, Vorerkrankung, Plasmaspiegel oder evtl. das EEG berücksichtigt werden.
Dabei ist zu beachten, daß alle anderen Maßnahmen der Intensivpflege und Detoxikation (z.B. Magenspülung) sofort begonnen und während der Hämoperfusion fortgesetzt werden müssen.
Die Tabelle zeigt kritische Grenzkonzentrationen von Arzneimitteln und Pflanzenschutzmitteln im Plasma, bei deren Erreichen oder Überschreiten die Indikation zu einer Hämoperfusion gegeben ist.

Folgende *Plasmaspiegel* gelten mit entsprechenden klinischen Erscheinungen als Indikation zur Hämoperfusion:

Phenobarbital	$>100 \ \mu g/ml$
Andere Barbiturate	$> 50 \ \mu g/ml$
Glutethimid	$> 40 \ \mu g/ml$
Salizylate	$>800 \ \mu g/ml$
Meprobamat	$>100 \ \mu g/ml$
Trichloräthanol	$>200 \ \mu g/ml$
Demeton-S-methylsulfoxid	> 3 mg/l
Parathion	$> 0,2$ mg/l
Dimethoat	> 1 mg/l
Diphenhydramin	> 10 mg/l
Chinidin	> 10 mg/l
Paraquat	absolute Indikation
Deiquat	absolute Indikation

Technische Einzelheiten, Durchführung, Überwachung s. bei Dialysebehandlung.

Als *Kontraindikation* sind zu nennen:
– Thrombozytopenie (kleiner als $30.000/mm^3$).
– Zustände, die eine Antikoagulation verbieten (z.B. schwere hämorrhagische Diathese). Einsatz von Prostazyclinanaloga.
– An *Komplikationen* während der Behandlung und Nachbehandlung sind zu berücksichtigen:
1. *Abfall der Thrombozyten,* er tritt im Laufe der ersten halben Stunde auf und kann bis zu 30% des Ausgangswertes betragen. Bei sorgfältiger Heparinisierung würde die Blutungskomplikation und die Ge-

rinnungsstörung deutlich gesenkt werden. Bei der Harzperfusion scheint der Thrombozytenabfall etwas ausgeprägter zu sein.

2. Bei Anschluß an die Patrone kann durch Umverteilung des Blutvolumens ein *Blutdruckabfall* auftreten, der durch Volumengabe abgefangen werden kann. Bei der Beendigung der Behandlung kann es – besonders bei herzkranken Patienten – durch Rückfluß des in der extrakorporalen Zirkulation befindlichen Blutes zu Lungenstauungen und Lungenödem kommen.

Plasmaseparation:
Das Abtrennen des Plasmas von den Blutzellen kann durch zwei unterschiedlichen Verfahren erreicht werden. Mit der *Zellzentrifuge* werden die Blutzellen im Schwerefeld vom Plasma abgetrennt und das im Inneren der rotierenden Zentrifuge sich befindende Plasma abgesaugt.
Bei der *Membran-Plasma-Separation* wird das Blut durch Hohlfasermembranen geleitet, deren extreme Porösität die Filtration selbst hochmolekularer Substanzen wie Proteine mit einem Molekulargewicht bis zu mehreren Millionen Dalton ermöglicht. Blutzellen werden von der Membrane zurückgehalten. Als Membranmaterial werden Zellulosediazetat, Polymethyl, Methylacrylat, Polypropylen und Polyvenylalkohol verwendet.
Einsatz bei Vergiftungen nur, wenn eine starke Eiweißverbindung vorliegt, z. B. Thyreotoxikose, Myasthenia gravis, Goodpasture-Syndrom, Essigsäure, Digitoxin, Knollenblätterpilz, trizyklische Antidepressiva.

4. Hinweise zu häufigen akuten Vergiftungen

4.1. Vergiftungen durch Schlafmittel

A. *Pathophysiologie*

Alle Schlafmittel *lähmen in hohen Dosen die medullären und kortikalen Anteile des zentralen Nervensystems.* Von zentraler Bedeutung für den Krankheitsverlauf ist die *Lähmung des Atemzentrums.* Die Tiefe und die Dauer der Lähmung hängen von der Dosis der chemischen Substanz und damit von der Wirkdauer der eingenommenen Substanz ab. So müssen bei der Behandlung primär zwei Ziele verfolgt werden, erstens durch *akute Entgiftungsmaßnahmen* die Dosis zu reduzieren und zweitens durch *unterstützende Maßnahmen* (z. B. Respiratorbehandlung, Kreislaufunterstützung, Ernährung, allgemeine Intensivpflege) die Entgiftungszeit zu überbrücken.
Die gefürchtetste **Komplikation** ist der *irreversible Schock.* Die Verhütung dieser Komplikation gelingt durch sofort beginnende Kreislaufstabilisierung mit kolloidalen Lösungen, verbunden mit frühzeitiger Respiratorbehandlung mit positiv-endexspiratorischem Druck.

In Abhängigkeit von Dosis und Wirkungsdauer zeigt sich eine typische **Symptomatik,** die eine Einteilung in verschiedene *Schweregrade* erlaubt.

Stufe 1: Patient schläft, kann geweckt werden.

Stufe 2: Reaktion auf Schmerzreize, Reflexe erhalten, Benommenheit, vereinzelt Antworten.

Stufe 3: Geringe Reaktion auf Schmerzreizung, Bewußtlosigkeit, Reflexe meist erhalten.

Stufe 4: Keine Reaktion auf Schmerzreize, Schmerz und Hustenreflexe fehlen, Kornealreflexe meist erhalten, Pupillenreaktion unterschiedlich, tiefe Bewußtlosigkeit.

Stufe 5: Keine Reaktion auf Schmerzreize, alle Reflexe einschließlich Kornealreflexe fehlen, Anisokorie, stark verlangsamte Atmung, tiefe Bewußtlosigkeit.

Außer dieser neurologischen Symptomatik sind bei Stufe 4 und 5 noch *weitere pathologische Reaktionen* zu beobachten.

Bei Stufe 4: Leichte respiratorische Globalinsuffizienz, evtl. bronchiale Sekretflut, Hypotonie (mit niedrigen diastolischen Werten), flacher Puls, meist nicht tachykard, mäßige Temperaturdysregulation, Leukozytose.

Bei Stufe 5: Ausgeprägte respiratorische Globalinsuffizienz, Zeichen der Zentralisation, Hypothermie.

Aus dem oben Geschilderten geht hervor, daß neben den Folgen zunehmender Bewußtlosigkeit die *Hauptgefährdung auf Störungen des pulmonalen Gasaustausches lokaler bzw. zentraler Genese* beruht. Die sich daraus entwickelnde *Hypoxie* wirkt sich besonders nachteilig auf die Kreislaufverhältnisse aus (zentral: Vasomotorenzentrum – Lähmung; kardial: Myokardhypoxie; peripher: Gefäßlähmung, Dilatation) und ist ein entscheidender Faktor für die Ausbildung eines *Schockzustandes.*

Eine *Exsikkose,* mit der immer zu rechnen ist, wenn die Kranken erst nach mehr als 12 Stunden andauernder Bewußtlosigkeit zur Behandlung kommen, trägt ebenfalls zur Hypovolämie und damit zur Entwicklung des Schockzustandes maßgeblich bei.

Schwierigkeiten ergeben sich bei der Beurteilung des Schweregrades bei Vergiftungen mit barbitursäurefreien Schlafmitteln, da sie nicht der oben dargestellten Einteilung entsprechen.

So kann z.B. bei der schweren *Metaqualon*-Vergiftung und bei der *Gluthemid*-Vergiftung Reflexsteigerungen und sogar Krampfneigung bis zum Finalstadium beobachtet werden (159, 436).

Zur Beachtung: Bei Einschätzung des klinischen Gefährdungsgrades ist neben der aufgenommenen Giftmenge das Zeitintervall zwischen Giftaufnahme und Behandlungsbeginn und dadurch bedingte Schädigungen wie Dekubitalgeschwüre, hypostatische Pneumonie, extreme Hypothermie und gleichzeitig bestehende andere Erkrankungen zu berücksichtigen (52, 60, 347, 507, 621, 666, 667, 675, 886).

B. Diagnostische Hinweise

Differentialdiagnosen (auch bei anderen akuten Vergiftungen):
1. Akute zerebrale Ereignisse:
   a) Intrakranielle Blutungen.
   b) Zerebrale Mangeldurchblutung.
   c) Gedecktes Schädel-Hirn-Trauma.
   d) Zustand nach zerebraler Hypoxie unterschiedlicher Genese.
2. Neurologisch-psychiatrische Erkrankungen:
   a) Meningitis, Enzephalitis.
   b) Psychogene Erkrankungen (z.B. Abklärung eines Stupors gegen Bewußtlosigkeit).
3. Metabolisch bedingte komatöse Zustände:
   a) Urämie.
   b) Hypo- oder Hyperglykämie.
   c) Hyperkapnie (akut dekompensiertes Cor pulmonale).
   d) Coma hepaticum.
   e) Komatöse Zustände bei endokrinologischen Erkrankungen.
   f) Elektrolytkoma.

Zur endgültigen Diagnose führt der *Giftnachweis:*
a) durch objektive beobachtete Gifteinnahme,
b) durch chemischen quantitativen Giftnachweis.
Einzelheiten siehe bei 436.

C. Sofortmaßnahmen

1. Einschätzung von Art und Schwere der Vergiftung (Anamnese von Angehörigen, Nachbarn).
2. Bei b e w u ß t s e i n s k l a r e n Patienten:
   Giftelimination (erbrechen lassen, Apomorphin s.S. 400) anschließend ärztliche Begleitung zum Krankenhaus, in jedem Fall bei Intoxikationsverdacht.
3. Bei b e w u ß t l o s e n Kranken:
   a) Sicherung – eventuell Stabilisierung – der Vitalfunktionen; Freimachen der Atemwege, eventuell Intubation und Beatmung (Aspirationsschutz!). Kreislaufkontrolle, eventuell Kreislaufstabilisierung: venöser Zugang, Infusion von Plasmaersatzmitteln.
   b) Vorbereitung zum Transport: Lagerung im Krankenwagen: stabile Seitenlagerung.
   c) Suche nach Tablettenresten und Packungen.
   d) Begleitung des Kranken zum Krankenhaus.
   e) Schutz während des Transportes:
      – Lagerung einhalten (Schutz vor Wärmeverlust),
      – Freie Atemwege,
      – Kreislaufüberwachung.

D. Intensivtherapie

Voraussetzung für die Therapie:

a) Venöser Zugang (zentrale Venendruckmessung!).
b) Magensonde (bei Bewußtlosen nach Intubation).
c) Blasenkatheter.
d) Röntgenaufnahmen: Thorax, Abdomen (Computertomographie zum Ausschluß von Blutungen).
e) Untersuchungen zum Giftnachweis.
f) Untersuchungen zur Differentialdiagnose.
g) Respirator.
h) Möglichkeit zur extrakorporalen Detoxikation.

Therapieschema:

1. *Lagerung* (Dekubitusprophylaxe, Verhinderung von Nerven-schädigungen durch Druck oder Zerrung).
2. Eventuell *Elementarhilfe:* Kontrolle von Atmung (arterielle Blutgasanalyse) und Kreislauf (arterieller Druck Z.V.D.), Intu-bation – Respiratorbehandlung, Schockbehandlung – Volumen-substitution.
3. *Giftelimination:*
   – Erbrechen lassen (Asservierung).
   – Magenspülung (auch wenn längere Zeit vergangen ist) – Ak-tivkohlezufuhr.
   – Abführen, Einlauf.
   – Forcierte Diurese (nur bei Substanzen bei denen Effektivität bekannt ist).
   – Eventuell Dialysebehandlung bzw. Hämofiltration, Hämo-perfusion (eventuell Behandlung der Hypothermie durch ex-trakorporales Verfahren).
4. *Infusionstherapie:*
   a) Zur Kreislaufstabilisierung.
   b) Nach 24 Stunden zur parenteralen Ernährung.
5. Bei älteren Kranken mit Herzinsuffizienz (Thorax-Röntgen-bild) Digitalisierung: *Cave* Hypokaliämie bei forcierter Diu-rese.
6. *Antibiotika*verabreichung (Breitbandantibiotikum) bei Aspira-tion und Pneumoniegefahr.
7. *Allgemeine Pflege.*

E. Überwachung

Tab. V.-1. Überwachung bei Schlafmittelvergiftung.

Überwachung	Kontrolle (zeitl. Abstand)
EKG, Puls, Atmung, Temperatur – wenn möglich	Fortlaufend (Monitor)
Puls, Blutdruck (unblutig), Atmung, Temperatur rektal (bei Hypothermie)	30 min
Zentraler Venendruck, Urinausscheidung (Einfuhr-Ausfuhr-Bilanz, Urin-pH), neurologischer Status, Auskultation von Lunge und Herz	1 Stunde
Serumelektrolyte (Kalium, Natrium), arterielle Blutgaswerte, Hämatokrit, EKG	6 Stunden
Kumulative Flüssigkeitsbilanz, Blasenkatheter (Blasenspülung)	12 Stunden
Serumeiweiß, Fermente, Gerinnungsstatus, vollständiges Blutbild, Fibrinogen, Blutzucker, Osmolarität, Urinsediment, Urineiweiß, Urinzucker, Röntgen-Thorax, evtl. EEG (bei tiefer Bewußtlosigkeit), Augenhintergrund, Kalorienbilanz	24 Stunden
Blutgruppe, Elektrophorese, Amylase i. Serum und Urin, evtl. Röntgen-Abdomenübersicht	Einmalig

F. Häufige Fehler

1. Unterschätzung des Gefährdungsgrades.
2. Unterlassung der Magenspülung. (Die Behauptung, daß durch die Magenspülung ein Teil des Giftes in den Dünndarm gelangt, ist als Argument gegen eine Magenspülung nicht haltbar, da bei Unterlassen der Magenspülung die gesamte Giftmenge im Magen-Darm-Trakt bleibt.)
3. Unterlassung der Intubation bei Bewußtlosen vor der Magenspülung.
4. Lückenhafte Beobachtung des Kranken mit „leichter" Vergiftung.
5. Unzureichende Ausführung der Darmreinigung durch Abführen.
6. Fehlende oder mangelhafte Asservierung (besonders wichtig bei später auftretenden forensischen Fragen).

7. Unzureichende differentialdiagnostische Abklärung: Auch wenn viele äußere Umstände für eine Intoxikation sprechen, müssen andere Erkrankungen, die zu Bewußtlosigkeit führen, ausgeschlossen werden!

4.2. Kohlenmonoxidvergiftung

A. Pathophysiologie

Kohlenmonoxid entsteht bei unvollständiger Oxidation von Kohlenstoff oder kohlenstoffhaltigen Verbindungen, d.h. bei allen Verbrennungen mit ungenügender Luftzufuhr. Die praktisch wichtigsten Giftquellen sind Autoauspuffgase, Haushaltsgase und Kokereigase. Zu einer CO-Entwicklung durch unvollkommene Verbrennung kann es auch bei CO-armem bzw. CO-freiem Stadtgas an unsachgemäß benutzten Geräten kommen. Außerdem kann sich Kohlenmonoxid bei gehemmter Verbrennung von Öl und Kohle an Öfen und Kesseln und durch Benzinverbrennung in Großgaragen entwickeln.

Beim Einatmen von Kohlenmonoxid entsteht durch chemische Bindung an Hämoglobin *Carboxyhämoglobin*. Infolge der 225-300fach stärkeren Haftfähigkeit an Hämoglobin gegenüber Sauerstoff genügen schon sehr kleine Konzentrationen an Kohlenmonoxid, um einen großen Teil des Hämoglobins zu binden und für den Sauerstofftransport auszuschalten. Der Übertritt in die roten Blutzellen erfolgt sehr rasch. Es besteht demzufolge immer ein sehr niedriger pO_2 im Blut. Dadurch besteht – solange sich CO in der Einatmungsluft und damit in den Alveolen befindet – ein permanentes Konzentrationsgefälle von den Alveolen zum Blut, welches sich erst dann umkehrt, wenn kein CO mehr in der Einatmungsluft vorliegt.

Außerdem wird die Dissoziationskurve des verbliebenen freien Hämoglobins durch CO-Hb – in Abhängigkeit seines prozentualen Anteils – nach links verschoben und in seiner Form verändert. Dies hat zur Folge, daß die Sauerstoffabgabe an das Gewebe erschwert ist, so daß der verbleibende Rest des Oxyhämoglobins nicht entsprechend seinem Anteil für die Sauerstoffversorgung des Gewebes in Rechnung gesetzt werden kann. Darüber hinaus wird vermutet, daß CO noch eine zusätzliche Störung auf die Zellatmung über das Cytochrom-System bewirkt (106, 206, 239, 647, 672). Übersichten bei 395, 470a.

Der **Schweregrad** *einer akuten CO-Intoxikation* ist von folgenden Faktoren abhängig:
1. Dauer der Exposition.
2. Konzentration des CO in der Einatmungsluft.
3. Stoffwechselgröße des Organismus (Ruhe, Arbeit, Fieber usw.).
4. Hämoglobingehalt des Blutes (Anämie!)

Die Tab. V.-2 gibt eine Übersicht über die Symptome unter Berücksichtigung der Faktoren 1 und 2. Hierzu ist allerdings festzustellen, daß diese Zuordnung der klinischen Symptomatik zu dem CO-Hb-Gehalt nur für die akute CO-Intoxikation gilt.

Besondere Beachtung bedarf die Tatsache, daß Personen, die ein Luftgemisch mit einem CO-Gehalt über 0,2% einatmen, schon nach kurzer Zeit sterben.

Bei Klinikaufnahme besteht zwischen dem aktuellen CO-Hb-Gehalt und dem klinischen Bild meist keine verläßliche Beziehung, weil während des Transportes eine Beatmung mit Sauerstoff, zumindest jedoch eine Frischluftatmung erfolgt ist. In der Mehrzahl der Fälle, die die Klinik erreichen, handelt es sich um Kranke, die ein Luftgemisch mit einem CO-Gehalt unter 0,1% eingeatmet haben, wobei es trotz langer Exposition noch nicht zu einer tödlichen Hypoxie gekommen ist. Dieser Zustand mit seinen Folgeerscheinungen wurde von Neuhaus u. Mitarb. (135, 668) als *subakute CO-Vergiftung* bezeichnet.

Die **Einteilung der subaktiven CO-Vergiftung** erfolgt nach der klinischen Symptomatik (135) (Tab. *V.-2*).

Tab. *V.-2*. CO-Intoxikation: Beziehung zwischen CO-Gehalt der Luft und CO-Hb; klinische Erscheinungen.

0-10%:	Keine Beschwerden
10-30%:	Kopfschmerzen, Ohrensausen, Erweiterung der Hautkapillaren, Nausea
30-40%:	Heftige Kopfschmerzen, Schwindel, Sehstörungen, Übelkeit, Erbrechen
40-50%:	Bewußtlosigkeit, Kollaps, Zunahme von Puls- und Atemfrequenz
50-60%:	Tiefes Koma, Krämpfe, erhöhte Puls- und Atemfrequenz
ab 60%:	Tod

Das **klinische Bild** wird geprägt durch die *hypoxisch bedingten organischen Funktionsstörungen* und durch die als Folge der Hypoxie entstandene *kompensierte oder dekompensierte metabolische Azidose* mit ihren klinischen Auswirkungen. So ist z.B. die oft beobachtete Hyperventilation nicht hypoxisch bedingt, sondern eine pulmonale Kompensation der metabolischen Azidose.

Im *Blutbild* findet sich auch eine Leukozytose bis über 20.000. Der Blutzucker ist durch die Streßreaktion erhöht. Ein regelmäßig zu beobachtender *Transaminasenanstieg* nach schweren Vergiftungen kann durch die akute Herzinsuffizienz mit Leberstauung bedingt sein. Möglicherweise besteht auch eine direkte toxische Wirkung.

Regelmäßig ist auch ein früher und sehr ausgeprägter *Anstieg der CK*, wobei der Zerfall von *Muskelzellen* nicht nur durch die zentral bedingte muskuläre Hypertension und Hyperkinesen entsteht. Es wird eine direkte toxische Wirkung des Kohlenmonoxids auf dem Muskelstoffwechsel vermutet. In die *Muskulatur* wird bei schweren Vergiftungen *sekundär Kalk eingelagert*. In der Rehabilitationsphase ergeben sich dadurch oft größere Schwierigkeiten.

Nierenfunktionsstörungen finden sich vor allem als Crush-Syndrom durch Muskelfaserzerfall mit Myoglobinurie. Die *Lungen-* und speziell die *Alveolararterien* erfahren häufig eine Schädigung durch die Begleitgase wie Rauch und Stickstoffoxidationsprodukte. Sie können zum *toxischen Lungenödem* führen.

Die *Haut* zeigt eine verstärkte Neigung zur Ausbildung von Nekrosen, ein Phänomen, das man auch bei anderen hypoxämischen Schädigungen beobachten kann.

Die früher als pathognomisch bezeichnete hellrote Hautfarbe (Gesichtsfarbe) ist fast nie anzutreffen. Aus einer Untersuchung an 5000 CO-Vergifteten geht hervor, daß 42% eine normale, 40% eine blaßfahle Gesichtsfarbe und 18% eine zyanotische Gesichtsfarbe hatten.

Wichtig: Die Messung der Sauerstoffkonzentration mit dem Oxymeter gibt falsch-positive Resultate, da CO-Hämoglobin in die Messung mit eingeht.

Schnellster Nachweis: Giftnachweis in der Ausatemluft mit dem Dräger-Gasspürgerät.

B. Diagnostische Hinweise

Warnsymptome:
– Heftige Kopfschmerzen.
– Übelkeit, Erbrechen.
– Zeichen des beginnenden Schocks.
– Zunehmende Somnolenz.
– Auftreten von Krämpfen.
– Erniedrigter Blutdruck.
– Tachykardie.
– Tachypnoe.
– Oligurie.
– Beginnende Hypothermie.
– Metabolische Azidose.
– EKG-Veränderungen.

Differntialdiagnose: Zur Unterscheidung gegenüber anderen Vergiftungen ist darauf hinzuweisen, daß bei reiner Kohlenmonoxidvergiftung kein Reizzustand der Schleimhäute besteht und auch kein bestimmter Fötor wahrzunehmen ist.
Kombinationsvergiftungen mit Alkohol sind häufig. Die reine Alkoholvergiftung kann durch Tachykardie und psychomotorische Unruhe einen ähnlichen Eindruck vermitteln, allerdings besteht immer ein Alkoholgeruch und eine livide Gesichtsrötung. Weiterhin muß an eine *Kombinationsvergiftung mit Schlafmitteln oder Psychopharmaka* ge-

dacht werden. Meistens jedoch geht aus der Umgebung, in der der Kranke gefunden wird, eindeutig die Diagnose hervor.

C. Sofortmaßnahmen

1. Rasche Entfernung des Kranken aus der Gefahrenzone (ans geöffnete Fenster oder ins Freie bringen).
   Merke: Für den Helfer, der sich in den Gefährdungsbereich begibt, müssen alle erforderlichen Sicherungsmaßnahmen getroffen werden (Gasmaske, eventuell Anseilen, Explosionsgefahr usw.).
2. Bei Atemstillstand: Atemwege freimachen und sofort mit künstlicher Beatmung beginnen.
3. Bei Schockzeichen: Beine hochlagern, intravenöse Zufuhr von Plasmaersatzmitteln.
4. Gabe von Bicarbonat 60-100 mmol.
5. Wenn Patient noch selbständig atmet: O_2-Zufuhr; auch weiter fortsetzen, wenn Patient erwacht ist.
6. Schutz vor Wärmeverlust (warme Kleidung, Decken).
7. Nach Tablettenresten und leeren Packungen fahnden, da zusätzlich Tablettenvergiftungen vorliegen können.
8. Begleitung des Kranken bis in die Klinik (Lagerung), Kontrolle von Atmung und Kreislauf und evtl. entsprechende Maßnahmen.

Wichtiger Hinweis: Bei Herz- und Atemstillstand nicht zu früh aufgeben! Reanimationsbemühungen bis zur Krankenhausaufnahme fortsetzen.

D. Intensivtherapie

Voraussetzungen für die Therapie:
1. Venöser Zugang (zentraler Venendruck).
2. Magensonde.
3. Blasenkatheter.
4. Arterielle Blutgaswerte.
5. Evtl. Intubation (oder bei nicht bewußtlosen Kranken: Sauerstoff, Nasenkatheter, Sauerstoffzelt).

Therapieschema:

1. Lagerung.
2. Sauerstofftherapie.
   a) Über Sonde,
   b) Kontrollierte Beatmung mit 100% Sauerstoff,
   c) Hyperbare Oxygenation.
3. Infusionstherapie (bei Schock, Plasmaersatzmittel, Elektrolytlösungen).
4. Azidosebehandlung (Infusion von Natriumbicarbonat oder
   THAM-Lösung).
5. Antibiotikatherapie.
Wichtig: Gleichzeitig mit Schockbehandlung, Azidosebekämp-
fung und Sauerstofftherapie beginnen! Atemunterstützung hat
den Vorrang!

Zu 1: Der Patient wird mit Oberkörper leicht angehoben gelagert. Bei
bewußtseinsgetrübten bzw. bewußtlosen Patienten muß eine Magensonde gelegt werden, um einer Aspirationsgefahr vorzubeugen.

Zu 2. Mit der *Applikation von Sauerstoff* werden zwei therapeutische
Ziele verfolgt:
a) Sauerstoff wirkt als kompetitiver Antagonist des an das Hämoglobin gebundenen Kohlenmonoxids. Dabei ist die Dissoziation des
   CO-Hb vom Sauerstoffpartialdruck abhängig. Bei Frischluftat-
   mung beträgt die Halbwertzeit für CO-Hb etwa 4 Stunden, bei
   100% Sauerstoffbeatmung 40 min, bei hyperbarer Oxygenation
   (Überdruckkammer) – z.B. 2,5 atü – etwa 20-30 min (siehe 206).
b) Rasche Beseitigung der Hypoxie durch zunehmendes Angebot von
   Sauerstoff an das Hämoglobin und durch Vermehrung des physikalisch gelösten Sauerstoffes im Plasma:
Bei Normalatmung liegt im Plasma 0,3 Vol. % physikalisch gelöster
Sauerstoff vor. Bei Einatmung von 100% Sauerstoff erhöht sich dieser
Anteil auf etwa 2,0 Vol. %, d.h. auf rund das Siebenfache. Da nach
dem Fickschen Gesetz die Diffusionsgeschwindigkeit von Gasen pro-
portional dem Konzentrationsgradienten ist, kann man annehmen,
daß in der Zeiteinheit 7mal mehr Sauerstoff von Plasma in das Gewebe diffundiert (996).

Die *Beatmung* erfolgt über einen endotrachealen Tubus, vorzugsweise
mit einem volumengesteuerten Beatmungsgerät in Form der kontrollierten Beatmung. Zur vegetativen Blockade wird in Abständen von 1-
2 Stunden je 1 ml eines „lytischen Cocktails" (Dolantin® 50 mg, Atosil®
25 mg, Verophen® 20 mg) verabreicht. Die Beatmung erfolgt nach den
beschriebenen Richtlinien.

Kontraindikation bei der Behandlung von Kranken mit subakuter CO-Vergiftung: Alle zentralen Analeptika und Opiate. Dies gilt für die Behandlung ohne Beatmung.

Wenig erfolgversprechende Therapie: Verabreichung von Thionin und Cytochrom C.

Zu 3. Nach Bestimmung des arteriellen Druckes und des zentral venösen Druckes erfolgt die *Infusionsbehandlung,* falls diese aus den gegebenen Umständen erforderlich ist.

Zu 4. Die Überlebensaussichten und zerebrale Spätschäden sind entscheidend von einer sofortigen und *hoch dosierten Alkalisierung* abhängig. Aus diesem Grunde sollte bereits am Unfallort und in der Klinik nach Bestimmung der arteriellen Blutgasanalyse entsprechend dem Basendefizit Natriumbikarbonat substituiert werden.

Zu 5. Bei tiefer, lang anhaltender Bewußtlosigkeit sollte zusätzlich eine *Breitbandantibiotika-Prophylaxe* erfolgen.

E. Überwachung
(Siehe bei Schlafmittelvergiftung S. 419.)

F. Häufige Fehler
1. Übersehen einer gleichzeitig vorliegenden zusätzlichen Intoxikation (Schlafmittel, Alkohol usw.).
2. Verkennung des Schweregrades: Der Patient kann aus der Bewußtlosigkeit zunächst erwachen und dann durch die hypoxischen Folgeerscheinungen in einen schweren Schock geraten.
3. Anwendung von Analeptika: Auslösen von Krämpfen!
4. Durchführung eines Aderlasses: (Dadurch Verminderung des Hämoglobins als Sauerstoffträger). Auch von einer Austauschtransfusion muß abgeraten werden.
5. Unzureichende Behandlung des Hirnödems: Bei Verdacht sollte *Dexamethason* gegeben werden.
6. Zusätzliche CO_2-Applikation zur Sauerstoffinhalationstherapie: Nur in seltenen Fällen gelingt dadurch eine Steigerung der Ventilation. Da die Hyperventilation meist Ausdruck einer metabolischen Azidose ist wird durch CO_2-Zufuhr die Kompensation durch die pCO_2-Erniedrigung aufgehoben und die Azidose verstärkt.
7. Mangelhafte Azidosebehandlung.

4.3. Vergiftungen durch Phosphorsäureester (Alkylphosphate)

A. Pathophysiologie

Diese toxischen Substanzen sind in der großen Gruppe der *Pflanzenschutz-und Schädlingsbekämpfungsmittel* enthalten. Die Resorption erfolgt über die *Schleimhäute* (Lunge, Magen), aber auch über die *Haut*. Nach der Resorption blockieren die Alkylphosphate das Enzym Cholinesterase und verhindern damit die Spaltung des ständig an den Nervenendplatten entstehenden Acetylcholin. Die Folge ist eine Acetylcholinakkumulation und -vergiftung. Die wichtigsten Alkylphosphate und ihre deutschen Handelsbezeichnungen sind:

> Parathion-Äthyl (E 605 forte Pholidol®-Öl).
> Demiton-S-Methylsulfoxid (Metasystox®).
> Dimethoat (Rogoar®).
> Trichlorphon (Dipterix®).
> Phosphamidon (Deimecron® 20).

In unterschiedlicher Stärke können gemeinsam oder getrennt folgende **Wirkungen** unterschieden werden.
1. *Muscarinartige Wirkungen:*
   Vermehrte Speichel- und Bronchialsekretion, Laryngo-Spasmus, Bronchokonstriktion, Tenesmen, Myosis, Bradykardie, Nausea, Erbrechen, Durchfall.
2. *Nicotinartige Wirkungen:*
   Muskelschwäche, fibrilläre Muskelzuckungen, Myoklonie, evtl. tonischklonische Krämpfe, faszikuläre Muskelzuckungen, eventuell Blutdruckanstieg, Tachykardie.
3. *Zentralnervöse Wirkungen:*
   Kopfschmerzen, Angstgefühl, Ataxie, Koma, Krämpfe, Unruhe, Angst, Verwirrung, Sprachstörungen, Atemlähmung.

B. Diagnostische Hinweise

Leichte Intoxikation: Im Vordergrund stehen muscarinartige Symptome, Schweißneigung, verstärkter Speichelfluß, Kopfschmerzen, evtl. Sehstörungen, Schwindel und Übelkeit.

Mittelschwere Intoxikation: Stärker ausgeprägte Beschwerden der leichten Intoxikation verbunden mit allgemeiner Muskelschwäche, Muskelfibrillationen. Die Artikulation ist erschwert. Zudem kommt es zu krampfartigen Leibschmerzen, Erbrechen und Durchfällen.

Schwere Intoxikation: Im Vordergrund steht das Atemnotsyndrom (Prälungenödem).

Ursache der respiratorischen Insuffizienz ist vor allem die Bronchialsekretion. Zusätzlich wird die Atmung erschwert durch Bronchokonstriktion und im späteren Verlauf durch die Lähmung der Atemmuskulatur bzw. durch zentrale Atemlähmung. Typisch ist das Einsetzen der Atemlähmung vor der Bewußtseinstrübung. Die typische *Trias* bei schweren Vergiftungen ist das *Pseudo-Lungenödem,* die *Miosis* und *Koma mit Krampfanfällen.* Bei verzögerter Resorption kann sich die Entwicklung von der leichten Intoxikation bis zu den schwersten Vergiftungserscheinungen über Stunden hinziehen. Die wichtigsten Laboruntersuchungen sind die arterielle Blutgasanalyse und die Cholinesteraseaktivität des Blutes.

C. Sofortmaßnahmen

1. Für freie Atemwege sorgen eventuell Atemspende (*keine* Mund-zu-Mund-Beatmung! Beatmung mit Atembeutel und Maske bzw. nach Intubation vornehmen).
2. Giftentfernung:
   a) Bei oraler Gifteinnahme und bewußtseinsklaren Kranken: Erbrechen lassen.
   b) Bei Giftaufnahme durch die Haut: Kleidung entfernen, Haut mit Seife waschen (Gummihandschuhe).
3. Gleichzeitig mit den unter (1) und (2) durchgeführten Maßnahmen, die auch ein Helfer nach Anweisung ausführen kann:
   a) *Atropin. sulf.* 2 mg i.v.: im Abstand von 3-10 min so oft wiederholen, bis die muscarinartige Wirkung verschwindet und erneut injizieren, wenn sie später wieder auftritt.
   Wichtig: Vor der *Atropin*-Injektion für freie Atemwege sorgen.
   b) Toxogonin® 1 Amp. (= 250 mg) langsam i.v.; evtl. wiederholen, wenn sich nach der ersten Injektion ein Effekt einstellt.
   Beachte: Toxogonin® sollte *immer nach Atropin* verabreicht werden, nicht vorher.
4. Bei Krämpfen: Valium® 10 mg i.v. (in Abständen wiederholen).
5. Anmeldung in der Klinik.
6. Begleitung des Kranken in die Klinik, evtl. Fortsetzen der *Atropin*-Therapie. Schutz vor Aspiration, evtl. Schockbehandlung.

D. Intensivtherapie
Voraussetzungen für die Therapie:
1. Venöser Zugang (Kava-Katheter).
2. Intubation vorbereiten (Absaugvorrichtung!).
3. Magenschlauch.
4. Blasenkatheter.
5. Große Mengen *Atropin* bereithalten (200 mg!).
6. Respiratorbehandlung vorbereiten.
7. Arterielle Blutgasanalyse.
8. Hämoperfusion.

Therapieschema:

1. Falls noch nicht durchgeführt:
   Bei Resorption durch die Haut: Kleidung entfernen, sorgfältige Waschung mit Wasser und Seife. Bei Atemstörungen (bronchiale Hypersekretion, Lungenödem, Cheyne-Stokessche Atmung) oder beginnender Atemlähmung: Sofortige Intubation, Absaugen und künstliche Beatmung.
2. Fortsetzung oder Beginn der *Atropin*-Applikation: *Atropin. sulf.*, bis Zeichen der Atropin-Wirkung auftreten.
3. Falls noch nicht erfolgt: Toxogonin® 250 mg langsam i.v.
4. Giftentfernung (bei oraler Aufnahme): Magenspülung mit mindestens 30-40 l Wasser, auch wenn die Spülflüssigkeit klar erscheint, sollte man weiter spülen, da das Gift farblos ist. Danach *Carbo medicinalis* und *Natrium sulfuricum* 20-30 g durch den Magenschlauch instillieren.
5. Infusionsbehandlung: *Zur Beachtung:* Flüssigkeitszufuhr stets unter Kontrolle des Venendrucks (Gefahr des Lungenödems!) Infusion nicht zu schnell, exakte Dosierung!
6. Eventuell Azidosebehandlung.
7. Bei älteren Patienten Digitalisierung.
8. Antibiotika.
9. Bei Krämpfen: Valium® 10 mg i.v. (Wiederholung nach Bedarf).
10. Hämoperfusion.

Zu 1. Zur *Sofortbehandlung* der Ateminsuffizienz: Gleichzeitig mit dieser Maßnahme muß unbedingt die *Atropin*-Behandlung begonnen und weiter durchgeführt werden, da dadurch zum Teil die Ursache der Ventilationsstörungen beeinflußt werden kann!

Zu 2. Die *Atropin-Infusion* sollte mit 5 mg/Std. i.v. begonnen werden. Als Maß für eine ausreichende Dosis gilt die Unterdrückung der Bronchialsekretion (evtl. bis auf 10 mg/Std. steigern).
In den nächsten Tagen nach dem klinischen Befund und nach dem Cholinesterase-Blutspiegel *Atropin*-Dosis reduzieren. Die Behandlung mit 2 mg/Stunde so lange durchführen, bis sich die Cholinesterase wieder normalisiert hat. Zu frühes Absetzen kann zu Kammerflimmern führen (eigene Beobachtung).
Überdosierung von Atropin führt zu trockener Schleimhaut, Gesichtsrötung, Tachykardie.

Zu 3. Die Toxogonin®-*Behandlung* sollte in der Frühphase der Behandlung durchgeführt werden. Bei sichtbarem Erfolg der ersten Injektion sollte nach 30 bis 90 min eine zweite Applikation erfolgen. Auf keinen

Tab. *V.-3.* Unterschiedliches Ansprechen der Cholinesterase auf *Obidoxim* (Toxogonin®) bei verschiedenen Alkylphosphaten.

Reaktivierbarkeit	Alkylphosphat	Handelsbezeichnung
Sehr gut	Paration	E 605
	Phosphamidon	Dime cron 20®
Gut	Demeton-S	Metasystox®
	Methylsulfoxid	
	Trichlorphon	Dipterix®
Schlecht	Dimetuat	Roxion®

Fall darf bei dieser Behandlung auf die *Atropin*-Therapie verzichtet werden. Das Ansprechen auf Toxogonin® ist bei den verschiedenen Alkylphosphaten unterschiedlich (s. Tab. *V.-3.*).

Zu 4. Eine sehr ausgiebige *Magenspülung,* (40-60 l) sollte in den ersten Stunden bei schweren Fällen erfolgen. Danach Instillation von 40 g *Carbo medicinalis,* nach 4 Stunden absaugen und nochmals verabreichen.

Zu 5. Unter ständiger Kontrolle des Venendrucks sollte die *Flüssigkeitszufuhr* erfolgen, da bei zu rascher Infusion ein Lungenödem entstehen kann.

Zu 6. Eine *Azidosebehandlung* erfolgt in Abhängigkeit von den Ergebnissen der arteriellen Blutgasanalyse.

Zu 7. Bei älteren Patienten, insbesondere bei Patienten mit kardialen Vorerkrankungen oder bei vordigitalisierten Patienten sollte eine intravenöse *Digitalis*-Behandlung, z.B. Novodigal®, 1 Amp., 0,4 mg, im Abstand von 4 Stunden am 1. Tag und 2 Amp. im Abstand von 8 Stunden am 2. Tag intravenös appliziert werden.

Zu 8. In jedem Fall sollte bei schweren Vergiftungen ein *Breitbandantibiotikum* verabreicht werden.

Zu 9. Bei schweren Vergiftungen kommt es zu zerebralen Krampfanfällen. Hierbei hat sich die Valium®-*Applikation* bewährt. Es werden 10 mg intravenös verabreicht. Nach Bedarf kann diese Dosis mehrmals wiederholt werden.

Zu 10. Bei schweren Vergiftungen sollte möglichst rasch mit der *Hämoperfusionsbehandlung* begonnen werden. Alle Alkylphosphate werden sehr gut durch diese Behandlung sowohl mit beschichteter *Aktivkohle* als auch mit *Neutralharz Amberlite XAD-4* entfernt. Gleichzeitig werden durch diese Engiftungsmaßnahmen auch die hohen Acetylcholin- und Katecholaminkonzentrationen gesenkt. Die Effektivität der Hämodialyse kommt nur als Notbehelf in Betracht und dann auch nur bei den wasserlöslichen Alkylphosphaten Demoton S, Metyhlsulfoxid und Dimethuat.

E. Überwachung
Siehe bei Schlafmittelintoxikation S. 419.

F. Häufige Fehler
1. Keine oder zu geringe Atropinbehandlung.
2. Unterlassung der Magenspülung. Durch wiederholte Spülungen kann unter Umständen ein großer Teil der noch nicht resorbierten toxischen Substanz entfernt werden.
   Auch bei klarem Rückfluß weiterspülen, da die Substanz im Wasser löslich ist.
3. Anwendung von Morphium (Atemdepression).
4. Laxantienverabreichung in Form von Ricinus (Resorption wird beschleunigt, ebenso durch Milch).
5. Unkontrollierte Flüssigkeitszufuhr (Gefahr des Lungenödems!).
6. Unterlassung oder nicht rechtzeitiger Einsatz der Hämoperfusion bei schweren Vergiftungen.

4.4. Akute Äthanolvergiftung

A. Pathophysiologie
Aufgrund seiner guten Lipidlöslichkeit übt der Äthylalkohol eine starke Wirkung auf das Zentralnervensystem aus. Dabei kommt es zunächst zu einer Lähmung der hemmenden Funktion (Exzitation) und später der fördernden Funktion des ZNS. Folgende Stadien werden unterschieden:
1. Stadium: Euphorisches Stadium:
   Durch kleine Mengen Alkohol ausgelöst, ist dieser Zustand toxikologisch unbedeutend. Allerdings kann es bei manchen Personen bereits durch kleine Mengen zum „pathologischen Rausch" kommen mit starker Exzitation, Sinnestäuschungen und Gewalttätigkeit.
2. Stadium: Rauschstadium:
   Gleichgewichtsstörungen, Verlust der Selbstkontrolle, Analgesie, Rauschzustände (Toben).
3. Stadium: Narkotisches Stadium:
   Schwerer Rauschzustand, hochgradige Koordinationsstörungen, Verwirrtheit, Schwerbesinnlichkeit, Bewußtseinstrübungen, mitunter Lähmungen.
4. Stadium: Asphyktisches Stadium:
   Tiefe Bewußtlosikeit, Reflexlosigkeit, Zyanose, gestörte oberflächliche Atmung, Gefahr der Atemlähmung.

Die größte Gefahr der Äthanolvergiftung liegt in ihrer Bagatellisierung. Es ist jedoch zu bedenken, daß der im Stadium 2 Angetroffene durch weitere Resorption bis zum Stadium 4 gelangen kann und damit einer tödlichen Bedrohung ausgesetzt ist.

Die zweite Gefahr liegt darin, daß lebensbedrohliche akute Erkrankungen oder Vergiftungen, bei denen der Alkohol nur eine Nebenrolle spielt, durch den untersuchenden Arzt übersehen werden, wenn er – verleitet durch den alkoholischen Fötor – von weiteren Untersuchungen absieht (Ausnüchterungszellen!).

Wichtig: *Alkoholwirkung wird verstärkt durch:*
– Schlaf- und Beruhigungsmittel (praktisch häufige Kombination)
– Antihistaminika
– Phenothiazine
– Morphin (-Derivate).
Der Alkoholabbau wird verzögert durch:
– Disulfiram (Antabus®, Abstinyl®)
– Calciumcarbimid (Dipsan®, Temposil®)
– Tolbutamid (Rastinon®)
– Phenylbutazon (Butazolidin®, Irgapyrin®, Tanderil® usw).
(Literatur u.a. bei 12, 159, 211, 636).

B. Diagnostische Hinweise
Wichtig: Der alkoholische Geruch in der Ausatmungsluft genügt in keinem Fall zur Stellung der Diagnose!

Bei Bewußtlosen müssen bei entsprechenden Laboruntersuchungen andere Ursachen der Bewußtlosigkeit (Stoffwechselkoma, andere Vergiftungen, primär zerebrale Erkrankungen) *ausgeschlossen werden*. Besonders sorgfältiges Vorgehen ist angezeigt, wenn eine Stellungnahme zur Überführung in eine „Ausnüchterungszelle" abgegeben werden soll. (In jedem Fall Schädel röntgen.)

Metabolische Azidose ohne Schock und beträchtliche Grade von Hypoglykämie sind laborchemisch erfaßbare Kennzeichen der akuten Äthanolintoxikation. Eine spezifische, quantitative Bestimmung ist durch die Gaschromatographie möglich.

C. Sofortmaßnahmen
1. *Bei starker Exzitation,* die eine Sedierung erforderlich macht: Valium® 10 mg i.v., evtl. Wiederholung (keine Verabreichung von Barbituraten oder Morphin-Abkömmlingen!).
2. *Bei nicht bewußtlosen Kranken:* Zur Giftelimination Apomorphin® 0,01 g (= 1 Amp.) + Novadral® 0,01 g = 1 Amp. i.m. oder Salzwasseremesis.
3. *Bei bewußtlosen Kranken:* Sicherung der Vitalfunktionen (Atemhilfe, Kreislaufstabilisation) bis zur Klinikaufnahme.
   (Infusion zur Schockbekämpfung, Freihalten der Atemwege und gegebenenfalls Intubation sowie Aufrechterhaltung der Körpertemperatur. Frühzeitiger Azidoseausgleich mit *Bicarbonat*).

D. Intensivtherapie

Wenn noch nicht durchgeführt: Vorgehen wie unter Sofortmaßnahmen beschrieben.
Bei Bewußlosen gelten die gleichen Richtlinien wie bei der Schlafmittelvergiftung (siehe dort). Giftelimination (Magenspülung, forcierte Diurese, Azidoseausgleich, Bekämpfung der Hypoglykämie). Wird der Zustand unter dieser Therapie nicht innerhalb weniger Stunden besser, sollte der Kranke bei hohem Alkoholspiegel (> 3,5‰) dialysiert werden. Insbesondere bei anhaltender Atemlähmung sowie beginnendem Herz-Kreislauf-Versagen verbunden mit Hypothermie ist die Behandlung indiziert, da Äthylalkohol *sehr gut dialysabel* ist. Eine absolute Indikation zur Hämodialyse von seiten des Blutalkoholspiegels besteht bei mehr als 4‰ Blutalkoholkonzentration.

E. Überwachung

Wie bei Schlafmittelintoxikation S. 419.

F. Häufige Fehler

1. Unterlassene Giftelimination (dadurch totale Resorption).
2. Verabreichung von „potenzierenden" Substanzen (z.B. Barbiturate).
3. Verabreichung von *Morphium* (Atemdepression).
4. Verabreichung von Distraneurin® in der akuten Phase (Summationseffekt).
5. Übersehen anderer akuter Erkrankungen oder Vergiftungen.
6. Verkennung eines sich anschließenden Entzugsdelirs.
(Behandlung mit Haldol.)

4.5. Vergiftungen durch Opiate

A. Pathophysiologie

Unter der Bezeichnung Opiate werden *Morphium und seine Derivate* verstanden. Die Dosis letalis bei Morphiaten beginnt ab *0,5 g.* Als Handelspräparate sind Pantopon®, Permonit®, Acedicon®, Dilaudit® und Eucodal® zu nennen. Das halbsynthetische *Heroin* besitzt eine sechsfach stärkere Wirkung als *Morphin* (LD ab 0,07 g) und ist nur illegal zu beziehen. Schwächer sind die synthetischen Morphiate wie z.B. *Pethidin* (LD ab 0,1 g) und Methadon® (LD ebenfalls ab 0,1 g); als Handelspräparate sind zu nennen: Dilaudid®, Dolosal®, Cliradon®, Palifium® und Polamidon®.

Alle Morphiate führen zu *schneller Toleranzentwicklung* und zu starker *Abhängigkeitsentwicklung.* Nach rascher Resorption wird besonders bei Heroin die Blut-Liquor-Schranke schnell überwunden (Gefahr des Atemstillstands). Die Entgiftung erfolgt durch die Leber, die Ausscheidung bis zu 90% über die Nieren.

Eine *Potenzierung* der Wirkung geschieht durch *Alkohol* und *Barbiturate.*

B. Diagnostische Hinweise

Initial ist eine Euphorie zu beobachten. Bei stärkeren Vergiftungen entwickelt sich über abgeschwächte Reflexe eine Areflexie, außerdem sind Hypothermie, Bradykardie und Blutdruckabfall, Erbrechen, Kopfschmerzen, Harn- und Stuhlverhaltung und hochgradige Miosis zu beobachten (Allerdings kann die Miosis fehlen, da sich Drogenabhängige aus Täuschungsgründen Mydriatika in die Augen tropfen). Im weiteren Verlauf entwickeln sich rasch zentrale Symptome wie z.B. Atemdepression, Bewußtseinstrübung, Cheyne-Stokessche Atmung, Atemstillstand, Pyramidenbahnzeichen, tonisch-klonische Krämpfe, Hirnödem, bei Heroin ein Lungenödem und Zyanose.

Kardinalsymptom ist die lebensbedrohliche zentrale Atemdepression.

Zur Diagnosesicherung werden Asservate (nicht Blut und Urin) mit speziellen Maßnahmen untersucht.

C./D. Sofortmaßnahmen – Intensivtherapie

1. Lückenlose Kontrolle von Atmung, Kreislauf und Bewußtseinslage; bei drohender respiratorischer Insuffizienz: prophylaktisch **Daptazile**® *(Aminophenazol)* 15 mg i.v., eventuell Intubation und Beatmung.

2. Intravenöse Injektion des Morphinantagonisten **Narcanti**® *(Naloxon):*
   1 Amp. = 0,4 mg i.v. im Abstand von 10 min 0,8 mg i.v. (weitere Applikation in Abhängigkeit vom therapeutischen Erfolg). (Bei Drogenabhängigen sind hohe Dosen erforderlich!)
   Merke: Bei Drogenabhängigen können durch die **Narcanti**®-Behandlung erhebliche Exzitations-Erscheinungen ausgelöst werden. Die Behandlung erfolgt dann mit Dia*zepam* (Valium®) intravenös.

3. Bei oraler Giftaufnahme: Magenspülung mit *Kaliumpermanganat* (1%ig). Instillation von Sorbit und medizinischer Kohle.

   (**Merke:** keine Apomorphinbehandlung!).

4. Forcierte Diurese, Hirnödem- und Lungenödemprophylaxe mit *Mannit, Furosemid* und *antibiotische Prophylaxe.*

E. Überwachung

Siehe bei Schlafmittelvergiftung!

4.6. Vergiftungen durch Kokain

A. Pathophysiologie

Kokain wird illegal verbreitet. Die Dosis letalis beginnt ab *0,2 g*. Es entsteht rasch eine physische Abhängigkeit. Häufig kombiniert mit anderen Drogen.

Bei der *akuten Vergiftung* stehen erregende und sympathikomimetische Wirkungen im Vordergrund. Das *klinische Bild* erinnert an eine thyreotoxische Krise.

B. Diagnostische Hinweise
Zu beobachten sind blasse Haut, Mydriasis, Tachykardie und Tachypnoe. Außerdem sind die Kranken durch zentrale Erregung agitiert. „Tanzwut", Unruhe, sexuelle Erregbarkeit, feinschlägiger Tremor der Hände. Weiterhin fallen auf: Überwachheit, Rededrang, Ideenflucht, optische und akustische Halluzinationen, schließlich kommt es zu Atemdepression und zur zentralen Atemlähmung. Bei schweren Vergiftungen kommt es zu tonisch klonischen Krämpfen.

C./D. Sofortmaßnahmen – Intensivtherapie
1. Bei Störung der Vitalfunktionen: Intubation, PEEP-Beatmung und Volumengabe (Plasmaersatzmittel 500 ml i.v.).
2. Zur Sedierung *Diazepam* (Valium®) 5-10 mg i.v., eventuell zu wiederholen.
3. Bei oraler Giftaufnahme: Magenspülung mit *Kaliumpermanganat* (1%ig), anschließend Aktivkohle und ein Purgativum.

E. Überwachung
Siehe Schlafmittelvergiftung!

4.7. Amphetaminvergiftung

(Typ Captagon®, Pervitin®, Preludin®, Ritalin®, Avicol®, Rosimon® neu, Trador®, Dosis letalis *ab 20 mg/kg* KG)

A. Pathophysiologie
Bei dieser Vergiftung sind somatische und psychische Symptome anzutreffen:
Somatische: Blutdruckanstieg mit Gefahr der Hirnblutung, Gefahr des Herzversagens, Tachykardie, Arrhythmie, Schweißausbruch, Hyperthermie.
Psychische: Unruhe, Nervosität, Reizbarkeit, Angstzustände. In schweren Fällen: Bewußtlosigkeit, Krämpfe oder Koma.

B. Zur Diagnosesicherung.
Rauschgifttestset Merck.

C./D. Sofortmaßnahmen und Intensivtherapie
1. Bei schweren Vergiftungen mit Koma: Intubation, Beatmung mit PEEP, Kreislaufstabilisierung mit Plasmaersatzmitteln 500 ml i.v.
2. Sedierung mit *Diazepam* (Valium®)

3. Blutdruckregulierung mit *Verapamil* (Isoptin®) möglichst als Dauerinfusion, Isoptin® pro Inf. 50 mg, 5 mg/h oder höher dosiert.
4. Eventuell Hämodialyse.
   Zur Beachtung: Keine Verabreichung von Barbituraten, trizykli-
   schen Antidepressiva oder Reserpin.

E. Überwachung
Siehe bei Schlafmittelvergiftung!

4.8. Vergiftungen mit Halluzinogenen (Haschisch, Marihuana, Meskalin, LSD)

A. Pathophysiologie
Vergiftungen mit Halluzinogenen mit lebensgefährlichem Verlauf sind sehr
selten. Besonders gefährlich sind *Meskalinintoxikationen* (DOM, STP).

B. Diagnose
An *psychischen Symptomen* kommen bei Vergiftungen mit diesen Substanzen Halluzinationen, Tremor, Angstzustand, kombinierte Angst-
psychose, Panik, Erregung, Hyperakusis, Atemdepression, Tob-
suchtsanfälle (bei STP) vor.

An *körperlichen Symptomen* sind zu beobachten: Mydriasis, Tachykardie, häufig Blutdruckerhöhung, Hyperreflexie. Bei schweren Vergiftungen mit LSD kann es zur Atemlähmung kommen.

C./D. Sofortmaßnahmen – Intensivtherapie
1. Sedierung: *Diazepam* (Valium®) 10-20 mg i.v. Zur Behandlung einer
   Tachykardie *Verapamil* oder *Propranolol* (Isoptin® oder Dociton®).
2. Paspertin® i.v., eventuell Valium® in Dauertropfinfusion, eventuell
   Schockprophylaxe.

E. Überwachung
Siehe bei Schlafmittelvergiftung!

VI. Akute endogene Vergiftungen

K.-D. Grosser

1. Coma diabeticum

A. Pathophysiologie

Bei Kranken mit Diabetes mellitus kann es infolge eines absoluten oder relativen Insulinmangels zum *Coma diabeticum* kommen.
Als **Ursache** sind zu nennen:
1. Ein Versagen der Insulinsynthese oder der sekretolytischen Leistung der β-Zelle.
2. Eine nicht ausreichende Insulinsubstitution des Diabetikers.
3. Eine Resistenz des Zielorgans gegenüber Insulin.
4. Eine Kombination dieser Faktoren.

Interkurrente Infekte, akute Gastroenteritis, akute Pankreatitis, Myokardinfarkt, Apoplexie, Gangrän, Gravidität, unzureichende Insulinbehandlung oder schwere Diätfehler können als *auslösende Faktoren* in Betracht kommen.
Die *Folgen* sind schwere Störungen des gesamten intermediären Stoffwechsels, Auswirkungen dieser Störungen zeigen sich im Elektrolyt- und Wasserhaushalt sowie im Säure-Basen-Haushalt. So stehen im Mittelpunkt des diabetischen Comas eine *Hyperglykämie,* eine *intra-* und *extrazelluläre Dehydratation* und eine *metabolische Azidose* (Literatur bei 85a, 110, 457, 503, 676).
Die Abb. *VI.-1* zeigt schematisch die Pathogenese des Coma diabeticum.

Zu 1. Insulin fördert die Glucoseaufnahme in die Zelle, die Wiederveresterung der freien Fettsäuren und hemmt dadurch die Abgabe freier Fettsäuren aus dem Blut (278).
Bei *Insulinmangel* muß der Organismus die zur Aufrechterhaltung der Lebensvorgänge notwendige Energie durch eine *vermehrte Verbrennung von Fettsäuren* über eine Mobilisierung des Fettdepots kompensieren. Diese Lipolyse wird in erster Linie durch Insulinmangel bestimmt, zusätzlich können aber auch durch die Ursachen des Komas – wie Infekte, Schock, Unfälle oder Streßsituationen – lipolysefördernde Substanzen, z.B. Adrenalin, Noradrenalin, Wachstumshormon und Glucagon ausgeschüttet werden. Durch ihre aktivitätssteigernde Wirkung auf die Fettgewebslipase wird die Freisetzung von Fettsäuren weiter gefördert (417).
Außerdem besitzen sie einen *antagonistischen Effekt zum Insulin: Glucagon* stimuliert sowohl die hepatische Glykogenolyse als auch die Glukoneogenese, *Adrenalin* steigert direkt die Glucoseproduktion in der Leber. Außerdem hemmen die *Katecholamine* die Insulinsekretion und beeinflussen so auch indirekt den Leberstoffwechsel. Somit tragen die gegenregulatorisch wirksamen Hormone, die in dieser Phase in erhöhter Konzentration im Serum vorliegen, zur Hyperglykämie bei.
Der starken Anflutung von freien Fettsäuren und ihrer Coenzym-A-Derivate der aktivierten Fettsäuren ist die diabetische Leber nicht gewachsen. Es kommt zur Umwandlung der angestauten aktiven Fettsäure in Acetessig-

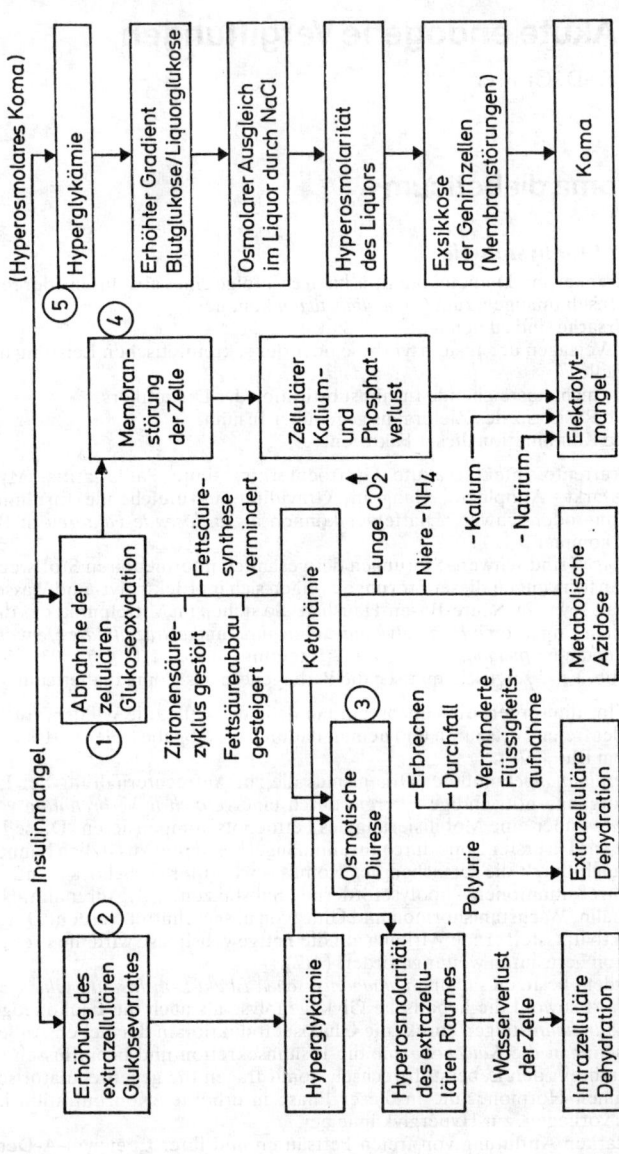

Abb. *VI.-1.* Darstellung der Pathogenese der diabetischen Azidose und des hyperosmolaren Komas.

säure, aus der *β-Hydroxybuttersäure* und *Aceton* entstehen [genauere Ausführungen über die Ketogenese siehe bei Müller: Pathobiochemie der diabetischen Ketoazidose (646)].
Die Überflutung des Organismus mit *Ketonkörpern* führt zu einer zunehmenden *metabolischen Azidose.* Zunächst kann durch Bicarbonat und die anderen Puffersysteme des Blutes eine kompensierte metabolische Azidose gehalten werden. Dabei spielen Regulationsvorgänge durch die *Lunge* (gesteuert durch das pH-stimulierte Atemzentrum) über verstärktes Abatmen von CO_2 (Kußmaulsche Atmung) und durch die *Niere* (vermehrte Bildung und Ausscheidung von NH_4) eine wichtige Rolle. Ferner sind Austauschvorgänge zwischen *intra- und extrazellulärem Raum* beteiligt, in dem H-Ionen und Na-Ionen in die Zelle eintreten und Kalium austritt. Bei der Ausscheidung müssen Acetessigsäure und β-Hydroxybuttersäure, zum Teil auch Kationen neutralisiert werden. Auf diese Weise werden vermehrt Natrium, Kalium und Calcium ausgeschieden. Sinkt der *pH-Wert unter 7,00* ab, so besteht ein akut lebensbedrohlicher Krankheitszustand. Dabei ist zu berücksichtigen, daß im Endstadium des Komas die Azidose noch verstärkt werden kann:

1. Durch die bei einem Schock entstehende hypoxiebedingte Lactatbildung.
2. Durch Anstieg harnpflichtiger Substanzen (herbeigeführt durch eine zunehmende Niereninsuffizienz).
3. Durch Lähmung des Atemzentrums und Anstieg des pCO_2 bei sich allmählich verstärkender Bewußtlosigkeit (817).

Zu 2 und 3. Die *Behinderung des Glucosetransportes* in die Zellen und die *vermehrte Neubildung der Glucose in der Leber* bei Insulinmangel führt zu einer beträchtlichen Erhöhung der Glucosekonzentration im Blut *(Hyperglykämie).* Da die Glucosekonzentration die Osmolalität stark beeinflußt – bei einer Erhöhung um 100 mg/dl steigt die *Serumsmolalität* um 5,5 mosmol/kg – bildet sich eine zunehmende *Hyperosmolalität des Extrazellulärraumes* aus. Entsprechend dem osmotischen Gefälle führt diese Hyperosmolalität zu einem Flüssigkeitsabstrom aus den Zellen. Die Folge ist eine *intrazelluläre Dehydratation.*
Gleichzeitig wird durch die Hyperosmolalität eine starke *osmotische Diurese* in Gang gesetzt, die dann auch eine *extrazelluläre Dehydratation* zur Folge hat, d.h. die dadurch verursachte Hypovolämie ist das Ergebnis der *durch die Glukosurie gesteigerten Diurese:* Eine Glukosurie von 300 g/24 Stunden bedeutet einen Flüssigkeitsverlust von 6 Litern. Die Dehydratation des Patienten wird weiter durch Erbrechen, mögliche fieberhafte Infekte und auch eine verminderte Nahrungs- und Flüssigkeitsaufnahme gesteigert. Infolge der *Hypovolämie* und der sich daraus entwickelnden *Hypotonie* kommt es zu einem verminderten Nierenplasmastrom und zu einer *eingeschränkten glomerulären Filtration.* Daraus resultiert eine *verminderte Ausscheidung von Glucose im Urin.* Aus der bis zum prärenalen Nierenversagen reduzierten Nierenfunktion des diabetischen Patienten ergibt sich eine weitere Ursache der Hyperglykämie. Die alleinige Rehydratation des Patienten hat eine schnelle Senkung des Blutglucosespiegels zur Folge, eben weil die Nierenfunktion verbessert und die Glukosurie gesteigert werden kann. Entsprechend werden in den ersten Stunden der Therapie bis zu 80% der aus dem Blut verschwindenden Glucose quantitativ im Urin erfaßt.

Zu 4. Der intrazelluläre Elektrolytverlust und hierbei in erster Linie der Kaliumaustritt beruhen auf der *Azidose und einer Membranstörung.* Das Membranpotential bricht zusammen, ein aktiver Ionentransport durch die Membrane ist nicht mehr möglich, der Elektrolytaustritt bzw. -eintritt geht entsprechend dem osmotischen Gefälle vor sich. Die Kalium-Natrium-Pumpe, die von der Anlieferung energiereicher Phosphate abhängig ist, versagt (491). Bedingt durch die osmotische Diurese, durch Erbrechen und Durchfälle und durch die Bereitstellung von Kationen für die Neutralisierung der fixen Säuren zeichnet sich gleichzeitig ein Elektrolytverlust von Natrium und Kalium ab. Der tägliche *Verlust von Elektrolyten* wird bei einem Flüssigkeitsverlust von 4-8 l/24 Stunden für Natrium mit 350-600 mval und bei Kalium mit 350-700 mval angegeben (667). Besonders wichtig ist die Tatsache, daß zu Behandlungsbeginn das Kalium im Serum normal oder sogar (relativ) erhöht sein kann. Erst mit zunehmender Auffüllung des Kreislaufs und durch die Insulinbehandlung zeigt sich dann das Defizit an Kalium, das substituiert werden muß (186 b).

Die *Beeinträchtigung des Bewußtseins* ist pathogenetisch noch nicht eindeutig geklärt. Man nimmt an, daß im wesentlichen eine zunehmende Dehydratation in der Zelle verantwortlich dafür ist. Der Glucosegehalt des Liquors liegt häufig unter dem des Blutes. Ein Ausgleich an die höher liegende Blutosmolalität wird durch einen Anstieg der Natriumkonzentration im Liquor erreicht. Dadurch kommt zu der intrazellulären Exsikkose ein gestörtes Elektrolytgleichgewicht, das als schädigendes Agens für das Membranpotential angesehen wird (278, 944).

Differentialdiagnose: Die differentialdiagnostischen Abgrenzungen umfassen andere Komaformen, Schocksituation und abdominelle Erkrankungen.

1. Zerebrales Koma mit Hyperglykämie bei akuter zerebraler Ischämie, Enzephalitis, Hirnblutung.
   Weitere Diagnostik, z.B. Liquorpunktion oder Computertomographie gehören zur Diagnostik.
2. Bei dem Coma diabeticum mit Ketoazidose kann eine abdominelle Symptomatologie mit dem Bild des akuten Abdomens im Vordergrund stehen (Pseudoperitonitis diabetica).
   Klinisch ist die Abgrenzung gegen Pankreatitis, perforiertem Ulcus ventriculi oder duodeni, Cholezystitis, Mesenterialarterieninfarkt oft schwierig, deshalb:
   Vor Laparotomie immer erst Beseitigung der Azidose und der Exsikkose.
3. Metabolische Azidose:
   a) Urämie: Beim Coma diabeticum ist der Harnstoff erhöht, allerdings werden die Harnstoffwerte selten über 200 mg/dl ansteigen.
   b) Lactatazidose siehe S. 450.

B. Diagnostische Hinweise

Die Unterschiede der Krankheitszeichen und der Befunde zwischen dem *ketoazidotischen* und dem *hyperosmolaren Koma* ergeben sich durch die nur bei ketoazidotischem Koma bestehenden Azidose.

Bekanntlich beruht das *hyperosmolare Koma* auf einem relativen Insulinmangel, d.h. die endogene Insulinproduktion ist nicht vollständig erloschen. Bezeichnet man ein *hyperglykämisches Koma* mit einem Bicarbonatspiegel *über 18 mval/l* als nicht azidotisch, so beträgt das Verhältnis der Häufigkeit zwischen hyperosmolarem zu ketoazidotischem Koma etwa 1:5. **Hauptsymptome** der Ketoazidose sind Übelkeit, Erbrechen, Kußmaul-Atmung und Exsikkose. Nicht selten bestehen akute Abdominalschmerzen, die als Pseudoperitonitis diabetica bezeichnet werden. Dabei werden bevorzugt jüngere Patienten mit hochgradiger Azidose betroffen. Laborwerte: Bei der Ketoazidose sind stets mittelgradig erhöhte Blutzuckerwerte und eine metabolische Azidose vorhanden. Bei einer größeren Zahl von Patienten liegen Enzymveränderungen z. B. von Amylase, CPK und Transaminasen vor. Die erhöhte Amylase geht allerdings mit normaler Lipase im Serum einher. Alle diese pathologischen Werte sind als Reaktionen auf die Ketoazidose aufzufassen und zeigen *keine* zusätzlichen Erkrankungen an (518a, 983a).
Symptome bei Ketoazidose sind Inappetenz, Erbrechen, Polydipsie, Polyurie, Muskelschwäche, Müdigkeit, Gewichtsabnahme und evtl. Oberbauch- und Mittelbauchbeschwerden.
An **Befunden** sind zu erheben: Exsikkose, ausgetrocknete Schleimhäute, Gesichtsrötung, Hypotonie, Tachykardie, Schläfrigkeit, tiefe regelmäßige Atmung (Kußmaul-Atmung), charakteristischer fruchtiger Geruch in der Atemluft, evtl. „Akutes Abdomen".

Schnelltest nach der Papierstreifenmethode sichern an Ort und Stelle die Diagnose. Sie gehören deshalb in jeden Notfallkoffer.
Hämoglucosetest bzw. Visidex II:
Die Differenzierung mit dieser Methode ist zwischen 20-800 mg/dl möglich.

Spezielle Labordiagnostik:
1. Bestimmung des Blutzuckers.
2. Bestimmung von Kalium und Natrium im Serum.
3. Arterielle Blutgasanalyse zur Feststellung der Azidose.

C. Sofortmaßnahmen
1. Sicherung der Diagnose durch Blutzuckerbestimmung.
   Zur Beachtung: Besteht bei bekanntem Diabetes auch nur der leiseste Zweifel, ob nicht ein hypoglykämischer Schockzustand vorliegt, und ist eine Klärung des Blutzuckerspiegels nicht möglich, so gibt man probatorisch zunächst 40-60 ml 50%ige *Glucoselösung* i.v. Ein diabetisches Koma wird dadurch nicht verschlechtert, für einen

Kranken mit hypoglykämischem Schock kann diese Glucosezufuhr lebensrettend sein.

2. Flüssigkeitszufuhr bei bewußtseinsklaren Kranken: Reichlich trinken lassen, zusätzlich physiologische NaCl-Lösung, 500 ml i.v.

3. Bei hypotoner Kreislaufinsuffizienz statt NaCl-Lösung Infusion mit *Plasmaexpander, 500 ml i.v.*
   Merke: Kreislaufmittel, die einen vasokonstriktorischen Effekt haben, sollten nicht verabreicht werden.

4. Bei bewußtlosen Kranken Transport in stabiler Seitenlagerung in die Klinik, eventuell Intubation.

D. Intensivtherapie

Voraussetzung für die Therapie:

1. Schaffung eines venösen Zugangs (mit Messung des ZVD).
2. Eventuell Einführung eines Pulmonaliskatheters.
3. Blasenkatheter.
4. Magensonde.
5. Arterielle Blutgasanalyse.
6. Rasche Blutzuckerbestimmung (bettseitig).
7. Rasche Bestimmung von Kalium und Natrium im Serum.
8. Monitorüberwachung.

Therapieschema

1. Sicherung der Diagnose und Feststellung der Begleitumstände (Elektrolyte im Serum? Metabolische Azidose? Zentraler Venendruck?).
2. Insulinbehandlung:
   a) Erste Gabe intravenös.
   b) Kontinuierliche intravenöse Infusion.
   c) Blutzuckerkontrollen.
3. Hypotone Flüssigkeitszufuhr, Behebung der Dehydratation.
4. Kaliumsubstitution.
5. Azidosebehandlung.
6. Phosphatsubstitution.
7. Magensonde.
8. Antibiotika.
9. Komplikationen:
   a) Behandlung des Schocks.
   b) Behandlung des Nierenversagens.

Tab. *VI.-1.* Intravenöse Insulinbehandlung.

Altinsulin (J. E.)	Serumkalium (mmol/l)
0	unter 4
8	4,1–5,0
12	5,1–6,0
20	über 6,0

Kontinuierliche Insulininfusion

Altinsulin (J. E./h)	Serumkalium (mmol/l)
0	unter 3
4–6	über 3

Zu 1. Die *Sicherung der Diagnose* gelingt durch diagnostische Schnellverfahren (Blutzuckerbestimmung durch Refraktometer). Sofort zu bestimmen sind auch der Säure-Basen-Haushalt und die Serumelektrolyte Kalium und Natrium, eventuell auch Phosphat.

Zu 2. Die heute übliche Form der *Insulinbehandlung* ist die *niedrigdosierte intravenöse Infusionsbehandlung mit Altinsulin.*
a) Die Insulintherapie wird am besten mit einem i.v. Insulinbolus von 8-20 J.E. Altinsulin eingeleitet. Dieser Bolus verhindert, daß technische Mängel oder ein verzögertes Einfließen den effektiven Beginn der Insulinzufuhr verzögert (Kleinberger, 1985).
Die Dosis des Insulinbolus richtet sich in erster Linie nach der Höhe des Serumkaliums (Tab. *VI.-1*).

Liegt der Serumkaliumwert unter 4 mmol/l, sollen Bolus und kontinuierliche Verabreichung solange unterbleiben, bis der Kaliumwert über 4 mmol/l (bei der Bolusapplikation) bzw. über 3 mmol/l (bei der kontinuierlichen Applikation) nach der Kaliumzufuhr angestiegen ist.

Mit höheren Insulindosen muß bei Adipositas, schwerwiegenden Sekundärerkrankungen oder Insulinantikörpern gerechnet werden. In dieser Situation muß die Insulinzufuhr dem Bedarf angepaßt werden, daß es zu einem allmählichen Anstieg von Bicarbonat und Abfall der Glucose im Blut kommt. Das Insulin wird, um einen Wirkungsverlust durch Adsorption an den Infusiomaten und das Infusionsbesteck zu vermeiden, in einer kolloidalen Lösung (3,5% Humanalbumin oder Hämaccel) gelöst (Kleinberger).

b) Ein Blutzuckerabfall *über 100 mg pro 100 ml/Stunde* sollte vermieden werden, da sich ein Disaequilibrium-Syndrom infolge schnell veränderter Osmolalität entwickeln kann. Bei Erreichen eines Blutzukkerspiegels von 250 mg/100 ml wird die Insulindosis auf 2 Einheiten je Stunde zurückgenommen bei gleichzeitiger Glucosezufuhr. Der *Insulinbedarf* ist *erhöht* bei hochgradiger Azidosc, hohem Antikörpertiter, bei Hämochromatose, Leberzirrhose oder bei Infektionen (78b).

Zu 3. Ausgehend von der Tatsache, daß es sich beim diabetischen Koma um eine hypertone Dehydratation handelt und der Wasserverlust den Elektrolytverlust quantitativ übertrifft, sollen zunächst *hypotone Lösungen zur Dehydratation* eingesetzt werden. Man verabreicht dementsprechend 0,45%ige *NaCl-Lösung*. Die zu verabreichende Menge erfolgt in strenger Abhängigkeit vom zentralen Venendruck. Halbstündliche arterielle Blutgasanalysen zur Bestimmung der Azidose sind erforderlich. Ist zur Azidosebehandlung *Bicarbonatzugabe* erforderlich, so kombiniert man:
⅓ 0,9%ige NaCl-Lösung,
⅓ 1,4%ige Bicarbonatlösung *und*
⅓ Aqua dest. pro Infusion,
im Handel als elomel® CD salvia oder Sterofundin® CD erhältlich.
1 l elomel® CD salvia oder Sterofundin® CD enthält 2,92 g Natriumchlorid und 4,2 g Natriumhydrogencarbonat.
Dies entspricht:
Natrium 100 mval,
Chlor   50 mval,
HCO_3 50 mval.
Eine *Azidosebehandlung* ist erforderlich bei pH-Werten unter 7,0. Bei pH-Werten über 7,0 entfällt zunächst die Bicarbonatzufuhr. Die Behandlung erfolgt dann zunächst mit 0,45%iger NaCl-Lösung. Der *Wasserbedarf* liegt zwischen 5 und 8 l (203), während bei jüngeren Kranken diese Menge innerhalb von 24 Stunden ersetzt werden darf, muß die Zufuhr bei älteren Kranken vorsichtiger erfolgen (Lungenödemgefahr!).

Wichtig: Bei der Flüssigkeitszufuhr muß in 1/2- bis 1stündigem Abstand der zentrale Venendruck kontrolliert werden. Bei herzkranken Patienten zusätzlich der Pulmonalarteriendruck. Als Anhalt der Flüssigkeitstherapie dient folgendes Schema:
a) *1. Stunde:* 1.000 ml hypotone Lösung (zusätzlich Kaliumchlorid nach Bedarf).
b) *2.-4. Std.:* 2.000 ml hypotone Lösung (zusätzlich Kaliumchlorid nach Bedarf).

Tab. *VI.-2.* Infusionsmenge bei instabilen Kreislaufverhältnissen unter Berücksichtigung von zentralem Venendruck oder Pulmonalarteriendruck.

ZVD	PAD	Infusionsmenge/Std.
<3	<10	1.000 ml
3–8	10–18	500–1.000 ml
8–12	18–24	500 ml
>12	>24	250 ml

c) *5.-12. Std.:* 2.000 ml bis 3.000 ml isotone Lösung (zusätzlich Kaliumchlorid).

d) *13.-24. Std.:* 2.000 bis 3.000 ml isotone Elektrolytlösung bzw. abwechselnd (bei Blutzuckerwerten um 250 mg/100 ml 5 %ige Glucoselösung und isotonische Lösung, Insulin und Kaliumchlorid nach Bedarf).

Durch die *hämodynamische Überwachung* gelingt eine individuelle Anpassung der Therapie. Gleichzeitig muß auf Urinausscheidung und Nierenfunktion sorgfältig geachtet werden (Tab. *VI.-2*).

Zu 4. Das *Serumkalium* ist anfänglich normal oder sogar erhöht, nur selten erniedrigt. Zu diesem Zeitpunkt besteht vorwiegend ein intrazellulärer Kaliummangel. Darüber hinaus wird jedoch durch die Hämokonzentration der wahre Kaliumwert verschleiert. Ein Absinken des Kaliumwertes wird deshalb bei der Rehydratation einsetzen. Die Hauptursache der Kaliumerniedrigung liegt jedoch in einem Einstrom von Kalium in die Zelle, wenn die Zellen unter dem Einfluß von Insulin vermehrt Kalium aufnehmen. Zudem wird bei Korrektur der Azidose eine Verschiebung des Kaliums von extrazellulär nach intrazellulär stattfinden. Weiterhin muß berücksichtigt werden, daß der renale Kaliumverlust weitergeht. ½-1stündige Kaliumkontrollen und entsprechende Substitution sind von Anfang an zur Vermeidung von stärkeren Hypokaliämien unerläßlich.

Merke: Ausgeprägte Hypokaliämie führt zu bedrohlichen Herzrhythmusstörungen und Herzinsuffizienz. Anhaltszahlen für die Kaliumsubstitution sind aus der Tab. *VI.-3* zu entnehmen.

Eine Kaliumsubstitution muß immer unter Kontrolle der Urinausscheidung erfolgen (*Cave* bei Urinmenge < als 30 ml/Stunde) gleichzeitig Insulinzufuhr und EKG-Monitorkontrolle (79).

Zu 5. *Azidose:* Ein Azidoseausgleich durch Natriumbicarbonat erfolgt bei *pH-Werten unter 7,0.* Bei höheren Werten wird durch die Insulintherapie die Bildung von sauren Stoffwechselprodukten gestoppt. Von be-

Tab. *VI.-3.* Kaliumsubstitution bei ketoazidotischem Koma (504).

Serumkalium mval/l	Kaliumsubstitution in mval/Stunde		Art der Zufuhr
	pH < 7,2	pH > 7,2	
2,0–2,9	30–40	20–30	
3,0–3,9	20–30	15–25	Dauer-
4,0–4,9	15–20	10–15	infusion
5,0–5,9	10–15	10	
über 6	–	–	–

sonderer Bedeutung ist ein langsamer Azidoseausgleich, da hochdosierte Bicarbonatzufuhr gewisse Gefahr beinhaltet:
a) Der Kaliumspiegel kann schnell und bedrohlich absinken.
b) Eine atemdepressorische Wirkung kann eintreten.
c) Eine ungünstige Beeinflussung der O_2-Dissoziationskurve kann bewirkt werden.
Der Ausgleich soll mit durchschnittlich *50 mval NaHCO$_3$ pro Stunde* erfolgen. Nur bei schwerster Azidose muß höher dosiert werden.
½-1stündliche Kontrollen von Serumkaliumspiegel und der Blutgase
sind dabei erforderlich.
Auf Lactatgaben muß verzichtet werden, da häufig durch Mikrozirku-
lationsstörungen schon eine Hyperlactatämie vorliegt.
Zur Beachtung: Die Kußmaulsche Atmung ist kein Parameter für die
Kontrolle der Azidose, da der Ausgleich der Azidose im Gehirn längere Zeit in Anspruch nimmt als im peripheren Blut!

Zu 6. Durch Azidoseausgleich und Glucoseassimilation bei Komathe-
rapie kann auch ein kritischer Abfall der anorganischen *Phosphate im
Serum* resultieren. Die Substitution sollte mit 10 mmol Kaliumphosphat (Firma Braun oder Pfrimmer) pro Stunde als Zusatz zur Infusion
erfolgen (155).

Zu 7. Da oft eine beträchtliche Magenatonie besteht, sollte der Magen kontinuierlich über eine *Magensonde* abgesaugt werden.

Zu 8. Bei Verdacht auf bakterielle Infektion verwendet man ein *Breitbandantibiotikum,* z.B. *Ampicillin* 3 x 5 g i.v.

Zu 9. *Komplikationen:*
Zu a) *Schock:* Bedingt durch den Volumenmangel liegt bei Aufnahme
häufig ein Schock vor.
Klinisch zeigen sich die Zeichen der Zentralisation (blasse, feuchtkalte Haut, bläulich verfärbte Extremitäten, Blutdruck sehr niedrig,

mit kleiner Amplitude, hohe Pulsfrequenz, Oligurie bis Anurie. Bei diesen Komplikationen müssen zusätzlich zur Infusionstherapie *Plasmaersatzmittel* (Macrodex® und HAES steril® 6%ig) verabreicht werden.

Merke: Wegen der Hämokonzentration und der intrazellulären Dehydratation ist immer freies Wasser erforderlich. Plasmaersatzmittel allein genügen nicht. Unter Kontrolle des zentralen Venendrucks und wenn möglich des Pulmonalarteriendrucks kann es notwendig sein, in 3 Stunden bis zu 5 l Flüssigkeit zu verabreichen (*Vorsicht* bei älteren Patienten), Diurese und klinische und hämodynamische Zeichen der Überwässerung beachten!

Vasopressorisch wirkende Substanzen sind nicht indiziert. Bleibt nach ausreichender Volumenzufuhr die Zentralisation bestehen, so kann mit *Dopamin* (oder bei höheren PA-Drücken) mit *Dobutamin* kombiniert behandelt werden.
R i c h t d o s i s : *Dopamin* 4-6 μg/kg/min. *Dobutamin* 6-8 μg/kg/min.

Zu b) *Nierenversagen:* Das entscheidende Kriterium zur Kontrolle des Nierenversagens ist die *Urinausscheidung.* Voraussetzung für diese Kontrolle ist ein *Blasenkatheter.* Zeigt sich eine geringere Urinausscheidung als *30 ml/Stunde,* so sollte nach ausreichender Volumen- und Flüssigkeitszufuhr und normalisiertem zentralem Venendruck ab der 4. bis 6. Stunde eine diuretische Therapie mit *Lasix* 40 mg und *Dopamin* 2-6 μg/kg/min eingesetzt werden.
Besteht bei gleichbleibender ausreichender Volumensubstitution und ausreichender diuretischer Therapie die Anurie über 6 Stunden und ist ein ansteigender Venendruck zu beobachten, so ist mit der Vorbereitung zur *Dialyse* zu beginnen.

2. Hyperosmolares Coma diabeticum ohne Ketoazidose

A. Pathophysiologie

Eine andere Form des diabetischen Koma ist das *nicht azidotische hyperglykämische, hyperosmolare Koma.* Diese Stoffwechselentgleisung beruht zum Teil wahrscheinlich auf einem *relativen Insulinmangel* (451, 498, 611, 865). Eine ausschlaggebende Rolle in der Pathogenese spielen die *Hyperosmolarität der extrazellulären Flüssigkeit* und die *Exsikkose.* Die Hyperosmolarität wird verursacht durch eine massive Hyperglykämie und durch eine gleichzeitig sich entwickelnde Hypernatriämie.
Folgende Entwicklung kann für das Koma angenommen werden: Beginnende Hyperglykämie – osmotische Diurese – zunehmende Dehydratation – Hypovolämie und Hypernatriämie – Nierenfunktionsstörungen mit Oligurie

und dadurch bedingte Einschränkung der Glucoseelimination – dadurch Anstieg der Hyperglykämie. Dabei ist der lipolysehemmende Effekt nicht aufgehoben, so daß die Ketoazidoseentwicklung ausbleibt.
Die *Bewußtseinsstörung* ist wahrscheinlich verursacht durch eine Exsikkose der Hirnzellen und durch Störungen des Membranpotentials. Im Blut ist die Glucosekonzentration etwa doppelt so hoch wie im Liquor, während die Osmolarität in beiden Kompartimenten etwa gleich hoch ist. Dieses Gleichgewicht wird dadurch hergestellt, daß die Natriumkonzentration entsprechend ansteigt. Diese *Hypernatriämie* bewirkt einen osmotischen Gradienten an der Hirnzelle, der zu einem zellulären Wasserentzug führt. Das im Liquor erhöhte Natrium stammt aus den Hirnzellen, die so verlorenes Natrium durch Kalium ersetzen. Durch diese Ionenverschiebung kommt es zu Veränderungen des Membranpotentials. Gegenüber dem ketoazidotischen Koma lassen sich folgende Besonderheiten beim hyperosmolaren Koma feststellen (218).
1. Bei 3/4 der Kranken ist das Koma die Erstmanifestation des Diabetes mellitus.
2. Die Kranken gehören meist der Altersgruppe über 50 Jahre an.
3. Die Blutzuckerwerte liegen in der Mehrzahl um oder über 1.000 mg/100 ml.
Nach Überstehen des akuten Krankheitszustandes ist der Diabetiker in der Regel diätetisch oder mit oralen Antidiabetika einzustellen.

B. Diagnostische Hinweise
Siehe auch Tab. *VI.-8*, S. 455.
Im Gegensatz zum diabetischen ketoazidotischen Koma *fehlen der Azetongeruch in der Ausatmungsluft* und entsprechend auch Azeton im Urin. Außerdem fehlt die azidotische Kußmaulsche Atmung. Dagegen sind die *Exsikkosezeichen* besonders stark ausgeprägt.
Als **Leitsymptome** sind zu nennen: Schwäche, Durst, Polyurie, Kopfschmerz, Schwindel, Erbrechen, trockene borkige Zunge, Verlust des Hautturgors, Tachykardie, Hypotonie – als Zeichen der zunehmenden Dehydratation (zentralnervöse Symptome) Bewußtseinsstörungen, Apathie bis Koma oder Krämpfe.
Laborhinweise: Hyperglykämie zwischen 800 und 1.000 mg/dl, Hypernatriämie über 150 mval/l, Harnstoff und Kreatininerhöhung, keine nennenswerte Azidose, keine Azetonurie.

C./D. Sofortmaßnahmen und Infusionstherapie
Siehe bei Coma diabeticum S. 441.
Folgende Punkte sind bei der Therapie besonders zu beachten:
1. Die Azidosebehandlung fällt weg. Nach kurzer Zeit (1–2 Std.) sollte die hypotone Lösung ersetzt werden, durch eine hypertone NaCl-Lösung abgelöst werden, um auf diese Weise einen größeren osmotischen Gradienten zwischen Liquor und Extrazellulärraum zu verhindern. Damit wird die Gefahr der Entstehung eines Hirnödems reduziert.

2. Trotz der höheren Blutglucosewerte ist eine niedrigere Insulinzufuhr einzuhalten (s. Tab. VI.-4).

Tab. VI.-4. Schwere nichtazidotische diabetische Stoffwechselstörung.

Prähospital:	Kein Insulin
Intrahospital:	Kein Insulinbolus Kontinuierliche Insulininfusion: Zuerst Rehydratation, dann 2-4 J.E. Altinsulin/Std.

3. Besondes sorgfältig ist die Osmolarität zu verfolgen. Da im Liquor
die Osmolarität vorwiegend durch eine erhöhte Natriumkonzentration bedingt ist, hält die Hyperosmolarität im Liquor länger an als
im Blut. Werden hypotone Lösungen noch nach der Normalisierung
der Blutosmolarität zugeführt, so kommt es zu einem Abstrom von
Flüssigkeit in das Gehirn mit der Gefahr, daß sich ein Hirnödem entwickelt.

E. Überwachung

Tab. VI.-5. Überwachung bei Coma diabeticum.

Überwachung	Kontrollen (zeitlicher Abstand)
EKG, Puls	Fortlaufend (Monitor)
Puls, arterieller Blutdruck, Atmung ZVD	30 min
Urinausscheidung (stündlich Einfuhr-Ausfuhrbilanz!), Auskultation des Herzens und der Lunge, Blutzucker, Serumkalium (am 1. Tag)	1 Stunde
Säure-Basen-Untersuchung	4 Stunden
Serumelektrolyte (Natrium-Chlor-Calcium am ersten Tag), Kalium im Anschluß an die 1-Stunden-Kontrolle, Blutzucker (am 2.-4. Tag), Hämatokrit (am ersten Tag)	8–12 Stunden
Harnstoff, Kreatinin im Serum, EKG	24 Stunden
Flüssigkeitsbilanz, Elektrolytbilanz, Leukozyten, Urinuntersuchungen	24 Stunden
Augenhintergund, BKS, Gesamteiweiß, Elektrophorese, Thorax-Röntgen	einmalig

F. Häufige Fehler

1. I.m. oder s.c. Injektionen von Altinsulin: Resorption im Koma unsicher!
2. Zu geringe Volumensubstitution: Unter Kontrolle des Venendrucks und der Urinausscheidung muß besonders bei Schocksymptomatik reichlich Flüssigkeit zugeführt werden.
3. Verabreichung von vasokonstriktorischen Substanzen bei Schocksymptomatik vor Volumensubstitution.
4. Zu frühes Absetzen der parenteralen Flüssigkeitszufuhr: Selbst einen Tag nach Erwachen aus dem Koma ist der Patient noch nicht in der Lage, auf oralem Wege seinen Flüssigkeitsbedarf zu decken. Es besteht die Gefahr eines erneut einsetzenden Volumenkollapses.
5. Zu starke Erniedrigung des Blutzuckerwertes (120 mg/dl). Bei Blutzuckerwerten um oder unter 100 mg/dl besteht die Gefahr der Auslösung eines hypoglykämischen Schocks. Zielwerte zwischen 150 und 200 mg/dl sind gefahrloser. Dazu eignet sich bei der Infusionstherapie, wie oben erwähnt, eine Glucosetherapie.
6. Zu rascher Übergang von Alt-Insulin auf das weniger gut steuerbare Depotinsulin. Erfahrungsgemäß schwanken die Blutzuckerwerte in den ersten 4-5 Tagen nach Behandlung des Komas erheblich, so daß eine Einstellung mit Depotinsulin sich schwierig und für den Patienten gefährlich gestaltet. Während dieser Zeit sind 8stündliche Blutzuckerkontrollen am Tage erforderlich. Erst wenn sich dabei zeigt, daß eine Stabilisierung durch subkutane Altinsulininjektion erreicht worden ist, und der Patient wieder gut essen kann, sollte die Umstellung erfolgen. Der Kranke wird in der Übergangszeit am besten mit kleinen Dosen von Altinsulin vor jeder Mahlzeit behandelt.

Zur grundsätzlichen Beachtung: Mit der optimalen Therapie eines diabetischen Komas sind ein erfahrener Arzt, eine erfahrene Schwester und ein rasch arbeitendes Labor ausschließlich beschäftigt. Eine Therapie neben anderen Aufgaben ist nicht möglich, da eine dauernde Bilanzierung und Therapiesteuerung erforderlich sind. Die Wiedereinstellung des Diabetes erfordert ebenfalls ein erfahrenes Team.
Durch die auf der Station angebrachten Laborgeräte (Blutzuckerbestimmung, Säure-Basen-Haushaltbestimmung, Kalium-Natrium-Bestimmung) ist die Kontrollmöglichkeit weit besser und das Hauptlabor wird entlastet!

3. Lactatazidose

A. Pathophysiologie

Eine *Anreicherung von anaeroben Stoffwechselprodukten* im *Blut*, wie Milchsäure und Brenztraubensäure, wird vorwiegend bei *schockbedingter Gewebs-*

hypoxie angetroffen. Nach Überschreiten der Pufferkapazität des Blutes erfolgt ein *pH-Abfall*.
Nach Einteilung von Cohem und Woods unterscheidet man den Typ A und den Typ B (163).

Typ A: Durch Hypoxie verursachte Lactatazidosen (z.B. verminderte Gewebsperfusionen bei Kreislaufschock.
Typ B: 1. Als Begleiterkrankung bei schwerer Leberinsuffizienz, Leukämie.
2. Bei Intoxikation mit Medikamenten oder Alkohol und bei Überdosierung mit Ersatzzuckern (Fructose, Xylit, Sorbit).
3. Bei hereditären Enzymdefekten.
4. Lactatazidosen unklarer Genese (häufig mit Diabetes kombiniert oder mit Myopathie).

Eine *verstärkte Milchsäurebildung* entsteht bei O_2-Mangel des Gewebes auf folgende Weise (300): Versagen der Atmungskette und der oxidativen Phosphorylierung bei längerem Fortbestand der Glykolyse. Der Glucoseabbau bis zum Pyruvat verläuft anaerob, dann wird normalerweise Pyruvat über Acetyl-CoA in den Citronensäurezyklus eingeschleust und zu CO_2 sowie H_2O oxidiert. Bei Mangel an molekularem Sauerstoff verschiebt sich das Redox-Gleichgewicht. Es kommt zu einer vermehrten Hydrierung des Pyruvats zu Lactat. Im toxischen Gewebe sammeln sich im weiteren Verlauf Lactat und Pyruvat an, die ins Blut übergehen. So wird die metabolische Azidose in Gang gesetzt. Sie wird in späteren Stadien durch zusätzliche Lactatabgabe der Leber vermehrt. Weiterhin wird die Lactatproduktion durch vermehrte Glucosefreigabe angekurbelt sowie durch Katecholamine gesteigert.
Die Höhe des *Exzeßlactats* gilt als Maßstab für die Schwere eines Schockzustandes.
Patienten mit Lactaterhöhung über den *kritischen Wert von 4 mmol/l* haben eine schlechte Prognose. Werte von 7 mmol/l sind keine Seltenheit (920). *Normal:* 9 mg % = etwa 1 mmol/l.

Im Vordergrund des **klinischen Erscheinungsbildes** steht neben Verwirrtheit und zunehmender Bewußtseinstrübung bis zum Koma oft ein irreversibler Kreislaufschock. Außerdem werden Enzymerhöhung, z.B. von SGOT und LDH und Amylase angetroffen.

B. Diagnostische Hinweise
Zunächst Übelkeit, Erbrechen, zunehmende Adynamie, Durchfall, Muskelschmerzen.
Danach Symptome der Azidose: beschleunigte und vertiefte Atmung, Bewußtseinsstörung, Bewußtlosigkeit.

Differentialdiagnostische Hinweise: Bei komatösen Diabetikern sollte immer eine Lactatbestimmung im Blut erfolgen, wenn bei schwerer Azidose die Ketonämie fehlt. Die Blutgasanalyse zeigt eine Azidose mit pH-Werten unter 7,20 an. Es besteht keine Exsikkose. Beweisend ist ein hoher Lactatspiegel.

C. und D. Sofortmaßnahmen – Intensivtherapie

1. Behandlung der metabolischen Azidose mit $NaHCO_3$ entsprechend der Berechnung:
   Base-Excess x 1/3 Körpergewicht in mval.
2. Bei Zeichen der respiratorischen Insuffizienz frühzeitige Beatmung.
3. Bereits bei beginnendem Schockzeichen Behandlung mit kombinierten *Dopamin* (4-5 μg/kg Körpergewicht/min) und *Dobutamin* (6-8 μg/kg Körpergewicht/min) und gleichzeitiger Behandlung mit *Plasmaersatzmitteln, z.B.* Macrodex®, Haemaccel®.
4. In schwersten Fällen, insbesondere bei Biguanid-induzierter Lactatazidose hat sich die *Dialysebehandlung* bewährt.
5. Bei entsprechenden arteriellen Blutgaswerten Respiratorbehandlung.

E. Überwachung

Tab. *VI.-6.* Überwachung der Lactatazidose.

Überwachung	Kontrollen (zeitlicher Iststand)
EKG, Puls	Fortlaufend (Monitor)
Puls, Atmung, art. Blutdruck art. Blutgasanalyse	30 min
Urinausscheidung Einfuhr-Ausfuhr-Bilanz Zentraler Venendruck	1 Stunde
Blutzucker, Lactat	2 Stunden
Flüssigkeitsbilanz Elektrolytbilanz, Urinuntersuchung	12-24 Stunden

F. Häufige Fehler

1. Übersehen einer Lactatazidose. In Zweifelsfällen nach der arteriellen Blutgasanalyse immer Blut-Lactat-Bestimmung.
2. Verzögerung der Dialysebehandlung.

4. Hypoglykämischer Schock

A. Pathophysiologie

Ursachen einer Hypoglykämie:
1. „Pernziöser" Hyperinsulinismus: Inseladenom; endokrin aktives Inselzellkarzinom.

2. Exogene Hypoglykämie: Insulin-Injektionen: Betazytotrope Substanzen wie *Tolbutamid* (Rastinon®, Artosin®), *Glibenclamid* (z.B. Euglucon®), Alkohol (nur nach längerem Fasten).
3. Hypoglykämie bei Tumoren: Sarkome, Fibrosarkome, Leiomyosarkome, Nierensarkome (Wilms), Karzinome, Leberzellkarzinome, Nieren-, Magen-Kolonkarzinome.
4. Hypoglykämie nach partieller Hepatektomie.

Bei unregelmäßig auftretenden Hypoglykämien sollte vor allem an eine *Hypoglycaemia factitia* gedacht werden (174).

Entscheidend für die **Symptomatik** ist die Tatsache, daß das Gehirn seine Energie fast ausschließlich durch Glucoseverbrennung bezieht. Bei einem raschen Abfall der Glucosekonzentration im Blut ist der Energiebedarf des Gehirns nicht mehr gedeckt. Bei einem Umsatz von 4-5 g Glucose pro Stunde ist der Glykogenvorrat von 300-400 mg schnell verbraucht. Die herdförmigen zentralnervösen Symptome (Spasmen, Konvulsionen, Lähmungen, positiver Babinski) die den Bewußtseinsverlust begleiten, gelten als Ausdruck der ungleichen Glykogenverteilung und des unterschiedlichen Glucosebedarfs der einzelnen Abschnitte des Zentralnervensystems (115, 808, 949). Die Symptomenfolge verläuft sozusagen *absteigend* von der Rinde zur Medulla oblongata (234). In der Regel zeigen sich die ersten Symptome bei einem Blutzucker unter 50 mg/dl. Je nach Intensität der körpereigenen Gegenregulation können die Symptome schon bei höheren, aber auch erst bei niedrigeren Werten auftreten, so daß kein absoluter Grenzwert abgegeben werden kann. Hinzu kommt noch, daß die Symptomatik außer durch den realen Blutzuckerwert durch die Geschwindigkeit und Dauer des Blutzuckerabfalls geprägt ist.

Die *ersten Anzeichen der Hypoglykämie,* Unruhe, Tremor, Schweißausbruch, wechselnde Röte und Blässe, Tachykardie und Reizbarkeit, sind nicht zentral bedingt, sondern beruhen auf einer Hyperadrenalinämie, die als Ausdruck der Gegenregulation des Organismus auf eine relative Hyperinsulinämie bei sinkendem Blutzuckergehalt aufgefaßt wird. Die Entwicklung eines hypoglykämischen Schocksyndroms kann schnell zu einem lebensbedrohlichen Zustand führen. Daraus ergibt sich die therapeutische Konsequenz, *sofort mit der Therapie zu beginnen.* Dies sollte vor allem wegen der Gefahr geschehen, daß häufige oder langanhaltende hypoglykämische Zustände zu dauernden hirnorganischen Schädigungen mit herdförmigen Ganglienzelldegenerationen führen können.

B. Diagnostische Hinweise
Siehe Tab. *IV.-7.*

Differentialdiagnose gegenüber Coma diabeticum: s. Tab. *VI.-8.*

Außer der Differentialdiagnose gegenüber einem Coma hyperglyca-
emicum sind vor allem abzugrenzen: Epilepsie, Hirntumor, Tetanie,
Enzephalitis, Alkoholvergiftung, Apoplexie (489).

Tab. *VI.-7.* Hypoglykämischer Schock.

Anamnestische Hinweise	Bekannter Diabetes und Insulin- oder orale Therapie, Erstbehandlung und vorzeitige Behandlung mit oralem Antidiabetikum, Alkoholismus
	Funktioneller Hyperinsulinismus und Insulinome
	Insulinsuizid
	Auslösung durch Diätfehler und Überdosierung, Umsetzen von Diät auf orale Diabetika, körperliche Belastungen, Leberkrankheiten, Niereninsuffizienz (verlängerte Insulinhalbwertzeit) Magen-Darm-Leiden, Neugeborene und Kleinkinder (z.B. von diabetischen Müttern).
	Azetonämisches Erbrechen, Unterfunktion der Schilddrüse und Nebennieren
Subjektive prämonitorische Zeichen	Reizbarkeit, Schwitzen, Unruhe, Heißhunger, körperliche und geistige Leistungshemmung, Übelkeit, Brechreiz, Schwindel, Ohnmachtszustände Parästhesie
	„Larvierte" Hypoglykämie bei alten Patienten: geistige Stumpfheit, Absencen, Narkolepsie und Stupor, flüchtige Lähmungserscheinung, depressive Verstimmung und Angstzustände
Objektivierbare prämonitorische Befunde	Feuchte Haut, keine hypotonen Bulbi, normale Atmung, Tachykardie bei ausreichend gefülltem Puls, Blutdruck oft erhöht, Unruhe, lebhafte Reflexe
Folgen des Schocks	Flüchtige, sensible und motorische Lähmungserscheinungen, rasche Bewußtseinstrübung, tonisch klonische Krampfanfälle, Trismus und Schluck- und Sprachstörungen, positiver Babinski, Ausfall der Kornealreflexe, Atonie, Streckstarre, Bradykardie, flache Atmung, irreversible Hirnschädigung, Laborbefunde, Blutglucose unter 40 mg/dl, keine Azidose

Tab. *VI.-8.* Differentialdiagnose von Coma hypoglycaemicum und Coma diabeticum.

	Coma hypoglycaemicum	Coma diabeticum
Anamnese	Diabetes mellitus meist bekannt, Insulinbehandlung, Entwicklung schnell, Hunger, Unruhe, Verwirrung, etc., evtl. Krämpfe, Koma	Diabetes mellitus häufig unbekannt, Entwicklung langsam über mehrere Tage; Appetitlosigkeit, unstillbarer Durst, Übelkeit, häufig Erbrechen, Polyurie, Kopfdruck, evtl. Pseudoperitonitis, Koma
Befund	Atmung normal oder flach, Hydratation normal, Muskeltonus erhöht, evtl. Crampi, Reflexe lebhaft, häufig Babinski positiv, Sympathikotonus erhöht: Schwitzen, Zittern, Tachykardie, große Pupillen, Blässe der Haut	Tiefe, schnelle Atmung (Kußmaul), Exsikkose von Haut und Schleimhäuten (Zunge, Bulbi), Muskeltonus schlaff, Reflexe abgeschwächt bis fehlend, Sympathikotonus nicht erhöht
Labor	Glukosurie neg. (+)	Glukosurie + + + +
	Ketonurie (±)	Ketonurie + + +
	Ketonämie neg.	Ketonämie + +
	Blutzucker niedrig	Blutzucker stark erhöht
Wirkung von Glukose i.v.	Prompt (Dosis allerdings sehr unterschiedlich)	Negativ

Zur Beachtung: Feuchte Haut spricht – bis zum Beweis des Gegenteils – für eine Hypoglykämie und gegen Coma diabeticum.

C. Sofortmaßnahmen
1. Glucose 40%, 100-200 ml i.v.
2. Glucagon 1 mg i.m.
3. Tropfinfusion Glucose 10%ig, 500 ml

Diese intravenösen und intramuskulären Injektionen sollten auf jeden Fall vor dem Transport, die Infusionen während des Transportes zum Krankenhaus verabreicht werden, da sonst wertvolle Zeit verlorengeht (422, 765, 921).

Die Diagnosesicherung gelingt auch am Notfallort durch Glucosebestimmung (Schnelltest), siehe bei Coma diabeticum.

D. Intensivtherapie

Voraussetzung für die Therapie:
1. Schaffung eines venösen Zugangs (Messung des ZVD).
2. Blasenkatheter.
3. Rasche Blutzuckerbestimmung (bettseitig).
4. Arterielle Blutgasanalyse.
5. Rasche Bestimmung von Kalium und Natrium im Serum.

Therapieschema:

1. Glucoseinjektion, bis der Kranke bewußtseinsklar ist; Glucose 40%ig, 100-200 ml i.v. (maximal 500 ml = 200 g Glucose).
2. Auch wenn vom Hausarzt verabreicht, nochmals 1 mg Glucagon i.m.
3. Wenn Blutzucker wieder angestiegen und Patient ansprechbar ist: Glucose 20%ig, 500 ml langsam i.v.; Laufzeit 3-4 Stunden. Glucagon führt zu einem Blutzuckeranstieg über eine Mobilisierung von Glucose aus Glykogen der Leber. Da es dadurch zu einem deutlichen Rückgang der Glykogenreserve kommt, müssen nach dem Erwachen Kohlenhydrate weiter zugeführt werden, um einen erneuten hypoglykämischen Zustand zu vermeiden.
4. Wenn trotz Normalisierung des Blutzuckers die Bewußtseinsstörung sich nicht bessert, so kann es sich um ein sogenanntes *posthypoglykämisches Koma handeln.* Dieser Zustand beruht zum Teil auf einer reversiblen Gehirnschädigung infolge langdauernder Hypoglykämie (z.B. B-Zell-Tumor).

   Behandlung: Glucose 20% 500 ml i.v. als Tropfinfusion (die Einstellung muß so erfolgen, daß ein Blutzucker von etwa 200 mg/dl erreicht und gehalten wird). Wiederholung der Infusion über einen Zeitraum von 24 bis 36 Stunden.
5. Weitere Abklärung des Krankheitsbildes.

E. Überwachung

Tab. *VI.-9.* Überwachung bei Hyperglykämie.

Überwachung	Kontrollen (zeitlicher Abstand)
Blutzucker, insgesamt über 4 Stunden bei posthypoglykämischem Koma, entsprechend dem Zustand im Abstand von 2 Stunden	1 Stunde
Urinausscheidung, EKG, EEG, Blutgaswerte, Serumelektrolyte, Transaminasen, weißes und rotes Blutbild	Einmalig

F. Häufige Fehler

1. Eine Glucoseinjektion nicht als diagnostisches Kriterium verwenden, da zuweilen sehr hohe Dosen injiziert werden müssen, ehe es zu einer Bewußtseinsaufhellung kommt – bei geringen Dosen, die nicht zu einer Verbesserung der Bewußtseinslage führen, jedoch die Fehldiagnose Coma diabeticum eventuell gestellt wird. (Die nach dieser Fehldiagnose eingeleitete Insulintherapie wäre akut *lebensbedrohlich!*)
2. Insulininjektion: Ohne Blutuntersuchung und Feststellung eines hohen Blutzuckerspiegels ist eine Insulininjektion *lebensgefährlich.*
3. Untersuchung des in der Blase befindlichen Urins: Dieser Urin kann bei Diabetikern trotz eines hypoglykämischen Schockzustandes noch Glucose oder sogar Ketonkörper enthalten, wenn der Patient einige Stunden kein Wasser gelassen hat.
4. Verzögerte Glucosezufuhr: Nicht erst Klinikbehandlung abwarten, sondern sofort nach Klärung der Diagnose vor dem Transport Glucose intravenös verabreichen.

5. Akute Nebennierenrindeninsuffizienz (Addison-Krise)

A. Pathogenese
Der Funktionsausfall der Nebennierenrinde führt zu einem bedrohlichen Krankheitszustand, da es sich bei den dort gebildeten Glucocorticoiden und Mineralocorticoiden (insgesamt *Cortisol* und um *Aldosteron*) um lebenswichtige Hormone handelt. Diese Hormone sind verantwortlich für das Blutdruckverhalten, für die Aufrechterhaltung des Blutvolumens, für die Glucosehomöostase und für eine Vielzahl anderer Funktionen.

Folgen des Cortisoldefizits:
1. Gastrointestinale Störungen: Erbrechen, Diarrhö, Koliken, Anorexie.
2. Kohlehydratstoffwechselstörungen: Hypoglykämie, Abfall des Leberglykogens.
3. Kardiovaskuläre Störungen: Hypotonie.
4. Calciumstoffwechselstörungen.
5. Veränderung der Psyche: Antriebsarmut, Apathie, Reizbarkeit, Psychose.
6. ACTH-Mehrsekretion: Pigmentierung.
7. Verlust der Fähigkeit zur Streßadaptation.
   Aldosterondefizit führt zu folgenden Störungen:
   a) Natriumretention vermindert: Hyponatriämie, Dehydratation, Gewichtsverlust, vermindertes Herzminutenvolumen, Hypotonie, Abfall der Nierendurchblutung, verminderte Wirkung der Katecholamine, Schwäche, Kreislaufkollaps, Schock.
   b) Kaliumausscheidung vermindert: Hyperkaliämie, Azidose, Asystolie

Man unterscheidet die **primäre** und die **sekundäre Nebennierenrindeninsuffizienz,** bei beiden Verlaufsformen kann es zu einer akuten Verschlechterung kommen.

Die *primäre Nebennierenrindeninsuffizienz* resultiert aus einer Zerstörung der Nebennierenrinde durch verschiedene Krankheitsprozesse, von denen die Autoimmunadrenalitis die häufigste Ursache ist (etwa 80%). Früher war die Tuberkulose die häufigste Ursache; sie ist heute nur noch für 10 bis 20% der Erkrankungen verantwortlich. In Gegenden mit noch hoher Tbc-Morbidität dürfte der Anteil entsprechend höher sein. Bei diesen Krankheitsprozessen besteht ein *Mangel an Glucocorticoiden und Mineralocorticoiden.* Sehr selten ist die genetisch bedingte Nebennierenrindeninsuffizienz, die auf einem Enzymdefekt beruht. Die häufigste Form ist der 21-Hydroxylase-Mangel neben dem etwas selteneren 11-β-Hydroxylase-Defekt.

Die *sekundäre Nebennierenrindeninsuffizienz* ist am häufigsten durch chronische Behandlung mit Glucocorticoiden (hier führt ein plötzliches Absetzen oder extreme Belastungen verschiedener Art zur akuten Insuffizienz). Seltener hat die chronische Nebennierenrindeninsuffizienz ihre Ursache in hypothalamischen oder hypophysären Krankheitsprozessen wie z.B. Blutungen, Zysten oder Metastasen. In der Regel besteht hier ein *Mangel an Glucocorticoiden,* während die Mineralocorticoidsekretion noch länger unbeeinflußt bleibt.

Die *akute Nebennierenrindeninsuffizienz* kann bei der primären und der sekundären Form auftreten, wobei häufig anamnestisch chronische Symptome bekannt sind. Die akute Krise wird bei Kranken durch zusätzliche Belastungen auftreten, bei denen noch keine oder eine ungenügende Substitutionsbehandlung durchgeführt wurde, z.B. bakterielle Infekte, Bronchopneumonie, Fieber jeder Genese, Erbrechen, Diarrhö (Elektrolyt- und Flüssigkeitsverlust) Salzrestriktion (Diät), forcierte Diurese (Saluretika), Trauma, Unfall, Narkose, Operation (auch kleinere Eingriffe) zur Diagnostik erforderliche Untersuchungen (z.B. Wasserbelastung oder ACTH-Test). Daneben kann es auch nach verstärkten ungewohnten körperlichen Anstrengungen zur Auslösung der Krise kommen. Unter diesen Bedingungen übersteigt der Bedarf an Nebennierenrindenhormon abrupt das endogene oder exogene Angebot (950).

Tab. *VI.-10.* Korrelation von hormoneller Störung und Klinik bei Nebennierenrindeninsuffizienz (500, 839).

	Androgene	Mineralocorticoide	Glucocorticoide
Hauptvertreter	Dehydroepidandrosteron	Aldosteron	Cortisol
Hauptwirkungen	Proteinsynthese, Virilisierung	Na-Retention, K-Abgabe der Zellen, sek. Flüssigkeitsretention	Glukoneogenese Hyperglykämie und Proteinabbau, Verhinderung des Wassereintritts in die Zellen
Ausfälle	Asthenie, Muskelschwund, Impotenz, Amenorrhö, wenig ausgeprägte sekundäre Geschlechtsmerkmale	1. *Hyponatriämie-Hypochlorämie:* Allgem. Müdigkeit, Schwäche, Übelkeit, Erbrechen 2. *Hypotone Dehydratation (extrazellulär):* Tachykardie, Hypotonie, kleines Herz 3. *Hydratation* (intrazellulär: Apathie, Verwirrtheit, Bewußtseinsstörungen 4. *Hyperkaliämie:* Paresen, Arrhythmien, Hyperventilation, Bewußtseinsstörungen, Koma	1. *KH-Stoffwechsel:* Hypoglykämie, zerebrale Dysfunktion, Tachykardie, Atemstörung, Konvulsionen, Bewußtseinsstörungen, Koma 2. *Eiweiß u. Fettstoffwechsel:* Gewichtsverlust, Ketoazidose, Hypocholesterinämie 3. *Hämatopoetisches System:* Normozytäre Anämie, Leukopenie, Eosinophilie, Lymphozytose 4. *Einfluß auf ZNS:* Endokrines Psychosyndrom 5. *Vermehrte Ausscheidung von MSH:* Pigmentierung von Haut und Schleimhaut.

Ebenfalls zur akuten Verschlechterung durch totalen Ausfall der Hormonproduktion führt die *akute Nebennierenblutung,* die im Verlauf einer Sepsis vorkommen kann (Meningokokken oder andere gramnegative Erreger), besonders als *generalisiertes Schwartzmann-Sanarelli-Phänomen.* Dabei zeigen sich neben einem Schocksyndrom Haut- und Schleimhautblutungen als Ausdruck einer Verbrauchskoagulopathie. Neben diesem als *Waterhouse-Friderichsen-Syndrom* bekannten Krankheitsbild kann sich eine beidseitige hämorrhagische Nebennierenapoplexie bei Gravidität, Hypertonie oder unter Antikoagulantientherapie entwickeln (506, 964).

Sofern sich die Krise aus einer chronischen NNR-Insuffizienz entwickelt, werden die in der Tab. *VI.-10* aufgeführten klinischen Veränderungen in verstärktem Ausmaß anzutreffen sein.

Der *Ausfall der Mineralocorticoide* geht mit Hyponatriämie, Hypochlorämie, Hyperkaliämie und Azidose einher (Tab. *VI.-10*). Daraus entwickelt sich eine Hypovolämie auf dem Boden einer extrazellulären Dehydratation bei gleichzeitiger intrazellulärer Hydratation. Infolge dieser Störungen des Elektrolyt-, Wasser- und Säure-Basen-Haushaltes kommt es rasch zu klinischen Auswirkungen, beginnend mit Hypotonie, Tachykardie, Übelkeit, Erbrechen und Apathie bis zur Ausbildung eines Schocksyndroms, Verwirrtheitszustand und Bewußtlosigkeit.

Nicht selten sind Herdsymptome zu beobachten, die wahrscheinlich auf ein durch Flüssigkeitsverschiebungen vom extra- zum Intrazellulärraum verursachtes Hirnödem zurückzuführen sind.

Gefördert wird die extrazelluläre Dehydratation noch zusätzlich durch Diarrhö und Erbrechen. Schließlich wird die Hypovolämie und der Blutdruckabfall eine Verminderung des Glomerulumfiltrates mit Oligurie und Anstieg harnpflichtiger Substanzen zur Folge haben (67, 304, 906).

Der *Ausfall der Glucocorticoide* führt zu Störungen des Kohlenhydrat-, Fett- und Eiweißstoffwechsels und zu beträchtlicher Insulinempfindlichkeit. Der Kohlenhydratabbau ist erhöht, die Glukoneogenese vermindert. Stets findet sich in der Krise eine Hypoglykämie, die zum großen Teil als Ursache für Schwindel, Schweißausbruch, Unruhe, aber auch für generalisierte oder fokale Krampfanfälle, Bewußtseinsstörungen und Koma angesehen werden muß. Nach Aufbrauch der Reserven an Kohlenhydraten werden Eiweiß und Fett mobilisiert und in den intermediären Stoffwechsel einbezogen. Gewichtsverlust und Asthenie sind die Folgen.

Die *Pigmentierung von Haut und Schleimhäuten* ist auf eine gesteigerte Produktion von Melanozyten stimulierenden Hormonen zurückzuführen. Sie kann als typisches (aber diagnostisch nicht obligates) Merkmal der Addison-Kranken gelten.

Bei akut einsetzenden Nebennierenrindeninsuffizienzen fehlt immer diese Pigmentierung.

B. Diagnostische Hinweise

In der Tab. *VI.-11* sind die klinischen Symptome nach der Häufigkeit bei **primärer Nebennierenrindeninsuffizienz** aufgeführt.

Tab. *VI.-11.* Klinische Symptome bei Nebennierenrindeninsuffizienz.

Asthenie, Schwäche	99%
Pigmentierung der Haut	98%
Pigmentierung der Schleimhäute	82%
Gewichtsverlust	97%
Anorexia, Nausea, Erbrechen	90%
Hypotonie (RR unter 110/70 mm Hg)	87%
Spontanhypoglykämie	50%
Subazidität des Magens	50%
Abdominalschmerz	34%
Salzhunger	22%
Diarrhö	20%
Obstipation	9%

Als **Leitsymptome sind zu nennen:**
– Leistungsschwäche Adynamie,
– Gewichtsabnahme,
– Anorexie,
– Arterielle Hypotonie,
– Pigmentation,
– Hyponatriämie, Hyperkaliämie.

Die *bilaterale adrenale Blutung,* die eine Nebennierenrindeninsuffizienz zur Folge hat, ist mit dem oben erwähnten chronischen Symptom nicht vergesellschaftet, sie sollte jedoch bei folgenden Symptomen vermutet werden:
– Bei Kranken mit Sepsis mit schneller und unerwarteter Verschlechterung.
– Erwachsene Kranke mit schwerwiegenden anderen Erkrankungen, bei denen plötzlich Abdominal-, Flanken- oder Brustschmerz auftritt, außerdem, wenn schnell eine Dehydratation, Hypotonie, Schock oder hohes Fieber einsetzt.

Die **sekundäre Nebennierenrindeninsuffizienz** kann sich bei folgenden Umständen akut verschlechtern:

Anamnese oder klinische Zeichen, die charakteristisch sind für eine *chronische Glucocorticoidbehandlung:*
– Symptome die für eine hypothalamische oder hypophysäre Insuffizienz sprechen, wie z.B. Hypogonadismus oder Hypothyreose oder Hinweise für einen Tumor in diesen Bereichen, z.B. Kopfschmerzen, Gesichtsfeldeinschränkung oder Vergrößerung der Sella turcica.

Bei der **akuten Krise** sind folgenden *Symptome* zu beobachten:
- Rapide Verschlechterung der bestehenden Symptome und starke Schwächezustände,
- Fieber,
- Zunehmende Übelkeit und Erbrechen mit unspezifischem Abdominalschmerz,
- Schnelle Dehydratation und Hypovolämie,
- Hypotonie und Schock,
- Veränderte Bewußtseinslage von Lethargie bis zum Koma.

Bei den *Laboruntersuchungen* stellt man eine *Hyponatriämie* (Serumkonzentration <130 mmol/l) und eine *Hyperkaliämie* (Serumkonzentration >5,5 mmol/l) fest (diese Konstellation sollte immer den Verdacht erwecken, daß eine Nebennierenrindeninsuffizienz vorliegt). Anämie, Eosinophilie und Lymphozytose sind ebenfalls meist anzutreffen, dagegen sind Hypoglykämie und Hyperkalzämie nicht ganz so häufig.

Die **Diagnose** ist aufgrund der Anamnese und der klinischen Symptome – wenn sie in die differentialdiagnostischen Überlegungen einbezogen werden – mit hoher Wahrscheinlichkeit zu stellen. Zur Bestätigung ist dann noch eine Cortisolbestimmung unter Basalbedingungen (3 Werte in 20-Minuten-Abständen) erforderlich. Sehr aussagekräftig ist der *ACTH-Stimulationstest* mit der Angabe über das Ausmaß der NNR-Insuffizienz (ACTH ist bei dieser Störung immer erhöht).

Bei der *sekundären Nebennierenrindeninsuffizienz* findet man die Konstellation niedrige Cortisolwerte, mangelnde Stimulierbarkeit mit ACTH, hohe Plasma-ACTH-Konzentration.

C. Sofortmaßnahmen

Sofortmaßnahmen außerhalb des Krankenhauses sind notwendig, wenn der Kranke sich im Schockzustand oder im Koma befindet, d.h. es erfolgt die Sicherung und Stabilisierung der Vitalfunktionen durch *Infusionstherapie* mit kolloidalen Infusionslösungen, z.B. Macrodex® oder HAES®-steril 6% und eventuell die Intubation und Beatmung.

Bei Hypothermie: In gewärmten Decken transportieren.

Für den Transport: Nach Macrodex®- oder HAES®-steril-Infusion physiologische NaCl-Lösung, 500 ml + 30 ml (= 30 mval) NaCl-Konzentrat als Tropfinfusion.

Spezifische Maßnahmen bleiben der Klinik vorbehalten.

D. Intensivtherapie

Voraussetzungen für die Therapie:
1. Venenkatheter (zentralvenös).
2. Blasenkatheter.
3. Möglichkeit zur Bestimmung von Cortisol und von ACTH.

Therapieschema

1. Lagerung.
2. Substitutionstherapie und Infusionstherapie:
   a) erster Tag,
   b) zweiter und folgende Tage.
3. Eventuell Antibiotikatherapie.

Zu 1. *Lagerung:* Oberkörper halbhoch gelagert, bei Hypothermie in warme Decken hüllen, keine orale Nahrungszufuhr.

Zu 2. Nach den Blutentnahmen zur Bestimmung des Cortisolspiegels sofortiger Beginn mit der *Substitutionstherapie.*

Das Ziel ist zunächst, das hormonelle Defizit auszugleichen und später auf eine Erhaltungsdosis einzustellen. Da das hormonale Wirkungsäquivalent in der Krise schlechter als unter normalen Verhältnissen ist, muß die D o s i e r u n g zu Beginn höher gewählt werden.

1. Tag:
Initial *Hydrocortison* 100 mg i.v., dann alle 6 Stunden Wiederholung der Dosis innerhalb der ersten 24 Stunden. Kommt es unter dieser Behandlung zu einer leichten Besserung:

2. und 3. Tag:
Hydrocortison 50 mg i.v. im Abstand von 6 Stunden, danach muß nach dem klinischen Verlauf entschieden werden, ob diese Dosis noch weiter gegeben werden muß oder ob auch auf eine orale Behandlung übergegangen werden kann.

Infusionstherapie in den ersten 24 Stunden: Physiologische NaCl-Lösung 1.500 ml + Glucose 150 g, danach physiologische NaCl-Lösung 1.000 ml + Glucose 50 g.

Kontrolle des Venendruckes und Hämatokrits, Berechnung des Na+ und Cl−-Defizits und entsprechende zusätzliche Substitution. Bei hypotonen Zuständen: Plasmaersatzlösung, z.B. Macrodex® bis zu 1.500 ml pro Stunde i.v.

Merke: Erst wenn nach Volumensubstitution und Mineralausgleich noch immer eine Hypotonie besteht, Behandlung mit *vasopressori-*

464   VI. Akute endogene Vergiftungen

schen Substanzen, frühestens 4-6 Stunden nach Therapiebeginn und nach Feststellung eines normalen zentralen Venendruckes, z.B. *Dopamin* 3-6 µg/kg/Stunde. Falls nach 12 Stunden noch keine Besserung der Bewußtseinslage eingetreten ist, wird in der Annahme, daß noch immer hypoglykämisch bedingte Störungen vorliegen, *Glucose* 20% 500 ml, Einlaufzeit 2 Stunden i.v. verabreicht (950).

Infusionstherapie am 2. Tag: Isotonische Elektrolytlösung 2.000 ml + 200 g Glucose, evtl. Plasmaersatzmittel. Beginn der oralen Ernährung, die am 3. Tag auch mit der notwendigen Flüssigkeitszufuhr ergänzt werden kann.

Zu 3. *Antibiotikabehandlung:* Bei schweren Verlaufsformen prophylaktisch Behandlung mit einem Breitbandantibiotikum.

E. Überwachung

Tab. *VI.-12.* Überwachung bei Addison-Krise.

Überwachung	Kontrollen
EKG, Puls, zentraler Venendruck, Temperatur	Forlaufend Monitor
Puls, arterieller Blutdruck (falls durch Monitor nicht möglich)	Im Abstand von 30 min
Temperatur, zentraler Venendruck, Urinausscheidung	1 Stunde
Na, K, Cl, Blutzucker, neurologischer Status, Hämatokrit	8 Stunden
Arterielle Blutgaswerte, EKG	12 Stunden
Blutuntersuchungen, Cholesterin, SGOT, SGPT, CPK, GLDH, LDH, Amylase, Harnstoff, Kreatinin, Osmolariät, Einfuhr-Ausfuhr- 24-Std.-Bilanz	24 Stunden
17-Ketosteroide, 17-Hydroxycorticosteroide im Urin, T3, T4-Test, Elektrophorese, Serumeiweiß, BKS, Blutgruppe, Gerinnungsstatus	Einmalig

F. Häufige Fehler
1. Zu geringe Beachtung der Hypoglykämie.
2. Zu abrupte medikamentöse Fiebersenkung (Kollapsgefahr).

3. Zu geringe Kontrolle der Flüssigkeitszufuhr (Lungenödem).
4. Gaben von ACTH oder Insulin.
5. Behandlung mit Morphin oder mit Barbituraten.

6. Thyreotoxische Krise

A. Pathophysiologie-Klinik

Als thyreotoxische Krise wird die *akut einsetzende, vital bedrohliche Verschlimmerung einer Hyperthyreose* bezeichnet. Direkte Ursache ist die *Überschwemmung mit Schilddrüsenhormon bei gleichzeitigem Versagen der sonst bestehenden endogenen Regulationsmechanismen.*

So führt die Hormonüberflutung zu einer unphysiologischen Aktivierung des Glucose-, Fett- und Eiweißstoffwechsels mit den Folgen eines unökonomischen Energieverbrauches und verstärkter Wärmebildung. Unter dem Einfluß verstärkter Katecholaminwirkung entwickeln sich typische Herzkreislaufregulationsstörungen in Form von Tachykardie und Hypertonie, die unbehandelt unterschiedlich schnell zu Dekompensation führen.

Rasche Diagnostik und schnelle Behandlung sind bei diesem Krankheitszustand von *lebensentscheidender* Bedeutung.

Mit der Entwicklung einer thyreotoxischen Krise ist bei etwa 2% der Kranken mit Schilddrüsenerkrankung zu rechnen. Nach anderen Statistiken wird die Häufigkeit mit 50.000 pro Jahr in der Bundesrepublik angegeben (396a). Allerdings sind die Übergänge von einer schweren Hyperthyreose zu einer Krise fließend, so daß die stark schwankenden Häufigkeitsangaben sicherlich auch auf einer unterschiedlichen Interpretation des Krankheitszustandes beruhen (964). Um zu einer einheitlichen Beurteilung zu kommen, ist von Herrmann eine Stadieneinteilung vorgeschlagen worden (396) (S. 467).

Nach wie vor bereitet die **Erkennung der thyreotoxischen Krise** erhebliche Schwierigkeiten, wenn gleichzeitig andere schwerwiegende Erkrankungen vorliegen, wie z.B. dekompensierte Herzinsuffizienz, globale respiratorische Insuffizienz, Schockzustände oder Bronchopneumonie, besonders bei älteren Kranken. Stehen Verwirrtheitszustände, Stupor, ein myasthenischer Symptomkomplex oder Bewußtlosigkeit als führendes Symptom im Vordergrund, so erfolgt nicht selten die Einweisung in eine neurologische oder psychiatrische Klinik. Sorgfältige Anamnese und klinische Untersuchung unter besonderer Berücksichtigung der Herzkreislaufparameter sind für die rasche Erkennung von besonderer Bedeutung. Dazu muß man wissen, daß die Krise *grundsätzlich bei allen Schilddrüsenerkrankungen* auftreten kann. Meist handelt es sich um Kranke mit Hyperthyreose bei Struma nodosa, mit heißen und kalten Knoten, bei isoliertem autonomen Adenom, oder mit einem M. Basedow. Sehr selten ist die Entwicklung einer Krise bei subakuter Thyreoiditis oder bei Schilddrüsenkarzinom.

Als **auslösende Faktoren** bei nicht oder nicht ausreichend behandelter
Hyperthyreose sind bekannt (58, 59, 681):
1. Schilddrüsenferne Operation.
2. Infektion.
3. Therapeutische Jodgabe oder Röntgenkontrastmittelverabreichung.
4. Röntgenbestrahlung, Radiojodtherapie.
5. Unzureichende Vorbereitung vor Schilddrüsenoperation mit Jod
   oder Thyreostatika oder plötzliches Abbrechen der Behandlung
   ohne nachfolgende Operation.
6. Absetzen einer thyreostatischen Therapie.
7. Starke psychische Belastung.

Im Verlauf der thyreotoxischen Krise können *drei Stadien* unterschieden werden, wobei die Dauer der ersten Phase in erster Linie von der
hyperthyreoten Ausgangslage bestimmt ist.

Im *I. Stadium* dominieren der durch den extremen Hormonüberschuß
verursachte Hypermetabolismus und eine verstärkte Antwort auf
adrenerge Stimuli: *Herz und Kreislauf* reagieren mit Tachykardie, erhöhtem Herzzeitvolumen, hohen systolischen und niedrigen diastolischen Werten (große Amplitude); häufig besteht eine absolute Arrhythmie mit Vorhofflimmern (schnelle Form).

Die Erregbarkeit des *vegetativen Nervensystems* ist erheblich gesteigert. Die ebenfalls gesteigerte *Magen- und Darmtätigkeit* führt zu profusen Durchfällen und Erbrechen. Die Folge ist eine zunehmende Exsikkose, die durch Hyperthermie und erhöhte Perspiratio insensibilis
noch verstärkt wird. Die Auswirkungen der Hormonüberschwem-
mung auf die Kontraktions-Erschlaffungs-Tätigkeit der *Muskulatur*
macht sich in einem Myasthenie-ähnlichen Syndrom bemerkbar. Besonders betroffen ist das *Hirnnervengebiet:* Doppeltsehen, Akkomoda-
tionsschwäche, erschwertes Schlucken, Trockenheit des Halses,
schlaffe ausdruckslose Mimik (560a).

Das Auftreten der *Adynamie* kennzeichnet den Übergang in das *Stadium II*, das neben dem Symptom von Stadium I Bewußtseinsstörungen in Form von Verwirrtheit, Desorientiertheit und psychotische Zustände aufweist.

Der *Einfluß auf die Stoffwechselvorgänge* zeigt sich in einer Minderung
der Glykogenspeicherung und Steigerung der Glykogenmobilisation.
Energiereiches Phosphat, darunter auch Kreatinphosphat, wird nur
vermindert synthetisiert. Als Folge davon wird vermehrt Kreatin ausgeschieden. Fettsäuren werden vermehrt verbrannt, so daß der Fettge-
halt des Serums, d.h. der Cholesteringehalt, nachhaltig vermindert
wird (488). Schließlich steigt infolge der gesteigerten Stoffwechselum-

Tab. *VI.-13.* Schweregrad der thyreotoxischen Krise (Herrmann) (396).

Stadium I	Tachykardie > 150/min
	Herzrythmusstörungen (häufig Vorhofflimmern)
	Hyperthermie
	Diarrhö
	Dehydratation
	Tremor, Unruhe, Hyperkinese
	Agitiertheit, Adynamie, stark erhöhte
	Schilddrüsenhormonkonzentration im Blut
Stadium II	Symptome des Stadiums I +
	Bewußtseinsstörung: örtliche und zeitliche Desorientiertheit
	Psychotische Zeichen
	Stupor, Somnolenz
Stadium III	Symptome des Stadiums I + Koma und Blutdruckerniedrigung
	Eine Unterscheidung nach a) und b) geschieht durch das Alter:
	a) Patient jünger als 50 Jahre.
	b) Patient älter als 50 Jahre.

sätze der Bedarf an den Verbrauchsvitaminen B_1 und C stark an. Funktionelle Schädigungen des zentralen Nervensystems durch den gestörten Stoffwechsel zeigen sich in hochgradiger Unruhe, Verwirrtheit und Psychosen.

Stupor und Somnolenz leiten das *Stadium III* ein, das gekennzeichnet ist durch zunehmenden Bewußtseinsverlust bis zum tiefen Koma. Die Eigen- und Fremdreflexe, so auch Korneal- und Lidreflexe, sind abgeschwächt oder erloschen. *Pathologische Reflexe,* besonders die Pyramidenbahnreflexe, sind auslösbar. Nicht unbedingt gleichzeitig mit der Veränderung der Bewußtseinslage, zuweilen etwas später, kommt es zum Absinken des systolischen Blutdruckes auf hypotone Werte und zur Verkleinerung der Blutdruckamplitude. Das Herzzeitvolumen wird nun erniedrigt gemessen. Die Peripherie ist schlecht durchblutet, die Haut kühl und zyanotisch. Zeichen der Exsikkose sind stets nachweisbar; eine Oligurie besteht in der Mehrzahl der Fälle. Damit ist die Entwicklung zum kardiovaskulären Versagen, d.h. zum *Schockzustand* eingeleitet, der unbehandelt rasch zum Tode führt.

B. Diagnostische Hinweise
Die **Symptomatik** der beginnenden Krise wird oft durch ein Organsystem, das bereits eine Vorschädigung aufweist, bestimmt. Es kann zwischen einer *neurozerebralen Form (thyreotoxische Enzephalopathie)* (946a), die mit neuromotorischen und psychischen Erscheinungen ein-

hergeht, einer – oft maskierten – *kardialen Form (Thyreokardiopathie)*, die mit schweren Herzrhythmusstörungen – am häufigsten in schneller Form der absoluten Arrhythmie bei Vorhofflimmern – in Erscheinung tritt und einer *gastrointestinalen Form* mit Erbrechen und Durchfällen unterschieden werden (341a). Der Übergang von einer schweren Hyperthyreose (Stadium I) zu Stadium II bzw. Stadium III ist fließend und die drohende Entwicklung um so schwerer erkennbar, je mehr die Symptome der Hyperthyreose maskiert sind (490a, 983a).

Auf folgende **Warnsymptome** sollte geachtet werden (342):
1. Tachykardie über 150/min, Herzrhythmusstörungen (insbes. absolute Arrhythmie) bei Vorhofflimmern.
2. Blutdruckanstieg mit erhöhter Amplitude.
3. Hyperthermie bis 40°.
4. Myasthenischer Symptomkomplex:
   a) Mimische Starre,
   b) Dysarthrie,
   c) Schluckstörungen.
5. Unerklärbare Übelkeit, Durchfall und Erbrechen.
6. Zerebrale Symptomatik:
   a) Verwirrtheit,
   b) Hochgradige Unruhe,
   c) Psychose.

Bei Verdacht auf das Vorliegen einer thyreotoxischen Krise sollten sofort *Bestimmungen von Gesamt-T3, Gesamt-T4* und eines Parameters für das *freie T3, freie T4, sowie der TRH-Test* durchgeführt werden. Bei pathologisch erhöhten Werten und negativem TRH-Test ist die Diagnose gesichert.

Es muß darauf hingewiesen werden, daß in seltenen Fällen die Gesamt-T3-Werte und Gesamt-T4-Werte normal gemessen werden oder nicht dem klinischen Schweregrad entsprechen. Auch besteht die Möglichkeit, daß die T3-Werte niedriger liegen, als es dem erhöhten T4-Wert entspricht (Low-T3-Syndrom) (376). Dies wird verursacht durch eine Störung der peripheren Konversion von T4 zu T3, bedingt z.B. durch schwere Begleiterkrankungen. Auch ein negativer TRH-Test ist nicht immer beweisend für die Diagnose, da bekannt ist, daß bei Intensivpatienten eine iatrogene und wahrscheinlich auch regulative Verminderung der hypophysären TSH-Sekretion auftreten kann. Allerdings sind diese Reaktionen zu erkennen, da in der Folgezeit auch die Schilddrüsenhormone unter den Normbereich absinken (375).

Wenn auch diese Konstellationen nur selten auftreten, sollte man sie doch kennen und besonderen Wert auf die *klinischen Verlaufsuntersuchungen* legen. Zusätzliche Hilfe ist von der *sonographischen Untersuchung* und – in besonderen Fällen, wenn es die Umstände und Zeit erlauben – von der Szintigraphie zu erwarten, da ein völlig unauffälliges Sonogramm und ein nicht von der Norm abweichendes Szintigramm in der Regel gegen eine Schilddrüsenerkrankung sprechen. Besonders wichtige *Warnsymptome* sind ein unerklärbarer Fieberanstieg bei Hyperthyreose und eine sich plötzlich entwickelnde Tachyarrhythmie.

Tab. *VI.-14.* Laborbefunde bei thyreotoxischer Krise

Unspezifisch (meist vorhanden)	Spezifisch, nicht immer ausgeprägt
Senkungsbeschleunigung Leukozytose	T3 erhöht
Erniedrigtes Cholesterin	T4 erhöht
Erhöhte Kreatinausscheidung	FT4 erhöht
Hyponatriämie	FT3 erhöht TRH-Test negativ

Differentialdiagnose: Aufgrund der erhöhten Senkungsbeschleunigung, der Leukozytose und des Fiebers kann die thyreotoxische Krise als Sepsis imponieren. Bei der vorherrschend zerebralen Symptomatik ist die Psychose, eine häufige Fehldiagnose.

C. Sofortmaßnahmen
1. Bei starker Unruhe: Sedierung z.B. Valium® *(Diazepam)* 5-10 mg i.v. oder Atosil® (25-50 mg) i.v.
2. Bei Exsikkose: Plasmaersatzlösung, z.B. Macrodex® 500 ml i.v.; als Erstinfusion ist auch eine physiologische Kochsalzlösung ausreichend.
3. Rasche Klinikeinweisung mit ärztlicher Begleitung.

D. Intensivtherapie
Voraussetzung für die Therapie:
1. Venöser Zugang (Vena-cava-Katheter).
2. Eventuell Magensonde.
3. Eventuell Harnblasenkatheter.
4. Rasche Möglichkeit der Schilddrüsenfunktionsdiagnostik.
5. Bereitstellung der Plasmapherese (bzw. Kontaktaufnahme mit einem entsprechenden Zentrum).

Therapieschema

1. *Allgemeine Behandlungsmaßnahmen*
   a) Sedierung,
   b) Sauerstoffgabe,
   c) Volumensubstitution,
   d) Corticosteroide,
   e) Digitalisierung (evtl. Sympatikomimetika,
      z.B. *Dopamin, Dobutamin*),
   f) Antibiotika,
   g) Durchfallsbehandlung,
   h) Vitaminverabreichung.
2. *Spezielle Behandlungsmaßnahmen*
   a) Thionamide,
   b) Jodtherapie,
   c) Evtl. Lithiumbehandlung,
   d) Beta-Rezeptorenblocker,
   e) Plasmapherese,
   f) Thyreoidektomie.
3. *Zusammenfassende Darstellung* des therapeutischen Vorgehens.

Zu 1. Allgemeine Behandlungsmaßnahmen

Zu 1 a) *Sedierung:* Bei starken Unruhezuständen sollten Atosil® oder Valium® im Abstand von 4-6 Stunden verabreicht werden.

Da die Unruhezustände zum Teil durch die gesteigerte Freisetzung von Katecholaminen bedingt sind, wird bei diesen Zuständen immer zusätzlich eine Behandlung mit *Beta-Rezeptorenblockern* erfolgen (s.u.)

Zu 1 b) Sauerstoffgabe: Nach Untersuchung der arteriellen Sauerstoffspannung bzw. Sauerstoffsättigung sollte bei Bedarf eine Sauerstoffzufuhr erfolgen. Bei komatösen Kranken sollte die Intubation und *Respiratorbehandlung* vorgenommen werden.

Zu 1 c) Volumensubstitution: Stets besteht bei diesem Krankheitsbild eine *Exsikkose.* Daher muß die Volumensubstitution unter Kontrolle des zentralen Venendrucks und – bei Verdacht auf Herzinsuffizienz – unter Kontrolle des Druckes in der A. pulmonalis vorgenommen werden. Die Infusionsbehandlung sollte mit *5%iger Glucose* und *physiologischer Koschsalzlösung* begonnen werden. Eine Änderung der Zusammensetzung muß abhängig gemacht werden von den eventuell pathologischen Serumelektrolytwerten oder von der sich als notwendig erweisenden parenteralen Ernährung: Der *Kalorienbedarf* liegt bei der thyreotoxischen Krise zwischen 3.000 und 4.000 Kalorien. Bei der Kalorienzufuhr sollte nach Möglichkeit mit einer Sondenernährung begonnen werden. Besteht Erbrechen oder Übelkeit, so muß die parenterale Ernährung gewählt werden.

Zu 1 d) *Corticosteroide:* Die Therapie mit Glucocorticoiden wird als Substitutionsbehandlung angesehen, da man davon ausgeht, daß der Metabolismus des Cortisols durch Schilddrüsenhormone stark gesteigert wird und sich somit bei der thyreotoxischen Krise eine relative Nebenniereninsuffizienz entwickelt, die ihrerseits dann den Krankheitszustand verschlechtert. Außerdem sollen die Glucocorticoide die periphere Konversion von T4 zu T3 – bei völliger Blockade der Hormonfreisetzung aus der Schilddrüse – hemmen und zu einer effektiven Verminderung der T3-Konzentration beitragen (376). Als Therapie wird die Behandlung mit **Solu-Decortin®** H 250 mg i.v. in 24 Stunden oder *Hydrocortison* 50-100 mg, 8stündlich i.v. vorgenommen.

Zu 1 e) *Digitalisierung:* Eine Digitalisierung sollte *nur* bei Zeichen der Links- oder Rechtsherzinsuffizienz erfolgen oder wenn bereits vorher eine behandlungsbedürftige Herzinsuffizienz bestand. Es ist bekannt, daß bei hyperthyreoten Zuständen höhere Digitalismengen verabreicht werden müssen. Außerdem ist eine höhere Dosierung bei Tachyarrhythmia absoluta indiziert. Eine sichere Basis für die Digitalisbehandlung wird geschaffen durch die Messung der Druckwerte in der Pulmonalarterie. Solange ein normaler Pulmonalkapillardruck oder diastolischer Pulmonalarteriendruck vorliegt, ist die Digitalisierung nicht notwendig. Wird durch Volumengaben die Hypotension nicht verbessert (besonders Stadium III) und liegt aufgrund der invasiv gemessenen hämodynamischen Werte keine Hypovolämie vor, so besteht die Notwendigkeit, mit *Dopamin* oder *Dobutamin* zu behandeln. Bei diesen Zuständen muß selbstverständlich die *Beta-Rezeptorenblocker-Behandlung unterbleiben.*

Zu 1 f) *Antibiotika:* Bei stark infektgefährdeten Kranken bzw. bei septischen Temperaturen ist die Behandlung mit einem Breitbandantibiotikum indiziert. In jedem Fall sollten vor der Antibiotikabehandlung Blutentnahmen zum Erregernachweis und eventuell Resistenzbestimmung erfolgen.
Bei anhaltenden Temperaturen über 39-40° ist eine Behandlung mit einem Kältezelt *(Hibernisation)* vorzunehmen. Besonders zu beachten ist hierbei eine ausreichende Sedierung. Bei fehlender Behandlungsmöglichkeit sollten häufig wechselnde kalte Wadenwickel angewendet werden.

Zu 1 g) *Durchfallbehandlung:* Bei anhaltenden Durchfällen hat sich als Mittel der Wahl Opium als *Tinct. Opii* (mehrfach 5-10 Tropfen oral) bewährt.

Zu 1 h) *Vitaminverabreichung:* Zu den unterstützenden Maßnahmen zählt die Verabreichung von *Vitamin B₁* (Thiamin) 50-100 mg i.v. täglich und *Vitamin B₂* (Riboflavin) 40-50 mg i.v. täglich.

Zu 2. Spezielle Behandlungsmaßnahmen:

Zu 2 a) *Thionamide:* Die Thionamide Favistan® *(Thiamazol)* und neomorphazole® *(Carbimazol)* hemmen die Hormonsynthese in der Schilddrüse. Da die Blockade der Monojodthyrosinsynthese weniger empfindlich ist als die der Dijodthyrosine, ergibt sich daraus, daß die T4-Synthese stärker gehemmt wird als die von T3. Daraus erklärt sich der häufig zu beobachtende verspätete Abfall des Serum-T3 im Vergleich zum relativ raschen Absinken von T4. Von praktischer Bedeutung ist die Beobachtung, daß die Wirkung von diesen Substanzen, die Synthesehemmung, mit steigender intrathyreoidaler Jodidkonzentration abnimmt. Daraus erklärt sich die teilweise geringe Effektivität einer thyreostatischen Behandlung nach vorheriger Jodkontamination (376).

Bis die thyreostatische Wirkung eintritt, vergehen 24-36 Stunden, da die schon synthetisierten Hormone noch in den Organismus abgegeben werden.

Die D o s i e r u n g von Favistan® beträgt 160-240 mg in 24 Stunden i.v. Da die Halbwertszeit 10-28 Stunden beträgt, genügt die zweimalige Applikation im Abstand von 12 Stunden (614). Diese Dosis sollte über 4-6 Tage beibehalten und dann langsam in absteigender Form fortgesetzt werden.

Als wichtigste, wenn auch seltene *Nebenwirkung* ist die Störung der Granulopoese anzuführen. Aus diesem Grund muß täglich das weiße Blutbild kontrolliert werden. Auch die Thrombozyten müssen täglich kontrolliert werden, da es auch zu Thrombopenien kommen kann.

An weiteren Nebenwirkungen sind Exanthem, Juckreiz, Cholestase, Gelenk- und Muskelschmerzen, Neuritis und Ödeme zu nennen.

Zu 2 b) *Jodtherapie:* Die Verabreichung von großen Mengen Jod stellt eine sehr effektive Maßnahme bei der thyreotoxischen Krise dar. Jod hemmt in hohen Dosen sowohl die Schilddrüsenhormonsynthese (im Sinne einer Substrathemmung = Wolff-Chaikoff-Effekt) (376) als auch die Freisetzung von gespeicherten Schilddrüsenhormonen. Während von einigen Autoren die Jodbehandlung bei jodkontaminierten Kranken als wenig wirkungsvoll oder problematisch dargestellt wird (17, 297, 276), geben andere Autoren eine uneingeschränkte Empfehlung für diese Therapie (416, 917). Unter der Vorstellung, daß nur eine unzureichende Jodzufuhr vorher erfolgte, die – wie üblich – die Hormonproduktion anregte und noch nicht oder nur partiell eine Austrittsblockierung der Schilddrüsenhormone bewirkte, wird eine hochdosierte Jodtherapie auch in diesen Fällen die Hormonsekretion inhibieren. Um die vermehrte Hormonsynthese durch Jodgaben auszuschalten, sollten stets 1-2 Stunden vor der Jodgabe hohe Dosen von *Thiamazol* (z.B. 80 mg Favistan® i.v.) verabreicht werden.

Die Jodbehandlung erfolgt in Form einer *Dauerinfusion von 8-12 ml Endojodin® in 24 Stunden*. Die angegebene Dosis sollte 2-3 Tage beibehalten werden.

Bei totaler Blockierung der Hormonsynthese und der Hormonsekretion durch Jod und Thyreostatika ist eine Besserung erst nach 12-24 Stunden zu erwarten, da die Halbwertszeit des Thyroxins und des Trijodthyronins im Gewebe und an den Organen mehrere Tage beträgt. Allerdings sollte die Wirkung der Behandlung am abfallenden Serumhormonspiegel nachzuweisen sein.

Zu 2 c) *Evtl. Lithiumbehandlung:* Von einigen Autoren wird bei Verdacht auf vorangegangene Jodkontamination die *Lithiumbehandlung* empfohlen anstelle der Endojodin®-Behandlung (17, 297). Die praktischen Erfahrungen sind gering. Zwar ist bekannt, daß Lithium die Sekretion von präformierten Schilddrüsenhormonen hemmt und somit theoretisch für die Behandlung in Betracht kommt, jedoch besitzt die Lithiumbehandlung eine *äußerst geringe therapeutische Breite,* so daß nur bei strenger Kontrolle des Lithiumserumspiegels, der sofort verfügbar sein muß, eine Behandlung in Betracht gezogen werden darf. So liegt der wirksame Bereich bei einem *Serumspiegel* zwischen 1,0-1,3 mmol/l und der toxische Bereich beginnt bereits bei 1,5 mmol/l. Wichtig bei dieser Behandlung ist die Beobachtung, daß eine Überdosis zu ähnlichen klinischen Erscheinungen führt, wie sie für die thyreotoxische Krise charakteristisch sind.

Außerdem ist die Behandlung mit Lithium *bei Niereninsuffizienz kontraindiziert.*

Durch die neuen Behandlungsverfahren (Plasmapherese, Operation) ist diese Behandlung in den Hintergrund getreten. Die D o s i s e m p f e h l u n g lautet:

Quilonum® *(Lithiumacetat)* 1 Tabl. = 536 mg initial 2 Tabletten anschließend 2-4 Tabl. innerhalb von 8 Stunden bis zum Wirkspiegel. Anschließend 3 Tabl. pro 24 Stunden bei weiteren Blutspiegelkontrollen.

Zu 2 d) *Betarezeptorenblocker:* Die Behandlung mit Betarezeptorenblockern führt zu einer Herabsetzung der durch gesteigerte Katecholaminwirkung ausgelösten Reaktionen (z.B. Tachykardie, Hypertonie, Hyperthermie, allgemeine gesteigerte Erregbarkeit). Zusätzlich zu den sympathikolytischen Eigenschaften wird den Betarezeptorenblokkern eine Hemmung der peripheren Konversion von T4 zu T3 zugesprochen. Da die Wirkung – im Gegensatz zu den Thyreostatika – sofort einsetzt, wird diese Therapie auch als Überbrückungsbehandlung angesehen, bis die Organwirkung der Hormone abklingt. Die Gefahr bei dieser Behandlung beruht auf der negativ-inotropen Wirkung, die bei vorgeschädigtem Herzen zu einer Dekompensation bis zum irreversiblen Schock führen kann (341). Aus diesem Grund sollte bei schweren Verlaufsformen, bei denen eine intravenöse Behandlung indiziert ist, die Verabreichung *nur unter Kontrolle des arteriellen Pulmonalisdrucks und der HZV-Bestimmung* erfolgen. Bei leichten Verlaufsformen genügt die orale Therapie.

D o s i e r u n g : Die intravenöse Behandlung wird mit Dociton® *Propranolol* vorgenommen. Beginnend mit 1 mg i.v. Bei stabilen hämodynamischen Verhältnissen im Lungenkreislauf kann – besonders bei hochgradiger Tachyarrhythmie – bis auf 3-5 mg im Abstand von 3 Stunden die Dosis erhöht werden. Geht die Arrhythmie bis auf 100 Schläge min zurück, so erfolgt eine Dosisreduzierung bzw. ein Übergang auf orale Therapie mit 3 x 10 mg bis 3 x 40 mg pro 24 Stunden.

Diese orale Dosierung ist auch zu wählen bei leichteren Verlaufsformen (Stadium I).

Zu 2 e) *Plasmapherese:* Mit Hilfe der Plasmapherese gelingt es, einen Teil der zirkulierenden extrathyreoidalen Hormone zu eliminieren (398, 421, 700, 736). Neben der Entfernung von Schilddrüsenhormonen wird beim M. Basedow eine Verminderung der schilddrüsenstimulierenden Antikörper durch die Plasmapherese erreicht. Nach Untersuchung von Horn müssen mindestens 4-6 l Plasma ausgetauscht werden (377a, 421), dabei konnte ein signifikanter Abfall des Serumspiegels von T4 und T3 bei einer Volumensubstitution mit *Albuminlösung* – nicht aber mit Humanplasma – erreicht werden. Offenbar kommt es unter diesen Bedingungen zu einer Rückverteilung der Schilddrüsenhormone aus den Geweben in die Zirkulation, da größere Mengen eliminiert werden können, als rechnerisch im Plasma bestimmt wurden (421). Als entscheidendes Prinzip zur akuten Reduzierung des extrathyreoidalen Schilddrüsenhormonpools wird die Zufuhr von freier Bindungskapazität für Schilddrüsenhormone angesehen, im wesentlichen in Form von *Thyroxin-bindendem Globulin (TBG)* zum Beispiel durch *Fresh-Frozen-Plasma,* welches dann nach Aufsättigung mit Schilddrüsenhormon durch die Plasmapherese wieder entfernt wird.

Besonders zu achten ist während der Behandlung auf den *Antithrombin-III-Spiegel,* der auf kritisch niedrige Werte unter 40% des Normalwertes abfallen kann.

Die bisher mitgeteilten Ergebnisse der Plasmapheresetherapie zeigen unterschiedliche Beeinflussung des klinischen Bildes. Die Beschreibungen reichen von dramatischen Besserungen bis zur Erniedrigung des Hormonspiegels ohne wesentlich beeinflußte Symptomatik; allerdings haben nach einer Übersicht von Horn alle Kranken, die keine sofortige Besserung der Symptomatik zeigten, überlebt (421).

Eine Plasmapheresebehandlung ist indiziert:
a) Bei zerebraler Symptomatik.
b) Wenn sich trotz medikamentöser Therapie innerhalb von 24-48 Stunden keine Besserung, sondern eine Verschlechterung einstellt.
c) Bei Unverträglichkeit von Jod und Thyreostatika.
d) Wenn mit *Perchlorat* (z.B. Irenat®) vorbehandelt wurde und damit die Behandlung mit Jod in Frage gestellt wird.
e) Grundsätzlich im Stadium III.

Zu 2 f) *Thyreoidektomie:* Bei der nach wie vor zum Teil schlechten Prognose bei Kranken mit thyreotoxischer Krise ist der Vorschlag diskutiert worden, durch eine totale Thyreoidektomie sowohl die Hormonsynthese als auch die Hormonsekretion total zu unterbrechen (215, 490). Erste praktische Erfahrungen (215, 396, 490) haben ergeben, daß der Eingriff von dem Patienten mit thyreotoxischer Krise vertragen wird und daß postoperativ ein rascher Hormonabfall zu beobachten war.

Indikation: Bei den gegenwärtigen noch nicht überschaubaren intraoperativen Komplikationsmöglichkeiten, den zusätzlichen Gefahren der Narkose und bei den derzeit noch limitierten Erfahrungen des chirurgischen Vorgehens sollte eine *Operation nur bei Zustand nach Jodkontamination und steigenden Hormonwerten* – trotz thyreostatischer Therapie – unternommen werden (376). Während im Stadium II eine zunächst abwartende Haltung zwischen 24 und 48 Stunden mit Kontrolle des T3- und T4-Spiegels eingenommen werden sollte, muß die Entscheidung im Stadium III rasch erfolgen.

In Abhängigkeit von den Schilddrüsenerkrankungen sind folgende *Alternativen* vorgeschlagen worden:
a) Bei der Exazerbation des M. Basedow sollte eine totale Strumaresektion erfolgen.
b) Beim solitären autonomen Adenom und thyreotoxischer Krise hat die Enukleation des autonomen Adenoms die Ausschaltung des inkretorisch aktiven Gewebes zur Folge. Sollten auf der einen Seite mehrere Adenome oder ein sehr großes Adenom vorliegen, so sollte die Hemithyreoidektomie erfolgen.
c) Bei Knotenstruma mit beidseitigen autonomen Veränderungen sollte entweder die „beinahe totale Thyreoidektomie" erfolgen oder es sollte eine Hemithyreoidektomie auf der stärker betroffenen Seite mit einer subtotalen Strumaresektion auf der kontralateralen Seite durchgeführt werden.

Zu 3. Zusammenfassende Darstellung:
Die thyreotoxische Krise ist eine akute lebensbedrohliche Exazerbation einer Schilddrüsenüberfunktion. *Schon bei Verdacht* einer solchen Entwicklung sind sofort Untersuchungen der *Hormonspiegel* einzulei-

ten und unmittelbar nach Blutentnahme mit der Behandlung zu beginnen.

Im Stadium I wird die intravenöse thyreostatische Behandlung mit 80 mg Favistan® eingeleitet und im Abstand von 12 Stunden (oder als Dauerinfusion) werden 80 bis 120 mg über mehrere Tage verabreicht. Gleichzeitig erfolgt die Behandlung mit *Betarezeptorenblocker,* z.B. Dociton® *(Propranolol)* 3 x 20 bis 3 x 40 mg oral. Nach der ersten Gabe von Favistan® wird nach 2 Stunden mit der *Endojodinbehandlung* begonnen. Die empfohlene Dosis beträgt 8-12 ml pro 24 Stunden i.v. Außerdem müssen bei *Unruhezuständen,* die fast immer anzutreffen sind, die Kranken mit Valium®, Atosil® oder Luminal® sediert werden. Besteht oder entwickelt sich eine *Herzinsuffizienz,* so sollte baldmöglichst ein Pulmonaliskatheter eingeführt werden, um in kurzen Abständen die Druckwerte und das Herzzeitvolumen zu kontrollieren. Bei doppellumigen Kathetern besteht die Möglichkeit der Ermittlung des rechtsarterialen oder zentralvenösen Druckes, der gute Auskunft über eine Hypovolämie gibt und damit sehr gute Dienste bei der kontrollierten Volumenzufuhr leistet.
Durch die Beobachtung der hämodynamischen Parameter lassen sich die Behandlung mit *Betarezeptorenblockern* steuern und die Indikation für die Behandlung mit *Herzglykosiden* erkennen.
Stets muß während dieser Behandlung der *erhöhte Kalorienbedarf* berücksichtigt werden, der zunächst durch die orale Ernährung (eventuell mit Magensonde) oder partiell bzw. total durch parenterale Zufuhr gedeckt werden muß.

Kommt es bei dieser Therapie innerhalb von 24 Stunden bis 36 Stunden nicht zu einer Besserung oder tritt trotz der Therapie eine Verschlechterung mit Übergang in das **Stadium II** auf, so muß die Behandlung mit der *Plasmapherese* oder die *Operation* erwogen werden.

Liegt bereits bei Aufnahme die klinische Symptomatik des **Stadiums II** vor, so sollte nach der Favistan®-Applikation und Endojodin®-*Behandlung* eine intravenöse Dociton®-Behandlung – unter Kontrolle des arteriellen Pulmonalisdruckes und des Herzzeitvolumens – erfolgen. Außerdem wird allgemein bei diesem Stadium die Behandlung mit *Corticosteroiden* (z.B. Hydrocortison) i.v. empfohlen. Selbstverständlich werden auch in diesem Stadium Maßnahmen zur Sedierung, Sauerstoffverabreichung und Volumensubstitution eingesetzt.

Bei den heutigen Möglichkeiten der wirkungsvollen Behandlung durch die **Plasmapherese oder Operation** sollte im **Stadium II** nach den oben geschilderten initialen Behandlungsmaßnahmen entschieden werden, welche dieser Behandlungen für den Kranken einzusetzen sind. Grundsätzlich könnte bei allen Kranken die Operation als

wirkungsvollste Behandlung gesehen werden. Allerdings steht man
mit der chirurgischen Behandlung noch am Anfang, d.h. es liegen
noch nicht genügend Erfahrungen über das Operationsrisiko und
mögliche Komplikationen vor. Auf der anderen Seite sind gute Ergebnisse mit wenigen Komplikationen bei der Plasmapheresebehandlung
mitgeteilt worden, so daß diese Behandlung eine akzeptable Alternative darstellt. Außerdem kann man nach einer Plasmapheresebehandlung, die nicht zum gewünschten Erfolg geführt hat, jederzeit die Operation anschließen, so daß zum jetzigen Zeitpunkt für Kranke mit erhöhtem Operationsrisiko zunächst die Plasmapherese eingesetzt werden sollte – auch für Kranke mit hohem Serum-T4-Spiegel und mit
stark vermehrter Durchblutung der Schilddrüse, wie z.B. bei M. Basedow, sollte die Plasmapheresebehandlung Vorrang haben. Dagegen ist
nach Jodkontamination, bei niedrigem Serumhormonspiegel oder
polyadenomatöser Knotenstruma dem operativen Verfahren der Vorzug zu geben.

Die gleichen Behandlungsprinzipien gelten grundsätzlich auch für das
Stadium III, allerdings ist bei dieser Krankheitssituation große Eile
geboten, da nicht nur die Bewußtlosigkeit, sondern vor allem die Verschlechterung der Kreislaufverhältnisse das drohende Organversagen
ankündigt. Voraussetzung für ein erfolgreiches Behandlungsergebnis
beider Verfahren ist der *sofortige Einsatz aller intensivmedizinischen
Maßnahmen* zur Verbesserung der Exsikkose, der Herzinsuffizienz
und der respiratorischen Insuffizienz. Vorsicht bzw. Zurückhaltung
ist geboten bei der Betarezeptorenblockerverabreichung im Stadium
III.

E. Überwachung

Tab. VI.-15. Überwachung bei der thyreotoxischen Krise.

Überwachung	Kontrollen (zeitlicher Abstand)
EKG, Puls	Fortlaufend Monitor
Puls, arterieller Blutdruck	30 min
Temperatur, zentraler Venendruck	1 Stunde
Urinausscheidung, Blutuntersuchungen Schilddrüsenfunktionstests	Im Abstand von 24 Stunden
Cholesterin, GOT, GPT, LDH, Amylase, Kreatinin, rotes und weißes Blutbild, Natrium, Kalium, Calcium, Chlor, arterielle Blutgaswerte, Blutzucker	Einmalig

F. Häufige Fehler

1. Unterdosierung und zu späte Verabfolgung von Jod.
2. Übersehen einer Exsikkose (Hypovolämie), einer Hypokaliämie oder einer metabolischen Azidose.
3. Medikation von Perchlorat in der beginnenden Krise (oder bei schwerer Hyperthyreose. Dadurch wird die Jodtherapie ineffektiv oder sogar gefährlich (484a).
4. Glykosidtherapie in zu hoher Dosierung kann schnell zu Herzrhythmusstörungen führen.
5. Übersehen der Krise bei älteren Patienten mit Fehldiagnose wie Myokarditis + Pneumonie, Koronarsklerose, Leberschaden, psychiatrisches Krankheitsbild.
6. Überweisung von Kranken mit einer psychiatrischen Symptomatik in eine neurologische bzw. psychiatrische Klinik, zuvor sollten in jedem Fall spezifische diagnostische Maßnahmen durchgeführt werden.

7. Hypothyreotisches Koma

A. Pathophysiologie

Das hypothyreotische Koma oder *Myxödemkoma* ist ein seltenes Ereignis. Zu dieser Stoffwechselentgleisung führen Infekte (z.B. Pneumonie), Traumen, Streßsituation, verstärkte Kälteeinwirkung oder Pharmaka (z.B. Barbiturate, Chlorpromazin) bei bis dahin unbekannter oder bei behandelter Hypothyreose (964). Seltener führen partielles oder totales Absetzen der Sustitutionstherapie zum Myxödemkom. Postoperativ kann es nach operativer Verkleinerung unerkannter thyreoiditischer Strumen auftreten (681).

Die **klinische Symptomatik** ist geprägt von den durch den Hormonmangel verursachten Funktionsstörungen. Im Vordergrund steht eine ausgeprägte *Hypothermie,* die Werte unter 30° erreichen kann. Weiterhin ist eine *Bradykardie* mit einer Frequenz von 50 bis 40/min festzustellen. Infolge einer Schädigung des Atemzentrums entwickelt sich eine *Bradypnoe,* die eine durch Hypoventilation verursachte *respiratorische Azidose* zur Folge haben kann (463). Als viertes Leitsymptom ist die *Hypotonie* zu nennen.

Als bedrohliches Zeichen gilt nach Bansi das *Auftreten von Krämpfen.* Die Peristaltik und der Tonus des Darmes sind mitunter stark herabgesetzt, so daß die Fehldiagnosen Ileus, Okklusion oder Aszites gestellt werden. Kaufmann weist darauf hin, daß eine *Verdünnungshyponatriämie* bestehen kann, die als Folge einer gesteigerten Sekretion von antidiuretischem Hormon zurückzuführen ist *(Schwartz-Bartter-Syndrom)* (462). Die Kranken zeigen ein pastöses Aussehen mit trockener, schilfriger Haut. Infolge der Ödembereitschaft kann es zu Perikard- oder Pleuraergüssen kommen.

Im *EKG* sind die folgenden Veränderungen häufig in dieser Kombination für Myxödem fast pathognomisch: Sinusbradykardie, verlängerte PQ-Zeit, Niedervoltage.

B. Diagnostische Hinweise

Anamnestische Hinweise: Kranke mit unbekannter Hypothyreose, Thyreoiditis, Tumoren, Traumen und Infektionen in Hypophyse und Zwischenhirn (sekundäre Hypothyreose).

Auslösung durch: Behandlungsfehler in der Substitutions- und Radiojodbehandlung, Jodmangel, Jodfehlverwertung, Infektion, Streßsituationen, außergewöhnliche Kälteeinwirkung, Medikamente (Barbiturate), Infektion z.B. Pneumonie bei unbekannter Hypothyreose.

Befunde:
Subjektive prämonitorische Befunde: Schläfrigkeit, Adynamie, Konzentrationsschwäche, hochgradige Kälteintoleranz, Obstipation.

Objektivierbare prämonitorische Befunde: Trockene, schuppende Haut, Hypothermie, Bradykardie, Hypotonie, Ödembereitschaft, Haarverlust.

Vollbild des Komas: Progrediente Apathie, Hypothermie bis unter 30°C, Bradypnoe und Hypoventilation, Hypotonie, Bradykardie, Magen-Darm-Atonie, zunehmende Bewußtlosigkeit, generalisierte Krämpfe, Koma.

EKG: Niedervoltage. Verlängerung der PQ-Zeit.

Laborbefunde: T3 und T4 stark erniedrigt, Cholesterin stark erhöht: respiratorische Azidose, Anämie.

C. und D. Sofortmaßnahmen – Intensivtherapie

Voraussetzungen für die Therapie:
1. (Vena-cava-Katheter).
2. Evtl. Magensonde.
3. Evtl. Harnblasenkatheter.
4. Rasche Möglichkeit der Schilddrüsenfunktionsdiagnose.
5. Bereitstellung der Respiratortherapie.

Therapieschema:

1. Substitution der Schilddrüsenhormone.
2. Substitution der Nebennierenrindenhormone.
3. Infusionstherapie.
4. Antibiotikatherapie.
5. Eventuell künstliche Beatmung.

Zu 1. Am 1. Behandlungstag *L-Thyroxin* 0,3-0,5 mg i.v. (L-Thyroxin inject Henning®).

Ab 2. Tag *L-Thyroxin* 50 µg oder 100 µg oral.

Die D o s i e r u n g hängt ab dem 2. Tag von der kardialen Situation ab. Bei deutlichen Zeichen der koronaren Herzerkrankung muß die niedrigere Dosierung beibehalten werden.

Zu 2. *Hydrocortison* 200 mg i.v. oder *Prednison* 100 mg i.v. für 3-5 Tage.

Zu 3. Unter Kontrolle des zentralen Venendrucks *physiologische Kochsalzlösung* oder 500 ml *Lävulose* 5% + 20 ml *NaCl* 5,85%ig; bei Hypotonie zusätzlich Plasmaexpander.

Zu 4. *Antibiotikabehandlung:* Breitbandantibiotikum.

Zu 5. Bei respiratorischer Azidose als Ausdruck von Hyperventilation und Koma sollte mit der *Respiratorbehandlung* begonnen werden. Eine vorsichtige warme Lagerung jedoch keine Aufwärmung (Gefahr des irreversiblen Kreislaufschocks) ist zu empfehlen.

E. Überwachung

Tab. *VI.-16.* Überwachung bei hypothyreotischem Koma.

Überwachung	Kontrollen (zeitlicher Abstand)
EKG, Puls	Fortlaufend Monitor
Falls nicht durch Monitor möglich: EKG, Puls, Temperatur, Atmung, Blutdruck	30-60 min
Falls nicht durch Monitor möglich: Zentraler Venendruck, Urinausscheidung	4-6 Stunden
Arterielle Blutgaswerte, neurologischer Status	12-24 Stunden
Elektrolyte, Blutzucker, EKG vollständig, EEG, Hämatokrit	24 Stunden
Blut: SGOT, SGPT, CPK, LDH, GLDH, Amylase, Harnstoff, Kreatinin, Cholesterin, Hb, Erythozyten, Leukozyten, Urin: Kalium, Natrium, Calcium, Eiweiß, Zucker, Aceton	24 Stunden
Amylase, Röntgen-Thorax, BKS, Elektrophorese	Einmalig

F. Häufige Fehler

1. Unterlassung gleichzeitiger Medikation von Nebennierenrindenhormon bei T3-Substitution. Dadurch kann eine bedrohliche Verschlechterung der Nebennierenrinden-Insuffizienz auftreten. Daher in jedem Fall zunächst die Corticosteroidtherapie einleiten.
2. Zu großer Zeitverlust durch diagnostische Maßnahmen.
3. Ungenügende Dosierung von Schilddrüsenhormonen.
4. Verabreichung von Barbituraten oder Morphium.
5. Nichtbeachtung von zunehmender Angina pectoris während der
Substitution mit Schilddrüsenhormon.

8. Coma hepaticum

Im Hinblick auf die Pathogenese, die Prognose und eine gezielte Therapie
sind zwei Formen des Coma hepaticum zu unterscheiden:
Das *exogene Leberkoma* und das *endogene Leberkoma*.
1. Das *exogene Leberkoma* (sekundäres Leberkoma, sog. *Leberausfalls-
koma*) tritt vorwiegend in der Endphase einer chronischen Lebererkrankung auf. Häufigste Grunderkrankung ist die Leberzirrhose. Beginnende
komatöse Episoden oder periodischer Stupor werden sowohl nach portokavalen Anastomosen als auch nach portokavalen Shunt-Operationen beobachtet. Dabei erreichen toxische Stoffwechselprodukte aus dem Darm
unter Umgehung der Leber das Gehirn (496, 593, 958). Am häufigsten ist
in unseren Breiten die *Ösophagusvarizenblutung* bei fortgeschrittener
Leberzirrhose als auslösende Ursache zu nennen.
2. Das *endogene Leberkoma* (primäres Leberkoma, sog. *Leberzerfallskoma)*
ist durch eine rasch fortschreitende Bewußtseinsstörung gekennzeichnet;
für diese Störung ist vorwiegend eine akute Leberinsuffizienz verantwortlich.
Die häufigsten *Ursachen* sind die fulminante Virushepatitis und die toxisch
bedingte Lebernekrose nach Vergiftungen oder nach bestimmten Medikamenten. Seltener entwickelt sich ein endogenes Leberkoma bei dystrophi-
schen Schüben einer Leberzirrhose oder bei einem schnell wachsenden
Leberkarzinom (550, 649, 958).
Zur *Diagnose* der Lebererkrankung führen anamnestische Angaben und
klinische, biochemische und evtl. endoskopische bzw. bioptische Befunde.

8.1. Exogenes Leberkoma

A. Pathophysiologie
Eine wesentliche Rolle in der Pathogenese des exogenen Leberkomas bei
Leberzirrhose spielen folgende *Faktoren* (404, 593, 958):
1. Der portokavale Kollateralkreislauf:
   a) als Folge der portokavalen Hypertension,
   b) als Folge einer operativen portokavalen Anastomose.
2. Die bakterielle Zersetzung von stickstoffhaltigem Material im Dickdarm
und bei pathologischer Besiedelung im Dünndarm.
3. Die verminderte Funktion der Leberparenchymzellen.

Die Kenntnis auslösender Faktoren ist von großer Bedeutung, da bei prädisponierten Kranken besondere Vorsicht mit dem Einsatz bestimmter Substanzen geboten ist bzw. bei speziellen zusätzlichen Erkrankungen sorgfältige Untersuchungen zur Erfassung von Warnsymptomen notwendig sind. In der Tab. *VI.-17* sind die wichtigsten auslösenden **Ursachen** aufgeführt.

Führend in der Symptomatik sind die *psychiatrisch-neurologischen Veränderungen,* so daß von einer *portokavalen* oder *portosystemischen Enzephalopathie* gesprochen wird.

Bei der Vorstellung über die Entwicklung der portosystemischen Enzephalopathie geht man davon aus, daß toxische Substanzen, die normalerweise – nach Resorption aus dem Darm – über die Pfortader der Leber zugeführt werden, die sie metabolisiert bzw. entgiftet, über portokavale Anastomosen direkt in den systemischen Kreislauf gelangen; so erreichen diese Giftstoffe sehr schnell das Gehirn und entfalten dort ihre toxische Wirkung. Nachteilig und damit beschleunigend für diese hohe Anflutung ist die insuffiziente Leberfunktion, die im Normalzustand eine hochgradige Entgiftungsfunktion

Tab. *VI.-17.* Auslösende Ursachen des exogenen Leberkomas bei Leberzirrhose.

Ursache	Mechanismen
Gastrointestinale Blutungen	a) Aminosäurenfreisetzung b) Ammoniakbildung c) Bildung falscher Neurotransmitter d) Hypovolämie
Sedativa	a) Erhöhte Empfindlichkeit des Gehirns b) Hypoxie c) Verminderter Medikamentenmetabolismus
Metabolische Alkalose	Erleichterte Diffusion von nichtionisiertem Ammoniak ins Gehirn durch Blut-Liquor-Schranke
Infektion	a) Vermehrter Eiweißkatabolismus b) Dehydrierung c) Fieber
Obstipation-Diätfehler	a) Erhöhte Produktion von Ammoniak und anderen Toxinen durch erhöhte Passagezeit b) Höhere Anflutung von eiweißreichen Substanzen
Niereninsuffizienz	a) Erhöhte Ammoniakproduktion und verminderte Harnausscheidung b) Diuretika-induzierte Hypovolämie und metabolische Alkalose c) Hypokaliämie

besitzt. Außerdem wird angenommen, daß die Syntheseleistung der Leber erheblich eingeschränkt ist und somit eine Reihe von Stoffen vermindert sind oder fehlen, die für die Funktion des ZNS von großer Bedeutung sind. Nach den bisherigen Erkenntnissen sind wahrscheinlich folgende toxische Substanzen an der Entwicklung der Enzephalopathie beteiligt:

Durch eine verminderte Aktivität des Harnstoffzyklus nimmt die Blutkonzentration von *Ammoniak* zu. Diese Substanz soll wesentlich zu einer Störung der Membranfunktionen und des Energiestoffwechsels des ZNS beitragen.

Weiterhin kommt es zu *Verschiebungen im Aminosäurenspiegel* durch Anstieg aromatischer Aminosäuren und durch Abfall verzweigtkettiger aliphatischer Aminosäuren und dadurch zu einer verstärkten Aufnahme von Phenylalanin und Tyrosin in das ZNS. Intrazerebral entstehen dadurch Oktopamin und Phenyläthanolamin, die als falsche Neurotransmitter wirken und die Enzyme des dopaminergen Systems hemmen sollen.

Wahrscheinlich führen die bei der Leberinsuffizienz vermehrt anfallenden Substanzen, wie z.B. *Phenolderivate, Merkaptan* und bestimmte *kurzkettige Fettsäuren, δ-amino – Buttersäuren (GABA,* aber auch *bakterielle Toxine)* ebenfalls zu Störungen der zentralen Membranfunktionen, der Transmitterfunktion und des Energiestoffwechsels.

Zusätzlich können *Elektrolytstörungen* und *Störungen im Säure-Basen-Haushalt,* die infolge der Leberkrankheit auftreten, sowie durch Störung der Nierenfunktion die zerebralen Funktionen beeinträchtigt werden.

Gastrointestinale Blutungen durch Ösophagusvarizen, erosive Gastritis oder Ulcus ventriculi führen zu einer Verschlechterung durch *hypovolämischen Schock,* vor allem jedoch durch das erhöhte Eiweißangebot; durch Darmbakterien werden Ammoniak und stickstoffhaltige Toxine freigesetzt. Ältere Blutkonserven enthalten ebenfalls mehr Ammoniak. Nach eiweißreichen Mahlzeiten wird eine Verschlechterung der Bewußtseinslage beobachtet. Häufig sind Infektionen bei gestörter Abwehr des Patienten ein auslösender Faktor für die Enzephalopathie. Bei obstipierten Kranken wird im Darm vermehrt Ammoniak gebildet.

Diuretikagaben oder wiederholte Aszitespunktionen führen zu Störungen des Elektrolythaushaltes, besonders des Kaliumhaushaltes. Weiterhin sind Sedativa für eine Verschlechterung verantwortlich. Diese Substanzen können außerdem die Schweregraderfassung verfälschen.

B. Diagnostische Hinweise

Die **Diagnose** wird meist zu stellen sein, wenn im Zusammenhang mit der Leberzirrhose *neuropsychiatrische Störungen* auftreten (siehe Tab. *VI.-18*).

Die Zeichen der Lebererkrankung wie *vergrößerte Leber* (nicht in allen Fällen), *Spider-Naevi, Palmarerythem, Weißflecken* sowie *Aszites* geben bei bisher unbehandelten Kranken gute Hinweise. Das Vorliegen einer Blutung sowie andere Ursachen (siehe Tab. *VI.-17*) müssen geprüft werden.

Schon im Präkoma (Stadium II s. Tab. *VI.-18*) kann man oft den typischen *Foetor hepaticus* wahrnehmen. Der Foetor ist ähnlich dem Geruch nach frischer Leber, jedoch mit einem erdigen Charakter.

Tab. *VI.-18* Gradeinteilung des Leberkomas und der elektroenzephalographischen Befunde.

Grad	Psychisch-neurologische Veränderungen	EEG-Befunde	Flapping-Tremor
I Prodrome	Euphorie; depressive, fluktuierende leichte Verwirrung; Verlangsamung der psychischen Reaktionen, undeutliche Sprache, Schlafstörung	Normal	(+)
II Drohendes Koma	Akzentuierung der Symptome des Grades I, zusätzliche Schläfrigkeit, Sphinkterkontrolle normal	Mäßige, langsame Rhythmen	oder + +
III Stupor	Desorientierung in Raum und Zeit, inkohärente Sprache, Schläfrigkeit oder Delir, Reflexsteigerung, Hypermotorik, Sphinkterinkontinenz	Immer abnorm mäßig schwere Zeichen	+ +
IV Koma	Tiefe Bewußtlosigkeit, keine Schmerzreaktion Areflexie	Immer abnorm	Nicht mehr vorhanden

Sehr häufig ist eine *Hyperventilation* zu beobachten. Diese Hyperventilation kann beim Koma nicht selten in Verbindung mit einer Hypokaliämie zu einer metabolischen Alkalose führen. Bei schweren Krankheitsverläufen entwickelt sich präfinal eine metabolische Azidose. Außerdem wird eine hyperdyname Kreislaufreaktion mit hohen Blutdruckamplituden beobachtet; das venöse Blut ist bei diesen Patienten auffallend hell, da das Blut wahrscheinlich über einen Teil der nutritiven Kapillaren kurzgeschlossen verläuft. EEG-Veränderungen sind stets anzutreffen, sind allerdings unspezifisch und treten auch in gleicher Form bei anderen metabolischen Krampfzuständen auf.

Ammoniak ist bei Kranken mit Enzephalopathie meist erhöht. Die übrigen Laborbefunde spiegeln das Ausmaß der Lebererkrankung wieder.

Auftreten von *psychisch neurologischen Veränderungen:*

Wichtig: Die Kenntnis dieser Komastadien ist von großer Bedeutung, da durch eine rechtzeitige Behandlung einer weiteren Verschlechterung vorgebeugt werden kann.

Die ersten klinischen Zeichen im Stadium I sind unterschiedlich. Es kann zur *Änderung der Persönlichkeit* kommen wie Euphorie oder Depression, Geschäftigkeit oder Reizbarkeit. Der Kranke ist geistesabwesend, leicht verwirrt, verlangsamt und vernachlässigt sich (z.B. körperliche Hygiene). Nicht selten sind *Schlafstörungen* mit Umkehrung des normalen Schlaf-Wach-Rhythmus.

Im Stadium II verstärken sich die Symptome, es kommt zusätzlich zum Auftreten von *motorischen Störungen,* z.B. Muskelrigidität, die zu einer Verlangsamung der Bewegung führt und zu *Hypokinesie,* ähnlich dem Bild eines Parkinson-Kranken.

Wichtigstes Zeichen ist der *Flapping-tremor* oder *Asterixis.* Dazu fordert man den Kranken auf, beide Hände bei gestreckten Armen zu hyperextendieren und die Finger zu spreizen. Man beobachtet nun in unregelmäßigen Abständen eine kurzzeitige Erschlaffung des Tonus in den Extensoren des Unterarmes, die zu einer flatternden Bewegung der Hand nach unten führt.

Die Zunahme der Bewußtseinsstörung ist deutlich, aber nicht akut einsetzend. Die Zeichen der Enthemmung nehmen stark zu.

Im Stadium III fällt der Kranke in einen *Schlafzustand,* ist jedoch erweckbar. Häufig kommt es zu *Wahnvorstellungen.* Manchmal bestehen ein Nystagmus, Pyramidenzeichen und ein zunehmender Rigor. Auch in diesem Stadium kann der Flattertremor ausgelöst werden.

Stadium IV bezeichnet das eigentliche Koma. Der Patient ist nicht erweckbar, sondern *tief bewußtlos,* er reagiert nicht auf Schmerzreize, es besteht eine Areflexie.

Differentialdiagnostisch abzugrenzen ist das sog. *falsche Leberkoma,* das Koma hypokaliaemicum, dem ein mit Bewußtlosigkeit einhergehender Kaliummangelzustand bei Lebererkrankungen zugrunde liegt. Am häufigsten treten diese Stoffwechselstörungen bei saluretischer Therapie oder nach häufigen Aszitespunktionen auf (462).

C. Sofortmaßnahmen

Zu Beginn muß die Einstellung der Zufuhr aller Koma auslösender und leberschädigender Mittel erfolgen, z.B. Proteine, Alkohol, Sedativa, Saluretika, alte Blutkonserven u.a. Besteht eine *gastrointestinale Blutung,* so muß *vor* dem Transport eine Infusion mit Plasmaersatzmit-

teln, z.B. Macrodex® oder HAES®-steril 6% angelegt werden. Weitere
Maßnahmen bei Blutungen siehe S. 607.

Der Patient muß in Begleitung des Arztes sofort in das nächstgelegene
Krankenhaus gebracht werden. Die *Aufsicht ist erforderlich,* da auf
dem Transport delirante Zustände auftreten können, zum anderen
sich aber eine Schocksymptomatik entwickeln kann. Weiterhin besteht die Gefahr der Aspiration.

D. Intensivtherapie

Voraussetzungen für die Therapie:
1. Venöser Zugang (großlumige Kavakatheter).
2. Bei Bewußtlosen: Magensonde, Blasenkatheter.
3. Möglichkeit zur Diagnostik und Therapie von Blutungen:
   Endoskopie, Ösophagusvarizen-Verödung, (-Sklerosierung).
4. EEG-Registrierung.

Therapieübersicht:

1. Darmreinigung und Sterilisation:
   a) Magnesiumsulfat.
   b) Hohe Einläufe.
   c) Darmsterilisierung durch Antibiotika.
   d) Lactulosebehandlung.
2. Sedierung.
3. Antibiotikatherapie.
4. Blutersatz.
5. Infusionstherapie.
6. Therapie der gastrointestinalen Blutung (siehe S. 607).
7. Ernährung.

Zu 1. Oberstes Ziel ist die weitgehende Verhinderung des Einstroms
toxischer Substanzen in das portokavale System. Da als gesichert gelten kann, daß die toxischen Substanzen, die zum Leberkoma führen,
aus dem bakteriellen Abbau von Eiweißkörpern stammen, ist die erste
und wichtigste Maßnahme eine *umfassende Darmreinigung* und *Verminderung der bakteriellen Darmflora.* Außerdem muß natürlich jeder
Nachschub von derartigem Material unterbunden werden.
a) *Magnesiumsulfat* 30%ig, 40 ml oral oder durch die Magensonde. Anschließend durch die Sonde *Aktivkohle.*
b) *Hohe Einläufe,* die im Abstand von 4 Stunden zu wiederholen sind.
   Diesen Spülflüssigkeiten können *Neomycin* (z.B. Bykomycin®) bei-
   gegeben werden.

c) *Darmsterilisation* durch schwer resorbierbare Antibiotika, z.B. *Neomycin* Bykomycin® 2-8 g pro Tag) oder *Paromomycin (*Humatin® 2-8 g pro Tag als Einzeldosis). Bei Niereninsuffizienz geringere Dosierung.

d) Zusätzlich *Lactulose* (Bifiteral®) 45-100 g in 3-4 Einzelportionen. Es handelt sich um ein synthetisches Disaccharid aus Galactose + Fructose, das im Darm wegen der dafür fehlenden Enzyme nicht abgebaut und resorbiert werden kann. Es gelangt daher unverändert in die bakterienbesiedelten Abschnitte des Darmes. Durch zuckerspaltende Bakterien, besonders dem Lactobazillus, wird Lactulose zu sauren Stoffwechselprodukten metabolisiert. Durch das auf diese Weise entstandene saure Milieu wird das Wachstum der Lactobakterien begünstigt und dasjenige der proteolytisch wirkenden Bakterien gebremst, d.h. es kommt zu einer Umstellung der Bakterienflora, die weniger Toxine produziert. Außerdem wird die Diffusion von Ammoniak durch die Darmwand bei niedrigem pH vermindert.

D o s i e r u n g : Lactulose wird einschleichend dosiert, beginnend mit 3 x 20 bis 3 x 50 ml täglich. Lactulose hat zudem einen erwünschten laxierenden Effekt. Treten mehr als zwei breiige Stühle pro Tag auf, sollte die Dosis vermindert werden. Die Substanz ist nicht toxisch. Sie kann in Kombination mit Antibiotika verabreicht werden. Für die Langzeitbehandlung ist Lactulose wegen der fehlenden Nebenwirkungen günstiger als Antibiotika.

Zu 2. *Sedierung:* Nur bei sehr unruhigen Kranken sollte eine vorsichtige Sedierung erfolgen, zur Anwendung sollten Atosil® oder Distaneurin® kommen.

Merke: Bei unruhigen Kranken immer an ein Alkoholentzugsdelir denken!

Zu 3. Eine *Antibiotikatherapie* sollte *niemals prophylaktisch* erfolgen. Bei entsprechenden Infektionen, z.B. Bronchopneumonie oder bei Verdacht auf Sepsis muß mit Breitbandantibiotika behandelt werden.

Zu 4. Bei Blutungen oder bei Anämie (HB < 9 g/%) Frischbluttransfusionen.

Zu 5. *Infusionstherapie: Glucose* 20%ig, 1000 ml.

Eine ausreichende intravenöse Kalorienzufuhr muß von Anfang an gewährleistet sein. Gleichzeitig muß auf strenge Nahrungskarenz geachtet werden. Der Zusatz von Elektrolyten wird entsprechend den Serumkontrollen kontrolliert, außerdem Blutzuckerkontrollen.

Zu 6. *Gastrointestinale Blutungen* siehe S. 607.

Zu 7. *Weitere Ernährung:* Wenn das Koma gebessert ist, Umstellung von der Infusionsbehandlung auf orale Zufuhr. Eine Woche lang nur Kohlenhydrate (2000-2500 Kalorien), anschließend langsam aufbauende eiweißarme Diät, beginnend mit 20 g Eiweiß täglich. In Abständen von 2 Tagen Steigerung um jeweils 10 g, bis eine Eiweißzufuhr von 60 g erreicht ist. Durch tägliche Kontrollen gelingt so die Austestung der Proteintoleranz. Mit Gaben von darmwirksamen Antibiotika bzw. Lactulose kann die Eiweißtoleranz erhöht werden.

Merke: Da es Mischformen des endogenen und exogenen Leberkomas gibt, müssen die entsprechenden Therapievorschläge, die beim endogenen Leberkoma abgehandelt werden, berücksichtigt werden.

E. u. F. Überwachung und häufige Fehler
Siehe bei Abschn. Endogenes Leberkoma.

8.2. Endogenes Leberkoma

A. Pathophysiologie

Dem schweren Krankheitszustand liegt eine *massive Parenchymzerstörung mit teilweisem oder totalem Zusammenbruch der Leberfunktion* zugrunde. Trotz aller therapeutischen Bemühungen geht diese Erkrankung mit einer sehr hohen Letalität einher. Vorrangig bei den pathogenetischen Theorien des endogenen Leberkomas ist das *portosystemische Konzept,* das besagt, daß über spontane oder chirurgisch angelegte portokavale Anastomosen oder wegen des mehr oder weniger großen Ausfalls der Leberfunktion (im Fall der fulminanten Hepatitis) „Toxine", die normalerweise in der Leber entgiftet werden, aus dem Darm in den Kreislauf gelangen. Dazu kommen im Falle des Leberzerfallkomas noch die toxischen Abbauprodukte aus der Leber selbst. Die kritische Größe beim Leberversagen liegt bei einer *Verminderung des Leberzellvolumens unter 35%.*

Je weniger Zellen zugrunde gehen, desto größer ist die Chance einer wirksamen Leberzellregeneration. Es ist dabei besonders hervorzuheben, daß die Mehrzahl der Patienten an den Auswirkungen der Funktionsstörungen stirbt, bevor die kritische Grenze der funktionellen Zellmasse unterschritten ist.

Solange die Funktionsstörungen überwiegen, besteht die Möglichkeit, diese zu beeinflussen bzw. ihre Folgezustände zu behandeln, bis eine Regeneration wirksam werden kann. Hierhin liegt die große Chance der Intensivtherapie unter Einbeziehung der Substitutions- und Entgiftungsmaßnahmen.

Das Leberzerfallkoma entsteht zumeist bei einer *Virushepatitis,* kann jedoch auch durch Medikamente (siehe Tab. *VI.-19*) oder durch Gifte verursacht sein. Bei den Virushepatitiden ist die Hepatitis B mit 56% an erster Stelle zu nennen, gefolgt von Non-A- und Non-B-Hepatitis (33%) und Hepatitis A mit 2%. Auch durch andere Viren kann – wenn auch selten – eine fulminante Hepatitis verursacht werden. Die Immunpathogenese der virusinduzierten fulminanten Hepatitis ist unbekannt. Es scheint so, als ob die individuelle Immunabwehr entscheidender ist als die Virulenz des Virus.

Tab. *VI.-19.* Ursachen des endogenen Leberkomas.

1. Virushepatitis:
   a) Typ B
   b) Non A – Non B
   c) Typ A
   d) Cytomegalievirus, Epstein-Barr-Virus

2. Medikamente:
   a) Isoniazid, Acetaminophen, Alpha-Methyldopa
   b) Anästhetika (Halothan, Enfluran)

3. Gifte:
   a) Knollenblätterpilze
   b) Tetrachlorkohlenstoff

4. Mitochondrialgifte (akute Fettleber):
   Tetracyclinintoxikation
   Reye-Syndrom

5. Andere Ursachen (selten):
   Schockzustände
   Lebervenenthrombose
   Morbus Wilson
   Schwangerschaftshepatopathie

Klinik: *Prognostische Hinweise* für die Entwicklung der fulminanten Hepatitis sind Überregbarkeit, Schlaflosigkeit, starke Übelkeit und Erbrechen, gefolgt von Zeichen der Enzephalopathie. Zwei wichtige Entwicklungen weisen auf den beginnenden schweren Verlauf hin:
1. Die rasche Verkleinerung der ursprünglich vergrößerten Leber,
2. die schnelle Erniedrigung des Quick-Wertes (trotz Gaben von Vitamin K).
Obwohl die *Enzephalopathie* der fulminanten Hepatitis derjenigen bei Leberzirrhose sehr ähnlich ist, bestehen bestimmte Unterschiede, die auch bei der Therapie ein unterschiedliches Vorgehen implizeren. Der Prozeß bei der fulminanten Hepatitis verläuft schneller, d.h. das Krankheitsbild erscheint akuter (dies wird bewirkt durch die schnellere und größere Anflutung von Toxinen bzw. durch die Abwesenheit oder Inhibierung von protektiven Substanzen, die normalerweise in der Leber gebildet werden).
Blutungen treten bei einem fulminanten Leberversagen in 41-73% auf, sie können in 10-60% die Todesursache sein. Die hepatischen *Gerinnungsstörungen* sind gekennzeichnet durch einen Mangel an den Faktoren II, V, VII, IX und X. Von allen Laboruntersuchungen haben sich

die Gerinnungstests, d.h. die Quick-Methode zur Bestimmung des Prothrombinkomplexes und die gesonderte Bestimmung der Faktoren II, V und VII als die zuverlässigsten für die Prognose erwiesen. Als *prognostisch ungünstig* sind eine Thromboplastinzeit (Quick-Wert) von unter 20% und ein zusätzlicher Abfall von Faktor V auf unter 60% anzusehen.

Der zwar nicht obligate, jedoch häufig festzustellende *Ikterus* beruht auf einem vermehrten Angebot von Bilirubin, einer Störung des Transportes des primär unkonjugierten Bilirubins und einer Störung der Bilirubinkonjugation bei gleichzeitig verminderter Bilirubinausscheidung (496).

Schließlich werden *Veränderungen im Säure-Basen-Haushalt* beobachtet, die komaverstärkend wirken können. In der Regel findet sich eine *respiratorische* und *metabolische* Alkalose, die z.B. einen Transport von Ammoniak in die Zelle fördern würde. Gelegentlich werden jedoch *auch metabolische Azidosen* vorgefunden, die bei genauer Untersuchung, z. Teil als Laktatazidosen, zu erkennen sind (205).

Das schwere Krankheitsbild ist – im Gegensatz zum exogenen Leberkoma – geprägt von *massiven Funktionsstörungen,* die zusätzlich die zerebralen Funktionen beeinflussen können. Hierbei handelt es sich um Änderungen im *Säure-Basen-Haushalt* wie respiratorische und *metabolische Alkalose, Hyponatriämie* und *Hypoglykämie. Hypovolämie* und *Blutdruckabfall* wirken sich auf die zerebrale Durchblutung ebenfalls aus. Eine typische *Komplikation* und auch eine häufige Todesursache ist das *Hirnödem. Das Lungenödem,* dessen Ursache unklar ist, trägt zur Hypoxämie bei. Weiterhin ist mit *akutem Nierenversagen* zu rechnen, mit einem weiteren *Anstieg toxischer Substanzen. Verbrauchskoagulopathie* und *Blutungsneigung* können neben anderen Störungen zu intrazerebralen Blutungen führen.

B. Diagnostische Hinweise

Eines der wichtigsten Zeichen bei drohender oder eingetretener akuter Leberinsuffizienz ist das *Kleiner-* und *Weichwerden der Leber.* Tägliche Sonographiekontrollen sind zur Feststellung des Verlaufes deshalb besonders wichtig.

Ebenso sind als wichtiges Zeichen das Auftreten des *Foetor hepaticus* und die *Asterixis* zu nennen *(Flappingtremor).*

Die Stadien werden hierbei schneller durchlaufen als beim exogenen Leberkoma. Die Verkleinerung der Leber ist fast immer verbunden mit dem Zeichen der *hämorrhagischen Diathese,* oft mit kaffeesatzartigem Erbrechen, Fieber, Tachykardie, Hypoglykämie und Blutdruckabfall.

Tab. *VI.-20.* Differntialdiagnose von endogenem und exogenem Leber-koma.

Kriterien	Endogen (Leberzerfallskoma)	Exogen (Leberausfallskoma)
Häufigkeit	Selten	Häufig
Lebensalter	Jugend und mittleres Alter	Mittleres und höheres Alter
Vorgeschichte	Kurz	Lang
Auslösung	Akute Hepatitis, Vergiftungen s. Tab. VI.-19, S. 489	Gastrointestinale Blutung, medikamentöse Diurese (Kaliumverlust), Aszites-punktion, Diarrhö, Erbrechen, Infekt, Alkoholexzeß, Protein-exzeß, (Diätfehler), hoch-gradige Obstipation, portokavaler Shunt
Foetor hepaticus	+ +	Negativ oder +
Ikterus	Vorhanden, mitunter fehlend	Vorhanden oder fehlend, meist unverändert
Lebergröße	Rasch abnehmend, Konsistenz weich	Keine kurzfristige Änderung, Konsistenz hart
Aszites	Nicht oder selten	+
Bauchwand-Kollateral-venen	Fehlend	+
Spider naevi	Nicht	+
Neurologische Zeichen	Meist pyramidale	Vorwiegend extrapyramidale
Psychische Störungen	Zunächst starke Erregungs-zustände, dann Koma	Nicht so starke Erregung, dann Koma
Säure-Basen-Haushalt	Zunächst Alkalose, später metabolische Azidose	Häufig Alkalose (metabolisch und respiratorisch)
Quick-Wert	20%-0%	Erniedrigt
SGOT-SGPT	Stark erhöht – später rasch abfallend	Uncharakteristisch – erhöht
Blutammoniak	(+)	(+) – + +

Prognostisch ungünstige Zeichen sind der *Abfall vorher stark erhöhter Transaminasen,* ein *Abfall des Serumeisens* und *des Serumcholesterins* bei gleichzeitigem *Abfall der Prothrombinkonzentration.* Auch kann ein schneller Anstieg des Serumbilirubins bei niedriger alkalischer Phosphatase auf einen schweren Verlauf hinweisen. Die Differenzierung gegenüber dem exogenen Leberkoma ist aus Tab. *VI.-20* zu ersehen.

Differentialdiagnostisch sind das *Entzugsdelir* oder *andere Komaformen,* aber auch das *Wernicke-Syndrom* abzugrenzen.

C. Sofortmaßnahmen

Bei Verdacht auf ein sich anbahnendes Leberkoma ist die sofortige Einweisung in eine Klinik mit Intensivstation zu veranlassen. Bis zur Klinikaufnahme *strengste Nahrungskarenz.* Der Kranke muß begleitet werden, wenn Bewußtseinsstörungen vorliegen, um durch Kontrollen der Lagerung eine Aspiration zu verhindern.

D. Intensivtherapie

Voraussetzung für die Therapie:

1. Venöser Zugang (Vena cava).
2. Sonographie.
3. Magensonde.
4. Arterielle Blutgasanalyse.
5. Leistungsfähiges Labor.
6. Möglichkeit der EEG-Registrierung.
7. Evtl. Plasmapherese.

Therapieschema:

1. Sedierung.
2. Nahrungskarenz – Infusionstherapie.
3. Intensives Abführen.
4. Darmsterilisation durch Antibiotika.
5. Korrektur des Säure-Basen-Haushaltes.
6. Antibiotikabehandlung.
7. Hirnödembehandlung.
8. Respiratorbehandlung
9. Behandlung von Gerinnungsstörungen.
10. Plasmapheresebehandlung.
11. Lebertransplantation.

Zu 1. *Sedierung.* Nur bei starker Unruhe, nur im erforderlichen Umfang. Andererseits belastet Unruhe den Stoffwechsel. Nur soll man Präparate verwenden, die einen geringen Leberumsatz aufweisen, z. B. Atosil®, Distraneurin® oder Valium® (in kleinen Dosen).

Zu 2. Bei drohendem oder manifestem Koma *absolute Nahrungskarenz, Magensonde* einlegen.
Wichtig ist die Vermeidung einer Schleimhautläsion beim Einführen von Kathetern und Sonden. Streßulzera des Magens sind eine gefürchtete Komplikation. Durch Prophylaxe mit einem H_2-Rezeptorenblokker (Cimetidin® oder Ranitidin®) und eventuell zusätzlicher Gabe von *Antazida,* läßt sich eine Komplikation weitgehend verhindern.

Parenterale Ernährung: Mindestens 1600 Kalorien, Glukose 20%ig, 1000 ml = 200 g *Glucose* = 800 Kalorien mit Elektrolytzusatz nach Bedarf. Die Infusionslösungen müssen sich nach dem Venendruck richten. Blutzuckerkontrollen sind erforderlich.

Fructose bringt biochemisch keine Vorteile. Dagegen ist *Glucose* für den Hirnstoffwechsel unerläßlich und kann keinesfalls durch Fructose ersetzt werden (729a).

Zur *Kreislaufstabilisierung: Humanalbumin* 20%ig.

Durch häufige Messung des zentralen Venendrucks und der Einfuhr-Ausfuhr-Bilanz muß bei der Infusionstherapie auf *Überwässerung* geachtet werden. Eventuell Glucose in höheren Konzentrationen zuführen.

Bei *Blutdruckabfall* sollte Volumen substituiert werden. Am besten mit Frischplasma, bis der ZVD über 10 cm H_2O und der systolische Blutdruck über 100 mmHg liegt. Steigt der ZVD stark an und liegt der systolische, arterielle Druck unter 100 mmHg, so sollte mit *Dopamin* die Blutdrucksituation stabilisiert werden. Dabei wird auch der Herzrhythmus ständig kontrolliert. Auftretende Arrhythmien sind auf die übliche Weise zu behandeln.

Zu 3. *Intensives Abführen mit $MgSO_4$,* 30%ig, 40 ml oral oder auch über die Magensonde. Darmentleerung durch hohe Einläufe mit *Neomycin*-Zusatz (Bykomycin®).

Zu 4. *Darmsterilisation durch schwer resorbierbare Antibiotika,* z.B. *Neomycin* (Bykomycin®) 4-10 g/die oder *Paromomycin* (Humatin®) 4-6 g/die unter Beachtung der Nierenfunktion. Außerdem wird *Lactulose* (Bifiteral®) in einer Menge zugeführt, die zu zwei weichen Stuhlentleerungen pro Tag führen.

Zu 5. *Korrektur des Säuren-Basen-Elektrolyt-Haushaltes.* Zur *Behandlung der metabolischen Azidose* vorsichtige Natriumbicarbonatzufuhr. *Keine Lactatlösung!* Zur Behandlung der *metabolischen Alkalose* NaCl oder bei Hypokaliämie alternierend mit KCl.

Keine Ammoniumverbindung!

494 VI. Akute endogene Vergiftungen

Bei Durchfällen muß an *Kaliumverlust* gedacht werden, aus diesem Grund sollten häufig Serumkaliumkontrollen durchgeführt werden.
Eine *Hyponatriämie* wird durch Flüssigkeitsrestriktion und erst in zweiter Linie durch Natriumzufuhr korrigiert.

Zu 6. Die *prophylaktische* Verabreichung von *Antibiotikagaben ist abzulehnen.* Intravenöse Katheter sollten sorgfältig kontrolliert werden. Blut, Urin und Bronchialsekret sollten täglich bakeriologisch untersucht werden. Ein ungeklärter Blutdruckabfall auch ohne Temperatur sollte den Verdacht auf eine Sepsis lenken.

Zu 7. Die *Behandlung auch des beginnenden Hirnödems* ist wichtig, da das Hirnödem oft für den letalen Ausgang verantwortlich ist.
Behandlung: Mannitol 20%ig (1,1 mol/l) i.v. 500-1000 ml nach Diurese.
Beachte: Wenn möglich, sollte eine kontinuierliche Hirndruckmessung nach Einlage des Katheters vorgenommen werden. Normalwert 20 mmHg. Der *Hirndruck sollte unter 30 mmHg* gehalten werden.
Sobald Zeichen von Kompression der Medulla oblongata auftreten (Apnoe, plötzlicher Blutdruckabfall, Areflexie): Kopftieflage und 100 ml *Mannitol* 20%ig rasch einlaufen lassen.

Zu 8. *Respiratorbehandlung:* Bei respiratorischer Azidose und gleichzeitiger Hypoxämie sollte frühzeitig mit der Beatmung begonnen werden.

Zu 9. Bei Vorliegen von *Gerinnungsstörung* sollte *frisch gefrorenes Plasma* zugeführt werden, da dieses im Gegensatz zu Faktorenkonzentraten nicht einseitig in das Gerinnungssystem eingreift und keine aktivierten Faktoren erhält.

Bei *AT-III-Mangel* muß dieser Faktor substituiert werden, bis eine Konzentration von 80% vorliegt. Die ungezielte Gabe von Gerinnungsfaktoren zur Korrektur eines niedrigen Quick-Wertes ist dagegen wegen der Gefahr der Förderung einer Verbrauchskoagulopathie *kontraindiziert.* Nur bei sicheren Zeichen einer Verbrauchskoagulopathie wird *Heparin* gegeben.

Zu 10. *Plasmapheresebehandlung:* Unter der Vorstellung, daß sich toxische Stoffwechselprodukte ansammeln, die von der geschädigten Leber nicht entgiftet werden können und diese eher zum Tode führen als der eigentliche Leberzelluntergang, wird die Plasmapherese als Entgiftungsmaßnahme eingesetzt. Nach den bisher vorliegenden mitgeteilten Ergebnissen scheint der Einsatz dieser Methode die Überlebensraten bei Leberversagen, bedingt durch eine akute Hepatitis viraler Genese, zu verbessern. Wesentlich geringer ist der Erfolg bei toxischem bzw. postoperativem Leberversagen.

Zu 11. *Lebertransplantation:* Die zur Zeit erfolgreichste Therapie besteht in einer Lebertransplantation. Die Indikation für die Notwendigkeit bzw. Dringlichkeit sind für das akute Leberversagen:
– Bilirubin (10–20 mg/dl und ansteigend).
– Prothrombinzeit >10 Sek. über der Norm und darüber.
– Progressive Enzephalopathie mindestens Grad III.
Absolute Kontraindikationen sind:
– Aktive Sepsis außerhalb des hepatobiliären Systems.
– Cholangioläres Karzinom.
– Metastasierendes Malignom.
– Thrombose der V. portae und V. mesenterica sup.
– Fortgeschrittene Kardiopulmonalerkrankung.
– AIDS (manifest).
– Fortgesetzter Alkohol- oder Drogenabusus.
Bei allen Kranken mit akutem Leberversagen und beginnendem Koma sollte so schnell wie möglich Kontakt mit dem nächsten Transplantationszentrum aufgenommen werden, um weitere Verlaufskontrollen gemeinsam abzusprechen. Evtl. darauf sofortige Weiterverlegung.

E. Überwachung

Tab. *VI.-21.* Überwachung bei Leberkoma.

Überwachung	Kontrollen (zeitl. Abstand)
EKG	Fortlaufend Monitor
Puls, Blutdruck, Atmung	Falls nicht durch Monitor möglich 30-60 min
Zentraler Venendruck	1-4 Stunden
Urinausscheidung, Einfuhr-Ausfuhr-Bilanz	8 Stunden
Arterielle Blutgaswerte, Auskultation, Herz-Lunge, Lebergröße, Serumelektrolyte (bei primär pathologischen Werten), Blutzucker	8 Stunden
Gerinnungsstatus (wenn möglich Faktor II, V, VII), Fibrinogen, Thrombozyten, AT III. Serum: Harnstoff, Kreatinin, SGOT, SGPT, Bilirubin, EEG, neurologischer Status	24 Stunden
Urin: Sediment, spez. Gewicht, Natrium Kalium, Harnstoff	24 Stunden
Blutgruppe, BKS, Elektrophorese, Amylase	Einmalig

F. Häufige Fehler

1. Verzögerte Kalorienzufuhr, dadurch kataboler Eiweißabbau besonders bei Fieber.
2. Zu wenig Kontrolle der Warnsymptome. Wir empfehlen das Anlegen einer Art von „Checkliste", so daß in regelmäßigen Abständen abgefragt werden kann.
3. Übersehen des beginnenden Nierenversagens (Urinausfuhrkontrolle).
4. Ungenügende Beobachtung der Darmentleerung und Sterilisation. Besichtigung der Fäzes! Mengenkontrolle!
5. Fehlende Blutkonserven (von dem ersten entnommenen Blut Blutgruppenbestimmung und Kreuzblut für 4 Konserven bereithalten).
6. Zufuhr von Substanzen, die hepatotoxisch wirken können: Paraldehyd, Morphium und Derivate, Sulfonamide, Leberhydrolysate, Aminosäuren, Ammoniumchlorid.
7. Übersehen einer Hypokaliämie (Serum, EKG) – hypokaliämisches Koma!
8. Behandlung mit Corticosteroiden und Schleifendiuretika.

9. Koma bei Hypophyseninsuffizienz

A. Pathophysiologie

Die *Ursachen*, die zu einem partiellen oder totalen Ausfall der Funktion des Hypophysenvorderlappens und damit zu einer insuffizienten Hormonproduktion führen, sind in erster Linie intrazelluläre Tumoren, Zysten oder Traumen und ihre operative Behandlung mit Total- und Teilresektion der Hypophyse.

Als seltene *Komplikation* ist die postpartale Nekrose des Hypophysenvorderlappens – *„Sheehan-Syndrom"* – zu nennen (434). Entzündliche Veränderungen als Ursache der Hypophyseninsuffizienz spielen nur selten eine Rolle (681).

Erst wenn mindestens 75% des Drüsengewebes zerstört sind, kommt es zur Manifestation klinischer Ausfallserscheinungen. Diese sind gekennzeichnet durch den *Mangel an gonadotropen, kortikotropen und thyreotropen Hormonen:* sekundäre Amenorrhö bzw. Impotenz, Alabasterhaut, Ausfall der Sekundärbehaarung (evtl. einschließlich der Augenbrauen), Insulinüberempfindlichkeit, Kälteempfindlichkeit (sekundäres Myxödem), niedriger Blutdruck, Apathie, Psychosyndrom. Entgegen früherer Meinung ist das Gewicht nicht wesentlich beeinflußt (123).

Eine krisenhafte Verschlechterung kann sich einmal durch ein weiteres Nachlassen der HVL-Funktion oder – etwas schneller – durch zusätzliche Belastung, wie Infekte, Traumen, Operationen oder Wasserversuch und Insulinbelastung, entwickeln.

Entscheidend für die akut-bedrohliche **klinische Symptomatik** der *hypophysären Krise* ist der partielle oder totale Ausfall der kortikotropen und thyreotropen Hormone. Dabei ist zu berücksichtigen, daß die dann bestehende sekundäre Nebennierenrindeninsuffizienz vorwiegend auf einem *Mangel der Glucocorticoide* beruht, da die Sekretion von Mineralocorticoiden von dem kortikotropen Hormon nicht beeinträchtigt wird. Entsprechend dieser sekundären Insuffizienz der Nebennierenrinde und der Schilddrüse zeigen sich Hypoglykämie, Hypotonie, Hypothermie und Bradypnoe mit nachfolgender respiratorischer Azidose infolge einer zunehmenden Hyperkapnie. Der somnolentstuporöse Zustand und das sich daran anschließende tiefe Koma ist durch mehrere Faktoren bedingt (434, 964).

So entwickelt sich durch alveoläre Hypoventilation und durch die Hemmung des Atemzentrums eine *Hyperkapnie,* die im weiteren Verlauf zur *CO_2-Narkose* führen muß. Außerdem stellen sich hypoglykämisch bedingte *Bewußtseinsstörungen* ein, auf die auch die gelegentlich zu beobachtenden *Krampfzustände* zurückzuführen sind. Schließlich wird im Finalstadium die zerebrale Funktion durch *Hypotonie* und *Schock* eine Verschlechterung erfahren.

B. Diagnostische Hinweise

Da für ausgedehnte diagnostische Maßnahmen keine Zeit bleibt, sondern mit der Behandlung sofort begonnen werden sollte, *muß die Diagnose klinisch gestellt werden.* Dies wird meist nur dann möglich sein, wenn entweder Lokalsymptome auf eine Hypophysenerkrankung hinweisen (z.B. Zustand nach Hypophysenoperation ohne Hinweis auf ein vorbestehendes Chiasma-Syndrom durch Fremdanamnese), oder wenn der Aspekt auf eine schon vor der Krise bestehende HVL-Insuffizienz hinweist (304).

Differentialdiagnostisch ist die Abgrenzung des *Myxödemkomas* wichtig. Die Unterscheidung ist durch Untersuchung des Blutzuckerspiegels möglich.

Merke: Das Myxödemkoma geht im Gegensatz zum hypophysären Koma nicht mit einer Hypoglykämie einher.

C. Sofortmaßnahmen

Bei Verdacht auf Vorliegen eines hypophysären Komas sollten vor dem Transport verabreicht werden: *Glucose* 40%ig, 50 ml i.v., *Prednison* oder *Prednisolon* 50 mg i.v. bei Hypotonie: Macrodex® 500 ml i.v. als Infusion.

D. Intensivtherapie
Voraussetzungen für die Therapie:
1. Venenkatheter (Vena cava).
2. Magensonde.
3. Blasenkatheter.
4. Bereithaltung einer Respiratortherapie.

Therapieschema:

1. Horizontale *Lagerung,* (in warme Decken hüllen, keine Aufwärmung, z.B. Lichtbogen).
2. *Hydrocortison* 100 mg i.v. oder *Prednisolon* 50 mg i.v.
3. *Trijodthyronin,* z.B. Thybon forte® 0,05 mg p.o. im Abstand von
   12 Stunden.
4. *Infusion:* Isotonische Elektrolytlösung 2.000 ml/24 Stunden +
   Hydrocortison 200 mg/24 Stunden; wenn notwendig, zusätzlich
   Elektrolyte.
5. Falls noch nicht verabreicht: *Glucose* 40%ig, 40 ml i.v. (kann
   wiederholt werden).
6. *Respiratortherapie* bei Hyperkapnie und extremer Bradypnoe):
   Wegen starker Verschleimung und der Unmöglichkeit abzuhusten sollte frühzeitig die Intubation erwogen werden.
7. *Antibiotika,* z.B. Breitbandantibiotika.
8. Bei Hypotonie oder Schocksyndrom zunächst *Plasmaersatzmit-*
   tel, z.B. Macrodex® 500 ml.
   Nach Volumensubstitution werden bei anhaltender Hypotonie
   Dopamin oder *Dobutamin* eingesetzt.

E. Überwachung

Siehe bei Abschn. VI.-5, Akute Nebennierenrindeninsuffizienz (Addison-Krise).

VII. Akute Pankreatitis

K.-D. Grosser

Ätiologie: Die Häufigkeit der akuten Pankreatitis wird mit rund 2% im klinischen Krankengut angegeben (52, S. 477). Rund 40% der Fälle gehen mit *Gallensteinleiden* einher. Bei einer etwa gleichgroßen Gruppe besteht eine *Alkoholanamnese.* In weiteren 10% tritt die Pankreatitis als Folgeerscheinung von Traumen, penetrierenden Ulzerationen benachbarter Organe, Urämie, Infektionskrankheiten (Mumps), Gefäßkrankheiten, Intoxikationen oder nach abdominellen Operationen auf (455b, 518b).

Seltene Ursachen sind Hyperparathyreoidismus, Medikamente (Azathioprin, Chlorothiazid, Furosemid, Östrogene, Sulfonamide) oder Vergiftungen.

A. Pathophysiologie

Pathogenetisch liegen der akuten Pankreatitis eine *vorzeitige intrapankreatische Aktivierung von Verdauungsenzymen und ihre autolytische Wirkung* zugrunde. Ausgelöst wird dieser Vorgang durch einen *Reflux* von Duodenalsekret oder Gallensaft in den Pankreasgang und gleichzeitig vorliegenden Sekretstau (230, 361). Durch die eingedrungenen extrapankreatischen Sekrete, tritt eine Zellschädigung und eine Schädigung der Zymogengranula ein, wodurch wahrscheinlich eine Aktivierung von Trypsinogen zu Trypsin bewirkt wird.

Einer der wichtigen patogenetischen Faktoren scheint die *Phospholipase A* zu sein (173, 325, 788, 789). Die im Pankreas als Verdauungsenzym gebildete Phospholipase A spaltet in Gegenwart von Gallensäure Lecithin und Kephalin in deren Lysoverbindungen, die stark zytotoxisch wirken und Ursache für die hämorrhagischen und nekrotischen Veränderungen sind. Auch das in der Galle in hoher Konzentration enthaltene *Lecithin* wird durch Panreassekret in Lysolecithin umgewandelt (Abb. VII.-1). In Gegenwart von Gallensäure führt die *Lipase,* die im Pankreas bereits als aktives Enzym vorliegt, zu schweren Fettgewebsnekrosen. Die freigewordenen Fettsäureverbindungen verbinden sich mit Calcium zu Kalkseifen. Bei Austritt des Pankreassekretes in die Umgebung finden sich diese Veränderungen (*„Kalkspritzer"*) auch außerhalb des Pankreas. Entsprechend der Ausdehnung dieser Nekrosen wird Calcium verbraucht, so daß eine zunehmende Hypokalzämie, eventuell sogar Tetanie, Hinweise auf den Schweregrad ergibt (175a, 377).

Die *proteolytischen Enzyme* Trypsin, Chymotrypsin und Elastase führen vorwiegend zu Kapillar- und Gefäßschädigungen sowie zu lokalen Gerinnungsstörungen. Diese Wirkungen werden als Erklärung herangezogen für das intra- und peripankreatitische Ödem, sowie für die Hämorrhagien und Thrombosen im Pankreas und dessen Umgebung (348a).

Das im Pankreas gebildete *Kallikreinogen* setzt nach seiner Aktivierung (wahrscheinlich durch Trypsin) zu Kallikrein *Kinine* (Bradykinin, Kallidin) frei, die auf das Gefäßsystem im Sinne einer Vasodilatation und einer Permeabilitätssteigerung wirken und außerdem die Schmerzschwelle herabsetzen

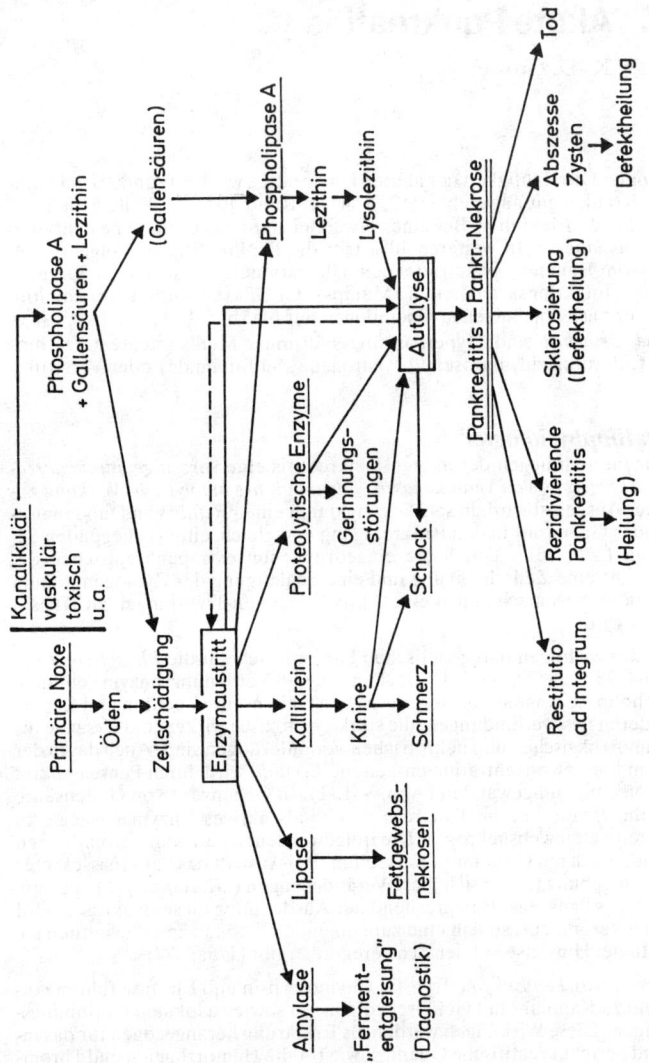

Abb. *VII.-1.* Pathogenese und Verlaufsformen der Pankreatitis. Aus: Creutz-
feldt, W.: Erkrankungen der Bauchspeicheldrüse (exokrines Pankreas). In:
Gross, R., Schölmerich, P., Gerok, W.: Lehrbuch der Inneren Medizin.
7. Aufl. Schattauer, Stuttgart, New York 1987.

sollen (221, 350, 745). Als lokale Wirkung der Kinine wird eine Verstärkung der Ödembildung in der Anfangsphase der Pankreatitis angenommen. Durch die schnelle Inaktivierung durch Kininasen kommt ihnen allerdings für die Auslösung oder Unterhaltung des allgemeinen Schockgeschehens wahrscheinlich keine Bedeutung zu (95, 173, 789a, 796). Durch die Autodigestion des Pankreasgewebes entwickeln sich Eiweißabbauprodukte, die als Toxine in die unmittelbare Umgebung und in das Blut gehen. Sie gelangen in verschiedene Organe und führen gemeinsam mit aktiven Enzymen dort zu Organschäden, so z. B. Veränderungen an den Lungenkapillaren, Vasodilatation der Gefäße und Tubulusschäden an den Nieren. Im Pankreasbereich bewirken diese Toxine Fettgewebsnekrosen, die sich auch in der Umgebung des Organs entwickeln, Parenchymnekrosen und Hämorrhagien.

In der Hälfte der Fälle von sehr schwerer Pankreatitis kommt es zur Ausbildung eines **pankreatitischen Schocks.** In erster Linie und unumstritten ist dafür die *Hypovolämie ursächlich* verantwortlich.

Für die *Hypovolämie* sind zwei Faktoren von Bedeutung:
1. Durch das ausgedehnte peripankreatitische Ödem, das sich im Retroperitonealraum ausbreitet und die Exsudation in die Bauchhöhle muß mit einem Volumenverlust gerechnet werden, der bis zu 30% der zirkulierenden Blutmenge ausmacht. Neben Flüssigkeits- und Elektrolytverlust kommt es zusätzlich zu einem starken Verlust von Bluteiweiß. Daraus resultiert eine starke Hämokonzentration, die prognostische Schlüsse zuläßt.
2. Das zu Beginn der Erkrankung fast nie fehlende starke Erbrechen und der bei der schweren Pankreatitis häufig anzutreffende paralytische Ileus führen ebenfalls zu Flüssigkeits- und Elektrolytverlusten.

Verstärkt wird die Hypovolämie noch durch intra- und peripankreatitische Hämorrhagien und durch Magen- und Darmblutungen bei gleichzeitig sich entwickelnden Gerinnungsstörungen.
Diese Hypovolämie in Verbindung mit der Wirkung der Toxine führt zur Tubulusschädigung und zum akuten Nierenversagen. Außerdem entwickelt sich infolge massiver Toxinausschwemmung in der Lunge das ARDS-Syndrom. Vor allem ist – wie immer bei diesem Syndrom – die O_2-Diffusion erheblich gestört. Dies führt nicht selten zur pulmonalen Insuffizienz. Schließlich besteht die Gefahr, daß sich nach sekundärer Infektion des nekrotischen Gewebes eine Sepsis entwickelt.
Komplikationen der akuten Pankreatitis: Volumenmangelschock, akutes Nierenversagen, pulmonale Insuffizienz, Sepsis.

Pathologisch-anatomisch können *drei Schweregrade* unterschieden werden, wobei die Übergänge fließend sind (335).
1. Die *ödematöse Pankreatitis* (interstitielle, seröse) ohne wesentliche Nekrosen.
2. Die *hämorrhagisch-nektrotisierende Pankreatitis* mit Partialnekrosen.
3. Die *totale Pankreasnekrose* mit schweren Hämorrhagien.

B. Diagnostische Hinweise

Für die Feststellung der Therapie und die prognostische Beurteilung
ist die Einschätzung von Schwerezuständen wichtig. Es erscheint daher eine **klinische Einteilung** in *drei Schweregrade sinnvoll.*

1. *Leichte Pankreatitis:*
   mäßiger Spontan- und Druckschmerz im Oberbauch, Übelkeit,
   Erbrechen, Fermententgleisung, mäßige Leukozytose.

2. *Mittelschwere Pankreatitis:*
   starke Spontanschmerzen, Erbrechen, erhebliche Druckdolenz im
   Oberbauch, Meteorismus, Bauchdeckenspannung (Gummibauch), Fermententgleisung, Leukozytose bis 15.000, eventuelle
   passagere Hyperglykämie.

3. *Schwere Pankreatitis:*
   schwerste Oberbauchschmerzen, heftiges, eventuell hämorrhagi-
   sches Erbrechen, starke Druckschmerzhaftigkeit des Abdomens,
   „Gummibauch", Subileus, Ileus, Kreislaufschock, evtl. Oligurie,
   Anurie, evtl. respiratorische Insuffizienz, Fermententgleisung,
   Hyperglykämie, Hypokalzämie, Leukozytose über 15.000.

Leitsymptom ist in der Mehrzahl der Fälle ein schwerer *Abdominalschmerz.* Über die Hälfte der Kranken empfinden den Hauptschmerz
in der Tiefe des Epigastriums. Nur je ein Drittel der Patienten gibt
einen vorwiegend rechts- oder linksseitigen Oberbauchschmerz an. In
seltenen Fällen kann der Hauptschmerz im Mittelbauch oder Unterbauch lokalisiert sein. Aus der retroperitonealen Lage des Organs ergibt sich die Ausstrahlung in den Rücken. Schließlich klagen viele Patienten über eine gürtelförmige Ausstrahlung des Schmerzes. Palpatorisch besteht die stärkste Schmerzhaftigkeit ebenfalls im Epigastrium
neben einer Schmerzhaftigkeit des gesamten Abdomens. Charakteristisch ist die *elastische Bauchdeckenspannung;* das Abdomen ist nicht
bretthart gespannt, sondern bietet bei der Palpation einen gummiball-
artigen Widerstand. Ein typischer Befund ist eine Druckschmerzhaftigkeit im linken Kostovertebralwinkel.

Übelkeit, verbunden mit Erbrechen, tritt mit den Schmerzen fast immer auf. Blutbeimengungen oder Hämatemesis können zu diagnostischen Schwierigkeiten führen. Stuhl- und Windverhaltungen deuten
auf einen beginnenden paralytischen Ileus hin. Bei der Auskultation
ist die Peristaltik stark vermindert oder sie fehlt.

Befund:

Bei der Untersuchung fallen sehr häufig die elastisch gespannten
Bauchdecken (Gummiball) auf. Schon sehr leichte Palpationen
führen zu erheblichen Schmerzen. Es besteht meist ein ausgeprägter
Meteorismus. Durch Auskultation ist eine verminderte Darmperistaltik festzustellen. Innerhalb von Stunden kann die ödematöse

Form in das hämorrhagisch-nekrotisierende Stadium übergehen. Klinisch ist dies an einem Blutdruckabfall mit Tachykardie als Ausdruck eines beginnenden Schocks und an einer Tachypnoe zu erkennen. In dieser Phase muß damit gerechnet werden, daß sich weitere Komplikationen wie akutes Nierenversagen, Schocklunge, Verbrauchskoagulopathie oder Sepsis einstellen. Dabei treten gehäuft Verwirrtheitszustände auf (sog. pankreatische Enzephalopathie).

Labordiagnostik:

1. Alphaamylase, Lipase: Die wichtigste Untersuchung zum Nachweis der Fermententgleisung ist die Bestimmung der Alphaamylase und der Lipase im Blut. Der Anstieg beginnt 2–10 Stunden nach Symptombeginn. Es besteht allerdings keine sichere Korrelation zwischen der Höhe des Amylase- bzw. Lipaseanstiegs und dem Schweregrad der Erkrankung. Einige Schlüsse auf die Erkrankung sind aus dem Verlauf zu ziehen:

– Anhaltend hohe Enzymspiegel weisen auf Komplikationen hin.
– Besonders niedrige Serumamylase- bzw. -lipasespiegel bei ausgeprägter Symptomatik zeigen sich bei schwerster akuter hämorrhagisch-nekrotisierender Pankreatitis, da dann kaum noch funktionstüchtiges Gewebe vorliegt.
– Ner Nachweis von Amylase bzw. Lipase im hämorrhagischen Aszites ermöglicht eine rasche Diagnose der Pankreatitis.

2. Bestimmung der Serumelastase: Besondere Bedeutung kommt dieser Untersuchung zu, wenn das Ereignis schon länger als drei Tage zurückliegt, da die Elastase am langsamsten abgebaut wird.

3. Blutgasanalyse: Durch die Untersuchung der arteriellen Blutgase kann eine metabolische Azidose festgestellt werden oder eine respiratorische Insuffizienz.

4. Blutzucker: Die Blutzuckerbestimmung weist auf eine Hyperglykämie hin.

5. Blutbild: Ein Abfall des Hämoglobingehaltes zeigt eine hämorrhagische Pankreatitis an. Ein Anstieg spricht für Hämokonzentration.

6. Gerinnungsparameter: Durch diese Untersuchungen kann die Frage nach der Entwicklung einer Verbrauchskoagulopathie beantwortet werden (Erniedrigung der Thrombozyten und der Faktoren V, VIII, XIII des Fibrinogens und des Antithrombins).

7. Calcium im Serum: Ein Abfall des Calciums wird als prognostisch ungünstig angesehen. Der Abfall wird durch die Bildung von unlöslichen Kalksalzen (Fettgewebsnekrosen) verursacht.

8. Weitere pathologische Parameter, die meist verändert sind, aber nicht spezifisch: z. B. beschleunigte BKS, Leukozytose, erhöhte SGOT und SGPT und erhöhte alkalische Phosphatase.

Sonographie:
Durch die Sonographie kann in 70–80% der Patienten die klinische
Diagnose bestätigt werden. Bei der ödematösen Form sind folgende
Veränderungen darzustellen (790):
– Volumenvermehrung des gesamten Organs oder eines Organab-
  schnittes.
– Ein echoarmes oder fast echofreies Reflexionsmuster der erkrank-
  ten Organabschnitte.
– Konturunschärfen und erschwerte Abgrenzbarkeit des portoliena-
  len Gefäßsystems und des Ductus pancreaticus.
– Schmerzhaftigkeit des Organs bei ultraschallgezielter Palpation.
Bei der *hämorrhagisch-nekrotisierenden Form* finden sich zusätzlich:
– Inhomogene Reflexionsmuster (bedingt durch verschiedene echo-
  dichte Strukturen wie Nekroseareale und Blutungen).
– Echoarme Nekrosestraßen zum Mittelbauch.
– Aszites.
Im weiteren Verlauf *Pseudozysten* und *Abszesse*. Außerdem kann
durch den Nachweis von *Gallensteinen* ein Hinweis für die Ursache
erzielt werden. Engmaschige Kontrollen mit dieser wenig belasten-
den Methode sind einzuhalten, da manche Befunde erst im Krankheitsverlauf gesehen werden.
Durch den begleitenden Meteorismus, eine Adipositas oder bei Ileus
ist die Aussagekraft dieser Untersuchung in ca. 40% deutlich
eingeschränkt. Bei nicht ausreichender Aussagekraft sollte die Computertomographie mit intravenösem Kontrastmittel eingesetzt werden. Von entscheidendem Vorteil ist die CT im frühzeitigen Nachweis von Nekrosen innerhalb des Pankreasparenchyms und der
exakten Lokalisation der extrapankreatischen Nekrosestraßen. Die
Ausdehnung der Nekrosen wird als ungünstiges prognostisches
Kriterium angesehen.
Somit ist diese Untersuchung die entscheidende Grundlage für
Indikation und Strategie des operativen Eingriffs bei akuter Pankreatitis; neben dem bildgebenden Verfahren zum Nachweis oder Ausschluß von Pankreasnekrosen haben sich auch sog. Serumnekrose-
marker bewährt. Diese sind in erster Linie:
– das C-reaktive Protein   >120 mg/l
– die LDH   >270 U/l
– das Alpha-1-Antitrypsin   >4,5 g/l
– das Alpha-2-Makroglobulin   <1,3 g/l
Eine ERCP sollte bei Verdacht auf das Vorliegen von Gallensteinen
möglichst bald erfolgen.
Die Ultraschall- oder CT-gesteuerte Feinnadelaspiration der Pankreasnekrosen zum Nachweis einer bakteriellen Kontamination hat sich
in jüngster Zeit als Fortschritt in der Diagnostik herausgestellt.

Differentialdiagnose: Die *Ulkusperforation* kann bei einer Perforation oder Penetration nach dorsal ähnliche Schmerzlokalisation hervorrufen. In Zweifelsfällen muß eine Röntgenuntersuchung von Magen und Duodenum durchgeführt werden.

Der mechanische *Dünndarmileus* (meist mit anfallsweise kolikartigen Schmerzen und Wind- und Schluckverhalten) läßt sich durch zahlreiche Spiegelbildungen in der Abdomenleeraufnahme erkennen.

Die *akute Cholezystitis* ist die häufigste Fehldiagnose bei akuter Pankreatitis. Auch bei der Cholezystitis können eine Amylaseerhöhung, ein Ikterus und Oberbauchschmerzen vorliegen. Sonographie bzw. Computertomographie bringt die Klärung.

Zu denken ist auch an eine *akute Appendizitis,* an einen *Mesenterialarterienverschluß* oder eine *akute Gastritis.* Bei typischem Schmerz in der retrosternalen Gegend und infarkttypischem EKG (Hinterwandinfarkt) bringt die Untersuchung der CK-MB die Klärung, ob ein akuter Hinterwandinfarkt vorliegt oder eine Pankreatitis.

Komplikationen bei akuter Pankreatitis:

1. *Abszesse, Pseudozysten, Fistelbildung:* Während der Akutphase oder im Anschluß kommt es erneut zu Oberbauchschmerzen, erneutem Anstieg der Erkrankungsparameter und der Amylase und Lipase. Zum Teil stellen sich hohe Temperaturen ein. Bei Pseudozysten – selten bei Abszessen – läßt sich ein Oberbauchtumor tasten. Die Klärung bringt die Sonographie bzw. die Computertomographie, ggf. CT-gesteuerte Feinnadelaspiration.

2. Ein *akutes Nierenversagen* entwickelt sich in 20%. Auch unabhängig von Volumenmangel kann sich diese Komplikation entwickeln. Frühzeitige Dialyse (vorzugsweise Perilonaldialyse) ist bei diesen Kranken indiziert, da die Letalität sonst sehr hoch ist.

3. *Respiratorische Insuffizienz:* Diese zwar seltene Störung muß besonders beachtet werden, da sie unbehandelt oder zu spät behandelt zum Tode führt. Ursache ist die Entwicklung einer sogenannten *Schocklunge* (s.S. 308 ff.). Frühzeitige Respiratorbehandlung ist die Therapie der Wahl.

C. Sofortmaßnahmen

1. Völlige Nahrungskarenz.
2. Bei Hypotonie Plasmaersatzmittel.
3. Bei Schmerzen Spasmolytika, z.B. Buscopan®.

D. Intensivtherapie

Voraussetzung für die Therapie:
1. Venöser Zugang.
2. Magensonde.

3. Blasenkatheter.
4. Sonographie.
5. Eventuell Computertomographie.
6. Endoskopie.
7. Röntgen-Thorax-Übersichtsaufnahme.
8. Respirator.

Therapieschema:

1. Nahrungskarenz.
2. Magensonde.
3. Schmerzbekämpfung.
4. Infusionstherapie (Ernährung).
5. Endoskopie – Papillotomie.
6. Operative Behandlung.
7. Schocktherapie.
8. Dialyse.
9. Respiratortherapie.
10. Additive Therapie:
    bei Hypokalzämie,
    bei Hyperglykämie.
11. Antibiotika-Therapie.

Zu 1. Vollständiger *Getränke- und Nahrungsentzug* für mindestens 4 Tage bzw. bis zum Eintritt der Beschwerdefreiheit. (Hierdurch wird die endogene hormonelle Stimmulation des Pankreas-Sekretin-Pankreozym-Mechanismus vermieden).

Zu 2. Die Dauerabsaugung über eine *Magenverweilsonde* bringt deutliche subjektive Erleichterung. Wenn im Stadium I keine Übelkeit oder Erbrechen vorliegt, kann darauf verzichtet werden. Absolut notwendig ist die Sonde bei Magenentleerungsstörungen bei gastrointestinalen Blutungen und bei Ileus.
Nach Ergebnissen kontrollierter klinischer Studien bleiben die in der Folge aufgeführten Pharmaka ohne Wirksamkeit auf den Verlauf der akuten Pankreatitis: Anticholinergika (Atropin, Propanthelinbromid), Magensäurehemmer (Cimetidin, Antacida), Sekretionshemmer (Glucagon, Calcitonin, Somatostatin), Proteaseninhibitoren (Aprotinin).

Zu 3. *Schmerzbekämpfung.* Bei der Schmerzbekämpfung sollten alle Substanzen vermieden werden, die zu einer Verengung der Papilla vateri oder zu einer Unterdrückung der Darmtätigkeit führen können (z. B. Morphium).

Sehr bewährt hat sich die Gabe von *Procainhydrochlorid* bis zu 2 g/24 Std. über einen Perfusor.

Bei sehr starken Schmerzen zusätzlich oder alternativ: *Pentazocin* (Fortral®), *Tramadol* (Tramal®), *Buprenorphin* (Temgesic®).

Außerdem sollte bei sehr starken Schmerzen die Periduralanästhesie erwogen werden.

Zu 4. *Infusionstherapie:* Bei der schweren Pankreatitis wird der Volumenmangel unterschätzt. Es entsteht ein beträchtlicher Flüssigkeitsverlust!

Richtdosen pro Tag:

a) Plasmaersatzmittel, z.B. Haemaccel® 1.000 ml (oder Macrodex®).

b) *Humanalbumin* 60-80 g.

c) *Wasser- bzw. Elektrolytlösungen,* z.B. Sterofundin®, insgesamt 3.000 ml. Zusätze von *Kalium,* Natrium, Chlor und Calcium nach Serumelektrolytbestimmung. Kaliumsubstitution unter Beobachtung der Nierenfuktion.

Individuelle Steuerung, d.h. die zusätzliche Flüssigkeit richtet sich nach Magensaftverlust, zentralem Venendruck, Urinausscheidung und Hämokonzentration (Hämatokrit).

d) Bei starken Blutverlusten Bluttransfusion, untere Grenze oder Indikation für die *Bluttransfusion Hb 8 g%.*

e) *Ernährung:* Vom *2. Behandlungstag* an parenterale Kalorienzufuhr.

2. bis 4. Tag: Kohlenhydratlösungen, wobei 1.800 bis 2.000 Kalorien eventuell durch konzentrierte Lösungen anzustreben sind.

4. bis 6. Tag: Kohlehydratlösungen, zusätzlich Aminosäurenlösungen.

6. und folgende Tage: Nach dem klinischen Bild entweder Fortsetzung der parenteralen Ernährung oder Übergang auf orale Ernährung (287).

Zu 5. *Endoskopie – Papillotomie.* Bei einer biliären Pankreatitis (durch Sonographie nachgewiesen) sollte frühzeitig die Situation durch eine ERCP geklärt werden. Eine solche Untersuchung ist ohne nachteilige Folgen. Wird bei dieser Untersuchung ein eingeklemmter Papillenstein festgestellt, so ist die Indikation zur sofortigen Papillotomie gegeben. Nach bisherigen Erfahrungen ist diese Behandlung komplikationsarm; gegenüber dem akuten operativen Eingreifen hat dieses Verfahren Vorteile hinsichtlich Morbidität und Letalität.

Nach unkompliziert verlaufender biliärer Pankreatitis sollten die Gallensteine noch während der Krankenhausbehandlung entfernt werden, um Rezidive zu vermeiden.

Zu 6. *Operatives Vorgehen.*

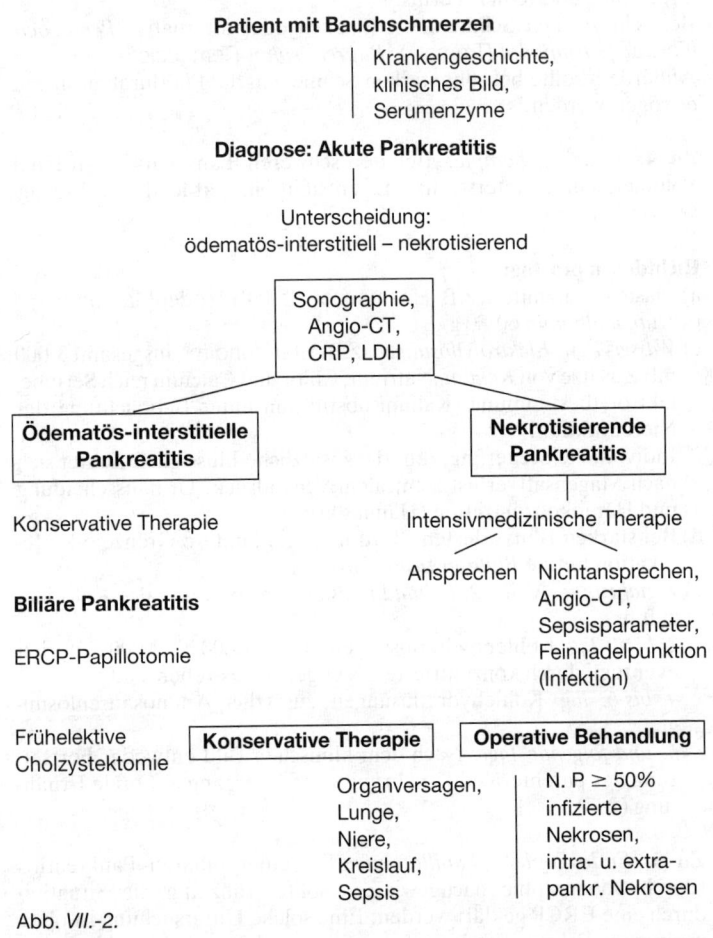

Abb. *VII.-2.*

Aus der Abb. VII-2 geht hervor, daß nach der Diagnose „Akute Pankreatitis" die Differenzierung zwischen dem ödematösen und nekrotisierenden Typ vorgenommen wird. Der ödematöse Typ wird konservativ behandelt. Besteht bei der biliären Pankreatitis nach ERCP die Indikation zur Papillotomie, so wird diese frühzeitig durchgeführt.

Beim nekrotisierenden Typ wird auch zunächst konservativ vorgegangen. Kommt es trotz maximaler konservativer Therapie zur Verschlechterung bei Nachweis von Nekrosen, die über 50% des Pankreasparenchyms betreffen, so ist die Indikation zur Operation gegeben. Wird durch Feinnadelaspiration der Nachweis von Infektionen erbracht, so besteht ebenfalls die absolute Indikation. Das chirurgische Vorgehen besteht heute in einer Nekrosektomie mit Bursalavage (Spüllösung: Peritonealdialyselösung mit 4 mmol/l KCl, 250–500 E Heparin/l). Die Lavage muß solange durchgeführt werden, wie Enzymgehalt und Verfärbung der Spüllösung nicht deutlich rückläufig sind. Es besteht weitgehend Einigkeit darüber, daß lokale Spätkomplikationen wie Abszesse, Sequesterbildung oder rasch wachsende Pseudozysten operativ behandelt werden.

Zu 7. *Schocktherapie:* In erster Linie ist die Hypovolämie für die Schockentwicklung verantwortlich. Bei der schweren Pankreatitis kann mit einem Volumenmangel von bis zu 30% der zirkulierenden Blutmenge gerechnet werden (230). Deshalb müssen neben der Infusionstherapie (siehe unter 3.) *Plasmaersatzmittel* und eventuell *Bluttransfusionen* eingesetzt werden. Die Kontrolle des zentralen Venendrucks ist von besonderer Bedeutung (*Cave:* Erhöhung über 15-18 cm H_2O). Falls notwendig, kann nach ausreichender Volumensubstitution *Dopamin* verabreicht werden.

Zu 8. *Dialyse bei Niereninsuffizienz:* Ist ein *akutes Nierenversagen* eingetreten, so muß die *Dialysebehandlung* eingesetzt werden. Bei der akuten Pankreatitis wird die *Peritonealdialyse* bevorzugt, da gleichzeitig ein eventuell bestehender Aszites entfernt werden kann. Da in dieser Flüssigkeit eine Reihe von toxischen Substanzen enthalten ist, ist dadurch ein zusätzlicher therapeutischer Effekt gegeben. Ob die Peritonealspülung ohne Nierenversagen eine Beeinflussung auf die Letalität hat, ist nicht bewiesen. Aus diesem Grunde ist für diese Indikation Zurückhaltung zu empfehlen.

Zu 9. *Respiratortherapie:* Eine seltene aber gefährliche Entwicklung ist die respiratorische Insuffizienz im Verlauf einer Schocklunge. Sinken bei einer Sauerstoffzufuhr von 2-4 l/min die PO_2-Werte stark ab bis zu Werten unter 70-60 mm Hg, bei gleichzeitigem Anstieg der PCO_2-Werte, so muß eine Respiratorbehandlung mit einer *PEEP-Beatmung* baldmöglichst eingesetzt werden.

Zu 10. Bei Hyperkalzämie muß Calcium substituiert werden. Die Hyperinsulinämie wird mit entsprechenden Dosen Insulin behandelt.

Zu 11. *Antibiotikatherapie:* In klinischen Studien konnte gezeigt werden, daß eine prophylaktische antibiotische Therapie bei interstitiell-ödematöser Pankreatitis nicht sinnvoll erscheint. Andererseits ist die Antibiotikabehandlung bei nekrotisierender Pankreatitis im Hinblick auf die hohe Infektionsrate eine absolute Indikation. Es empfiehlt sich eine Breitbandbehandlung mit Penicillin, z. B. Mezlocillin oder Piperacillin oder Cephalosporinen der dritten Generation wie Cefotoxin oder Ceftizoxim in Kombination mit Metronidazol.

E. Überwachung

Tab. *VII.-1*. Überwachung bei akuter Pankreatitis.

Überwachung	Kontrolle (zeitl. Abstand)
Klinische Untersuchung/Palpation u. Auskultation des Abdomens	12 Stunden
Chirurgisches Konsil	Bei Aufnahme und bei Verschlechterung
EKG/Puls	Fortlaufend
Urinausscheidung	Stündlich
Zentraler Venendruck, Magensaft, Temperatur	4stündlich
Blut: Amylase, Lipase Einfuhr-Ausfuhr-Bilanz Blutgase, Blutzucker, Hämoglobin, Erythrozyten, Leukozyten, Gerinnungsstatus, Elektrolyte (Calcium!); Kreatinin, Harnstoff, BKS	Täglich
Sonographie, Abdomen-CT	Bei Aufnahme (evtl. später)
Rö.-Thorax, Rö.-Abdomen	Bei Aufnahme (evtl. später)

F. Häufige Fehler

1. Unterschätzung der Hypovolämie.
2. Übersehen eines beginnenden Nierenversagens.
3. Ungenügende Sekretentfernung aus Magen und Darm.
4. Verabreichung von Medikamenten, die den Heilverlauf nachteilig beeinflussen könne: z.B. *Morphium, Codein,* Arterenol®, *Hypertensin, Steroide* (Steroidpankreatitis) – außer bei schwerem Schock.
5. Operationsverzögerung bei unklarer Diagnose (Ulkusperforation, Gallenblasenempyem).
6. Unterlassung der Abdomenübersichtsaufnahme vor Operation.

VIII. Störungen des Wasser-, Elektrolyt- und Säure-Basen-Haushalts

H.-G. Sieberth

A. u. B. Pathophysiologie – Diagnostische Hinweise

Durch oft recht komplizierte und heute noch nicht in allen Einzelheiten erforschte humorale und nervale Regelmechanismen gelingt es dem Organismus, eine erstaunliche Konstanz bestimmter Körperfunktionen und der Zusammensetzung der Körperflüssigkeiten zu bewahren, die Cannon 1929 unter dem Begriff *Homöostase* zusammengefaßt hat. Die Konzentration der Elektrolyte in den Körperflüssigkeiten und das Volumen der verschiedenen Flüssigkeitsräume werden dabei durch Nieren, Lungen, Darm und Haut beeinflußt und sind durch zahlreiche untereinander verknüpfte Regelkreise, trotz ständiger Änderung der Umweltbedingungen, nur geringen Schwankungen unterworfen.

Diese *Regulation* kann unter pathologischen Bedingungen auf *drei Wegen reversibel oder irreversibel gestört werden:*
1. Durch Störfaktoren der Umwelt, die die Regelbreite des Organismus überschreiten (z.B. Verletzungen mit großen Blutverlusten, Verdursten).

Tab. *VIII.-1.* Anteil des Körperwassers (l bzw. ml*) und seine Verteilung auf Intra- und Extrazellularraum (295a, 717).

Körperwasser	Männer		Frauen		Säuglinge		Kinder	
	%	l/70 kg	%	l/60 kg	%	ml/kg *	%	ml/kg
Total	60-65	42-46	50-55	30-33	70-80	–	60-70	–
Extrazelluläre Flüssigkeit	20	14	20	12	35	–	30	–
Intraversale Flüssigkeit (Blut)	4	(5,4)	4	(4,3)	5	(86)*	5	(75-80)*
Interstitielle Flüssigkeit	16	11	16	9	30	–	25	–
Intrazelluläre Flüssigkeit	40	28	30	18	40	–	40	–

Tab. VIII.-2. Elektrolytkonzentrationen in den verschiedenen Körperflüssigkeiten (273, 710, 827, 836).

	%	Na mmol/l	%	K mmol/l	%	Ca mmol/l	Mg mmol/l	Cl mmol/l	HCO$_3$ mmol/l	pH	Osmo-lalität
Intrazelluläre Flüssigkeit:	2		98		0,5						
Skelettmuskel		10		160		1	13	3	10	6,9	
Erythrozyten		(7) ±2		(87) ±5		0,06	2,5	68	11	7,20	
Extrazelluläre Flüssigkeit: Serum (art. Blut)	58	143 ±4	2	4,1 ±0,4	0,5	2,45 ±0,7	0,8 ±0,1	106 ±2,5	24 ±1,8	(7,40) ±0,07	289 ±4
Liquor		146 ±5,7		3,0 ±0,2		1,1 ±0,1	1,1 ±0,5	120 ±4,8	23,6 ±1,2	7,35 ±0,01	306
Transsudate		130-145		5-40		1,2-2,3		90-105			
Schweiß		5-80		5-15				5-70			

Tab. *VIII.-2.* (Fortsetzung)

	%	Na mmol/l	%	K mmol/l	%	Ca mmol/l	Mg mmol/l	Cl mmol/l	HCO$_3$ mmol/l	pH	Osmo-lalität
Darmsäfte:											
Magensaft (sauer)		20-70		5-15				80-150	0		
Magensaft (neutral)		70-150		5-15				40-120	25-40		
Pankreassaft		120-160		4-9				60-100	40-100	alkalisch	
Galle		130-160		3-12				90-120	30-40	schwach alkalisch	
Oberer Dünndarm		80-150		6-30				60-130	20-40	schwach alkalisch	
Unterer Dünndarm (Zökum)		40-130		5-30				20-90	20-40	Schwach alkalisch	
Diarrhö		20-160		10-40				30-120	30-50		
Knochen	40				99						

2. Durch Erkrankungen der regulierenden Organe (z.B. Enteritis, Niereninsuffizienz, Verbrennungen, Ateminsuffizienz).
3. Durch Erkrankungen, die mit Störungen der Stellglieder im hormonellen Regelkreis einhergehen (z.B. Diabetes insipidus, M. Addison).

Durch rasches und richtiges therapeutisches Vorgehen gelingt es meist in kurzer Zeit, auch schwere klinische Erscheinungen zu beseitigen, oder besser, ihr Auftreten zu verhindern. Die Kenntnis der Normalwerte für die Flüssigkeitsverteilung und Elektrolytkonzentration in den wichtigsten Körperflüssigkeiten ist für eine adäquate Therapie unbedingte Voraussetzung (Tab. *VIII.-1 – VIII.-5*). Auf eine Besprechung

Tab. *VIII.-3*. Umrechnung von mg% in mval/l und mmol/l.

$$mg/dl = \frac{mval \cdot Atomgewicht}{10 \cdot Wertigkeit}$$

$$mval/l = \frac{mg\% \cdot 10 \cdot Wertigkeit}{Atomgewicht}$$

$$mmol/l = \frac{mg\% \cdot 10}{Atomgewicht}$$

$$HCO_3^-$$

Natrium		Chlor		Kalium	
mmol/l · 2,30 = mg/dl		mmol/l · 3,55 = mg/dl		mmol/l · 3,91 = mg/dl	
mg% · 0,435 = mval/l		mg% · 0,282 = mval/l		mg · 0,256 = mval/l	
mmol/l (mval/l)	mg/dl	mmol/l (mval/l)	mg/dl	mmol/l (mval/l)	mg/dl
110	253	75	266	2	7,3
115	264	80	284	2,5	9,8
120	276	85	302	3	11,7
125	288	90	320	4	15,6
130	300	95	337	5	19,5
135	311	100	355	6	23,5
140	322	105	373	7	27,4
145	333	110	390	7,5	29,3
150	345	115	408	8	31,3
155	356	120	426	20	78,2
160	368	125	444	40	156,4

Tab. *VIII.-4.* Umrechnung von pCO_2 in Vol% und mmol/l.

mmol/l · 2,226 = Vol%; Vol% · 0,45 = mmol/l; mmol/l · 33,3 = mmHg (Torr);
mmHg · 0,030 = mmol/l; HCO_3^- (mmol/l) + CO_2 (mmol/l) = totales CO_2
(mmol/l).

PCO_2	mmol/l CO_2
20	0,60
40	1,20
60	1,80
80	2,40
100	3,00

Tab. *VIII.-5.* Normalwerte im arteriellen Blut.

	Mittelwert	Normalbereich
pH	7,4	7,35-7,45
pCO_2	40 mmHg	34-46 mmHg
H_2CO_3 (CO_2)	1,20 mmol/l	1,02-1,38 mmol/l
HCO_3^-	24 mmol/l	22-26 mmol/l
Total-CO_2	25 mmol/l	23-27 mmol/l

der Regulationsmechanismen, deren Ausfall nur sehr selten Anlaß für
eine Intensivbehandlung gibt, soll an dieser Stelle weitgehend verzichtet werden.

Normalwerte: Standard-Bicarbonat = mmol totales CO_2/l Blut (mmol
HCO_3^- + mmol H_2CO_3) bei 40 mmHg pCO_2, 38°C. Vollsättigung des
Hämoglobins mit Sauerstoff.

$$pH = pK_{(Bicarbonat)} + \lg \frac{HCO_3^-}{H_2CO_3}$$

$$pH = 6,1 + \lg \frac{\text{mmol } HCO_3^-}{\text{mmol } H_2CO_3} \text{ (Gleichung nach Henderson-Hasselbalch),}$$

$$pH = 6,1 + \lg \frac{24}{1,2} \left(\frac{24}{1,2} = 20; \lg 20 = 1,301\right),$$

$$pH = 6,1 + 1,30 \quad pH = 7,40.$$

Pathologische Veränderungen: Die pathologischen Veränderungen im Wasser- und Elektrolythaushalt lassen sich, statisch gesehen, auf einfache Grundprinzipien zurückführen.

1. Vermehrung oder Verminderung der Gesamtmenge eines Elektrolyts im Körper.
2. Zu- oder Abnahme der Konzentration in einer Körperflüssigkeit.

Ad 1: Eine *Vermehrung oder Verminderung der Gesamtmenge eines Elektrolyts* kann bei parallellaufender Zu- oder Abnahme des Verteilungsraumes ohne Konzentratikonsänderung vorsichgehen. Übersteigt die positive oder negative Elektrolytbilanz die Veränderungen des Flüssigkeitsvolumens, so kommt es neben der Änderung der Gesamtmenge auch zu Konzentrationsänderungen (Tab. *VIII.-6*).

Ad 2: Änderungen der Konzentration können jedoch auch ohne Bilanzstörungen bei alleiniger Zu- oder Abnahme des Gesamtkörperwassers oder bei Verteilungsstörungen zwischen intra- und extrazellulärer Flüssigkeit auftreten.

Die etwas komplizierten Störungen im Säure-Basen-Haushalt lassen sich nicht in dieses Schema einordnen. Die Abhandlung der einzelnen Störungen erfolgt zur leichteren Orientierung vorwiegend tabellarisch.

1. Flüssigkeitsvolumen und Natriumhaushalt:
Das Flüssigkeitsvolumen der verschiedenen Verteilungsräume ist so eng mit dem Natriumhaushalt verknüpft, daß die Besprechung in einem Kapitel erfolgen soll. Wenn auch die Volumenverschiebung

Tab. *VIII.-6*. Konzentrationsänderung und Änderung der Gesamtmenge von Elektrolyten.

	Konzentrationsänderung im Serum		Änderung der Gesamtmenge	
	+	–	+	–
H_2O	(Hypotonie)	(Hypertonie)	Hyperhydratation	Dehydratation
Na	Hypernatriämie	Hyponatriämie	Hypernatrie	Hyponatrie
K	Hyperkaliämie	Hypokaliämie	Hyperkalie	Hypokalie
Ca	Hyperkalzämie	Hypokalzämie	Osteomalazie	

Tab. *VIII. - 7.* Ursachen und Auswirkungen der Hypovolämie.

	Ätiologie	Symptome	Klin. Zeichen	Meßwerte
Akute Blutung	Trauma, Operation, innere Blutungen hämorrhagische Diathese	Müdigkeit, Schwindel, Durst, Frösteln, zerebrale Störungen	Tachykardie, Blässe kalte Haut, schlechte Venenfüllung, Abnahme der Diurese, Zeichen des Schocks, Koma	RR ↓, zentraler Venendruck ↓, Herzzeitvolumen ↓, Hämoglobinabfall, metabolische Azidose
Flüssigkeitsverlust	Verbrennung, Diarrhö (bei Ileus Flüssigkeitsverlust in das Darmlumen), Wundsekret, Fieber, profuses Schwitzen, Polyurie	Wie oben	Wie oben	RR ↓, zentraler Venendruch ↓, Herzzeitvolumen ↓, Hämoglobin ↑, Gesamteiweiß ↑, metabolische Azidose
Flüssigkeitsverschiebung	Eiweißmangel (Ernährung, Malabsorption, Maldigestion, Leberzirrhose) Eiweißverluste (Nephrose, Verbrennungen, exsudative Enteropathie)	Ein sich langsam entwickelnder Eiweißmangel bewirkt nur eine geringe hämodynamische Symptomatik	Gewichtszunahme, Ödeme, Ergüsse, Rückgang der Diurese	RR n (↓) (bei Nierenkr. ↑), zentraler Venendruck ↓, Herzzeitvolumen ↓, Gesamteiweiß ↓, Hämoglobin n (↓ häufig mit Anämie verbunden)
	Erhöhte Kapillarpermeabilität (allergisch-toxisch)	Müdigkeit, Schwindel, Durst, Hitzegefühl, zerebrale Störungen	Tachykardie (oft gerötete und warme Haut durch gleichzeitige Vasomotorenlähmung), Abnahme der Diurese, Zeichen des Schocks, Koma	RR ↓ Zentraler Venendruck ↓, Herzzeitvolumen ↓, Gesamteiweiß ↑, Hämoglobin ↑, metabolische Azidose

eines Flüssigkeitsraumes fast immer zu Veränderungen in den Nachbarräumen führt, so erscheint doch eine Unterteilung erforderlich.

Intravasalraum:

Hypovolämie: (Tab. *VIII.-7*): Neben der profusen Blutung, die in der Chirurgie die Hauptursache für die Hypovolämie darstellt, spielen in der internistischen Intensivpflege andere Faktoren, die zur Hypovolämie führen, vergleichsweise eine wesentlich größere Rolle. Zur eingehenden Besprechung der Auswirkungen auf den O_2-Transport und die Hämodynamik siehe die Abschnitte über den Schock (S. 263 ff.). Hier soll nur das Zusammenspiel mit den übrigen Flüssigkeitsräumen erörtert werden.

Blutverluste führen stets zum Einstrom interstitieller Flüssigkeit in die Blutbahn mit Hämodilution und damit verbundenem Hb-Abfall (s.a. Kapitel X. Blutungen). Verluste an extrazellulärer Flüssigkeit bewirken eine Hämokonzentration mit Hämoglobinanstieg und mit gleichzeitigem Anstieg des Gesamteiweißes.

Nur bei *toxisch-allergischen Kapillarschädigungen* oder *Verlusten von Plasmaproteinen* kommt es zu *Hypovolämie* mit meist gleichzeitiger Zunahme der übrigen extrazellulären Flüssigkeit.

Hypervolämie: Zur akuten Hypervolämie kommt es fast nur bei *beeinträchtigter Nierenfunktion* und gleichzeitiger vermehrter Flüssigkeitszufuhr. Die Störung der Nierenfunktion kann dabei auch sekundär, z.B. durch eine Rechtsherzinsuffizienz oder Leberinsuffizienz, hervorgerufen werden. Normalerweise wird ein erhöhtes Flüssigkeitsangebot durch die Nieren rasch wieder ausgeschieden (Tab. *VIII.-8*).

Sowohl die Hypo- als auch die Hypervolämie führen zur *Herabsetzung des Herzzeitvolumens (HZV)*. Während die Hypovolämie durch einen verminderten venösen Rückstrom zu einem Vorwärtsfehler des Herzens führt, bewirkt die Hypervolämie eine Linksinsuff. mit Rückwärtsfehler (backward failure) s. Abb. *VIII.-1.*

Tab. *VIII.-8.* Ursachen und Auswirkungen der Hypervolämie.

Ätiologie	Symptome	Klin. Zeichen	Meßwerte
Nierenfunktionsstörung + Überwässerung oder Übertransfusion	Kopfschmerzen, Husten, Luftnot, Beklemmungsgefühl, Sehverschlechterung, zerebrale Störungen	Tachykardie, Blässe, „fluid lung", Lungenödem, Krampfneigung, Koma	RR ↑ Zentraler Venendruck ↑, Herzzeitvolumen ↓, Hämoglobin bei Niereninsuffizienz ↓, metabolische Azidose

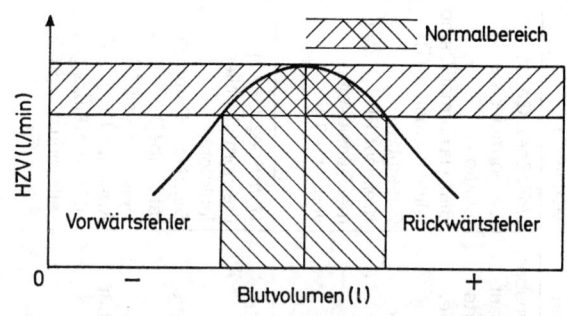

Abb. *VIII.-1.* Beziehungen zwischen Blutvolumen und Herzzeitvolumen.

Extra- und Intrazellularraum:

Dehydratation: Der Anteil des Wasserverlustes aus den verschiedenen Flüssigkeitsräumen ist, in Abhängigkeit vom aktuellen osmotischen Druck im Extrazellularraum, recht unterschiedlich. Dabei ist der osmotische Druck vorwiegend von der *Natriumkonzentration abhängig;* hyperosmolare Zustände können aber auch durch eine exzessive Erhöhung des Blutzuckers oder des Harnstoffes hervorgerufen werden. Es lassen sich somit von der *isotonen Dehydratation,* die alle Flüssigkeitsräume nahezu gleichmäßig betrifft, eine *hypertone Dehydratation* mit vorwiegend intrazellulären und eine *hypotone Dehydratation* mit vorwiegend extrazellulären Wasserverlusten abtrennen. Die hämodynamischen Auswirkungen bei gleichgroßen Flüssigkeitsverlusten sind bei der hypotonen Dehydratation am stärksten und bei der hypertonen Dehydratation am geringsten ausgeprägt (Tab. *VIII.-9, Abb. VIII.-2).*

Hyponatriämie: Natriummangelzustände sind klinisch mit der *hypotonen Dehydratation* identisch. Ob die Dehydratation oder der Salzmangel als primär anzusehen ist, ist eine Frage der Grunderkrankung. Bei großen Salzverlusten durch Schweiß, bei Salzverlustnieren oder beim M. Addison ist der Natriummangel die primäre Störung. Die Wasserverluste und die Wasserverschiebung mit konsekutivem Zellödem sind sekundär.

Anders bei *Verlusten von isotoner Flüssigkeit.* Dabei entsteht der Salzmangel erst dadurch, daß anstelle von isotoner Flüssigkeit häufig hypotone Lösungen oder gar nur freies Wasser substituiert werden. Verdünnungshyponatriämie. Konsummierende Erkrankungen, wie Tbc und Karzinome, gehen oft mit einer Erniedrigung des Serum-Na-

Tab. VIII.-9. Ursachen und Auswirkungen der Dehydratation.

	Ätiologie	Symptome	Klinische Zeichen	Meßwerte
Isotone Dehydratation	Verlust an Wundsekreten oder Darmsekreten (bei Ileus in den Darm), Polyurie (nach Saluretika, Diab. mellitus, nach akutem Nierenversagen, chron. Niereninsuffizienz) + mangelnde Flüssigkeits- u. Elektrolytsubstitution	Mäßiger Durst, Appetitlosigkeit, Apathie, Erbrechen, Muskelkrämpfe, Symptome der Hypovolämie	Trockene Haut, insbes. trockene Hautfalten, gesteigerte Reflexe, Krämpfe, Oligurie, Anurie, Kollaps, Schock	*Urin:* Spez. Gew. ↑ (bei normaler Nierenfunktion), *Blut:* Na normal, Osmolalität normal Hb (↑), Gesamteiweiß ↑, *Kreislauf:* RR ↓, HZV ↓ (bei Flüssigkeitsverlust > 3 l)
Hypertone Dehydratation	Verlust von elektrolytfreiem Wasser vorwiegend durch Haut u. Lunge + mangelnde Substitution von osmotisch freiem Wasser. Häufig verstärkt oder ausgelöst durch Flüssigkeitsersatz mit isotonen Elektrolytlösungen.	Starker Durst, allg. Schwäche, Benommenheit	Trockene u. faltige Haut, Fieber, zerebrale Krämpfe, Oligurie, Anurie, Kreislauf lange unbeeinflußt	*Urin:* Spez. Gew. ↑ (bei normaler Nierenfunktion), *Blut:* Na ↑, Osmolalität ↑, Hb (↑) Gesamteiweiß (↑), *Kreislauf:* RR ↓, HZV ↓ (bei Flüssigkeitsverlusten > 6 l)

Tab. *VIII.-9.* (Fortsetzung)

	Ätiologie	Symptome	Klinische Zeichen	Meßwerte
Hypotone Dehydratation (Salzmangel-exsikkose)	1) Entwickelt sich meist aus einer isotonen Dehydratation durch Gabe von osmotisch freiem Wasser per os oder i.v. Verdünnungshyponatriämie 2) Durch renale Salzverluste u. ungenügende Substitution (Salzverlustniere, Saluretikagabe, M. Addison)	Kein Durst, Müdigkeit, Schwindel, Apathie, zerebrale Erscheinungen	Trockene Haut, Verlust des Turgors, Adynamie, Krämpfe, Koma, Frühzeitiger Kollaps	*Urin:* Ad 1) Na < 30 mval/l (bei normaler Nierenfunktion); Ad 2) Na-Ausscheidung ↑ *Blut:* Na ↓, Osmolalität ↓, Hb (↑), Gesamteiweiß (↑). *Kreislauf:* RR ↓, HZV ↓ (in starker Abhängigkeit vom Ausmaß d. Hyponatriämie)

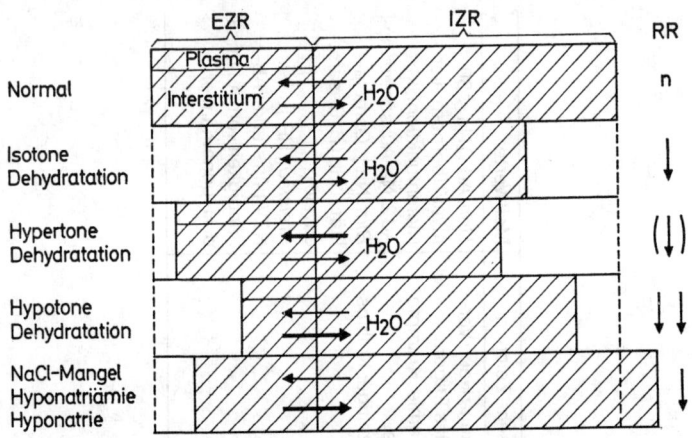

Abb. *VIII.-2.* Der Einfluß von Wasser- und Salzverlusten auf dem Extra und Intrazellularraum.

triums einher. Durch Kochsalzzufuhr läßt sich hierbei die Natriumkonzentration nicht anheben, weil die zugeführte Kochsalzmenge wieder ausgeschieden wird. Es handelt sich hierbei wahrscheinlich um eine Änderung des Regelniveaus und nicht um einen Natriummangel (102a, 147a, 222).

Tab. *VIII.-10.* Störungen, die zur Hyperhydratation führen können.

Ausscheidungsstörungen	Transportstörungen	Störung des Transportmittels	Regulationsstörungen
Akute und chron. Niereninsuffizienz	Herzinsuffizienz, Verlegung von Venen und Lymphbahnen (lokales Ödem), erhöhte Kapillardurchlässigkeit	Hypoproteinämie	Sekundärer Hyperaldosteronismus, vermehrte ADH-Sekretion (Syndrome of inappropriate secretion of antidiuretic hormone – SIADH, z.B. hormonaktive Neoplasmen Hypothyreose

und relativ zu hohe Flüssigkeits- und/oder Kochsalzzufuhr

Tab. *VIII.-11.* Ursachen und Auswirkungen der Hyperhydratation.

Hyper-hydratation	Ursache	Symptome	Klinische Zeichen	Meßwerte
Isotone	Herzinsuffizienz, Niereninsuffizienz, Eiweißmangel, sek. Hyperaldosteronismus	Zu Beginn meist keine Beschwerden, später Luftnot, Völlegefühl, Spannungsgefühle, zerebrale Erscheinungen	Ödeme, Ergüsse, "fluid lung" (Lungenödem bei Linksinsuffizienz), verminderte Diurese	*Urin:* spez. Gewicht ↓*, Na eher niedrig, K eher hoch (bei vorher normaler Nierenfunktion), *Blut:* Na n, Osmolalität n, Hb ± *Kreislauf:* RR n (bei Niereninsuffizienz ↑), HZV ↓ (Blutvolumen bei Niereninsuffizienz erhöht)
Hypertone	Wie oben; zusätzlich übermäßige Zufuhr v. Na (vorwiegend in "physiologischen" Kochsalz- oder Natriumbicarbonatlösungen)	Wie oben; zerebrale Erscheinungen sind stärker ausgeprägt	Wie oben; zerebrale Erscheinungen, Krämpfe, Koma	*Urin:* spez. Gewicht ↑* *Blut:* Na ↑, Osmolalität ↑ RR sehr häufig hoch, Blutvolumen erhöht, HZV oft ↓
Hypotone	Wie oben; zusätzlich übermäßige Zufuhr osmotisch freien Wassers (vorwiegend iatrogen)	Ähnlich der hypotonen Dehydratation: Lethargie, Kopfschmerzen, ausgeprägte zerebrale Erscheinungen	Wie oben; zusätzlich muskuläre u. zerebrale Krämpfe, zentrale Atem- und Kreislaufstörung, Koma	*Urin:* spez. Gewicht ↓* *Blut:* Na ↓, Osmolalität ↓ RR ↓, HZV ↓, Blutvolumen ↓, metabolische Azidose, Zellödem!

* Bei Niereninsuffizienz Spez.-Gew. 1010.

Hyperhydratation: Vom nieren- und kreislaufgesunden Organismus mit intakten Regelmechanismen werden im Überschuß zugeführtes Wasser und Kochsalz rasch und ohne Zeichen einer Überwässerung ausgeschieden. Eine Retention tritt für gewöhnlich nur auf, wenn Störungen der Flüssigkeitsausscheidung, des Flüssigkeitstransports, des Transportmittels oder der Regulation bestehen und gleichzeitig relativ zuviel Flüssigkeit und/oder Kochsalz zugeführt werden (Tab. *VIII.- 10*) (856).

Die Hyperhydratation läßt sich entsprechend der Dehydratation in eine *isotone, hypertone und hypotone Hyperhydratation* (Wasservergiftung) unterteilen (Tab. *VIII.-11*).

Hypernatriämie: In der Mehrzahl der Fälle mit Hypernatriämie besteht, wie bereits besprochen, gleichzeitig eine Verschiebung im Flüssigkeitshaushalt. Bereits ein geringer Anstieg der Natriumkonzentration im Plasma bewirkt durch Durst eine Flüssigkeitsaufnahme und durch gesteigerte ADH-Sekretion eine vermehrte Rückdiffusion von freiem Wasser im distalen Tubulus. Darüber hinaus wird durch Hemmung der Renin-Aldosteron-Sekretion und gesteigerter ANF-Sekretion vermehrt Na ausgeschieden. Sind diese Regelmechanismen gestört oder werden sie in irgendeiner Weise überspielt, kommt es zur Hypernatriämie (Tab. *VIII.-12*).

Zerebrale Erscheinungen bei Hyper- und Hyponatriämie: Die zerebralen Erscheinungen stehen klinisch bei der Hyper- und Hyponatriämie ganz im Vordergrund und sind auch für die *hohe Letalität* verantwortlich. Bei der chronischen Hypernatriämie (Hyperosmolalität) des Erwachsenen beträgt die Letalität 60% (bei Kindern 10%), bei der akuten Hypernatriämie sogar 70% (bei Kindern 40%).

Durch die Blut-Liquor-Schranke werden der Liquorraum und das Gehirn gegen eine Vielzahl von Substanzen geschützt, nur für Wasser ist sie frei passierbar. Bei intakter Blut-Liquor-Schranke kommt es weder bei isotoner Hyper- noch Hypohydratation zu Veränderungen des Flüssigkeitsgehaltes des Gehirns. Dagegen bewirkt eine Hyperosmolalität einen Flüssigkeitsentzug aus dem Gehirn und eine Hypoosmolalität eine Flüssigkeitszunahme im Gehirn bis hin zum Hirnödem. Entwickelt sich die Änderung der Osmolalität langsam, besitzt das Gehirn *zwei Abwehrmechanismen,* um sich vor gefährlichen Flüssigkeitsverlagerungen zu schützen:

1. Eine *Hypernatriämie* bewirkt im wachen Zustand durch Reizung der Osmorezeptoren des Hypothalamus oder Supraoptikus ein Durstgefühl und führt damit zur Wasseraufnahme mit konsekutivem Abfall der Natriumkonzentration. Ist dieser Regulationsmechanismus blockiert oder die Natriumzufuhr zu massiv, um ausgeglichen zu werden, treten beim Überschreiten der Natriumkonzentration im

Tab. *VIII.-12.* Ursachen der akuten und chronischen Hypernatriämie.

Kinder	Erwachsene
Gastroenteritis	*Unfähigkeit der Flüssigkeitsaufnahme* (alte alleinstehende Kranke)
Ketoazidotisches diabetisches Koma	Gestörter Durstmechanismus
Diabetes insipidus mit ungenügender Flüssigkeitszufuhr	Wasserverlust durch die Nieren und ungenügende Substitution osmotisch freien Wassers
Zerebrale Störung	Polyurische Phase
Osmotische Diurese	Hyperkalorische Ernährung
Salzintoxikation durch fehlerhafte Ernährung	Diabetes mellitus
	Osmotische Diurese
	Diabetes insidipus mit fehlendem Durstgefühl (nach neurochirurg. Eingriffen)
	Chronische Niereninsuffizienz
	Große Flüssigkeitsverluste Flüssigkeitsverluste bei großer Wärme, Fieber und Hyperventilation
	Primärer Aldosteronismus

Plasma von *160 mmol/l* schwerste zerebrale Symptome bis hin zum Koma auf, die bei Kindern und alten Personen besonders ausgeprägt sind. Der Liquor wird blutig bzw. xanthochrom, autopisch finden sich vaskuläre Veränderungen mit besonders subtentoriellen Blutungen; auch Hirninfarkte und Venenthrombosen wurden beschrieben.

2. Entwickelt sich die Hypernatriämie langsam, steigt als weiterer Schutzmechanismus die intrazelluläre Osmolalität an, wie man im Tierversuch beweisen konnte. Man nimmt an, daß es nach einer gewissen Zeitspanne von etwa 24 bis 48 Stunden zur intrazellulären Anhäufung oder Bildung osmotisch wirksamer Substanzen kommt. Letztere werden als *idiogene osmotische Substanzen* bezeichnet. Man glaubt, daß es sich um Aminosäuren handeln könnte. Die erhöhte Osmolaliät der Hirnzellen, die das Gehirn von Wasserverlust bewah-

ren, wird langsam gebildet und auch langsam wieder abgebaut. Bei zu rascher Korrektur der Hypernatriämie kommt es deshalb zum Einstrom von Wasser in die Zellen. Dies muß bei der Behandlung berücksichtigt werden, denn auch der rasche Ausgleich kann tödliche Folgen haben! Die Verminderung der Hypernatriämie bzw. der Hyperosmolalität sollte etwa 2 mmol Natrium oder *2 mosmol/Std.* bzw. *5 mmol Na/Tag nicht überschreiten.* Dagegen sollte ein rascher Anstieg der Natriumkonzentration z. B. während einer fehlerhaften Dialysebehandlung mit sehr hohen Natriumkonzentrationen, rasch ausgeglichen werden noch ehe der Kompensationsmechanismus eingetreten ist.

Die durch eine gestörte Ausscheidung freien Wassers über die Nieren oder eine vermehrte Sekretion von ADH bewirkte *Hyponatriämie* (Hypoosmolalität) kann auf ähnlichste Weise einen Flüssigkeitseinstrom ins Gehirn bewirken. Bei einer akuten Wasserintoxikation treten zentralnervöse Erscheinungen meistens dann auf, wenn das Serumnatrium *125 mmol/l unterschreitet.* Eine langsam sich entwickelnde Hyponatriämie ist bei Schwerkranken eine häufig auftretende Erscheinung und führt zu weniger stark ausgeprägten zerebralen Erscheinungen selbst bei wesentlich niedrigeren Natriumkonzentrationen. Bei einer Hyponatriämie ist die Aminosäurenaufnahme in die Ganglienzellen deutlich vermindert. Die Korrektur der Hyponatriämie muß genau so langsam und sorgfältig erfolgen wie die der Hypernatriämie (2 mmol Natrium/Std. oder 2 mosmol/Std., nicht mehr als 5 mmol Na/Tag). Läßt sich die Ursache der Hyponatriämie wie beim Syndrome of Inappropriate secretion of antidiuretic hormone (SIADH-Syndrom) nicht beseitigen, sollte man auch die Hyponatriämie nicht korrigieren. Während der Normalisierung der Natriumwerte muß die Serumnatriumkonzentration in kurzfristigen Abständen (etwa alle 2 Std.) kontrolliert werden!

Chlor: Für gewöhnlich verändert sich die Chlorkonzentration im Blut *parallel zur Natriumkonzentration.* Nur bei beträchtlichen Verlusten von saurem Magensaft (z.B. Polyorusstenose, Ileus) kommt es zur Hypochlorämie mit gleichzeitiger metabolischer Alkalose. Bedingt durch die Alkalose kann es zu zusätzlichen renalen Natrium- und Kaliumverlusten kommen. Eine *isolierte Zunahme* der Chlorkonzentration mit Azidose (hyperchlorämische Azidose) entwickelt sich häufig nach Ureterokolostomie, bei tubulären Azidosen und gelegentlich auch unter einer Spironolacton-(Aldactone®-)Behandlung (597a, 836).

2. Störungen des Säure-Basen-Haushalts:

Die verschiedenen Körperfunktionen, insbesondere Enzymreaktionen, sind an *einen bestimmten pH-Wert* gebunden. Zur Aufrechterhaltung der Konstanz der Wasserstoffionenkonzentration *(Isohydrie)* stehen dem Körper verschiedene Puffer- und recht komplexe Regelsysteme zur Verfügung. Die beiden wichtigsten extrazellulären Mechanismen sind das *Bicarbonatpuffersystem* und das eng damit verbundene *Regelsystem* mit den Effektororganen Niere und Lunge. Intrazellulär kommt den *Protein-* und *Phosphatpuffern* eine wesentlichere Rolle zu. Die *pK-Werte* der intrazellulären Puffer liegen günstiger zum aktuellen pH-Wert als die des *Bicarbonatpuffers*. Insgesamt besitzen die Proteine für den Organismus die größte Pufferkapazität. Die Diffusion von H^+- und HCO_3^--Ionen und der rapide Austausch von CO_2 über die Zellmembran führen zu einer etwa proportionalen pH-Verschiebung in der intra- und extrazellulären Flüssigkeit. Eine Änderung der H^+-Ionenkonzentration führt zwangsläufig auch zu einer Elektrolytverschiebung, wobei dem Kalium klinisch das größte Interesse zukommt. Zur Beurteilung des Säure-Basen-Haushalts sind uns bisher – mit den üblichen Untersuchungsmethoden – nur die extrazellulären Veränderungen zugänglich (Abb. *VIII.-3*).

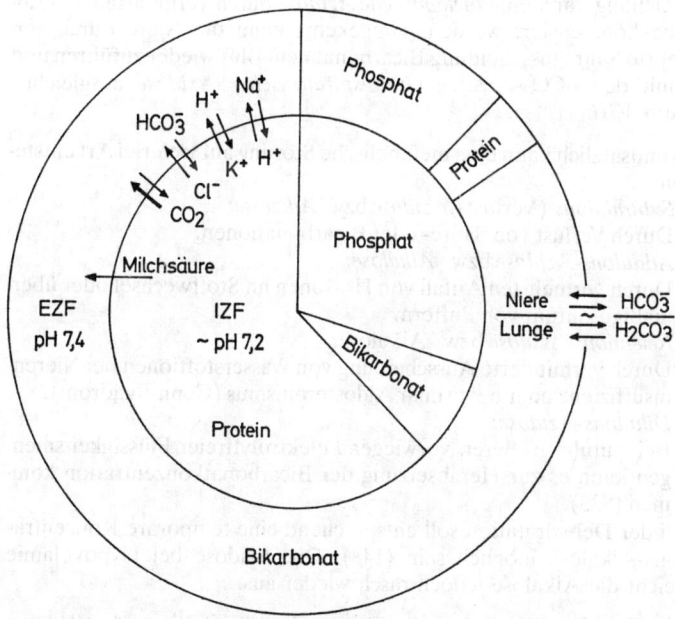

Abb. *VIII.-3*. Intra- und extrazelluläres Puffersystem.

Tab. VIII.-13. Änderung der Wasserstoffionenkonzentration.

pH	Auswirkung	H^+ mol(g)/l 25°C, H_2O)	$H^+\%$
< 6,8	Tod		
6,8	Azidose	0,0000002 (2×10^{-7})	300
7,4	Isohydrie	0,00000006 (6×10^{-8})	100
7,8	Alkalose	0,00000002 (2×10^{-8})	30
> 7,8	Tod		

Die Ursache der **Azidose,** das Ausmaß der Pufferkapazität und der Einsatz der Kompensationsmechanismen lassen sich am HCO_3^-, am pCO_2 und an deren Verhältnis zueinander ablesen. Die Auswertung erfolgt mit den heute jedem Meßsystem beigegebenen Nomogrammen oder elektronisch. Entsprechend der Henderson-Hasselbalch-Gleichung kann eine *metabolische Azidose* durch vermehrte CO_2-Abgabe kompensiert werden. Umgekehrt kann die Niere durch vermehrte Säureausscheidung Bicarbonat dem Blut wieder zuführen und somit den pCO_2-Anstieg bei *respiratorischer Azidose* ausgleichen (Abb. VIII.-4).

Grundsätzlich kann eine metabolische Störung auf vielerlei Art entstehen:

1. *Subtraktions-*(Verlust-)*Azidose* bzw.-*Alkalose:*
   Durch Verlust von Säure- oder Bicarbonationen.

2. *Additions-Azidose* bzw. *-Alkalose:*
   Durch vermehrten Anfall von H^+-Ionen im Stoffwechsel oder übermäßige Zufuhr von Puffern.

3. *Retentions-Azidose* bzw. *-Alkalose:*
   Durch verminderte Ausscheidung von Wasserstoffionen bei Niereninsuffizienz oder bei primär Aldosteronismus (Conn-Syndrom).

3. *Dilutions-Azidose:*
   Bei Zufuhr größerer, vorwiegend elektrolytfreier Flüssigkeitsmengen kann es zur Herabsetzung der Bicarbonatkonzentration kommen (833).

Bei der Dehydratation soll entsprechend eine temporäre Konzentrations-Alkalose möglich sein (148). Die Azidose bei Hypovolämie gleicht die Alkalose jedoch rasch wieder aus.

Die Ursachen für diese Störungen sind mannigfaltig und sollen zur besseren Übersicht wieder tabellarisch angegeben werden.

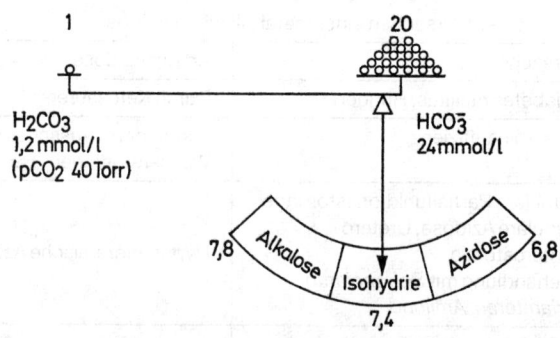

		Alkalose			Azidose		
		dekomp.	kompens.			kompens.	dekomp.
metabolisch	pH	↑	n	CO_2	n	↓	pH
	HCO_3^-	↑	↑		↓	↓	HCO_3^-
	pCO_2	n(↑)	↑		↓	n(↓)	pCO_2
respiratorisch	pH	↑	n		n	↓	pH
	HCO_3^-	n(↓)	↓		↑	n(↑)	HCO_3^-
	pCO_2	↓	↓	Säureaus-scheidung – | +	↑	↑	pCO_2

Abb. *VIII.-4.* Mechanismen zur Kompensation der Azidose und Alkalose.

Eine spezielle Symptomatik der Azidose ist nicht bekannt. Bei leichterer, besoners *chronischer Azidose* können die Patienten völlig beschwerdefrei sein. Schwere Azidosen treten im Gefolge anderer Erkrankungen auf, so daß eine Zuordnung der Symptome oft nicht möglich ist. Die Atmung wird mit zunehmender metabolischer Azidose, um kompensatorisch CO_2 abzurauchen, vertieft und beschleunigt.

Man unterscheidet dabei verschiedene *Atemtypen;* große Atmung, Biot-Atmung, Kußmaul-Atmung und Cheyne-Stokes-Atmung (Abb. VIII.-5). Bei *pH-Werten* um 7 und niedriger wird auch das Atemzentrum vermindert ansprechbar und die Atemmuskulatur wird in ihrer Funktion beeinträchtigt. Durch den darauf zurückzuführenden Ausfall der respiratorischen Kompensation kommt es zu einem weiteren raschen Abfall des pH-Wertes. Der gleiche Effekt tritt ein, wenn bei kontrollierter Beatmung, insbesondere in Narkose, die vorher spon-

Tab. *VIII.-14.* Ursachen einer metabolischen Azidose.

Ursache	Art der Azidose
Diabetes mellitus, Hunger	Durch Ketosäuren
Niereninsuffizienz	Verminderte Ausscheidung von Wasserstoffionen
Tubuläre Partialfunktionsstörungen, tubuläre Azidose, Uretero-Enterostomie, Behandlung mit *Spironolacton, Triamteren, Amilorid*	Hyperchlorämische Azidose
Hämodynamisch, hypoxämisch, Schock, passagere Durchblutungs-störung, Hyperthyreose, Hypothermie, idiopathische Lactatazidose	Vorwiegend Laktatazidose
Verlust von alk. Darmsäften Massentransfusion kalten Blutes	Verlust von Bicarbonat

tan bestehende Hyperventilation nicht fortgeführt wird. Bei chronischer Azidose ist die kompensatorische Hyperventilation weniger
stark ausgeprägt (7a, 836, 840).

Zumindest im Tierversuch konnte eine direkte Beeinflussung des
Herzzeitvolumens mit zunehmender Azidose nachgewiesen werden.
Auch beim Menschen wurde bei Azidose ein vermindertes HZV ge-
funden, wobei offen bleiben muß, ob dies der Grundkrankheit oder
der Azidose zuzurechnen ist. Insbesondere bei der respiratorischen
Azidose kommt es beim Anstieg des pCO_2 zu einer erheblichen Weit-

Tab. *VIII.-15.* Ursachen einer respiratorischen Azidose.

Störung der Atemmechanik
Obstruktive Veränderungen
Restriktive Veränderungen
Parenchymschädigungen – Diffusionsstörungen
(Pneumonie, „fluid lung",
Lungenödem, Aspiration, Fibrose)
Intrapulmonaler Shunt
Beatmungsfehler

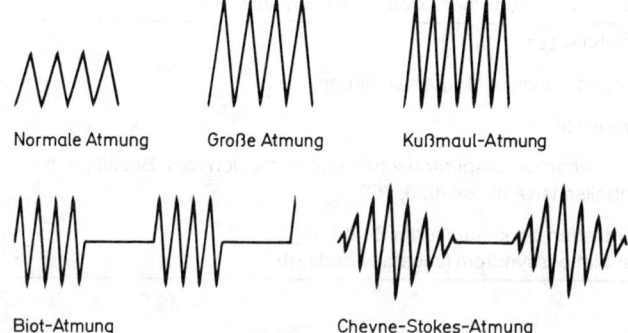

Normale Atmung   Große Atmung   Kußmaul-Atmung

Biot-Atmung   Cheyne-Stokes-Atmung

Abb. *VIII.-5.* Verschiedene Atmungstypen.

stellung der peripheren Gefäße. Die vermehrte Katecholaminaus-scheidung bei Azidose bleibt meist unwirksam. Die zentralnervösen Leistungen werden mit zunehmender Azidose schwächer. Schließlich kommt es zum Koma. Die narkoleptische Wirkung der respiratori-schen Azidose ist besonders vom *Pickwick-Syndrom* her bekannt.

Die Symptome einer mäßigen **Alkalose** sind klinisch nicht zu erfassen oder nicht von der Grundkrankheit zu trennen. Mit zunehmender Al-kalose kommt es zur Steigerung der myoneuralen Erregbarkeit; be-sonders bei *respiratorischer Alkalose* kann es zu schweren tetanischen Anfällen kommen. Bei der *metabolischen Alkalose* ist die Atmung meist vermindert. Schwere Alkalosen führen zu bedrohlicher Beein-trächtigung des Kreislaufes, insbesondere der zerebralen Durchblu-tung, mit nicht selten tödlichem Ausgang.

Tab. *VIII.-16.* Ursachen einer metabolischen Alkalose.

Ursache	Art der Alkalose
Erbrechen von saurem Magensaft	Hypochlorämische Alkalose
Hypokaliämie	Hypokaliämische Alkalose
NNR-Hormone, z.B. Conn-Syndrom	Vorwiegend hypokaliämische Alkalose
Überdosierung von Antazida, Pufferlösungen oder Na-Salze org. Säuren	Additionsalkalose

Tab. *VIII.-17.* Ursachen einer respiratorischen Alkalose.

Heftige Schmerzen
Zerebrale Störungen mit Hyperventilation
Höhenkrankheit
Bestehenbleiben der respiratorischen Kompensation nach Beseitigung einer metabolischen Azidose (620, 762).
Hyperventilation bei kontrollierter Beatmung Hyperventilationssyndrom (vegetativ bedingt)

3. Störungen des Kaliumhaushalts:

Die Beurteilung der Störungen im Kaliumhaushalt ist schwierig, weil sich nur etwa 2% des Gesamtkörperkaliums im Extrazellularraum befinden und die Bestimmung des Serumkaliums nur einen bedingten Rückschluß auf das intrazelluläre Kalium gestattet. Akute Kaliumverluste betreffen *vorwiegend den Extrazellularraum.* Bei gleich niedrigem Serumkalium liegen die intrazellulären Kaliumwerte bei chronischen Verlusten vergleichsweise wesentlich niedriger als bei akuten. Erschwert wird die Beurteilung noch dadurch, daß verschiedene Stoffwechseländerungen, insbesondere Änderungen des pH-Wertes, das Verhältnis von intra- zu extrazellulärem Kalium beeinflussen. So kann trotz erhöhter Serumkaliumwerte ein Mangel an intrazellulärem Kalium und damit an Gesamtkörperkalium bestehen. Da es zur Zeit noch keine Methode zur routinemäßigen Bestimmung des intrazellulären Kaliums gibt, muß aus zusätzlichen Laborbefunden, besonders dem pH-Wert, der Anamnese, den klinischen Befunden und (bis zu einem gewissen Grad) aus dem Elektrokardiogramm auf die intrazellulären Veränderungen geschlossen werden. Für die Therapie und auch für das pathophysiologische Verständnis ist es bei der Kaliumstoffwechselstörung erforderlich, zwischen einer *Bilanz-* und der *Verteilungsstörung* zu unterscheiden. Bei der Bilanzstörung ist die Tendenz der *Änderung der intra- und extrazellulären Kaliumkonzentration gleichgerichtet.* Sie resultiert aus Kaliumverlusten oder aus einer verminderten Kaliumausscheidung, ohne daß die Transportvorgänge an der Zelle wesentlich beeinflußt sind. Die Verteilungsstörung ist Folge von Stoffwechseländerungen, die das Verhältnis von intra- zu extrazellulärem Kalium stören. Insbesondere vom Verhältnis K_i^+/K_e^+ (intra/extrazellulär) ist das *Membranpotential* abhängig.

Nernstsche Gleichung $\quad -61,5 \cdot \log \dfrac{K_i}{K_e} = -95 \text{ mV}$

Goldmansche Gleichung $- 61,5 \cdot \log \dfrac{K_i + 0,01\,Na_i}{K_e\,0,01\,Na_e} = - 88\,mV$

K_i^+ 150 mval/l K_e^+ 4,5 mval/l

Aus diesen Gleichungen läßt sich leicht errechnen, daß ein Abfall der *extrazellulären Kaliumkonzentration* zu einem Anstieg des Membranpotentials und damit zu einer Überpolarisierung führt. Ein Anstieg der Kaliumkonzentration im Plasma beeinflußt das Potential in umgekehrter Richtung.

Der Einfluß der *intrazellulären Kaliumkonzentration* verhält sich gegenläufig, beeinflußt das Potential aber wesentlich weniger. Diese Veränderungen sind besonders stark bei akuten Störungen ausgeprägt, wenn sich das intrazelluläre Kalium den extrazellulären Bedingungen noch nicht angepaßt hat. Bei länger bestehender Hypokaliämie fällt auch das intrazelluläre Kalium stärker ab. Das erklärt, weshalb bei Kranken mit gleichen Serum-Kaliumwerten in einem Fall schwere EKG-Veränderungen bestehen (Abb. VIII.-6), im anderen nicht. Gleiches gilt auch für die hypo- oder hyperkaliämische Paralyse.

Hypokaliämie:
Es gibt drei potentielle Möglichkeiten für einen Kaliummangel, eine *verminderte Zufuhr* (selten), ein *erhöhter renaler* und ein *erhöhter extrarenaler Kaliumverlust*.
Die häufigste klinisch relevante Ursache für eine Hypokaliämie ist der *Verlust von Darmsekret,* besonders unter der Einnahme von Laxantien.

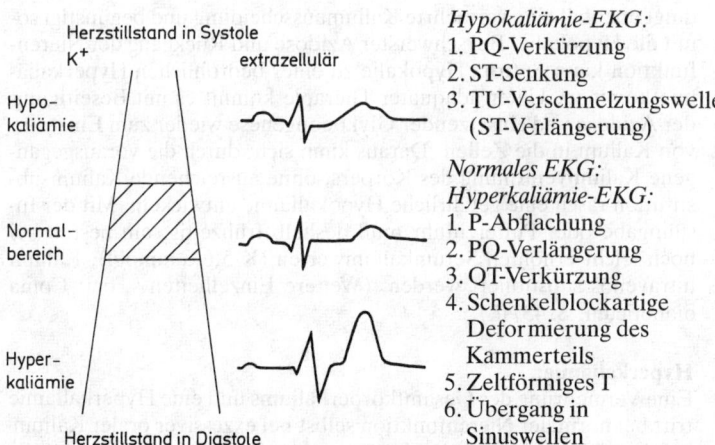

Hypokaliämie-EKG:
1. PQ-Verkürzung
2. ST-Senkung
3. TU-Verschmelzungswelle (ST-Verlängerung)

Normales EKG:
Hyperkaliämie-EKG:
1. P-Abflachung
2. PQ-Verlängerung
3. QT-Verkürzung
4. Schenkelblockartige Deformierung des Kammerteils
5. Zeltförmiges T
6. Übergang in Sinuswellen

Abb. *VIII.-6.* Beziehungen zwischen Serumkalium und EKG-Veränderungen.

Aber auch bei normaler Stuhlmenge ist bei Laxantieneinnahme eine Hypokaliämie möglich. Ebenfalls häufig, aber mit meist weniger stark ausgeprägter klinischer Symptomatik, treten Hypokaliämien unter der Gabe von Saluretika auf. Zu einem ausgeprägten renalen Kaliumverlust kommt es bei metabolischer Alkalose. Die Mehrzahl der Hypokaliämien verlaufen *klinisch asymptomatisch* und werden erst durch Elektrolytbestimmungen erkannt. Ein zuverlässiges frühes Zeichen für eine Hypokaliämie soll die Bildung von Muskelwülsten beim Beklopfen der Muskulatur sein (677). *Adynamie* und *Paralysen* sind Symptome einer schweren Hypokaliämie. Rhythmusstörungen, besonders während der Behandlung mit Herzglykosiden, sind immer verdächtig auf eine Erniedrigung des Serum-Kaliums. Bei einem Verlust von etwa 30% des Gesamtkörperkaliums kommt es zu schweren energetischen Störungen und auch morphologischen Veränderungen. Die Glykogenbildung wird gehemmt, was zur Verstärkung einer bereits bestehenden diabetischen Stoffwechsellage führen kann. In der Herz- und Skelettmuskulatur sowie in den Tubuszellen der Nieren können Gewebsnekrosen auftreten, die an der Niere ein akutes Nierenversagen hervorrufen können (119a, 119b, 161, 167, 189, 244a, 677, 690). Bei bereits bestehender Leberzirrhose kann eine Hypokaliämie, meist nach unsachgemäßer Saluretika-Behandlung, ein *Coma hepaticum* einleiten.

Schwieriger ist das Geschehen beim *Coma diabetikum* zu verstehen. Durch den Insulinmangel ist die Glykoneogenese und somit der Netto-K^+-Influx in die Zelle vermindert. Die Azidose führt zu einem zusätzlichen Kaliumverlust aus der Zelle. Die osmotische Diurese bedingt ebenfall eine vermehrte Kaliumausscheidung und begünstigt somit die Hypokalie. Bei schwerster Azidose und Rückgang der Nierenfunktion kann es trotz Hypokalie zu einer bedrohlichen Hyperkaliämie kommen. Unter ädaquater Therapie kommt es mit Beseitigung der Azidose und einsetzender Glykoeongenese wieder zum Einstrom von Kalium in die Zellen. Daraus kann sich, durch die vorausgegangene Kaliumverarmung des Körpers, ohne ausreichende Kaliumsubstitution rasch eine gefährliche Hypokaliämie entwickeln. Mit der Insulingabe oder Pufferzufuhr muß deshalb frühzeitig, am besten bei noch leicht erhöhten Serumkaliumwerten (K 5,6-6 mmol/l), Kalium intravenös substituiert werden. (Weitere Einzelheiten s. bei: Coma diabeticum, S. 437ff.).

Hyperkaliämie:
Eine Vermehrung des Gesamtkörperkaliums und eine Hyperkaliämie tritt bei normaler Nierenfunktion selbst bei exzessiver oraler Kaliumzufuhr nicht auf. Auch bei stärker eingeschränkter Nierenfunktion und normaler Kaliumzufuhr kommt es bei guter Diurese (> 1200 ml/

Tab. *VIII.-18.* Ursachen und Klinik der Hypokaliämie.

Ursachen	Symptome	Klin. Zeichen	Meßwerte
Verlust von Darmsäften: Erbrechen, Fisteln, Ileus, Diarrhö, *Lexantien-Abusus!* **Verlust durch die Niere:** Durch NNR-Hormone (endogen u. exogen), Diuretika, Kaliumverlustniere, Natriumbelastung, Alkalose, Polyurie (akutes Nierenversagen, Diabetes) **Verlust aus der Zelle u. vermehrte renale Ausscheidung:** Azidose, Diabetes mell., Muskeldystrophie **Hypokaliämie ohne Kaliumverluste:** Behandelte Azidose, vermehrte Glykoneogenese, verminderte Zufuhr bei langer Krankheit.	Gestörtes Allgemeinbefinden, Apathie, Muskelschwäche, Appetitlosigkeit, Übelkeit, Erbrechen, Durst, Unverträglichkeit von Kälte	Atonie d. Muskulatur, Muskelwülste bei Beklopfen, Tetanie, Lähmungen, Ileus, Rhythmusstörungen, Tachykardien, Verwirrtheitszustände, Koma	K↓, Alkalose bei chron. K-Mangel Erythrozyten: K↓, Anstieg des intrazellulären Natriums, EKG-Veränderungen

Tag) nicht zur Hyperkaliämie, da durch tubuläre Sekretion die Kalium-Clearance das Glomerulumfiltrat um ein vielfaches übersteigen kann (649). Erst mit dem Einsetzen der Oligurie im Terminalstadium werden häufig Hyperkaliämien beobachtet (823a). Ein Hypoaldosteronismus sowie die Gabe von *Spironolacton, Amilorid* und *Triamteren* kann jedoch bereits bei mäßig eingeschränkter Nierenfunktion zur Hyperkaliämie führen (302, 427). Am häufigsten tritt eine Hyperkaliämie beim *akuten Nierenversagen* auf. Bei gut geführten Kranken steigt die Serumkalium-Konzentration täglich um etwa 0,5 mmol/l an. Durch Gewebsuntergang (Myolyse, Hämolyse und Inanition), Azidose und intravenöse Kaliumzufuhr kann es beim akuten Nierenversagen innerhalb von Stunden zu bedrohlichen Kaliumkonzentrationen im Plasma kommen (192 b).

Eine bedrohliche Hyperkaliämie beim *diabetischen Koma* ist für gewöhnlich mit einer Beeinträchtigung der Nierenfunktion verbunden. Durch zu rasche intravenöse Kaliumzufuhr von mehr als 20 mmol/ Std., insbesondere aber nach Massentransfusionen älterer Konserven, deren Plasmakaliumwert oft Werte von über 20 mval/l erreicht, kann es zum Herzstillstand kommen (147 a, 933). Diese Möglichkeit bleibt dann häufig unberücksichtigt.

4. Störungen des Kalziumhaushalts:

Auf die komplizierten Zusammenhänge zwischen Parathormon, Calcitonin, Vitamin D, Phosphat, Knochenstoffwechsel und Nierenfunktion kann hier nicht eingegangen werden. Hier sollen nur die Veränderungen, die für die Intensivmedizin von Interesse sind, besprochen werden.

Die sich innerhalb von Minuten an die Kalziumkonzentration im Plasma anpassende Parathormon- und Calcitoninsekretion läßt Ab-

Tab. *VIII.-19*. Ursachen und Klinik der Hyperkaliämie.

Ursachen	Symptome	Klin. Zeichen	Meßwerte
Akutes Nierenversagen, Zelluntergang, Azidose Chron. Niereninsuffizienz mit Oligurie, Hypoaldosteronismus, Therapie mit Spironolacton, Triamteren und Amilorid, überhöhte Kaliumzufuhr bei Dialysepatienten, übermäßige i.v. Zufuhr von K^+ (Massentransfusionen)	Pelziges Gefühl im Mund und perioral, Parästhesien der Haut-, „Gefühl der zweiten Haut". Muskelschwäche, Verwirrtheitszustände. Oft auch symptomarmer Verlauf!	Neuromuskuläre Störungen: Muskelzuckungen, Lähmungen, Ileus, Verwirrtheitszustände, Bradykardie, *Herzstillstand*	Oligurie, Azidose, K ↑, EKG-Veränderungen: P erniedrigt, QRS schenkelblockartig verbreitert, T zeltförmig

weichungen von der normalen Kalziumkonzentration im Plasma bei Gesunden nicht auftreten.

Hypokalzämie (Tetanie):

Eine Verminderung der extrazellulären Kalziumkonzentration oder besser des *ionisierten Kalziums* führt zu einer *gesteigerten Erregbarkeit der Nerven und Muskeln.*

Eine mäßige Erniedrigung der Kalziumkonzentration (latente Tetanie) führt zur Steigerung der Reflexe, die besonders deutlich im Bereich des N. facialis erkennbar ist (Chvosteksches Zeichen; beweisend sind nur die Zuckungen im Versorgungsbereich des oberen und mittleren Astes).

Der akute Abfall der Kalziumkonzentration *unter 7 mg %* bzw. *unter 1,8 mmol/l* führt häufig zur Tetanie, die gewöhnlich mit Karpopedalspasmen (Pfötchenstellung) beginnt. Durch Hyperventilation kann die Krampfbereitschaft verstärkt werden. Der Abnahme des CO_2-Partialdruckes wird dabei eine größere Bedeutung zugeschrieben als der durch die Alkalose bedingten Änderung der Kalziumionenkonzentration (713).

Ein akuter Abfall der Kalziumkonzentration, z. B. nach intravenöser Verabfolgung von Komplexbildnern (Citrat, EDTA), nekrotisierender Pankreatitis und Parathyreoidektomie, kann eine schwere Hypokalzämie und Tetanie auslösen.

Hyperkalzämie (hyperkalzämische Krise):

Länger anhaltende Hyperkalzämien werden besonders beim primären Hyperparathyreoidismus, multiplem Myelom, Malignomen mit und ohne Knochenmetastasen (besonders: Mamma-, Prostata-, Schilddrüsenkarzinome), M. Boeck, Vitamin-D-Intoxikationen, Hyperthyreose, bei Milch-Alkali-Syndrom und bei essentieller Hyperkalzämie gefunden. Magen- und Duodenalgeschwüre, Pankreatitiden und Nephrolithiasis bzw. Nephrokalzinose werden als häufige Folgen genannt. Akute Erscheinungen bei hyperkalzämischen Krisen, die auch der Intensivtherapie bedürfen, sind selten. Eine Herabsetzung der Erregbarkeit von Muskeln und Nerven sowie kardiovaskuläre Erscheinungen stehen dabei im Vordergrund.

Die *Klinik* ist vielfältig. Polyurie, Polydypsie mit quälendem Durst, Fieber und ein Nierenversagen können auftreten. Die zerebralen Erscheinungen können von leichten psychischen Veränderungen mit Verwirrtheitszuständen bis zu paranoiden Halluzinationen reichen. Es kommt danach zur zunehmenden Somnolenz bis hin zum Koma.

Nicht selten wird ein heftiges Erbrechen und ein paralytischer Ileus beobachtet. Fast regelmäßig besteht eine Tachykardie. Beim Herzstillstand bleibt die Reanimation meistens erfolglos.

Tab. *VIII.-20.* Ursachen und Klinik der Hypo- und Hyperkalzämie.

	Ursachen	Symptome	Klin. Zeichen	Meßwerte
Hypo-kalzä-mie	Hypoparathyre-oidismus, Gabe von Komplex-bildnern (z.B. Citrat, EDTA), akute Pankreati-tis, Vitamin-D-Mangel, zu Be-ginn einer Vit.-D-Behandlung, Niereninsuffi-zienz, enterale Kalziumverluste	Kribbeln in den Händen u. um den Mund, Bauchkrämpfe, Muskelkrämpfe, Stimmritzen-krampf	Gesteigerte Reflexe, Chvostek +, Trousseau +, Karpo-pedalspas-men, Teta-nie, Koma	Ca ↓ EKG: QT-Zeit-Verlängerung
Hyper-kalzä-mie	Hyperparathy-reoidismus. Hartes-Wasser-Syndrom (807), Myelom, Malig-nome mit Knochenmeta-stasen, Morbus Boeck	Übelkeit, Erbre-chen, Kopf-schmerzen, Durst, pektangi-nöse Be-schwerden, Durst, Übelkeit, Erbrechen, Ileus, pektanginöse Beschwerden, zerebrale Er-scheinungen	oft Tachy-kardie, Hypo-, Are-flexie; Poly-urie, später Oligurie	Ca ↑ Blutdruck ↓ EKG unzuver-lässig, QT-Zeit eher ver-kürzt

5. Störungen des Magnesiumhaushalts:

Veränderungen der Magnesiumkonzentration im Plasma, die bisher noch wenig untersucht wurden, scheinen sich teilweise synergistisch zum Calcium (z.B. Thrombozytenfunktion, Tetanie), teilweise antago-nistisch (z.B. Unterbrechung einer mit Magnesiumsalzen i.v. bewirk-ten Narkose durch Injektion eines Kalziumsalzes) zu ihm verhalten.

Elektrokardiographisch führt eine Hypermagnesiämie zu gleichen Ver-änderungen wie eine Hyperkaliämie.

C. Sofortmaßnahmen

Diese Maßnahmen betreffen die Zeit bis zum Vorliegen der Labor-werte oder die Zeitspanne bis zur Einweisung in die Klinik. Sie kon-zentrieren sich in erster Linie auf den Kreislauf.

1. Hypovolämie-Kreislaufkollaps:
a) Bestehen keine Zeichen der Exsikkose, dann Gaben von hochmole-
kularem *Dextran* (z.B. Macrodex®), *Hydroxyäthylstärke* (Plasmo-
steril ®) oder Plasma.
b) Bei *gleichzeitiger Exsikkose:* Gelatinelösungen (z.B. Haemaccel®)
oder Plasma, notfalls auch reine Elektrolytlösungen.
Bei *Verlust von Darmsäften und Polyurie:* Isotone Lösungen (z.B.
Sterofundin®).
Bei *Flüssigkeitsverlusten durch Schwitzen oder durch die Atmung* ⅔
5%ige Glucose und ⅓ 0,9%ige Kochsalzlösung (z.B. Sterofun-
din®A).

2. Hypervolämie mit Lungenödem:
a) „Innerer Aderlaß" durch Abbinden der Extremitäten.
b) Gegen einen Überdruck ausatmen lassen.
c) Gabe eines rasch wirksamen *Saluretikums* (z.B. Lasix®).
d) *Hypertoniebehandlung,* beginnend mit 1 Adalat-Kapsel. Siehe auch
Behandlung der hypertonen Krise (S. 604 ff.).
e) Vorsichtige Gabe von *Herzglykosiden* (s. S. 179).

3. Azidose:
Besteht der klinische Verdacht auf eine Azidose (azidotische Atmung,
Kollaps, Schock, diabetisches Koma): Gaben von *Natriumbicarbonat*
50-100 mmol i.v.

4. Hyperkaliämie:
Lebensgefahr besteht fast ausschließlich bei oligurischen Kranken. Patienten mit akutem Nierenversagen befinden sich meist in den Kliniken. Ambulante Kranke mit chronischer Niereninsuffizienz, vor allem
Patienten im Dialyseprogramm, sind über die Gefahren der Hyperkaliämie aufgeklärt. Bei entsprechenden Symptomen: 30 g *Kunstharzio-
nenaustauscher* per os oder in 200 ml 0,9% NaCl-Lösung aufgeschwemmt als Klysma (Resonium®A oder Calcium-Serdolit®).

5. Bedrohliche Hypokalzämie
Besonders Kranke mit Hypoparathyreoidismus können nach schwerer körperlicher Arbeit schwere hypokalzämische Zustände bis hin
zum Koma entwickeln. Pfötchenstellung und (Fremd-)Anamnese
sind richtungweisend.
10 ml 10%iges Kalziumglukonat i.v. Wiederholen bis sich der
Zustand stabilisiert.

D. Intensivtherapie

Therapieschema:

1. *Blutersatz*
   a) Bestimmung des Defizits,
   b) Blut,
   c) d) Plasma oder Plasmaersatzmittel,
   e) Nichtkolloidale oder -kristalline Lösungen.
2. *Wasser- und Natriumsubstitutionen*
   a) Bestimmung des Defizits,
   b) Behandlung der isotonen Dehydratation,
   c) Behandlung der hypertonen Dehydratation,
   d) Behandlung der hypotonen Dehydratation,
   e) Behandlung der Hypochlorämie.
3. *Substitution bei Azidose und Alkalose*
   a) Bestimmung des Defizits,
   b) Behandlung der Azidose,
   c) Behandlung der Alkalose.
4. *Kaliumsubstitution*
   a) Bestimmung des Defizits,
   b) Behandlung.
5. *Behandlung der Hyperkaliämie.*
6. *Parenterale Ernährung*
   a) Kohlenhydrate, b) Eiweiß, c) Fett.
7. Entwässerung.
8. Behandlung der bedrohlichen Hypokalzämie.
9. Behandlung der Hyperkalzämie.

Zu 1. *Blutersatz:*

a) Die *Bestimmung des Blutverlustes* bereitet einige Schwierigkeiten. Methoden zur Blutvolumenbestimmung stehen heute in den meisten Fällen noch nicht zur Verfügung. Das Ausmaß läßt sich jedoch annähernd aus Blutdruck, Pulsfrequenz, Venendruck und Hämatokrit- bzw. Hämoglobinwert abschätzen.

Akuter Verlust (% des Gesamtblutvolumens):

500-1000 ml (10-20%)	Bei gesunden jungen Menschen treten keine wesentlichen oder anhaltenden hämodynamischen Veränderungen auf.
1000-2000 ml (20-40%)	Kollaps, Schock.
2500 ml (50%)	Meist tödlich.

Verständlicherweise liegen vom Menschen nur approximative Angaben vor. Geringe Blutverluste werden durch den Einstrom von Flüssigkeit aus dem Interstitium rasch ausgeglichen.

b) Erythrozytenkonzentrate sollen nur dann gegeben werden, wenn der Kreislauf durch Plasmaersatzmittel (nicht mehr als 2,5 l) nicht mehr aufrechterhalten werden kann und/oder der Hämatokritwert auf Werte unter 30 Vol% abgefallen ist. Bei Patienten mit chronischen Krankheiten, besonders Patienten mit Anämie, sollten bereits bei geringen Blutverlusten – weniger aus hämodynamischen Gründen als vielmehr zur Verbesserung des O_2-Transportes – Erythrozyten gegeben werden.

Gefahren: Überempfindlichkeit und Sensibilisierung gegen Fremdblut, Hepatitis, Hyperkaliämie bei Massentransfusionen, Azidose bei alten Konserven, AIDS.

Zur Beachtung: Konserven enthalten nur wenig funktionstüchtige Thrombozyten, deshalb besonders bei diffusen Blutungen zusätzlich Thrombozytenkonzentrate geben! Bei Massentransfusionen Blut möglichst erwärmen. Pro 1000 ml Blut 1 g Ca, um eine Hypokalzämie durch große Zitratzufuhr, und 10 mval $NaHCO_3$, um eine Azidose zu vermeiden, zusätzlich geben (426).

c) *Plasma* hat auf das Blutvolumen den gleichen Einfluß wie Vollblut, ohne jedoch die O_2-Transportkapazität zu erhöhen.

Gefahren: Bei gepooltem Plasma (1 Konserve sollte höchstens von zwei Spendern stammen) besteht erhöhte Hepatitisgefahr. Bei speziell aufbereitetem Plasma und Albumin soll diese Gefahr nicht bestehen.

d) *Plasmaersatzmittel:*

Hydroxyäthylstärke (Plasmasteril®), mittleres Molekulargewicht 450 000 Dalton.

Dextran 60-80, z. B. Macrodex® (Plasmaexpander), mittleres Molekulargewicht 60.000-80.000 (346). Zum Volumenersatz werden 6%ige Lösungen in 0,9%iger NaCl- oder in 0,5%iger Glucoselösung verwendet. Die Halbwertszeit im Plasma beträgt etwa 24 Stunden (605). Die maximale Einzeldosis sollte 1,5 g/kg, die maximale Tagesdosis 2,5 g/kg Körpergewicht nicht übersteigen (194). 1 g Dextran bindet etwa 25 g H_2O (373). 500 ml 6%ige Dextranlösung hat durch den Einstrom von Gewebewasser etwa einen Volumeneffekt von 700 ml. Dextran vermindert die Blutviskosität und verbessert so herab zu einem Hämatokrit von 30 Vol% die O_2-Transportkapazität (412).

Gefahren: Vorsicht bei Thrombopenie und Thrombozytenfunktionsstörungen sowie bei Heparin- und Fibriolysebehandlung (78, 191, 936). Plasmaexpander sollten möglichst *nicht bei Exsikkose* verwendet werden! Schwere allergische Reaktionen wurden beschrieben.

Zur Beachtung: *Dextran 40* (z.B. Rheomacrodex®) hat nur eine Halbwertszeit von 3 Stunden (33) und ist kein Plasmaersatzmittel! Es sollte *nur zur initialen Schockbehandlung* verwendet werden, da es dem „Sludge-Phänomen" und der kapillären Minderdurchblutung entgegenwirkt. Die 10%ige Dextranlösung dient der Osmotherapie und sollte zum Volumenersatz nur dann verwendet werden, wenn ein Kreislaufkollaps bei exzessiven Ödemen besteht.

Gelatine (z.B. Haemaccel®): Die statistische Verteilung der Molekülgrößen ist weniger einheitlich als beim Dextran. Das mittlere Molekulargewicht beträgt etwa 35.000. Zum Volumenersatz werden 3,5-6%ige Lösungen, vorwiegend in physiologischer Kochsalzlösung, verwendet. 50% der Gelatine werden in etwa 4 Std. durch die Nieren ausgeschieden, weitere 25% wandern relativ rasch in den extravasalen Extrazellularraum ab (654). Die G e s a m t t a g e s d o s i s sollte 1000-1500 ml nicht überschreiten. Der Volumeneffekt ist initial und auch auf Dauer geringer als der von *Dextran 60-80*. Gelatinepräparate sollten vorwiegend bei Exsikkose angewandt werden, wenn gleichzeitig auch der übrige Extrazellularraum mit Flüssigkeit aufgefüllt werden soll.

Vorsicht:
(1). Bei Lungenembolie, Fettembolie und Koronarthrombose;
(2). Bei zu rascher Infusionsgeschwindigkeit wurde öfters ein Blutdruckabfall beobachtet (221).

e) *Nichtkolloidale oder kristalloide Lösungen* verlassen den Plasmaraum innerhalb kurzer Zeit und sind deshalb als alleiniger Blutvolumenersatz nur in bestimmten Situationen indiziert. Dazu gehören hämodynamisch nicht oder nur gering wirksame Blutverluste (um den Einstrom von Gewebswasser in die Blutbahn auszugleichen) und Hämokonzentrationen, wenn die Kreislaufsituation ein langsames Auffüllen des Plasmaraumes gestattet. Mit Ausnahme von überwässerten

Tab. *VIII.-21.* Volumensubstitution bei großen Blutverlusten.

Blutverlust	Volumensubstitution		
	Blut	Hydroxyäthyl-stärke, Dextran	Elektrolyt-lösungen
500-1000	–	–	Per os oder i.v.
1000-1500	–	Vorwiegend	i.v.
1500-4000	1 Teil	1 Teil	i.v.
4000-7000	2 Teile	1 Teil	i.v.
über 7000	Vorwiegend	Max. 2500	i.v.

Patienten ist bei Blutungen wegen des Einstroms von Gewebsflüssigkeit in den Plasmaraum, der bei der Verwendung von Plasmaexpandern noch im verstärkten Maße auftritt, die zusätzliche Gabe von kristalloiden Lösungen indiziert.

Nach großen Blutverlusten ist *stets die kombinierte Gabe* von Plasma und Erythrozyten erforderlich.

Zu 2. *Wasser- und Natriumsubstitution:*

a) Die Methoden zur Bestimmung der extrazellulären und intrazellulären Flüssigkeit sind zeitaufwendig und für die Routine nicht geeignet. Wir müssen uns deshalb auf Schätzungen verlassen, denen anamnestische und klinische Daten zugrunde liegen. Auch wenn die Auffüllung des Kreislaufes rasch erfolgen soll, so kann und sollte in den meisten Fällen das Auffüllen des übrigen Extrazellularraumes langsamer durchgeführt werden. Dabei muß eine ständige Überprüfung der anfänglichen Schätzung erfolgen. Profuse Flüssigkeitsverluste, wie z. B. bei Cholera („Cholera nostras"), bedürfen natürlich auch einer entsprechend raschen Substitution.

Tab. *VIII.-22.* Schätzung des Wasserverlustes aus den klinischen Zeichen bei einem etwa 70 kg schweren Menschen.

Bis 2 l	2-4 l	Über 4 l
Vorwiegend nur subjektive Empfindungen, Durst, Müdigkeit, Abgespanntheit	Zeichen des Wasserverlustes an der Haut und den Schleimhäuten, bes. trockene Hautfalten! (Die Feuchtigkeit der Mundschleimhaut und der Zunge ist bei der Mundatmung nicht zu verwerten)	Tachykardie, Blutdruckabfall, niedriger Venendruck

Eine *Beeinträchtigung des Kreislaufes* tritt bei *hypotoner Dehydratation* früher und bei hypertoner Dehydratation später ein. Das Ausmaß eines Natriummangels bzw. -überschusses läßt sich annähernd aus den Serumnatriumwerten und dem Körpergewicht errechnen.

$$\text{mval Na-Defizit} = \left(\text{mval/l Na}_{(\text{Soll})} - \text{mval/l Na}_{(\text{Ist})}\right) \cdot \frac{\text{Körpergewicht}}{5}$$

$$\left(\frac{\text{Körpergewicht}}{5} = \text{extrazelluläres Flüssigkeitsvolumen}\right).$$

Von diesem Betrag ist die sich aus dem extrazellulären Flüssigkeitsdefizit ergebende Natriummenge abzuziehen.

Beispiel:
Körpergewicht 80 kg, Flüssigkeitsdefizit ~ 3 l,
Serum-Natrium$_{(\text{Ist})}$ 123 mval/l,
Serum-Natrium$_{(\text{Soll})}$ 143 mval/l,

$$\text{mval Na-Defizit} = \frac{(143\ \text{mval} - 123\ \text{mval}) \times 80}{5},$$

Na-Defizit = 320 mval
Davon sind zu subtrahieren:
143 mval/l – 123 mval/l x 3 l Flüssigkeitsdefizit = 60 mval.
Na-Defizit = 260 mval

In gleicher Weise lassen sich ein Chloriddefizit und, mit umgekehrten Vorzeichen, ein Natrium- bzw. Chloridüberschuß errechnen.

b) Bei *isotoner Dehydratation* muß der Flüssigkeitsverlust durch eine isotonische und isoionische Infusionslösung (z.B. Sterofundin®) ausgeglichen werden.

c) Bei *hypotoner Dehydratation* muß der isotonischen und isoionischen Flüssigkeit, entsprechend dem errechneten Natriumdefizit, Kochsalz zugesetzt werden. Die Substitution erfolgt am besten durch 5,8%ige (1 mval/ml) NaCl-Lösung.

Zur Beachtung: Länger bestehende Hyponatriämien, bei denen es auch zum Absinken der Na-Konzentration im Liquor gekommen ist, sollten nur langsam ausgeglichen werden; deshalb möglichst nicht mehr als 150–200 mval Na täglich zusätzlich zum Volumenausgleich und zur Bilanzierung substituieren! Die Serum-Na-Konzentration sollte nicht über 5 mmol/die ansteigen. Ein rascher Ausgleich erzeugt osmotische Gradienten und kann zum Koma führen!

d) Bei *hypertoner Dehydratation* muß osmotisch freies Wasser in Form von 5%iger Monosaccharidlösung zugeführt werden. Keinesfalls sollten ausschließlich Zuckerlösungen gegeben werden; 1/3 des Volumens ist durch isotone Lösungen zu ersetzen. An handelsüblichen Lösungen stehen hierfür z.B. Sterofundin® A und, bei gleichzeitigem Kaliummangel, Sterofundin® B zur Verfügung.

Zur Beachtung: Besonders bei sehr hohen Natriumkonzentrationen (~5 mmol/die) muß der Ausgleich langsam über Tage herbeigeführt werden. Ein zu rascher Ausgleich kann über einen osmotischen Gradienten zum Druckanstieg im transzellulären Raum (Liquor) führen. Symptome des *Hirnödems* sind hierfür die ersten klinischen Zeichen. In seltenen Fällen wird die Flüssigkeit durch die Niere ausgeschieden, Natrium aber trotz Hypernatriämie weiterhin retiniert. Durch die Gabe von *ADH* gelingt es dann meistens, die Hypernatriämie zu beseitigen (470).

e) Ein mäßiger *Chlormangel* kann bei suffizienter Niere allein durch Gaben von NaCl ausgeglichen werden. Reicht dies nicht aus, so geschieht die Chlorsubstitution am besten durch 21%iges Argininchlorid (1 mval Cl/ml), durch Cooksche Lösung oder, bei schwerer Alkalose, auch in Form von n/10 HCl (10 ml n/10 HCl = 1 mval Cl). (Berechnung des Defizits s. S. 512 ff.).

Vorsicht: Bei Nieren- und/oder Herzinsuffizienz kann es leicht zur Überwässerung kommen. Infusionen dürfen dann nur unter ständiger Kontrolle des Venendruckes und Gewichtes erfolgen. Der zentrale Venendruck sollte dabei *15 cm H_2O nicht übersteigen!*
Sind die Kreislaufverhältnisse stabil, besteht bei Oligurie oder Anurie meist keine Notwendigkeit zu einem überstürzten Volumenersatz. Eine geringe Exsikkose ist ungefährlicher als eine Überwässerung.

Zu 3. *Substitution bei Alkalose oder Azidose:*
a) Der *Mangel an Puffer* läßt sich nach Vorliegen des Säure-Basen-Status in Annäherung leicht errechnen:

$$\text{mmol Puffermangel} = \text{neg. Base-Excess} \times \frac{\text{Körpergewicht.}}{3}$$

$$\text{mmol Puffermangel} \cong \left(\text{St.-Bicarb. (Soll)} - \text{St.-Bicarb. (Ist)} \times \frac{\text{Körpergew.}}{3} \right)$$

Sinngemäß läßt sich bei *Alkalose* mit umgekehrten Vorzeichen der Basenüberschuß berechnen. Da sich die Azidose auch auf den Intrazellulärraum erstreckt, muß der Verteilungsraum größer als beim Natrium angesetzt werden. Ist die berechnete Puffermenge zugeführt, müssen die Säure-Basen-Werte erneut kontrolliert werden. Bei der Berechnung handelt es sich nur um Näherungswerte, die erfahrungsgemäß eher etwas zu niedrig liegen. Außerdem können in kritischen Situationen während der Infusion erneut größere Mengen Wasserstoffionen angefallen sein.

b) Als *Puffer* bei der *metabolischen Azidose* stehen Na-Bicarbonat, Na-Lactat, Na-Acetat, Na-Malat und THAM bzw. Tris-Puffer zur Verfügung. Bei gleichzeitiger Hypokaliämie kann auch im geringen Umfange das Kaliumsalz der erwähnten Substanzen gegeben werden. Die organischen Alkalisalze werden erst nach Abbau des organischen Anions zu Bicarbonat – vorwiegend in der Leber – voll wirksam. Sowohl vom theoretischen Standpunkt als auch von den praktischen Erfahrungen aus haben alle diese Substanzen keinen Vorteil gegenüber dem physiologischen Puffer Bicarbonat. Das noch immer angeführte Argument einer abrupten CO_2-Freisetzung bei der Verwendung von Bicarbonat ist unbegründet. Die bei einer Bicarbonatinfusion auftretenden CO_2-Mengen sind gering und werden bereits bei einer Lungenpassage wieder abgegeben. Die Gefahr einer iatrogenen Alkalose ist durch exakte Dosierung leicht vermeidbar. Bei bestehender oder drohender Hypernatriämie ist Tris-Puffer (THAM) bevorzugt zu geben. Verwendet werden vorwiegend 0,3-molare Lösungen. Größeren Mengen Tris-Puffer (>300 mval) wird eine atemdepressorische Wirkung zugeschrieben.

ml THAM = neg. Base-Excess x Körpergewicht
(die Division durch 3 entfällt bei ⅓-mol-Lösungen).

Eine *respiratorische Azidose* läßt sich nur durch Verbesserung der Atmung beseitigen. Dies gelingt zeitweilig durch *zentrale Analeptika* (z.B. Daptazile®). Bei einer respiratorischen Azidose kommt es bei normaler Nierenfunktion zum Anstieg der Bicarbonatkonzentration im Blut. Tritt die respiratorische Azidose rasch ein und gelingt es nicht, durch Verbesserung der Atmung die Azidose auszugleichen (z.B. hyaline Membranen), ist man gezwungen, auch in dieser Situation Puffer zu geben.

c) Zur Behandlung der *metabolischen Alkalose* empfehlen wir Argininchlorid als 21%ige Lösung (1 mval/ml), n/10 HCl-Lösung (1 mval/ 10 ml), die einer Infusion zugesetzt werden müssen, oder Cooksche Lösung (63 mval Na, 17 mval K, 70 mval NH, 150 mval Cl), die zusammen mit 5%iger Lävulose als Biosteril®ALK im Handel ist.

Eine *respiratorische Alkalose* läßt sich leicht durch Vergrößerung des Totraumes behandeln: z.B. Atmung durch ein Giebelrohr, notfalls in eine Tüte. In seltenen Fällen ist eine Beatmung in Narkose notwendig.

Zu 4. *Kaliumsubstitution:*
a) Da sich die intrazellulären Kaliumverluste routinemäßig nicht erfassen lassen, bereitet die Ermittlung des aktuellen Kaliummangels einige Schwierigkeiten. Unter Berücksichtigung des pH-Wertes läßt sich aus dem Serumkalium nach Burnell (136) der Kaliumverlust abschätzen (Abb. VIII.-7). Zu beachten ist dabei, daß chronische Kaliumverluste vergleichsweise zu einer stärkeren Verminderung des Gesamtkörperkaliums führen als akute Verluste.

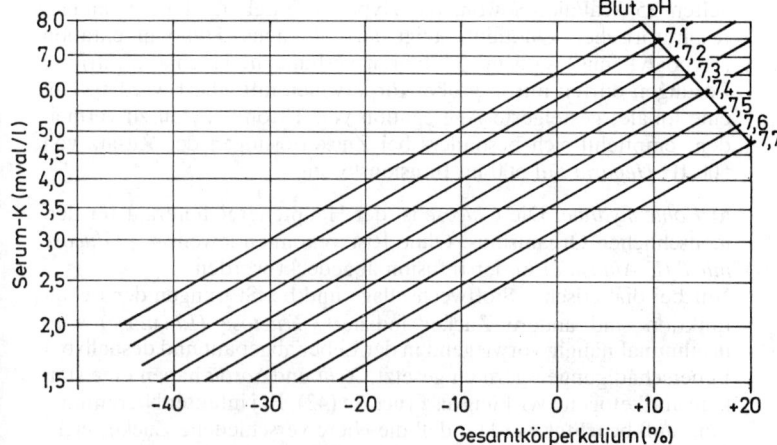

Abb. *VIII.-7.* Berechnung des Kaliumdefizits.

Der *mittlere Kaliumgehalt* beträgt bei Männern 45 mval/kg Körpergewicht, bei Frauen 35 mval/kg KG. Nach starkem Gewichtsverlust, besonders durch Abbau der Skelettmuskulatur, müssen diese pro kg be-
rechneten Werte beim Manne bis um 50% und bei der Frau bis um
30% vermindert werden. Als Faustregel kann gelten:
1 mmol extrazelluläres (Serum-)Kaliumdefizit entspricht mindestens
einem Mangel von 100 mmol K, 2 mmol extrazelluläres Defizit einem
Mangel von 300 mmol K.

b) Die Substitution erfolgt am besten durch Zusatz von 7,45%iger
KCl-Lösung (1 mval/ml) oder bei Azidose auch durch 8,4%ige
$KHCO_3$-Lösung (1 mval/ml) zu den Infusionen. Bei langsamer Infusion und normaler Nierenfunktion werden hyperkaliämische Werte
nicht erreicht.

Zur Beachtung: Zur Vermeidung einer akuten Hyperkaliämie sollten
pro Stunde nur in Ausnahmefällen mehr als 20 mval Kalium infundiert
werden. Bei Oligo- bzw. Anurie ist eine Kaliumsubstitution nur unter
engmaschiger Überwachung des Serumkaliums gestattet.

Zu 5. *Behandlung der Hyperkaliämie* s. S. 577.

Zu 6. *Parenterale Ernährung.* Die parenterale Ernährung muß mit der
Flüssigkeits- und Elektrolytzufuhr stets in Übereinstimmung gebracht
werden. Dies kann besonders bei Oligo-Anurie beträchtliche Schwierigkeiten bereiten. Über die Art und den Umfang der parenteralen
Ernährung besteht zur Zeit noch keine Einigkeit. Als Richtgröße

gelten 35 kcal/die. Sowohl die Hyper- (Fettleber, Hyperglykämie, respiratorischer Quotient steigt an) als auch Hypoalimentation (Hypoglykämie) sind mit Gefahren verbunden. Hochkonzentrierte Lösungen dürfen nur in große Körpervenen infundiert werden. Um eine lokale, gesteigerte Aggregation von Thrombozyten zu vermeiden, empfiehlt sich besonders bei Zuckerlösungen der Zusatz von 500 IE *Heparin* auf 500 ml Infusionslösung.

a) *Kohlenhydrate:* Die *Glucose* ist der Hauptenergielieferant für den menschlichen Organismus. Ohne Risiko können jeweils *4 g Glucose mit 1 IE Altinsulin* in der Infusion abgedeckt werden.
Nur bei diabetischer Stoffwechsellage und bei Störungen der Leberfunktion sind andere Zucker indiziert. *Fructose (Lävulose)* wird insulinunabhängig vorwiegend in der Leber abgebaut und deshalb bei Leberschädigungen gern eingesetzt. *Xylit* und *Sorbit* haben eine stärkere antiketogene Wirkung als Fructose (42). Bei intakter Nierenfunktion muß beachtet werden, daß die Niere verschiedene Zucker nicht rückresorbieren kann. Hierzu gehören *Sorbit* und *Xylose.* Die im Urin verlorenen Zucker müssen bei der Kalorienbilanz berücksichtigt werden. Bei Niereninsuffizienz können größere Sorbitmengen zum *Sorbitkoma* führen (910). Für diese Substanzen empfohlene max. Infusionsgeschwindigkeit 0,25 g/kg KG · h, max. Tagesdosis 3 g/kg KG.

b) *Fett:* Fettemulsionen haben den Vorteil, viel Kalorien in wenig Flüssigkeit zu enthalten. Bei der Verwendung von Fettemulsionen muß mit Nebenwirkungen (Übelkeit, Brechreiz) – besonders bei stark hinfälligen Kranken – gerechnet werden (393). Bei Verwendung von modernen Lipidlösungen wurde von uns kaum eine Unverträglichkeit beobachtet. Man sollte jedoch nicht mehr als 500 ml einer 20%igen Lösung/Tag geben. Menge langsam unter Beobachtung der Plasmalipidspiegel steigern! Kontraindikationen beachten!

c) *Aminosäuren:* Die Zufuhr von Aminosäuren soll den Abbau von körpereigenem Eiweiß verzögern. Es empfiehlt sich, ein optimiertes Gemisch von essentiellen und nicht essentiellen l-Aminosäuren zu verwenden. Für die akute und chronische Leberinsuffizienz stehen spezielle Aminosäurelösungen mit verzweigt-kettigen Aminosäuren zur Verfügung; d-Aminosäuren werden größtenteils über die Niere ausgeschieden. Die gleichzeitige Gabe von *Glucose* vermindert den endogenen Stickstoffanfall (630). Für eine ausgeglichene Stickstoffbilanz dürfen nach den jetzigen Kenntnissen bei hyperkatabolen Intensivpflegepatienten 1-1,8 g Aminosäuren pro kg KG optimal sein (446).

Zu 7. *Entwässerung:* Bei der Überwässerung muß man zwischen einer nicht bedrohlichen und einer bedrohlichen Form unterscheiden.

a) *Therapie nicht bedrohlicher Formen:*
- Gaben von Saluretika z.B. *Chlorothiazide* oder *Hydrochlorothiazide* (Esidrix®),
- *Aldosteronantagonisten* (z.B. Aldactone®),
- *Kaliumsubstitution.*

Zur Beachtung: Ödeme bei Leberzirrhose sind zunächst nur mit Aldosteron-Antagonisten zu behandeln. Saluretika dürfen nur unter engmaschiger Überwachung des Serum-Kaliums und ständiger Kaliumsubstitution verwandt werden. Hypokaliämien, durch Saluretika hervorgerufen, sind bei Zirrhose häufig die auslösende Ursache für ein *Coma hepaticum.*

b) *Therapie bedrohlicher Formen:*
- Innerer Aderlaß durch Stauung der Extremitäten.
- Überdruckbeatmung bei Lungenödem (s.S. 183 ff.).
- Glyceroltrinitrat 0,75-1,5 mg/h i.v.

Außerdem gebe man rasch wirkende Saluretika, wie *Furosemid (*Lasix®) oder *Etacrynsäure (*Hydromedin®). Unter laufender Kontrolle der Diurese und der Elektrolyte in Serum und Urin kann die Lasix®-Dosis schrittweise bis zu 1000 mg und mehr pro Tag gesteigert werden. Bei Diuretikaresistenz läßt sich jede gewünschte Flüssigkeitsmenge in kurzer Zeit durch Hämofiltration dem Körper entziehen.

Tab. *VIII.-23.* Werte zur Beurteilung der Ausgangssituation und zur Überwachung während der Infusionsbehandlung.

Patient	Blut	Urin, Darm-, Wundsekret und Magensaft
Gewicht Puls Blutdruck	Hämatokrit- oder Hämoglobinwert	Menge pro Zeiteinheit
Zentraler Venendruck	Thrombozyten Natrium Kalium	Kalium Natrium
Temperatur Atemfrequenz EKG	Säure-Basen-Status (oder Blutgasanalyse	*Wenn möglich:* im Urin
Röntgen- Thorax	Harnstoff Kreatinin	
	Osmolalität	Osmolalität und Harnstoff

Tab. *VIII.-24.* Bilanzierungsschema.

Patient: Datum:

A. Ausscheidung	ml H_2O	mmol Na^+	mmol K^+		g Eiweiß	Gewicht	Zeit
Perspiratio insensibilis durch Fieber und Schweiß							
Urin							
Magensaft							
Sekret des übrigen Darms							
Wundsekrete							
Blutverlust							
Ultrafiltration bei Dialyse							
Summe:							

B. Zufuhr	ml H_2O	mmol Na^+	mmol K^+	mmol HCO_3^-	g Eiweiß	kcal	Zeit
KH* (%ig)							
Fett							
Aminosäurelösungen							
Elektrolytlösungen							
Plasma							
Summe							
Bilanz							

*Kohlenhydrate

Bei Hirnödem Verwendung von hyperosmotischen Lösungen (**Macro-dex®** 10%ig, *Mannit* 20%ig, *Sorbit* 20%ig oder *Glycerol* 10%ig [Glycerosteril®]).

Zur Beachtung: Bei schweren Hypertonien sind hyperosmotische Lösungen kontraindiziert und sollten auch bei Niereninsuffizienz nur mit größter Vorsicht eingesetzt werden.

Behandlung der hypertonen Krise: s.S. 604.

Zu 8. *Behandlung der bedrohlichen Hypokalzämie:* Zur Behandlung bedrohlicher Hypokaliämien muß Kalzium in der erforderlichen Menge substituiert werden. Die Menge richtet sich nach der Klinik und den Serum-Kalziumwerten. Substituiert wird in der Regel Kalziumglukonat. In Notfällen z. B. nach Parathyreoidektomie sind 10–20 g Ca/die erforderlich. Die Infusion muß über Tage und Wochen bis zur Normalisierung des Serum-Kalziums fortgesetzt werden.

Zu 9. *Behandlung der Hyperkalzämie:* Die therapeutischen Maßnahmen müssen an der Klinik und der Höhe des Serum-Kalziumwertes ausgerichtet werden. In wenig bedrohlichen Fällen können die therapeutischen Maßnahmen sukzessive in schweren Fällen simultan eingesetzt werden.

a) *Steigerung der renalen Elimination:* Wenn möglich orale Flüssigkeitszufuhr von 3-4 l oder intravenöse Zufuhr von je 2 l 5%iger Glukose- und 0,9%iger NaCl-Lösung. Bei unzureichender Diurese zusätzliche Gabe von Furosemid ~40-100 mg oral oder i. v. Vorsicht bei Herz- und Niereninsuffizienz!

b) *Hemmung der Kalziumfreisetzung aus dem Knochen:*
Prednisolon: 100 mg i. v./die, wirksam besonders bei Metastasen. Bei Hyperparathyreoidismus wirkungslos.
Calcitonin: 5-10 IE/die als Infusion (in 50 ml 0,9%iger NaCl-Lösung) über 24 Stunden.
Phosphatinfusion: 0,1 mmol Phosphat in Lösung (80 ml Natriumphosphat [1 mmol/ml] + 35 ml Kaliumphosphat [0,6 mmol/ml] zu 500 ml 0,9%iger NaCl-Lösung).
Infusionsgeschwindigkeit am Serum-Kalzium ausrichten.
Clodronsäure: (Ostak®) 1 Amp. (300 mg Clodronsäure Dinatrium) in 500 ml 0,9%igem NaCl lösen, langsam über mindestens 2 Stunden infundieren. Menge am Serum-Kalzium ausrichten. Wirksam bei Knochenmetastasen.
Mithramycin: 25 µg/kg KG; als Bolusinfusion. Einmalige Wiederholung nach 3 Tagen möglich. Wirksam bei paraneoplastischem Syndrom oder Knochenmetastasen.

c) Keine Zufuhr kalziumhaltiger Nahrung (z. B. Milch, Milchprodukte, Fleisch)!

E. Überwachung

Zur Beurteilung der Ausgangssituation und auch zur Überwachung während der Infusionsbehandlung sollten die in Tab. *VIII.-23* aufgeführten Werte zur Verfügung stehen.

Wegen der vielgestaltigen Krankheiten, die zu Störungen im Elektrolyt- und Wasserhaushalt führen können, *sind zeitliche Abstände für diese Kontrollen nicht festzulegen.* Engmaschige Bilanzierung aller ausgeschiedenen Flüssigkeiten, Schätzung der Perspiratio insensibilis und möglichst häufige Gewichtskontrollen sind nach Ausgleich der anfänglichen Störungen zur Erhaltung der Homöostase im Wasser und Elektrolythaushalt unbedingt erforderlich.

Blümle (99) hat umfangreiche Untersuchungen bei akutem Nierenversagen durchgeführt und die Perspiratio insensibilis, das Oxidationswasser und das endogen freigesetzte Wasser bestimmt:

Perspiratio insensibilis:	− 981 ± 141 ml/24 Std.
Oxidationswasser:	+ 303 ± 30 ml/24 Std.
Endogen freigesetztes Wasser:	+ 124 ± 75 ml/24 Std.
Gesamter Wasserverlust:	− 554 ± 104 ml/24 Std.

Bei hohem Fieber und profusem Schwitzen muß die Perspiratio insensibilis jedoch wesentlich höher angesetzt werden. Gröbere Fehler können in solchen Fällen nur durch Gewichtskontrolle vermieden werden. Die Bilanzierung muß mindestens alle 24 Std. erfolgen (s. Tab. *VIII.-24*).

IX. Akute Nierenkrankheiten und Hochdruckkrisen

H.-G. Sieberth

1. Akutes Nierenversagen

A. Pathophysiologie

Einleitung:
Unter akutem Nierenversagen *im engeren Sinne* versteht man den *plötzlichen, prinzipiell reversiblen Ausfall der Nierenfunktion durch eine von den Nieren unabhängige zirkulatorische Störung oder Intoxikation* (127). Dabei kommt es in etwa 85–90% der Fälle zur *Oligo-Anurie* und *immer zur Azotämie*. Andere akute, reversible und irreversible Nierenerkrankungen und Veränderungen der ableitenden Harnwege, die ebenfalls akut zur Retention harnpflichtiger Sustanzen sowie Oligo- und Anurie führen, zählt man zum akuten Nierenversagen *im weiteren Sinn* (856).

Das *akute Nierenversagen im engeren Sinn* wird auch als Schockniere (853), Crush-Niere (146), akute tubuläre Insuffizienz (974), Lower-Nephron-Nephrosis (574), akute Tubulusnekrosen (385) usw. bezeichnet. Damit werden jedoch nur Teilaspekte in der Genese oder Morphologie der Erkrankung charakterisiert. Aus unselektierten Sektionsfällen Erwachsener und nach akutem Tod im Kindesalter fanden sich bei mehr als 10% morphologisch die Zeichen eines akuten Nierenversagens (644, 805). Durch bessere Versorgung der Kranken in der Anästhesie und auf den Intensivpflegestationen stieg die Zahl, wohl durch längeres Überleben, auf 18% an (804).
Die *Ursache des akuten Nierenversagens* (im folgenden A.N.V. bezeichnet) ist – sieht man von speziell neprhrotoxischen Substanzen, wie z.B. Quecksilber, Gold und Wismut, ab – selten singulär. Auch beim posttraumatischen oder postoperativen A.N.V. spielen meist mehrere, nicht sicher zu trennende Faktoren eine Rolle.
Die *Einteilung der Ätiologie des A.N.V.* geschieht recht unterschiedlich nach den verschiedensten Gesichtspunkten (41a, 112, 127, 250a, 275, 379, 380, 387, 414, 486a, 614, 671, 761, 887b, 954). Vom klinischen und therapeutischen Standpunkt erscheint die funktionelle Einteilung in *prärenal ausgelöstes akutes Nierenversagen* (A.N.V. im engeren Sinne), *akute Erkrankungen der Niere* und *postrenales akutes Nierenversagen* am günstigsten. Nicht zum Bild des A.N.V. gehört die funktionelle Oligurie oder funktionelle Azotämie. Dabei kommt es zumeist durch Exsikkose zum Rückgang der Diurese; dabei wird unter dem Einfluß von Adiuretin der Urin maximal konzentriert. Nach Flüssigkeitszufuhr nimmt die Harnausscheidung bei weitgehend unveränderter Nierenfunktion wieder zu. Dieses zunächst physiologische Verhalten der Niere kann, wenn die Exsikkose länger bestehen bleibt, in ein A.N.V. übergehen, bei dem die Konzentrationsfähigkeit weitgehend aufgehoben ist. Sinkt der arterielle Blutdruck unter den Filtrationsdruck, z.B. im hypovolämischen, septischen, toxischen oder kardiogenen Schock, sistiert die Diurese. Man spricht dann von der *Niere im Schock*. Die Niere braucht dabei zunächst noch nicht geschädigt zu sein. Nach Normalisierung des Blutdruckes

nimmt sie sofort ihre Funktion wieder auf. Überschreitet dieser Zustand die Toleranzgrenze der Niere, kommt es zum A.N.V. Der Ausfall der Nierenfunktion beim Multiorganversagen ist wahrscheinlich auf einen für alle Organe gemeinsamen, sehr komplexen Vorgang zurückzuführen.

Ursachen: A.N.V. im engeren Sinne (zirkulatorisches Nierenversagen)

1. Zirkulatorische Ursachen

1.1.   *Hypovolämie*
1.1.1. Durch Blutverluste
1.1.2. Durch Flüssigkeitsverschiebung infolge Permeabilitätsstörungen
1.1.3. Durch Flüssigkeitsverluste

1.2.   *Hypotension*
1.2.1. Durch (1.1.) bedingt
1.2.2. Durch Schock
       – toxisch (endogen und exogen)
       – immunologisch
       – reflektorisch
1.2.3. Durch Elektrolytstörungen

1.3.   *Kardiale Ursachen*
1.3.1. Durch (1.1.) und (1.2.) bedingt
1.3.2. Toxisch
1.3.3. Primär-kardiale Veränderungen (kardiogener Schock)

2. Toxische Ursachen

2.1.   *Endogene Toxine*
2.1.1. Hämo- und Myolyse
2.1.2. Weitgehend unbekannte Substanzen bei Erkrankungen anderer Organe und Multiorganversagen
       Leber, Pankreas, Darm, Lunge, Haut, Muskulatur, Knochen, Blut
2.1.3. Elektrolytstörungen und Azidose
2.1.4. Hypoxydose

2.2.   *Exogene Toxine*
2.2.1. Arzneimittel:

Chem. Kurzbezeichnung oder Gruppenbezeichnung	Bespiele für pharm. Präparate
Acetazolamid	Diamox®
Aminoglykoside	Gentamicin
Aminophenazon	Pyramidon®
Amphotericin	Amphotericin B
Aminopyrin	
Arsenhaltige Präparate	
Bacitracin	Bacitracin
Barbiturate	
Borsäure (auch lokal)	
Cephalosporine	
Chinin	

Chem. Kurzbezeichnung oder Gruppenbezeichnung	Beispiele für pharm. Präparate
Chloroform	
Colistin	Colistin
Dextran	
Ethambutol	
Ethylen-diamin-tetraacetic acid (Äthylendiaminte- traessigsäure)	EDTA-Lösung (Hameln)
Goldhaltige Präparate	Auro-Detoxin®
Kanamycin	Kanamytrex®, Resistomycin®
Lithium	
Neomycin	Bykomycin®, Myacine®
Paraaminosalicylsäure	Aminox®, Pasalon®, PAS + Firmenname
Paraldehyd	Paraldehyd Thilo
Penicilline	
Phenylbutazon	Butazolidin®, Irgapyrin®
Phenytoin	Epanutin®, Phenhydan®, Zentropil®
Platinhaltige Präparate	Cisplatin
Polymyin B	Polymyin B
Quecksilberhaltige Präparate (Desinfektionsmittel) (Mersalyl)	Sublimatpastillen Salygran®
Quinacrine	Atebrin®
Röntgenkontrastmittel	
Salicylate	Aspirin®
Tetracycline	
Tolbutamid	Artosin®, Rastinon®
Zytostatika	

2.2.2. Chemikalien:

Anilin
Antimonverbindungen
Arsenverbindungen

Bleiverbindungen
Bromate

Cadmiumverbindungen
Chlodran (Insektizid)
Chlorate

DDT (Insektizid)
Dieselöl
Essigsäure

Fluoride
Formalin

Glykole (Äthylen, Diäthylen-
    glykol, Dioxan)
Goldverbindungen

Heroin

Kaliumbichromat
Kaliumbromat
Kaliumchlorat
Kaliumferricyanid
Karbole
Kohlenmonoxyd
Kresole
Kupferverbindungen

Lysol

Methylchlorid
Mutterkorn

Natriumchlorat
Oxalsäure (Salze)

Parathion (E 605)
Phenole
Phosphor
Polybren
Platinhaltige Verbindungen

Quecksilberverbindungen

Seife (intrauterin)

Tatrate
Tetrachloräthylen
Tetrachlorkohlenstoff
Trichloräthylen
Trichlormethan
Toluol

Uran
Urethan

Wismutverbindungen

2.2.3. Pflanzliche Gifte:

Aloe

Crotonöl

Djenkalbohnen

Giftpilze (insbesondere Knollenblätterpilze)

Rhabarberblätter

Rainfarnöl

2.2.4. Tierische Gifte:

Cantharidin
Schlangengifte
Skorpiongift
Spinnengifte

2.2.5. Infektionskrankheiten:

Insbesondere Infektionen, die zu profusen Diarrhöen oder zu einer schweren Hämolyse führen.

2.3. *Immunologische Ursachen*
2.3.1. Transfusionszwischenfälle
2.3.2. Anaphylaktische oder allergische Reaktionen nach Serumgabe oder Arzneimitteln
2.3.3. Autoimmunerkrankungen.

3. Akute Erkrankungen der Nieren (Renales A.N.V.)

3.1. *Glomeruläre Erkrankungen*
3.1.1. Akute Glomerulonephritis
3.1.2. Rapid progressive Glomerulonephritis
3.1.3. Goodpasture's Syndrom
3.1.4. Schönlein-Henochsche Purpura
3.1.5. Immunvaskulitis, Wegenersche Granulomatose
3.1.6. Hämolytisch-urämisches Syndrom (Gasser-Syndrom)
3.1.7. Thrombotisch thrombozytopenische Purpura (Moschkowitz-Syndrom)
3.1.8. Schwangerschaftsgestose
3.1.9. HELLP-Syndrom

3.2. *Interstitielle Erkrankungen*
3.2.1. Akute oder akut-exazerbierte Pyelonephritis
3.2.2. Interstitielle Entzündungen
  – nach Scharlach
  – nach Leptospirosen
  – nach Salmonellen
  – Malaria
  – Hantaan-Virusinfektion (Epidemic haemorrhagic fever)
3.2.3. Myelomnieren

3.3. *Vaskuläre Veränderungen*
3.3.1. Eklampsie
3.3.2. Erkrankungen des rheumatischen Formenkreises
  – Panarteriitis
  – Lupus erythematodes
  – Sklerodermie
3.3.3. Beidseitiger thrombotischer Verschluß der Nierenarterien oder Nierenvenen

3.4. *Tubuläre Verstopfung*
3.4.1. Urate (bei Gicht und nach Zytostatikabehandlung)
3.4.2. Sulfonamide (früher bei schlechter Löslichkeit häufiger)

3.4.3. Bei Myelomen

3.5. *Entfernung einer Einzelniere*

4.   Postrenales A.N.V.

4.1. *Tumoren der Niere*

4.2. *Ureterverschlüsse* (Stein, Blut, Tumor, Fibrose, Ligatur)

4.3. *Ureterdurchtrennungen* (traumatisch, chirurgisch)

4.4. *Blasenstörungen* (funktionell, morphologisch, Blutkoagel)

4.5. *Prostatavergrößerungen*

4.6. *Harnröhrenveränderungen*

Zahlenmäßig steht das akute Nierenversagen im engeren Sinne durch Schock und Blutverluste nach Traumen, Operationen sowie Erkrankungen mit großen Flüssigkeits- und Elektrolytverlusten und besonders bei Multi-organversagen mit etwa 50–80% aller Nierenversagen im Vordergrund.

Pathogenese:
Die recht charakteristischen *morphologischen Veränderungen,* die beim akuten Nierenversagen gefunden werden, geben uns bisher keine Hinweise auf den Pathomechanismus des akuten Nierenversagens.

Makroskopisch sind die Nieren beim akuten Nierenversagen durch einen erhöhten Flüssigkeitsgehalt deutlich vergrößert. Auf der Schnittfläche sind die dunkelrötlichen Papillen scharf von der blassen Rinde abgesetzt (103). Nach längerer Dialysebehandlung ist die Vergrößerung nicht so ausgeprägt und der Kontrast zwischen Rinde und Mark weniger auffällig.

Im Gegensatz zu den recht einheitlichen makroskopischen Veränderungen beim akuten Nierenversagen lassen sich *mikroskopisch* 2 unterschiedliche Bilder gut voneinander abtrennen (995):

1. *Schockniere* (akutes Nierenversagen im engeren Sinne): Tubuluslumen verändert (bei Sektion weit, bioptisch eng), Tubuluszellen geschwollen, wenig Nekrosen. Interstitielles Ödem und Lymphocytenansammlung (102a).

2. *Tubulusnekrose* (bes. nach schweren Intoxikationen): Zellnekrosen und Zellabschilferungen stehen im Vordergrund (701, 707).

Theoretisch kann das akute Nierenversagen durch *3 verschiedene Störungen* ausgelöst werden:
– durch verminderte oder aufgehobene Glomerulusfiltration,
– durch eine Verlegung der Tubuli mit Rückstauung des Harns,
– durch eine vermehrte oder komplett unselektierte passive Rückdiffusion des Glomerulusfiltrates in den Tubuli.

Wahrscheinlich handelt es sich in der Genese um ein Ursachengefüge, in dem die verminderte Durchblutung zumindest initial beim zirkulatorisch bedingten A.N.V. eine zentrale Stellung einnimmt (Abb. *IX.-1*). Bestimmt man die Durchblutung der Niere während des akuten Nierenversagens, so ist sie oft auch nach Beseitigung des Schocks auf ⅔ bis ⅓ gegenüber der Norm vermindert (121, 617, 651). Dabei ist die Rindendurchblutung wesentlich stärker herabgesetzt als die Markdurchblutung (726). Diese Minderdurchblutung allein reicht jedoch nicht aus, die Funktionseinschränkung voll zu erklären. Man nimmt an, daß es vielleicht durch die Minderdurchblutung, gemeinsam mit durch die Grundkrankheit anfallenden endogenen Toxinen, zu einer Funktionsstörung der Tubuli kommt. Exogene Gifte können allein ohne Beeinträchtigung der Zirkulation die Tubulusfunktion beträchtlich stören. Die Verminderung des Glomerumfiltrates läßt sich zum Teil durch einen gestörten tubuloglomerulären Feedback-Mechanismus erklären (Thurau-Mechanismus). Neuerdings hat die Tubulusobstruktion wieder an Bedeutung gewonnen. Dabei ist es noch unklar, ob es primär durch eine Stase in den Vasa recta zur Kompression der Tubuli kommt oder ob die zunächst gestauten Tubuli die Vasa recta verschließen. Die passive Rückdiffusion scheint wohl nur im Spätstadium des akuten Nierenversagens eine Rolle zu spielen (432).

Noch komplexer scheint die Ursache des A.N.V. beim Multiorganversagen zu sein. Der Sepsis kommt für das Versagen aller Organe eine zentrale Stellung zu. In der Pathogenese sind viele Abweichungen von der Norm z. B. O_2-Defizit, Tumornekrosefaktor, Interleukine, Leukozytenenzyme, Elam u. v. a. als wesentliche Teilfaktoren erkannt worden. Ihr Zusammenwirken und der detaillierte Pathomechanismus für die Genese des A.N.V. sind noch unklar.

3. Klinik:

Der Ausfall der Nierenfunktion kann, wenn auch selten, unmittelbar nach der auslösenden Schädigung einsetzen, häufiger besonders beim Multiorganversagen kommt es jedoch mit *einer Verzögerung von mehreren Tagen* zum A.N.V. Nach Applikation quecksilberhaltiger

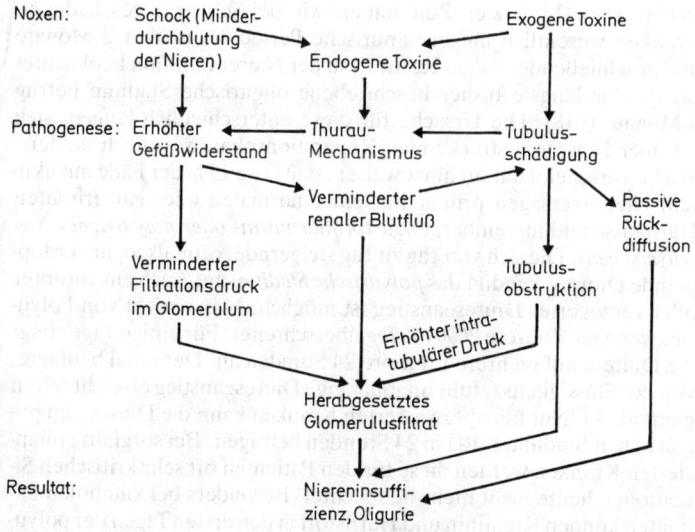

Abb. IX.-1. Pathogenese des akuten Nierenversagens.

tubulotoxischer Substanzen kann eine Polyurie der 1-2 Tage später einsetzenden Oligurie vorausgehen. Bei anderen Giften, die wahrscheinlich die Niere nicht direkt treffen und bei denen das eigentliche toxische Agens noch nicht bekannt ist, tritt die Oligurie häufig erst nach 5-7 Tagen auf (z. B. Tetrachlorkohlenstoff). Die Dauer und Intensität der Schädigungsphase ist in vielen Fällen nicht sicher abzugrenzen. Die Reaktion des Organismus auf einen Schock ist von individuellen Faktoren abhängig. So ist nach schweren Schockzuständen oft keine Einschränkung der Nierenfunktion nachweisbar, in anderen Fällen führt bereits ein kurzer Blutdruckabfall zum Sistieren der Diurese. Sicher sind vorgeschädigte Nieren wesentlich vulnerabler als gesunde. Der Schädigungsphase folgt die Reparationsphase, deren Beginn klinisch nicht festzulegen ist. Sie ist in der Regel durch **drei Stadien** gekennzeichnet:

1. Schädigungsphase.
2. Reparationsphase:
    a) Oligo-anurisches Stadium,
    b) Polyurisches Stadium,
    c) Normurisches Stadium.

Die Dauer und Intensität der Schädigungsphase ist bei vielen Kranken nicht sicher zu bestimmen. Die Dauer des *oligurischen Stadiums* beträgt Tage bis Wochen. Man spricht von Oligurie, wenn die Diurese *unter 500 ml/Tag,* und von *Anurie,* wenn sie *unter 100 ml/Tag* absinkt (597a, 759). In letzter Zeit haben wir bei schwerst geschädigten Kranken wesentlich längere anurische Perioden bis über 2 Monate und anschließende völlige Restitution der Nierenfunktion beobachtet (428). Das längste bisher beschriebene oligurische Stadium betrug 9 Monate (618). Die Ursache für diese unterschiedlich langen, sich oft über Monate erstreckenden Reparationsphasen ist noch unklar. Wichtig erscheint darauf hinzuweisen, daß etwa 15% der Fälle mit akutem Nierenversagen primär mit einer normalen oder gar erhöhten Harnausscheidung einhergehen *(primär norm- oder polyurisches Nierenversagen).* Die sich von Tag zu Tag steigernde, oftmals sogar verdoppelnde Diurese kündigt das *polyurische Stadium* an. Auch ein abrupter oder verzögerter Diureseanstieg ist möglich. Man spricht von Polyurie, wenn die Diurese *2000 ml/Tag* überschreitet. Für einige Tage steigt die Diurese auf mehrere Liter pro 24 Stunden an. Der renal bedingte, von der Flüssigkeitszufuhr unabhängige Diureseanstieg erreicht selten mehr als 4 l. Nur bei überwässerten Kranken kann die Diurese im polyurischen Stadium 8-10 l in 24 Stunden betragen. Bei sorgfältig bilanzierten Kranken werden diese für den Patienten oft sehr kritischen Situationen heute nicht mehr beobachtet. Besonders bei katabolen Patienten können Kreatinin und Harnstoff in den ersten Tagen der polyurischen Phase noch weiter ansteigen und auch weitere Dialysebehandlungen erforderlich machen. Mit zunehmendem Glomerulusfiltrat fallen schließlich die Retentionswerte spontan ab.

Mit der Normalisierung der Diurese und der Retentionswerte ist die Reparationsphase der Niere noch nicht abgeschlossen. Die tubulären Partialfunktionsstörungen sind mit Beginn des normurischen Stadiums soweit wiederhergestellt, daß die Homöostase im Wasser-Elektrolyt- und Säure-Basen-Haushalt gewährleistet ist. Bei einem Teil der Kranken bleibt aber die Fähigkeit der Harnkonzentrierung und Säureausscheidung vermindert (516). Die *Normalisierung des Glomerulusfiltrats* wird erst nach Monaten, in manchen Fällen sogar erst nach Jahren erreicht.

Bei unkompliziertem A.N.V. steigen die *Serumharnstoffwerte* täglich um 6-10 mmol/l oder (40-60 mg/dl) und die *Serumkreatininwerte* von 100-200 μmol/l (1-2 mg/dl) an. Dabei bleibt der Quotient *Harnstoff/ Kreatinin* der im Mittel etwa 20 beträgt, nahezu *konstant* (120, 799). Bei Fieber und anderen Erkrankungen mit hyperkatabolen Zuständen steigt die Harnstoffkonzentration im Plasma wesentlich rascher an. Erkennbar ist dies an einem beträchtlich erhöhten Harnstoff/Kreatinin-Quotienten. Nur bei schweren Lebererkrankungen mit herabgesetzter Harnstoffsynthese ist der Quotient vermindert (210a, 714). Neben Harnstoff und Kreatinin kommt es aber auch zum *Anstieg von Kreatin, Harnsäure, Indikan, Guanidinen, Phenolen und anderen Substanzen.* Etwa 10% der *Rest-N-Erhöhung* sind durch bisher nicht identifizierte Substanzen bedingt. Fast immer kommt es mit dem Anstieg der harnpflichtigen Substanzen zur metabolischen Azidose. Häufig wird auch ein lebensbedrohlicher *Anstieg* der *Kalium-* und *Magnesium*konzentration im Serum beobachtet. Die *Kalzium*konzentration im Plasma *sinkt* im Frühstadium A.N.V. meistens ab und *steigt* in der polyurischen Phase an. Die *Natrium*konzentration wird häufig im *unteren Normbereich* gefunden. Durch extrarenale Elektrolyt- und Flüssigkeitsverluste und Infusionstherapie kann das Verhalten der Elektrolyte von dieser Regel abweichen.

In den ersten Tagen kann das A.N.V., sieht man von der meist verminderten Urinausscheidung ab, symptomlos verlaufen. Relativ selten werden durch eine vermehrte Kapselspannung ziehende Beschwerden in der Nierengegend angegeben. Die später auftretenden „urämischen Symptome" sind von Fall zu Fall stark wechselnd und lassen sich oft nicht von den Symptomen der Grundkrankheit trennen. Zusätzlich bestehen oft noch starke Wechselbeziehungen zwischen den einzelnen Organen. Dabei kann leicht ein Circulus vitiosus auftreten, der für die Prognose des Kranken ausschlaggebend ist. Wegen der zentralen Bedeutung dieser Vorgänge für die Diagnostik und Therapie soll dies näher erläutert werden.

Beim Multiorganversagen hat der Ausfall der einzelnen Organe spezifische Rückwirkungen auf den Organismus. So führt z. B. beim A.N.V. die häufig konsekutiv zur Oligurie auftretende Überwässerung über eine Flüssigkeitslunge („fluid lung") zur verminderten Sauerstoffaufnahme. Durch eine Hypervolämie mit nachfolgender Linksherzinsuffizienz kann die „fluid lung" noch verstärkt werden. Die daraus resultierende Hypoxydose kann ihrerseits zu einer weiteren Schädigung aller Organe führen.

Organveränderungen:
Wie der Verlauf bei anfänglich unkompliziertem akutem Nierenversagen zeigte, lassen sich bestimmte hämatologische Befunde und Veränderungen an Kreislauf, Herz, Lunge, Intestinaltrakt und Nervensystem allein oder vorwiegend auf den Ausfall der Nierenfunktion zurückführen. Nachfolgend sollen deshalb die wichtigsten Veränderungen an diesen Organen besprochen werden (Tab. *IX.-1*).

Respiratorisches System: Störungen des respiratorischen Systems sind die häufigsten extrarenalen Störungen bei akutem Nierenversagen. Die *Pneumonie* als Folge und Endzustand anderer pulmonaler Schädigungen führt in der Häufigkeit die Liste an. Auch als Todesursache steht die respiratorische Insuffizienz beim akuten Nierenversagen an erster Stelle (381, 838b). *Pathogenetisch* müssen 2 Ursachen für die pulmonalen Veränderungen voneinander unterschieden werden:
– Schocklunge.
– Flüssigkeitslunge.

Schocklunge (ARDS = acute respiratory distress syndrome): Schocklunge und Schockniere sind *parallel* auftretende Organveränderungen durch die gleiche Grunderkrankung. Die morphologischen Veränderungen sind vorwiegend auf schockbedingte *mikrozirkulatorische Störungen* mit Stauung, eiweißreichem interstitiellem Ödem und Dilatation der Lymphgefäße zurückzuführen, gefolgt von Läsionen der Alveolar- und Kapillarendothelien mit anschließender Verlegung der Lungenkapillaren durch Granulozyten und Thrombozytenaggregate. Diesen Veränderungen folgen Profilerations- und Organisationsvorgänge, die schließlich in das Bild der Lungenfibrose einmünden (632).
Ähnliche vaskuläre Veränderungen finden sich auch in der Trachealwand *(Schocktrachea),* so daß die schweren Trachealveränderungen, die man bei vielen beatmeten Kranken findet, nicht allein auf Nekrosen durch den Tubus, sondern auch auf den Schock zurückzuführen sind (252).
Die *Prognose* der Schocklunge muß als äußerst zweifelhaft und von einem bestimmten Stadium an beim Übergang in die *Fibrose* als *infaust* angesehen werden (way of no return).

Tab. XI.-1. Organkomplikationen bei A.N.V.

Organ	Veränderung	Klinischer Befund Symptome	Laborbefunde	Röntgenbefunde und EKG	Ursachen	Prophylaxe	Therapie
Lunge	Flüssigkeitslunge (fluid lung)	Lungenphysikalisch ohne Befund	$pO_2\downarrow$	Perihiläre Verdichtungen	Überwässerung	Genaue Flüssigkeitsbilanzierung	Entwässerung / Gefäßdilatation
	Lungenödem	Symmetrisch feuchte RGs	$pO_2\downarrow$ $pCO_2\uparrow$	Wolkige periphere Verschattungen	Überwässerung und Linksherzinsuffizienz	Genaue Flüssigkeitsbilanzierung + Blutdrucksenkung, Gefäßdilatation + Digitalisierung	Entwässerung und Überdruckbeatmung, Blutdrucksenkung, Digitalisierung
	Pneumonie	Umschriebener physik. Befund	$pO_2\downarrow$ $pCO_2\uparrow$	Infiltrationen	Ursachen des Lungenödems (+Immunopress. + Infektion)	Infektionsprophylaxe	Antibiotika – hochdosiert!
	Pilzinfektion	Soorbefall der Mundhöhle, Schluckbeschwerden	Pilze im Sputum Candida KBR $\uparrow$	Lunge uncharakteristisch, oft typische Veränderungen am Ösophagus	Immunosuppression + Antibiotika	Fungostatika per os	Fungostatika per os, durch Inhalation und i.v.
	Goodpasture-Syndrom	Bluthusten	Hämosiderin im Sputum	Oft flüchtige, vorwiegend basale Herdschatten	Immunologisch		Plasmapherese Immunosuppression
Kreislauf	Kollaps (Schock)		Venendruck $\downarrow$		Hypovolämie (Blutungen, Flüssigkeitsverluste, Hyponatriämie, Hypokaliämie, Hyperkaliämie, Azidose, Hypoxydose)	Genaue Flüssigkeits- u. Elektrolytbilanz. Normalisierung des Blutvolumens. Azidosebehandlung, prophylaktische Dialyse	Volumen + Elektrolytsubstitution, Schockbehandlung

Tab. XI.-1. (Fortsetzung)

Organ	Veränderung	Klinischer Befund Symptome	Laborbefunde	Röntgenbefunde und EKG	Ursachen	Prophylaxe	Therapie
Herz	Hypertonie		(Blutvolumen↑) (Venendruck↑) (Hypernatriämie)	Herzschatten oft vergrößert	Überwässerung Hypernatriämie Präexistenter Nierenschaden, Endokrine Ursache	Rechtzeitige Erkennung einer Überwässerung genaue Elektrolytbilanz Cave: Physiol. Kochsalzlösung!	Entwässerung, evtl. langsamer Natriumentzug Hypotensive Therapie. (Bei Nierenarterienthrombose: fibrinolytische Behandlung oder Operation.)
	Herzinsuffizienz			Herzschatten verbreitert. Senkung der ST-Strecke. Bei Hyperkaliämie pseudonormales T	Überwässerung Hyperkaliämie Azidose, Azotämie	Flüssigkeit + Elektrolytbilanzierung Digitalisierung unter Beachtung der veränderten Pharmakokinetik!	Digoxin: Erhaltungsdosis auf 50% vermindern Digitoxin: annähernd normal dosieren
	Rhythmusstörung		Elektrolytstörungen, besonders des Kaliums	Beginnen meist mit Extrasystolen verschiedenen Ursprungs	Vorwiegend Kaliumverteilungsstörung (Azidose) Digitalisüberdosierung	Vermeiden einer Azidose. Normalisierung der Kaliumkonzentration	Bicarbonat oder THAM. Bei Azidose u. Hyperkaliämie Gaben von Ca++ Na+ und Kunstharzionenaustauschern Bei Digitalisüberdosierung Kaliumgabe auch bei Normokaliämie, Phenhydan®
	Perikarditis	Lautes Reiben über Sternum u. Lingula des li. Lungenlappens	Azotämie	Kein typischer Rö-Befund. ST-Hebung	Azotämie, besonders Harnsäure-Retention (?)	Prophylaktische Dialyse	Peritonealdialyse; wenn Hämodialyse erforderlich regionale Heparinisierung!

Tab. XI.-1. (Fortsetzung)

Organ	Veränderung	Klinischer Befund Symptome	Laborbefunde	Röntgenbefunde und EKG	Ursachen	Prophylaxe	Therapie
	Herzbeutelerguß	Leise Herztöne Einflußstauung		Oft nicht von einer Herzdilatation zu unterscheiden! Fast nie Zeitform! UKG-Computer-Tomographie	Perikarditis + urämische Blutung + Heparinisierung	Prophylaktische Dialyse	Zur Entlastung Herzbeutelpunktion, bei hämorrhagischem Erguß Perikardfensterung oder Perikardektomie erforderlich
Gastrointestinaltrakt	Diarrhö	Wäßrig-schleimige Stühle	$K^+\downarrow$, bakteriologischen Befund beachten!	Zeichen der Elektrolytstörung	Azotämie, Antibiotika, bes. gefährlich Chostridium difficile	Prophylaktische Dialyse	Gezielte Antibiotikagabe evtl. Paromomycin od. Neomycinsulfat. Vancomycin Kohle od. Kieselsäure
	Peritonitis – paralytischer Ileus	Schmerzhaft aufgetriebener Leib, selten Fieber	Bei Peritonealdialyse Dialysat trübes mit viel Leukozyten	Spiegelbildung	Grundleiden Exogene Gifte Azotämie Peritonealdialyse	Bei Giften, Darmdesinfektion, prophylaktische Dialyse. Große Sorgfalt bei der Peritonealdialyse! Bei Ileus keine Peritonealdialyse beginnen – Perforationsgefahr!	Antibiotika, Prostigmin u. Bepanthen® Inf., evtl. Op. Bei uräm. Peritonitis rasche Besser. allein nach Dialyse. Tritt die Peritonitis unter einer Peritonealdial. (CAPD) auf, mit Antibiotikazus. weiter dialysieren.
	Blutungen	Kollaps u. Schock, Kaffeesatzerbrechen, Teerstühle, Blutstühle	Hkt- oder Hb-Abfall	Kontrastmittelaustritt bei Angiographie	Schock, Beatmung, Azotämie Heparinisierung	Gabe von Antazida Prophylaktische Dialyse	Antazida, (Hämostyptika), Blut, Peritonealdialyse, falls Hämodialyse umgänglich, wenig Heparin, Dialyse mit Prostazyklinanaloga

Tab. XI.-1. (Fortsetzung)

Organ	Veränderung	Klinischer Befund Symptome	Laborbefunde	Röntgenbefunde und EKG	Ursachen	Prophylaxe	Therapie
ZNS	Hirnödem	Muskelzuckungen (auch durch Elektrolytstörungen), Meningismus, Bewußtseinstrübung, eklamptische Zustände, Koma	Liquor zeigt wenig Veränderungen, Druck erhöht, Stauungspapille erst nach Tagen erkennbar	Schädel o.B. CT. Hirndruckzeichen	Überwässerung Permeabilitätsstörund durch Azotämie, Hypoxidose, Hypernatriämie Hypertonie	Flüssigkeits- u. Elektrolytbilanzierung, Prophylaktische Dialyse, langsame Senkung hoher Harnstoffkonzentrationen im Plasma (Vermeidung eines Disäquilibriums.) Hypernatriämie langsam ausgleichen, Blutdrucksenkung	Entwässerung durch Furosemid. Cave: Osmotisch wirkende Substanzen bei Ausscheidungsstörung! Bei Eklampsie Barbiturate, Phenytoin (Epanutin®, Phenhydan®), Diazepam (Valium®), kontinuierliche Hämofiltration
Blut (Erythrozyten)	Anämie	Kann Blutungen vortäuschen und Hämokonzentration verschleiern	Hb ↓, Hkt ↓, Ery ↓		Hämolyse ↑ Erythropoiese ↓	Prophylaktische Dialyse	(Nur wenn klinisch indiziert) Transfusionen
(Leukozyten)	Oft Leukozytose	Kann als Zeichen einer Infektion fehlgedeutet werden	Leuko oft über 20000/mm³	—	Unbekannt		
Hämostase	Blutungen	Petechiale bis profuse Blutungen	Thrombozytenfunktionsstörung, seltener Thrombopenie, plasmatische Gerinnungsstörungen – Summationseffekt, vaskuläre Störungen	—	Azotämie	Prophylaktische Dialyse (Abtrennung einer Verbrauchskoagulopathie durch die Grundkrankheit!)	Peritonealdialyse; falls Hämodialyse Gabe von Prostazyklin oder Prostazyklinanaloga mit geringen Dosen Heparin

Flüssigkeitslunge: Bei der Flüssigkeitslunge *„Fluid lung"* handelt es sich um eine *interstitielle Wassereinlagerung,* die bei etwa 15-20% aller Patienten mit akutem Nierenversagen nachweisbar ist. Ursachen sind neben der führenden Überwässerung auch eine erhöhte Lungenperfusion infolge anämiebedingter Steigerung des Herzzeitvolumens, eine Verminderung des kolloidosmotischen Drucks und eine erhöhte Kapillarpermeabilität und schließlich eine verminderte Lymphdrainage. Die Niereninsuffizienz scheint dabei zu einer für sie charakteristischen Steigerung der Kapillarpermeabilität für Wasser und Natrium zu führen (175). Im *Frühstadium,* vor dem Auftreten *röntenologischer Veränderungen,* ist zunächst eine Diffusionsstörung nachweisbar, der mit fortschreitender Flüssigkeitseinlagerung eine Verminderung des arteriellen PO_2 folgt (913).

Im weiteren Verlauf treten *röntgenologische Veränderungen* mit zunächst perihilären (schmetterlingsförmigen) Verdichtungen auf. Die Kranken klagen dabei über Atemnot und gelegentlich recht quälendem Hustenreiz. *Auskultatorisch* läßt sich zu diesem Zeitpunkt noch kein pathologischer Befund erheben. Erst wenn bei Linksinsuffizienz der pulmonale kapillare Druck den kolloidosmotischen Druck übersteigt (25 mmHg ≙ 3,3 kPa) kommt es zum *Lungenödem.* Allein durch Flüssigkeitsentzug läßt sich rasch eine Besserung herbeiführen. Dies läßt sich bei Schocklunge bzw. ARDS-Syndrom nicht in gleichem Maße erreichen.

Die Kombination von Schocklunge und Fluid lung bietet besondere *differentialdiagnostische* und therapeutische Probleme. Bluthusten bei akuter Niereninsuffizienz soll an ein *Goodpasture-Syndrom* denken lassen.

Kreislauf: *Kollaps und Schock* sind wesentlich häufiger auf die Grundkrankheit als auf das A.N.V. zurückzuführen. Es kann jedoch ein Blutdruckabfall durch folgende Faktoren herbeigeführt oder verstärkt werden:
1. Hypovolämie:
   a) Urämische Blutung,
   b) Urämisches Erbrechen und Durchfälle,
   c) Polyurie,
   d) Permeabilitätsstörung mit Flüssigkeitsverlagerung.
2. Beeinflussung des Gefäßtonus:
   a) Hyponatriämie,
   b) Hypo- und Hyperkaliämie,
   c) Hirnödem,
   d) Azidose,
   e) Azotämie.
3. Bluthochdruck:
   Leichte meist, nur kurze Zeit anhaltende Blutdruckanstiege werden im Verlauf eines A.N.V. recht häufig beobachtet. Die Ursachen sind meist eine Hypervolämie und/oder Hypernatriämie. Bleibt der Blutdruck auch nach Beseitigung dieser Störungen stark erhöht, liegt in der Regel ein präexistenter Hochdruck oder Nierenschaden vor. Eine kaum zu beeinflussende Blutdruckerhöhung wurde bei beidseitiger Nierenarterienthrombose beobachtet (838).

Kardiale Veränderungen: Sie lassen sich bei mehr als der Hälfte aller Kranken mit A.N.V. nachweisen. In etwa ⅓ der Fälle werden sie klinisch relevant (479). In diesen Zahlen sind Herzinsuffizienz, elektrokardiographische Veränderungen und Perikarditis enthalten.

Die *Ursachen* der Herzinsuffizienz sind mannigfaltig und nicht immer klar voneinander zu trennen: Initialer Schock, Hypervolämie, Hypoxämie, Hypotonie, Azidose, Elektrolytstörungen, toxische Schädigungen, Überdigitalisierung, Inanition, nach Traumen eine Contusio cordis und auch bakterielle Endokarditis sowie septische Metastasen können die Ursachen sein. Auf die Gefahr der Hyperkaliämie mit Herzstillstand in der Diastole sei hier besonders hingewiesen. Ob und in welchem Umfang die Azotämie für die Herzmuskelschädigung verantwortlich ist, konnte bisher nicht eindeutig geklärt werden. Bei Überwässerung ist das Herz röntgenologisch häufig nach links verbreitert und kann sich unter Flüssigkeitsentzug rasch wieder in seiner Größe normalisieren (273, 365, 815a).

Elektrokardiographische Störungen ließen sich bei unseren Kranken mit A.N.V. in 70% der Fälle nachweisen (Erregungsrückbildung 58%, Rhythmusstörungen 15%, Linksherzbelastung 8%, Zeichen der Perikarditis 3%). Die Häufigkeit der urämischen Perikarditis wurde früher beim A.N.V. mit bis zu 18% angegeben (938). Unter rechtzeitiger Dialysebehandlung liegt diese Zahl um 1%. Meist handelt es sich um eine *Pericarditis sicca* ohne schwere klinische Erscheinungen. Nur selten lassen sich röntgenologisch Ergüsse nachweisen. Häufiger sind Perikarditiden bei chronischer Niereninsuffizienz zu beobachten. Dabei kommt es nicht selten zum Hämoperikard mit *Herzbeuteltamponade* (Blutdruckabfall, Einflußstauung, leise Herztöne usw.). Ohne sofortige Perikardfensterung oder Perikardektomie verläuft die Perikardblutung auch bei wiederholter Perikardpunktion meist tödlich.

Gastrointestinale Veränderungen:

Symptomatik:

Urämischer Fötor,	Erbrechen,
Trockener Mund,	Bluterbrechen,
Durst,	Kaffeesatzerbrechen,
Zungenbrennen,	Teerstuhl,
Substernaler Schmerz,	Blutstuhl,
Schluckbeschwerden,	Obstipation,
Appetitlosigkeit,	Diarrhö,
Singultus,	Paralytischer Ileus,
Übelkeit,	Akutes Abdomen.

Pathologisch-anatomische Veränderungen: Entzündliche Veränderungen, Ulzerationen, Ulkusblutungen und diffuse Schleimhautblutungen in allen Darmabschnitten, Ulzerationen und Blutungen bevorzugt im unteren Ösophagus, Magen und Duodenum. Paralytischer Ileus, Pankreatitis.

Klinik: Selbst überwässerte Patienten haben oft, durch Mundatmung und verminderten Speichelfluß bedingt, eine trockene Mundschleimhaut, die ein lästiges Durstgefühl hervorrufen kann. Nekrosen und Beläge lassen sich jedoch durch sorgfältige Mundpflege weitgehend vermeiden. Auch ohne Antibiotikabehandlung läßt sich häufig ein Soor nachweisen. Urämisches Erbrechen tritt nur bei hohen Retentionswerten auf und verschwindet rasch mit Besserung der Azotämie.

Wäßrige Durchfälle werden gelegentlich auch bei autoptisch völlig unauffälliger Darmschleimhaut und Fehlen von pathogenen Keimen im Stuhl beobachtet. Unter Antibiotikagabe und Abgang von größeren Schleimhautfetzen im Stuhl besteht der dringende Verdacht auf eine Clostridium-difficile-Infektion, die wegen ihrer hohen Letalität sofort entsprechend antibiotisch *(Vancomycin)* behandelt werden muß.

Die *urämische Peritonitis,* die mit heftigen Schmerzen einhergehen kann, bereitet *differentialdiagnostische* Schwierigkeiten in der Abgrenzung zum akuten Abdomen anderer Genese. Die *Diagnose* kann nur durch das rasche Schwinden der Erscheinung unter der Dialysebehandlung gesichert werden. Die Häufigkeit *gastrointestinaler Blutungen* nimmt mit der Dauer der Oligurie zu. Die Letalität wird hoch – zwischen 30 und 55% – angegeben. In ca. 80% finden sich ein oder mehrere Ulzera, die vorwiegend im Magen und Duodenum lokalisiert sind, als Blutungsursache. Aber auch im Ösophagus und Dickdarm werden blutende Ulzera gefunden. Für die Ulkusgenese sind neben den zum akuten Nierenversagen führenden Ursachen, insbesondere Schock, auch noch nicht näher definierte Urämiegifte und die vermehrte Ammoniakkonzentration im Darm durch Spaltung von Harnstoff zu nennen. Die Bedeutung des Campylobacter pylori in diesem Zusammenhang ist noch unklar.

Die *Notgastroskopie* ermöglicht vor notwendigen chirurgischen Interventionen häufig die Unterscheidung zwischen blutendem Ulkus und Schleimhautpurpura.

Schwere *Komplikationen* können durch folgende *prophylaktische Maßnahmen* vermieden werden:

a) Frühzeitige Prophylaxe durch Gabe von *Antazida, Histamin* und H_2-*Rezeptoren-Blocker* (*Cimetidin*/Tagamet® 2-3 x tgl. 200 mg i.v.). Kumulationsgefahr! (Thrombozytopenie?).

b) Bei Blutungen die Retentionswerte am besten permanent niedrig halten (kontinuierliche Behandlung).

c) Die intestinalen Blutungen führen beim Abbau des Blutes zu einem beträchtlichen Harnstoff- und Kaliumanstieg. Zur rascheren Elimination des Blutes empfiehlt sich Bifiteral® per os oder Magensonde. Zur Hemmung des bakteriellen Abbaus *Neomycin* (Bykomycin®) 35-60 mg/kg Körpergewicht per os oder durch Magensonde in 6 Einzeldosen pro Tag (Gefahr der zusätzlichen Nierenschädigung!) oder *Paromomycin* (Humatin®) 35-60 mg/kg pro Tag per os oder auch Magensonde in 6 Einzeldosen.

d) Bei nicht beeinflußbarer Ulkusblutung (s. S. 642 ff.) bleiben als Ultima ratio die *Übernähung* und *Vagotomie* bzw. *2/3-Resektion des Magens.*

e) Durch diese Maßnahmen konnte die Letalität der intestinalen Blutungen gesenkt werden (455).

Zentralnervöse und neuromuskuläre Veränderungen: Kopfschmerzen, Erbrechen, Meningismus, Einschränkung des Bewußtseins bis Bewußtlosigkeit, epileptiforme Krämpfe, Atem- und Kreislaufregulationsstörungen, selten auch Hypertonie, können einzeln oder kombiniert in stark unterschiedlicher Ausprägung beim Hirnödem im Rahmen eines A.N.V. auftreten. Überwässerung, *Hypernatriämie* und wahrscheinlich auf die *Azotämie* zurückführende Permeabilitätsstörungen zwischen Blut und Liquor sind die wichtigsten Ursachen für die Entwicklung des *Hirnödems.* Eine *Stauungspapille* läßt sich meist erst nach mehrtägigem Bestehen des Hirnödems nachweisen. Wird die Natriumkonzentration im Plasma bei Hypernatriämie zu rasch normalisiert, kann es zu einem bedrohlichen, ja tödlich verlaufenden *Hirnödem* kommen (siehe S. 257). Autoptisch finden sich dabei häufig punktförmige Blutungen in Stammhirn und Medulla.

Regelmäßig lassen sich unter der Dialyse *elektroenzephalographische Veränderungen* nachweisen (72), während klinische Erscheinungen des gesteigerten Hirndrucks, auch *Dialysedysäquilibrium-Syndrom* genannt, nur gelegentlich auftreten (471, 774). Nach neurochirurgischen Eingriffen, Schädel-Hirn-Traumen und bei vorwiegend vaskulärer Enzephalopathie kann das Dialysedysäquilibrium-Syndrom bedrohliche Ausmaße annehmen. Hirndrucksteigerungen führen, wie im Tierexperiment gezeigt und auch autoptisch nachgewiesen werden konnte, zu ausgedehnten Herzmuskelnekrosen (236, 321). *Klinisch* wurde diesem Zusammenhang bisher noch zu wenig Beachtung geschenkt.

Neuromuskuläre Alterationen mit Muskelzuckungen, Muskelkrämpfen, Muskelschwäche und Parästhesien lassen sich in erster Linie auf Störungen im Wasser- und Elektrolythaushalt zurückführen.

Hämatologische Veränderungen: Beim akuten Nierenversagen tritt auch ohne Blutung eine beträchtliche *Anämie* auf. Sie ist bereits nach wenigen Tagen so ausgeprägt, daß der Ausfall des erythropoetischen Systems nicht allein zur Erklärung der Anämie ausreicht. Ursache ist auch eine in ihrer Genese noch *unklare Hämolyse.* Nach einem anfänglich raschen Abfall der Erythrozytenzahl und des Hämatokritwertes bleibt das Maß der Anämie nach einiger Zeit konstant, so daß ohne zusätzliche Blutungen meistens keine Bluttransfusionen erforderlich werden.

Auch ohne Infektionen können die *Leukozytenzahlen* auf 10.000-20.000/mm^3 (10-20 x 10^9/l) durch eine Aktivierung der Granulopoese im Knochenmark ansteigen. Die Funktion der Leukozyten kann durch die Urämie beeinträchtigt werden (929).

Störungen der Hämostase treten zunehmend mit ansteigenden Retentionswerten auf. Dabei können thrombozytäre, plasmatische und vaskuläre Störungen nebeneinander auftreten. Das *Fibrinogen* ist in der Regel beim akuten Nierenversagen erhöht. Das Verhalten der anderen *Gerinnungsfaktoren* wird recht uneinheitlich mit Erhöhungen und Verminderungen beschrieben. Auch wurden thrombin- und thromboplastinhemmende Faktoren gefunden. Eine vermehrte lokale und systematische Fibrinolyse sowie eine erhöhte Kapillarfragilität wurden ebenfalls beschrieben (22).

Klinisch umfaßt das Spektrum der Blutungen petechiale Hautblutungen, Schleimhautblutungen (Nasen-Rachen-Raum, Magen-Darm-Trakt) und Organblutungen (Gehirn, Auge). Die Abtrennung zu den durch Schock oder Sepsis bedingten oder auch durch Arzneimittel hervorgerufenen Blutungen (Dextran, Antibiotika) ist häufig sehr schwierig oder oft gar nicht möglich.

Sepsis: Die Sepsis ist eine der häufigsten Komplikationen des akuten Nierenversagens und wurde in bis zu 80% aller Fälle beobachtet (61). Trotz adäquater Behandlung sind Infektionen und Sepsis in etwa 30% Todesursache (987).

Besonders häufig werden septische Infektionen nach *schweren Traumen* und nach *intraabdominellen Operationen* beobachtet. Ungünstig ist auch die Prognose der Kranken mit *Urosepsis,* die auch nach Lithotrypsie und urologischen Eingriffen auftreten kann. *Septikämien* mit Nachweis von Bakterien im Blut wurden in 28% aller Kranken mit *Blasenverweilkatheter* gefunden. Diese Zahl konnte beträchtlich gesenkt werden, nachdem, wenn irgend möglich, auf eine Katheterisierung verzichtet wurde (987). Die Zahl der Sepsisfälle durch Pneumonien ist mit der Zunahme der Beatmungsfälle erheblich angestiegen. Fluid lung und Schocklunge begünstigen das Angehen von pulmonalen Infektionen. Eine nicht zu gering einzuschätzende Ursache für eine Sepsis sind *venöse Verweilkatheter*. Bei unklaren Temperaturen sollte besonders an diese Möglichkeit gedacht werden. Der direkte Einfluß der Urämie auf die Sepsis wurde von Kleinknecht et al. (486) demonstriert, die eine Abnahme der Sepsis in ihrem Krankengut von 24 auf 12% nach Einführung der prophylaktischen Dialyse sahen. Man weiß heute, daß die Urämie sowohl das humorale als auch das zelluläre Abwehrsystem beeinflußt. Prophylaktische Gaben von *Antibiotika* sind beim akuten Nierenversagen *nicht* angezeigt, da sie, wie bei anderen Erkrankungen auch, die Situation oft verschlechtert haben. Unter der Prophylaxe mit *H_2-Blockern* und Beseitigung der Säurebarriere im Magen kommt es besonders bei beatmeten Kranken häufiger zu Pneumonie durch aus dem Intestinaltrakt aufsteigende Infektionen.

Schockleber: Der Verdacht auf eine Schockleber besteht bei hohen Bilirubinwerten (direktes Bilirubin) und relativ niedrigen Transaminasen.
Bei gleichzeitig bestehendem A.N.V. ist neben der renalen auch die metabolische Clearancerate von Arzneimitteln vermindert. Dies ist bei der Dosierung zu berücksichtigen (Blutspiegelbestimmungen!).

Die *Prognose* des akuten Nierenversagens hat sich mit Einführung der Dialysebehandlung grundlegend geändert. Die Niereninsuffizienz per se sollte heute nicht mehr Todesursache sein.
Trotz verbesserter Behandlungsbedingungen ist es in den letzten Jahren an verschiedenen Dialysezentren zu einem Anstieg der Letalität beim akuten Nierenversagen gekommen (478). Die Ursachen hierfür sind in folgenden Faktoren zu suchen:
1. Durch die Schockprophylaxe ist die Zahl der unkomplizierten akuten Nierenversagen zurückgegangen.
2. Gynäkologische Komplikationen, besonders nach Aborten, die eine gute Prognose aufweisen, sind erfreulicherweise zurückgegangen.
3. Die Zahl der schweren Verletzungen und großen operativen Eingriffe hat ständig zugenommen.
4. Durch die Intensivpflegebehandlung kommen heute im Rahmen eines Multiorganversagens mehr Kranke in ein akutes Nierenversagen, die früher bereits vorher gestorben wären.

B. Diagnostische Hinweise
Der *Rückgang der Diurese* ist in den meisten Fällen das früheste Symptom eines A.N.V. Dieses an sich leicht erkennbare Zeichen wird in der täglichen Praxis nicht selten zu spät erkannt. Auch von bewußtseinsklaren Kranken wird die Abnahme der Harnausscheidung oft nicht wahrgenommen. Besonders schwierig ist die Quantifizierung der Diurese beim Säugling und Kleinkind. Aus diesem Grunde sollte, wie heute auf den meisten Wach- und Intensivpflegestationen bereits routinemäßig geübt, bei den nachfolgenden Krankheiten die *Harnausscheidung quantitativ erfaßt* werden:

Bei Kollaps und Schock, Traumen, Verbrennungen, Operationen, kompliziertes Geburten und Aborten, kardiopulmonalen Erkrankungen, Lebererkrankungen (sog. Hepatorenales Syndrom), Pankreatitis, Ileus, Peritonitis, Gastroenteritis, Sepsis, Sanarelli-Schwartzman-Äquivalent, Vergiftungen.

In etwa 15% der Fälle kommt es nicht zum Abfall der Diurese. Es sollte deshalb bei schweren Erkrankungen neben der Harnausscheidung auch zweimal wöchentlich der Harnstoff bestimmt werden. Ist die Diagnose oder Verdachtsdiagnose A.N.V. gestellt, sollten für die Differentialdiagnostik, die Therapie und auch zur Information der evtl. weiterbehandelnden Klinik folgende Befunde zur Verfügung stehen:

Klinische Befunde: Bewußtseinszustand, Meningismus, Reflexe, Krampfneigung, Feuchtigkeit der Haut und der Schleimhäute, insbesondere der Achselhöhle, Ödeme, Ergüsse, Temperaturen, engmaschig registrierter Blutdruck, Venendruck, Atmung, Puls, Hinweise auf innere Blutungen (Teerstuhl, blutiger Magensaft). Blut- und Flüssigkeitsverluste sollten möglichst gemessen oder zumindest geschätzt werden.

Laborbefunde:
Urin: Status, Osmolalität (spezifisches Gewicht, Natrium, Harnstoff), Keatinin. Bei unklaren Krankheitsbildern sofort Urin für evtl. Giftnachweis asservieren.
Blut: Blutbild mit Hämotokrit, Harnstoff, Kreatinin, Natrium, Kalium Kalzium, Säure-Basen-Status, Blutzucker, Amylase, SGOT, SGPT, Gesamteiweiß, Osmolalität (504a).

EKG. Rö-Thorax, Sonographie der Nieren, CT mit Kontrastmittel bei Verdacht auf Nierenrindennekrose.

Bei etwa 50% unserer Kranken mit „akutem Nierenversagen" (A.N.V.) blieb die Genese zunächst unklar.

Differentialdiagnostisch müssen voneinander getrennt werden:
a) Funktionelle Oligurie.
b) Akutes Nierenversagen im engeren Sinne.
   (prärenal ausgelöstes oder zirkulatorisches A.N.V.).
c) Akute Erkrankungen der Nieren.
d) Postrenales A.N.V.
e) Chronische Niereninsuffizienz.

Zu a) *Funktionelle Oligurie (funktionelle Niereninsuffizienz oder funktionelle Azotämie):*
Klinisch: Exsikkose.

Laborbefunde:
Urin: Spez. Gewicht > 1025, Osmolalität > 600 mosm, Na < 30 mval/l, Harnstoff > 1 g%, Eiweiß neg. bis (+), Sediment unauffällig (816), Urin-Harnstoff/Plasma-Harnstoff = U/P urea > 10, sehr hoher Harnstoff/Kreatinin-Quotient.
Diagnose ex juvantibus, Diureseanstieg nach Flüssigkeitszufuhr. Zwischen funktioneller Oligurie und A.N.V. gibt es fließende Übergänge.

Zu b) *A.N.V. im engeren Sinne (prärenal ausgelöst oder zirkulatorisch):*
Klinisch: Jeder Hydratationszustand möglich.
Laborbefunde:
Urin: Spez. Gew. < 1015, Osmolalität < 600 mosm/l, Natrium > 35 mval/l, Harnstoff < 1 g%, Urin-Harnstoff/Plasma-Harnstoff = U/P urea < 5, Eiweiß < 1 g/Tag, Sed.: Ery und Leuko in unterschiedlicher Zahl (693, 816).
Die Oligurie eines A.N.V. läßt sich nicht durch Flüssigkeitszufuhr durchbrechen. Häufig gelingt es mit *Furosemid* (Lasix®) und gelegentlich durch *Mannit* die Oligurie, meist ohne Anstieg der Kreatinin- und Harnstoffausscheidungen, in eine Norm- oder Polyurie überzuführen.

Zu c) *Akute Erkrankungen der Nieren:*
1. Pyelonephritis:
Anamnese: Dysurische Beschwerden, vorausgegangener urologischer Eingriff.
Klinisch: Schmerzen in den Nierenlagern, Schüttelfrost, Fieber.
Urin: Massenhaft Leukozyten, Bakterien, Leukozytenzylinder, Pyurie, CT mit Kontrastmittel, Ausfälle durch Abszesse oder Entzündungen.

2. Akute und rapid progressive (perakute) Glomerulonephritis:
Anamnese: Vorausgegangener Infekt, Angina, schon längere Zeit bestehendes Krankheitsgefühl.
Klinisch: Blasse, pastöse Haut, Ödeme, erhöhter Blutdruck (häufig Männer im 2. und 3. Lebensjahrzehnt).
Bei Lungenblutung Verdacht auf Goodpasture-Syndrom.
Urin: Proteinurie.
Sediment: Massenhaft Ery, dysmorphe Ery, Ery-Zylinder (auch bei Niereninfarkt und Nierenarterienthrombose).
Sonographisch: Große Nieren.
Zur Sicherung der Diagnose ist eine *Nierenbiopsie* erforderlich! Bei Verdacht auf Nierenrindennekrose, Nierenarterien- und Nierenvenenthrombose *Computertomographie* oder *digitale Subtraktionsangiographie mit Kontrastmittel.*

3. Akute interstitielle Nephritis:
Die Erkrankung ist *klinisch* und *labormäßig* sehr schwer vom akuten Nierenversagen im engeren Sinne zu unterscheiden. Sie tritt gelegentlich nach Infektionskrankheiten und häufiger im Zusammenhang mit allergischen Arzneimittelreaktionen auf. Allergische Hautreaktionen sind ein wichtiger Hinweis für die Diagnose.
   Unterscheidung durch *Nierenbiopsie*.
Im Urin eosinophile Granulozyten!

Zu d) *Postrenales A.N.V.:*
Anamnestisch: Gynäkologische Erkrankungen, gynäkologische Operationen, urologische Erkrankungen/Operationen.
Klinisch: Komplette Anurie – „trockene Blase" (volle Blase bei Veränderungen im Bereich der Prostata und Harnröhre).
Sonographisch: Gestautes Nierenbecken.

Zu e) *Chronische Niereninsuffizienz:*
Eine chronische Niereninsuffizienz wird nicht selten erst im Stadium der dekompensierten Retention erkannt und ist dann klinisch schwer von einem A.N.V. zu trennen.
Klinisch: Neurologische Erscheinungen, Perikarditis, älterer Fundus hypertonicus, exzessiver Hypertonus.
Urin: Unterscheidet sich meist nicht wesentlich vom prärenal bedingten A.N.V.
Blut: Ausgeprägte Anämie, hoher Kreatininwert.
Sonographisch: Kleine Nieren!

Eine retrograde Diagnostik ist heute beim A.N.V. nur noch sehr selten als Voraussetzung für eine Operation indiziert.
Für den routinemäßigen Ausschluß einer Azotämie, insbesondere im Nacht- und Notdienst, ergeben die Harnstoffbestimmungen mit dem Urastrat®-Teststreifen und dem Azostix® ausreichend genaue Werte.

C. Sofortmaßnahmen – Allgemeine Intensivtherapie

Therapieschema:

  1. Behandlung der Grundkrankheit und ihrer Komplikationen.
  2. Prophylaxe des A.N.V.
  3. Behandlung der Exsikkose.
  4. Elektrolytsubstitution.
  5. Behandlung der Oligurie.
  6. Behandlung der Überwässerung.
  7. Behandlung der Azidose.
  8. Behandlung der Hyperkaliämie.
  9. Behandlung der hypertonen Krise.
 10. Rechtzeitige Verlegung zur Dialyse oder Hämofiltration.

Zu 1. Bei richtiger Behandlung des A.N.V. ist die Letalität fast ausschließlich durch die *Grundkrankheit* oder Komplikation im Rahmen des Multiorganversagens bedingt. Alle Versuche, das manifeste A.N.V. medikamentös zu durchbrechen, waren bisher weitgehend erfolglos. Durch *Furosemid* gelingt es nur, das oligurische in ein polyurisches A.N.V. zu konvertieren.

Zu 2. Die *Schockbehandlung* wird auf S. 263 ff. eingehend besprochen. *Schockprophylaxe* und Schockbehandlung sind gleichzeitig die beste Prophylaxe des A.N.V. Bei exsikkierten Kranken sollte man keine Plasmaexpander einsetzen, sie verstärken nur die interstitielle Exsikkose.

Niedermolekulares Dextran (Rheomacrodex®) sollte nur zur Verbesserung der Mikrozirkulation in der initialen Schockbehandlung gegeben werden (maximal 500 ml). Rheomacrodex® ist kein Plasmaersatzmittel! Größere Mengen von Rheomacrodex® können ein Nierenversagen verstärken oder auslösen (249a, 307a).

Bei vermindertem Gesamteiweiß, etwa bei Verbrennungen, muß *Albumin* substituiert werden, auch wenn es dabei zum rascheren Harnstoffanstieg kommt. Es muß dann notfalls früher mit der Dialysebehandlung begonnen werden.

Besteht gleichzeitig eine Anämie, ist oft die Gabe von Erythrozyten erforderlich.

Bei einer Verbrauchskoagulopathie (Sanarelli-Shwartzman-Äquivalent) kann die frühzeitige Gabe von Frischplasma und *Antithrombin III* lebensrettend sein und die Entwicklung der Nierenrindennekrose günstig beeinflussen (Einzelheiten der Therapie s. S. 597 ff.). Die Diurese sollte zur Prophylaxe eines A.N.V. auf etwa 2 ml/min angehoben werden (siehe auch 8).

Der *Alkalisierung des Urins* wird ebenfalls eine prophylaktische Wirkung zugeschrieben. Durch die Alkalisierung des Urins soll es gelingen, ein A.N.V. bei gefährdeten Kranken zu verhindern. *Bicarbonat* wird solange bis der Urin alkalisch wird, maximal bis zum Anstieg des Base-Excess auf +6, infundiert (995).

Die prophylaktische Gabe von Dopamin in niedrigen Dosen hat sich nicht bewährt.

Im Frühstadium des sich anbahnenden prärenal bedingten A.N.V. gelingt es gelegentlich durch *Schleifendiuretika,* z.B. Furosemid oder Hydromidine bzw. Mannit, das A.N.V. zu durchbrechen und die Azotämie zum Rückgang zu bringen.

Zu 3. *Behandlung der Exsikkose:* Bei stabilem Kreislauf reicht die alleinige Flüssigkeitszufuhr per os oder intravenös aus. Die Zusammensetzung der Infusionen muß sich nach der Art der Flüssigkeitsverluste und nach der Elektrolytkonzentration im Serum richten. Bis zum Vorliegen der Laborbefunde kann Flüssigkeit in Form von ⅔ Glukose und ⅓ 0,9%iger Kochsalzlösung gegeben werden. Steht der Kreislaufschock zu Beginn der Behandlung im Vordergrund, so sind zunächst *Plasmaersatzstoffe* zu infundieren!

Zu 4. Siehe *Wasser- und Elektrolythaushalt* (S. 511ff.).

Zu 5. Die funktionelle *Oligurie* spricht sofort auf Flüssigkeitszufuhr an und verschwindet sukzessive mit Beseitigung der Exsikkose. Beim A.N.V. müssen eine Exsikkose und Elektrolytstörungen ebenfalls ausgeglichen werden. Jeder darüber hinausgehende Versuch, die Nierenfunktion durch Infusion wieder zu „starten", ist nicht nur vergeblich, sondern auch wegen der Gefahr der Überwässerung gefährlich!

1. *Furosemid:* Hohe Dosen von *Furosemid* (Lasix®) dürfen erst dann angewendet werden, wenn man sich überzeugt hat, daß keine funktionelle Oligurie vorliegt. Vor Anwendung von Furosemid muß eine Exsikkose oder Hyponatriämie beseitigt sein.

Dosierung: Initial 100-250 mg Furosemid i.v., dann Dauerinfusion von 250-1000 mg/Tag in 100 ml Kochsalzlösung direkt oder im Seitenanschluß zu anderen Infusionen. Infusionsgeschwindigkeit in Abhängigkeit zur einsetzenden Diurese! (Furosemid fällt in Zuckerlösungen aus.)

Setzt nach 1000 mg Furosemid die Diurese nicht ein, kann die Dosis vorübergehend auf 2000 mg/Tag erhöht werden. Eine zu rasche Infusion sollte wegen der möglichen meistens passageren Innenohrschädigung vermieden werden.

Während das polyurische akute Nierenversagen nur in 25% der Fälle spontan auftritt wird es unter Schleifendiuretika in ca. 70% der Fälle beobachtet (20a, 263b, 386a). Die wesentlichen Vorteile der Diuresesteigerung durch *hohe Saluretikagaben* können in folgenden Punkten zusammengefaßt werden (383a).
– die Gefahr einer Hyperkaliämie ist geringer,
– die Gefahr einer Überwässerung ist deutlich vermindert,
– die parenterale Ernährung läßt sich leichter durchführen,
– die Elimination von Harnstoff ist günstiger als während einer Oligoanurie.

2. *Mannit:*
Dosierung: 100-200 ml 20%ige Mannit-Lösung innerhalb von 30 min infundieren (0,4 g Mannit/kg Körpergewicht). Steigt nach dieser Probedosis die Diurese in den nächsten 2 Stunden auf über 1 ml/min an, so kann Mannit in Abhängigkeit zur Diurese weitergegeben werden. Die Gesamtdosis sollte jedoch nicht mehr als 500 ml/24 Stunden betragen.

Bei Hypertonikern und überwässerten Kranken sind Mannit-Lösungen wegen der Gefahr der akuten Hypervolämie *kontraindiziert*. Besonders beim Ausbleiben der diuretischen Wirkung kann durch die hyperosmolare Lösung das Plasmavolumen so stark vermehrt werden, daß es über eine hypertone Krise und Linksherzinsuffizienz zum Lungenödem kommen kann.

Schließlich sei noch erwähnt, daß durch Mannit selbst ein akutes Nierenversagen ausgelöst oder zumindest verstärkt werden kann (885).

Zu 5. Die *konservative Behandlung der Überwässerung* deckt sich weitgehend mit der Furosemidbehandlung der Oligurie. Gelingt es hierdurch nicht, die Diurese ausreichend zu steigern, läßt sich Flüssigkeit rasch durch die kontinuierliche oder intermittierende Hämofiltration entziehen (147a, 501) (siehe auch S. 584).

Zu 7. Die physiologisch adäquate *Behandlung der Azidose* erfolgt mit *Natriumbicarbonat*. Nur bei bestehender oder drohender Hypernatriämie sollten THAM oder Trispuffer verwendet werden.

Dosierung:

mval Puffer = neg. Base-Excess · kg Körpergewicht · 0,3 *oder*

mval Puffer = (St.-Bicarb.$_{(Soll)}$ − St.-Bicarb.$_{(Ist)}$) · kg KG · 0,3.

Unabhängig vom pH-Wert muß besonders bei Schockpatienten Lactat bestimmt werden. Lactat kann trotz Ausgleichs der Azidose erhöht bleiben!

Zu 8. Bei bedrohlicher *Hyperkaliämie* ist unter fortlaufender EKG-Kontrolle und Kontrolle des Serumkaliums folgende Therapie zu empfehlen:

1. Gabe von 10–30 ml 10%iger *Kalziumgluconatlösung* oder bei Hyponatriämie 10–20 ml 10%iger Kochsalzlösung langsam i. v. (ein rascherer Wirkungseintritt erfolgte bei der Verwendung von CaCl$_2$).

2. Die intravenöse Infusion von *B$_2$-Adrenergika* (z.B. 0,5 mg *Salbutamol* über 15 sec) führt zu einer raschen (innerhalb 30 sec) und anhaltenden Senkung des Serumkaliumspiegels. Dabei kommt es zu einem mäßigen Anstieg der Pulsfrequenz ohne Blutdruckanstieg (542).

3. *Insulin-Glucose-Tropf* (1 E Altinsulin auf 3-4 g Glucose); etwa 20 g Glucose/Std. Die Therapie wirkt nur so lange, wie der Tropf läuft.

4. Mehrfache Gabe von natriumbeladenen *Kunstharz-Ionenaustauschern* (Resonium A®), 20 g per os in 100 ml H$_2$O aufgeschwemmt und/oder 20 g in 200 ml physiologischer Kochsalzlösung als Klysma. Bei Kaliumwerten unter 6 mval/l Serum oder rasch ansteigenden Kaliumwerten ohne akut bedrohliche Erscheinungen reicht die alleinige Gabe von Kunstharz-Ionenaustauschern (20-40 g per os oder als Klysma) aus. Dabei wird etwa durch 1 g Austauscher 1 mval Ka-

lium aus dem Körper entfernt. Zu beachten ist, daß gelegentlich auch ein Abfall des Serum-Kalziums eintritt. Kranke mit Hypernatriämie sollten nur kalziumbeschickte Ionenaustauscher (Calcium Resonium®) bekommen.

5. Bei bedrohlicher Hyperkaliämie mit schweren EKG-Veränderungen ist zur Beseitigung der Hyperkaliämie eine Dialysebehandlung erforderlich.

Zu 9. *Behandlung der hypertonen Krisen* (siehe S. 604).

Zu 10. Die Urämie beim A.N.V. als Todesursache zu beseitigen, gelingt nur bei *rechtzeitigem Dialysebeginn.* Schreiner (799) zeigte deutlich, daß die Überlebenschancen beim A.N.V. eng mit der Höhe des Harnstoffs vor Beginn der Dialysebehandlung korrelieren (799). Aus diesem Grunde muß die Forderung Teschans (909) nach prophylaktischer Dialysebehandlung immer wieder unterstrichen werden. Prophylaktische Dialyse heißt Dialysebeginn bei einem *Harnstoffwert im Serum von etwa 200 mg/dl (33 mmol/l) oder besser darunter.* Dies ist jedoch nur bei einer rechtzeitigen Überweisung an eine Dialysestation möglich. Mit Stellung der Diagnose A.N.V. sollte sofort Kontakt mit den für die Dialyse zuständigen Ärzten des eigenen Krankenhauses oder der auswärtigen Klinik aufgenommen werden. Nur so kann der Kranke rechtzeitig übernommen und behandelt werden.

D. Spezielle Intensivtherapie
Voraussetzungen für die Therapie:
1. Venöse Zugangswege schaffen.
2. Möglichkeit zum Bilanzierung.
3. Möglichkeit zum Monitoring.
4. Bettenwaage.
5. Bereithalten der verschiedenen Dialyseverfahren.
6. Bettseitige Laboruntersuchungen (Kalium, Natrium, Blutbild, Blutsenkung, Harnstoff, Kreatinin, arterielle Blutgasanalyse).

Therapieschema:

1. Flüssigkeitsbilanz.
2. Ernährung.
3. Hämodialyse, Hämofiltration, Peritonealdialyse.
4. Polyurisches Stadium.
5. Pharmakokinetik bei akutem Nierenversagen.

Wegen ihrer Grundkrankheit und der häufig gleichzeitig bestehenden anderen Organkomplikationen bedürfen die meisten Kranken mit A.N.V. der Intensivpflege.

Zu 1. *Flüssigkeitsbilanzierung:*
D a u e r k a t h e t e r : Bei bewußtseinsklaren Kranken, die spontan urinieren können, und bei Kranken mit hochgradiger Oligurie sollte wegen der Infektionsgefahr *kein* Dauerkatheter gelegt werden. Der Beginn der Diurese ist bei nicht orientierten Kranken am ersten spontanen Urinabgang oder an der vollen Blase zu erkennen. In unklaren Fällen empfiehlt sich die Sonographie und bei gefüllter Blase und fehlender Spontanmiktion ist eine suprapubische Blasenpunktion oder Katheterisierung unter höchstmöglicher Sterilität erforderlich. Bei allen nicht kooperativen Patienten ist bei erhaltener Diurese das Einlegen eines Dauerkatheters zur Bilanzierung erforderlich.
„Fehler" bei der Flüssigkeits- und Elektrolytzufuhr werden von der suffizienten Niere in weiten Bereichen wieder ausgeglichen. Fehler in der Bilanzierung bei Niereninsuffizienz können nicht mehr ausgeglichen werden und können für den Kranken fatale Folgen haben! Bluemle et al. (99) fanden durch ausführliche Studien der *Wasserbilanz* beim A.N.V., daß der anurische Kranke etwa 550 ± 100 ml Wasser verliert.

Perspiratio insensibilis	− 981 ± 141 ml/24 Std.
Oxidationswasser	+ 303 ± 30 ml/24 Std.
Endogen freigesetztes Wasser	+ 124 ± 75 ml/24 Std.
	− 554 ± 104 ml/24 Std.

Die für den Kranken tolerable Wassermenge errechnet sich aus:

Wasserverlust	550 ± 100 ml
+ Diurese	..... ml
+ Wund- und Darmsekret	..... ml

Die in Medikamenten und Nahrungsmitteln enthaltene Flüssigkeit muß bei der Bilanz mit berücksichtigt werden (siehe auch Kap. VIII, Wasser- und Elektrolythaushalt, S. 511).
Die Flüssigkeitsbilanz sollte möglichst durch tägliches Wiegen kontrolliert werden. Wegen des Abbaus an körpereigenen Substanzen, der auch bei optimaler Kalorienzufuhr eintritt, sollte eine tägliche Gewichtsreduktion von etwa 200 g angestrebt werden. Wird dies nicht erreicht, kommt es auch bei Gewichtskonstanz zur Überwässerung!

Zu 2. *Ernährung:* Die parenterale Ernährung hat beim A.N.V. einige Besonderheiten, die hier unabhängig von den allgemeinen Erörterungen besprochen werden sollen. Wegen der Retention von Eiweißmetaboliten und des Anfalls von 2 mval Kalium beim Abbau von 1 g Eiweiß ist die Hemmung des Katabolismus von größerer Bedeutung als bei anderen Erkrankungen. Man fordert deshalb heute beim akuten Nierenversagen eine Ernährung mit *mindestens 35 kcal (150 kJ)/kg und Tag.*

Der *Aminosäurebedarf* wird beim akut niereninsuffizienten Kranken mit mindestens 1 g/kg und Tag und beim dialysebedürftigen mit 1,2–1,8 g/kg und Tag beziffert. Der genaue Bedarf läßt sich aus der Stickstoffbilanz ermitteln.

Der oralen oder Sondenernährung ist, wenn immer möglich, der Vorzug zu geben (140a, 488a). Die *Glucose* steht bei der parenteralen Ernährung als wichtigster Kalorienträger an erster Stelle. Die erforderliche *Insulinmenge* liegt vergleichsweise höher als bei nierengesunden Kranken, da die Niereninsuffizienz zur Glucosetoleranzstörung, vorwiegend durch eine periphere Insulinresistenz, führt. Es hat sich bewährt, Insulin separat über einen Perfusor zuzuführen und den Blutzucker bei 200 mg/dl (11 mmol/l) zu halten.

Auf *Fettinfusionen* sollte man im Frühstadium eines akuten Nierenversagens wegen der Gefahr der Blockade des retikulohistiozytären Systems möglichst verzichten. Bestehen keine Kontraindikationen gegen Fettinfusionen, sollte die tägliche Zufuhr 2 g/kg Körpergewicht nicht überschreiten und pro Stunde nicht mehr als 0,15 g/kg Körpergewicht in einer 10%igen Lösung infundiert werden.

Bei niedrigeren Serumphosphatwerten, die bei langer parenteraler Ernährung auftreten können, sollte auch *Phosphat* substituiert werden.

Merke: Zufuhr konzentrierter Lösungen nur über zentrale Venenkatheter. Engmaschige Flüssigkeitsbilanzierung.

Zu 3. *Behandlung mit Dialyse und Hämofiltration (Tab. IX.-2):*
a) G e f ä ß a n s c h l u ß : Für den extrakorporalen Kreislauf sind in der Regel zwei große Gefäßzugänge erforderlich. Mit Hilfe eines sogenannten Unipunkturverfahrens (Single-needle-Dialyse) kann über einen Zugang alternierend Blut entnommen und wieder zurückgegeben werden. Auch bei Verwendung eines doppelläufigen Katheters kann man mit einem Gefäßzugang auskommen. Diese Katheter werden bevorzugt transkutan in die Vena jugularis eingelegt. Der Quinton-Scribner-Shunt, die Implantation von Teflonspitzen in eine periphere Arterie, verbunden durch subkutan verlegte Silikonschläuche, die zum Anschluß des extrakorporalen Kreislaufs getrennt werden, empfiehlt sich nur dann, wenn die großen Gefäße nicht punktiert werden können.
b) Die H ä m o d i a l y s e ist ein *extrakorporales Blutentgiftungsverfahren,* das wasserlösliche Substanzen des Blutes, über eine semipermeable Membran eliminiert. Der Stoffaustausch erfolgt durch Diffusion entlang eines Konzentrationsgradienten gegen eine isotonische Elektrolytlösung, die die lebensnotwendigen Elektrolyte in geeigneter Konzentration enthält. Für physiologische harnpflichtige Substanzen wie Harnstoff, Kreatinin und Kalium

Tab. *IX.-2.* Indikation zu Peritonealdialyse, Hämodialyse, intermittierender Hämofiltration und kontinuierlicher Hämofiltration. (Differentialindikation zur Peritonealdialyse, Hämodialyse, intermittierenden Hämofiltration und kontinuierlicher Hämofiltration.)

Peritoneal-dialyse bei	intermittierende Hämodialyse bei	Intermittierende Hämofiltration bei	Kontinuierliche Hämofiltration bei
Hämorrhagische Diathese Fehlender Gefäßzugang	Hyper-Katabolismus Phase der Mobilisation	Kreislauf-instabilität Starke Über-wässerung	Kreislauf-instabilität Multiorgan-versagen Starke Über-wässerung Patienten, bei denen Schwan-kungen im Was-ser- u. Elektro-lythaushalt u. der Retentions-werte vermieden werden sollen.
Heparinallergie Kleinkinder			
	Prozesse im Bauchraum, die eine Peritonealdialyse verbieten.		

arbeitet die Hämodialyse mit Dialysance-Werten (Dialysator-Clearance) bis >200 ml/min. Die Effizienz der Dialyse kann durch Veränderung des Blut- und Dialysatflusses sowie der Membranoberfläche variiert werden. Bei einer gegebenen Membranoberfläche und gleichen Flußbedingungen ist die Dialysance einer Substanz auch abhängig vom Siebungskoeffizienten der Membran und von der Plasmaeiweißbindung (263 aa).

Zur *Überwachung* der Dialysebehandlung werden monitorisierte Geräte eingesetzt, die die Dialysierflüssigkeit kontinuierlich zubereiten und die wichtigsten Funktionen des extrakorporalen Kreislaufs überwachen (elektrische Leitfähigkeit der Dialysierflüssigkeit, Temperatur, Drücke, Blut- und Dialysatfluß, Blutleck, Lufteintritt, Heparinisierung).

c) Peritonealdialyse: Bei der Peritonealdialyse wird *die Bauchhöhle* mit einer neuen Spüllösung gefüllt. Als Dialysemembran dient das Peritoneum. Der Zugang zur Peritonealhöhle wird beim A.N.V. durch einmal verwendbare Katheter hergestellt. Die für die

Tab. IX.-3. Maximale Dosierungen der wichtigsten Penicilline und Polypeptid-Antibiotika.

Kreatinin-Clearance (ml/min) C_{Kr}	Plasma-Kreatinin (mg/dl) P_{Kr}	Ampicillin		Penicillin-G-Natrium		Azlocillin Mezlocillin Piperacillin Ticarcillin		Dicloxacillin Flucloxacillin Oxacillin		Vancomycin	
		Dos (g)	die (h)	Dos (Mega) (g)	die (h)	Dos (g)	die (h)	Dos (g)	die (h)	Dos (g)	die (h)
120	0,8	5	6	5	6	5	6	2	6	1	12
50	2,0	5	6	5	8	5	8	2	6	0,66	24
20	4	4	6	4	8	4	12	1,5	6	0,2	24
10	8	4	8	5	12	3	12	1,5	8	0,1	24
2	~ 15	4	12	3	12	4	24	1,0	8	½ Tg.	1 g/Woche
0,5	> 15	3	24	2	12	2	24	2,0	24	½ Tg.	1 g/Woche

Tab. IX.-4. Maximale Dosierungen der wichtigsten Cefalosporine

Kreatinin-Clearance (ml/min) C_{Kr}	Plasma-Kreatinin (mg/dl) P_{Kr}	Cefazolin		Cefradin		Cefamandol Cefoxitin		Cefuroxim		Cefotaxim		Cefoperazon	
		Dos (g)	die (h)	Dos (g)	die (h)	Dos (g)	die (h)	Dos (g)	die (h)	Dos (g)	die (h)	Dos (g)	die (h)
120	0,8	1,5	6	2	6	2	8	1,5	8	2	8	4	12
50	2,0	1,5	8	2	6	2	8	1,5	8	2	8	4	12
20	4	1	8	2	8	2	12	1,5	12	2	12	4	12
10	8	1	12	2	12	1	8	0,75	8	1,5	12	4	12
2	~15	1	24	2	24	1	12	0,75	24	1	24	2,5	12
0,5	>15	0,5	24	1	24	1	24	0,5	24	0,5	24	2	12

Peritonealdialyse notwendigen Überwachungsgeräte gewährleisten die Temperierung der vorgefertigten Dialysierflüssigkeit und deren exakte Bilanzierung. Flüssigkeit kann durch Erhöhung der Osmolalität in der Spülflüssigkeit dem Körper entzogen werden. Der Eiweißverlust bei der Peritonealdialyse muß mit etwa 0,2 bis 0,3 g/l angesetzt werden. Beim akuten Nierenversagen kann die Peritonealdialyse bei gleichzeitig bestehender Peritonitis zur Peritonealspülung angewendet werden.

d) Hämofiltration: Die Hämofiltration ist ein *extrakorporales Blutentgiftungsverfahren,* bei dem Plasmawasser durch Konvektion vom Blut getrennt wird. Das Filtrat enthält alle im Plasmawasser gelösten Substanzen bis zu einem Molekulargewicht von ca. 35000 Dalton. Hierbei enthält das Filtrat die permeablen Substanzen in nahezu gleicher Konzentration wie das Plasmawasser. Das filtrierte Volumen wird durch eine isotonisch isoionische Substitutionslösung ersetzt. Verglichen mit der Hämodialyse ist die Effizienz der Hämofiltration bei der Clearance niedermolekularer Substanzen (bis 500 Dalton) geringer, während höhermolekulare Substanzen (500 bis 30000 Dalton) besser eliminiert werden. Die Clearance aller filtrierbaren Substanzen hängt wesentlich vom Filtratzeitvolumen ab. Die intermittierende Hämofiltration wird besonders wegen der besseren Kreislaufverträglichkeit eingesetzt. Zur *Überwachung* der Hämofiltration werden spezielle Monitorgeräte eingesetzt, die die Flüssigkeitsbilanz volumetrisch oder gravimetrisch kontrollieren und andererseits nahezu die gleichen Überwachungsfunktionen haben wie Hämodialysegeräte.

Tab. *IX.-5.* Maximale Dosierung der wichtigsten Aminoglykoside.

Kreatinin-Clearance (ml/min)	Plasma-Kreatinin (mg/dl)	Amikacin		Gentamicin Sisomicin Tobramycin	
C_{Kr}	P_{Kr}	Dos (g)	die (h)	Dos (mg)	die (h)
120	0,8	0,25	6	80	8
50	2,0	0,25	12	80	12
20	4	0,125	8	40	12
10	18	0,125	12	40	24
2	~ 15	0,125	24	20	24
0,5	> 15	0,125	48	20	24

Tab. *IX.-6.* Maximale Dosierung der wichtigsten Tuberkulostatika.

Kreatinin-Clearance (ml/min)	Plasma-Kreatinin (mg/dl)	Ethambutol	Streptomycin		INH und Rifampicin
C_{Kr}	P_{Kr}	Dos / die (mg/kg/Tag)	Dos (g)	die (h)	
120	0,8	25			
50	2,0		0,5	24	Unverändert
20	4				
10	18	15	0,3	24	
2	~ 15	10	0,25	24	
0,5	> 15				

e) Kontinuierliche Hämofiltration: Es handelt sich um eine
Hämofiltration mit geringerem Filtratvolumen, die ganztägig über
Wochen oder gar Monate fortgesetzt werden kann. Sie kann *arteriovenös* (kontinuierliche arteriovenöse Hämofiltration – CAVH) oder
besser *venovenös* mit Pumpe und Monitoring eingesetzt werden
(kontinuierliche venovenöse Hämofiltration – CVVH). Die trei-
bende Kraft bei der CAVH ist der Blutdruck. Blutpumpe und Überwachungsgeräte sind nicht erforderlich. Durch die Punktion der
großen Arterien besteht erhöht Blutungsgefahr! Bei hyperkatabolen Kranken sind wegen des zu geringen Filtratflusses häufig zusätzliche Dialysen erforderlich. Der wesentliche Vorteil der CVVH besteht darin, daß jede gewünschte Flüssigkeitsmenge in der vorgegebenen Zeit dem Körper entzogen werden kann. Die Retentionswerte können langsam gesenkt werden. Im Gegensatz zu den anderen extrakorporalen Verfahren entfallen stärkere Schwankungen in
Wasser und Elektrolythaushalt und der Retentionswerte. Die parenterale Ernährung ist wegen des großen Flüssigkeitsaustausches

Tab. *IX.-7.* Dosierung vorwiegend renal eliminierter Betarezeptorenblocker.

Kreatinin-Clearance (ml/min) > 30	Atenolol (mg/24 h)		Nadolol (mg/24 h)		Sotalol (mg/24 h)	
	Initial-dosis 100	Erhal-tungsdos. 100	Initial-dosis 120	Erhal-tungsdos. 120	Initial-dosis 160	Erhal-tungsdos. 80
<30	100	50	120	60	160	25
< 10	100	25				

problemlos. Wird die Behandlung ohne Unterbrechung über längere Zeit fortgesetzt, sind Bilanzierungshilfen und ein erfahrenes Personal erforderlich!
Bei der kontinuierlichen Filtration läßt sich die täglich ausgeschiedene Stickstoffmenge (Filtrat + eliminierte Körperflüssigkeit) leicht kjeldahlomatisch bestimmen. Die Stickstoffzufuhr sollte der ausgeschiedenen Menge entsprechen. Auch Dialyse und Hämodiafiltration lassen sich als kontinuierliche Verfahren einsetzen (838 a).
Zu 4. *Polyurisches Stadium:* Der Beginn des polyurischen Stadiums ist im Verlauf eines A.N.V. meistens erreicht, wenn die Diurese im Anschluß an das oligurische Stadium 500 ml/die übersteigt. Die Diurese steigt für gewöhnlich rasch innerhalb von wenigen Tagen auf mehrere l/Tag an. Besonders hohe Harnmengen werden bei Überwässerung und Hypernatrie während der Oligurie und bei übermäßiger Flüssigkeitszufuhr im polyurischen Stadium beobachtet (901). Bei ausgewogener Bilanzierung übersteigt die Diurese selten 4–5 l/Tag. Nach etwa 8–14 Tagen kommt es zum allmählichen Rückgang der Diurese in das normurische Stadium der Reparationsphase. Unter der hochdosierten Lasix®-Behandlung tritt das polyurische Stadium häufig früher ein. Die Reparationsphase wird dadurch wahrscheinlich nicht verkürzt.
Therapeutisch ist während dieses Stadiums folgendes zu beachten:
a) Zu Beginn der Polyurie ist die *Harnstoffkonzentration* im Urin sehr niedrig. Es kommt also zunächst noch zum Anstieg der Retentionswerte, der eine weitere Dialysebehandlung oder Hämofiltration in vielen Fällen erforderlich macht. Unmittelbar im Anschluß an diese Behandlung wird nicht selten ein Diureserückgang beobachtet, der auf eine Harnstoff- und Natriumelimination sowie einen Wasserentzug durch Ultrafiltration zurückzuführen ist. Dieser Rückgang bedeutet noch nicht eine Verschlechterung der Nierenfunktion durch die Behandlung.
b) Die *Natrium- und Kaliumkonzentration* im Harn ist während der Polyurie recht inkonstant und erfordert deshalb eine tägliche Bestimmung der Elektrolyte im Urin. Grob geschätzt kann mit etwa 60 mval Na und 25 mval K pro Liter Urin gerechnet werden. Ungenügende Flüssigkeits-, Natrium- und Kaliumsubstitution kann rasch über Exsikkose zu Kollaps und Schock führen. Die erforderliche rasche Umstellung von Flüssigkeitsrestriktion auf Flüssgkeits- und Elektrolytsubstitution zu Beginn der Polyurie kann beim Kranken und auch beim mit diesen Problemen nicht sonderlich vertrauten Pflegepersonal zu Schwierigkeiten führen. Die parenterale Flüssigkeits- und Elektrolytsubstitution sollte so bald wie möglich auf orale Zufuhr umgestellt werden.

Tab. *IX.-8.* Pharmakokinetik bei Niereninsuffizienz und unter
Dialysebehandlung bei Antihypertensiva und Glykosiden.

	Normale Halbwerts- zeit (h)	Elimination bei Niereninsuffizienz	Elimination durch Dialyse
Antihypertensiva:			
Nifedipin (Adalat®)		Unverändert	?
Clonidin (Catapresan®)	13-18	Verzögert	(+)
Prazosin (Minipress®)	2,5-5	Unverändert	?
Dihydralazin (Nepresol®)	0,4-0,6	Verzögert	Ø
Natriumnitroprussid (Nipruss®)	3	Unverändert (max. 3 g)	+
Thiocyanat	72 Tage	Stark verzögert	
Captopril (Lopirin®)	2-4,5	Verzögert	+
Glykoside:			
Digitoxin (Digimerck®)	200	Unverändert	(+) Hämofiltrat.
Digoxin (Novodigal)®	30	Verzögert	Unbedeutend

c) Die Kranken in diesem Stadium sind meist durch die vorausgegangenen Ereignisse in ihrem Allgemeinzustand stark geschwächt, ihre
Infektresistenz ist vermindert. Sie bedürfen deshalb auch weiterhin
besonderer *Infektionsprophylaxe* und gegebenenfalls antibiotischer
Behandlung. Dabei ist zu beachten, daß die Dosis der Antibiotika
mit Besserung der Nierenfunktion wieder erhöht werden muß!

Zu 5. *Pharmakokinetik bei akutem Nierenversagen (Tab. IX.-3-9):* Viele
Pharmaka werden vorwiegend über die Nieren eliminiert. Mit dem
Ausfall der Nierenfunktion steigt zwangsläufig die Konzentration dieser Stoffe oder ihrer normalerweise renal ausgeschiedenen Meta-
boliten im Plasma und Gewebe an, es sei denn, der Abbau und/oder
die Ausscheidung über die Leber werden kompensatorisch erhöht. Erschwert wird die Situation unter der Dialysebehandlung dadurch, daß
die retinierten Medikamente unterschiedlich schnell durch die Dialyse
dem Körper wieder entzogen werden. Die üblichen Mengen können
daher bei bestimmten Medikamenten zu bedrohlichen Überdosierungen führen. Die Symptome der Arzneimittelüberdosierung sind häufig
nicht oder nur schwer von den Symptomen der Grundkrankheit zu
trennen. Eine adäquate Dosierung setzt die Kenntnis der Pharmakokinetik bei Niereninsuffizienz und unter der Dialysebehandlung voraus.

Tab. *IX.-9.* Übersicht über die Handelsnamen der wichtigsten Antibiotika.

Chemische Kurzbezeichnung	Handelsnamen
Amikacin	Biklin®
Ampicillin	Amblosin®, Binotal®, Deripen®, Penbrock®, Penbristol®
Azlocillin	Securopen®
Cefamandol	Mandokef®
Cefazolin	Elzogram®, Gramaxin®, Zolicef®
Cefotaxim	Claforan®
Cefoxitin	Mefoxitin®
Cefradin	Sefril®
Cefuroxim	Zinacef®
Dicloxacillin	Dichlorstapenor®
Flucloxacillin	Staphylex®
Gentamicin	Refobacin®, Sulmycin®
Mezlocillin	Baypen®
Oxacillin	Stapenor®
Piperacillin	Pipril®
Tobramycin	Gernebcin®
Lactamasehemmer	Sulbactam®
Imipenem	Zinam®

Glykoside und *Antibiotika* sind bisher von allen Medikamenten am Besten untersucht worden. In der polyurischen Phase muß die Dosis entsprechend der Clearance wieder erhöht werden! Wenn möglich, sollten bei Dialysepatienten Blutspiegelbestimmungen erfolgen, da eine Berechnung der Blutspiegel nicht mehr exakt möglich ist (186a).
Bei Niereninsuffizienz und Bewußtlosigkeit sollte man daran denken, daß die Ursache eine Überdosierung mit *Sedativa* oder *Hypnotika* sein können! Die Dosisadaption kann durch Dosisreduktion oder Verlängerung des Dosierungsintervalls erfolgen. Die Initialdosis muß in den meisten Fällen nicht reduziert werden.
Bei Dialysepatienten müssen wegen der stark schwankenden Kreatininwerte die Dosis und Dosisintervall nach der Kreatinin-Clearance

bestimmt werden. Unter der kontinuierlichen Hämofiltration erhöht sich die Clearance vieler Substanzen um die Filtratmenge pro Minute.

E. Überwachung

Tab. *IX.-10.* Überwachung bei A.N.V.

Überwachung	Kontrollen (zeitl. Abstand)
EKG, Puls, Atmung Temperatur, arterieller Druck (blutig)	Fortlaufend (Monitor)
Puls, arterieller Druck, Atmung (falls mit Monitor nicht möglich)	30 min
Zentraler Venendruck (bei Ultrafiltration)	1 Stunde
Urinausscheidung (Ein- und Ausfuhrbilanz) bei Mannit oder Furosemid-Behandlung	2 Stunden
Serumkalium bei bedrohlicher Hyperkaliämie; Säure-Basen-Status bei Behandlung einer bedrohlichen Azidose oder Alkalose; Hkt oder Hb bei Blutungen oder Hämokon- zentration, O_2 und pO_2 bei Beatmungsfällen, Temperatur	4 Stunden
Harnstoff bei erhöhtem Katabolismus und fragl. Indikation zur Dialysebehandlung; Na, K, Säure-Basen-Status bei Korrektur pathologischer Werte; Gewicht	12 Stunden
Flüssigkeits- und Elektrolytbilanz (Na und K im Serum, Urin, Wundsekreten, Darmsäften), Harnstoff, Kreatinin, Osmolalität, Ca, Säure- Basen-Status, (SGOT, SGPT, GLDH, Bili- rubin bei Schockleber), Hb, Hkt, Leukozyten, Gewicht, Inspektion der Mundhöhle, Auskul- tation der Lungen und des Herzens, Beurtei- lung der Feuchtigkeit der Haut, neurol. Untersuchungen, Rö-Thorax bei Behandlung eines Lungenödems oder „fluid lung"	24 Stunden
BSG, Gesamteiweiß, Elektrophorese, Phosphat, Blutgruppe, Augenhintergrund, Rö-Thorax, Nieren-Schichtaufnahmen, urol. u. gynäk. Untersuchungen	Einmalig oder in größeren Abständen

F. Häufige Fehler

1. Zu späte Erkennung des A.N.V. durch Nichtbeachtung der Urinausscheidung oder versäumte Kontrolle der Retentionswerte.
2. Überwässerung („fluid lung", Lungenödem) beim Versuch, das Nierenversagen durch Flüssigkeitszufuhr (sog. „Nierenstarter") zu durchbrechen.
3. Fehlerhafte Anwendung von Mannit und Furosemid.
4. Zu späte Überweisung zur Dialysebehandlung nach zu langer konservativer Behandlung.
5. Versuche, durch Kurzwellen, Rö-Bestrahlung, Nierendekapsulation oder unwirksame Medikamente das A.N.V. zu durchbrechen.
6. Fehlerhafte Infusionsbehandlung und dadurch bedingte iatrogene Elektrolystörungen.
7. Verlegung bei bedrohlicher Hyperkaliämie. Häufige Ursache für Tod auf dem Transport!
8. Anwendung von Dialyseverfahren ohne genügende Erfahrung oder Überwachungsmöglichkeiten.
9. Nicht indizierte retrograde Sondierung der Ureteren. Infektionsgefahr!
10. Ungenügende Albuminsubstitution bei der Peritonealdialyse.
11. Ungenügende Kalorienzufuhr, dadurch erhöhter Katabolismus.
12. Nichtbeachtung der veränderten Pharmakokinetik beim A.N.V. und der daraus resultierenden Überdosierung von Medikamenten.
13. Fehlerhafte Flüssigkeits- und Elektrolytsubstitution in der polyurischen Phase.
14. Zu frühe Entlassung aus der Intensivpflege während anhaltender Polyurie.
15. Ungenügende Phosphatzufuhr

2. Akute Glomerulonephritis und rapid progressive Glomerulonephritis

A. Pathophysiologie

Die akute und rapid progressive Glomerulonephritis sind *immunologische Erkrankungen der Niere.*

Die *akute Nephritis* tritt meistens 1-2 Wochen nach einem akuten Streptokokkeninfekt auf, kann aber auch nach anderen Infekten, wie z.B. Staphylokokken, Malaria, Hepatitis B und viralen Erkrankungen auftreten. In den Gefäßen der Glomerula findet man Ablagerungen von Immunkomplexen. Zu Beginn der Erkrankung besteht eine exsudative Entzündung mit Granulozytenanreicherungen in den Gefäßen, später folgt eine mesangioproliferative Entzüdung.

Bei der *rapid progressiven Glomerulonephritis* unterscheidet man zwischen einer *idiopathischen* und *symptomatischen Form,* wie bei Lupus erythemato-

des, Wegenerschen Granulomatose, Panarteriitis nodosa und andere Kollagenosen auftreten kann. Immunkomplexe lassen sich nur selten nachweisen.
Regelmäßig finden sich in der Mehrzahl der Glomerula Halbmonde im
Bowmanschen Kapselraum.
Während die akute Glomerulonephritis nur ausnahmsweise mit einem akuten Nierenversagen einhergeht, führt die rapid progressive Glomerulonephritis unbehandelt nahezu immer zur Niereninsuffizienz.

B. Diagnostische Hinweise

Akute Glomerulonephritis: Befallen werden vorwiegend jüngere
Menschen. Es kommt als Initialstadium zur Hämaturie, Schwellung
von Augenliedern, Gesicht, Händen, Beinen, Kopfschmerzen, Übelkeit und Schwindel. Der *Blutdruck* ist zumeist in Abhängigkeit von der
Überwässerung mäßig bis extrem erhöht.
Im *Urin* finden sich Erythrozyten, Eiweiß und Zylinder. Bei eingeschränkter Nierenfunktion kann eine *Hyperkaliämie* sowie eine *Azidose* bestehen. Gesamteiweiß und Hämoglobin sind im Anfangsstadium selten vermindert. Der Antistreptolysintiter ist bei nicht antibiotisch behandelten Patienten in einem großen Prozentsatz erhöht. Eine
bakteriologische Abklärung mit Tonsillenabstrichen und Fokussuche
ist bei Verdacht auf akute Glomerulonephritis erforderlich. Im Frühstadium kann eine Complementverminderung auftreten.
Sonographisch sind die Nieren vergrößert. Bei oligo-anurischer Verlaufsform ist unbedingt eine *Nierenbiopsie* zur differentialdiagnostischen Abtrennung einer rapid progressiven Glomerulonephritis erforderlich!

Die *rapid progressive Glomerulonephritis* setzt meistens nicht so rasch
ein. Abgeschlagenheit und geringe Ödeme stehen im Vordergrund.
Wie bei der akuten Glomerulonephritis besteht zumeist kein Fieber.
Es besteht eine Erythrozyturie und Proteinurie (nich selektive glomeruläre Proteinurie). Häufig tritt eine Hypoproteinämie und Anämie
auf. Die Retentionswerte sind in der Regel erhöht. Eine Oligurie ent-
wickelt sich erst im fortgeschrittenen Stadium. *Sonographisch* sind die
Nieren eher vergrößert.
Die rapid progressive Glomerulonephritis tritt häufig im Rahmen fol-
gender Systemerkrankungen auf.:
– Lupus erythematodes disseminatus (Antikörper gegen doppelsträn-
  gige DNS).
– Panarteriitis nodosa (Polyneuritis, Gefäßgranulomatose in der Peri-
  pherie und in der Niere).
– Wegenersche Granuloratose (nekrotisierende Entzündungen im
  Respirationstrakt),
– Schoenlein-Henochsche Purpura (petechiale Hautblutungen,
  Darmblutungen).

C. u. D. Sofortmaßnahmen und Intensivtherapie

Voraussetzung für die Therapie:
1. Venöser Zugang (zentraler Venendruck).
2. Arterielle Blutgasanalyse.
3. Blasenkatheter bei eingeschränkter Bewußtseinslage.
4. Sonographie.

Therapieschema:

1. Sofortige Beseitigung der Überwässerung
2. Behandlung der Hypertonie
3. Behandlung der Enzephalopathie
4. Behandlung der Herzinsuffizienz
5. Behandlung des Lundenödems
6. Behandlung der Niereninsuffizienz

Zu 1. Sofortige *Beseitigung der Überwässerung* durch Gabe von *Saluretika* (Furosemid in steigender Dosierung), *kein* Mannitol! Bei Wirkungslosigkeit der Saluretika sofortige *Hämofiltrationsbehandlung.*
Die Überwässerung ist Ursache der Hypertonie, der Enzephalopathie, der Herzinsuffizienz und des Lungenödems.

Zu 2. *Behandlung der Hypertonie:* Die leichte Hypertonie läßt sich am ehesten durch *Diuretika*-Gabe beseitigen.
Bei der mittelschweren Hypertonie müssen neben Diuretika auch andere *Hypertensiva* wie *Dihydralazin, Clonidin,* Catapresan®, *Nifedipin,* Adalat® *Urapidil,* Ebrantil® gegeben werden. Behandlung bei schwerer Hypertonie oder hypertoner Krise (siehe S. 604).

Zu 3. *Behandlung der Enzephalopathie:* Bei einer Enzephalopathie muß neben der Entwässerung und Blutdrucksenkung eine Sedierung z.B. mit Valium® *Diazepam* in hohen Dosen von 50 mg/Tag und mehr erfolgen, Rivotril® *Clonazepam* 1–2 mg oder mehr oder Phenhydan® *Phenytoin* 250–500 mg pro Tag. bei Niereninsuffizienz auch Ausgleich der Elektrolytstörung, der Azidose und Senkung der Retentionswerte. *Veränderte Pharmakokinetik* beachten!

Zu 4. *Behandlung der Herzinsuffizienz:*
– Glyceroltrinitrat – wie beim Lungenödem,
– Flüssigkeitsentzug,
– Blutdrucksenkung,
– Digitalisierung.

Zu 5. *Behandlung des Lungenödems:*
– Gabe von Glyceroltrinitrat (Nitromack® oder Nitrolingual® als Spray, Kapsel oder Dauerinfusion 1-2 mg/h).
– Flüssigkeitsentzug,

– Blutdrucksenkung,
– Überdruckbeatmung.

Zu 6. *Bei Niereninsuffizienz:* Dialysebehandlung (siehe S. 580). Veränderte Pharmakokinetik beachten (siehe S. 587). Nach Streptokokkeninfekt 1-3 g D-Penicillin täglich. Eine Dialysebehandlung ist bei der akuten Glomerulonephritis nur sehr selten erforderlich. Auch bei dialysebedürftigen Patienten bessert sich die Nierenfunktion meistens spontan.

Bei der *rapid progressiven Glomerulonephritis* ist eine *sofortige immunsuppressive Therapie* notwendig.

Folgendes *Behandlungsschema* wird vorgeschlagen:

1.–3. Tag: täglich 2 × 0,5 g Solu-Decortin® i. v. Meistens kommt es danach zu einem raschen Diureseanstieg.

4.–10. Tag: 2–3 mg *(Cyclophosphamid)*.Endoxan®/kg × Tag, 1 mg/kg *Azathioprin* Imurek®), 1 mg/kg *Methylprednisolon* (Urbason®)/Tag.

Ab. 11. Tag: *Azathioprin* 3 mg/kg/Tag, am 14. Tag Steroiddosis um 4 mg jeden 2. Tag *reduzieren.* Behandlung mit *Cyclophosphamid* in der ersten Woche wegen der sofortigen Wirkung des Medikamentes. Die Wirkung von Azathioprin setzt erst nach etwa einer Woche ein. Bei Wirkungslosigkeit in der ersten Woche zusätzliche Behandlung mit Plasmapherese und/oder Ciclosporin A (CiA) möglich. CiA mit einschleichender Dosierung tägliche Blutspiegelbestimmung, erfahrenes Team! Auch andere Formen der Immunsuppression sind möglich.

Die Wegner-Granulomatose und mikroskopische Polyarteriitis sollte nur mit Cyclophosphamid behandelt werden.

E. u. F. Überwachung und häufige Fehler

Siehe bei Abschnitt IX.-1. Akutes Nierenversagen, S. 589 u. 590.

3. Goodpasture-Syndrom

A. Pathophysiologie

Das Krankheitsbild ist charakterisiert durch *Lungenblutungen* und eine *rapid progressive Glomerulonephritis.*

Immunfluoreszenzmikroskopisch finden sich sowohl an den Basalmembranen der Lunge als auch der Nieren lineare Ablagerungen von IgG. Es handelt sich um Anti-Glomerulumbasalmembran-Antikörper (Anti-GBM-Antikörper).

Klinisch können entweder die Hämoptyse oder die Nierenerkrankung im Vordergrund stehen. Die Hämoptysen führen nicht selten zur Fehldiagnose Tuberkulose oder Bronchialkarzinom. Massive Lungenblutungen können zum Tode führen. Unbehandelt führte die Erkrankung früher meistens zum Tode.

B. Diagnostische Hinweise

Klinisch unterscheidet sich das Krankheitsbild kaum von dem der rapid progressiven Glomerulonephritis. Lungenblutungen treten bei der rapid progressiven Glomerulonephritis anderer Genese seltener auf und sind nicht so stark ausgeprägt.

Röntgenologisch findet man insbesondere in den Unterfeldern rasch wechselnde, fleckenförmige Verschattungen durch Blutungen. Die Nieren sind groß.

Die **Diagnose** wird durch den *immunfluoreszenzmikroskopischen Nachweis* von linear abgelagerten Anti-GBM-Antikörpern an den Glomerulumschlingen und dem Nachweis dieser Antikörper im Plasma gesichert.

C. u. D. Sofortmaßnahmen und Intensivtherapie

Voraussetzungen für die Therapie:
Siehe bei Abschnitt IX.-2, Akute Glomerulonephritis und rapid progressive Glomerulonephritis, S. 592.

Therapieschema:
Siehe bei Abschnitt IX.-2., S. 592.

Die Mehrzahl der Sofortmaßnahmen und Intensivtherapien entsprechen den Behandlungsmaßnahmen bei der akuten und rapid progressiven Glomerulonephritis.

Zusätzliche Therapie:
Unmittelbar nach der Diagnosestellung muß eine kausale Therapie erfolgen:
Plasmapheresebehandlung: Durch Membranplasmapherese oder Zellzentrifugation werden, die Antibalmembran-Antikörper aus dem Plasma entfernt (557, 558). Täglich müssen 3-3,5 l Plasma (entsprechend Plasmavolumen) entfernt werden bis die Anti-GBM-Antikörper nicht mehr erhöht sind. Parallel dazu muß eine immunsuppressive Therapie durchgeführt werden (siehe Kapitel IX.-2., S. 593). Frühzeitig begonnen, kann diese Therapie zu einer Normalisierung der Nierenfunktion führen. Bei anurischen Patienten und bei Patienten im Dialyseprogramm ist beim Goodpasture-Syndrom eine Besserung der Nierenfunktion nicht mehr zu erwarten. In diesem Stadium sollte die Plasmaseparation nur noch bei massiver Hämoptoe durchgeführt werden. Andere Maßnahmen, wie z.B. beidseitige Nephrektomie, sind heute *obsolet.*

E. u. F. Überwachung und häufige Fehler
Siehe bei Abschn. IX.-1., Akutes Nierenversagen, S. 590.

4. Hämolytisch-urämisches Syndrom (HUS-Gasser-Syndrom) und thrombotisch-thrombozytopenische Purpura (TTP-Moschcowitz-Syndrom)

A. Pathophysiologie

Das hämolytisch-urämische Syndrom ist charakteristisch durch:
1. Hämolyse.
2. Thrombozytopenie.
3. Akutes Nierenversagen.

Autopisch finden sich beidseitige partielle bis totale Nierenrindennekrosen. *Histologisch* sind fibrinoide Nekrosen in den Vasa afferentia charakteristisch.

Befallen werden vorwiegend Kinder nach gastrointestinalen Infekten. Es wird aber auch beim Erwachsenen beobachtet und hier wiederum bevorzugt bei Frauen nach fieberhaftem Abort, post partum und im Zusammenhang mit der Einnahme von Ovulationshemmern. Eine familiäre Disposition wird diskutiert. Die *thrombotisch-thrombozytopenische Purpura* ist mit dieser Erkrankung zumindest meistens verwandt. Sie verläuft meistens protrahiert, die neurologischen Erscheinungen stehen oft allein im Vordergrund. Eine Nierenbeteiligung wird in weniger als 50% der Fälle beobachtet.

B. Diagnostische Hinweise

Der Erkrankung geht häufig ein fieberhafter, nicht selten gastrointestinaler Infekt voraus (955). **Klinisch** stehen nicht selten *neurologische Symptome* bis hin zum Koma im Vordergrund. Die Patienten fallen durch ihre Blässe auf. Nur selten besteht ein Ikterus. Der Blutdruck ist häufig erhöht. Bei überwässerten Kranken kann es zur hypertonen Krise kommen. Der Urin ist oft blutig tingiert, eine Oligurie und Azotämie sind obligatorische Symptome des HUS und treten bei der TTP selten auf.

Bei geringer klinischer Symptomatik und nur kurz anhaltender Oligurie (< 7 Tage) kommt es häufig spontan rasch zur Besserung. Bei ausgeprägten Krankheitssymptomen (Oligurie < 14 Tage, Anurie < 7 Tage) ist nach wenigen Dialysen noch eine völlige Restitution der Nierenfunktion zu erwarten. Bei länger anhaltender Oligurie und Anurie findet sich häufig eine irreversible bilaterale *Nierenrindennekrose*. Gelegentlich steigt auch dann noch die Diurese langsam an, es kommt aber nur zu einer vorübergehenden mäßigen Besserung der Nierenfunktion. Der Hypertonus bleibt meistens bestehen.

Die TTP verläuft protrahierter und häufig in Schüben. Eine Nierenerkrankung ist seltener.

Laborbefunde:

HUS: Anämie mit Fragmentozyten, durch die Hämolyse LDH ↑, Haptoglobin ↓, Retikulozyten ↑, indirektes Bilirubin ↑, Thrombozyten ↓.

Coombs-Test negativ, Complement meistens normal. Plasmatische Gerinnungsfaktoren normal. Hämaturie und Proteinurie, Fibrinspaltprodukte im Urin. Weitere Befunde wie beim A.N.V.
TTP: Wie HUS, meistens keine Nierensymptomatik.

C. Sofortmaßnahmen

1. Blutdrucksenkung.
2. Entwässerung.
3. Behandlung einer Herzinsuffizienz (besonders häufig bei Kindern).
4. Behandlung eines Lungenödems.
5. Bluttransfusionen.
6. Gabe von *Antikogulantien, Dipyridamol* und *Acetylsalicylsäure* (beim Erwachsenen 3 x 1 bis 3 x 2 Tabl. [Asasantin®] tägl. [28]).
7. Behandlung der Niereninsuffizienz.

D. Intensivtherapie

Voraussetzung für die Therapie:
1. Intravenöser Zugang.
2. Arterielle Blutgasanalyse.
3. Möglichkeit der Hämofiltration und der Dialyse.
4. Möglichkeit der Plasmapherese.

Therapieschema:

1. *Hämofiltration oder Dialyse* (siehe S. 580).
2. *Plasmapherese:* Die Behandlung ist bei rascher Verschlechterung der Nierenfunktion und bei schwerer neurologischer Symptomatik induziert. Es bestehen zwei verschiedene Vorstellungen über den Wirkungsmechanismus:
  a) Ein bisher unbekanntes, die Krankheit förderndes Prinzip wird aus dem Plasma eliminiert (z.B. Antikörper gegen Kryptantigene). Die Kryptantigene werden durch Neuraminidaseeinwirkung freigelegt (707). Für die Elimination pathogener Substanzen spricht, daß die Plasmapherese mit Substitution von Albumin wirksam sein soll.
  b) Ein die Prostacyclin-Synthese stimulierender Faktor, dessen Fehlen zur Thrombozytenaggregation führt, wird durch Frischplasmasubstitution kompensiert (718). Die Plasmapherese würde in diesem Falle nur eine Hypervolämie verhindern.
3. Gabe von *Prostacyclin-Analoga* zur Hemmung der Thrombozytenaggregation (Cave: Blutdruckabfall und Durchfälle möglich).
4. Cyclosporin A kann besonders bei der TTP bei Wirkungslosigkeit der anderen Maßnahmen versucht werden.

E. *Überwachung*
Siehe bei Abschnitt IX.-1, Akutes Nierenversagen, S. 589.

F. *Häufige Fehler*
1. Fehlende oder zu späte Diagnose.
2. Alleinige Antikoagulation mit Heparin.
3. Nierenbiopsie bei zu niedrigen Thrombozytenzahlen.
4. Thrombozytentransfer (nur in seltenen Ausnahmen indiziert!).

5. Bilaterale Nierenrindennekrose

A. *Pathophysiologie*
Die Verbrauchskoagulopathie wird häufig durch Einschwemmung, Bildung oder Freisetzung hämoplastischen Materials ausgelöst. Das dabei entstehende Thrombin bewirkt die Umwandlung von Fibrinogen in Fibrin, das zu Bildung von Mikrothromben führt, die besonders die Nierengefäße verschließen.

B. *Diagnostische Hinweise*
Eine *Verbrauchskoagulopathie* tritt besonders unter folgenden Bedingungen auf:
– Geburtshilfliche Zwischenfälle.
– Septikämie, intravasale Hämolyse.
– Virämie.
– Tumoren.
– Toxische metabolische Störungen.
Das **klinische** Erscheinungsbild kann recht variabel sein. Der septische Schock mit Schüttelfrost steht am häufigsten im Vordergrund. Später folgen häufig Haut- und Schleimhautblutungen. Ein A.N.V. kann sofort oder erst protrahiert eintreten. Die Nierenfunktion bessert sich bei partieller Nekrose nur sehr langsam, bei totaler nicht mehr.
Laborwerte: Charakteristische Veränderung im Gerinnungssystem: Thrombozytenzahl ↓, Fibrinogen ↓, Antithrombin III ↓, Quick ↓, Gerinnungsfaktoren ↓, Fibrinmonomere ↑; Fibrin und Fibrinspaltprodukte ↑, Fragmentozyten ↑, LDH ↑, Haptoglobin ↓ (Hämolyse).

D. *Intensivtherapie*
Voraussetzung für die Therapie:
1. Venöser Zugang.
2. Arterielle Blutgasanalyse.
3. Computertomographie:
   Nach Kontrastmittelgabe fehlende Anfärbung der Nierenrinde.
4. Sofortiges chirurgisches Konsil, Sanierung des Sepsisherdes auch im Schock!

Therapieschema:

1. Prophylaxe.
2. Sofortige operative Beseitigung eines septischen Herdes.
3. Frühzeitige Behandlung eines noch kompensierten Verbrauchs (Fibrin- und Fibrinspaltprodukte erhöht, Gerinnungsfaktoren noch normal).
4. Gabe von Frischplasma und Antithrombin III (bis in den unteren Normbereich anheben).
5. Heparin 150-200 i.E. (Wirkung neuerdings umstritten).
6. Austauschtransfusion (z.B. bei Malaria).

F. Häufige Fehler
1. Zu späte Behandlung.
2. Zu hohe Heparingabe.
3. Gabe von Fibrinolytika.
4. Thrombozytentransfer.

6. Beidseitige Nierenarterienembolie und Nierenvenenthrombosen

A. Pathophysiologie
Der beidseitige Verschluß der Nierenarterie oder Nierenvenen führt zum akuten Ausfall der Nierenfunktion. Häufig erfolgt der Verschluß der rechten und linken Nierenarterie zweizeitig mit recht unterschiedlich langem Intervall. Bei Erwachsenen handelt es sich beim Verschluß der Nierenarterien meistens um Embolien oder den Verschluß des Abgangs der Gefäße aus der Aorta. Beim Kind werden auch primäre Thrombosen der Nierenarterien begleitet von exzessivem Hypertonus beobachtet.

B. Diagnostische Hinweise
Erkennung der *Grundkrankheiten,* die zum Verschluß führen.

Nierenarterienembolie:
– Endokarditis (besonders bakterielle).
– Vorhofthromben (Vorhofflimmern, Mitralstenose, Kardioversion!).
– Herzwandthrombosen (Infarkt, Herzwandaneurysma).
– Embolien aus der Aorta (atheromatöses Material, Aneurysma).
– Thrombotischer Verschluß der Gefäßabgänge aus der Aorta.
– Verschluß durch deszendierendes Aneurysma dissecans (deszendierende Schmerzen, kaum oder nicht tastbare Femoralispulse).

Nierenvenenthrombose:
– Nephrotisches Syndrom,
– Antithrombin-III-Mangel,
– Exsikkose und Infekte (besonders bei Kindern).

Das Auftreten einer *plötzlichen Anurie* bei den erwähnten Erkrankungen ist das wichtigste *Leitsymptom*. Hinzu kommen Flankenschmerzen und bei der partiellen arteriellen Embolie Hämaturie und Bluthochdruck.

Ultraschallkardiographie, Sonographie der Aorta, digitale Subtraktionsangiographie der Aorta lassen häufig den Ursprungsort der Thromben erkennen. Durch die Computertomographie können Verschlüsse der A. und V. renalis nachgewiesen werden. Der Nachweis der Nierenvenenthrombose gelingt oft besser durch die Kavographie.

C. Sofortmaßnahmen
1. Prophylaxe durch Antikoagulantien, besonders nach einseitigem Verschluß.
2. Sofortige Verlegung in ein entsprechendes Zentrum.

D. Intensivtherapie
Voraussetzung für die Therapie:
1. Intravenöser Zugang (ZDV).
2. Blasenkatheter.
3. Echokardiographie.
4. Sonographie.
5. Digitale Subtraktionsangiographie (DSA).
6. Computertomographie.

Therapieschema:

1. Rasche Wiederherstellung der Nierenzirkulation (Stunden).
2. Operative Entfernung der Embolie oder Thromben.
3. Fibrinolyse.
4. Als Ultima ratio
   – Autotransplantation
   (Nephrektomie, Spülung der Niere mit kalter Konservierungslösung und Autotransplantation).
5. Behandlung der Ursachen.

E. Überwachung
Siehe bei Abschnitt IX.-1, Akutes Nierenversagen, S. 589.

F. Häufige Fehler
Vorangegangene Katheteruntersuchungen können eine systematische
Fibrinolysetherapie unmöglich machen.

7. Akute abakterielle interstitielle Nephritis

A. Pathophysiologie
Oligo-anurisch verlaufende abakterielle interstitielle Nephritis ist meistens
allergisch oder toxisch ausgelöst (Scharlach, Arzneimittel, besonders Antibiotika).
Histologisch finden sich vorwiegend lymphoplasmozytäre Infiltrationen und
ein interstitielles Oedem. Später treten Tubulusveränderungen hinzu. Dann
ähnelt das Bild histologisch weitgehend dem zirkulatorisch bedingten akuten Nierenversagen. Eine Gewebseosinophilie spricht für eine akute interstitielle Nephritis.

B. Diagnostische Hinweise
Die wichtigsten Hinweise ergeben sich aus der Anamnese, Exposition
gegenüber den erwähnten Noxen, Fieber, Exanthem, Manchmal nur
ganz leichter Rush.

Das **klinische Bild** und die **Laborparameter** entsprechen dem A.N.V.
(siehe S. 572). Eine Eosinophilie und der Nachweis von eosinophilen
Granulozyten im Urin sprechen für eine akute interstitielle Nephritis.

Differenentialdiagnose wie beim akuten Nierenversagen unklarer Genese. Zum Ausschluß anderer akuter Nierenerkrankungen ist eine
Nierenbiopsie erforderlich!

C. u. D. Sofortmaßnahmen und Intensivtherapie
Wie beim akuten Nierenversagen (siehe S. 574).
Ob die Gabe von *hohen Corticosteroiddosen* die Niereninsuffizienz
durchbrechen kann, ist fraglich.

8. Akute Pyelonephritis

A. Pathophysiologie
Die akute Pyelonephritis ist eine *bakterielle interstitielle Nephritis,* die in der
Mehrzahl der Fälle einseitig auftritt. Es kann sich um eine Erstbesiedlung
oder um eine Exazerbation einer chronischen Pyelonephritis handeln. Die
Bakterien gelangen vorwiegend aszendierend über den Ureter oder hämato-

gen in die Niere. Fast immer ist das Angehen des Infektes mit einer Schädigung der Niere, nicht selten iatrogen bedingt, verbunden. Eine Resistenzschwäche oder Immunsuppression kann das Angehen einer Pyelonephritis begünstigen.

B. Diagnostische Hinweise

Klinik: Die Erkrankung beginnt mit heftigen Schmerzen in einem oder beiden Nierenlagern, gefolgt von einem raschen Fieberanstieg, häufig verbunden mit Schüttelfrost. Der Harn ist oft trübe und übelriechend, enthält Bakterien, Leukozyten, Leukozytenzylinder, Proteine < 3 g/Tag.

Sonographisch oder im *Computertomogramm* lassen sich eine Stauung, intrarenale und extrarenale Abszesse leicht erfassen. Im i.v. Pyelogramm, insbesondere im Späturogramm, läßt sich die Abflußbehinderung leicht lokalisieren. Eine diffuse Erkrankung des ganzen Organs entzieht sich gelegentlich dem sonographischen und auch computertomographischen Nachweis. Erst nach Kontrastmittelgabe lassen sich dann die entzündlichen Veränderungen erkennen (verminderte Kontrastierung).

Beim diffusen Befall der Niere kommt es häufig zur Urosepsis mit Schock und Verbrauchskoagulopathie. Eine so schwer geschädigte Niere ist für gewöhnlich funktionslos. *Durch den Schock kann es zum akuten Nierenversagen der kontralateralen Niere kommen.* Durch eine schwere oder diffuse beidseitige Pyelonephritis kann es ebenfalls zur Oligo-Anurie kommen. Die Intensivtherapie begrenzt sich bei der Pyelonephritis gewöhnlich auf die Krankheiten mit septischem Schock und bilateralen Pyelonephritiden mit Oligo-Anurie.

C. Sofortmaßnahmen

1. Urin und Blut zur bakteriologischen Untersuchung abnehmen.
2. Danach sofortiger Beginn einer breiten antibiotischen Behandlung. Nach urologischen Eingriffen muß die Behandlung auf die nosokomialen Keime des Hauses abgestellt sein.
3. Sonographische Untersuchung mit der Frage: Pyelon gestaut? Wenn ja, Ursache für den Stau abklären.
4. Beseitigung des Staus, evtl. durch transkutane Pyelostomie mit Pigtail-Katheter.

D. Intensivtherapie

Voraussetzung für die Therapie:
1. Intravenöser Zugang (ZVD).
2. Blasenkatheter.
3. Rasche Möglichkeit des urologischen Konsils.
4. Sonographie, CT mit Kontrastmittel.

Theraphieschema:

1. Bei septischem Schock: Schockbehandlung,
2. Operationsindikation abklären,
   Beseitigung einer Abflußbehinderung,
   Abszeßdrainagen,
   Nephrektomie.
3. Bei Oligo-Anurie Behandlung des akuten Nierenversagens.
   Siehe S. 578 ff.

E. Überwachung

Siehe bei Abschnitt IX.-1. Akutes Nierenversagen, S. 589.

F. Häufige Fehler

1. Beginn der antibiotischen Behandlung ohne Keimasservierung.
2. Verzögerung der antibiotischen Behandlung durch Abwarten der Resistenzbestimmung.
3. Unnötige retrograde Diagnostik mit der Gefahr der Infektausbreitung.
4. Zu späte Indikation zur Operation bei septischem Schock.

9. Notfallsituationen nach Nierentransplantation

A. Pathophysiologie

Nach Nierentransplantation können eine Reihe von Notfällen auftreten:

1. Nierenruptur, Gefäßblutungen, akute Pyelonephritis, Hypertonie durch Thrombose der A. renalis, Ureterleckagen, Ureterozele.
2. Abstoßungsreaktionen (Reaktion durch humorale oder lymphozytäre Abwehrreaktion des Wirtsorganismus gegen das Transplantat).
3. Infektionen und toxische Schädigung des transplantierten Organs.
4. Infektionen des Empfängers durch Immunsuppression.
5. Toxische Wirkungen der Immunsuppressiva auf den Empfänger.

B.-D. Diagnose, Soforttherapie, Intensivtherapie

Die steigende Zahl an transplantierten Patienten machte einige Grundkenntnisse über einige Komplikationen, die zu Intensivpflegemaßnahmen führen können, erforderlich. Die endgültige Behandlung sollte den Transplantationszentren vorbehalten sein. Auf die notwendigen Maßnahmen im Zentrum kann hier nicht eingegangen werden.

Zu 1. *Nierenruptur* (nur in den ersten Wochen nach Transplantation): Schmerzen im Bereich des Transplantates, Rückgang der Diurese, Makrohämaturie, Vergrößerung des Transplantates palpatorisch und sonographisch, meistens nur geringer und langsamer Blutdruckabfall. Nach sofortiger Übernähung gute Prognose. *Niemals Niere sofort entfernen!* (979 a)

Blutungen aus den Gefäßanastomosen (Wochen bis wenige Monate nach Transplantation): Plötzlicher Schmerz in der Transplantatloge und Schockzustand. *Keine Hämaturie! Schockbehandlung, sofortige* operative Revision!

Akute Pyelonephritis: Plötzliche Abflußbehinderung aus der transplantierten Niere bei vorbestehendem Harnwegsinfekt. Hohes Fieber, Oligoanurie, wenig Lokalbeschwerden. Sonographisch oder im i.v. Pyelogramm Abflußbehinderung. *Bedrohliches Krankheitsbild,* septischer *Schock!* Sofort breite *antibiotische Behandlung.* Operative Beseitigung der Abflußstörung, häufig muß das Transplantat entfernt werden.

Akute Exazerbation der Pyelonephritis der eigenen Niere: Hohes Fieber, Schmerzen im „eigenen" Nierenlager, Nephrektomie der eigenen Niere.

Zu 2. *Abstoßung:* Die akute Abstoßung geht mit einer raschen Abnahme der Diurese und Anstieg der Retentionswerte einher. Temperaturen und schmerzhafte Transplantatregion sind weitere klinische Zeichen. Unter der Behandlung mit *Cyclosporin A* tritt die Abstoßung mitigiert auf.

Zu 3. *Virusinfektionen,* besonders mit Zytomegalievirus und Nephrotoxizität besonders durch *Cyclosporin A* können ebenfalls eine rasche Funktionsverschlechterung bewirken.
Die Abgrenzung zur Abstoßung ist äußerst schwierig und kann nur im Transplantationszentrum erfolgen.

Zu 4. *Infektionen durch Immunsuppressiva:* Immunsuppression und Granulozytopenie (besonders durch Azathioprin) könne das Angehen von Infektionen durch Viren, Bakterien und Mykosen begünstigen. Hohes Fieber und relative, bzw. absolute Leukopenie sind charakteristisch.

Häufige Erkrankungen: Atypische Pneumonie (besonders Pneumocystis carinii, Mykoplasmen, Virusinfekte, Pilzinfektion, auch Tuberkulose möglich!), Endokarditis, Ösophagitis durch Pilzbefall, Herpes simplex mit der Gefahr einer Herpesenzephalitis, Meningoenzephalitiden.

Immunsuppression sofort absetzen, sofortige Einweisung in ein Transplantationszentrum zur weiteren spezifischen Therapie.

Zu 5. Alle *Immunsuppressiva haben Nebenwirkungen.* Hier sollen nur die erwähnt werden, die zur Intensivpflege Anlaß geben können:

Glucocorticosteroide:
1. Blutungen aus dem oberen Intestinaltrakt,
2. Diabetes mellitus.

Azathioprin (Imurek®):
1. Knochenmarkdepression (bes. bei Kombination mit *Allopurinol.* Die gleichzeitige Gabe von *Allopurinol* ist *kontraindiziert* (!).
2. Leberschädigung.

Cyclosporin A (Sandimmun®):
1. Nierenschädigung, wahrscheinlich nur bei Überdosierung,
2. Überwässerung, Hypertonie, Krämpfe (selten).

E. Überwachung
Siehe bei Abschnitt IX.-1., Akutes Nierenversagen, S. 589.

10. Maligne Hypertonie und hypertone Krise

A. Pathophysiologie
Die **maligne Hypertonie** ist durch eine *exzessive Blutdrucksteigerung (> 200/ 120 mmHg) mit schweren Gefäßveränderungen* (fibrinoide Nekrose der Arteriolen – sekundäre maligne Sklerose) charakterisiert. Am Augenhintergrund finden sich Gefäßsklerosen, Blutungen, Cotton-wools und häufig ein Papillenödem (Fundus Grad IV nach Thiel), eine progrediente Niereninsuffizienz und Enzephalopathie.

Eine **hypertensive Krise** bzw. **hypertensiver Notfall** besteht dann, „wenn infolge eines erhöhten Blutdrucks eine akute lebensbedrohliche Situation entstanden ist" (290, 372). Eine unmittelbare Abhängigkeit zur Höhe des Blutdrucks besteht nicht. In der Ursachenskala steht die *renale Hypertonie* an der Spitze, gefolgt von der *primären Hypertonie* (477, 519 A). Die *Flüssigkeitsretention* durch verminderte Ausscheidung spielt als auslösendes Moment eine entscheidende Rolle.
Von den *endokrinen* Hypertonieformen führt das Phäochromozytom am häufigsten zur hypertensiven Krise. In zunehmendem Maße wird eine hypertensive Krise durch das Absetzen von Antihypertensiva besonders *Clonidin* (Catapresan®) ausgelöst.

B. Diagnostische Hinweise
Klinik: *Jeder* exzessive Blutdruckanstieg birgt die Gefahr einer hypertensiven Krise in sich und ist deshalb sofort behandlungsbedürftig. Klinisch wird bei der hypertensiven Krise in der Mehrzahl der Fälle das Krankheitsbild von der *hypertensiven oder azotämisch hypertensiven En-*

zephalopathie beherrscht. Bei gleichen Blutdruckwerten ist das Krankheitsbild bei Azotämie und Überwässerung stärker ausgeprägt. Kopfschmerzen, Übelkeit, Sehstörungen bis hin zur Erblindung, Müdigkeit, Apathie, Desorientierung, Epilepsien, Psychosen, Halbseiten-Symptomatik und schließlich Koma können das klinische Bild ausmachen.

Sehstörungen können initial ebenfalls ganz im Vordergrund stehen. Bei anderen Erkrankungen wird das Bild von der Linksherzinsuffizienz bis hin zum schwersten Lungenödem beherrscht. Häufig ist das Bild von den Symptomen einer koronaren Herzkrankheit bis hin zum frischen Infarkt überlagert.

Laborbefunde: Die Senkung ist meistens stark beschleunigt. Es können Zeichen der intravasalen Hämolyse und Gerinnung bestehen. LDH +, Fragmentozyten +. ein Anstieg der CK und CK-MB spricht für eine Ischämie oder Infarkt. Ein exzessiver Anstieg der CK wird beim Phäochromozytom beobachtet. Die Retentionswerte sind in vielen Fällen unterschiedlich stark erhöht.

Im Urin findet sich eine Erythrozyturie mit mäßiger Proteinurie.

C. Sofortmaßnahmen
1. Flüssigkeitszufuhr sofort stoppen,
2. 1 Kapsel Adalat® *(Nifedipin)* 10 mg zerbeißen.
3. Bei Lungenödem *Glyceroltrinitrat* 0,8-1,2 mg per os Nitrolinqual® und 1 Amp. Lasix® *(Furosemid)* 40 mg i.v.
4. Bei hypertoner Enzephalopathie Sedierung mit *Diazepam* 10 mg i.v., bei Krämpfen *Phenytoin* 250 mg (Phenhydan®) i.v.
5. Zur weiteren Blutdrucksenkung Catapresan® *(Clonidin),* (*Cave* Bradykardie!) 1 Amp. 150 μg i.v. oder i.m. oder Nepresol® *(Dihydralazin)* ¼ Amp. i.v. (1 Amp. = 25 mg) (*Cave* Tachykardie!).

D. Intensivtherapie
Voraussetzung für die Therapie:
1. Intravenöser Zugang.
2. Möglichkeit der Untersuchung des Augenhintergrunds.
3. Evtl. Blasenkatheter.
4. Möglichkeit der Dialysebehandlung, evtl. Hämofiltration.

Therapieschema:

1. Glyceroltrinitrat (Nitrolingual). Besonders bei Linksherz-insuffizienz und Lungenödem 1–2 mg/h i. v.
2. Adalat® pro Infusion *(Nifedipin)* langsam in Abhängigkeit vom Blutdruck infundieren, maximal 1,25 mg/Std. – 30 mg/Tag, keine Dosisreduktion bei Niereninsuffizienz notwendig.
3. Urapidil (Ebrantil®) 25 mg i. v. oder besser als Dauerinfusion in Abhängigkeit von der Höhe des Blutdrucks bis max. 30 mg/Stunde hat sich in den Fällen bewährt, in denen Nifedipin unzureichend wirksam war.
4. Wegen der entgegengesetzten Wirkung auf die Herzfrequenz ist es günstig, *Clonidin* und *Dihydralazin* zu kombinieren: 150 µg *Clonidin* – 1 Amp. (Catapresan®)
   + 25 mg Nepresol® – 1 Amp. *(Dihydralazin).*
   + 0,9%ige NaCl ad 10 ml.
   Je nach Wirkung wiederholt 2 ml i. v. applizieren.
5. In bis dahin therapierefraktären Fällen empfiehlt sich *Nitroprussid-Natrium* (Nipruss®-Infusion) 40-80 mg in 5%iger Lösung in einer Dosierung von 0,06-0,6 mg/min. Mit Dosiergerät appliziert, läßt sich der Blutdruck normalisieren oder zumindestens in einen gefahrlosen Bereich senken.

X. Blutungen

R. Gross und K.-D. Grosser

1. Allgemeines

R. Gross

A. *Pathophysiologie*

Blutungen wurden von uns bei über 7000 Aufnahmen an der Medizinischen Universitätsklinik Köln in rd. 40% beobachtet (Abb. *X.-1*). Die Relation der einzelnen Blutungen zueinander zeigen die Größe der Kreise und die unterstrichenen Zahlen. Selbstverständlich ist der Anteil in den operativen Fächern und auf Unfallabteilungen höher.

Auch auf internistischen Intensivstationen dürfte er durch vorbestehende Grundleiden sowie invasive Eingriffe wie Endoskopien, Punktionen, Legen von Kathetern, Entfernung von Ballonsonden usw. auf 50-60% (meist leichterer Art) ansteigen. Bei der Beurteilung hat man von drei grundsätzlichen Möglichkeiten auszugehen:

1. *Rein lokal verursachte Blutungen* bei zunächst normaler Hämostase (s.u.).
2. *Mitwirkung von Hämostasedefekten* bei Gefäßverletzungen oder Arrosionen (z.B. Blutungen aus Ösophagusvarizen bei Lebererkrankung mit Gerinnungsdefekten; Korrekturoperationen bei Hämophilie usw.) (einfach schraffierte Anteile in Abb. *X.-1*).
3. *Allgemeine Blutungsbereitschaft* = Hämorrhagischer Diathese mit Spontanblutungen durch „Mikrotraumen". Diese schwanken von Organ zu Organ (tiefschraffierte Anteile in Abb. *X.-1*). Sie sind dann zu 85% durch numerische und/oder funktionelle Plättchendefekte bestimmt. Deshalb gehören die Zählung der Thrombozyten und einfache Funktionsprüfungen zu den unerläßlichen Untersuchungen. Insgesamt machten die hämorrhagischen Diathesen als alleinige oder wesentliche Ursachen etwa 6% unserer Klinikaufnahmen aus.

Bei schweren Blutungen drohen dem Kranken im wesentlichen 4 Gefahren, deren Vermeidung oder Behandlung vordringlich ist:
1. Keine oder nur vorübergehende Blutstillung.
2. Hypovolämischer Schock.
3. Anoxämische Schädigung von Geweben durch verminderte oder erythrozytenarme Perfusion.
4. Verdrängung oder Druckschädigung lebenswichtiger Organe.

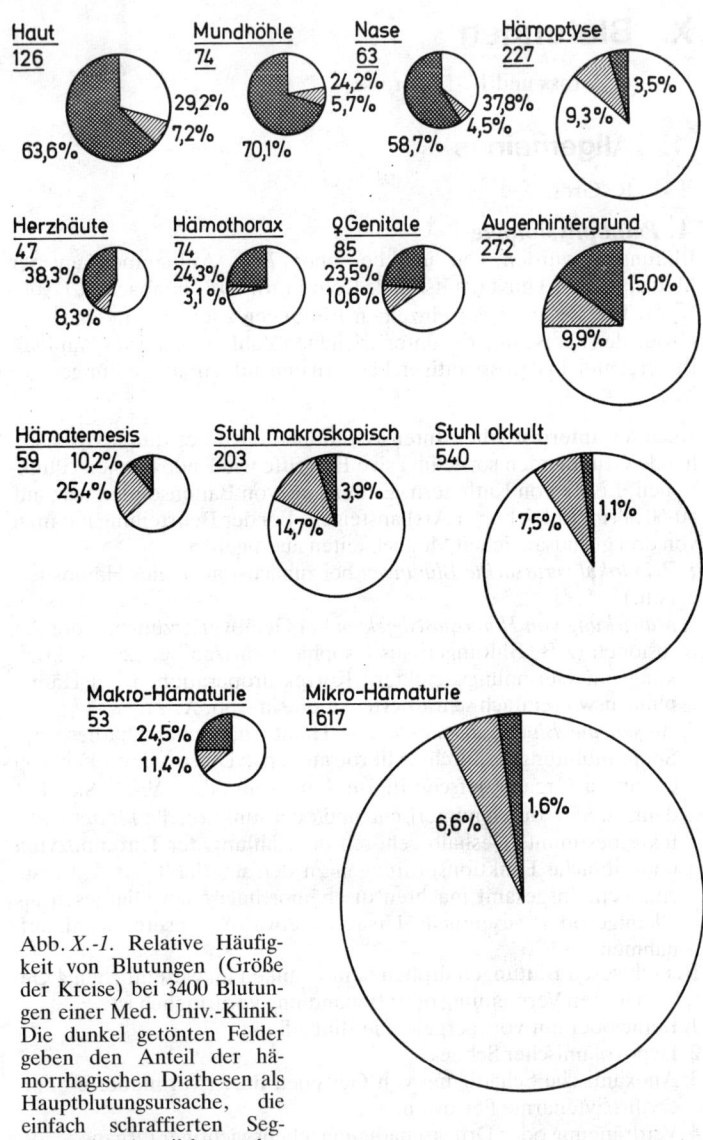

Abb. *X.-1.* Relative Häufigkeit von Blutungen (Größe der Kreise) bei 3400 Blutungen einer Med. Univ.-Klinik. Die dunkel getönten Felder geben den Anteil der hämorrhagischen Diathesen als Hauptblutungsursache, die einfach schraffierten Segmente den Anteil hämorrhagischer Diathesen als Teilursache an. [Nach Gross (326).]

Tab. *X.-1* nennt die vom Bau der Organe und von der Lokalisation der Blutung hergegebenen Möglichkeiten, nach Cazal (156).

Blutungen nach außen (Haut, Schleimhäute) bringen gewöhnlich die geringsten Probleme, da sich das Ausmaß des Blutverlustes direkt beurteilen läßt, da ferner die örtliche Blutstillung – den allgemeinen Maßnahmen an Wirksamkeit immer überlegen! – leicht (oder doch: leichter) durchführen läßt.

Blutungen in Hohlräume mit Abfluß manifestieren meist frühzeitig die Blutung (Epistaxis, Hämoptoe, Hämatemesis, Darmblutungen, Hämaturie, Metrorrhagie u.a.). Schwieriger ist es, das Ausmaß des Blutverlustes zu beurteilen. Von den Ausscheidungen her wird durch die

Tab. *X.-1*. Wichtige Blutungstypen. (Modifiz. n. Cazal, 1955.)

	Äußerlich	Lumen mit Abfluß	Lumen ohne Abfluß	Interstitiell
Kopf	Arterielle Blutungen	Nase, Zähne, Pharynx	Hirn, meningeale Blutung	Weichteil-hämatome
Hals	Blutung aus der A. Carotis od. jugularis	Larynx		Hämatome
Brustkorb	Ober-flächliche Blutungen	Hämoptysen, offener Hämothorax, Ösophagus-varizen	Hämatoperi-kard, ge-schlossener Hämato-thorax	Hauptgefäße an Herzbasis, Brustwand-hämatome
Leib	Ober-flächliche Blutungen	Magen-, Darm-, hämorrhoi-deale Blutung Nieren, Blase, Uterus, Uterus postpartal	Hämatoperi-toneal aus: Milz, Leber, Pankreas, Extrauterin-gravidität	Große Gefäße und Hämatome, retro-peritoneal
Gliedmaßen	Arterielle u. venöse Blutungen		Hämar-throsen	Muskel-hämatome, Frakturen

Beimischung von Körperflüssigkeit oder Sekret sowie durch die hohe
Färbekraft des Hämoglobins das Ausmaß meist überschätzt, vor allem
von Laien (Anamnese!).

Blutungen in Hohlräume ohne Abfluß sind viel schwerer und meist nur
an indirekten Zeichen zu erkennen. Hier haben Angiographie, Sonographie, Computertomographie (mit strenger Indikationsstellung und
Überwachung) und sichere Punktionstechniken (s.u.) entscheidende
diagnostische Fortschritte gebracht. Gewöhnlich geht es nicht so sehr
um den Blutverlust als solchen, als um Verdrängungs- und Kompres-
sionserscheinungen (Pleura, Perikard, Hirnhäute!), um funktionelle
oder entzündliche Folgen (Hämarthros, Hämatothorax!).

Blutungen in Weichteile sind selten vom Ausmaß her schwer, aber durch
ihre Lokalisation besonders schmerzhaft. Eine Ausnahme machen (arteriosklerotische) Blutungen bei älteren Menschen, die zu Riesenhä-
matomen führen können.

Gerade für die lokale oder allgemeine Blutstillung ist entscheidend, ob die
Blutungsursache rein *lokaler Natur* ist, ob sie durch allgemeine *Hämostasedefekte* bedingt oder begünstigt wird. Auch diese Ursachen schwanken in der
Häufigkeit von Organ zu Organ (weiße bzw. schraffierte Bezirke in Abb. *X.-
1* und *X.-2*). Gerade dabei gibt es aber keine scharfe Grenze: Zwischen den
„spontanen" Gelenkblutungen einer Hämophilie ohne erkennbare äußere
Ursache („Mikrotrauma") und der Ulkusblutung durch ein arrodiertes Ge-
fäß bei völlig intakter Blutstillung gibt es Mischformen oder kombinierte Ursachen mit ganz verschiedenen Akzenten: Ein geplatzter Varixknoten im
Ösophagus ist eine lokale Ursache, die komplexe Gerinnungsstörung der zugrunde liegenden Leberzirrhose aber ein wesentlicher Zusatzfaktor für die
Prognose und Methodik der Blutstillung. Ulkus- und Tumorblutungen im
Magen sind unter Antikoagulantien häufiger (102); sie können sogar zur
Frühdiagnose organischer Magenleiden führen.

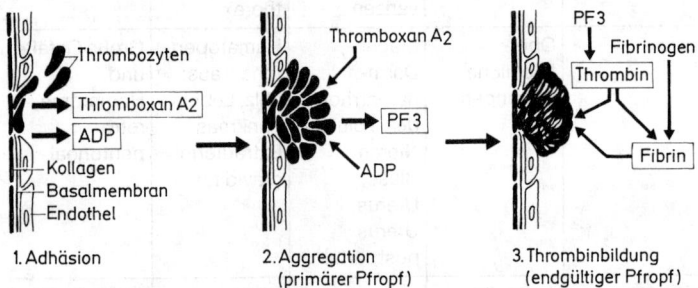

1. Adhäsion

2. Aggregation
(primärer Pfropf)

3. Thrombinbildung
(endgültiger Pfropf)

Abb. *X.-2.* Bildung eines primären (Thrombozyten-)Thrombus und eines
endgültigen (Gerinnungs-)Thrombus. (Nach Lechler und Gross [536b],
mit freundlicher Genehmigung des Verlags.)

Die Zahl der Blutungen, bei denen hämorrhagische Diathesen eine bestimmende Ursache sind, liegt nach unseren Erfahrungen im Mittel bei 6%. Die meisten Blutungen haben somit *ausschließlich oder überwiegend lokale Ursachen.* Das hat u.a. wesentliche therapeutische Konsequenzen: Wenn der Hämostasemechanismus mit einer komplizierten „Balance", von Aktivatoren und Inhibitoren (siehe Tab. *X.-2 – X.-4* sowie Abb. *X.-3* und *X.-4*) keine wesentlichen Abweichungen von

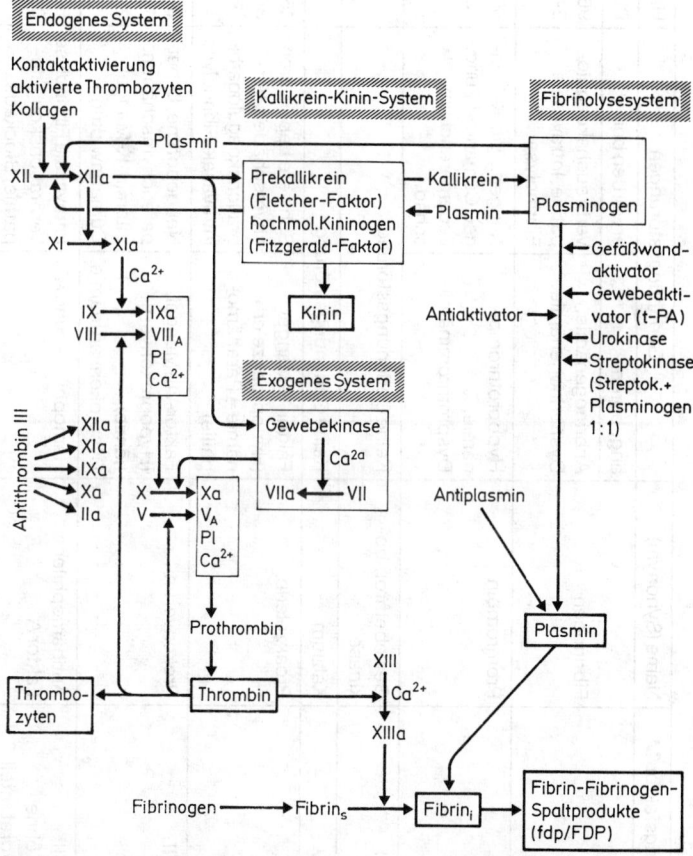

Abb. *X.-3.* „Endogenes" und Fibrinolysesystem in Verbindung mit dem Kininogen-Kininsystem. (Aus Lechler und Gross [536b], mit freundlicher Genehmigung des Verlags.)

Tab. X.-2. Übersicht der Blutgerinnungsfaktoren mit den wichtigsten Gerinnungsstörungen. (Freundlicherweise zur Verfügung gestellt von Prof. Dr. Dr. E. Deutsch mit Genehmigung des Verlags [192a]).

Gerinnungsfaktor/M.	Name (Synonym)	Gerinnungsstörungen		Halbwertzeit
		angeboren	erworben bei	Plasmakonzentration
Faktor 1 340 000	Fibrinogen	Afibrinogenämie, Dysfibrinogenämie	Verbrauchskoagulopathie, intravasale Fibrinolyse	96-112 h 2-4 mg/ml
Faktor II 72 000	Prothrombin	Hypoprothrombinämie, Dysprothrominämie	Neugeb., Vit.-K-Mangel, Cumarinwirkung, Leberparenchymschäd.	50-60 h 100 µg/ml
Faktor III	Gewebethrombokinase	Keine Gerinnungsstörung		
Faktor IV	Kalzium	Keine Gerinnungsstörung		
Faktor V 300 000	Proakzelerin	Faktor-V-Mangel (Hypoproakzelerinämie = Parahämophilie)	Schwere Leberparenchymschäden, Verbrauchskoagulopathie, intravasale Fibrinolyse	15-35 h 30 µg/l
Faktor VII 50 000	Prokonvertin	Faktor-VII-Mangel (Hypoprokonvertinämie), Dysprokonvertinämie	Neugeborene, Leberparenchymschäden, Vitamin-K-Mangel, Cumarinwirkung	3-6 h 1 µg/ml
Faktor VIII 265 000 ohne Kohlehydratanteil	Antihämophiler Faktor A	Hämophilie A$^+$ und A$^-$	Intravasale Fibrinolyse, Verbrauchskoagulopathie, Blockade durch Hemmstoffe	6-20 h 0,1 µg/ml

Tab. X.-2. (Fortsetzung)

Gerinnungsfaktor/M.	Name (Synonym)	Gerinnungsstörungen	Halbwertzeit
Faktor VIII R:Ag 800 000–12 000 000	v. Willebrand-Faktor, „antibleeding factor"	v. Willebrand-Jürgens-Syndrom	8–15 h 7 µg/ml
Faktor IX 55 000	Antihämophiler Faktor B = Christmas-Faktor = PTC (Plasma-Thromboplastin-Komponente)	Hämophilie B+ und B− Hämophilie B_M	18–30 h 3 µg/ml
Faktor X 55 000	Stuart-Prower-Faktor	Faktor-X-Mangel, Faktor-X-Fehlbildung	40–60 h 10 µg/ml
Faktor XI 160 000	PTA (Plasma thromboplastin antecedent)	Faktor-XI-Mangel (PTA-Mangel)	48–60 h 4 µg/ml
Faktor XII 80 000	Hageman-Faktor	Faktor-XII-Mangel	52–70 h 10–40 µg/ml
Faktor XIII 336 000	Fibrinstabilisierender Faktor	Faktor-XIII-Mangel (FSF-Mangel)	72–120 h 10–20 µg/ml
Präkallikrein 88 000	Fletcher-Faktor	Fletcher-Faktor-Mangel	35 h 30–100 µg/ml
HMW-Kininogen 120 000	Fitzgerald-Faktor = Flaujeac = Williams-F.	Fitzgerald-Faktor-Mangel	144 h 80 µg/ml

Die bei einigen Faktoren zusätzlich angegebenen Störungen:
Neugeborene, Leberparenchymschäden, Cumarinwirkung, Vitamin-K-Mangel, Blockade durch Hemmstoffe (bei Faktor IX); Neugeborene, Leberparenchymschäden, Cumarinwirkung, Vitamin-K-Mangel (bei Faktor X); Leberzirrhose (Faktor XI); Leberzirrhose (Faktor XII); Leberzirrhose, Karzinom, Leukämie (Faktor XIII); Leberparenchymschäden (Präkallikrein); Leberzirrhose (DIC) (HMW-Kininogen); Gammopathien (Faktor VIII R:Ag).

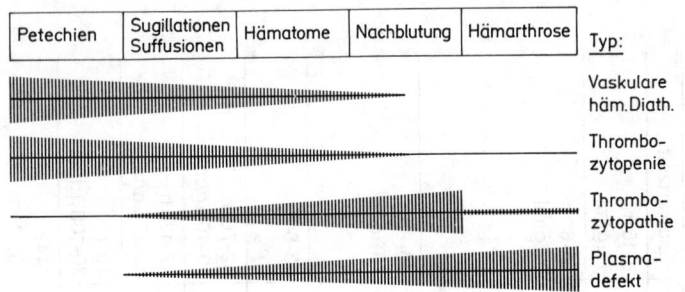

Petechien	Sugillationen Suffusionen	Hämatome	Nachblutung	Hämarthrose	Typ:

Vaskulare häm.Diath.

Thrombozytopenie

Thrombozytopathie

Plasmadefekt

Abb. *X.-4.* Bevorzugte Blutungstypen bei verschiedenen hämorrhagischen Diathesen. (Aus Gross [327b] mit freundlicher Genehmigung des Verlags).

Tab. *X.-3.* Inhibitoren der Gerinnung, Molekulargewicht in kD, Plasmakonzentrationen und Angriffspunkte. APC = aktiviertes Protein C; KK = Kallikrein; UK = Urokinase. (Herkunft wie Tab. *X.-2.*)

Inhibitor (Molekulargewicht)	Plasmakonzentration	Angriffspunkt
Antithrombin III (56)	180 μg/ml	IIa, IXa, Xa, XIa, XIIa
Protein C (62)	5 μg/ml	Va, VIIIa
Protein-C-Inh. (57)	5 μg/ml	APC
Protein S (80)	10 μg/ml	Cofaktor für Protein C
α_1-Antitrypsin (56)	2,5 mg/ml	IIa, XIa, KK, Plasmin
C_1-Inaktivator (104)	180 μg/ml	XIa, XIIa, KK, Plasmin
α_2-Makroglobulin (720)	2,5 mg/ml	IIa, XIIa, KK, UK, Plasmin, Elastase, Trypsin
α_2-Antiplasmin (65-70)	105 μM/ml	Plasmin, IIa, IXa, Xa, XIIa

Tab. *X.-4.* Einteilung der hämorrhagischen Diathesen. (Nach Gross [327b].)

Allgemeine Blutungen (hämorrhagische Diathesen) entstehen durch Störungen der

I. **Gefäße** = Angiopathien

II. **Thrombozyten** = Thrombozytopathien

III. **Gerinnungsproteine** = Koagulopathien (Plasmopathien)

Ursachen sind (allein oder kombiniert):

A. **Primäre Mängel**	B. **Gesteigerter Verbrauch**	C. Nicht immunologische	D. **Immun-Reaktionen**
in Zahl und Funktion von I/II/III	von II/III	**Vermehrung von Hemmstoffen** od. proteolyt. Enzymen	an I/II/II
hereditär		(selten hereditär)	
hereditär			
erworben	erworben	erworben	erworben

der Norm aufweist, ist über ein physiologisches Optimum hinaus mit parenteralen, blutungsfernen Maßnahmen wenig auszurichten. Das gilt vor allem für die vielen „Hämostyptika" des Handels – meist Gewebsthrombokinasen oder thrombinähnlich wirkende Schlangengifte –, die allenfalls eine gewisse Stabilisierung des genannten Hämostasesystems oder eine Antifibrinolyse (s. u.) herbeiführen können.

Bei lokalen Störungen ist, auch im Rahmen optimaler Bedingungen, eine *spontane Blutstillung* erst jenseits der drucksenkenden Arteriolen bis hinein in die mittleren Venen zu erwarten. Die *künstliche Blutstillung* erfordert neben gerinnungsaktiven Medikamenten, am besten Thrombin als dem Schlüsselenzym der Blutgerinnung, und gefäßkontrahierenden Maßnahmen (Adrenalin u.ä., evtl, Kälte) häufig mechanische Hilfen in Form von Kompressionsverbänden, Tamponaden, Ballonkompression (s. bei Abschn. C).

Bei Blutungen aus großen und mittleren Arterien ist fast immer chirurgische Hilfe erforderlich (Unterbindung, Umstechung, Elektrokoagulation – Anwendung von Lasern –, an Extremitäten bis zur endgültigen Versorgung, längstens aber für 2 h: Unterbrechung der arteriellen Durchblutung durch Staubinde oder Stauschlauch).

Auf der anderen Seite können langandauernde und immer wiederkehrende Blutungen den Hämostasemechanismus erschöpfen (z.B. in Form quantitativer und qualitativer Plättchenstörungen; mit der Bildung von Isoantikörpern gegen Plättchen oder Plasmafaktoren bei zahlreichen Bluttransfusionen oder bei Gaben von Blutderivaten).

Bei größeren Mengen von Plasmaexpandern (für Dextran z.B. über 20 ml/kg Körpergewicht in 24 h) kann das Aggregations- und Adhäsionsvermögen der Plättchen vermindert werden; auch ein vorbestehender Fibrinogenmangel kann kritische Ausmaße annehmen.

Kurze Bemerkungen zur normalen Hämostase:
Ein kompliziertes und doch recht einheitliches System (Tab. *X.-2* und *X.-3*.) gewährleistet die folgenden Funktionen: Integrität der Gefäße – bei Verletzungen (siehe Gefäße Abb. *X.-2*.) kurzfristige lokale Engstellung des betroffenen Gefäßes, besonders durch Katecholamine und Serotonin – Adhäsion und Aggregation der Plättchen mit Bildung eines Plättchenpfropfens, zunächst reversibel, dann irreversibel unter Denaturierung der Plättchen und Abgabe von Wirkstoffen in die Umgebung (weisser- oder Plättchen-Thrombus) – später Bildung eines stabilen Gerinnungsthrombus mit eingeschlossener Erythrozyten (roter oder Gerinnungsthrombus) (siehe Abb. *X.-2*.).

In den Endothelien oder verletzten Geweben werden aus Phospholipiden über Arachidonsäure und Endoperoxyde über verschiedene Synthetasen einerseits das gefäßkontrahierende und plättchenaggegierende Thromboxan A., andererseits das gefäßerweiternde und aggregationshemmende Prostacyclin gebildet. Die auch genetisch nahe verwandten Thrombozyten und Gefäße wirken in der Blutstillung eng zusammen, so daß die Trennung in *exogenes* (Gefäßwand) und *endogenes* (Plättchen + Gerinnungsproteine) *System* mehr und mehr nur noch didaktischen Wert besitzen. In beiden Systemen sind Phospholipide (und z.T. Calciumionen) unerläßlich. Abb. *X.-2*. und *X.-3*. zeigen in stark vereinfachter Form das Zusammenspiel der verschiedenen Faktoren; ein ausführliches mehrfarbiges Schema findet man u.a. bei (192a).

Störungen der Hämostase
(Allgemeine Übersichten u.a. in 83a, 192a, 329a, 408, 523a, 536b, 536c, 557a, 581a, 588c, 603a, 794a, 822a, 952a.)

Störungen der Hämostase können von den Blutgefäßen und vom Blut her bedingt sein, für das letztere durch:
1. Mangel an Plättchen- oder Gerinnungsfaktoren (Aktivatoren).
2. Gesteigerten Verbrauch von Plättchen und gerinnungsaktiven Proteinen.
3. Chemische, strukturelle oder funktionelle Störungen (Abb. *X.-4*) bei normaler Zahl oder Konzentration.
4. Überschuß von Inhibitoren (Hemmkörpern) oder (denaturierenden) proteolytischen Enzymen.

5. Immunreaktionen zwischen Antikörpern und Blutplättchen oder gerinnungswichtigen Plasmaproteinen.
(Tab. *X.-5* und Abb. *X.-4*).
Für die Intensivtherapie genügt eine praktische Gliederung in:
1. Angeborene Defekte von Plasmaproteinen (Aktivatoren der Blutgerinnung).
2. Thrombozytopenien und Thrombozytopathien.
3. Erworbene Störungen durch Mangel, gesteigerten Verbrauch oder pathologische Proteolyse.

Zu 1. *Hereditäre Defekte:* In absoluter Zahl sind sie selten. So wird die klassische Hämophilie (A), die bei uns über 70% aller hereditären Gerinnungsdefekte und zugleich deren schwerste Form ausmacht, in der

Tab. *X.-5.* Differentialdiagnose zwischen den einzelnen Gruppen der hämorrhagischen Diathesen mit Hilfe der klassischen Symptomatologie. (Freundlicherweise zur Verfügung gestellt von Prof. Dr. Dr. E. Deutsch [327 b] mit Genehmigung des Verlags).

Symptom	Koagulopathie	Thrombozytopathie, Vasopathie
Blutungen aus oberflächlichen Verletzungen	Meist nicht verstärkt	Oft stark und verlängert
Hämatome, Suffusionen	Ausgedehnt, tief, einzeln	Klein, oberflächlich, multipel
Haut- und Schleimhautblutungen	Selten	Häufig
Hämarthrosen	Häufig bei schweren h.D.	Selten
Blutungen aus tiefen Verletzungen, Zahnextraktion usw.	Beginn verzögert, tagelang dauernd, schwer durch Lokalmaßnahmen zu stillen	Sofort einsetzend, durch lokalen Druck stillbar, selten tagelang
Häufigste Symptome	Suffusionen, tiefe Hämatome, Gelenkblutungen, Hämaturie, Blutung in Körperhöhlen	Petechien (Purpura), Epistaxis, Menometrorrhagien, gastrointestinale Blutungen, Petechien an seriösen Häuten, Purpura cerebri

Bundesrepublik auf 1 : 10000 Einwohner (1 : 4450 Knabengeburten) geschätzt, davon bei ⅓ ohne erkennbare Familienanamnese (518). Andererseits verursachen diese Defekte häufige und schwere Blutungen, so daß sie auf Stationen für Intensivtherapie nicht selten sind. Auch hat die Hämophilie heute eine etwa normale Lebenserwartung, so daß die Häufigkeit der Indikationen zugenommen hat und gleichzeitig eine gewisse Verschiebung in den Behandlungsanlässen eingetreten ist (518). Im Erwachsenenalter treten zu den – gegenüber dem Kindesalter anteilmäßig zurückgehenden – spontanen Haut- und Gelenkblutungen Blutungen und besonders Nachblutungen nach Verletzungen, Operationen, anderen Erkrankungen (z.B. Ulkus) auf.

Die hereditären Defekte betreffen meist nur einen Gerinnungsfaktor, allenfalls zwei. Die sinnvolle Substitution mit Blutderivaten erfordert die genaue Kenntnis von Art und Ausmaß des jeweiligen Defektes, die durch ein Speziallaboratorium ermittelt werden muß. In der Regel kennen die Kranken bzw. ihre Angehörigen die Störungen oder sie haben einen „Bluterpaß" bei sich, in dem alle für die Substitution wichtigen Daten enthalten sind.

Zu 2. *Plättchenstörungen* quantitativer und qualitativer Art kommen isoliert vor, aber auch im Rahmen komplexer Störungen (Leberzirrhose, Urämie, Verbrauchskoagulopathie u.a.). Reine Funktionsstörungen bei normaler oder erhöhter Zahl sind selten (hereditäre Thrombozytopathien; sekundäre Formen, z.B. bei Urämie, chronischer Myelose, Polyzythämie). Meist handelt es sich um quantitative Defekte mit mehr oder minder ausgeprägten, meist wenig deutlichen zusätzlichen Funktionsstörungen.

Thrombozytopenien sind bei weitem die häufigste Ursache hämorrhagischer Diathesen, nach unseren Feststellungen für über 80% aller Blutungsübel allein oder zusätzlich verantwortlich. Eine (zuverlässige!) Plättchenzählung ist daher die wichtigste Methode zum Ausschluß einer hämorrhagischen Diathese. Bei einer Normalzahl von 140-300000 Thrombozyten/mm³ treten spontane Blutungen nicht, bei Plättchenzahlen über 50000/mm³ kaum auf; bei weiten individuellen Schwankungen sind Plättchenzahlen unter 10-20000/mm³ „kritisch", d.h. es besteht hochgradige Blutungsgefahr, auch wenn zum Zeitpunkt der Untersuchung keine oder nur unwesentliche Blutungen nachweisbar sind (57).

Zu 3. Die *erworbenen Störungen* sind fast immer komplexer Natur, umgekehrt komplexe Störungen fast stets erworben. Dazu gehören *Parenchymschäden der Leber* (mit absteigender Empfindlichkeit der plasmatischen Gerinnungsfaktoren: VII, X, IX, II, nur bei schweren Leberschäden auch I, V, VIII, *Störungen der Resorption des für die Synthese wichtigen Coenzyms Vitamin K* (durch Malabsorption, Steatorrhoe,

Verschluß der Gallenwege u.a.), *Urämie* (Störungen der Gefäße, quantitative *und*/oder qualitative Plättchendefekte) und besonders die in jüngster Zeit in zunehmender Häufigkeit beobachtete *Verbrauchskoagulopathie* (Synonyma: disseminierte intravaskuläre Gerinnung, Defibrinierungssyndrom; neuere Übersichten u.a. bei 192, 196, 525, 589, 608, 935).

Die *Verbrauchskoagulopathie* spielt bei zahlreichen Erkrankungen, die per se schon eine Intensivtherapie benötigen, eine wichtige Rolle oder führt – neben mehr chronisch-protrahierten Verläufen, wie z.B. bei Thrombozythämie oder manchen unreifzelligen Leukosen – zu dramatischen Bildern, so daß sie im Rahmen dieses Buches eingehender besprochen werden muß. Definitionsgemäß kommt es durch thromboplastische oder thrombinähnliche Substanzen – vor allem in Verbindung mit Störungen der „Abräumfunktion" des retikulo-histiozytären Systems – zu einer intravaskulären Teilgerinnung mit Verminderung aller der Gerinnungsfaktoren, die bei der Gerinnung „verbraucht" werden, d.h. im Serum fehlen oder vermindert sind (I, II, V, VIII, XI, XII, XIII), ferner die Vitamin-K-abhängigen gerinnungshemmenden Faktoren (Protein C und S, Tab. X.-3).

Die Folge ist eine *schwere und komplexe Störung der Hämostase* mit multiplen *Blutungen.* Gleichzeitig kommt es (nach autopischen Befunden bei rd. 90%) zu *Mikrothromben* in den kleineren Venen und in den Kapillaren, bevorzugt von Lunge, Nieren, Hypophyse, in zweiter Linie Leber, Nebennieren, Darm, Haut (525). Die Verbrauchskoagulopathie kann – wohl über den Schock – zu einer (sekundären) *Hyperfibrinolyse* führen. In dem Wechselspiel von Gefäßwand und Gefäßinhalt begünstigt ein Schock (jeder Genese) das Auftreten einer Verbrauchskoagulopathie, die ihrerseits häufig zum *Schock* führt, beide Mechanismen somit im Sinne eines Circulus vitiosus zusammenwirken.

Die zeitliche und ursächliche Interferenz verschiedener Reaktionsketten bedingt, daß zum Zeitpunkt der Untersuchung nicht immer das volle und typische Bild erkennbar sein muß. Typische Befunde sind die Verminderung der Blutplättchen, der Gerinnungsfaktoren V (Proakzelerin) und VIII (Antihämophiles Globulin), des Faktors XIII (Fibrinstabilisierender Faktor) sowie des Faktors I (Fibrinogen). Davon hält der Plättchendefekt oft besonders lange vor, während sich (bei sonst intakter Leberfunktion) die Plasmaproteine, etwa unter Heparinbehandlung, rasch normalisieren. Verlaufskontrollen zeigen besser als die „Momentaufnahme" einer Einzelbestimmung das Geschehen an (siehe auch B. Diagnostische Hinweise, Abschn. X.1.B). Eine Gerinnungsanalyse läßt einen gesteigerten Verbrauch von Gerinnungsfaktoren schon zu einem Zeitpunkt erkennen und geeignete Maßnah-

620

men einleiten, zu dem noch keine Blutungen und keine Organschäden
nachweisbar sind (520, 523a).

Ursachen einer Verbrauchskoagulopathie
(Geordnet nach vermutlichen pathogenetischen Gruppen)
1. *Intravaskuläre Hämolysen:* Transfusion inkompatiblen Blutes, paroxysmale Hämoglobinurie (Marchiafava), Kältehämoglobinurie,
akute Schübe hämolytischer Anämien, hämolytisch-thrombozy-
topenische Purpura (Evans-Syndrom) hämolytisch-urämisches Syndrom (M. Gasser), extrakorporale Zirkulation.
2. *Beimischung normaler oder pathologischer Gewebsextrakte:* Karzinome, unreifzellige Leukosen, Polyzythaemia vera, Thrombozythämie, Blasenmole, Fruchtwasserembolie, Crush-Syndrom, Operationen an Lunge, Gehirn, besonders Promyelozytenleukosen.
3. *Zirkulierende bakterielle Endotoxine:* Sepsis, besonders durch
grammnegative Erreger (septische Aborte! Peritonitiden! Meningo-
kokken-Affektionen!) Aborte durch Injektionen, z.B. von hochpro-
zentiger Kochsalzlösung, vorzeitige Plazentalösung mit Chorioam-
nionitis, sog. Tamponschock, besonders durch (grampositive) Staphylokokken.
Antigen-Antikörper-Reaktionen: Endotoxinschock, Phänomen von
Sanarelli-Shwartzman.
5. *Zirkulation proteolytischer Enzyme:* Akute hämorrhagische Pankreatitis, Operationen am Pankreas u.a.
6. *Schock:* Herzstillstand, kardiogener Schock, arterielle Gefäßverschlüsse einschl. Lungenembolie, Fettembolie, paroxysmale Tachykardien, traumatischer Schock, Verbrennungen, anaphylaktischer
Schock.
7. *Infekte:* Virusinfekte, Malariaanfälle.
8. *Verschiedenes:* Dekompensierte Leberzirrhosen, Eklampsie, Rie-
senhämangiome (Kasabach-Merritt-Syndrom).

Wie die Liste schon zeigt, muß grundsätzlich bei allen schweren Erkrankungen, vor allem bei jeder Art von Schock, mit einer *Verbrauchskoagulopathie* gerechnet werden. Sie können zu einer „sekundären"
Hyperfibrinolyse führen.
Primäre Hyperfibrinolysen werden demgegenüber beobachtet bei me-
tastasiertem Prostatakarzinom sowie Operationen an Prostata, seltener Pankreas oder Lunge.

Blutungsschock
Die entscheidende Folge schwerer oder anhaltender Blutungen sind
die Gefährdung der Zirkulation (hypovolämischer Schock) und anoxämische oder sekundäre Organschäden. Tab. *X.-6* zeigt die kritischen Grenzen akuter Blutverluste beim Gesunden (156).

Tab. *X.-6.* Kritische Grenzen akuter Blutverluste bei Gesunden.

	l Blut ♂, 70 kg	% der Norm	ccm pro kg	Kollaps	Ausgang
Normal	5,3	100	76	–	–
Verlust von	0,6	11	8	möglich	günstig
Verlust von	1,5	29	22	meist	zweifelhaft
Verlust von	3,0	53	44	sicher	tödlich

Für die Ausbildung eines Schocks sind neben der Menge des Blutverlustes die folgenden Faktoren bestimmend:
1. Verlorene Blutmenge.
2. Schnelligkeit des Blutverlustes.
3. Vorbestehende Krankheiten, besonders mit Hypovolämie oder Anämie einhergehende.
4. Regulationsvermögen des Organismus.

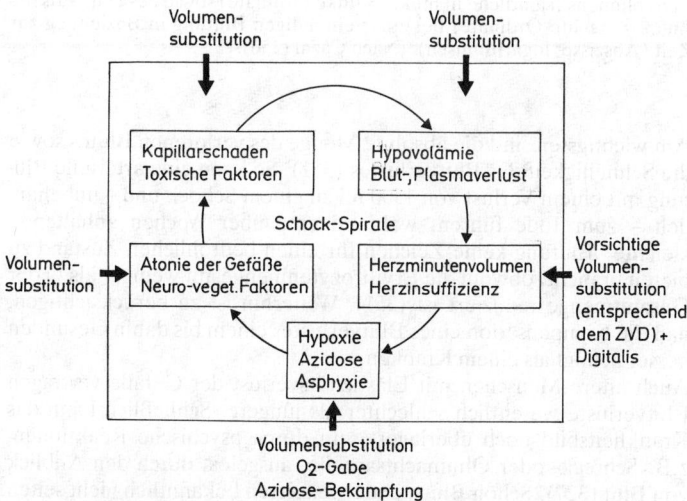

Abb. *X.-5.* Volumensubstitution und Schock. (Nach Vlaho und Gross [936a] mit freundlicher Genehmigung des Verlags.)

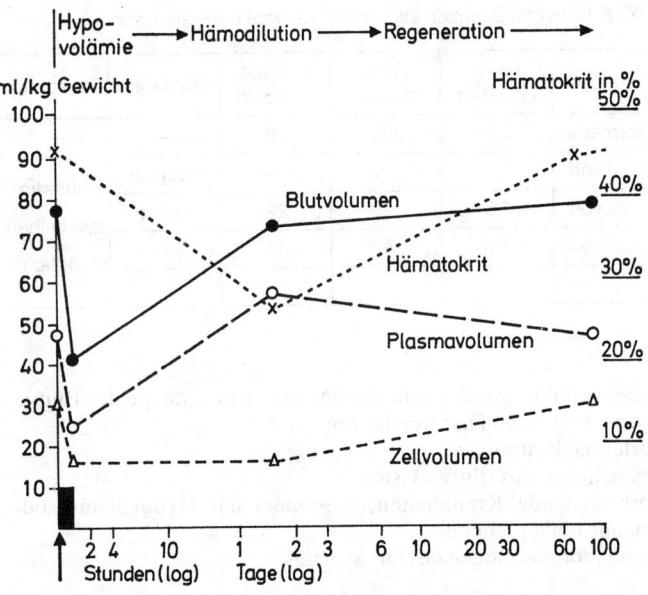

Abb. *X.-6*. Veränderungen des Blutvolumens, des Plasmavolumens und des Zellvolumens (sämtliche in ml/kg = linke Ordinate) sowie des Hämatokrits (in % = rechte Ordinate) bei einer einmaligen Blutung in Beziehung zur Zeit (Abszisse, logarithmisch). [Nach Cazal (156).]

Am wichtigsten sind die absolute Menge des verlorenen Blutes sowie die Schnelligkeit des Blutverlustes (351). So kann eine arterielle Blutung mit einem Verlust von 1500 ml zu einem Schock und – unbehandelt – zum Tode führen, während eine über Wochen anhaltende „leichte" Blutung keine Zeichen für einen bedrohlichen Zustand zu bieten braucht, obwohl die Erythrozytenmenge auf weniger als ¼ der Gesamtmenge reduziert ist (351). Weiterhin ist zu berücksichtigen, daß die Kompensation eines Blutverlustes einem bis dahin Gesunden besser gelingt als einem Kranken.
Auch ältere Menschen mit Elastizitätsverlust der Gefäße vertragen Blutverluste wesentlich schlechter als jüngere. Schließlich kann das Krankheitsbild noch überlagert sein durch psychische Reaktionen, z.B. Schreck- oder Ohnmachtsanfälle, ausgelöst durch den Anblick von Blut (327). Schon Blutspender reagieren bekanntlich nicht selten auf die Entnahme hämodynamisch nicht wirksamer Mengen (unter 500 ml) mit einem Kollaps.

Bei der *Beurteilung der Folgen eines Blutverlustes* ist davon auszugehen, daß sich in der Frühphase infolge der Hypovolämie Veränderungen der Kreislaufdynamik entwickeln, daß der weitere Verlauf durch die Folgen der herabgesetzten Gewebsperfusion geprägt wird – bei weiterbestehenden oder sich verstärkenden Störungen der Kreislaufverhältnisse (s. a. bei 300). Die sorgfältige Beobachtung des Kreislaufs steht auch heute in der Abschätzung des Blutverlustes und der Prognose an der Spitze, da kurzfristige, vor allem mehrfache Bestimmungen des zirkulierenden Blutvolumens schwierig und aufwendig sind (siehe auch „Schockspirale", Abb. *X.*-5 nach [936a]).

Phase I: Initial ist bei einem Blutverlust eine meist nur kurz dauernde *vagovasale Reaktion* zu beobachten, die an einer Bradykardie und mitunter auch an einer Hypotonie (durch Vasodilatation) zu erkennen ist. In diesem Stadium können, wenn auch selten, Synkopen beobachtet werden. – Nach diesem Stadium, das in der Klinik meist nicht beobachtet wird, führt die *fortschreitende Hypovolämie* zu einer *Aktivierung des Sympathicus* und damit zu einer Steigerung der Herzfrequenz und Konstriktion der präkapillaren Arteriolen und postkapillaren Venolen bestimmter Organgebiete. Daraus resultieren eine Erhöhung des peripheren Widerstandes und ein vermehrter venöser Rückfluß. Gleichzeitig beginnt ein Einstrom von Gewebsflüssigkeit in die Blutbahn. In dieser Phase (I) ist deshalb lediglich ein Anstieg der Pulsfrequenz auf 90-95/min festzustellen, während Blutdruck und zentraler Venendruck unauffällig sind.

Phase II: Bei weiterbestehender Blutung verringert sich das Auswurfvolumen infolge Abnahme des venösen Rückflusses. Die *sympathikoadrenerge Reaktion* verstärkt sich: Die Herzfrequenz steigt an (100-120/min), der systolische Blutdruck fällt trotz der Widerstandserhöhung unter 100 mmHg, der Venendruck (normal 3-8 cm H_2O) wird jetzt erniedrigt gemessen. Durch die sympathikoadrenerge Organinnervation (α- und β-Rezeptoren) erfolgt eine selektive Vasokonstriktion von Haut, Muskulatur, Nieren, Splanchnicusgefäßen bei Aussparung der Herz- und Gehirngefäße und der Nebennierengefäße, so daß bei zunehmender Ausprägung der Zeichen der *Zentralisation* (kaltschweißige Haut, kalte Extremitäten, Oligurie, Tachykardie usw.) zur Beobachtung kommen. In dieser II. Phase bestehen also eine Tachykardie 100-120/min), ein systolischer Blutdruck meist unter 100 mmHg, ein erniedrigter Venendruck, Oligurie und Zeichen des beginnenden Schocks.

Liegt eine perakute Blutung vor, so wird diese Phase schnell durchlaufen, der körpereigene Schutzmechanismus reicht nicht aus, der Blutdruck fällt auf nicht meßbare Werte, der Tod tritt infolge Kammerflimmerns bei Hypoxie bzw. Anoxie ein.

Phase III: Im weiteren Verlauf einer Blutung, die nicht so massiv ist wie die zuletzt erwähnte, verstärken sich die Störungen der *Kreislaufdynamik,* die Tachykardie nimmt zu, der Venendruck liegt um 0 cm H_2O. Daraus resultieren *Mangeldurchblutungen der Organe,* besonders des Herzens (Rhythmusstörungen, EKG-Veränderungen), des Gehirns (Unruhe, Bewußtseinstrübung) und der Niere (Oligurie bis Anurie).

Verstärkt durch mangelhafte Durchblutung setzen jetzt in den durch die Zentralisation betroffenen Organgebieten sekundäre Veränderungen (metabolische Azidose, Störungen der Mikrozirkulation mit „Blut-Sludge" und evtl. disseminierte intravaskuläre Gerinnung (Verbrauchskoagulopathie s.o.) sowie eine zunehmende Nierenschädigung ein. Hier muß berücksichtigt werden, daß diese Störungen ihrerseits verschlechternd auf die Kreislaufsituation wirken. Auch ohne weiteren Blutverlust kann in diesem Stadium unbehandelt der Verlauf deletär werden. Bei vorher Gesunden läßt sich bei der akuten Blutung eine *Schätzung des Blutverlustes* machen (137; siehe dazu auch Tab. *X.-*6).

So kann der Blutverlust bei Phase I bis zu 10% des Gesamtvolumens betragen.

Phase II wird sich bei einem Volumenverlust zwischen 10 und 25% entwickeln.

Bei Phase III liegt ein Blutverlust zwischen 25 und 40% des zirkulierenden Volumens vor.

Ist der akute Blutverlust größer als 40%, so kommt es auf die Schnelligkeit des Volumensverlustes an, ob man den klinischen Zustand noch zu Phase III rechnen kann oder ob es sich um eine perakute Blutung (im Sinne der obigen Ausführungen) handelt.

B. Diagnostische Hinweise

Wie Abschnitt A schon erkennen ließ, kommt es für das praktische Handeln darauf an:

1. Ausmaß und Folgen des Blutverlustes zu beurteilen.
2. Die Blutung zu lokalisieren.
3. Festzustellen, ob die Blutung „steht" oder fortdauert,
4. Etwaige Hämostasedefekte zu erkennen und zu kompensieren.

Zu 1. *Ausmaß und Folgen des Blutverlustes* sind am Zustand des Kreislaufes abzulesen, wie sie in Abschnitt A entwickelt wurden. Dazu müssen der Aspekt des Kranken, Puls, Atmung, Blutdruck, Hämatokrit, Hämoglobinkonzentration, EKG und der zentrale Venendruck fortlaufend überwacht werden.

Zur Beachtung: Der Hämatokrit und die übliche Hämoglobinbestimmungen im Blut spiegeln die Konzentration (der Erythrozytenmasse bzw. des Hämoglobins) in einer Blutprobe, also deren *relative* Menge wieder. Die *absolute* zirkulierende Erythrozytenmasse ist nur mit den aufwendigeren Isotopen- oder Farbstoffmethoden zu erfassen. Die Volumenbestimmung des Plasmas erfolgt als Verdünnungsmethode nach Injektion von ^{99m}Tc-markiertem Albumin. Zur (indirekten) Ermittlung der Erythrozytenmasse oder der Gesamtblutmenge dient der Hämatokrit. Eine direkte Bestimmung der zirkulierenden Erythrozyten kann ebenfalls über das Verdünnungsprinzip durch Injektion einer Probedosis von ^{51}Cr-markierten Erythrozyten erfolgen.

Hämatokrit- und Hämoglobinkonzentration lassen somit nur sehr begrenzt Rückschlüsse auf das Ausmaß des Blutverlustes und das Fortbestehen einer Blutung zu:

Bei foudroyanter Blutung kann der Kranke ad exitum kommen, ohne daß schon Regulations- und Kompensationsvorgänge an der Zusammensetzung des Blutes etwas verändert hätten.

Die Kompensation eines Blutverlustes erfolgt in der Reihenfolge Blut – Wasser (innerhalb von Stunden) – Plasmaproteine (innerhalb von Tagen) – Erythrozyten (innerhalb von Wochen). *Die Volumenkompensation (spontan oder durch Therapie) führt dabei zu einer weiteren Verdünnung und damit Abfall von Hämatokrit und Hämoglobin, ohne daß daraus auf das Fortbestehen einer Blutung geschlossen werden darf!* (Siehe auch Abb. *X.-6*).

Umgekehrt können Flüssigkeitsverluste (aus großflächigen Wunden, Verbrennungen, durch Ödeme usw.) über eine Hämokonzentration eine „Stabilität" des Hämoglobins vortäuschen.

Zu 2. u. 3. Das Aufsuchen der *Blutungsquelle* und die Beurteilung der *Fortdauer einer Blutung* gehören in die (nachfolgenden) speziellen, organgebundenen Kapitel. Keinsfalls schließt der Nachweis einer Blutungsquelle weitere, evtl. gravierende Blutungen aus (z.B. Ulkusblutung bei Ösophagusvarizen! – Hämorrhoidalblutung bei gleichzeitigem Kolonkarzinom!).

Zu 4. *Hämostasedefekte:* Wie in Teil A ausgeführt wurde, sind Hämostasedefekte nur bei $\frac{1}{10}$-$\frac{1}{20}$ aller Blutungen eine wesentliche (Teil-)Ursache. In erster Annäherung kann eine Störung der Hämostase verneint werden, wenn keine der folgenden 4 Voraussetzungen zutrifft:

1. Positive Anamnese früherer Blutungen in der eigenen oder in der Familienvorgeschichte.
2. Positive Anamnese einer thrombolytischen oder gerinnungshemmenden Behandlung.
3. Befund von Blutungen (auch Pigmentierungen durch frühere!) an der äußeren Haut oder an den sichtbaren Schleimhäuten.
4. Andere Hinweise auf eine Erkrankung der Leber oder des Knochenmarks (Orientierende Differentialdiagnose mit Klinischen Mitteln siehe auch Tab. *X.-5*).

Als orientierende Suchmethoden (Leber) eignen sich:
1. Die *Thromboplastinzeit* nach Quick (Quick-Test) als *Funktionsprüfung des sogen. exogenen Systems* (s. Abb. *X.-7*) Der Test ist empfindlich gegenüber Störungen des Fibrinogens und der gerinnungsaktiven Plasmaproteine II, V, VII, sowie einer Vermehrung von Antithrombinen (siehe Tab. *X.-3*). Man gibt eine käufliche oder aus Kaninchenhirn, Menschenhirn bzw. Placenta selbst bereitete fertige Thrombokinase zum rekalzifierten Plasma und bestimmt die dann von etwa 5 min auf 10-20 sec verkürzte Blutgerinnung. Der Wert

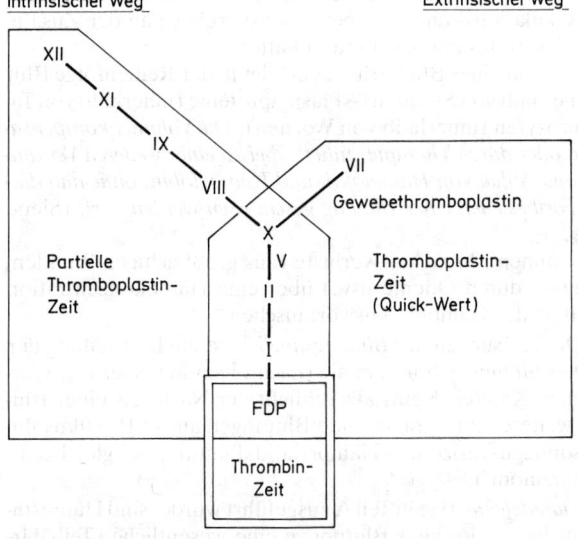

Interpretation von Befunden

aPTT	Thromboplastin-Zeit	Aktivitätsverminderung von
verlängert	normal	XII, XI, IX, VIII
normal	verlängert	VII
verlängert	verlängert	X, V, II, I, (FSP↑, Heparin↑)

Abb. *X.-7*. Einfaches Gerinnungsschema und der mit den wichtigsten Proben erfaßten Faktoren. (Nach Müller-Berghaus [646a] mit freundlicher Genehmigung des Verfassers und des Verlags.)

wird mit einem mitgeführten Normalplasma verglichen und in % angegeben (Normal: 80-100%).

2. Der *Prothrombinverbrauch* kann gleich angeschlossen werden: der gleiche Test erfolgt im Serum nach erfolgter Spontangerinnung, wobei höchstens noch 10% der auf der Eichkurve vorher abgelesenen Plasmakonzentration abgelesen werden dürfen. Damit lassen sich auch Störungen der sog. Vorphase, d.h. der Faktoren VIII-XII und schwere Plättchenstörungen zuverlässig erfassen.

3. Die *partielle Thromboplastinzeit* ist ein *Suchtest des sogen. endogenen Gerinnungssystems.* Der Test erfaßt die Faktoren I, II, V, VIII, IX, X, XI, XII und ist sensibel vor allem auf eine Aktivitätsminderung in der Vorphase sowie auf die Anwesenheit von Antithrombinen. Die Normalzeit beträgt mit dem käuflichen phosphorlipidhaltigen Reagenz und evtl. einem Aktivator wie Ellag-Säure 40-60 sec, wird aber meist in % (normal 80-100%) eines mituntersuchten Normalplasmas angegeben. Der Test ist empfindlich gegen Störungen der Faktoren I, II, V, VIII, IX, X, XI, XII sowie (besonders auf die genannten letzteren fünf), auf die Anwesenheit von Antithrombinen. Die partielle Thromboplastinzeit ist auch die geeignete Methode, die Substitution von antihämophilem Globulin (Faktor VIII) auf Wirksamkeit zu kontrollieren.

4. Die *Thrombinzeit* (Zugabe von einem Thrombinpräparat, z.B. Topostasin®) zeigt vermehrte Antithrombine und eine Verminderung des Fibrinogens an. Sie kann zur Kontrolle einer Heparinisierung (Verlängerung der Thrombinzeit auf das 3-4-fache) eingesetzt werden. Störungen des Thrombins werden bei intaktem Fibrinogen durch Zusatz eines thrombinähnlichen Schlangengifts (z.B. Reptilase®) erkannt.

5. Eine zuverlässige Bestimmung der *Thrombozytenzahl,* möglichst als Kammerzählung, ist unerläßlich. Wer keinerlei Möglichkeiten dazu hat, kann Blut in einem Reagenzglas bei Zimmertemperatur ohne Zusätze gerinnen lassen (normal 5-8 min, kein zuverlässiger Test). Bei qualitativ und quantitativ normalen Thrombozyten muß nach 2 h die von Blutplättchen und Fibrinogen abhängige „Retraktion" des Gerinnsels mindestens ⅓ des ursprünglichen Volumens als Serum ausgepreßt haben.

6. Die wichtige *Blutungszeit* wird nach Ivy oder Duke – am besten mit einem käuflichen Einmalschnepper – bestimmt (Norm: 5 bis höchstens 7 min).

Ein zuverlässiges Gerinnungslabor ist eine der unerläßlichen Voraussetzungen für Intensivpflegeeinheiten in der inneren Medizin.

Wegen der therapeutischen Konsequenzen ist die Trennung von *Verbrauchskoagulopathie* (evtl. mit sekundärer Hyperfibrinolyse) und von *primärer Hyperfibrinolyse* besonders wichtig.

Bei *primärer Hyperfibrinolyse* sind die Thrombozyten normal. Normal oder leicht vermindert sind die Faktoren II, V, VII, XII. Die Thrombinzeit ist stark verlängert und kann durch Zugabe von Trasylol® in vitro verkürzt werden. Das Thrombelastogramm zeigt zunächst eine normale Maximalamplitude und erreicht (innerhalb von wenigen Minuten bis zu einer Stunde) wieder die O-Linie ("Spindelform"). Die Euglobulinlysezeit ist stark verkürzt. Bei *Verbrauchskoagulopathie* sind die Thrombozyten fast stets vermindert, ebenso die Faktoren II, V, VIII, XIII. Besonders wichtig ist die (bei Hyperfibrinolyse meist fehlende) Verminderung der Gerinnungsfaktoren II (Prothrombin) und XIII (Fibrinstabilisierender Faktor). Die Thrombinzeit ist in Abhängigkeit vom Fibrinogengehalt des Plasmas leicht bis stark verlängert und wird durch Zugabe von Trasylol® nicht beeinflußt. Die Maximalamplitude im TEG ist (in Abhängigkeit von Plättchenzahl und Fibrinogenkonzentration) von vornherein schmäler als normal, hält aber in etwa diesen Amplitudenwert. Die Euglobulinlysezeit ist normal.

Fibrin(ogen)-Spaltprodukte, die mit verschiedenen immunologischen Methoden oder (unspezifisch) mit dem Äthanoltest nachgewiesen werden, treten bei primärer Hyperfibrinolyse reichlich auf, können jedoch auch bei sekundärer Form nach Verbrauchskoagulopathie nachgewiesen werden.

C. Sofortmaßnahmen
Schockbekämpfung

1. Flache *Lagerung* des Kranken (Ausnahme: Blutungen im Bereich des Kopfes, der oberen Luftwege, der Lunge).

2. *Verkleinerung des gesamten Gefäßlumens* durch Hochlagern und langsames Auswickeln der unteren Extremitäten von distal nach proximal (elastische Binden. *Cave:* Unterbrechung der arteriellen Blutversorgung durch Abschnüren!).

3. *Volumensubstitution:* Rasche Infusion (5-15 min) einer Flasche eines Plasmaexpanders (Blutersatzlösung), wie *Dextran* (Macrodex®, am besten in Verbindung mit dem niedermolekularen Rheomacrodex®, Vorinjektion von Promit®), *Gelatinekolloid* (Haemaccel 35®) oder *Stärke* (Plasmasteril®). Eine weitere Flasche langsam nachgeben. (Gefahren siehe bei 42 und 936a)

Diese Blutersatzmittel gehören zur Notausrüstung jedes Arztes und sollen auch in dessen Kraftfahrzeug, z. B. bei Reisen auf der Autobahn, mitgeführt werden (enthalten im „Notfallkoffer" des ADAC, AvD usw.).
Ein g *Dextran* mit einem mittleren Molekulargewicht von 40000 bindet rd. 30 ml Wasser, die Verweildauer im Kreislauf beträgt 6-9 h. Ein g *Gelatinekolloid* mit einem mittleren Molekulargewicht von 30000 kann 15-40 ml Wasser binden; die (volumenfüllende) Verweildauer im Kreislauf beträgt etwa 3 h. Die diuretische Wirkung von *Gelatinekolloid* ist stärker als die von *Dextranen* (125).

Sind weitere Infusionen nötig, sollte Blut mit verabreicht werden. Bis zu einem Verlust von etwa 20% des zirkulierenden Blutvolumens reicht die O_2-Transportkapazität der vorhandenen Erythrozyten aus, so daß eine Volumensubstitution mit kolloidalen Plasmaersatzstoffen genügt (Einschränkung bei vorbestehender Anämie!). Bei größerem Blutverlust muß möglichst schnell auch Vollblut oder müssen Erythrozyten gegeben werden.

Serumkonserven (mit einem Proteingehalt von 2,5 bzw. 5 g%) enthalten vor allem *Albumin*, aber auch *Gammaglobine*, jedoch keine nennenswerten Mengen von gerinnungsaktiven Proteinen. Sie gelten als hepatitisfrei.

Lyophilisiertes Plasma enthält das gesamte Plasmaeiweiß einschl. der Gerinnungsfaktoren, hat jedoch (im Kühlschrank) nur eine Haltbarkeit von 6-8 Wochen. Das Hepatitisrisiko (rd. 7% pro Spender) ist gegeben.

Pasteurisierte Proteinlösung (PPL), gewonnen durch Entsalzung und Hitzefällung der Globuline, hat ein vermindertes Hepatitisrisiko, ist mehrere Jahre (im Kühlschrank) haltbar und enthält 70% des Plasmaeiweißes, vorzugsweise Albumin. Sie dient damit vor allem dem Volumen- und Eiweißersatz.

Albumin ist das wichtigste natürliche Protein für die Erhaltung des kolloidosmotischen Druckes und damit für die Schockbekämpfung geeignet. Es wird wesentlich besser vertragen als Plasma und ist jahrelang haltbar. Die heutigen hochgereinigten Präparate (5 und 25%) sind praktisch frei von Hepatitisviren und Antikörpern. Die meisten Präparate des Handels enthalten physiologische Kochsalzlösung als Träger, doch gibt es auch salzarme (z. B. Human-Albumin, Behring 20%, salzarm®).

Zur Beachtung:
Salzlösungen sind kein Plasmaersatz, sondern nur indiziert bei Wasser- und Elektrolytverlusten (siehe dort). Ebenso wenig sind Zuckerlösungen indiziert.
„Periphere Kreislaufmittel", d. h. α- und β-adrenerge Substanzen, sind besonders beim hypovolämischen Schock gefährlich und kontraindiziert. Sie können keinesfalls als Ersatz für unzureichende Volumensubstitution angesehen werden.
Zu vermeiden ist auch, besonders bei Herzmuskelschäden, eine *Volumen-Übersubstitution*. Am besten wird eine solche erkannt durch die messende Kontrolle des Venendruckes, approximativ-klinisch durch die Beobachtungen der Venen am Hals und am Zungengrund (im Kollaps dünn und blaß, bei Volumenüberlagerung oder „backward failure" dick und blaurot).

Der *Volumenbedarf* wird in praxi meist zu gering veranschlagt. Keinesfalls darf die erforderliche Substitution mit der Begründung unterlassen oder vermindert werden, daß mit einer Verstärkung der „vis a tergo" auch die Blutungsgefahr zunehme!

Bei den meisten Schockformen, vor allem bei unklarer Ätiologie, empfehlen wir die sofortige Gabe von 100 mg *Prednisolon* (oder äquivalenten Dosen von anderen Kortikosteroiden) i.v.

Da Schreck, Angst, Schmerzen usw. den Schock begünstigen oder protahieren, ist eine *Sedierung* meist unerläßlich. Sie sollte erst durchgeführt werden, wenn eine erste Volumensubstitution angelaufen ist, z.B. mit Valium® 5-10 mg i.v., Dolantin® 1 ml s.c.

Diese Maßnahmen sollen den Kranken vor allem transportfähig machen. Jede ernste Blutung, jeder Verdachtsfall gehören sofort in die Klinik! Bei Schock oder fortbestehender Blutung soll der Arzt den Kranken begleiten und auch auf dem Transport infundieren (z.B. 500 ml Rheomacrodex®). In jedem Fall sind die wichtigsten Beobachtungen und bisherigen Behandlungen schriftlich mitzugeben.

Bei Dolantin® (25-50 mg i.v. oder subkutan, Wiederholung nach 1 bis 4 h) oder Temgesic® (2 bis 3 x tgl. 0,3 [−0,6] mg langsam i.v. oder i.m.) ist die Gefahr einer Immunzytopenie erfahrungsgemäß gering. Auf reines Morphin (0,01-0,03 s.c. evtl. langsam i.v.) reagieren erfahrungsgemäß etwa 20-30% der Kranken mit Brechreiz oder Übelkeit, wenn kein *Belladonna*-(Alkaloid) zugesetzt ist. Für Überdosierungen *Naloxon* (0,4 mg i.v.) bereithalten!

Die modernen Präparate enthalten seit Herbst 1984 kaum noch das Human Immundeficiency Virus (HIV). Immerhin ließ sich noch bei den älteren Präparaten bei rd. $\frac{2}{3}$ der Hämophilen eine chronische Hepatitis nachweisen. Auch macht die Leberzirrhose nach wie vor eine wichtige Todesursache der Hämophilie aus. Die Präparate sind auch weitgehend, wenn auch nicht sicher, Hepatitis-B-frei. Eine Sicherheit gegen Non-A-Non-B-Hepatitis gibt es u.W. zur Zeit nicht. Auch machen die Patienten, die Blut oder Blutderivate erhalten hatten, unter den AIDS-Kranken derzeit etwa 4% aus.

Blutstillung

A) Allgemeine Maßnahmen:

1. Soweit möglich, *Ruhigstellung der betroffenen Körperabschnitte* (Schiene, Gipsschale, Plastikplatten u.ä.).
2. *Lokale Kompression* mit Druckverbänden, Eisbeutel, Eisflasche usw. Außer bei gezielter Abbindung – etwa einer Extremität – sollen die arterielle Durchblutung erhalten und eine venöse Stauung vermieden werden.

Zur Beachtung: Kälte wirkt gefäßkontrahierend (Blutungsstill-stand) und gerinnungsverzögernd (blutungsfördernd). Da lokal meist ohnehin Hämostyptika angewandt werden, und die gefäß-kontrahierende positive Wirkung gewöhnlich überwiegt, wirkt Kälte insgesamt blutstillend. Wärme (etwa „zur Förderung der Durchblutung") ist zu vermeiden.

3. *Lokale Applikation von Thrombin* (Topostasin®). Diese Präpa-rate werden direkt auf die Blutungsquelle gebracht, am besten – nach Spülung (aber nicht mechanischer Alteration!) der Wunde mit einem milden Desinfiziens, wie z.B. Rivanol® 1 : 1000, zu-letzt mit Kochsalzlösung – mit einem resorbierbaren Träger wie Fibrinschaum (Fibrospum®) oder Gelatineschwamm (Marbage-lan®), darüber Kompressionsverband.

4. *Antifibrinolytika* per os und i.v., z.B. Epsicapron®, Epsilon-Ami-nocapronsäure®: Beginn mit 2 g i.v. + 2 g per os, dann 2-4 g alle 4-6 h.

Oder die wirksamere *Tranexamsäure* (z.B. Ugurol®), jeweils 1 Ampulle langsam i.v., dann ½ Ampulle = 5 mg/h im Dauertropf, sonst 3-4 x tgl. 10-20 mg/kg per os. *Aprotinin* (Trasylol®) ist ein starker Inhibitor der Fibrinolyse (mittlere Dosierung: man be-ginnt mit einem Bolus von 200-500000 E und gibt in den nachfol-genden Stunden je 100000 E als Infusion. Die früher angegebe-nen Tagesdosen erwiesen sich als zu niedrig.

Zur Beachtung: Antifibrinolytika sind strikt kontraindiziert bei Verdacht auf Verbrauchskoagulopathie, bei Nierenblutungen je-der Genese zu widerraten. Therapie der letzteren: *Prednisolon* 50-100 mg tgl.

B) Spezielle Maßnahmen

Ohne Kenntnis des entsprechenden Defektes ist eine gezielte Sub-stitution, die wirksamer und rationeller als jede andere Behand-lung ist, nicht möglich. In jedem Fall können gegeben werden:

1. *Frischplasma* (möglichst nicht über 2 h alt); von jeder Blutbank zu holen. Mittlere Dosierung: 15-20 ml/kg Gewicht. Fortsetzung alle 6-12 h mit 3-6 ml/kg. Wegen der häufigen Unverträglichkeit von Plasma empfehlen wir die Vorgabe von 25-50 mg *Predni-solon*.

2. *Antihämophiles Plasma* (AHP), Flasche zu 100 ml der Immuno und der Intersero = lyophilisiertes, iosagglutininfreies, 4-6 Wo-chen lagerungsfähiges Plasma von Einzelspendern (geringeres Hepatitisrisiko als bei gepooltem Plasma!) Dosis nach Auflö-sung: 15 ml/kg Gewicht.

3. *Cohn's Fraktion I* (von Blutbanken) kann bei vielen Plasmadefek-ten (Fibrinogenmangel, Hämophilie A Faktor-V-Mangel, erfolg-reich gegeben werden.

D. Intensivtherapie

Die bei den lokalen Blutungen erforderlichen diagnostischen und therapeutischen Maßnahmen sind organspezifisch und werden deshalb bei den wichtigsten Blutungsmanifestationen (besonders: Gastrointestinale Blutungen, S. 642; Ösophagusvarizen, S. 664; Lungenblutungen, S. 671) behandelt. Hier werden die wichtigsten Maßnahmen und besonderen Kautelen bei *hämorrhagischen Diathesen* besprochen.

Allgemeine Voraussetzungen:

Therapieschema:

1. Schockbekämpfung, wenn nötig.
2. Sedierung und Schmerzausschaltung.
3. Bestimmung von Art und Ausmaß des Blutungsübels.
4. Sicherer venöser Zugang.
5. Lokale Maßnahmen.
6. Prophylaxe primärer und sekundärer bakterieller Infektionen in den Hämatomen, Hämarthrosen usw.

Zu 1. *Schockbekämpfung:* Wenn ein Schock besteht oder droht, hat er vor der Hämostasebehandlung den Vorrang. Einzelheiten s.S. 263.

Zu 2. *Sedierung und Schmerzbekämpfung:*
Valium® 5 bis evtl. 10 mg langsam i.v.
Dolantin 25-100 mg sc., in Notfällen auch langsam i.v.
Bei leichten Schmerzen *Novalgin®* 2-4 ml i.v. (Vorsicht bei Immunzytopenien möglicherweise medikamentöser Genese; hier bringt – nach unseren Erfahrungen – Dolantin® das geringste Risiko allergischer Reaktionen!).

Zu 3. *Diagnostik:* Entnahme von Nativblut und Zitratblut (1 T. + 9 T. Blut) für Gerinnungsfunktionsprüfungen. Plättchenzählung (möglichst Doppelbestimmung!), Plättchenfunktionsteste.

Zu 4. *Venöser Zugang:* Bei schweren hämorrhagischen Diathesen Venoflex-Katheter in punktierte oder freigelegte Kubitalvene. Punktion größerer Venen bei hämorrhagischen Diathesen gefährlich, besser chirurgische Freilegung!

Zu 5. *Lokale Maßnahmen:* Einzelheiten s. S. 630.

Zu 6. *Infektprophylaxe:* Breitspektrum-Antibiotikum, z.B. ein modernes *Cephalosporinpräparat z.B.* Claforan® (TD 2 bis Grenzwert 12 g/die) als Infusion oder Injektion, ggf. auch per os – und/oder (bei Ver-

dacht auf Penicillin-Überempfindlichkeit immer!): *Gentamycin* (Refo-
bacin®) 120-160 mg (je nach Nierenfunktion)/24 h i.v. oder *Amikacin*
(z.B. Biklin® TD 10-15 mg/kg/KG).

Spezielle Maßnahmen
1. Hereditäre Defekte
(Übersichten u.a. 66a, 83a, 192a, 329a, 536a, 581a, 588c, 655a, 936a,
952a)

a) Hämophilie A
Die therapeutische Anhebung des Blutspiegels, die allein eine sichere
Blutstillung gewährleistet, hat von folgenden Voraussetzungen auszu-
gehen (88, 517, 518, 715):

(1) *Ausgangswert des Faktors VIII* (Antihämophiles Globulin = AHG):
Häufig ist das (genetisch determinierte) Ausmaß des Defektes dem
Kranken bekannt oder dem Bluter-Paß zu entnehmen:

Schwere Hämophilie	(rd. 60% der Kranken):	0- 1% AHG
Mitteschwere Hämophilie	(rd. 20% der Kranken):	1- 5% AHG
Leichte Hämophilie	(rd. 15% der Kranken):	5-15% AHG
Subhämophilie	(rd. 5% der Kranken):	15-35% AHG

(2) Eine *Einheit* antihämophiles Globulin (AHG) wird definiert als die
Menge, die 1 ml normalen Blutplasmas enthält. Sie hebt den Blutspie-
gel/kg Gew. um rd. 2% des Ausgangswertes an, bei Faktor IX-Mangel
(Hämophilie B, s.o. etwas geringer (um 1%).

(3) Die *biologische Halbwertzeit* des AHG beträgt 4-8 (−12)h. Sie wird
bestimmt durch die physikalische Halbwertzeit (FVIII = 11-14 h), den
Ausgleich mit dem Extrazellularraum (ca. 1 : 1) und Antigen-Antikörper-Reaktionen, zu denen besonders Patienten mit Faktor VIII-Man-
gel (Hämophilie A) neigen.

(4) Die jährlichen Blutungen schwanken zwischen 2 und 40, je nach
Schweregrad, Antikörper und Exposition, über die *jährlich erforder-
lichen Dosen* (im Mittel 40-80.000 i.E.) waren die Meinungen auf einer
Ad-hoc-Konferenz der Bundesärztekammer 1986 geteilt (1200-3000
E/kg/KG/Jahr (2). Nach Schimpf bedürfen etwa 10% der Patienten ei-
ner Dauerbehandlung (2-3 x wöchentlich).

(5) Bei leichteren Störungen/Blutungen, ja kleinen Eingriffen, kann
der Blutspiegel des antihämophilen Globulins (AHG) mit *Desmopres-
sin* (DDAVP) vorübergehend um das zwei- oder dreifache angehoben
werden. Die Wirkung erschöpft sich bei mehreren Infusionen. Man
gibt im Regelfall 4 μg/kg/Körpergewicht, z.B. von Minirin® in einer
Tropfinfusion über etwa 30 min.

(6) *Art der Verletzung.*
Richtdosen für die Substitution:
bei etwa normalem Hämatokrit:
Gewicht in kg x $^7/_{100}$ = Blutvolumen in l;
Blutvolumen x $^{60}/_{100}$ = Plasmavolumen in l;
AHG-Bedarf = (Differenz Ist und Soll x Plasmavol. in ml)

Beispiel: 70 kg schwerer Mann, eigener AHG-Gehalt 5%, erstrebter Wert (Operation): 50%.
70 x $^7/_{100}$ = 4,91 = 4900 ml, Blutvolumen
4,9 x $^{60}/_{100}$ = 2,94 l = 2940 ml, Plasmavolumen
AHG-Bedarf = (50%-5%) x 2940 = rd. 1300 Einh.

50-70% der Initialdosis werden alle 12 h oder 30-50% der Initialdosis alle 6 h zugeführt.
Bei größeren Gaben in größeren Abständen müssen „Luxusspiegel" (unmittelbar nach der Infusion) in Kauf genommen werden, um die gewünschten Minimalwerte über die Zeit nicht zu unterschreiten.
Die Berechnungen können nicht die gemessenen Werte nach Substitution und die Beobachtung des Verlaufes ersetzen, da die „Recovery" manchmal nicht 80-100% erreicht!

Präparate:
(a) *Plasmafraktion I nach Cohn* (neben 80-85% Fibrinogen und geringem Gehalt an Faktor V Anreicherung des Faktors VIII um das 3-8-fache. Hersteller: Blutbanken; Immuno (6900 Heidelberg); Intersero (6908 Wiesloch).

(b) *Kryopräzipitat* (5-12 fache Anreicherung). Hersteller: Blutbanken; Immuno (Heidelberg) 250 E, 500 E); Medac (2 Hamburg 36): Cryo-Pac = 170 ± 30 E.

(c) *Antihämophiles Globulin* 30-34fach angereichert. Hersteller z.B. Behringwerke, 3550 Marburg, (**Haemate®**), Travenol, 8000 München 2, Immuno (S-Konzentrat TIM 3) Baxter, (**Autoplex®**) blutungsspezifisch oder isoagglutininfrei. Sowohl für akute Situationen wie auch für eine Dauerbehandlung eignet sich **Feiba®** S-TIM 4 (factor eight inhibitor bypassing activity). Aus noch unbekannten Gründen ist dieses Gerinnungsprodukt auch gegen Hemmkörper von Faktor VIII wirksam. Die Dosierung (langsame Infusion von höchstens 2 E/kg KG/mind.) beginnt gewöhnlich mit 50 E kg/KG und kann bis 150 E/2 x tgl. gesteigert werden. Die normale Halbwertzeit dieses auch sonst in der Blutstillung wirksamen Präparates wird auf etwa 2 bis 3 Wochen geschätzt. **Feiba®** sollte nicht verwendet werden, wenn Zeichen einer Verbrauchskoagulopathie (DIC) auftreten. Zur Zeit in Erprobung befindliche gentechnologisch hergestellte Präparate, z.B. von Baxter, lassen völlige Virusfreiheit und geringere Antigenität erkennen.

(8) Besonders AHG ist ein relativ starkes Antigen. Die daraus resultierende *„Hemmkörper-Hämophilien"* (auch spontan z.B. bei Erkrankungen des RHS oder Kollagenosen) werden bis zu 15% geschätzt. Als Regel gelten:
3-4% mit niedrigem Titer („low responder").
1-2% mit hohem Titer („high responder").

Zur Beachtung: Vollblut kommt nur wegen des Blutverlustes (zusätzlich) in Betracht. Eine wirksame Faktor-VIII-Substitution würde zu einer Volumen-Überbelastung führen.
Bei *Hemmkörperhämophilie* (Antikörper gegen F. VIII, bei manchen Hämophilen innerhalb von 6 Monaten nach früherer Substitution, aber auch spontan, z.B. bei Erkrankungen des Retikulohistiozytären Systems) ist die übliche Substitution wirkungslos. Die Durchbrechung der Resistenz erfolgt mit massiven Dosen von Rinder- oder Schweine-AHG (gegenüber den Präparaten vom Menschen ca. 20fach höher konzentriert). 3-5 Tage Substitution sollten wegen der Bildung von (Hetero-)Antikörper nicht überschritten werden oder Versuch mit Feiba® (s.o.).
Dosierung: nach laufender Blutkontrolle.
Präparate von Rinder- oder Schweine-AHG: Behring-Werke, 355 Marburg; Crooks Lab. London, NW 10, England; S. Maw Son, Barnet/England.
Prednisolon (TD 25-50 mg) oder ACTH (in Infusion, am besten als Synacthen, *nicht* i.m.!) hemmt die Bildung auch von Iso-Antikörpern.

b) Hämophilie B (Faktor IX-Mangel)
Diese Form von Hämophilie ist seltener als die klassische (s.o.), die Blutungsmanifestationen sind im Durchschnitt leichter, auch ist der Defekt besser zu substituieren. Andererseits besteht bei Überdosierung oder schneller Infusion eine gewisse Thrombosegefahr. Die biologische Halbwertszeit des F IX beträgt 12-20 (−30) h.
F IX ist lagerungsstabil und hat in vitro eine Halbwertzeit von 24 h. Dafür wird der Verteilungsraum für Faktor IX mit dem 2,5-3fachen des Plasmavolumens, d.h. 2-3 mal so hoch wie dem der Hämophilie A angenommen. Global gelten die gleichen Richtlinien und Berechnungen (in Einheiten F IX wie bei Hämophilie A).

Präparate (Auswahl):
(a) Plasma sollte man ebenso wie Serum wegen des deutlich niedrigeren F-IX-Gehaltes nicht verwenden.

(b) Faktor IX HS® der Behring-Werke 250/500/1000.

(c) PPSB-Konzentrat hepatitissicher® (Biotest, Tropon-Cutter, Baxter). In diesen Präparaten ist der Faktor IX um das 30-60fache angereichert. Grundsätzlich sollte man F-IX-Präparate nur mit einem Infusions-Set geben, um die Infusion von Gerinnseln zu verhindern.

„PPSB" = Gemisch der Faktoren II, VII, IX, X mit 30-60facher Anreicherung, nach der Vorschrift von Steinbuch in Blutbanken hergestellt, oder vom Centre Nation. Transfus. Sanguine/Paris zu beziehen oder wie oben.

d) Von-Willebrand-Krankheit (Von-Willebrand-Jürgens-Syndrom)

Der v.-W.-Faktor besteht aus einem kleinmolekularen Anteil, dessen Defekt zu Hämophilie-ähnlichen Bildern führt und einem großmolekularen, an den die Thrombofunktion gebunden ist (im Unterschied zur Hämophilie deutlich verlängerte Blutungszeit, normale oder subnormale Blutgerinnung, z.B. im partiellen Thromboplastin-Test (s.u.). Einige Subtypen sind autosomal dominant, einige autosomal rezessiv erblich; keiner hat die geschlechtsgebundene Erblichkeit der klassischen Hämophilie (VIII oder IX-Mangel) oder wie oben.

2. Plättchendefekte

Bei Blutungsbereitschaft durch Thrombozytopenie (und Thrombozytopathie) hilft zuverlässig nur die Übertragung lebensfähiger Plättchen (mit intakten Funktionen und Stoffwechsel). Die maximale Lebenszeit gesunder Blutplättchen in vivo beträgt 7-10 Tage.
Bei Immunothrombozytopenien kann sie auf Stunden verkürzt sein. Auch unter günstigen Bedingungen schwindet ein Teil der übertragenen Plättchen rasch aus der Zirkulation des Empfängers. Die mittlere Überlebenszeit übertragener Plättchen beträgt 2-4 Tage. Der Verlust an vitalen Plättchen liegt – je nach Aufbereitung – bei ca. 50%.

Zur Beachtung: Wegen ihres empfindlichen oxydativen Stoffwechsels sollen Blutplättchen für die Übertragung nicht in Kälte gewonnen oder aufbewahrt werden.
Die *Substitution* erfolgt mit *plättchenreichem* – möglichst frischem, d.h. innerhalb von 1-3 Tagen übertragenem *Plasma* oder *Plättchenkonzentraten,* die von allen Blutbanken hergestellt werden. So kann eine große Plättchenzufuhr ohne Volumenbelastung erfolgen. Die Vorgabe von Prednisolon ist zu empfehlen.
Bei Immunthrombozytopenien kann eine Vorbehandlung mit Immunsuppressiva für eine erfolgreiche Plättchensubstitution Voraussetzung sein.
Um bei Erwachsenen die Plättchenzahl von rd. 20000/mm^3 auf rd. 40000/mm^3 anzuheben, sind Plättchen aus 2-3 l Blut (4-6 x 10^{11} Plättchen) erforderlich. Ziel bleibt eine Plättchenzahl während der Behandlung von 40-50000/mm^3. Das erfordert 2-4mal wöchentlich die genannten Mengen.

Blutzellseparatoren (oder: Thrombozytophorese) ermöglichen die Gewinnung und Substitution großer Mengen von relativ wenig Spendern. Borberg (106a) gibt 2-4 Infusionen plättchenreichen Plasmas mit 1 x 10^{10} – 6mal 10^{10} plättchenreichen Plasmas in Form konventioneller Konzentrate oder 1-4mal ein Seperatorkonzentrat mit 10^{11} Plättchen. Damit wird gewöhnlich die kritische Grenze von 50-60.000 Plättchen/ mm^3 überschritten.

Wenn keine Blutplättchen zur Verfügung stehen, kann man nach den Untersuchungen von Imbach u.a. (473a, 639a) vorübergehend mit Immunglobulin eine wirksame Blutstillung und einen gewissen Plättchenanstieg erreichen. Imbach selbst gibt 0,4 g Immunglobuline/kg/ KG über 5 Tage, d.h. in der Regel 28-30 g pro Tag. Nach unseren Erfahrungen kommt man auch mit etwas geringeren Dosen aus. Der Wirkungsmechanismus ist nicht bekannt und dürfte über das RHS zu erklären sein.

3. Komplexe Störungen

a) Leberfunktionsstörungen

Vorbemerkungen: Leberfunktionsstörungen führen, wie schon im Abschn. A beschrieben wurde, in mittelschweren und schweren Formen vor allem zur Verminderung der ausschließlich in der Leber gebildeten Faktoren des sog. Prothrombinkomplexes (F II, VII, IX, X). Nur bei schwerem Zerfall und Ausfall kommt es auch zum Absinken der (nicht nur in der Leber gebildeten) Faktoren I, V, VIII.

Da die blutungskritische Grenze aller genannten Faktoren zwischen 10 und 20% der Norm liegt, da dieser Wert selten unterschritten wird, kommt es nur gelegentlich zu generalisierten hämorrhagischen Diathesen durch Leberversagen. Wohl aber spielen diese Defekte eine zusätzliche Rolle bei Blutungen anderer Genese, z.B. durch portale Hypertension, und sollen in solchen Fällen mitbehandelt werden.

Vitamin K_1, Coenzym für die Synthese des Prothrombinkomplexes sowie die Hemmstoffe, Protein C und Protin S', vermögen auch im Überschuß eine Synthesestörung nicht zu beseitigen. Darauf beruht ja gerade der Vitamin-K-Test von Koller zur Differentialdiagnose zwischen Verschlußikterus (1 mg Konakion hebt den Prothrombinkomplex an) und Hepatozellulärem Ikterus (gleiche Dosis unwirksam). Als Faustregel kann gelten, daß leichtere Defekte (wenn die Thromboplastinzeit oder das Prothrombin unter 60% der Norm erniedrigt sind) auf tägliche Injektionen von Vitamin K_1 (Konakion) ansprechen, mittelschwere und schwere überhaupt nicht. Gleichwohl sollte man K_1 geben; Überdosierungen sind bei Erwachsenen u.W. nicht bekannt geworden.

Dosierung: 10 mg/die Konakion i.v., evtl. in die laufende Infusion injizieren. (Die intravenöse Anwendung wird wegen gelegentlicher Zwischenfälle durch Unverträglichkeit von den Herstellern nur noch für
dringliche Situationen [langsam!] empfohlen.)

Merke: Der Anstieg der Plasmaproteine dauerte auch bei synthese-
fähiger Leber 8-12 h, das Sistieren des Kapillarschadens 3-4 h. Deshalb muß bei Blutungen unter Vitamin-K-Mangel die Blutstillung zunächst durch Substitution herbeigeführt werden.
Zur raschen Anhebung des Prothrombinkomplexes gibt man *Frischplasma* (15-20 ml/kg Gewicht) oder PPSB (siehe oben).

b) Verbrauchskoagulopathien
Vorbemerkungen: Die Wichtigkeit der Differentialdiagnosen zwischen
Verbrauchskoagulopathie und primärer Hyperfibrinolyse wurde in
Abschn. A, die Methodik bei Abschn. B erläutert. Wegen der Unter-
haltung und Verstärkung eines Schocks ist die Behandlung von etwai-
gen Verbrauchskoagulopathien vordringlich.
Als erste therapeutische Maßnahme sollte versucht werden, die
auslösenden Reaktionen (z. B. Antibiotika bei septischen Zustän-
den, entsprechende spezielle Therapie bei Neoplasien, Entfernung
des Uterus, Schockbekämpfung bzw. Volumenersatz) zu beseitigen.
Als zweite Maßnahme wird zur Unterbrechung der intravasalen
Gerinnung Heparin in einer Dosierung von 500–750 E/h verabreicht.
Bei festgestelltem Mangel von Antithrombin III wird dieses mit einer
Dosis von 2000–4000 E substituiert.
Bei Thrombozytopenie oder bei gleichseitiger Gabe von Antithrombin III genügt die Dosis von 150–250 E/h von Heparin. Steht die
Blutung auch dann noch nicht, so werden die fehlenden Gerinnungs-
faktoren ergänzt, zunächst mit 2–3 E FFP und Anheben des Fibrino-
genspiegels auf 100 mg/dl mit Fibrinogenkonzentraten.

Zur Beachtung: Wegen seines extrem niedrigen pH's (um 2,0) soll Heparin nicht „Infusionscocktails" mit säureempfindlichen Medikamenten oder mit Puffern gegeben werden.

Besonders wichtig: Bei Verbrauchskoagulopathie sind Antifibrinolytika, wie Epsilon-Aminocapronsäure, AMCHA, PAMBA, Trasylol®
(s.o.) streng kontraindiziert, da sie den autoregulativen Abräumpro-
zeß in der Gefäßperipherie unterbrechen.

Fibrinolytische Therapie: Die Verbrauchskoagulopathie als solche ist im allgemeinen trotz der Mikrothromben in der Endstrombahn keine Indikation einer künstlich indizierten Fibrinolyse, zumal das körpereigene fibrinolytische Potential gewöhnlich gesteigert ist. Kann ein Schock mit den an anderer Stelle genannten Maßnahmen nicht durchbrochen werden, so ist ein Versuch mit *Streptokinase* (z.B. bei Lungenembolie) in Standarddosen angezeigt. Wenn vorher Heparin gegeben worden war, sind extreme Vorsicht und laufende Kontrollen der Gerinnungsverhältnisse angezeigt.

Regeldosis für eine fibrinolytische Therapie (außer bei Verbrauchskoagulopathie s.o.): Streptase® 250000 IE initial als Kurzinfusion über 20 min nach Vorgabe von 25-50 mg *Prednisolon.* Die Dosis reicht für über 85% aller Probanden aus (s.o.). Danach – je nach SK-Resistenztest und Trombinzeit – als Erhaltungsdosis stündlich 100-200000 IE. Ein Erfolg muß im Unterschied zur Auflösung von größeren venösen oder arteriellen Thromben – innerhalb von 12-24 h erkennbar sein.

c) Überdosierung von Antikoagulantien
Heparin:
Blutungen durch (relative) Überdosierung von Heparin – vorzugsweise als Antithrombin wirksam – kommen vor allem bei vorbestehenden Thrombozytopenien vor, darunter nach extrakorporaler Zirkulation, bei Hämodialysen, bei Übergang von thrombolytischer Therapie (s.o.) auf Antikoagulantien. Bei Leberschäden ist der Abbau durch (vorzugsweise in der Leber lokalisierte) Heparinasen verzögert. Auch im Klimakterium ist die Heparintoleranz vermindert (405).
1 mg Heparin (= rd. 130 IE) verhindert die Gerinnung von 100-150 ml Blut.
Zur Neutralisierung des zirkulierenden Heparins eignen sich am besten *Protaminsulfat* (Roche) und *Protaminchlorid* (Roche). Einige Autoren geben dem letzteren wegen des angeblich geringeren Rebound-Effektes (s.u.) den Vorzug; andere fanden keinen Unterschied. Rd 1,5 mg *Protamin(-sulfat* oder *-chlorid)*neutralisieren 1 mg Heparin.
Unter dem *Rebound-Phänomen* versteht man die spätere Freisetzung von *Heparin* aus einem (gerinnungsinaktiven) *Heparin-Protamin*-Komplex durch Protaminasen, möglicherweise auch die Freisetzung von gewebsgebundenem *Heparin* – mit neuerlicher Gerinnungshemmung (in der Regel nach 2-6 h). Zur Vermeidung des Rebound-Phänomens sind Gerinnungskontrollen nach 4 h und 6 h und ggf. die neuerliche Applikation von *Protamin* erforderlich.

Zur Beachtung: Auch *Protamin* kann zu allergischen Reaktionen oder zu Blutdruckabfall führen: Langsame intravenöse Injektion innerhalb von etwa 10 min unter Beobachtung des Kranken!

Cumarine und Indandione:
Diese Substanzen hemmen kompetitiv das Coenzym Vitamin K bei der Synthese des Prothrombinkomplexes in der Leber. Leichte Störung des Prothrombinkomplexes ohne Blutungen – etwa zu niedriger „Quick" im Rahmen einer Antikoagulantienbehandlung – können daher entweder durch Dosisreduktion des Cumarinpräparates oder durch 2-3tägige Zugabe von Konakion (z.B. 5-10 Tropfen täglich per os) bei unveränderter Cumarindosis korrigiert werden. Die häufigste Ursache einer Cumarinüberdosierung ist die Antikoagulation. Blutungsgefahr besteht (bei weiten individuellen Schwankungen) bei einer Thromboplastinzeit (Quick-Wert) unter 15%, bei einem Thrombotest nach Owren unter 5%. Neben dieser iatrogenen Ursache kommen auch Cumarinintoxikationen in suizidaler Absicht, zur Simulation von Blutungen, besonders bei Krankenpflegepersonal, vor (Leitsymptom: extrem niedriger Prothrombinkomplex bei sonst normalen oder fast normalen Leberfunktionsproben; ggf. quantitativ Cumarinbestimmung im Blut (327a, 330a, 791a).
Überdosierung von Cumarinen oder Indandionen führt auch zu pathologischer Gefäßfragilität und ggf. Petechien. Von dieser gefäßtoxischen Wirkung sind die (wahrscheinlich hyperergischen) Cumarinnekrosen differentialdiagnostisch zu trennen.

Therapie: Konakion, je nach Ausmaß der Störung 5-20 mg alle 6-8 Stunden i.v. (Vorsicht vor „Rebound-Effekt" mit Hyperkoagulabilität bei fortbestehender Indikation einer Antikoagulantien-Behandlung; das thromboembolische Risiko ist gewöhnlich größer als das Blutungsrisiko!). Die Wirkung der Vitamin-K-Gabe tritt hinsichtlich der Gefäße innerhalb von 2-4 h, bei der Prothrombinsynthese meßbar erst nach 12-24 h ein.
In bedrohlichen Fällen ist daher die zwischenzeitliche Normalisierung des zirkulierenden Prothrombin-Komplexes durch Gabe von PPSB angezeigt.
Von den Firmen Behring (Behriplast®) sowie Immuno (Tissucol®) wurden sogen. Fibrinkleber eingeführt, die mit einem speziellen Applikations-Set bei unklarer Blutungsbereitschaft injiziert werden können und virusfrei sind. Zu Einzelheiten siehe die Gebrauchsanweisungen.

E. Überwachung

Bei eingetretenem oder drohendem Schock, ferner bei umfangreicher Volumensubstitution:

Bei Verdacht oder Nachweis einer Hämostasestörung
Einmaliger „großer Status" mit Thrombozytenzahl (Doppelbestimmung), Thrombozytenfunktion (Aggregation, Ausbreitung, Retrak-

Tab. *X.-7.* Überwachung bei Blutungen.

Überwachung	Kontrollen (zeitl. Abstand)
EKG, Puls, Atmung, wenn möglich: zentraler Venendruck	Fortlaufend (Monitor)
Puls, arterieller Blutdruck (unblutig)	30 min
Zentraler Venendruck, Urinausscheidung	1 Stunde
Erythrozyten, Hämoglobin, Hämatokrit	6 Stunden
Arterielle Blutgasanalyse, Einfuhr-Ausfuhr-Bilanz	12 Stunden
Serumelektrolyte, Harnstoff, Serumeiweiß, Enzyme, vollständiges Blutbild	24 Stunden
Blutgruppe, Elektrophorese, BSG, ggf. Röntgen des Thorax	Einmalig

tion), Thrombelastogramm, Thromboplastinzeit (Quick), partielle Thromboplastinzeit (PTZ), Thrombinzeit, Fibrinogen, Euglobulinlysezeit, immunologische oder Äthanol-Untersuchung auf Fibrin (ogen)-Spaltprodukte ; ggf. Bestimmung einzelner Gerinnungsfaktoren.

Kontrollen
Vor und nach Substitution, dazu routinemäßig alle 12-24 Stunden: Thrombozytenzahl, TEG, Thromboplastinzeit, Thrombinzeit, Fibrinogen sowie alle Faktoren oder Tests, die pathologisch befunden worden waren.

F. Häufige Fehler
1. Unterschätzung oder Überschätzung – des Blutverlustes.
2. Überschätzung von Verdrängungs- oder Kompressions-Symptomen.
3. Übersehen von Hämostasedefekten als Ursache oder Zusatzstörung. Fehlerhafte Bestimmungen von Gerinnungsfaktoren und Plättchen.
4. Bei Leberschäden oder Cumarinüberdosierung: Beschränkung auf Gabe von Vitamin K_1 statt Faktorensubstitution.
5. Bei hereditären plasmatischen Gerinnungsstörungen: Unterdosierung oder zu lange Abstände (biologische Halbwertzeit!) der Substitution.

6. Bei Verbrauchskoagulopathien: Gaben von Antifibrinolytika. Substitution von Fibrinogen, Thrombozyten u.a. ohne gleichzeitige Gabe von Heparin (erst Spontangerinnung unterbrechen, dann substituieren!).
7. Gabe von Acetylsalicylsäure (auch in Kombinationen!) als Analgetikum bei vorbestehenden manifesten oder latenten hämorrhagischen Diathesen.

2. Akute Magen-Darm-Blutungen

K.-D. Grosser

A. Ätiologie und Pathophysiologie

Aus diagnostischen und therapeutischen Gründen hat sich die Einteilung in *obere Gastrointestinalblutungen* und *untere Intestinalblutungen* bewährt. Etwa 90% aller akuten Blutungsquellen sind im *Ösophagus, Magen* und *Duodenum* lokalisiert (710); etwa 1% treten im Jejunum und Ileum und die restlichen 9% im kolorektalen Bereich auf. Trotz moderner Methoden der Diagnostik und Therapie ist die Letalitätsrate mit 10% unverändert hoch; dabei zeigt sich, daß bei den über 60jährigen Kranken die Letalität doppelt so hoch ist wie bei den jüngeren Kranken.

Die Tab. *X.-10 gibt eine Übersicht über die ursächliche Verteilung der* **oberen Gastrointestinalblutungen.** Zahlenmäßig nehmen die *Ulkus-* und *Varizenblutungen* den ersten Platz ein. Deutlich zunehmende Tendenz im Vergleich zu früheren Statistiken zeigen die *Magenerosionen.* Dabei handelt es sich in erster Linie um Medikamenteneinwirkungen, wobei in letzter Zeit die zunehmend Verbreitung findende Behandlung mit Acetylsalicylsäure von großem Einfluß ist. Neben der Entstehung von Erosionen können *Medikamente* (z.B. Kortikosteroide, „Antirheumatika", Salicylate, Phenylbutazon oder Reserpin) auch zur Entwicklung von Ulcera führen, bzw. ein bestehendes Ulkus aktivieren. Besonders im Verlauf von intensivmedizinischen Behandlungsmaßnahmen muß bei akuten und schweren Erkrankungen mit gastroduodenalen *„Streßblutungen"* gerechnet werden. Besonders bei Kranken, die unter Antikoagulantien-Behandlung stehen, kann die obere Magen-Darm-Blutung Hinweis auf ein (bis dahin noch nicht erkanntes) Karzinom sein (65a, 455aa).

Morphologisch müssen zwei Arten von Streßläsionen unterschieden werden.
1. Akute Erosionen in Form von multiplen über die Magenschleimhaut gestreuten oberflächlichen Schleimhautdefekten.
2. Akute Ulzerationen im Antrum ventriculi oder Bulbus duodeni singulär auftretend, mit tiefen bis über die Muscularis muscosae reichenden Schleimhautdefekten.
Die Entstehung von *Streßerosionen* ist auf *endogene und exogene Faktoren* zurückzuführen. Als endogene Faktoren werden Schock, Hypoxie, Sepsis und Hyperkapnie angenommen, die zu einer Ischämie oder Anoxie der Magenschleimhaut führen. Das Streß-Ulkus wird als akut entstandene peptische

Läsion angesehen, ausgelöst durch Zustände, die mit *Hypersekretion* einhergehen, wie z.B. *Curling-Ulkus,* Verbrennungen, *neurogenes Ulkus* bei schweren Hirntraumen und intrakraniellen Operationen. Multiple Streßerosionen sind häufig bei Kranken mit Niereninsuffizienz, respiratorischer Insuffizienz (Beatmungs-Patienten) oder mit Ileus. Sie entwickeln sich meist innerhalb der ersten 72 Stunden (316, 810, 849, 866).

Bei intensivmedizinisch behandelten Kranken treten in 5-10% Streßblutungen auf. Eine konsequente frühzeitige Prophylaxe mit H_2-Blockern (unter besonderer Berücksichtigung etwaiger Lungenkomplikationen) vermag diese Blutungsrate zu reduzieren.

Zu den *seltenen Blutungen* gehören die Hämophilie, Haemosuccus pancreatis, Mesenterialgefäßverschlüsse, rupturierte Aneurysmen und erworbene oder angeborene plasmatische, thrombozytäre oder vaskuläre Gerinnungsstörungen (280a).

Ausgehend von dem endoskopischen Befund bei Ulkusblutungen ist von Forrest eine *Einteilung* vorgeschlagen worden, die als Grundlage für die erforderliche Therapie dienen kann (Tab. *X.-8*).

Dabei handelt es sich um *endoskopisch gesicherte Befunde.* Dies bedeutet, daß bei der oberen gastrointestinalen Blutung durch die baldmöglichst eingesetzte Endoskopie eine zuverlässige Diagnostik und eine zielgerechte Behandlung erfolgen kann.

Aus diesem Grund wird im Hinblick auf die Weiterentwicklung endoskopischer Blutstillungsverfahren – trotz mancher Einwände – an der Notfallendoskopie festgehalten (696). Lediglich bei Kranken mit Hämatin-Erbrechen oder Teerstuhl kann die endoskopische Diagnostik

Tab. *X.-8.* Modifizierte Forrest-Klassifikationen der Ulkusblutungen (259, 260).

Aktive Blutung	Forrest Ia	Arteriell spritzend
	Forrest Ib	Sickerblutung (arteriell, kapillar, venös)
Zum Stillstand gekommene Blutung	Forrest IIa	Sichtbarer Gefäßstumpf im Ulkusgrund
	Forrest IIb	Adhärentes Koagel
	Forrest IIc	Hämatinbelag im Ulkusgrund
Keine Blutung mehr nachweisbar	Forrest III	Ulkus ohne Stigmata einer vorausgegangenen Blutung

im Rahmen der Routinediagnostik am nächsten Tag erfolgen (696, 735).

Blutungen aus dem **unteren Intestinalbereich** sind überwiegend chronisch und selten lebensbedrohlich. Die Tab. *X.-9.* zeigt die Blutungsquellen im Dick- und Mastdarmbereich.

Tab. *X.-9.* Sichere oder wahrscheinliche Blutungsquellen im Dick- und Mastdarm (280) (n = 107 Erstbefunde).

Befunde	n (%)	Zweitbefunde	n %
Polypen	41 (37,7)	Hämorrhoiden	10
		Colitis ulcerosa	2
Colitis ulcerosa	18 (16,5)	Hämorrhoiden	1
		Polyp	1
		Analfissur	1
Divertikel, Divertikulitis	13 (11,9)	Hämorrhoiden	4
Karzinome	11 (10,1)	Hämorrhoiden	3
Hämorrhoiden	10 (9,2)		
Morbus Crohn	9 (8,3)	Hämorrhoiden	2
Seltene	5 (4,6)	Analfissur	1

Tab. *X.-10.* Endoskopisch gesicherte Blutungsquellen bei oberen Gastrointestinalblutungen (797). Sammelstatistik Schönborn (n = 1.277).

Blutungsquelle	Anzahl	Anteil (%)
Ulcus duodeni	276	21,8
Ulcus ventriculi	264	20,7
Magenerosion	213	16,7
Ösophagusvarizen	198	15,5
Ösophagitis (Erosion, Ulkus)	59	4,2
Magenkarzinom	51	4,0
Anastomosenulkus	41	3,2
Mallory-Weiss-Syndrom	39	3,1
gutartige Magentumoren	7	0,6
Sonstige Ursachen	42	3,3
Ungeklärt	87	6,9
Gesamtzahl	1277	100,0

Zu den häufigsten blutenden Erosionen aus dem unteren Intestinalbereich gehören die Polypen (Polyposis) und die *Colitis ulcerosa*. Seltener sind die Blutungen bei M. Crohn und bei Karzinomen. Einen Sonderfall stellt die Blutung aus einem *Meckelschen Divertikel* dar, da sich – wie im Magen – infolge der Bildung von Hämatin (Inseln von Magenschleimhaut) Teerstühle zeigen und zu Fehldiagnosen führen können.

Aus der Tab. *X.-9* geht deutlich hervor, daß bei vielen Blutungen aus dem Dickdarmbereich *zusätzlich Hämorrhoiden* festgestellt wurden. *Daher ist zu beachten, daß Hämorrhoiden und Analfissuren nur dann als Blutungsquellen angesehen werden dürfen, wenn andere Ursachen ausgeschlossen sind.*

Faustregeln:
Streifenartige, rote Blutauflagerung kommt aus dem Anus oder distalen Rektum, homogene Blutauflagerung aus dem proximalen Rektum, rotes Blut innerhalb des Stuhls aus dem Kolon beidseitig der Flexura lienalis (686) (gilt nur für geformten Stuhl und nur mit Ausnahmen).

Die mittelgradige, besonders jedoch die schwere Blutung, geht in der Regel mit Bluterbrechen und Blutabgang einher. Daraus ergeben sich wertvolle Hinweise bezüglich des Schweregrades und der Lokalisation der Blutung.

Bluterbrechen (Hämatemesis) oder kaffeesatzartiges Erbrechen werden bei Blutungen aus dem oberen Intestinalbereich auftreten. Häufiges, schwallartiges, hellrotes Erbrechen weist auf eine massive Blutung hin. Bei längerer Verweildauer des Blutes im Magen und in Anwesenheit von Magensäure wird kaffeesatzartiges Erbrechen eher für eine mittelgradige Blutung sprechen. Immer ist eine Blutung aus dem Nasopharynx mit Verschlucken von Blut, das dann meist erbrochen wird, auszuschließen. Aus dem Auftreten von *Teerstuhl* (Melaena) ist zu schließen, daß es sich um eine Blutung im oberen Intestinalbereich handelt. Entweder ist das Blut mit Magensaft in Kontakt gekommen oder die Schwarzfärbung entsteht bei langer Verweildauer im Darm durch fermentative und bakterielle Zersetzung. Allerdings kann es bei massiven Blutungen aus diesem Bereich auch zu meist durchfallartigen *roten Darmblutungen* kommen (Hämatochezie) (189). In der Regel wird jedoch die rote Darmblutung auf eine Blutungsquelle im unteren Darmbereich hinweisen. Auf eine noch bestehende mittelgradige oder noch nicht lange zurückliegende Blutung wird durch Hämatemesis hingewiesen. Dagegen können Teerstühle sich noch bis zu 5 Tage nach dem Stillstand einer Blutung zeigen (777). Andererseits dauert es

– ohne Durchfall – 8-10 Std. oder länger, bis nach einer Magenblutung
der Stuhl schwarz verfärbt ist.

Besonderes diagnostische Schwierigkeiten bereiten die **intestinalen Blutungen**, durch die sich bedrohliche Situationen entwickeln können (z.B.
Schock, Lungenödem), bevor es zu Bluterbrechen oder Blutabgang gekommen ist. Dabei können sich *mehrere Liter Blut im Darm* befinden (564).

Zu Beginn einer (auch massiven) Blutung, können sich bei der Untersuchung von Erythrozyten, Hämatokrit und Hämoglobin Normalbe-
funde zeigen, weil sich initial durch den Blutverlust die Zusammensetzung des Blutes nicht ändert. Da sich nach einer Blutung die Erythrozytenzahl durch Regeneration nur langsam normalisiert, das Volumen
durch Einströmen von extravasaler Flüssigkeit jedoch schneller kompensiert wird (s. Abschn. 265), ändert sich die Relation von flüssigen
zu festen bzw. zu gelösten Bestandteilen. Diese Adaption ist nach 8-12
Std. erreicht, so daß dann das Ausmaß der Blutung ersichtlich ist. Es
empfiehlt sich deshalb, nach 6-12 Std. in regelmäßigen Abständen von
4-6 Std. *Kontrollen* durchzuführen, auch wenn gleichzeitig Bluttransfusionen verabreicht werden, um zu schätzen, wie groß der Blutverlust
war, ob noch eine Blutung besteht und – bei weiterem Verlauf – ob ein
Blutungsrezidiv aufgetreten ist (997).

Beispiel:
Wenn 8 Std. nach der Blutung 4 Blutkonserven verabreicht werden
und danach der gleiche Hb-Wert gemessen wird wie vor der Blutzu-
fuhr, so hat in dieser Zeit der Kranke eine Menge von 4 Blutkonserven
(ca. 1500 ml) verloren.

B. Diagnostische Hinweise
Bei einer Reihe von gastrointestinalen Blutungen gibt es **Symptome
und Befunde, die auf die Blutungsquellen hinweisen:**

1. Ulkusblutung:
Anamnese: Frühere Behandlung wegen Magengeschwüren oder
„Magenschleimhautentzündung" frühere Blutungen (Teerstuhl),
Operation am Magen-Darm-Trakt (Anastomosenulkus), Schmer-
zen bis zum Einsetzen der Blutung; Erbrechen; frühere Röntgen-
befunde.

Hämatemesis: Häufiger bei Ulcus ventriculi als bei Ulcus duodeni.

Diagnose: Durch Endoskopie des oberen Verdauungstraktes, Standard-Röntgenuntersuchung, evtl. Angiographie.

2. Ösophagusvarizenblutung:
(s. S. 664).

3. Blutung bei Gastritis erosiva:

Anamnese: Alkoholabusus, Medikamente, Streßsituation, apparative Behandlungsmaßnahmen (Dialyse, Respiratorbehandlung) Apoplexie, andere zerebrale Prozesse, Verbrennungen, Urämie.

Befund: Teerstuhl, selten Hämatemesis.

Diagnose: Nur durch Gastroskopie!

4. Mallory-Weiss-Syndrom:

Definition: Schleimhautrisse, die im unteren Drittel des Ösophagus lokalisiert sind; Schleimhautrisse, die in die Pars cardiaca des Magens reichen; isolierte Einrisse an der kardianahen Magenschleimhaut. (Schwerste Form mit schlechter Prognose, selbst bei sofortiger Operation: Boerhaave-Syndrom = Spontanruptur des ganzen Ösophagus.)

Anamnese: Typisch vorausgehendes, unblutiges massives Erbrechen (häufiger bei Kranken über 50 Jahre). Häufig mit Hämatemesis.

Diagnose: Nur durch Ösophago- bzw. Gastroskopie. (Literatur bei 686, 967).

5. Exulceratio simplex Dieulafoy:

(Akute solitäre Erosion einer submukösen Magenarterie)

Anamnese: Ohne Prodromi; mitunter sind früher Blutungen aufgetreten.

Befund: Stets massive Blutungen, Hämatemesis häufig.

Diagnose: Gastroskopie, Angiographie.

6. Magenkarzinom:

Anamnese: Gewichtsabnahme, häufig keine auf den Magen hindeutenden Beschwerden.

Befund: Eventuell tastbarer Tumor, Kachexie, evtl. „Virchowsche Drüse" über der Clavicula, häufig okkultes Blut im Stuhl. Meist Melaena, selten Hämatemesis.

Diagnose: Standard-Röntgenuntersuchung, Gastroskopie, (Angiographie).

7. Hiatushernie

Anamnese: Gelegentlich Refluxbeschwerden, meist Melaena.

Diagnose: Durch Röntgenuntersuchung, Endoskopie. Erst durch zusätzliche Schädigungen der Schleimhaut kommt es zu Blutungen aus Hiatushernien. Diese sind durch die anatomische Situation allerdings meist gegeben.

8. Dünndarmtumor:
Gutartige Tumoren führen öfters zu massiven Blutungen als bösartige. Die Blutungen gehen meist mit kolikartigem Schmerz oder mit Übelkeit oder Erbrechen einher.

Diagnose: Standard-Röntgenuntersuchung, Arteriographie. Meist liegt eine rote Darmblutung vor, durch Retroperistaltik kann es aber auch zu Hämatemesis und Melaena kommen. (In seltenen Fällen wird durch diese akute Blutung ein bedrohlicher Zustand herbeigeführt, ohne daß eine sichtbare Blutung besteht!)

9. Divertikulitis des Dickdarms:
Anamnese: Meist ist die Diagnose von früheren Röntgenuntersuchungen bekannt. Eine frische, starke Blutung führt zu einem massiven Blutabgang.

Diagnose: Röntgenkontrastdarstellung, Endoskopie, Arteriographie.

10. Colitis ulcerosa:
(Jüngeres Lebensalter, überwiegend bei Frauen)

Anamnese: Blut-, Eiter- und Schleimabgang. Während der Blutung häufig Spasmen und Tenesmen.

Diagnose: Durch Standard-Röntgenuntersuchung, Endoskopie und Arteriographie. Bei akuter Blutung: rote Darmblutung.

11. Angeborene und erworbene Störungen der Hämostase (s.o.):
In seltenen Fällen kann ein Morbus Osler (vaskuläre angeborene Angiome) auch auf den Darm allein beschränkt sein (Endoskopie!).

Anamnese: Blutungsneigung meist bekannt.

Befund: Zeichen älterer Blutung (z.B. Gelenkblutung, Gelenkversteifungen bei Hämophilie), Zeichen der hämorrhagischen Diathese.

Diagnose: Durch Gerinnungsstatus und Endoskopie. Häufig Melaena, selten Hämatemesis.

12. Blutung aus einem Meckelschen Divertikel
Anamnese: Mitunter periumbilikale Koliken.

Befund: Kein Blut im Magen, jedoch Melaena! Manchmal massive Blutung, dann gelegentlich hellrot.

Diagnose: Durch Endoskopie, Röntgenuntersuchung, Angiographie.

13. Dickdarmkarzinom
Anamnese: Häufig stumm, Änderung der Stuhlgewohnheiten. Wechsel zwischen Obstipation und Durchfall, zuweilen Schmerzen, oft unklare Fieberzustände.

Befund: Selten massive Blutung, häufig okkulte Blutungen.

Cave: Verwechslung mit Hämorrhoiden!

Diagnose: Digitale Untersuchung, Röntgenkontrastuntersuchung, Rektoskopie, Sigmoidoskopie, Koloskopie.

14. Morbus Crohn
Anamnese: Langjährige Anamnese, mit Exazerbation, wechselnd mit inaktiven Phasen. Durchfälle vorhanden mit Tenesmen. Evtl. Fistelbildung. Wie bei Tuberkulose.

Diagnostik: Endoskopie und Röntgenuntersuchung.

Die Tab. *X.-11* gibt eine Übersicht über wichtige anamnestische Hinweise zur **Lokalisation der Blutungen.**

Tab. *X.-11.* Hinweise zur Blutungsursache.

Anamnese	Mögliche Ursache
Prädisponierende Magen-Darm-Erkrankung	Z.B. Ulcus, Colitis ulcerosa, M. Crohn
Alkoholismus, Leberzirrhose	Ösophagusvarizen (Ulkus ventriculi)
Medikamente	Ösophagusulkus (Tetrazykline) Magenulkus, Magenerosion
Zustand nach Magenoperation oder Bestrahlung	Anastomosenulkuskarzinom
Endoskopische Untersuchung mit Probeexzision	Nachblutung
Plötzliches Erbrechen vorangegangen	Mallory-Weiss-Syndrom
Streßsituation, Operation, Trauma, Verbrennung, intensive medizinische Behandlung	Streßulkus, Streßerosionen

Symptomatik: Bei der akuten Blutung ist zwischen *direkten* und *indirekten* Zeichen zu unterscheiden.

Unter *direkten Zeichen* versteht man die verschiedenen Formen der Blutabgänge:
1. Bluterbrechen *(Hämatemesis)* oder Erbrechen von kaffeesatzartig verändertem Blut.
2. *Melaena,* (Teerstuhl).
3. Hämatochezie (hellrote anale Blutung).

Als *indirekte Zeichen* gibt es neben dem sichtbaren oralen oder analen Blutabgang besonders bei akuten Blutungen die Reaktion auf *Hypovolämie* und *Hypoxämie: Präschock* oder *Schock* mit blasser und kaltschweißiger Haut, Tachykardie, systolischer Blutdruckabfall, Unruhe, Übelkeit, Brechreiz; nicht selten können die indirekten Zeichen der Blutung also den direkten vorausgehen (Tab. *X.-12*).

Man beachte: Die Werte der Tab. *X.-12* gelten für vorher normale Blutdruckwerte (Anamnese, evtl. mit Angehörigen). Für einen Hypertoniker können systol. Werte um 120 mmHg einen Schock bedeuten.
Die Entwicklung des Schocks hängt von der Stärke der akuten Blutung ab. So können bei einer massiven Blutung die ersten 2 Stadien sehr schnell bis zum III. Stadium durchlaufen werden. Die Beobachtung von Puls und Blutdruck ist ein schnelles und sicheres Verfahren, den Entwicklungsstand zu erfassen. Zusätzlich gibt die Messung des zentralen Venendruckes einen guten Hinweis für die Beurteilung des Verlaufes.

Zusätzlich zu den Schockparametern gibt es noch andere Parameter, die eine gute Einteilung der Schweregrade ermöglichen (Tab. *X.-13*). Die Übergänge sind fließend. Entscheidend wird der zeitliche Ablauf von dem Ausmaß der akuten Blutung abhängen.
Unter den jederzeit meßbaren *Kreislaufparametern* ist der *zentrale Venendruck* besonders aussagekräftig. Auch die Relation *Puls/Blutdruck* ausgedrückt als *Schockindex,* kann bei mittelschweren und schweren Blutungen herangezogen werden.
Der *Bedarf an Volumenersatzmitteln und Blutkonserven,* die zur Stabilisierung des Kreislaufs notwendig sind – oder nicht zur Stabilisierung führen – ist für die Beurteilung von besonderer Bedeutung. Bei der Beurteilung der Hämoglobinkonzentration ist die verspätete Reaktion zu berücksichtigen.

Besondere Aufmerksamkeit muß bei der intensivmedizinischen Betreuung auf *Hinweise für eine Rezidivblutung* gerichtet sein. Neben der erneuten sichtbaren Blutung sind folgende Zeichen zu beachten:

Tab. *X.-12.* Stadien des hypovolämischen Schocks.

Stadium I
1. Kühle Haut, blaß, klebriger Schweiß
2. Enge Pupillen, reagierend auf Licht
3. Puls ziemlich langsam
4. Blutdruck beginnt abzusinken
5. Atmung nicht wesentlich verändert
6. Leichte motorische Unruhe.

Stadium II
1. Haut kühl, bläulich-zyanotisch
2. Langsame Reaktion der erweiterten Pupillen
3. Kleiner fliegender Puls > als 100/min
4. Absinken des Bluckdruckes systolisch unter 100 mmHg
5. Atmung schneller und flacher
6. Bewußtsein getrübt

Stadium III
(Kreislaufzusammenbruch)
1. Haut fahl grau, kalt
2. Sehr weite, wenig reagierende Pupillen
3. Flache schnelle Atmung
4. Puls kaum oder nicht tastbar
5. Blutdruck kleiner als 60 mmHg systolisch oder nicht meßbar
6. Bewußtseinstrübung oder Bewußtlosigkeit

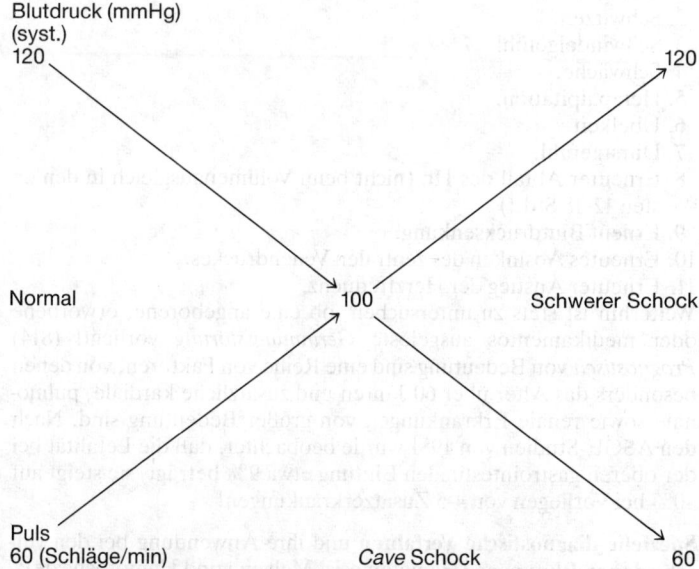

Blutdruck (mmHg)
(syst.)
120

120

Normal

100

Schwerer Schock

Puls
60 (Schläge/min)

Cave Schock

60

Tab. *X.-13.* Schweregradeinteilung der akuten gastrointestinalen Blutung.

	Leicht	Mittelschwer	Schwer
Blutverlust	< 250 ml/24 h	250-1.000 ml/24 h	>1.000 ml/24 h
Hämoglobin-konzentration	> 11 g %	9-11 g %	< 9 g %
Konservenbedarf	keine	1-3 Konserven	4 und mehr Konserven
Kreislauf-reaktion	keine	HF ↑ ZVD ↓ arterieller Druck ↓	HF ↑↑ ZVD ↓↓ arterieller Druck ↓↓
klinische Symptome	Abgeschlagen-heit	Durstgefühl, Übelkeit, Bettlägerigkeit	Unruhe (Fieber) Bewußtseins-trübung, Bewußt-losigkeit, Schock

HF = Herzfrequenz; ZVD = zentraler Venendruck; ↑ = Meßwert erhöht;
↓ = Meßwert erniedrigt.

1. Stuhlgang.
2. Schwitzen.
3. Schwindelgefühl.
4. Schwäche.
5. Herzpalpitation.
6. Übelkeit.
7. Durstgefühl.
8. Erneuter Abfall des Hb (nicht beim Volumenausgleich in den ersten 12-18 Std.!)
9. Erneut Blutdrucksenkung.
10. Erneutes Absinken des zentralen Venendruckes.
11. Erneuter Anstieg der Herzfrequenz.

Weiterhin ist stets zu untersuchen, ob eine angeborene, erworbene
oder medikamentös ausgelöste *Gerinnungsstörung* vorliegt! (814)
Prognostisch von Bedeutung sind eine Reihe von Faktoren, von denen
besonders das Alter über 60 Jahren und zusätzliche kardiale, pulmonale sowie renale Erkrankungen von großer Bedeutung sind. Nach
den ASGE-Studien von 1981 wurde beobachtet, daß die Letalität bei
der oberen gastrointestinalen Blutung etwa 9% beträgt, sie steigt auf
40% bei Vorliegen von 4-5 Zusatzerkrankungen!

Spezielle diagnostische Verfahren und ihre Anwendung bei den verschiedenen Blutungen (Hämatemesis, Melaena und Hämotochezie):

1. Hämatemesis

(Tab. *X.-14*).
Bei der Hämatemesis wird die Blutungsquelle in der Regel mit dem *Endoskop* entdeckt. Die *Ösophagogastroduodenoskopie* ist daher die erste Methode nach dem Basisprogramm. Die erklärten *Ziele der Notfallendoskopie* sind (281):

1. Lokalisation der Blutungsquelle.
2. Identifikation der Blutungsquelle.
3. Blutet der Patient noch weiter?
4. Schwere der Blutung (arteriell, venös parenchymatös).
5. Zeichen der vorausgegangenen Blutung (Gefäßstumpf, Koagel, Thrombus, Hämatinbelag).
6. Ist ein Blutungsrezidiv wahrscheinlich?
7. Erkennen von Mehrfachbefunden.
8. Festlegen der weiteren Therapie (konservativ, endoskopisch, operativ).
9. Gezielte, eventuell elektive Operation.

Tab. *X.-14*. Diagnostik bei Hämatemesis. Modifiziert nach Rösch (734).

Anamnese, Befund
Blutbild, Blutgruppe
Gerinnungsstatus
↓
Stabilisierung der Kreislaufverhältnisse → Blutdruck nicht zu stabilisieren
↓ → Operation/*Diagnostik im OP*
Blutdruck stabil
↓
Notfallendoskopie → Blutungsquelle gesichert
↓
Blutungsquelle nicht gefunden
↓
(Szintigraphie – Angiographie → aktive Blutung ↓ *Angiotherapie* oder
↓ Operation
Blutungsquelle nicht gefunden
↓
Magen-Darm-Passage → Blutungsquelle gesichert → *operativ oder*
↓ *konservativ*
Keine Blutungsquelle
↓
Blutung aus HNO-Bereich oder Lunge *(HNO-Untersuchung oder Bronchoskopie)*

Eine Indikation zur *röntgenologischen Untersuchung* besteht bei der akuten oberen Gastrointestinalblutung selten. Auch die Indikation einer *Angiographie* ist äußerst selten. Als effektive Methode bei endoskopisch nicht auffindbarem Leck ist die *Szintigraphie* nach intravenöser Injektion von ^{99m}Tc-Pertechnetat vorgeschlagen worden. Die Szintigraphie ermöglicht jedoch keine exakte Lokalisation, so daß bei positivem Befund eine *Angiographie* angeschlossen werden sollte. Auch diese Untersuchung wird selten eingesetzt.

Ergibt sich auch aus der angiographischen Untersuchung keine Blutungsquelle, so wird bei der weiteren Suche (meist handelt es sich um massive Blutungen) die *röntgenologische Untersuchung* angeschlossen. Außerdem muß jetzt auch daran gedacht werden, daß die Blutung aus dem Hals-Nasen-Ohren-Bereich oder bronchialen Ursprungs sein kann. Ein erstes – wenn auch nicht ganz zuverlässiges Unterscheidungsmerkmal ist schaumiges Blut, das auf die Lunge hinweist. Anders im HNO-Bereich: Blut wird verschluckt, dann wie bei Haematemesis erbrochen.

Tab. *X.-15.* Diagnostik der Melaena.

Anamnese, Befund, Blutbild,
Blutgruppe, Gerinnungsstatus
↓
Stabilisierung des Kreislaufes
↓
Notfallgastroskopie→   Sichtbare Blutung → Diagnostik wie bei
↓   Hämatemesis
Blutungsquelle nicht gefunden (kein Blut sichtbar)
↓
Rektoskopie – Koloskopie→ Blutungsquelle gesichert
↓   (→Therapie)
Blutungsquelle nicht gesichert
↓
Angiographie (oder *Szintigraphie*) – Blutungsquelle gesichert
↓   – Entsprechende Therapie
Blutungsquelle nicht gesichert
↓
Eventuell *röntgenologische Untersuchung*
↓
Blutungsquelle nicht gesichert
↓
Eventuell *Laparotomie* oder abwartende Haltung.

---

2. Melaena
(Tab. *X.-15*).
Etwa 10% der Blutungen mit Melaena haben ihre Quelle im *unteren Verdauungstrakt*. Die Untersuchung beginnt (nach Anamnese, Befund und Gerinnungsstatus) mit der *Gastroskopie*. Ist mit dieser Untersuchung eine Blutung im oberen Gastrointestinalbereich zu vermuten, so wird die Diagnostik wie bei Hämatemesis verlaufen. Wird keine Blutung festgestellt, so muß die *Rektoskopie* bzw. *Koloskopie* angeschlossen werden. Gelingt damit die Sicherung der Blutungsquelle nicht, so sollte bei stärkeren Blutungen die *Angiographie* angeschlossen werden. Besonders im mittleren und unteren Dünndarm bleibt die Angiographie anderen Untersuchungsverfahren überlegen (282, 734). Als neueres Verfahren kann auch bei diesen Kranken die ^{99m}Tc-*Pertechnetat-Szintigraphie* eingesetzt werden. (Dieses Verfahren wird zur Zeit noch selten in der Praxis geübt.)
Wird auch durch die *Angiographie* keine Klärung herbeigeführt und erlauben es die Kreislaufverhältnisse, so sollte eine röntgenologische Magen-Darm-Untersuchung einschließlich eines Kolonkontrasteinlaufes durchgeführt werden. Je nach dem Ergebnis wird eine endosko-

Tab. *X.-16*. Diagnostik bei massiver Hämatochezie.

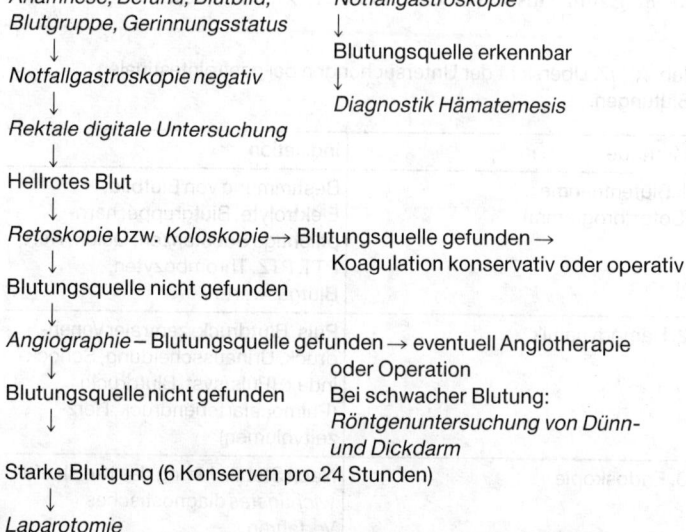

pische Behandlung (z.B. bei Nachweis von Angiodysplasien: Elektrokoagulation) oder eine operative Therapie erfolgen.

3. Hämatochezie
(Tab. *X.-16*)

Auch bei der roten Darmblutung sollte nach Stabilisierung des Kreislaufes eine *Notfallgastroskopie* erfolgen. (Bei sehr starken oberen gastrointestinalen Blutungen kann es zu hellrotem Blutabgang aus dem
Darm kommen.) Wird dadurch die Blutungsquelle festgestellt, richtet
sich das weitere Vorgehen nach den Empfehlungen für die Hämatemesis. Ist durch die Untersuchung eine obere Gastrointestinalblutung
weitgehend ausgeschlossen, so folgen die *anorektale digitale Untersuchung* und die *Rektoskopie; zeigen* diese Untersuchungen, daß die Blutungsquelle oberhalb des rektoskopischen Untersuchungsbereiches
liegt, so wird die *Koloskopie* angeschlossen. Der Vorteil dieses Vorgehens besteht darin, daß dabei die Möglichkeit besteht, sofort therapeutisch einzugreifen. Bringt auch diese Untersuchung kein Ergebnis
hinsichtlich der Blutungsquelle, so wird bei massiven Blutungen – soweit die Möglichkeit besteht – die *Angiographie* angeschlossen. Bei
Blutungen im mittleren und unteren Dünndarm ist diese Untersuchung anderen Methoden überlegen. In seltenen Fällen bei weiterbestehenden Ursachen starker ungeklärter Blutung ist die *Laparotomie*
einzusetzen. Sistiert die Blutung, so kommt die *röntgenologische Untersuchung* zum Einsatz (Übersichten bei 195, 280, 728).

Tab. *X.-17.* Übersicht der Untersuchungen bei gastrointestinalen
Blutungen.

Methode	Indikation
1. Blutentnahme (Sofortprogramm)	Bestimmung von Blutbild, Elektrolyte, Blutgruppe, harn- pflichtige Substanzen, Quick-Wert, PTT, PTZ, Thrombozyten, Blutgaswerte
2. Hämodynamik	Puls, Blutdruck, zentraler Venen- druck, Urinausscheidung, Schock- index, (Puls/syst. Blutdruck) (Pulmonalarteriendruck, Herz- zeitvolumen)
3. Endoskopie	Nach Stabilisierung des Kreislaufes *wichtigstes* diagnostisches Verfahren

Tab. *X.-17.* (Fortsetzung)

Methode	Indikation
4. Angiographie	Bei *negativer endoskopischer Diagnostik.* Bei der *Aortographie* muß der Blutaustritt mindestens 5 ml/min sein; (nur selten eingesetzte Untersuchungsmethode wegen Überlagerung) bei selektiver Arteriographie muß mehr als 1-1,5 ml Blut pro Minute aus der Blutungsquelle heraustreten
5. Röntgenuntersuchung des Magen-Darm-Traktes	Bei der akuten Blutung besteht *keine* Indikation. Dagegen wird nach den üblichen Indikationen *nach Sistieren der Blutung und noch nicht gelungenem endoskopischen Nachweis der Blutungsquelle* die Röntgendiagnostik eingesetzt.
6. Szintigraphie	Eine *weitere Methode bei endoskopisch nicht auffindbaren Blutungsquellen* ist die Szintigraphie nach intravenöser Injektion von ^{99m}Tc-Pertechnetat (mit entsprechend markierten Erythrozyten). Diese Szintigraphie erlaubt jedoch *keine* exakte Lokalisation; bei positivem Befund ist daher in der Regel eine Angiographie anzuschließen. Bisher hat diese Methode noch keine breite Anwendung gefunden
7. Probelaparotomie	Ein operatives Vorgehen ist indiziert bei *massiver Blutung und wenn konservative Maßnahmen versagen.* Zunahme der Blutungsstärke mit einem Konservenbedarf über 500 ml/h bzw. 2500 ml/24 h, Blutungsrezidiv und höheres Alter (über 55 Jahre) oder/und Verschlechterung des Allgemeinzustandes machen ein rasches Eingreifen erforderlich.

C. Sofortmaßnahmen bei schweren Blutungen

1. Inspektion (Schockzeichen?).
2. Blutdruck (frühere Hypertonie?).
3. Puls (Frequenz und Qualität).
4. Venöser Füllungszustand.
5. Lagerung: Oberkörper leicht erhöht (Aspirationsprophylaxe; bei Bewußtlosigkeit Intubation).
6. Nahrungskarenz.
7. Volumensubstitution: Bei schwerer Blutung mit beginnendem oder manifestem Schock: venöser Zugang (bei manifestem Schock: zwei venöse Zugänge!) und Zufuhr von Plasmaersatzlösung, z.B. *Hydroxyäthylstärke* (Plasmasteril® oder HÄS-steril® 10%) Longasteril® oder Macrodex® oder *Humanalbumin*. Die Dosis sollte auf 1.000 ml je Kolloidart beschränkt bleiben.

Merke: Vasokonstriktorische Maßnahmen sind kontraindiziert!

D. Intensivtherapie

Voraussetzung für die Intensivtherapie:

1. Venöser Zugang (zentraler Venenkatheter).
2. Eventuell Pulmonaliskatheter.
3. Blutentnahme (siehe bei Laborwerten: Blutbild, Elektrolyte, Gerinnungsparameter, Blutgruppe, Kreuzprobe, Harnstoff, Kreatinin).
4. Eventuell arterielle Punktion (Blutgasanalyse).
5. Eventuell Magensonde.
6. Blasenkatheter.
7. Rektale Untersuchung.
8. Möglichkeit der Notfallendoskopie.

Therapieschema:

1. Lagerung.
2. O_2-Zufuhr.
3. Volumen-Zufuhr.
4. Notfallendoskopie.
5. Benachrichtigung des Chirurgen und Entscheidung: Operation oder konservativ?
6. Konservative Behandlung:
   a) Magensonde.
   b) Stillung der Blutung.
   c) Säurehemmende Therapie. Protonenpumpen-Hemmer (H^+K^+-ATPase) *Omeprazol* (Antra®).
7. Endoskopische Blutstillung.
   a) Thermische Methoden.
   b) Unterspritzung.
   c) Elektrokoagulation.
8. Orale Ernährung, abführende Maßnahmen.
9. Behandlung von Blutungen im Dünn- und Dickdarm.

Zu 1. Bei der *Lagerung* sollte der Oberkörper leicht angehoben sein. Auch bei Schocksituation wird die Flachlagerung nicht mehr konsequent durchgeführt. Ein Anheben der Beine ist nur für kurze Zeit (15-30 min) vorzunehmen.

Zu 2. Bei Kranken mit Schockzeichen sollte auf jeden Fall eine *Sauerstoffzufuhr* über die Nasensonde erfolgen.

Zu 3. *Volumenzufuhr.* Die Infusionstherapie hat zum Ziel, den Volumenmangel zu beheben und die herabgesetzte (O_2-transportierende) Erythrozytenmenge zu ersetzen.

Merke: Die wichtigste und schnellste Kontrolle für die gezielte *Volumenzufuhr* sind der arterielle Druck, die Pulsfrequenz und besonders der *zentrale Venendruck.*

Bei schweren Blutungen (d.h. klinische Zeichen des beginnenden oder manifesten Schocks) und einem *Hämatokrit unter 30%* bzw. *Hämoglobin unter 9 g %* ist so früh wie möglich eine kombinierte Zufuhr von *kolloidalen Plasmaersatzstoffen und Blut* dringend notwendig. Das Verhältnis Blut zu kolloidalen Lösungen beträgt dann 2 : 1, wobei die Gesamtmenge von 2500 ml Plasmaersatzstoff nicht überschritten werden sollte (34, 128, 345).

Folgendes *Vorgehen* wird vorgeschlagen:
- Bis zum Eintreffen der gekreuzten Blutkonserven: Macrodex®
  (oder entsprechend *Dextran 70*) 1000-1500 ml.
- Stehen Blutkonserven zur Verfügung: Macrodex® und *Blutkonserven* im Verhältnis 2 : 1.
- Bei weiterbestehender Blutung und nach Zufuhr von insgesamt
  2500 ml *Dextran 70:* Blutkonserve nach Bedarf (Elektrolytsubstitation muß zusätzlich nach den Serumelektrolytwerten erfolgen, z. B.
  in Form von kristalloiden Lösungen).

Bei diesem Vorgehen sollte für die ersten 4-5 Stunden eine *stündliche Zufuhr von mindestens 1000 ml* (bis 1500 ml) erreicht werden. In einer größeren Serie bei schweren Blutungen schwankte der mittlere Blutbedarf zwischen 3 und 9 l, je nach Ursachen (193); er wird meist um die Hälfte unterschätzt.

Wichtig: Viertel-, später halbstündige Kontrolle von zentralem Venendruck, Blutdruck, Puls; Ausscheidung (stündlich).

Als *Zeichen der Besserung* sind anzusehen:
1. Anstieg des zentralen Venendruckes (+ 5 bis + 7 cm H_2O).
2. Anstieg des systolischen Druckes (über 100 mmHg) und Vergrößerung der Blutdruckamplitude.
3. Abnahme der Pulsfrequenz.
4. Zunahme der Urinausscheidung.

Zu 4. Bei der schweren Blutung ist *immer eine Notgastroskopie* vorzunehmen (siehe auch diagnostisches Schema). Nach dem Befund ist dann das weitere Vorgehen zu entscheiden. Nach Forrest ist folgende Einteilung vorgenommen worden, die gute Hinweise für das *therapeutische Vorgehen* ableiten läßt:

Behandlung nach endoskopischem Befund (siehe auch Tab. X.-8 zur Forrest-Klassifikation der Ulkusblutung).

Forrest I a   – Operation oder verzögerte Operation nach endoskopischer Blutstillung.
Forrest I b   – Endoskopische Blutstillung oder Pharmakotherapie.
Forrest II a   – Operation.
Forrest II b   – Kontrollendoskopie nach 24 Stunden. Reklassifikation.
Forrest II c   – Blutungsrezidivprophylaxe.
Forrest III

Über die Möglichkeiten der endoskopischen Blutstillung (siehe Punkt 6-10).

Zu 5. Bei jeder schweren Blutung sollte immer frühzeitig ein *Chirurg zugezogen* werden. Außer bei *arteriell spritzenden* Blutungen sollte der operative Eingriff durch Ausschöpfung aller konservativen Behandlungsmaßnahmen *hinausgezögert* werden mit dem Ziel, anstelle der Notoperation die Früh- oder Elektivoperation einzusetzen (Frühoperation = Operation innerhalb der ersten 48 Stunden; Elektiv- oder Intervalloperation = Operation nach Stillstand der Blutung und nach diagnostischer Klärung).

Indikationen der operativen Blutstillung sind:

1. Erfolglose oder nicht durchführbare endoskopische Blutstillung.

2. Ein Bedarf von mehr als 6 Blutkonserven in den ersten 24 h, eine anhaltende Blutung über 48 h, oder eine Rezidivblutung unter suffizienter Therapie.

Zu 6. *Konservative Behandlung:*

Zu a) Besteht keine Indikation zur Notoperation, so wird nach der Endoskopie eine weiche *Magensonde* (durch die Nase) eingelegt. In viertel- bis halbstündigem Abstand wird mit lauwarmem Wasser gespült um festzustellen, ob die Blutung weiterbesteht, sistiert oder wieder beginnt.

Zu b) Durch kontrollierte Studien wurde gezeigt (735), daß der *Einsatz von Somatostatin zur Blutstillung* sinnvoll ist.

Vorteile: Somatostatin hemmt die basale und die stimulierte Gastrinfreisetzung in über 80%, und hemmt die durch Testmahlzeit und Pentagastringabe stimulierte Magensäuresekretion um über 90%; weiterhin wird die Pepsinproduktion gehemmt und die arterielle Durchblutung im Splanchnikusgebiet reduziert (554).

Außerdem konnte gezeigt werden, daß Somatostation-Infusionen nur bei Lebergesunden die Leberdurchblutung und den Pfortaderdruck senken; bei Kranken mit Leberzirrhose ist dieser Effekt nicht nachweisbar (467).

Nachteile einer Somatostatin-Behandlung sind der sofortige Wirkungsverlust nach Absetzen sowie die hohen Kosten. Der günstige Effekt führt zu dem Vorschlag, bei Sickerblutung (Forrest I b) die Substanz einzusetzen, allerdings sollte die Behandlung nicht länger als 48 Stunden versucht werden (795).

D o s i e r u n g : Somatostatin 250 μg als Bolus i.v., dann 250 μg i.v./h als Dauerinfusion.

Zu c) *Säurehemmung:* Nach endoskopischer Blutstillung bzw. nach stattgefundener Blutstillung sollte sofort die Behandlung einsetzen: *Omeprazol* (Antra®) = 2 Amp. = 80 mg i.v. sofort nach Notendoskopie, danach 3×1 Amp./Tag i.v.

Der Einsatz von *aluminiumhydroxidhaltigen Antazida* muß in zweistündigen Intervallen vorgenommen werden.

D o s i s : ½-1 g durch die Magensonde im Abstand von 2 Stunden (z.B. Maaloxan® 70 Suspension oder Ulcogant®).

Zu 7. *Endoskopische Blutstillung:*

Zu a) Die *Laserkoagulation* wurde vor einigen Jahren sehr propagiert. Bei Erosionen war allerdings diese Behandlung nicht so günstig wie die Ergebnisse bei blutenden Ulcera. Die jetzt vorliegenden 8 kontrollierten Studien über die Lasertherapie zeigen in der Mehrzahl *keine Vorteile dieser Therapie,* so daß viele Gastroenterologen den Laser nicht mehr zur Blutstillung einsetzen (420). Zu diskutieren ist jedoch die Behandlung bei älteren Patienten mit erhöhtem Operations-Risiko (351a, 776a).

Zu b) *Unterspritzung:* Die technisch mögliche endoskopische Unterspritzung blutender Läsionen ist bis zu 80% erfolgreich (860). Es werden 2–8 ml Suprarenin (1 Amp. à 1 ml 1:1000 verdünnt mit 10 ml NaCl 0,9%) in das spritzende Gefäß bzw. in das Ulcus mit Sickerblutung injiziert. Dadurch kommt es zur Kontraktion und Kompression der Arterie und damit zur Blutstillung.
Zur Sklerosierung wird 2–4 ml *Polidocanol* (Aethoxysklerol Kreussler® 1%) zusätzlich direkt an den Gefäßstumpf injiziert (auch bei Gefäßstumpf ohne Blutung). Gut bewährt hat sich auch die Injektion von Gewebekleber (Tissucol® 2–4 ml).

Zu c) Über die erfolgreiche Blutstillung durch *Elektrokoagulation* wird von vielen Autoren berichtet. Verschiedene Verfahren werden angegeben, so z. B. von Frühmorgen die Anwendung einer monopolaren HF-Sonde, da diese ohnehin für die Polypektomie und Papillotomie in endoskopischen Abteilungen vorhanden ist (280).

Zu 8. Mit der *oralen Ernährung* wird so früh wie möglich begonnen, d.h. wenn Übelkeit und Brechreiz gewichen sind, die Blutung steht und eine Frühoperation nicht in Betracht kommt. Dies kann mitunter schon am ersten Behandlungtag der Fall sein. Von besonderer Wichtigkeit ist die häufige Zufuhr kleiner Portionen (z.B. Haferbrei). Empfehlenswert ist in der Folge für die ersten Tage die Diät nach Meulengracht (vollwertige Kost püriert).

Abführende Maßnahmen sollten nicht vor dem 3. Tag eingeleitet werden. Klinische Hinweise für Stillstand der Blutung sollten vorliegen.

A u s n a h m e : Bei gleichzeitig bestehender Leberschädigung sollten sofort laxierende Maßnahmen durchgeführt werden, um einer zusätzlichen Schädigung und Resorption von lebertoxischen Substanzen und von Blutabbauprodukten vorzubeugen (z.B. Humatin®), *Neomycin* bzw. *Lactulose* (Bifiteral®) (siehe auch Behandlung des Leberkomas S. 481 ff.).

Zu 9. *Behandlung von Blutungen im Dünn- und Dickdarm.* Generelle Behandlungsprinzipien existieren für diese Blutungen nicht. Es muß im Einzelfall entschieden werden, ob eine konservative, operative oder endoskopische Behandlung vorzunehmen ist. Man sollte der Tatsache Rechnung tragen, daß nach Volumensubstitution die überwiegende Zahl der Blutungen zum Stillstand kommt. Weiter ist zu berücksichtigen, daß die *endoskopische Untersuchung* sich um so schwieriger gestaltet, je intensiver die Blutung ist; hier ist die *angiographische Untersuchung* (Mindestblutverlust 0,5-1 ml/min) aussagekräftiger. In der blutungsfreien Phase steht die endoskopische Therapie je nach Blutungsursache im Vordergrund. So ist die *Elektrokoagulation* bei Angiodysplasie zu empfehlen (733). Auch die Unterspritzung mit *Äthoxysklerol,* aber auch die *Lasertherapie* sollten diskutiert werden. Bei schwerer Blutung, die nicht durch Volumensubstitution zum Stillstand kommt und die Endoskopie und Angiographie wenig aussichtsreich ist oder nicht zur Verfügung steht oder dadurch keine Blutungsquelle eruiert werden konnte, muß die Laparotomie eingesetzt werden (Übersichten u.a. bei 728, 734, 797). Darunter fallen v.a. starke Dünndarmblutungen z. B. aus einem Meckelschen Divertikel, einer Angiodysplasie oder einem Tumor.

E. Überwachung
Siehe bei Abschn. X.-3, Ösophagusvarizenblutung, S. 671.

F. Häufige Fehler
1. Keine ärztliche Begleitung auf dem Transport zur Klinik bei bestehender Blutung (Lagerung, Aspirationsgefahr).
2. Verzögerter Behandlungsbeginn. Sofortiger venöser Zugang und Volumensubstitution!
3. Nichterkennen des drohenden Schocks.
4. Falsches Einschätzen des Blutverlustes (bei Hämatemesis wird der Blutverlust meist überschätzt, bei Melaena meist unterschätzt).
5. Übersehen von Gerinnungsstörungen oder zusätzlicher systemischer Störungen der Hämostase.
6. Unzureichende Technik der Endoskopie.
7. Aufschieben der Operationsentscheidung.
8. Mangelhafte Kontrolle des zentralen Venendrucks (bei älteren Kranken kann eine unkontrollierte Volumenzufuhr zur Hypervolämie und zu Lungenödem führen).
9. Übersehen einer Perforation. (Kommt es nach einer Blutung zur Perforation, so kann die Symptomatik verschleiert sein. Abdomenübersichtsaufnahme!)
10. Übersehen einer Rezidivblutung.

3. Ösophagusvarizenblutung

K.-D. Grosser

A. Pathophysiologie

Eine *Druckerhöhung im Pfortaderkreislauf* führt zur Ausbildung eines Kollateralkreislaufes mit Entwicklung von submukösen gastralen und ösophagealen Varizen.

Hauptursache der portalen Hypertension sind *intra- oder extraluminale Gefäßverschlüsse*. Es handelt sich also vorrangig um einen *Widerstandshochdruck*. Je nach Sitz der Hindernisse unterscheidet man *drei Blockformen*.

In 80-90% der Fälle handelt es sich um einen **intrahepatischen Block.** Die Störungen können *prä- oder postsinusoidal* liegen.

Die weitaus häufigste Ursache ist die *postsinusoidal* lokalisierte *Leberzirrhose*.

Der *präsinusoidale Block,* der sich bei granulomatösen Lebererkrankungen oder kongenitaler Leberfibrose findet, ist viel seltener.

Ebenfalls selten ist eine postsinusoidale Blockade bei Thrombosen der V. hepatica und ihrer intrahepatischen Zweige (besonders bei jungen Frauen mit Einnahme von oralen Kontrazeptiva). Zu dieser Form gehört auch das *Budd-Chiari-Syndrom* (509, 829).

Bei dem **prähepatischen Block** liegt die *Sperre im Pfortaderstamm* (fortschreitende Thrombosen bzw. Thrombophlebitiden), in der *Milzvene* (z.B. Thrombose, Stenose) oder in den *Mesenterialvenen* (Phlebitis bei entzündlichen Prozessen in der Nachbarschaft). Dabei handelt es sich um seltene Ursachen der portalen Hypertension.

Ebenfalls selten ist die **posthepatische Blockform.** In erster Linie handelt es sich um *Verschlüsse der V. Cava inferior* oder um Stauungen bei chronischer *Rechtsherzinsuffizienz* unterschiedlicher Ursache und Ausbildung einer „Cirrhose cardiaque".

Mit steigendem Pfortaderdruck nimmt die Gefahr der Varizenblutung zu. Bei Kranken mit *Leberzirrhose* liegen die Druckwerte zwischen *15 und 25 cm H₂O* (Normalwerte um 7 cm H₂O). Einen kritischen Wert stellt die Höhe von *25 cm H₂O* dar (187, 953). Die Blutung kann ausgelöst werden durch starkes Pressen (Stuhlgang, Hustenanfall), durch mechanische Verletzung (harte Speisen) oder zusätzliche entzündliche Veränderungen der Schleimhaut. Es wird angenommen, daß es bei *60% der Kranken mit Leberzirrhose* zu einer Varizenblutung kommt (910a). Von 1200 Kranken mit Leberzirrhose hatten nach einer Statistik von Palmer (686) 859 Ösophagusvarizen (mit 465 beobachteten Blutungen), 178 eine erosive Ösophagitis (mit 109 beobachteten Blutungen), 195 ein Ulcus duodeni (mit 100 beobachteten Blutungen), 74 ein Magengeschwür (mit 54 beobachteten Blutungen) und 73 eine erosive Gastritis (mit 66 beobachteten Blutungen). Das bedeutet, daß bei den Blutungen von Kranken mit Leberzirrhose stets auch nach anderen Blutungsursachen außer der Varizenblutung gefahndet werden muß. Neben den schon erwähnten Gefahren bei der gastrointestinalen Blutung mit hämorrhagischem Schock oder Verblutung bestehen für den Kranken mit Leberzirrhose noch *zusätzliche Gefahren:* So kann sich durch intestinalen Blutabbau und durch parenchymatöse Dekompensation ein *Leberkoma* entwickeln (s. bei

Leberkoma). Dabei wird sich auf die Leberzellen, bei denen bereits eine gestörte Sauerstoffutilisation vorliegt (596, 707) und eine erhebliche Durchblutungsverminderung besteht (mit zunehmendem portalem Druck nimmt die Durchblutung ab (122), ein mangelhaftes Sauerstoffangebot besonders nachteilig auswirken. Durch einen *Schock* wird diese Gefährdung noch verstärkt. In einer anderen Studie (576) starben von den Patienten mit Blutungen aus Ösophagusvarizen 20% an Leberversagen und 7% an anderen Ursachen. *Es kommt also darauf an, nicht nur die Blutung zu beherrschen, sondern auch ihre deletären Folgen für die Leberfunktion abzuwenden.*

Weiterhin ist mit *Hämostasestörungen* zu rechnen, die auf mangelhafte Bildung von Gerinnungsfaktoren, qualitative und quantitative Störungen der Thrombozyten, primäre Fibrinolyse oder Verbrauchskoagulopathie zurückzuführen sind (588). Nicht selten liegen außerdem Störungen des Elektrolyt- und des Wasserhaushaltes vor.

B. Diagnostische Hinweise

Bei der Mehrzahl der Kranken mit Ösophagusvarizenblutung finden sich typische *Hinweise auf das Grundleiden* (Leberverhärtung bzw. -vergrößerung, leichter Sklerenikterus, Spider naevi, evtl. Aszites, Schwellung der subcutanen Bauchvenen („Caput-medusae"), Haarverlust (bei Männern: keine Bartbehaarung und/oder Glatze), Splenomegalie, Palmarerythem, Lachszunge).

Zur Beurteilung der Leberfunktion sind als verläßliche Werte *nur* Untersuchungsergebnisse heranzuziehen, die *vor* der Blutung erhoben worden sind. Für den Gefährdungsgrad bieten die aktuellen Werte wichtige Aussagen; besonders wichtig ist die Erhebung des Gerinnungsstatus, da davon die Blutstillung entscheidend abhängt.

Die Untersuchung und Beurteilung von *Schweregrad der Blutung und Lokalisation* erfolgt durch die *Endoskopie*. Für die Beurteilung des Ausmaßes der Varizen wurde eine Gradeinteilung vorgeschlagen (Tab. *X.-18*).

Tab. *X.-18*. Endoskopische Gradeinteilung bei Ösophagusvarizen.

Grad I	Leicht gefüllt, Durchmesser kleiner als 2 mm, am relaxierten Ösophagus kaum erhaben, in Kopftieflage ausgeprägter.
Grad II	Mäßig prall gefüllt, geschlängelt, Durchmesser 3-4 mm, auf die untere Ösophagushälfte beschränkt.
Grad III	Sehr prall gefüllt, Durchmesser größer als 4 mm, dünnwandig in den Magenfundus übergehend.
Grad IV	Sehr prall, im gesamten Ösophagus ausgedehnt, mit Magen- und häufig auch Duodenalvarizen kombiniert.

Varizen III. und IV. Grades sind im Allgemeinen als *blutungsgefährdet* anzusehen, da sie meist dünnwandig sind und leicht rupturieren können. *Hauptsitz* der Varizenblutung im Ösophagus ist die *suprakardiale Region.* In diesem Bereich verlaufen die Varizen subepithelial sehr oberflächlich. Auf diese Region muß deshalb besonders geachtet werden. Außerdem muß auch auf das Vorliegen einer *Hiatushernie* geachtet werden, da dadurch Schwierigkeiten bei Fixierung der Ballonsonde eintreten können.

C. Sofortmaßnahmen
Siehe bei Abschn. X.-2, Akute Magen-Darm-Blutungen Seite 642.

D. Intensivtherapie
Voraussetzung für die Therapie:
1. Venöser Zugang (zentral venös) und Blutentnahme.
2. Blutgruppenbestimmung (4-6 Konserven kreuzen lassen).
3. Eventuell arterielle Punktion (Blutgasanalyse).
4. Untersuchung des Gerinnungssystems, Quick-Wert, Thrombozyten, PTT, PTZ, Blutbild, Serumelektrolyte, Blutzucker.
5. Rektale Untersuchung.
6. Bereitstellung der Notfallendoskopie.
7. Bereitstellung der Ballonsonde.

Therapieschema:

1. Schockbehandlung:
   Volumenersatz.
   Kolloidale Lösung.
   Bluttransfusion.
   Eventuell Intubation bei komatösen Kranken.
2. Notfallendoskopie.
3. Blutstillung:
   a) Ballonsonde.
   b) Endoskopische Sklerosierung.
   c) Glycylpressin®-Injektion, Glyceryltrinitrat-Infusion, *Somatostatin*-Behandlung.
   d) Operation.
   e) Behandlung von Gerinnungsstörungen.
4. Komaprophylaxe bzw. Behandlung:
   a) Orthograde Magenspülung.
   b) Darmsterilisation.
   c) Hohe Einläufe.
5. Infektprophylaxe.
6. Ernährung.

Zu 1. *Schockbehandlung:* Bei beginnendem oder ausgeprägtem hämorrhagischem Schock muß neben der *Volumensubstitution* auch die *Blutstillung* durchgeführt werden (Sklerosierung, Ballonsonde, Vasopressin), da sonst die Behandlung unvollständig und damit auch ineffektiv bleibt. Zunächst wird nach Messung des ZVD *kolloidale Lösung*, z.B. Macrodex® oder Haes®, 500-1000 ml verabreicht. Während der laufenden Infusion muß entschieden werden, ob die Blutung so stark ist, daß sofort eine Ballonsonde gelegt wird oder ob die Notfallendoskopie möglich ist. In den meisten Fällen wird die *Notfallendoskopie* eingesetzt! Die Volumensubstitution wird so weit wie möglich mit *Bluttransfusionen* weitergeführt. Das Verhältnis Blut zu kolloidaler Lösung sollte auch hier – wie bei anderen gastrointestinalen Blutungen – im Verhältnis 2 : 1 erfolgen.

Bei bewußtseinsgetrübten oder bewußtlosen Kranken muß wegen Aspirationsgefahr die *endotracheale Intubation* erfolgen.

Zu 2. *Notfallendoskopie:* Die Notfallendoskopie sollte als *erste Maßnahme* zur Lokalisierung der Blutungsquelle und zum Ausschluß anderer Blutungsquellen eingesetzt werden. Wird die Varizenblutung frühzeitig bemerkt, so gelingt diese Untersuchung meistens und läßt sich in der Regel sogleich ein Sklerosierungsversuch anschließen.

Kommen die Kranken in dekompensiertem Zustand oder mit sehr starken Blutungen, ist die endoskopische Untersuchung schwierig und gelingt meist nur dem Geübten. Nicht selten reagieren diese Kranken mit starkem Würgen, so daß die Manipulation weitere Rupturen der Varizen mit der Folge einer weiteren Blutungsaktivierung hervorrufen kann. Bei diesen Kranken sollte die endoskopische Untersuchung nicht erzwungen werden, sondern zunächst eine Blutstillung mit der Ballonsonde vorgenommen werden.

Zu 3. *Blutstillung:* Gelingt die Notfallendoskopie, so wird in gleicher Sitzung die *endoskopische Sklerosierung* durchgeführt. Nur wenn die Blutung so stark ist, daß die Sichtverhältnisse eingeschränkt sind, wird bei der Ösophagusvarizenblutung für einige Zeit die *Sengstaken-Sonde* und bei Fundusvarizen die *Linton-Nachlass-Sonde* eingeführt, um nach gestillter Blutung die Sklerosierung vornehmen zu können.

Zu den einzelnen Verfahren:

Zu a) *Ballonsonde:* Entsprechend ihrer Konstruktion gelingt es mit der Sengstaken-Sonde ausschließlich Ösophagus- und *Kardiavarizen* zu kompensieren. Die birnenförmige Einballonsonde nach Linton und Nachlass erlaubt die Kompression der *Fundusvarizen*. Außerdem wird durch diese Sonde der Blutzufluß zu den im Ösophagus beginnenden

Varizen blockiert (133). Mit beiden Sonden kann in 80-90% eine primäre Blutstillung erreicht werden (397).

Notfallbesteck:
1. Sengstaken-Sonde und Linton-Sonde.
2. Anästhesiespray.
3. Anästhesiesalbe oder Glycerin-Gleitmittel.
4. Zwei 20-ml-Spritzen (zur Füllung des Ballons).
5. Eine 100-ml-Blasenspritze (zur Magenspülung).
6. Zwei armierte Kocher-Klemmen zum Abklemmen des Ballons.
7. Ein Druckmanometer (zur Ballondruckprüfung); dafür eignet sich auch jedes Blutdruckmeßgerät.
8. Eine Nierenschale.
9. Ein Katheterbeutel.
10. Eine Schere.
11. Eine gebogene Zange.
12. Ein Laryngoskop.

Vorbereitung:
1. Sorgfältige Prüfung der Dichtigkeit des aufgeblasenen Ballons und der Durchgängigkeit der Magensonde (auch bei neuen Sonden).
2. Intubation bewußtloser Kranker.
3. Sonde gut mit Gleitmittel einreiben.
4. Rachenanästhesie mit Spray, wenn erforderlich.

Ausführung:
1. Sedierung (falls erforderlich).
2. Einführung der Sonde durch die Nase – bei Schwierigkeiten Laryngoskop zu Hilfe nehmen.
3. Sonde 50-55 cm vorschieben.
4. Prüfung der richtigen Lage (mit der Blasenspritze 30 ml Luft rasch in den Magenschlauch einspritzen und mit dem Stethoskop 5 cm oberhalb des Nabels auskultieren). Typische Blasgeräusche bei richtigem Sitz. Durch Aspiration von Mageninhalt ist ebenfalls die richtige Lage zu überprüfen.
5. Vorsichtiges Aufblasen des Magenballons mit 200 ml Luft und Prüfung mit Druckmanometer. Der Druck sollte 40-60 mmHg betragen.
   Nach Aufblasen des Magenballons wird die Sonde bis zum Widerstand an die Kardia gezogen und dann unter Beibehaltung des Zuges der Ösophagusballon mit 80-100 ml Luft gefüllt, bis ein Druck von 35-45 mmHg besteht. Für die meisten Varizen genügen 40 mmHg zur Blutstillung.
6. Die Sonde wird über einen Zug mit einem Gewicht von 500 g gehalten.

3. Ösophagusvarizenblutung

7. Magenspülung: So lange spülen, bis die Flüssigkeit klar bleibt.
8. Eventuell Röntgenkontrolle.

Verlauf:
1. In 2stündigem Abstand erfolgen die Druckkontrollen des Ballons.
2. In stündlichem Abstand erfolgen die Magenspülung und anschließende Gabe von Antazida.
3. In halbstündigem Abstand Mundhöhle absaugen – bei Bewußtlosen – Dauerabsaugung. Der Kranke darf nicht schlucken.
4. Nach spätestens 24 Stunden Entlüften des Ballons.
5. Entlüftete Sonde je nach Situation 2-10 Stunden liegen lassen (weitere Magenspülung).
6. Bei Wiedereinsetzen der Blutung erneute Kompression (eventuell Operation).

Merke: Die Entfernung der Sengstaken-Sonde ist ein heikles, mit größter Vorsicht durchzuführendes Manöver: Durch das Losreißen von Blutkoageln kommt es leicht zu neuerlichen Blutungen.

Komplikationen:
1. Bei Hochrutschen der Sonde kann der Ballon den Kehlkopfeingang verlegen – Erstickungsgefahr. Dies passiert häufig, wenn die Sonde durch den Mund geführt wird!
2. Ansammlung von Flüssigkeit über dem Ballon kann zu Aspiration und Pneumonie führen.
3. Bei längerer Kompression kann es zur Ulzeration im Ösophagus und im Rachenraum kommen (erster Hinweis: Zum Ohr ausstrahlende Schmerzen!).

Einführungstechnik der Linton-Nachlaß-Sonde:
1. Für das Einführen der Linton-Nachlaß-Sonde gelten die gleichen Richtlinien wie für die Sengstaken-Sonde.
2. Auf eine sichere Plazierung im Magen muß sorgfältig geachtet werden. (Ösophagusruptur bei Lage im Ösophagus!)
3. Der Ballon wird mit 600 ml Luft gefüllt.
4. Das Zuggewicht beträgt 1 kg.
5. Rö.-Kontrolle (Abdomenübersicht nach Luftfüllung) notwendig!

Zu b) *Endoskopische Sklerosierung:* Nach der endoskopischen Diagnosesicherung soll nach Möglichkeit *sofort die Sklerosierung angeschlossen* werden (Ausnahme siehe oben). Die spezielle Behandlungsform muß einem erfahrenen Arzt überlassen bleiben. Auch die Art des Vorgehens richtet sich nach der persönlichen Technik (758a).
Während der Notfallendoskopie, die zur Sicherung der Diagnose und zum Ausschluß anderer Blutungsquellen führt, wird nach Möglichkeit

bei gut erkennbarer Quelle eine Sklerosierung versucht werden. Ein in der Therapie erfahrener Arzt wird in einem hohen Prozentsatz die Blutung zum Stehen bringen. Bei nicht exakt lokalisierbaren Ösophagusvarizenblutungen kann die Blutstillung mit einer submukösen Blockade versucht werden, indem die Kardiaregion mit 50-60 ml 1-%iger *Äthoxylsklerol*-Lösung umspritzt wird.

Gelingt bei schwerer Blutung zunächst die Sklerosierung nicht, so wird die *Ballonkompression* eingesetzt. Nach Stillstand der Blutung wird dann die endoskopische Blutstillung im Intervall erfolgen.

Therapie der Wahl ist die *endoskopische Verödung*. Hierfür gibt es praktisch keine Selektion der Patienten. Die Behandlung mit vollflexiblem Endoskop kann ohne Narkose durchgeführt werden. Besonders bei Kranken mit Leberzirrhose, von denen ein hoher Prozentsatz wegen Dekompensation für eine Operation nicht mehr in Betracht kommt, ist diese endoskopische Verödung die geeignete Behandlung (Übersicht bei 281).

Zu c) Die *Gabe von* Glycylpressin® führt durch Senkung des Pfortaderdruckes und wahrscheinlich auch durch Konstriktion der glatten Muskulatur des Ösophagus zu einer Drosselung der Blutung (937).

Man verabreicht: *Triglyzyl-Lysin-Vasopressin* (Glycylpressin®) initial 1-2 mg intravenös, Erhaltungsdosis 4-6stündlich 1 mg als Bolus oder als intravenöse Dauerinfusion. Tagesmaximaldosis: 6×20 µg/kg KG. Die Einzeldosis hält 3-6 Stunden an (937). An Nebenwirkung können nen Bauchkrämpfe oder Blutdruckanstieg auftreten. Neben der Senkung der Leberdurchblutung wird auch die Herzdurchblutung beeinträchtigt. Aus diesem Grund ist diese Behandlung *bei Koronarerkrankung nicht erlaubt*. Zusätzlich kann Glyceryltrinitrat (z. B. Trinitrosan®, 3-5 mg/h über Perfusor) in Kombination mit Glycylpressin® verabreicht werden. Damit können die nachteiligen systemischen hämodynamischen Veränderungen von Glycylpressin® aufgehoben werden, während der Abfall des Partialdruckes potenziert wird. Eine gute Blutstillung konnte in Studien mit *Somatostatin* nachgewiesen werden. Die Behandlung erfolgt mit einer Bolusgabe z. B. Somatostatin Ferring® 250 µg i. v. und anschließend 250 µg/h über mindestens 24 h bzw. bis zum Blutungsstillstand.

Zu d) *Operation*. Versager der Ballontherapie und Sklerosierungsbehandlung müssen bei weiter bestehender Blutung notfallmäßig operiert werden.
1. Notfallshunt.
2. Venensperrmethode mit Dissektion des distalen Ösophagus und End-zu-End-Anastomose.
3. Ösophagusdissektion mit Magenfundusdevaskularisation.

Alle Operationsverfahren sind häufig mit Komplikationen verbunden und sollten deshalb nur von Erfahrenen durchgeführt werden. Zu anhaltenden Erfolgen führen die Operationen nicht.

Zu 5. Infektprophylaxe nur bei Zeichen der Infektion (z.B. Pneumonie).

Zu 6. *Ernährung:* Am 2. Tag wird mit der parenteralen Ernährung begonnen. In Form von Glucose- und Lävuloselösungen sollten mindestens 1500 Kalorien zugeführt werden. Am 3. Tag nach der Varizensklerosierung kann mit der Zufuhr flüssiger Kost begonnen werden. Der weitere Aufbau bis zur Normalkost ist individuell zu gestalten.

E. Überwachung

Tab. *X.-19.* Überwachung von gastrointestinalen Blutungen.

Überwachung	Kontrollen (zeitl. Abstand)
EKG, Puls	Fortlaufend (Monitor)
Zentraler Venendruck	Zunächst 30 min
Arterieller Blutdruck, Puls	Bei stabilisierten Verhältnissen 1-2 Stunden
Urinausscheidung	1 Stunde
Magenspülung	30 min, später 1-2 Stunden
Erythrozyten Hämoglobin Hämatokrit	6 Stunden
Arterielle Blutgasanalyse Einfuhr-Ausfuhr-Flüssigkeitsbilanz	24 Stunden
Serumelektrolyte, Harnstoff, Kreatinin	24 Stunden
Gerinnungsstatus, Blutgrupe, Amylase, Fermente, Elektrophorese, Thorax Röntgen, EKG, BKS	Einmalig

F. Häufige Fehler
1. Fehlerhaftes Legen der Ballonsonde.
2. Unzureichende Lagekontrollen, fehlerhafte Füllung, Unterlassen der Speichelabsaugung.
3. Verzögerte oder unzureichende Magen- und Darmreinigung.
4. Übersehen eines beginnenden Alkoholdelirs.

4. Hämoptoe

K.-D. Grosser

A. Ätiologie, Pathophysiologie

Als Hämoptoe Synonym: *Hämoptyse* ist definiert als Aushusten von Blut. Die Bezeichnung ist *nicht quantitativ* und wird ebenso für Blutbeimengungen zum ausgehusteten Sputum geführt, wie für Abhusten von reinem Blut. Glücklicherweise ist eine massive Hämoptoe selten und tritt nur bei 1-4% aller Kranken mit Bluthusten auf (452, 711); allerdings ist diese seltene *massive Hämoptoe stets lebensbedrohlich* und führt oft in kurzer Zeit zum Tod (4, 322). Unter einem massiven Bluthusten versteht man den Blutverlust von *mehr als 600 ml in 24 Stunden*. Mit einer Letalität von 80% muß gerechnet werden. Von großer praktischer Bedeutung ist die Beobachtung, daß die Kranken selten an den Folgen des massiven Blutverlustes sterben, sondern an der durch Aspiration verursachten respiratorischen Insuffizienz (4). Dabei ist verständlich, daß Kranke mit vorbestehenden Bronchial- oder Lungenerkrankungen stärker gefährdet sind. Rasche Diagnostik, Feststellung der Blutungslokalisation und Schutz vor Aspiration sind die dringendsten Maßnahmen. In Tab. X.-20 sind die Blutungsursachen nach Häufigkeit zusammengestellt..

Zu Hämoptoe führen *Läsionen des Respirationstraktes,* die im Alveolarbereich, im Bronchialsystem oder in der Trachea lokalisiert sind. Zu kleineren Blutungen wird es bei *Ulzerationen der Schleimhaut* kommen, bei einer größeren Blutung ist die *Errosion eines Gefäßes* verantwortlich. Die häufigste Ursache ist das *Bronchialkarzinom;* aber auch die *Lungentuberkulose* gibt häufig zu Blutungen Anlaß. Daneben kommen als Ursachen eine Hämoptoe Bronchiektasen, Lungenabszesse oder Lungenstauung in Betracht. Zu kleinen Blutaustritten in die Atemwege kann es bei pulmonaler Hypertonie infolge Herzinsuffizienz oder Lungeninfarkt kommen. Geläufig ist das *rostfarbene Sputum bei Pneumonie;* stärkere Anfälle von Bluthusten sind möglich. Seltener liegt einer massiven Hämoptoe eine Blutung nach Durchbruch eines arteriovenösen Aneurysmas oder eines Aortenaneurysmas in die Atemwege zugrunde.

Tab. X.-20. Ursachen der Hämoptoe.

Häufig:	Selten:
Bronchialkarzinom	Pneumonie
Lungeninfarkt	Pilzerkrankungen
Lungenstauung, Lungenödem	Goodpasture-Syndrom
Tracheobronchitis	M. Osler (oft noch als „Lungen-
Bronchiektasen	hämosiderose" bezeichnet)
Lungenabszeß	Koagulopathie
Lungentuberkulose	Bronchus- oder Lungenbiopsien
Lungenmetastasen	Rupturiertes Aortenaneurysma.
Thoraxtrauma	
Bronchusverletzungen	

B. Diagnostische Hinweise

Wichtige Anhaltspunkte für die Diagnose der Blutungsursache sind *Charakter und Quantität der expektorierten Menge*, die *Dauer der Symptomatik* und das *Vorliegen von Bronchial- oder Lungenerkrankungen*. So ist zum Beispiel eine minimale Blutung typisch für ein Bronchialkarzinom oder eine chronische Bronchitis, während eine massive Blutung häufig im Zusammenhang mit Tuberkulose oder Bronchiektasen auftritt. Von besonderer Wichtigkeit ist der Zusammenhang mit der *Behandlung von Antikoagulantien oder Plättchenaggregationshemmern* in Verbindung mit pulmonalen oder bronchialen Erkrankungen.

Bei der Untersuchung ist zuerst die Frage zu klären, ob die Blutung tatsächlich aus den Atemwegen stammt. Starke Blutungen aus Mund und Nase sowie aus Ösophagus oder Magen können zur Aspiration von Blut und anschließend zum Aushusten von Blut führen (Tab. *X.-21*).

Bei der **klinischen Untersuchung** ist es besonders wichtig, Mund, Nase und Trachea zu inspizieren, ob durch Verletzungen (dentale Blutung) oder Tumor eine Blutung ausgelöst wurde. Auskultation und Perkus-

Tab. *X.-21.* Differentialdiagnostische Hinweise: Hämoptoe – Hämatemesis.

Hämoptoe	Hämatemesis
Respiratorische Insuffizienz und Hypoxämie häufig	Keine respiratorische Insuffizienz
Häufig vorbestehende Bronchial- oder Lungenerkrankungen	Häufig vorbestehende gastro-intestinale Erkrankungen oder Alkoholanamnese
Hämoptoe hervorgerufen durch Husten	Bluterbrechen einhergehend mit Übelkeit und Erbrechen
Blut wird ausgehustet	Blut wird erbrochen
Blut ist hellrot-schaumig	Blut ist dunkel mit Nahrungs-beimengungen
Mehrere Tage Blutbeimengung beim Sputum	Kein blutiges Sputum
Melaena ist nicht zu beobachten	Melaena ist meist zu beobachten
Hämoglobin und Hämatokrit meist normal	Hämoglobin und Hämatokrit erniedrigt
Blutungsanämie selten	Blutungsanämie häufig

sion der Lunge ergeben wichtige Hinweise für vorbestehende bron-
chopulmonale Erkrankungen. Durch die physikalische Untersuchung
kann zudem oft festgestellt werden, in welchem Bereich die Blutung
lokalisiert ist, da sich über diesem Areal Rasselgeräusche auskultieren
lassen. Weiterhin sind die Kreislaufverhältnisse zu überprüfen.

Die **Laboruntersuchungen** bei Kranken mit Hämoptoe sollten Hb,
Hämatokrit, Blutbild, Gerinnungsstatus und arterielle Blutgasanalyse umfassen.

Eine sagittale (posterior-anterior) und eine laterale **Thorax-Röntgenaufnahme** müssen bei jedem Kranken mit Hämoptoe sofort erfolgen.

Besonders zu achten ist auf tumorbedingte Verschattungen, Kaverne,
Abszeß-verdächtige Veränderungen, Herzinsuffizienz mit Lungenstauung, Lungeninfarkt und Hinweise auf kontralaterale Aspiration.

Bronchoskopie: Der wichtigste Schritt bei der diagnostischen Abklärung der Hämoptoe ist die *präzise Lokalisierung der Blutung* durch die
Bronchoskopie (105, 960).
Sowohl die *fiberoptische Bronchoskopie* als auch die Untersuchung mit
dem *starren Bronchoskop* ist bei Kranken mit Hämoptoe einzusetzen.
Das flexible Bronchoskop erlaubt eine bessere Untersuchung der kleinen Bronchien (5. und 6. Ordnung). Bei bestehender Blutung kann
damit der Blutungsweg bis zur Quelle verfolgt werden. Das starre
Bronchoskop sollte bei massiver Blutung eingesetzt werden (eventuell
unter Vollnarkose). Damit sind eine bessere Absaugung und eine Beatmung möglich. Besteht eine höhergradige respiratorische Insuffizienz, so wird der Kranke intubiert und beatmet. Durch den Tubus
kann das flexible Bronchoskop eingeführt und die bronchoskopische
Untersuchung durchgeführt werden.

C. Sofortmaßnahmen
1. Lagerung in halbsitzender Position. Ist die Blutungsstelle bekannt,
   so erfolgt die Lagerung auf die erkrankte Seite.
   Bei massiver Blutung Kopftieflagerung, eventuell Intubation und
   Absaugung.
2. Bei beginnendem Schock Infusion mit Macrodex®.
3. Begleitung in die Klinik.

D. Intensivtherapie
Voraussetzungen für die Therapie:
1. Intubationsbesteck bereithalten.
2. Absaugegerät.
3. Respirator.

4. Schaffung eines venösen Zugangs.
5. Blutgruppe feststellen, Kreuzprobe (4 Konserven).
6. Bronchoskopie vorbereiten.

Therapieschema:

1. Behandlung der massiven Blutung.
2. Lagerung.
3. Sedierung.
4. O_2-Zufuhr.
5. Infusionstherapie.
6. Bronchoskopie.
7. Antibiotikatherapie.

Zu 1. Die *Behandlungsziele der massiven Hämoptoe* sind:
1. Blutstillung.
2. Verhütung von Aspiration.
   Eventuell Behandlung der Blutungsursache.
3. Bei massiver Blutung sollte eine *Bronchoskopie unter Narkosebedingung* durchgeführt werden. Gezieltes Absaugen ermöglicht die Erkennung der Blutungsseite. Ist der Kranke operationsfähig, so sollte bei peripherer Blutung baldmöglichst die Operation erfolgen. Um eine Aspiration in die kontralaterale Seite zu verhindern, sollte ein *Carlens-Tubus* in den Hauptbronchus der nicht betroffenen Seite eingeführt werden und der Kranke darüber beatmet werden. Bei nicht operationsfähigen Kranken kann durch das Bronchoskop ein *Fogarty-Katheter* (Nr. 4) eingeführt und in das Segment oder Subsegment, in der die Blutungsquelle vermutet wird, unter Sicht vorgeschoben werden. Durch den Ballon wird dann der Segmentbronchus verschlossen. Dieser Katheter kann Stunden oder Tage in dieser Position bleiben. Die weitere Diagnostik und Therapie wird nach erfolgter Stabilisierung erfolgen.

Zu 2. *Lagerung:* Der Kranke wird in halbsitzender Position seitlich gelagert, dabei sollte er auf der Seite liegen, in der die Blutung vermutet wird (auf diese Weise soll eine Aspiration in die kontralaterale Seite verhindert werden).

Zu 3. *Sedierung:* Zur Sedierung des Kranken sind nur kleine Mengen von Sedativa erlaubt, da bei starker Sedierung und beginnender Bewußtseinstrübung einer Aspiration Vorschub geleistet werden kann. Zur Sedierung wird Valium® (z.B. 5 mg i.m.) oder Psyquil® eingesetzt. Der Husten sollte nicht unterdrückt werden. Wenn allerdings durch starken Husten die Blutung verstärkt wird, kann *Codein* gegeben werden (*Codein phosphoricum*) 15-30 Tropfen oral oder Injektion von Dicodid® (*Hydrocodon-HCl*) 1 Amp. = 1 ml = 15 mg, ½-1 Amp. i.v.

Zu 4. Eine Sauerstoffzufuhr sollte bei einem arteriellen PO_2 unter 60 mmHg erfolgen (1-2 l/min über die Nasensonde).

Zu 5. *Infusionstherapie:* Bei hypotonen Blutdruckwerten (Hb und Hkt untersuchen) zunächst Macrodex® 500 ml i.V.

Bei stärkeren Blutverlusten (Hb-Abfall) müssen Bluttransfusionen – nach Möglichkeit Frischblut – verabreicht werden.

Zu 6. *Bronchoskopie:* Zur Klärung der Diagnose muß nach Kreislaufstabilisierung und Ausgleich von Azidose und Hypoxämie die Bronchoskopie erfolgen. Dabei sollten alle Blutkoagel entfernt und durch „Lavage" die Atemwege freigespült werden. Eine Blutstillung kann versucht werden durch kalte *Kochsalzlösung* mit *Adrenalinzusatz* (z.B. Suprarenin®). Zugabe von 0,1-0,2 ml der handelsüblichen Lösung von Suprarenin 1 : 1000. Im Anschluß an die Röntgenuntersuchung und Bronchoskopie sollte ein Consilium mit dem Chirurgen erfolgen und die Frage der chirurgischen Intervention geprüft werden.

Zu 7. *Antibiotikatherapie:* Zur Prophylaxe einer Aspirationspneumonie sollte immer eine Antibiotikabehandlung durchgeführt werden, z.B. mit Ampicillin.

E. Überwachung

Tab. X.-22. Überwachung bei Hämoptoe.

Überwachung	Kontrolle (zeitl. Abstand)
EKG, Puls	Monitor
Blutdruck, Puls	30 min
Zentraler Venendruck	1 Stunde
Arterielle Blutgasanalyse	8 Stunden (eventuell häufiger)
Thorax Röntgenaufnahme	24 Stunden
Hb, Hämatokrit, Erythrozyten, Blutgerinnungsparameter, Elektrolyte	24 Stunden
Blutgruppe, BKS	einmalig

F. Häufige Fehler

1. Anwendung lokaler Hämostyptika.
2. Unterlassen der Bronchoskopie (ausgenommen geringe Blutbeimengungen im Sputum).
3. Unterlassen der Blutgruppenbestimmung und Konservenbereitstellung.
4. Unterlassen der Thoraxaufnahme vor der Bronchoskopie.

Anhang

Giftinformationszentralen

K.-D. Grosser

Tab. *1.* Informationszentralen für Vergiftungsfälle in der Bundesrepublik Deutschland.

Berlin	Reanimationszentrum der Freien Universität Berlin im Klinikum Charlottenburg Spandauer Damm 130, 14050 Berlin Tel.: (030) Durchwahl 3035-3468, 2215-3436 Beratungsstelle für Vergiftungserscheinungen, Universität KAVH, Pulsstr. 3–7, 14059 Berlin Tel.: (030) Zentrale 3023022
Bonn	Universitätskinderklinik Adenauerallee 119, 53113 Bonn Tel.: (0228) Durchwahl 287-3211, 3333
Braunschweig	Medizinische Klinik des Städtischen Krankenhauses Salzdahlumer Straße 90, 38126 Braunschweig Tel.: (0531) Durchwahl 6880
Bremen	Kliniken der Freien Hansestadt Bremen Zentralkrankenhaus St.-Jürgens-Straße 28205 Bremen Tel.: (0421) 497-5268, 3688
Freiburg	Universitäts-Kinderklinik Mathildenstr. 1, 79106 Freiburg Tel.: (0761) Durchwahl 2704361, Zentrale 2701, Pforte 2704301.
Göttingen	Universitätskinderklinik und -Poliklinik Robert-Koch-Str. 40, 37075 Göttingen Tel.: (0551) Durchwahl 39-6239, 6210, Zentrale 390, 391
Hamburg	I. Medizinische Abteilung des Allgemeinen Krankenhauses Barmbek Rübenkamp 148, 22307 Hamburg Tel.: (040) Durchwahl 6385-3345/3346, Zentrale 6385-1
Homburg/Saar	Universitätskinderklinik im Landeskrankenhaus 66424 Homburg Tel.: (06841) Durchwahl 162257, 162846, Zentrale 160

Kiel	Zentralstelle zur Beratung bei Vergiftungsfällen an der 1. Medizinischen Universitätsklinik Kiel Schittenhelmstr.12, 24105 Kiel Tel.: (0431) Durchwahl 5974268, Zentrale 5971-393, 394
Koblenz	Städtisches Krankenhaus Kemperhof, Medizinische Klinik, Entgiftungszentrale, Koblenzerstr. 115–155, 56073 Koblenz Tel.: (0261) Durchwahl 499648
Leipzig	Toxikologischer Auskunftsdienst Härtelstr. 16–18, 04107 Leipzig Tel.: (0341) Durchwahl 311916
Ludwigshafen	Städtische Krankenanstalten, Entgiftungszentrale Bremserstr. 79, 67063 Ludwigshafen Tel.: (0621) Durchwahl 503431, Zentrale 5030
Mainz	Zentrum für Entgiftung und Giftinformation, 2. Medizinische Klinik und Poliklinik der Universität Langenbeckstr. 1, 55131 Mainz Tel.: (06131) Durchwahl 232466/7, Zentrale 171
München	Klinikum rechts der Isar der Technischen Universität München Ismaninger Str. 22, 81675 München Tel.: (089) Zentrale 4140-1, Giftnotruf München 4140-2211, Toxikologische Abteilung 4140-2240
Münster	Medizinische Universitätsklinik B Albert-Schweitzer-Str. 33, 48149 Münster Tel.: (0251) Durchwahl 836245/836188, Zentrale 831 Pforte 836202
Nürnberg	Medizinische Klinik der Städtischen Krankenanstalten Flurstr. 17, 90419 Nürnberg Tel.: (0911) Durchwahl 3982451, Zentrale 3980
Papenburg	Marienhospital-Kinderklinik Hauptkanal rechts 75, 26871 Papenburg Tel.: (04961) Durchwahl 83-301, Zentrale 830
Wien	I. Medizinische Universitätsklinik Spitalgasse 23, A-1090 Wien Tel.: (0222) 436898 u. 434343
Zürich	Schweizerisches Toxikologisches Informationszentrum Klosbachstr. 107, CH-8030 Zürich Tel.: (01) 2515151 u. 2516666

Literatur

Das Literaturverzeichnis stellt nach Ansicht vieler Leser einen wichtigen Fundus der Literatur aus dem Bereich der Notfallmedizin dar und zeigt auch die historischen Entwicklungen in diesem Fach auf. Aus diesem Grund wurden auch die älteren Titel bei der Neuauflage wieder aufgenommen. Zur besseren Übersichtlichkeit wurde die in diese Neuauflage eingearbeitete aktuelle Literatur in halbfettem Druck hervorgehoben.

(1)   Aberg, H.: Atrial fibrillation. I. A. study of atrial thrombosis and systemic embolism in a necropsy material. II. A study of fibrillatory wave size on the regular scala of electrocardiogram. Acta med. scand. *185:* 373 u. 381 (1969).

(2)   Abren, A. L. d', Taylor, A. B., Clarke, D. B.: Intrathoracic Crisis. London 1968.

(3)   Abyholm, F., Storen, G., Geiran, O.: Spontaneous pneumothorax. Scand. J. Thorac, Cardiovasc. Surg. *9:* 281 (1975).

(4)   Adams, F. V.: Respiratory tract hemorrhage: Guide to emergency management. Hosp. Med. 66 – 77 (1978).

(5)   Adgey, A. A. J., Mulkolland, H. C., Geddes, J. S., Kugen, A. J., Gasstridge, F.: Incidence, significance and management of early bradyarrhythmia complicating acute myocardial infarction. Lancet *II:* 1097 (1968).

(6)   Adgey, A. A., Pantridge, J. F.: Acute phase of myocardial infarction. Lancet *2:* 501 (1971).

(7)   Affolter, H., Debrunner, F., Mannhart, M., Ritz, R.: Zur Schocktherapie mit Isoprenalin. Dtsch. med. Wschr. *94:* 774 (1969).

(7a) Ahnefeld, F. W., Dick, W., Kilian, J., Schuster, H.-P.: Notfallmedizin – Klinische Anästhesiologie und Intensivtherapie. Bd. 30. Springer, Berlin, Heidelberg, New York 1986.

(8)   Ahnefeld, F. W., Kilian, J.: Wiederbelebungsmaßnahmen und Transportprobleme bei Notfallsituationen in der Praxis. Internist *11:* 41 (1970).

(9)   Ahnefeld, F. W., Frey, R., Halmágyi, M., Verh. dtsch. Ges. inn. Med. *74:* 279 (1968).

(10) Ahnefeld, F. W., Halmágyi, M.: Intensivtherapie beim septischen Schock. Anaesthesie und Wiederbelebung (50). Springer, Berlin, Heidelberg, New York 1970.

(11) Ahnefeld, F. W., Halmágyi, M.: Homoiostase. Wiederherstellung und Aufrechterhaltung. Springer, Berlin, Heidelberg, New York 1972.

(12) Ahnefeld, F. W., Franke, W.: Die Erstversorgung bei Alkoholintoxikationen. In: Frey, M., Halmágyi, M., Lang, K., Oettel, P., Vergiftungen, (Hrsg.): Springer, Berlin, Heidelberg, New York 1970.

(12a) Ahnefeld, F. W., Dick, W., Kilian, Schuster, I. H. P. (Hrsg.): Notfallmedizin. Springer, Berlin 1986.

(13)   Alavi, A: Prediction of gastrointestinal bleeding with 99 mTc sulfur colloid. Semin. Nucl. Med. *12:* 139 (1982).

(14)   Alexander, M.: Atypische Pneumonien – Mykoplasmen, Rickettsien, Chlamydien, Viren, Internist *26:* 341-346 (1985).

(15)   Algert, J. S., Braunwald, E.: Pathological and clinical manifestation of acute myocardial infarction. In: Braunwald, E.: Heart Disease. S. 1353. Saunders, Philadelphia, London, Toronto 1981.

(16)   Allessie, M. A., Bonke, F. I. M., Schopman, F. J. G.: Circus movement in rabbit atrial muscle as a mechanism of tachycardia. 3. Circ. res. *41:* 9 (1977).

(17)   Althoff, P. H., Neubauer, M., Schöffling, K.: Klinik und Therapie der hyperthyreotischen Krise. Notfallmedizin *6:* 110 (1980).

(17a) Alwall, N., Lundenquist, A., Olsson O.: Studies on electrolyte fluid retention. Uraemic lung. Fluid lung. On pathogenesis and therapy. Acta med. scand. *146:* 157 (1953).

(18)   Alwall, N.: Therapeutic and Diagnostic Problems in Severe Renal Failure. Berlinska Boktrycheriet, Lund 1963.

(18a) American Heart Association: Standards and Guidelines for Cardiopulmonary Resuscitation (CPR) and Emergency Cardiac Care (ECC). J. Am. Med. Assoc. *255:* 2905 (1986).

(19)   American National Standard for breathing machines for medical use. Amer. National Standard Institute, New York 1976.

(20)   Anderson, G., Fagrell, B., Holmgreen, K., et al.: Subcutaneous administration of heparin. Thromb. res. *27:* 631 (1982).

(20a) Anderson u. Mitarb. 1977.

(21)   Anderson, J., Marshall, H., et al.: Randomised trial of intracoronary streptokinase on the treatment of acute MI. N. Engl. J. Med. *308,* 1312 (1983).

(21a) Anderson, J. L.: Clinical implications of new studies in the treatment of benign, potentially malignant and malignant ventricular arrhythmias. Eur. Heart J. *4:* 367–375 (1990).

(22)   Andrassy, K., Schulz, W.: Haemostase bei Urämie. In: Gessler, U. (Hrsg.): Urämie. S. 221. Aesopus, München 1977.

(23)   Anthonisen, N. R.: Regional lung function in spontaneous pneumothorax. Am. Rev. Respir. Dis. *115:* 873 (1977).

(24)   Anthonisen, N. R., Bass, H., Oriol, A., Place, R. E. G., Bates, D. V.: Regional lung function in patients with chronic bronchitis. Clin. Sci. *35:* 455 (1968).

(25)   Anthonisen, P., Riis, P., Sogaard-Andersen, T.: The value of lung physiotherapy in the treatment of acute exacerbations in chronic bronchitis. Acta Med. Scand. *175:* 715 (1964).

(26)   Antoni, H., Tögtmeier, H.: Die Wirkung starker Ströme auf Erregungsablauf und Kontraktion des Herzmuskels. Beiträge zur ersten Hilfe und Behandlung von Unfällen durch elektrischen Strom. Frankfurt 1966.

(27)   Antoni, H.: Grundlagen der Defibrillation des Herzens. Verh. dtsch. Ges. Kreisl.-Forsch. *35:* 106 (1969).

(28)   Arenson, G. B., August, C. S.: Preliminary report. Treatment of the hemolytic-uremic syndrome with aspirin and dipyridamole, J. Pediat. *86:* 957 (1975).

(29) Aring, C. D.: Differential diagnosis of cerebrovascular stroke. Arch. int. med. *113:* 195 (1964).

(30) Arms, R. A., Dines, D. E., Tinstman, T. C.: Aspiration pneumonia. Chest *65:* 136 (1974).

(31) Armstrong, D.: Virus and mycoplasma respiratory infections. Adv. Cardiopulm. Dis. *4:* 175 (1969).

(32) Arndt, H., Baltzer, G., Dombrowski, H.: Dtsch. med. Wschr. *92:* 2258 (1967).

(32a) **Arntz, H. R., Oeff, M.: Elektrische Defibrillation. Internist *33:* 299 (1992).**

(33) Arturson, G., Wallenius, G.: The intravascular persistence of dextran of different molecular size in normal humans. Scand. J. clin. Lab. Invest. *16:* 76 (1964).

(33a) Arzneimittelkommission der Dtsch. Ärzteschaft: Vorsichtsmaßnahmen bei der Anwendung Kolloidaler Volumenersatzmittel. Dtsch. Ärztebl. 637 (1975).

(34) Arzt, C. P., Howard, J. M., Sako, J., Bronwell, A. W., Prentice, T.: Clinical experiences in the early management of the most severely injured battle casualties. Ann. Surg. *141:* 285 (1955).

(35) Asaki, S., Nishimura et al.: Endoscopic hemostasis of gastrointestinal hemorrhage by local application of absolute ethanol: A clinical study. Tohoku J. Exper. Med. *141,* 373 (1983).

(36) Ashbaugh, D. G., Bigelow, D. B., Petty, T. L., Levine, B.: Acute respiratory distress in adults. Lancet *2:* 319 (1967).

(37) Atkins, J. M., et al.: Ventricular conduction block and sudden death in acute myocardial infarction. New Engl. J. Med. *288, 281:* (1973).

(38) Avenhaus, H.: Rhythmusstörungen nach Schrittmacherimplantation. Wiederbelebung *4:* 16 (1967).

(39) Avenhaus, H.: Rhythmusstörungen des Herzens bei Glykosidtherapie. Dtsch. med. J. *18:* 189 (1967).

(40) Awe, W., C., Fletcher, W., S., Jacob, S. W.: The pathophysiology of aspiration pneumonitis. Surgery *50:* 232 (1966).

(41) Bachofen, M., Bachofen, H.: Der Heilungsverlauf des schweren „adult respiratory distress syndrome". Schweiz. Med. Wschr. *109:* 1982 (1979).

(41a) **Badr, K. F., Ichikawa, I.: Prerenal failure: a deleterious shift from renal compensation to decompensation. New Engl. J. Med. *319:* 623–629 (1988).**

(42) Bässler, K. H.: Biochemische Grundlagen der parenteralen Therapie und Versorgung des menschlichen Organismus mit Kohlenhydraten. Kohlenhydrate in der dringlichen Infusionstherapie, Anaesthesie u. Wiederbelebung. Springer, Berlin, Heidelberg, New York 1968.
Baum, P.: Schock Therapie. Therapiewoche *19:* 586 (1969).

(43) Balzereit, F.: Neurologische Erkrankungen. In: Lawin, P. (Hrsg.): Praxis der Intensivbehandlung. S. 50-51. Thieme, Stuttgart, New York 1981.

(44) Barokow D., Shirop Th.: Klinik und Prognose des „akuten Lungenversagens". In: Dorow, P., Ibe, K., (Hrsg.): Der pneumologische Notfall. Walter de Gruyter, Berlin, New York 1987.

(45)   Barrett, C. R., Vecchione, I. I., Lomis-Bell, A. L.: Fiberoptic bron-
       choscopy for airway management during acute respiratory failure.
       Am. Rev. Respir. Dis. *109:* 429 (1974).

(45a) Barthels, M., Poliwoda, H., Egli, H., Brackmann, Gross, R., Land-
       kell, G., Lechler, E., Schimpf, A.: Verhdlg. Arbeitskreis Haemophi-
       lie des Wiss. Beirats der BÄK, 1983.

(46)   Bartlett, J. G.: The bacteriology of pulmonary infections following
       aspiration. West. J. Med. *121:* 395 (1974).

(47)   Bartlett, J. G.: Treatment of anaerobic pleuropulmonary infections.
       Ann. Intern. Med. *83:* 376 (1975).

(48)   Baum, G. L., Wolinsky, E.: Textbook of Pulmonary Diseases. 3rd ed.
       Little, Brown and Co., Boston, Toronto 1983.

(49)   Baum, M., Benzer, H., Kucher, R., Steinbereithner, K.: Künstliche
       Beatmung. In: Kucher, R., Steinbreithner K. (Hrsg.): Intensivstation
       – Intensivpflege – Intensivtherapie. S. 245-301. Thieme, Stuttgart,
       New York 1972.

(50)   Baum, P.: Schock Therapie. Therapiewoche *19:* 586 (1969).

(51)   Baum, P.: Diskussionsbemerkung. In: Die interne Wachstation. Kas-
       seler Symposion Febr. 1969. Urban u. Schwarzenberg, München, Ber-
       lin, Wien 1969.

(52)   Baum, P.: Vergiftungen. Therapiewoche *21:* 1683 (1971).

(53)   Baur, X., Fruhmann, G.: Neuzeitliche Therapie des Asthma bron-
       chiale. Dtsch. Ärzteblatt *77:* 2475 (1980).

(54)   Baur, X., Mernitz, D., Fruhmann, G.: Intravenöse Applikation von
       Beta-2-Sympathikomimetika im Status asthmaticus. Verh. Dtsch.
       Ges. Inn. Med. *90:* 1094-1095 (1984).

(55)   Balzereit, F., Arnold, W.: Zur Frage der Magenspülung bei Vergifte-
       ten. Dtsch. med. Wschr. *91:* 485 (1966).

(56)   Balzereit, F.: Neurologische Erkrankungen. In: Praxis der Intensiv-
       pflege. Thieme, Stuttgart 1970.

(57)   Bang, N. U., Bella, F. K., Deutsch, E., Mammen, E. F.: Thrombosis
       and Bleeding Disorders. Theory and Methods. Thieme, Stuttgart
       1971.

(58)   Bansi, H. W.: Die Früherkennung der thyreotoxischen Krise. Dtsch.
       med. Wschr. *91:* 1271 (1966).

(59)   Bansi, H. W.: Die Therapie der thyreotoxischen Krise. Dtsch. med.
       Wschr. *91:* 1273 (1966).

(60)   Barkow, D., Gruska, H., Heidrich, H., Humpert, K., Ibe, U., Klems,
       H.: Exogene Vergiftungen. Internist *10:* 189 (1969).

(61)   Balslov, J. T., Jorgensen, H. E.: A survey of 499 patients with acute
       renal insufficiency, Causes, treatment, complications and mortality.
       Amer. J. med. *34:* 754 (1962).

(62)   Barold, S. S.: Therapeutic use for cardiac pacing in tachyarrhythmias.
       In: Narula, O. S. (Hrsg.): His Bundle Electrocardiography. Davis,
       Philadelphia 1975.

(63)   Barrit, D. W., Jordan, S. T.: Anti-correlant drugs in the treatment of
       pulmonary embolism. A. controls trial, Lancet *1:* 1309 (1960).

(64)   Bauer, G.: Thrombosis: early diagnosis and treatment with heparin.
       Lancet *1:* 447 (1946).

(65) Becker, A. E., Anderson, B., Lie, K. L.: Bundle branch block and an-
      teroseptal infarction. Br. Heart J. *40:* 773 (1978).
(65a) **Becker, H. D., Storlinger, M., et al.: Therapie des Ulcus duodeni und
      ventriculi. Chirurg *61:* 222 (1990).**
(66) Becker, J. H., Kaltenbach, M., Hunscha, H. B.: Die körperliche Lei-
      stungsfähigkeit bei Patienten mit Vorhofflimmern vor und nach Kar-
      dioversion. Verh. dtsch. Ges. Kreisl.-Forsch. *34:* 427 (1968).
(66a) Beeser, H., Egli, H.: Zur Substitutionstherapie bei haemorrhagischer
      Diathese. Infusionstherapie *1:* 447 (1973).
(67) Bell, H., Hayes, W. L., Vosburgh, J.: Hyperkalemic paralysis due to
      adrenal insufficieny. Arch. intern. Med. *115:* 418 (1965).
(68) Bender, F., Kojima, N., Reploh, H. D., Oelmann, G.: Behandlung ta-
      chycarder Rhythmusstörungen des Herzens durch Beta-Rezeptoren-
      blockade des Atrioventrikulargewebes. Med. Welt *17:* 1120 (1966).
(69) Bender, F.: Die medikamentöse Behandlung von Herzrhythmusstö-
      rungen. Therapiewoche *18:* (1968).
(70) Bender, F.: Arzneimitteltherapie der tachykarden Herzrhythmusstö-
      rungen. Verh. dtsch. Ges. Kreisl.-Forsch. *35:* 97 (1969).
(71) Bender, F., Reploh, H.D., Kojima, N.: Technik, Indikationen und Er-
      gebnisse der Elektroschockbehandlung des Vorhofflimmerns und des
      Vorhofflatterns. Med. Klinik *60:* 685 (1965).
(72) Bennhold, J., Kubicki, St., Kessel, M.: The influence of glucose con-
      centration in the dialysate on the electroencephalogram of uraemic
      patients. Proc. Europ. Dial. Transpl. Ass. *II.* 13 (1965).
(73) Bendixen, H. H.: Rational ventilator modes for respiratory failure.
      In: Weil, M. H., Shubin, H. (Hrsg.): Critical Care Medicine Hand-
      book. S. 25 ff. John N. Kolen Inc., New York 1974.
(74) Bendixen, H. H., Egbert, L. D., Hedley-Whyte, J., Laver, M. B.,
      Pontoppidan, H.: Respiratory Care. Mosby, Saint Louis 1965.
(75) Benzer, H: Probleme der respiratorischen Beatmung. In: Mayrhofer-
      Krammel, O., Schlag, G., Stoeckel, H. (Hrsg.): Das akute progres-
      sive Lungenversagen, Thieme, Stuttgart (Anästhesiologie – Intensiv-
      medizin – Notfallmedizin, Bd. 16) 1979.
(76) Benzer, H.: Bedarfsadaptierte Beatmungskonzepte ZAK 13-17.9.,
      Zürich Anästhesist Suppl. *32:* 82 (1983).
(77) Benzer, H., Haider, W., Geyer, A., Mutz, N., Pauser, G.: Atemmecha-
      nische und Surfactant-bedingte Störfaktoren bei der Entstehung des
      akuten Lungenversagens. In: Ahnefeld, F. W., Bergmann, H., Burric,
      Dick, W., Halmägyi, M., Hossli, G., Rügheimer, E. (Hrsg.): Klini-
      sche Anästhesiologie und Intensivtherapie. Bd. XX. Akutes Lungen-
      versagen. Springer, Berlin 1979.
(78) Bergenz, S. E.: Klinische Anwendung von Dextran. Dextran-Sympo-
      sion. Krems/Österr. 1969. S. 117 Hrsg. Knoll AG, Ludwigshafen.
(78a) **Bergentz, S. E.: On bleeding and clotting problems in posttraumatic
      states. Crit. Care Med. *4:* 41 (1986).**
(78b) **Berger, M., Jörgens, V.: Praxis der Insulintherapie. 4. Aufl. Springer,
      Berlin, Heidelberg 1990.**
(79) Berger, W., Keller U., Vorster, D.: Verlauf und Therapie des Coma
      diabeticum. Internist *22:* 4.219 (1981).

(80)   Bergmann, H.: Volumengesteuerte Respiratoren. In: Die Ateminsuffizienz und ihre klinische Behandlung. Thieme, Stuttgart 1967.

(81)   Bergmann, N. A.: Effects of varying waveforms on gas exchange. Anesthesiology 28: 390 (1967).

(82)   Berk, I. L.: Handbook of Critical Care. Little, Brown & Co., Boston 1976.

(83)   Berk, I. L., Sampliner, J. E.: Handbuch der Intensivmedizin. 3. A. Karger, Basel 1986.

(83a) Berk, J. L., Sampliner, J. E. (Hrsg.): Handbuch der Intensivmedizin. Karger, Basel, 1987.

(84)   Bernsmeier, A.: Elektrotherapie von Herzrhythmusstörungen. Münch. med. Wschr. 110: 1977 (1968).

(84a) **Beta-blocker Heart Attack Trial Research Group: A randomised trial of propanolol in patients with acute myocardial infarction. I. Mortality results. JAMA 247: 1707 (1981).**

(85)   Bettmann, M.: League phlebography postgrade. Radiol. 1: 127 (1981).

(85a) **Beyer, J., Schrezenmeir, J.: Coma diabeticum. Internist 5: 51 (1990).**

(85b) **Bichet, D. G.: Diabetes insipidus and vasopressin. In: Moore, W. T., Eastman, R. C. (eds.): Diagnostic Endocrinology. S. 111–126. Decker, Toronto 1990.**

(86)   Bigger, J. I., Schmidt, D. H., Kutt, H.: Relationship between the plasma level of diphenylhydantoin, sodium and its cardiac antiarrhythmic effects. Circulation 37: 363 (1968).

(87)   Bigger, J. T., Dresdale, R. J., et al.: Ventricular arrhythmias in ischemic heart disease: Mechanism, prevalence, significance and management Progr. Cardiovasc. Dis., 19: 255 (1977).

(88)   Biggs, R.: The use of blood fractions in coagulation disorders. Brit. J. Haemat. 17: 604 (1969).

(88a) **Bildering, P. v., Spannage, M., et al.: Die lokale niedrig dosierte Thrombolyse mit rt-PA. Systemische Auswirkungen auf das Fibrinolysesystem. Vasa (Suppl.) 33: 132 (Abstr.) (1991).**

(89)   Birnbaum, M. L., Cree, E. M., Rasmussen, H., Lewis, P., Curtis, J. K.: Effects of intermittent positive pressure breathing on emphysematous patients. Am. J. Med. 41: 552 (1966).

(90)   Bleifeld, W.: Pathophysiologie des Infarktes – Haemodynamik. Intensivmed. 16: 68 (1979).

(91)   Bleifeld, W., Effert, S., Irnich, W., Merx, W.: Temporäre transvenöse Elektrostimulation und intrakardiale Druckmessung mittels Mikrokatheter. Dtsch. med. Wschr. 95: 375 (1970).

(92)   Bleifeld, W., Haurath, P.: Die hämodynamische Basis der Therapie des akuten Myokardinfarktes. Dtsch. Med. Wochenschr. 100: 1345-1350 (1975).

(93)   Bleifeld, W., Merx, W., Irnich, W., Effert, S.: Notfallsituationen durch Herzrhythmusstörungen im internistischen Rahmen. Internist 10: 229 (1969).

(94)   Bleyl, U., Wanke, M.: Morphologische und gerinnungsanalytische Untersuchungen zum postpankreatitischen Schock. In: Neue Aspekte der Trasylol-Therapie 3. S. 111. Schattauer, Stuttgart 1969.

Literatur 687

(95) Bleyl, U., Wanke, M.: Morphologische und gerinnungsanalytische Untersuchungen zum postpankreatitischen Schock. In: Neue Aspekte der Trasylol-Therapie 3. S. 109. Schattauer, Stuttgart 1969.

(96) Blömer, H.: Erkennung und Behandlung des akuten Herzversagens. Landarzt 20: 937 (1969).

(97) Blondeau, M., Risson, P., Lenègre, J.: Les troubles de la conduction auriculo-ventriculaire dans l'infarctus du myocarde recent. Arch. Med. Coeur 54: 1104 (1961).

(98) Bluemle, L. W., Jr., Webster, G. D., Elkington, J. R.: Acute tubular necrosis. Arch. int. Med. 104: 180 (1959).

(99) Bluemle, L. W., Jr., Potter, H. P., Elkington, J. R.: Changes in body compositions in acute renal failure. J. clin. Invest. 35: 10, 94 (1956).

(100) Bluestone, R., Harris, A.: Lancet I: 1299 (1965).

(101) Boden, H., Jordal, K., Lund, F., Zacharias, F.: Prophylactic and curative action of Trasylol in panereatitis. A double blind trial. Scand. Y. Gasroent. 4: 291 (1969).

(102) Böhm, C.: Nierenfunktionsstörungen und Antibiotika. scripta medica merck. Merck, Darmstadt 1969.

(102a) **Bohle, A., Gärtner, H.-V., Laberke, H.-G. Krück, F.: Die Niere: Struktur und Funktion. Schattauer, Stuttgart, New York 1984.**

(103) Bohle, A., Jahnecke, J., Meyer, D., Schubert, G. E.: Morphology of acute renal failurer: Comparative data from biopsy and autopsy. Kidney int. 10 : 9 (1976).

(105) Bone, R. C.: Fiberoptic bronchoscopy. In: Annual Review of Allergy. Frasier, C. A. (Hrsg.): Chicago Yearbook Med. Publishers, Chicago 1977.

(106) Borbély, F.: Die Behandlung der Kohlenmonoxydvergiftungen. Dtsch. med. Wschr. 90: 1963 (1965).

(106a) Borberg, H.: Pers. Mittlg. 1988.

(107) Bordt, J., Müller, K. M.: Lungendurchblutung bei Lungenarterienembolie ohne Lungeninfarkt. Fortschr. Röntgenstr. 126, 2: 87 (1977).

(108) Bouvrain, Y.: Ventricular tachycardia. In: Julian, D. G., Oliver, M. F. (Hrsg.): Acute Myocardial Infarction. S. 94. Churchill Livingstone, Edinburgh, Harlow, New York 1968.

(109) Bradley, R. D., Semple, S. J. G. In: Cunningham, D. J. C., Lloyd, B. B.: Regulation of human respiration. S. 235. Blackwell, Oxford 1963.

(110) Bradley, R. F.: Treatment of diabetic ketosis and coma. Med. Clin. N. Amer 49: 961 (1965).

(111) Brass, H.: Die Ausscheidung von ^{3}H-α-Acetyldigoxin und ^{3}H-k-Strophanthin bei Niereninsuffizienz. In: Kluth, R. (Hrsg.): Medikamentöse Therapie bei Niereninsuffizienz. S. 147. Thieme, Stuttgart 1971.

(112) Braun, L.: Das akute Nierenversagen. Enke, Stuttgart 1969.

(113) Braun, W., Dönhardt. A: Vergiftungsregister. Thieme, Stuttgart 1970.

(114) Braunwald, E., Ross, J., Kahler, R. L., Gaffney, T. E., Goldblatt, A., Mason, D. T.: Reflex control of the systemic venous bed: Effects on venous tone of vasoactive drugs and of baroreceptor and chemoreceptor stimulation. Circ. Rs. 12: 539 (1963).

(115) Baer, R.: Hypoglykämische Durchgangssyndrome. Med. Welt 20: 2016 (1969).

(116) Breithardt, G., Borgreve, J. et al.: Klinische und elektrophysiologische Befunde nach operativer Therapie von ventrikulären Tachykardien. Z. Cardiol. *73:* 206 (1984).

(117) Breithardt, G., Borgreve, M.: Therapie maligner ventrikulärer Herzrhythmusstörungen. Dtsch. Med. Wschr. *51:* 1991 (1985).

(118) Breithardt, G., Seipel, L., Logan, F.: Der akute Herztod. Bedeutung elektrophysiologischer Stimulationsverfahren. Verh. Dtsch. Ges. Kreisl.-Forsch. *46:* 38 (1976).

(119) Breithardt, G., Seipel, I.: Stimulationsinduzierte ventrikuläre Arrhythmien. In: Lüderitz, B. (Hrsg.): Ventrikulärer Herzrhythmusstörungen Pathophysiologie, Klinik, Therapie. Springer, Berlin, Heidelberg, New York 1981.

(119a) **Brenner, B. M., Lazarus, J. M.: Acute Renal Failure. 2. Aufl. Churchill Livingstone, Edinburgh 1988.**

(119b) **Brenner, B. M., Rector, F. C.: The Kidney. 4. Aufl. Vol. 2. Saunders, London 1991.**

(119c) **Broft, I., Haley, E. C. Levy, D. E., et al. Very early therapy for cerebral infarction with tissue plasminogen activator. Stroke *19:* 133 (1988).**

(120) Brun, C.: Acute Anuria. A study based on renal function test and aspiration biopsy of the kidney. S. 215 III. Munksgaard, Kopenhagen 1954.

(121) Brun, C., Crone, C., Davidsen, H. G., Fabricius, J., Tybjuerg Hansen, A., Lassen, N. Munek, O.: Renal blood flow in anuric human subject determined by use of radioactive krypton 85. Proc. Soc. exp. Biol. (N. Y.) *89:* 687 (1955).

(122) Brunner, H., Grabner, G., Paumgartner, G., Schreibert, V.: Klinische Aspekte der portalen Hypertension, Untersuchungen mittels Lebervenenkatherismus an 286 Patienten. Wien Z. Inn. Med. *50:* 335 (1969).

(123) Brunner, H. E., Labhart, A.: Das Koma bei Hypophyseninsuffizienz. Internist *9:* 406 (1965).

(124) Brunswig, G., Lier, H.: Die Behandlung von Gerinnungsstörungen bei der Oesophagus-Varizenblutung. Leber, Magen, Darm *III:* 249 (1973).

(125) Bube, F. W., M. Sehrbundt: Transfusionsmedizin. Schattauer, Stuttgart 1972.

(126) Buchborn, E.: Schock und Kollaps. In: Bergmann, G., Frei, W., Schwiegk, H. (Hrsg.): Handbuch der Inn. Med. Band 9-1, S. 952. Springer, Berlin, Göttingen, Heidelberg 1960.

(127) Buchborn, E., Edel, H.: Akutes Nierenversagen. In: Handbuch der Inneren Medizin 8/2: Nierenkrankheiten. S. 942. Springer, Berlin, Heidelberg, New York 1968.

(128) Buchborn, E., Schulz, E., Zach, J.: Indikationen und Kontraindikationen zur Bluttransfusion in der Inneren Medizin. Internist *10:* 60 (1969).

(129) Büchner, M., Effert, S.: Auslösung tachykarder Arrhythmien durch Extrasystolen. Dtsch. med. Wschr. *92:* 2097 (1967).

(130) Bühlmann, A., Gattiker, H., Hossli, G.: Die Behandlung des Lungenödems mit Überdruckbeatmung. Schw. med. Wschr. *94:* 1547-1551 (1964).

(131) Bürgi, H., Regli, J.: Mukolytische Behandlung mit N-Acetylcystein bei chronischer Bronchitis Dtsch. med. Wschr. *93:* 1355 (1968).

(132) Burchardi H.: Akute Notfälle, Pathophysiologie – Diagnostik – Erstbehandlung. Thieme, Stuttgart, New York 1985.

(133) Burcharth, S., Malmström, J.: Experiences with a Linton-Nachlas and the Sengstaken – Balkemore-tubes for bleeding esophageal varices. Surg. Gynec. Obstet. *142:* 529 (1976).

(134) Burmeister, H.: Die akute Schlafmittel- und Kohlenmonoxydvergiftung. Klinik und neuzeitliche therapeutische Möglichkeiten. Medizin heute *17:* 236 (1968).

(135) Burmeister, H., Neuhaus, G. A.: Die Behandlung der schweren subakuten Leuchtgasvergiftung beim Menschen. Arch. Toxikol. *26:* 277 (1970).

(136) Burnell, J. M., Villamil, M. F., Uyeno, B. T., Scribner, B. H.: J. clin. Invest. *35:* 935 (1959).

(137) Burri, C.: Die einfachen Kreislaufgrößen beim chirurgischen Patienten. Springer, Berlin, Heidelberg, New York 1971.

(138) Burrows, B., Fletcher, C. M., Heard, B. E., Jones, N. L. Wootliff, J. S.: The emphysematous and bronchial types of chronic airways obstruction. A clinicopathological study of patients in London and Chicago. Lancet *1:* 830 (1966).

(139) Burrows, B., Earle, R. H.: Course and prognosis of chronic obstructive lung disease: A prospective study of 200 patients. N. Engl. J. Med. *280:* 397 (1969).

(140) Burrows, B., Kettel, L. J., Niden, A. H., Rabinowitz, M., Diener, C. F.: Patterns of cardiovascular dysfunction in chronic obstructive lung disease. N. Engl. J. Med. *286:* 912 (1972).

(141) Burton, G. G., Gee, G. N., Hodgkin, J. E.: Respiratory Care, A Guide to Clinical Practice. Lippincott, Philadelphia, Toronto 1977.

(141a) Buschmann, H. G.: Bedrohliche Herzrhythmusstörungen. In: Die interne Wachstation. S. 174. Urban & Schwarzenberg, München, Berlin, Wien 1969.

(142) Bussmann, W. D.: Nitroglycerin bei Herzinfarkt. Von der Kontraindikation zur Indication. Dtsch. Hed. Wschr. *105:* 1551-1554 (1980).

(143) Bussmann, W. D.: Kardiales Lungenödem: Digitalis oder Nitrate? Notfallmedizin *7:* 1430-1433 (1981).

(144) Bussmann, W. D.: Akute und chronische Herzinsuffizienz. Springer, Berlin, Heidelberg 1984.

(145) Bussmann, W. D., Schupp, D.: Wirkung von Nitroglycerin sublingual in der Notfalltheraphie des klassischen Lungenödems. Dtsch. Med. Wschr. *102:* 335-342 (1977).

(146) Bywaters, E. G. L., Beall, D.: Crush injuries with impairment of renal function. Brit. med. Journ. *1:* 247 (1941).

(147) Calne, R. J., Williams R.: Liver transplantation in man. Observations on technique and organisation in five cases. Brit. med. J. *4:* 535 (1968).

(147a) **Cameron, St., Davison, A. M., Grünfeld, J.-P., Kerr, D., Ritz, E.: Oxford Textbook of Clinical Nephrology. Vol. 2. Oxford University Press, Oxford 1992.**

(148) Cannon, P. J., Heinemann, H. O., Albert, M. S., Laragh, J. H., Winters, R. W.: Contraction alkalosis after diuresis of edematous patients with ethacrynic acid. Am. J. intern. Med. *62:* 979 (1965).

(148a) The Cardiac Arrhythmia Suppression Trial (CAST) Investigators Preliminary Report. N. Engl. J. Med. *321:* 407–412 (1989).

(149) Caride, V. J., et al.: The usefulness of the posterior oblique use interfusion lang imaging. Cardiology *121:* 669 (1976).

(150) Carlon, G. C., Kahn, R. C., Howland, W. S., Ray, C. jr., Turnbull, A. D.: Clinical experience with high frequency jet ventilation. Crit. Care Med. *9:* 1 (1981).

(151) Carroll, R., Hedden, M., Safan, P.: Intratracheal cuffs: performance characteristics. Anesthesiology *31:* 275 (1969).

(152) Carroll, R. G., Kamen, J. M., Grenvik, A., Safar, P., Robinson, E., Stoner, D. L., Sheridan, D., McGinnis, G. E.: Recommended performance specifications for cuffed endotracheal and tracheostomy tubes: A joint statement of investigators inventors, and manufactures. Crit. Care Med. *1:* 155 (1973).

(153) Castellanos, A. J., Crilmore, H., Lemberg, L., Johnson, D.: Countershock exposed quinidine syncope. Am J. Cardiol. *15:* 127 (1965).

(154) Castellanos, A., Lemberg, L., Jude, J. R., Mobin-Uddin, K., Berkovitts, B. V.: Implantable demand pacemaker. Brit. Heart. J. *30:* 29 (1968).

(155) Caster, L., Lagieda, H., et al.: Phosphatbilanz beim Coma diabeticum mit und ohne Phosphatsubstitution. Intensivmed. *15:* 225 (1978).

(156) Cazal, P.: La masse sanguine et sa pathologie. Masson, Paris 1965.

(157) Cegla, U.: Die unterschiedliche Symptomatik der verschiedenen Formen des Pneumothorax. In: Dorow, P., Ibe, K. (Hrsg.): Der pneumologische Notfall. S. 11. de Gruyter, Berlin, New York, 1987.

(157a) Chesebro, J. H, Fuster, V.: Antithrombotic therapy for acute myocardial infarction: Mechanism and prevention of deep venous, left ventricular and coronary artery thromboembolism. Circulation 75 *(Suppl. III):* III-1 (1986).

(158) Chopra, M. R., Portal, R. W., Aber, C. P.: Lignocaine therapy after acute myocardial infarction. Brit. med. J. *1:* 213 (1969).

(159) Clarmann, M. v.: Akute Vergiftungen. In: Gross, R., Jahn, D., Schölmerich, P., (Hrsg.): Lehrbuch der inneren Medizin. S. 985. Schattauer, Stuttgart, New York 1970.

(160) Cohen, H. C., Gosso, E. G., Pick, A: The nature and type of arrhythmias in acute experimental hyperkalsmia in the intact dog. Amen. Heart J. *82:* 772 (1971).

(161) Cohen, J. R., Schwartz, R., Wallace, W. M.: Lesions of epiphyseal cartilage and skeletal muscle in rats on a diet dificient in potassium. Arch. Path. *54:* 119 (1952).

(162) Cohen, L. S., Buccino, R. A., Morrow, A. G., Braunwald, E.: Recurrent ventricular tachycardia and fibrillation treated with a combination of beta-adrenergic blockade and electrical pacing. Ann. intern. Med. *66:* 945 (1967).

(163) Cohen, R. D., Wood, H. F.: Clinical biochemical aspects of lactic acidosis. Blackwell, Oxford 1976.

(164) Cole, W. R., Witte, M. H., Kush, S. L., Rodge, M., Bleisch, V. R., Huelsheim, G. W.: Thoracic duct – to – pulmonary vein shunt in the treatment of experimental right heart failure.Circulation *36:* 539 (1967).

(165) Comroe, J. H., Forster, R. E., Dubois, A. B., Briscoe, W. A., Carlsen, E: Die Lunge. Schattauer, Stuttgart, New York 1968.

(166) Comroe, J. H., Forster, R. E., Dubois, A. B., Briscoe, W. A., Carlsen, E.: Die Lunge. Schattauer, Stuttgart 1968.

(167) Conn, J. W., Johnson, R. D.: Kaliopenic nephropathy. Amer. J. clin. Nutrit. *4:* 523 (1956).

(168) Cooperman, L. H., Price, H. L.: Pulmonary edema in the operative and postoperative period. Ann. Surg. *172:* 883 (1970).

(169) Cote, P. P., Campeau, L., Bourassa, M. G.: Therapeutic implications of diazepam in patients with elevated left ventricular filling pressure. Amen Heart J. *91:* 747 (1976).

(170) Cox, D. W., Hoeppner, V. H., Levison, H.: Protease inhibitors in patients with chronic obstructive pulmonary disease: The alpha$_1$-antitrypsin heterozygote controversy. Am. Rev. Respir. Dis. *113:* 601 (1976).

(171) Cranefield, P. F.: The conduction of the cardia impulse, Futura, Mount Quisco 1975.

(172) Crawford, F., Barnett, J: Die Verwendung von Xylocain zur Behandlung von Herzarrhythmien. Delaware Med. J. *38:* 313 (1966).

(173) Creutzfeld, W.: Kininfreisetzung bei Pankreatitis. In: Neue Aspekte der Trasylol-Therapie 3. S. 89. Schattauer, Stuttgart 1969.

(174) Creutzfeld, W., Frerichs, H.: Hypoglycaemia factitia. Dtsch. med. Wschr. *94:* 813 (1969).

(175) Crosbie, W. A., Snowden, S., Parsons, V.: Changes in lung capillary premeability in renal failure. Brit. med. J. *IV:* 388 (1972).

(175a) Curtius, F.: Moderne Asthmabehandlung. Springer, Berlin, Heidelberg, New York 1965.

(176) Cyran, J., Wolter, H. D.: Kombinierte Infusion von Nitroprussid, Natrium und Dobutamin zur Behandlung der hochgradigen Linksherzinsuffizienz bei koronarer Herzkrankheit. Klin. Wschr. *57:* 883 (1979).

(176a) Daggett, W. M., Muneth, E. D., Goldhaar, K., et al.: Early repair of ventricular septal defect complicating inferial myocardial infarction. Circulation *(Suppl. III) 50:* 111 (1964).

(177) Dalen, J. E., Baners, J. W., Brooks. H. L.: Resolution rate of acute pulmonary embolism in man. New. Eng. J. Med. *280:* 1194 (1969).

(178) Dalen, J. E., Brooks, H. L., Johnson, L. W., et al.: Pulmonary angiography in acute pulmonary embolism. M. Heart J. *81:* 175 (1971).

(179) Dalichau, H., Hannikum, H.: Chirurgische Therapie der koronaren Herzerkrankung. In: Hombach, V. (Hrsg.), Kardiologie. Schattauer, Stuttgart 1985.

(179a) **Dalsell, G. W. N., Adgey, A. A. J.: Determinants of successful transthoracic defibrillation and outcome ihn ventricular fibrillation. Brit. Heart J. 65: 311 (1991).**

(180) Dam, R. T. v., Durrer, D.: The T-wave and ventricular repolarization. Am. J. Cardiol. *14:* 294 (1964).

(181) Damman, J. F., McAslan, T. C.: Optimal flow pattern for mechanical ventilation of the lungs. Crit. Care Med. *5:* 128 (1977).

(182) Damman, J. F., McAslan, T. C., Maffeo, Ch. J.: Optimal flow pattern for mechanical ventilation of the lungs. The effect of a sine versus square wave flow pattern with a without an endinspiratory pause on patients. Crit. Care Med. *6:* 293 (1978).

(183) Dantzger, D., Bower, J. S.: Alterations in gas exchange following pulmonary embolism. Test *81:* 495 (1982).

(184) Daric, J. C., Langley, J. O., Eddleman, E. G.: Clinical and kinetocardiographic studies of paradoxical precordial motions. Am. Heart J. *63:* 775 (1962).

(184a) Darius, H., Meyer, J.: Pharmaka bei der kardiopulmonalen Reanimation. Internist *5:* 306 (1992).

(185) Darrow, D. C.: The retention of electrolyte during recovery from sevete dehydration due to diarrhoea. J. Pediat. *28:* 515 (1946).

(186) Darsee, J. R., Braunwald, E.: Diseases of the pericardium. In: Braunwald, E. (Hrsg.): Heart Disease. S. 1517. Sounders, Philadelphia, London, Toronto 1980.

(186a) Daschner, F.: Antibiotika am Krankenbett. 6. Aufl. Springer, Berlin, Heidelberg, New York 1992.

(186b) Davidson, M. B. (Hrsg.): Diabetes mellitus: Diagnosis and Treatment. S. 407. Churchill-Livingstone, New York 1991.

(187) Deimer, E.: Der Wert der portalen Kreislaufuntersuchung für die Blutungsprognose bei Lebercirrhose. Z. inn. Med. *51:* 162 (1970).

(188) Delius, W., Wirtzfeld, H., Sepening, H., Bloemer, H.: Bedeutung der Sinusknotenerholungszeit beim Sinusknotensyndrom. Dtsch. Med. Wschr. *100:* 2305 (1975).

(189) Demling, L.: Diagnostik der akuten Gastrointestinalblutung. Med. Klin. *60:* 716 (1965).

(190) Demling, R. H., Staub, N. C., Edmunds, L. H., Jr.: Effect of end-expiratory airway pressure on accumulation of extravascular lung water. J. Appl. Physiol. *38:* 907 (1975).

(191) Deutsch, E.: Die Antikoagulantien in der Therapie der peripheren arteriellen Durchblutungsstörung. Wien. klin. Wschr. *76:* 151 (1964).

(192) Deutsch, E.: Haemorrhagische Diathesen. In: Gross, R., Schölmerich, P., (Hrsg.): Lehrbuch der Inneren Medizin. S. 185. Schattauer, Stuttgart 1972.

(192a) Deutsch, E.: Hämorrhag. Diathesen. In: Gross, R., Schölmerich, P., Gerok, W.: Lehrbuch der Inneren Medizin. 7. Aufl. Schattauer, Stuttgart 1987.

(192b) Deutsch, E., Lasch, H. G., Lenz, K.: Lehrbuch der Internistischen Intensivtherapie. 2. Aufl. Schattauer, Stuttgart, New York 1993.

(193) Devitt, I. E., Brown, F. N., Beattie, W. G.: Fatal Bleeding Ulcer. Ann. Surg. *164:* 840 (1966).

(194) Dextran-Symposion Krems/Österreich, Okt. 1969. Rundtischgespräch. S. 152. Hrsg. Knoll AG, Ludwigshafen.

(195) Deyhill, P., Brendly, H., et al.: Endoskopische Diagnose der akuten peranalen Blutung. Schweiz. Med. Wschr. *106:* 880 (1976).

(196) Deykin, D.: The clinical challenge of disseminated intravascular coagulation. New Engl. J. Med. *283:* 636 (1970).

(197) Dhom, G.: Schock und Intensivmedizin. Fischer, Stuttgart 1979.

(198) Dhurander R. W., Mac Hillan, R. L., Brown, U. G. G.: Primary ventricular fibrilation complicating acute myocardial infarction. Am. J. Cardiol. 27: 347 (1971).

(199) Dick, W., Lemburg, B., Schuster, H. P.: Richtlinien zur kardiopulmonalen Wiederbelebung. Perimed. Fachbuch Verlagsgesellschaft 1985.

(200) Dierkesmann, R., Huzley, A.: Technik der endobronchialen Laser-Behandlung. Prax. Klin. Pneumol. 37: 211 (1983).

(201) Dines, D. E., Titus, J. L., Sessler, A. D.: Aspiration pneumonitis. Majo Clin. Proc. 45: 347 (1970)

(202) Dittmar, H. A.: Die physikalischen Grundlagen der Elektrokardiotherapie. Herzrhythmusstörungen. S. 95. Schattauer, Stuttgart, New York 1968.

(203) Ditschuneit, H.: Stoffwechselbedingte Komata, Diagnostik und Therapie. Dtsch. med. J. 19: 805 (1968).

(204) Divertie, M. B.: The adult respiratory distress syndrome. Mayo Clin. Proc. 57: 371 (1982).

(205) Dölle, W.: In: Martini, G. A., Sherlock, S. (Hrsg.): Aktuelle Probleme der Hepatologie. S. 128. Thieme, Stuttgart 1962.

(206) Dönhardt, A., Braun, W.: Vergiftungen. In: Siegenthaler, W., (Hrsg.): Klinische Pathophysiologie. Thieme, Stuttgart 1970.

(207) Doll, E., Kent, J.: Die Lungenfunktion bei der Linksinsuffizienz des Herzens. In: Kreislaufmessungen. 5. Freiburger Kolloquium 1965.

(208) Domanig, E., Effert, S., Heeger, H., Helmer, F., Lorbeck, W.: Behandlung des Kammerflimmerns mit sympathomimetischen Aminen. Wien. klin. Wschr. 76: 259 (1964).

(209) Donat, K.: Das anfallsweise Herzjagen. Internist 9: 297 (1968).

(210) Donoso, E., Lipski, J.: Bradyarrhythmias and ventricular conduction blocks complicating acute myocardial infarction. In: Acute Myocardial infarction. S. 169. Shatton Intercontinental Med. Books Corp., New York 1978.

(210a) Doolan, P. D., Theil, G. B., Alpen, E. C.: Non-protein nitrogen disturbance in renal failure. In: Acute Renal Failure. S. 55. Blackwell, Oxford 1964.

(211) Dortmann, C., Fischer, F., Halmágyi, M., Issany, H., Lustenberger N.: Erfahrungen bei der Behandlung von 300 Alkoholvergifteten. In: Frey, R., Halmágyi, M., Lang, K., Oettel, P. (Hrsg.): Vergiftungen. Springer, Berlin, Heidelberg, New York 1970.

(212) Douglas, M. E., Downs, J. B.: Cardiopulmonary effects of intermittent mandatory ventilation. Int. Anesthesiol Clin. 2: 97-121 (1980).

(213) Downs, J. B., Lein, E. F., Jr., Desautels, D., Model, J. H., Kirby, R. R.: Intermittent mandatory ventilation: A new approach to weaning patients from mechanical ventilators. Chest 64: 331 (1973).

(214) Downs, J. B., Perkins, H. M., Modell, J. H.: Intermittent mandatory ventilation. Arch. Surg. 109: 519 (1974).

(215) Dralle, H., Lang, W., et al.: Operationsindikation und chirurg. Vorgehen bei jodinduzierten Hyperthyreosen. Langenbecks med. Chir. 365: 79 (1985).

(216) Dreisbach, R. H.: Handbook of Poisoning. 6. Aufl. Blackwell, Oxford 1969.

(217) Dressler, W.: The post-myocardial infarction syndrome. Arch. int.
       Med. *103:* 28 (1959).
(218) Dürr, F.: Therapie akuter Stoffwechselentgleisung des Diabetes melli-
       tus. Materia med. Nordmark *20:* 220 (1968).
(219) Dürr, H. K., Bode, C. H.: Klinik der akuten Pankreatitis. In: Salzkar,
       Singer, M. (Hrsg.): Akute und chronische Pankreatitis. Witzstock,
       Baden-Baden 1978.
(220) Dudel, J.: Elektrophysiologische Grundlagen der Defibrillation.
       Med. Klinik *63:* 2090 (1968).
(220a) Duesberg, R., Schroeder, W.: Pathophysiologie und Klinik der Kol-
       lapszustände, Hirzel, Leipzig 1944.
(221) Eberlein, Dobberstein: Kreislaufuntersuchungen an Blutspendern
       nach rascher Infusion eines neuen Plasmaexpanders. Arzneimittel-
       Forsch. *12:* 494 (1962).
(222) Edelmann, J. S., James, A. H., Brooks, L., Moore, F. B.: Body so-
       dium and potassium. IV. The normal exchangeable sodium, its measu-
       rement and magnitude. Metabolism *3:* 530 (1954).
**(222a) Edwards, J. D.: Cardiogenic shock in right ventricular infarction. In:
       Acute Heart Failure. (Series: Update in Intensive Care and Emer-
       gency Medicine, Vol. 6, S. 303). Springer, Berlin, Heidelberg, New
       York 1988.**
(223) Edwards, G.: Orciprenalins in treatment of airway obstruction in
       chronic bronchitis. Brit. med. J. *1:* 1015 (1964).
(224) Effert, S.: Der elektrische Defibrillator. Verh. dtsch. Ges. Kreisl.-
       Forsch. *30:* 140 (1964).
(225) Effert, S.: Herzstillstand. Internist *6:* 483 (1965).
(226) Effert, S., Grosse-Brockhoff, F.: Elektrotherapie der Herzrhythmus-
       störungen. Dtsch. med. Wschr. *88:* 2165 (1963).
(227) Effert, S., Meyer, J., Petersen, H., Reifferscheid, M.: Elektrische
       Stimulation bei bedrohlichen tachykarden Arrhythmieformen. Verh.
       dtsch. Ges. Kreisl.-Forsch. *34:* 424 (1968).
(228) Effert, S., Sykosch, J.: Implantierbare elektrische Schrittmacher.
       Dtsch. med. J. *18:* 209 (1967).
(229) Effert, S., Schmidt, F.: Isoprophylnoradrenalin bei anfallsweisem
       Kammerflimmern. Dtsch. med. Wschr. *87:* 880 (1962).
(230) Elliot, D. W.: Treatment of acute pancreatitis with albumin and whole
       blood. A. M. A. Arch. Surg. *75:* 573 (1957).
(231) El-Sherif, N., Myerburg, R. J., Scherlag B.: Electrographic antece-
       dents of primary ventricular fibrillation: Value of R-on-T phenome-
       non in myocardial infarction. Br. Heart J. *38:* 415 (1976).
(232) Enerson, D. M., Mc Intyre, J. A.: A comparative study of the phy-
       siology and physics of pleural drainage systems. *J. Thorac, Cardiovasc.
       Surg. 52:* 40 (1966).
(233) Enzenbach, R.: Probleme der intravenösen Kurznarkose. Med. Kli-
       nik *63:* 2101 (1968).
**(233aa) Erbel, R., Pop, T., Meyer, J.: Neue Strategien bei der Behandlung
       des akuten Myokardinfarktes in der präklinischen Phase, Intensivme-
       dizin 24: 41 (1987).**
(234) Erbslöh, R.: In: Stich, W., Maske, H. (Hrsg.): Insulin und Insulithera-
       pie. Urban u. Schwarzenberg, München 1956.

(234a) Erl, G., Kochsiek K.: Angiotensin-converting-Enzym-Hemmer und ischämische Herzkrankheit. Dtsch. med. Wschr. *114:* 556 (1989).

(235) Escher, D. J. W., Furman, S., Salomon, N.: Transvenous emergency cardiac pacing. Ann. N. Y. Acad. Sci. *167:* 582 (1969).

(236) Estanol, B. V., Loyo, M. V., Mateos, J. H., Foyo, E., Cornejo, A., Guevera, J: Cardiac arrhythmias in experimental subarachnoid haemorrhage. Stroke 8: 440 (1977).

(237) Ettinger, E., Hayes, J., Forck, T., Wanat, F., Killip, T.: Xylocain bei Kammerrarhythmien. Bull. N. Y. Acad. Med. *43:* 1209 (1967).

(238) Ettinger, E., Hayes, J., Forche, T., Wanat, F., Killip, T.: Lidocaine in ventricular arrhythmias. Clin. Research *15:* 201 (1967).

(239) Euler, U. S. v., Bock, K. D.: Schock, Pathogenese und Therapie. Ein internationales Symposion. Springer, Berlin, Heidelberg, New York 1962.

(240) Fabel, H., Klein, H. O.: Die Wirksamkeit von verschiedenen O_2-Applikationsarten auf die Oxygenierung des arteriellen Blutes. Verh. dtsch. Ges. inn. Med. *74:* 578 (1968.)

(241) Fabel, H., Wettengel, R.: Einfluß von Aminophyllin auf das Ventilations-Perfusionsverhältnis bei obstruktiven Ventilationsstörungen. In: Ulmer, W. T.: Lungenkreislauf, Verh. Ges. Lungen- u. Atmungs-Forsch. *2:* 164 (1969).

(242) Falke, K., J., Pontoppidan, H., Kumar, A. et al.: Ventilation with end-expiratory pressure in acute lung disease. J. Clin. Invest. *51:* 2315 (1972).

(243) Falke, K. I.: Do changes in lung compliance allow the determination of „optimal PEEP"? Anaesthesist *29:* 165-168 (1980).

(244) Falke, K., Schulte, H. D.: Extrakorporale CO_2-Elimination mit niedrigfrequenter Beatmung zur Behandlung des schweren akuten Lungenversagens. Dtsch. med. Wschr. *110:* 663 (1985).

(244a) Fallis, R. H., Orent-Keiles, E., McCollum, E. V.: The production of cardiac and renal lesions in rats by a diet extremely deficient in potassium. Amer. J. Path. *18:* 24 (1941).

(245) Feldman, S. A., Crawley, B. E.: Tracheostomy and Artificial Ventilation. 3. Aufl. Arnold, London 1977.

(246) Felix, R. G., Weiand: Diagnose und Differentialdiagnose des großen Herzens im Röntgenbild. Kardiologe *19:* 51 (1979).

(247) Ferlinz, R.: Die primär atypischen Pneumonien. Wien. Med. Wochenschr. *132:* 25 (1982).

(248) Ferlinz, R., Lichterfeld, A., Steppling, H. (Hrsg.): Stufentherapie der Atemwegsobstruktion. Bücherei des Pneumologen. Bd. 11. Thieme, Stuttgart 1985.

(249) Ferrer, M. I.: The sick sinus syndrome. Circulation *42:* 635 (1973).

(249a) Fillastre, J. P., Mignon, F., Staer, J. D., Morel-Morger, L., Richet, G.: Insuffiance rénale aigue reversible après traitement prolongé par le dextran. Presse méd. *75:* 2535 (1967).

(250) Finke, J.: Derzeitiger Stand der Differentialdiagnose apoplektischer Insulte. Dtsch. med. Wschr. *89:* 1983 (1964).

(250a) Firth, J. D., Ratcliffe, P. J., Raine, A. E. G., Ledingham, J. G. G.: Endothelin: an important factor in acute renal failure. Lancet *ii;* 1179–1181 (1988).

(251) Fischer, H.: Vergiftungen (Literaturübersicht). Therapiewoche *21:* 2177 (1971).

(252) Fischer, R., Heymer, R.: Morphologische Veränderungen bei langzeitbeatmeten Patienten mit akutem Nierenversagen. S. 36. In: Sieberth, H. G. (Hrsg.): Akutes Nierenversagen, Thieme, Stuttgart 1979.

(253) Fisher, C. M., Mohr, P. J., Adams, R. D.: Cerebrovascular diseases. In: Harrison, (Hrsg.): Principles of Internal medicine. S. 1727. McGraw-Hill, New York 1971.

(254) Fisher, J. D., Kim, S. G.: Role of implantable pacemakers in control of recurrent ventricular tachycardia. Am. J. cardiol. *39:* 194 (1982).

(255) Fitchett, D. H., McNichol, M. W., Riordan, J. F.: Intravenous salbutamol in management of status asthmaticus. Br. med. J. *1:* 53 (1975).

(256) Fodor, C.: Klinische Erfahrungen mit einem neuen Mukolytikum in der Intensivtherapie. Therapiewoche *20:* 1447 (1970).

(257) Fogarty, zit. nach Kristen, H.: Neuere klinische Erfahrungen mit der Spätembolektomie. Verh. dtsch. Ges. Kreisl.-Forsch. *35:* 453 (1969).

(258) Foitzik, H., Lawin, P.: Atemtherapie. S. 18-1. In: Lawin, P., (Hrsg.): Praxis der Intensivbehandlung. Thieme, Stuttgart, New York, 1981.

(259) Forrest, J. A. H., Finlayson, N. D., Sherman, D. J.: Endoscopy in gastrointestinal bleeding. Lancet *II:* 394 (1974).

(260) Forrester, J. S., Diermond, G. A., Swan, H. J. C.: Correlatave classification of clinical and hemodynamic function after acute myocardial infarction. Am. J. Cardiol. *39:* 137 (1977).

(261) Fowler, N. O., Shabetai, R., Holmes, J. C.: Adrenal medullary secretion during hypoxia, bleeding, and rapid intravenous infusion. Circulat. Res. *9:* 427 (1961).

(262) Fox, A. C., Glassmann, E., Isum, O. W.: Surgically remediable complications of myocardial infarction. Prog. Cardiovasc. Dis. *21:* 461 (1970).

(263) Franke, H.: Über das Carotissinussyndrom und den sogenannten hyperaktiven Carotissinusreflex. Schattauer, Stuttgart 1963.

(263a) Franke, H.: Herzrhytmusstörungen beim hyperaktiven Carotissinus-Reflex Internist *9:* 289 (1968).

(263aa) Franz, H. E.: Blutreinigungsverfahren – Technik und Klinik – Hämodialyse, CAPD, CCPD, Hämofiltration, Hämodiafiltration, Hämoperfusion, Plasmapherese. 4. Aufl. Thieme, Stuttgart, New York 1990.

(264) Freund, M., Heller, A., Grosser, K. D.: Die Behandlung des Lungenödems mit Nitroglycerin. Intensivmed. Prax. *18:* 215-218 (1981).

(265) Frey, R., Jude, J. R., Safar, P.: Die äußere Herzwiederbelebung. Dtsch. med. Wschr. *87:* 857 (1962).

(266) Frey, R.: Mechanische Maßnahmen zur Wiederbelebung des Herzens Verh. dtsch. Ges. Kreisl.-Forsch. *30:* 95 (1964).

(267) Friedberg, C., K.: Diseases of the Heart, Saunders, Philadelphia, London 1969.

(268) Friedberg, C. K.: Diseases of the Heart. Saunders, Philadelphia, London 1971.

(269) Friedberg, C. K.: Erkrankungen des Herzens. Thieme, Stuttgart 1959.

(270) Friedberg, C. K.: Diseases of the Heart. Saunders, Philadelphia, London 1966.

(271) Friedemann, M.: Indikation und Kontraindikation der Kardioversion von Herzrhythmusstörungen. Dtsch. med. Wschr. *91:* 1889 (1966).

(272) Frieden, J.: Anti-Arrhythmic Drugs – Part VII. Lidocain as an Antiarrhythmic Agent. Amer. Heart. J. *70:* 713 (1965).

(273) Friedmann, G., Sieberth, H. G., Gerhard, W., Renschler, H. E.: Kardiale und pulmonale Befunde bei Patienten im chronischen Dialyseprogramm. Verh. Ges. inn. Med. *74:* 1193 (1968).

(274) Friese, G.: Der elektrische Schrittmacher. Verh. dtsch. Ges. Kreisl.-Forsch. *70:* 129 (1964).

(275) Fritz, K. W.: Hämodialyse. Thieme, Stuttgart 1966.

(276) Fritz, K. W.: Zur Therapie der Schlafmittelvergiftung mit forcierter Diurese. Z. prakt. Anästh. *2:* 155 (1967).

(277) Fritz, E.: Intensivierte Infusions-Diurese-Therapie der akuten Schlafmittelvergiftung. Münch. med. Wschr. *107:* 2124 (1965).

(278) Froesch, E. R., Rossier, P. H.: Das Coma diabeticum. Internist *6:* 400 (1965).

(279) Fruhmann, G., Baur, X., Albrecht, I., König, G., Huber, R.: Behandlung des Status astmaticus in der Klinik Münch. Med. Wschr. *124:* 407 (1982).

(280) Frühmorgen, H.: Gastrointestinale Blutung. In: Demling, L., (Hrsg.): Klinische Gastroenterology. Thieme, Stuttgart, 1984.

(281) Frühmorgen, P., Classen, M.: Endoskopie und Biopsie in der Gastroenterologie. Springer, Berlin 1979.

(282) Frühmorgen, P., Martick, W., Kaduck, B.: Vergleichende Untersuchung unterschiedlicher Methoden zur gastrointestinalen Blutstillung. Fortschr. Med. *29:* 1140 (1981).

(283) Fry, J.: Acute myocardial infarction. Schweiz. med. Wschr. *98:* 1210 (1968).

(284) Fuleihan, S. F., Wilson, R., Pontoppidan, H.: Effect of mechanical ventilation with end-inspiratory pause on blood gas exchange. Anesth. Analg. *55:* 122 (1976).

(285) Furman, S., Robinson, G.: The use of an intracardiac pacemaker in the correction of total heart block. Surg. Forum *2:* 245 (1958).

(286) Furman, S., Schwedel, J. G., Robinson, G., Hurwitt, E. S.: Use of intracardiac pacemaker in the control of heart block. Surgery *49:* 98 (1961).

(287) Gärtner, Ch.: Ernährung in der Intensivpflege. Dtsch. med. Wschr. *95:* 1327 (1970).

(288) Gallagher, T. J., Civetta, J. M., Kirby, R. R.: Terminology update: Optimal PEEP. Crit. Care Med. *6:* 323 (1978).

(289) Gallagher, J. J., Damato, A. N., Lau, S. H. (1973).

(290) Gallagher, J. J., Svenson, R. H.: C-Katheter-Technique for closed chest ablation of the atrioventricular conduction system. N. Engl. J. *306:* 194 (1982).

(290a) **Ganten, D., Ritz E.: Lehrbuch der Hypertonie – Pathophysiologie – Klinik – Therapie – Epidemiologie. Schattauer, Stuttgart, New York 1985.**

(291) Ganz, W., et al.: Intracoronary thrombolysis in acute myocardial infarction. Experimental background and clinical experience. Am. Heart J. *102:* L 45 (1981).

(292) Ganz, W., Buchbender, N., et al.: Intracoronary thrombolysis in acute myocardial infarction. Am. Heart J. 101-4 (1981).

(293) Garrard, C. S., Shah, M.: The effects of expiratory positive airway pressure on functional residual capacity in normal subjects. Crit. Care Med. *6:* 320 (1978).

(294) Gattinoni, L., Agostini, A., Pesenti, A., et al.: Treatment of acute respiratory failure with low frequency positive-pressure ventilation and extracorporeal removal of CO_2-Lancet *9:* 292 (1980).

(295) Gattinoni, L., Pesenti, A., Marcolin, R., et al.: Extracorporeal CO_2-removal, Symposium in Münster „Maschinelle Beatmung gestern-heute-morgen". In Lawin, P., Peter, K., Scherer, R. (Hrsg.): Intensivmedizin Notfallmedizin Anästhesiologie. Bd. 48. Thieme, Stuttgart, New York 1984.

(295a) Geigy: Wissenschaftliche Tabellen, 7. Aufl. Geigy, Basel 1968.

(296) Gazes, P. C., Gaddy, J. E.: Bedside management of acute myocardial infarction. Am. Heart 3 *97:* 782 (1979).

(297) Gerdes, H.: Lithiumsalze in der Therapie der Hyperthyreose und anderer endokriner Überfunktionszustände. Internistische Welt *2:* 177 (1979).

(298) Gersmeyer, E. F., Yarsagil, E. C.: Schock- und Kollapsfibel. Thieme, Stuttgart 1970.

(299) Gersmeyer, E. F., Yarsagil, E. C.: Schock- und Kollapsfibel. Thieme, Stuttgart 1970.

(300) Gersmeyer, E. F., Yargasil, E. C.: Schock- und Kollapsfibel. S. 158. Thieme, Stuttgart 1970.

(301) Gersmeyer, E. F., Yasargil, E. C.: Lungenödem und Schock. In: Schock und hypotone Kreislaufstörungen, 2. Aufl. S. 303-307. Thieme, Stuttgart 1978.

(302) Gerstein, A. R., Kleemann, C. R., Gold, E. M., Franklin, S. S., Maxwell, M. H., Cronick, A. C., Feffer, M. L., Steinmann, T. J. Aldosterone deficiency in chronic renal failure. Nephron *5:* 90 (1968).

(303) Gettes, L. S., Surawicz, B.: In: Meltzer, L. E., Dunning, M. J. (Hrsg.): Textbook of Coronary Care. Excerpta Medica, Amsterdam 1972.

(304) Geyer, G.: Die Nebennierenrindenkrise und Krisenzustände bei Hypophyseninsuffizienz. Wien. klin. Wschr. *78:* 454 (1966).

(304a) **Gibbs, W., Eisenberg, M., Damon, S. K.: Dangers of defibrillation: injuries to emergency personal during patient resuscitation. Am. J. Emerg. Med. *8:* 101 (1990).**

(304b) **Gibson, R. S.: Non-Q-wave Myocardial Infarction. In: Acute Myocardial Infarction. S. 289. Elsevier, New York, Amsterdam, London 1991.**

(305) Gilchrist, A. R.: Clinical aspects of high-grade heart block. Scot. med. J. *3:* 53 (1958).

(306) Gillespie, T. A., Amboss, H. D., Sobel, B. E., Roberts, R.: Facts of dobutamine in patients with acute myocardial infarction. Am. J. Cardiol. *39:* 588 (1977).

(307) Gilston, A.: The effects of PEEP on arterial oxygenation. Intens. Care Med. *3:* 267-271 (1977).

(307a) Giromini, M., Jungers, P., Ducrot, H.: Anurie provoquée par la perfusion de dextran de faible poids moleculaire. Presse méd. *75:* 2561 (1967).

(308) Gleichmann, U., Seipel, L., Grabensee, B., Loogen, F.: Intraventrikuläre Erregungsausbreitungsstörungen. Dtsch. med. Wschr. *97:* 569 (1972).

(308a) Gloor. H. O.: Schrittmacher. Schweiz. med. Wschr. *120:* 1554 (1990).

(309) Goebell, H.: Diagnostische Möglichkeiten von Amylase und Lipase in Körperflüssigkeiten. Internist *11:* 117 (1970).

(310) Goebell, H.: Was ist gesichert in der Therapie der akuten Pankreatitis. Internist *19:* 700 (1978).

(311) Goebell, H. R., Ammann, et al.: Calcitonin in der Behandlung der akuten Pankreatitis – eine Doppelblindstudie. Z. Gastroent. Suppl. 1977, Abstract 1986.

(312) Gold, H. K., Leimbach, R. C., Sanders, C. A., et al.: Intraaortic baloon-pumping of ventricular septal defect on mitral regurgitation complicating acute myocardial infarction. Circulation *47:* 1191 (1973).

(312a) Goldhaber, S. J., Kessler, C. M. Heit, J., et al.: A randomised controlled trial of recombinant tissue plasminogen activator versus urokinase in the treatment of acute pulmonary embolism. Lancet *2:* 293 (1988).

(312b) Goldhaber, S. J., Kessler, C. M., Heit, J. A., et al.: Recombinant tissue type plasminogen activator versus a novel dosing regimen of urokinase in acute pulmonary embolism. J. Am. Coll. Cardiol. *20:* 24 (1992).

(313) Goldhaber, S. Z.: Pulmonary embolism and deep venous thrombosis. Saunders, 1985.

(314) Goldman, M. J.: The management of atrial fibrillation. Indications for and methods of conversion to sinus rhythm. Progr. cardiovasc. Dis. *2:* 465 (1960).

(315) Gong, H. jr., Tierney, D. F.: Respiratory distress syndrome. In: Simmons, D. H. (Hrsg.): Current Pulmonology I. Houghton Nifflin Professional Publ., Boston 1979.

(316) Goodman, A. A., Osborne, M. P.: An experimental model and clinical defination of stress ulceration. Surg. Gynec. Obstet. *134:* 563 (1972).

(317) Goppel, N. D., Hall, K. L., Froer, Hawinkel: Die Wertigkeit klinischer und haemodynamischer Befunde bei der Differentialdiagnose Lungenembolie und Perikardtamponade mit Schock. Intensiv. Med. *14:* 67-71 (1977).

(318) Gottlieb, L. S., Hilberg, R.: Endobronchial tamponade therapy for intractable hemoptyses. Chest *67:* 482 (1975).

(319) Gottlieb, M. S., et al: *Pneumocystis carinii* pneumonia and mucosal candidiasis in previously heathly homosexual men. N. Engl. J. Med. *305:* 1425 (1981).

(320) Gottlieb, M. S., Knight, S., Mitsuyasu, R., Weisman, I., Roth, M., Young, L. S.: Prophylaxis of pneumocystis carinii infections in AIDS with pyrimethamine-sulfadoxine. The Lancet *18:* 398 (1984).

(321) Gottschild, G.: Herzmuskelnekrosen nach plötzlichen intrakraniellen Drucksteigerungen. Diss. Köln 1979.

(322) Gourin, A., Garzon, A. H.: Operative treatment of massive hemoptyses. Ann. Thorac. Surg. 18: 52 (1974).

(323) Granelly, R., Groeben, J. O. von der, Spivade, A. P., Harrison, D. C.: Wirkung von Xylocain auf Kammerarrhythmien bei Patienten mit Koronarerkrankungen. New. Engl. J. of Med. 277: 1215 (1967).

(324) Grenvik, A.: Optimal PEEP. Acta Anaesthesiol Scand [Suppl. 70]: 165-171 (1978).

(325) Grösinger, K.-H.: Die Inhibitorentherapie der akuten Pankreatitis. In: Neue Aspekte der Trasylol-Therapie 2. S. 56. Schattauer, Stuttgart, New York. 1968.

(326) Gross, R.: Haemostase oder Thrombose I. In: Bock, H. E. (Hrsg.), Pathophysiologie. S. 498. Thieme, Stuttgart 1972.

(327) Gross, R.: Beurteilung und Behandlung von Blutungen. Internist 2: 1 (1961).

(327a) Gross, R.: Blutungen durch Mißbrauch von Cumarinen und ihre Differentialdiagnose. Med. Welt 745 (1962).

(327b) Gross, R.: Neueres zur allgemeinen Diagnose und Behandlung von Blutungen. Med. Welt 25 (NF): 1389 (1974).

(328) Gross, R., Grosser, K.-D., Sieberth, H.-G.: Der internistische Notfall, Pathophysiologie – Diagnostische Hinweise – Sofortmaßnahmen – Intensivtherapie – Überwachung – Häufige Fehler. Schattauer, Stuttgart, New York 1973.

(329) Gross, R., Heller, A.: Der Arzt im Notfalldienst. Schattauer, Stuttgart, New York 1985.

(329a) Gross, R., Holtmeier, H. J. (Hrsg.): Blutgerinnung und Fibrinolyse. Thieme, Stuttgart 1981.

(330) Gross, R., Nieth, H., Mammen, E.: Blutungsbereitschaft und Gerinnungsstörungen bei Uraemie. Klin. Wschr. 36: 107 (1958).

(330a) Gross R., Schrank, W.: Kapillarschädigung und Protherombinkomplex unter Cumarinen. Med. Welt 1543 (1965).

(331) Grosse-Brockhoff, F.: Medikamentöse Maßnahmen bei Herzflimmern. Verh. dtsch. Ges. f. Kreisl.-Forsch. 30: 113 (1964).

(332) Grosser, K.-D.: Zur Erfassung der Linksinsuffizienz des Herzens mit Hilfe der Oesophagoatriographie. Arch. Kreisl.-Forsch. 46: 167 (1966).

(333) Grosser, K.-D.: Kardiogener Schock bei Herzinfarkt. Therapiewoche 22: 1226 (1972).

(333a) Grosser, K.-D.: Die Bedeutung der präautomatischen Pause bei Schrittmacherbehandlung. Intensivmedizin 9: 234 (1972).

(334) Grosser, K.-D.: Diagnostik und Therapie bradykarder Rhythmusstörungen. Intensivmedizin 14 (Suppl. II): (1977).

(334a) Grosser, K.-D., Bierstedt, P.: Untersuchungen an Patienten mit schrittmacherstimulierten Herzen wegen Adams-Stokes'scher Anfälle. I. Mitteilung: Die Abhängigkeit der präautomatischen Pause von der vorgegebenen Schrittmacherfrequenz. Klin. Wschr. 45: 452 (1967).

(334b) Grosser, K.-D., Bierstedt, P., Steinbrück, G.: Untersuchungen an Patienten mit schrittmacherstimulierten Herzen wegen Adams-Stokesscher Anfälle. II. Mitteilung: Zur Verkürzung der präautomatischen Pause durch Pharmaka. Klin. Wschr. *46:* 1221 (1968).

(335) Grosser, K.-D.: Lungenembolie, Internist *21:* 173 (1980).

(335a) **Grosser, K.-D.: Akute Lungenembolie. Behandlung nach Schweregraden. Dtsch. Ärztebl. *85:* 587 (1988).**

(336) Grosser, K.-D., Friedmann, G.: Klinische und röntgenologische Befunde bei intrakardialem Schrittmacher. Med. Welt *19:* 856 (1968).

(337) Grosser, K.-D., Heller, A., du Mesuil de Rochemut, W., Flügel, G.: Hämodynamische und röntgenologische Hinweise zur Diagnostik der Herzinsuffizienz bei akutem Myokardinfarkt. Dtsch. Med. Wschr. *99:* 802-809 (1974).

(338) Grosser, K.-D., Heller, A., Immig, W.: Erfahrungen mit der intraaortalen Ballonpulsation bei der Behandlung des kardiogenen Schocks. Verh. Dtsch. Ges. Kreislaufforsch. *40:* 467 (1974).

(339) Grosser, K.-D., Heller, A., Asbeck, F., Hübner, W., Krüger, H., Vogel, W., Immig, W., Lennartz, K. J.: Die Behandlung des kardiogenen Schocks bei akutem Herzinfarkt mit der intraaortalen Ballonpulsation. Dtsch. med. Wschr. *101:* 877 (1976).

(340) Grosser, K.-D., Heller, A.: Pathophysiologie und Klinik des kardiogenen Schocks bei Herzinfarkt. In: Schettler, G., Horsch, A. (Hrsg.): Der Herzinfarkt. S. 443. Schattauer, Stuttgart, New York, 1977.

(341) Grosser, K.-D., Hübner, W., Hermann, J., Steinbrück, G.: Die Behandlung der thyreotoxischen Krise. Therapiewoche *22:* 1248 (1972).

(342) Grosser, K.-D., Hübner, W.: Stoffwechselkrisen. Internist *16:* 99 (1975).

(343) Grosser, K.-D., Humpert, U.: Zur Behandlung der Kombinationsform des Adam-Stokes-Syndroms mit Orciprenalin. Z. Kreisl.-Forsch. *55:* 1045 (1966).

(344) Grosser, K.-D., Vogel, W.: Beatmung und Behandlung der Lungenembolie. Intensivmedizin *13:* 182 (1976).

(345) Gruber, U. F.: Blutersatz, Springer, Berlin, Heidelberg, New York 1968.

(346) Gruber, U. F.: Blutersatz. S. 109. Springer, Berlin, Heidelberg, New York 1968.

(346a) **Gruppo Italiano per 10 Studio della Streptochinasi nell'Infarto Miocardico (GISSI). Long term effects of intravenous thrombolysis in acute myocardial infarction. Final report of GISSI Study. Lancet *2:* 871 (1987).**

(346b) **Gruppo Italiano per 10 Studio della Sopravvivenza nell'Infarto Miocardico GISSI-2: A factorial randomised trial of alteplase versus streptokinase and heparin versus no heparin among 12490 patients with acute myocardial infarction. Lancet *336:* 65 (1990).**

(347) Gruska, H., Barkow, D., Heidrich, H., Humpert, U., Hüsten, J., Ibe, K., Weiss, D.: Die Therapie akuter Vergiftungen. Med. Klinik *65:* 701 (1970).

(348) Gützow, M.: Akute Pankreatitis in der Gravidität und post partum. Dtsch. med. Wschr. *89:* 743 (1964).

(348a) **Gudgeon, A. M., Heath, D. J., et al.: Trypsinogen activation peptides assay in the early prediction of severity of acute pancreatitis. Lancet *335:* 4 (1990).**

(348b) Gulba, D. C., Claus, G.: Thrombolysetherapie des akuten Herzinfark-
       tes. Internist 4: 206 (1992).
(349) Gunnar, R. M., Cruz, A., Boswell, J., Co, B. S., Pickas, R. J., Tobin,
       J. R.: Myocardial infarction with shock. Circulation 33: 753 (1966).
(349a) Gurk, Shamna, Folland, E. D., et al.: Long term hemodynamic benefit
       of thrombolytic therapy in pulmonary embolic disease. JACC 15: 65 A
       (abstract) (1990).
(350) Habermann, E.: Probleme der Pathophysiologie des Kininsystems.
       In: Neue Aspekte der Trasylol-Therapie 3. S. 35. Schattauer, Stutt-
       gart, New York 1969.
(350a) Hacke, W., Hirschberg, M.: Zerebrovaskuläre Verschlüsse. Internist
       33: 241 (1992).
(351) Hadorn, W.: Magen-Darmblutungen. Schweiz. med. Wschr. 89: 1958
       (1959).
(351a) Häring, R.: Blutungen in Gastrointestinaltrakt und Bauchhöhle. In:
       Häring, R., Zilch, H. (Hrsg.): Diagnose und Differentialdiagnose in
       der Chirurgie. S. 771. Edition Medizin. VCH Verlagsgesellschaft,
       Weinheim 1990.
(352) Härtel, G., Louhija, A., Halonen, P. J.: Untersuchungen über den
       Wert der Chinidinbehandlung nach elektrischer Rhythmisierung von
       Vorhofflimmern. Verh. dtsch. Ges. Kreisl.-Forsch. 35: 240 (1969).
(353) Häußinger, K., Cujnik, F., Heldwein, W., Zeiner, E. Bronchoskopi-
       sche Laserkoagulation zur Therapie des zentralen Bronchusverschlus-
       ses. Prax. Klin. Pneumol. 36: 471 (1982).
(354) Häußinger, K., Held, E., Huber, R.: Endobronchial lasertherapy –
       differential therapeutic use and clinical value. Klin. Wschr. 62: 74
       (1984).
(355) Häußinger, K., Huber, R. M.: Möglichkeiten der Lasertherapie endo-
       bronchialer Obturationen. Internist 26: 221-227 (1985).
(355a) Hagg, N. B.: Niedrig dosierte Fibrinolysetherapie mit rt-PA bei
       Thrombosen des tiefen Venensystems. Vasa (Suppl.) 33: 124 (1991).
(356) Hall, R. J.: Echokardiography in the clinical decision. Herz 4, 5: 199
       (1980).
(357) Halmes, P. B.: Direct current conversion of atrial fibrillation. Brit.
       Heart J. 28: 302 (1966).
(358) Halmer, P. B., Patterson, G. C.: The Effect of atrial fibrillation on car-
       diac output. Brit. Heart J. 27: 719 (1965).
(359) Hamelberg, W. V., Bosomworth, P. P.: Aspiration Pneumonitis. Tho-
       mas, Springfield, 1968.
(360) Hamelmann, H.: Gebrauch und Mißbrauch der Tracheotomie. I.
       Technik und Komplikationen. Chirurg 35: 118 (1964).
(360a) Hansen, H. M., Joergensen, S.: Tracheotomy and prolonged nasotra-
       cheal intubation. Dan. med. Bull. 15: 53 (1968).
(360aa) Hamm, Ch. W., Terres, W., Bleifeld, W.: Definition und Pathoge-
       nese der instabilen Angina pectoris. Dtsch. Med. Wschr. 114: 507
       (1989).
(361) Hansson, K.: Acta chir. scand. Suppl. 375 (1967); zit. nach Schmidt,
       H.: Neuere Vorstellungen zur Pathogenese der akuten Pankreatitis.
       Internist 11: 105 (1970).

(362) Harper, R. W.: A Guide to Respiratory Care, Physiology and Clinical Applications. Lippincott, Philadelphia, Toronto 1981.
(363) Harrison, D. C., Sprouse, J., Morrow, A. G.: Die antiarrhytmischen Eigenschaften von Xylocain und Procainamid. Circulation 28:486 (1963).
(364) Harrison, G. A., Tonkin, J. P.: Prolonged (therapeutic) endotracheal intubation. Brit. J. Anaesth. 40: 241-249 (1968).
(365) Haun, G., Müller, W., Scheler, F.: Die Flüssigkeitslunge bei Niereninsuffizienz, ihre Erkennung und Behandlung. Med. Klinik 60: 1933 (1965).
(366) Haverkos, M. W., et al. (Hrsg.): Assessment of Therapy for Pneumocystis Carinii Pneumonia. PCP Therapy Project Group, CDC, Atlanta. Am. J. Med. 76: 501 (1984).
(367) Heberer, G., Rau, G., Löhr, H. H.: Aorta und große Gefäße, Springer, Berlin, Heidelberg, New York 1966.
(368) Heberer, G.: Resektion von Ventrikelaneurysmen. Verh. dtsch. Ges. Kreisl.-Forsch. (1970).
(369) Hedley-Whyte, J., Pontoppidan, H., Morris, M. J.: The response of patients with respiratory failure and cardiopulmonary disease to different levels of constant volume ventilation. J. clin. Invest 45: 1543 (1966).
(370) Hedstrand, U.: The effect of a new sympathomimetic betareceptor stimulating drug (terbutaline) on the pulmonary mechanics in bronchial asthma. Scand. J. resp. Dis. 51: 188 (1970).
(370a) **Heene, D. L., Krichstein, W., Dempfle, E.: Shock-induced alterations in hemostasis. Klin. Wschr. 64: 14 (1986).**
(371) Hegglin, R.: Differentialdiagnose innerer Krankheiten. S. 255. Thieme, Stuttgart 1969.
(372) Heidland, A., Heidbrecher, E.: Therapie des hypertensiven Notfalls und der malignen Hypertonie. In: Ganter, D., Ritz, E.: Lehrbuch der Hypertonie. S. 706. Schattauer, Stuttgart, New York 1985.
(373) Heidland, A., Klütsch, A., Moormann, A., Hennemann, H.: Möglichkeit und Grenzen hochdosierter Diuretikatherapie bei hydropischer Niereninsuffizienz. Dtsch. Med. Wschr. 94: 1568 (1969).
(374) Heinecker, R.: Therapiewoche 15: 479 (1967).
(375) Heinen, E.: Zur peripheren Beeinflussung der Konzentration der Schilddrüsenhormone. Enke, Stuttgart, 1984.
(376) Heinen, E.: Thyreotoxische Krise. Int. Welt 6: 179 (1986).
(377) Heinkel, U.: Die akute Pankreatitis aus der Sicht der inneren Medizin. In: Neue Aspekte der Trasylol-Therapie. S. 73. Schattauer, Stuttgart, New York 1968.
(378) Heinrich, F.: Lungenembolie. S. 1-149. Springer, Berlin, Heidelberg, New York 1981.
(378a) **Heinrich, U.: Ergebnisse der Nordbadischen Venen-Lyse-Studie. Vasa (Suppl.) 33: 118 (1991).**
(379) Heintz, R.: Nierenfibel: 2. Aufl. Thieme, Stuttgart 1968.
(380) Heinze, V.: Extrakorporale und peritoneale Dialyse. In: Sarre, H. (Hrsg.): Nierenkrankheiten. 3. Aufl. Thieme, Stuttgart, 1967.
(381) Heinze, V., Junkers, K. Jontofsohn, R., Kern, R., Tourkantonis, A., Vogel, W., Vonend, E.: Extrarenale Komplikationen bei Schocknierenpatienten. In: Dittrich, P. v., Steinbach, F. (Hrsg.): Aktuelle Probleme der

Dialyseverfahren und der Niereninsuffizienz. S. 109. Bindernagel, Friedberg 1971a.

(382) Heironimus, T. W., Bageant, R. A.: Mechanical Artificial Ventilation, 3. Aufl. Thomas, Springfield 1977.

(383) Held, V.: Angiologische Notfälle. In: Hallhuber, Kirchmeyer (Hrsg.): Notfälle in der Inneren Medizin. Urban u. Schwarzenberg, München, Wien, Baltimore 1983.

(383a) Held u. Edmaier, 1979.

(384) Helfant, R. H., Lau, S. H., Cohen, S. J., Damato, A. N.: Effects of Diphenylhydantoin on Atrioventricular Conduction in Man. Circulation 36: 686 (1967).

(385) Helms, U.: Indikationen zur prolongierten Intubation und Tracheotomie. Prakt. Anästh. 11: 249 (1976).

(386) Hemmer, M., Suter, P. M.: Treatment of Cardiac and Renal Effects of PEEP with Dopamine in Patients with Acute Respiratory Failure. Anesthesiology 50: 399 (1979).

(386a) Henrich u. Mitarb. 1976.

(387) Heptinstall, R. H.: Pathology of the Kidney. S. 646. Little, Brown and Company, Boston 1966.

(388) Herberg, D.: Indikation und Kontraindikationen der Sauerstoffatmung. Dtsch. med. Wschr. 91: 1606 (1966).

(389) Herberg, D.: Der Wert der Sauerstofftherapie. In: Just, H., Stoeckel, H. (Hrsg.): Die Ateminsuffizienz und ihre klinische Behandlung. Thieme, Stuttgart 1967.

(390) Herberg, D.: Alvoläre Hypoventilation bei chronisch-obstruktiven Atemwegserkrankungen. In: Bopp, K. Ph., Harth, H. (Hrsg.): Chronische Bronchitis. Schattauer, Stuttgart, New York 1968.

(391) Herberg, D.: Behandlung des Status asthmaticus. Therapiewoche 20: 632 (1970).

(392) Herberg, D., Utz, G.: Untersuchungen über ein neues Bronchospasmolytikum aus der Reihe der Antihistamine. Dtsch. med. Wschr. 94: 153 (1969).

(393) Herden, H. N.: Infusionstherapie und parenterale Ernährung. In: Lawin, P. (Hrsg.): Praxis der Intensivbehandlung. S. 119. Thieme, Stuttgart 1971.

(394) Herden, H. N.: Schock. In: Lawin, P. (Hrsg.): Praxis der Intensivbehandlung. Thieme, Stuttgart 1971.

(395) Herden, H. N.: Akute Vergiftungen. In: Lawin, P. (Hrsg.): Praxis der Intensivpflege. Thieme, Stuttgart 1970.

(396) Hermann, J.: Die thyreotoxische Krise. Therapiewoche 32: 1620 (1982).

(397) Hermann, R. E., Traul, D.: Experience with the Sengstaken-Blakemore-tube for bleeding esophageal varices. Surg. Gynec. Obstet. 130: 879 (1970).

(398) Herrmann, J.: Neuere Aspekte in der Therapie der thyreotoxischen Krise. Dtsch. med. Wschr. 103: 166 (1978).

(399) Herzog. H.: Fortschritt in der Behandlung der respiratorischen Insuffizienz. Wiener med. Wschr. 114: 1 (1964).

(400) Herzog, H.: Die bedrohliche Ateminsuffizienz. Therapiewoche 20: 623 (1970).

(401) Herzog, H.: Klinik und Pathophysiologie der Schocklunge. Verh. dtsch. Ges. Path. *62:* 12-23 (1978).

(402) Herzog, H.: Die Auswirkungen der akuten Bronchialobstruktion auf Lunge und Kleinen Kreislauf. In: Doroco, P., Ibe, K. (Hrsg.): Der pneumologische Notfall. S. 95. Walter de Gruyter, Berlin, New York. 1987.

(403) Herzog, H., Keller, R., Baumann, H. R., Joos, H.: Folgen chronisch-obstruktiver Atemwegserkrankungen, in klinischer Sicht. In: Bopp, K. Ph., Hertle, (Hrsg.): Chronische Bronchitis. Schattauer, Stuttgart, New York 1968.

(404) Herzog, H.: Indikationen und praktische Durchführung der Beatmung. In: Die interne Wachstation. Urban & Schwarzenberg, München, Berlin, Wien 1969.

(405) Herzog, H., Keller, R.: Druckgesteuerte Respiratoren. In: Die Ateminsuffizienz und ihre klinische Behandlung. Thieme, Stuttgart 1967.

(406) Herzog, H., Perruchod, A.: ARDS – Akutes Atemnotsyndrom des Erwachsenen. Prax. klin. Pneumol. *38:* 339-347 (1984).

(406a) Hess, H., Mitaschk, A., Breicke, R.: Peripheral arterial occlusions: a 6 year experience with local low-dose thrombolytic therapy. Radiology *163:* 753 (1987).

(406b) Hess, O. M.: Pathophysiologie der Herzinsuffizienz. Schweiz. Med. Wschr. *120:* 1833 (1990).

(407) Hewlett, A. M., Platt, A. S., Terry, V. G.: Mandatory minute volume: A new concept in weaning from mechanical ventilation. Anaesthesia *32:* 163 (1977).

(408) Hiemeyer, V., Rasche, H., Diehl, K.: Hämorrhagische Diathesen. Thieme, Stuttgart 1972.

(409) Hild, R., Hasse, H. M., Vollmar, J.: 16. Dtsch. Kongreß für ärztliche Fortbildung, Berlin 1967.

(410) Hindmans, M. C., et al.: The clinical significance of bundle branch block complicating acute myocardial infarction circulation *58:* 689 (1978).

(411) Hinshaw, L. B., Salomon, S. A., Freeny, P. C., Reins, D. A.: Endotoxin Shock. Arch. Surg. *94:* 61 (1967).

(412) Hint. H. C.: Farmakologiska undersökingar av kolloidaler substanser. Nord. Med. *78:* 1547 (1967).

(413) Höffler, D.: Antibakterielle Therapie bei Niereninsuffizienz. Beecham Pharma GmbH, Mainz 1971.

(413a) Höfling, B.: Instabile Angina pectoris. Internist *28:* 93 (1987).

(414) Hoeltzenbein, J.: Die künstliche Niere, Enke, Stuttgart 1969.

(415) Hoffmann, H. G.: Lungenkomplikationen bei AIDS. In: Dorow, P., Ibe, K. (Hrsg.): Der pneumologische Notfall. S. 133. Walter de Gruyter, Berlin, New York 1987.

(416) Hoffmann, R.: Endokrinologische Notfälle. In: Halhuber, C. (Hrsg.): Notfälle in der inneren Medizin. Urban & Schwarzenberg, München, Wien, Baltimore 1983.

(416a) Hofmann, E., Steinbeck G.: Transkutane Stimulation zur Notfalltherapie von Herzrhythmusstörungen. Internist *30:* 73 (1989).

(416b) Hoigné, R., Müller, K.: Allergische Krankheiten. In: Hadorn, W.: Lehrbuch der Therapie. S. 155. Huber, Bern, Stuttgart, Wien 1983.

(417) Hollenberg, C. H.: Adipose tissue. In: Renold, A. E., Cahill, G. F. (Hrsg.): Handbook of Physiology. Section 5. S. 301. (1965).

(418) Holt, P.: Intravenous amiodarone in the management of tachyarrhythmias. In: Breithard, G., Logan, F. (Hrsg.): New Aspekts in the Medical Treatment of Tachyrrhythmias. Urban & Schwarzenberg, München, Wien, Baltimore, 1983.

(419) Holzmann, M.: Klinische Elektrokardiographie. S. 758. Thieme, Stuttgart 1965.

(420) Homer, A. C., et al.: Is Nd-Yag laser treatment for upper gastrointestinal bleeds of benefit in a district General Hospital? Postgrad. Med. J. 61: 19 (1985).

(421) Horn, K., Arenz, F., Schramm, W., Witte, M., Pickordt, C. R.: Plasmapherese in der Therapie der thyreotoxischen Krise und endokrinen Opthalmopathie. Internist. 24: 43 (1983).

(422) Hornbostel, H.: Die Therapie der Hypoglykämie. Dtsch. med. Wschr. 93: 880 (1968).

(423) Horowitz, L. N., Spielmann, S. R. In: Greenspan, Josefsohn: Whole of programmed stimulation in assessing vulnerability to ventricular arrhythmias. A. M. Heart. J. 103: 604 (1982).

(424) Hotz, J., Goebell, H.: Diagnose und Differentialdiagnose der akuten Pankreatitis. In: Sarless, H., Singer, M. (Hrsg.): Akute und chronische Pankreatitis. Witztrock, Baden-Baden 1978 b.

(425) Hossli, G., Gattiker, R.: Lungenödem. In: Lawin, P. (Hrsg.): Praxis der Intensivbehandlung. S. 28-1. Thieme, Stuttgart, New York 1981.

(426) Howland, W. S., Schweizer, O.: Acid-base lesion of bank blood. Anesthesiology 25: 102 (1964).

(427) Hudsen, J. B., Chobanian, A. K., Relman, A. S.: Hypoaldosteronism. A clinical study of a patient with an isolated adrenal mineralocorticoid deficiency, resulting in hyperkalemia and Adams-Stokes-attacks. New Engl. J. Med. 257: 529 (1957).

(428) Hübner, W., Sieberth, H. G.: Bilaterale Nierenrindennekrose und Spätschaden nach akutem Herzversagen. In: Gessler, U., Schröder, K., Weidinger, H. (Hrsg.): Pathogenese und Klinik des akuten Nierenversagens. S. 140. Thieme, Stuttgart 1971.

(429) Hugenholz, P. G.: Unstable angina. Schattauer, Stuttgart, New York 1985.

(430) Hughes, W. T., McNabb, P. C., Makres, T. D., Feldman, S.: Efficacy of trimethoprim and sulfamethoxazole in the prevention and treatment of Pneumocystis carinii pneumonitis. Antimicrob. Agents Chemother. 5: 289 (1974).

(431) Hughes, W. T., et al.: Successful chemoprophylaxis for Pneumocystis carinii pneumonitis. N. Engl. J. Med. 297: 1419 (1977).

(432) Huguenin, M., Thiel, G., Brunner, F. P.: $HgCl_2$-induced acute renal failure studied by split drop micropuncture technique in the rat. Nephron. 20: 147 (1978).

(433) Hundelshausen, B.: Adrenalin bei der Behandlung schwerster Zustände von Asthma bronchiale. Dtsch. Med. Wochenschr. 108: 760 (1983).

(434) Hussein, H.: Das Sheehan-Syndrom. Wien. klin. Wschr. 78: 204 (1966).

(435) Hyman, A. L., Myers, W. D., Meyer, A.: Am Heart J. *67:* 313 (1964).

(436) Ibe, K.: Vergiftungen. In: Die interne Wachstation. S. 197. Urban & Schwarzenberg, München, Berlin, Wien 1969.

(437) Ibe, K.: Diskussionsbemerkung. In: Erkennung und Therapie von Vergiftungen. Wiederbelebung – Organersatz – Intensivmedizin. Supp. *1:* 93 (1971).

(437a) Imbach, I.: High-dose intravenons gammaglobulin for idiopathic thrombocytopenic purpura in childhood. Lancet *I:* 1228 (1981).

(437b) Imhof, E., Perruchoud, A.: Das akute Atemnotsyndrom des Erwachsenen. Teil II: Therapie. Med. Klin. *85:* 395–403 (1990).

(438) Internist *2:* 347 (1961).

(438a) Ibe, K.: Magenspülungen bei akuten Schlafmittelvergiftungen. Med. Klinik *61:* 1832 (1966).

(439) Irmer, W., Baumgartl, F., Grewe, H. E., Zindler, M.: Dringliche Thoraxchirurgie. S. 52. Springer, Berlin, Heidelberg, New York 1967.

(439a) ISAM Study Group: A prospective trial of intravenous streptokinase in acute myocardial infarction (ISAM). N. Engl. J. Med. *314:* 1465 (1986).

(439b) ISIS II (International Study of Infarct Survival): Randomised trial of intravenous streptokinase, oral aspirin, both or neither among 17,187 cases of suspected acute myocardial infarction. Isis 2. Lancet *2:* 349 (1988).

(439c) ISIS-3: A randomised comparison of streptokinase vs tissue plasminogen activator vs anistreplase and of aspirin plus heparin vs aspirin alone among 41,299 cases of suspected acute myocardial infarction. Lancet *339:* 753 (1990).

(440) Jacobson, L. B., Lester, R. M., Scheinmann, M. M.: Management of acute bundle branch block and bradyarrhythmias.

(441) Jakschik, B. A., et al.: Profile of circulating vasoactive substances in hemorrhagic shock in the pharmacological manipulation. J. Clin. Invest. *54:* 842.

(442) James, T. N., Busch, G. E.: Blood supply of the human interventricular septums circulation *17:* 391 (1958).

(443) Janse, M. J., Kapelle, F. J. L.: Electronic interactions across an inexitable region at the course of topic activity in acute regional myocardial ischaemia. Circ. Res. *50:* 527 (1982).

(444) Jansen, W., Thoma, R., Küpper, H. J., Cipura, W., Wichmann, H. E., Osterspey, A., Behrenbeck, D. W., Tauchert, M.: Der Einfluß von Reproterol und Aminophyllin auf Hämodynamik und Atemwiderstand bei Patienten mit chronisch obstruktiver Lungenerkrankung. Intensivmed. *19:* 245 (1982).

(445) Januscewicz, W., Szucyderman, M., Wociac, B., Preibise, J.: Urinary excretion of free norepinephrine and free epinephrine in patients with acute myocardial infarction in relation to its clinical course. Amer. Heart J. *76:* 345 (1968).

(446) Jekat, F., Hahn, F.: Ernähr. Umsch. *17:* 451 (1970).

(447) Jenne, J. W.: Rationale for Methyl-xanthine in Asthma. In: Stein, M. (Hrsg.): New Directions in Asthma: S. 391-413. Am College of Chest Physicians, Park Ridge 1975.

(448) Jenne, J. W., Wyze, E., Rood, F. S., Mac-Donald, F. M.: Pharmacokinetics of theophylline. Application of adjustment of the clinical dose of aminophylline. *Clin. Pharmacol. Ther. 13:* 349 (1972).

(448a) Jeumer, H., Freitag, H. J., et al.: Local intraarterial fibrinolysis in acute vertebrobasilar occlusion. Neuroradiology *31:* 336 (1989).

(449) Jewitt, D. E., Kishon, J., Thomas, M.: Lignocaine in the management of arrhythmias after acute myocardial infarction. Lancet *I:* 266 (1968).

(450) Johnson, J. C., Flowers, N. C.: Unexplained atrial flutter. A frequent hurt of pulmonary embolism. Test 60, *1:* 29 (1971).

(451) Johnson, R. D., Conn, J. W., Dykman, C. J., Pek, S., Starr, J. I.: Mechanism and management of hyperosmolar coma without ketoacidosis in the diabetic. Diabetes *18:* 111 (1969).

(451a) Johnson, Sh. A.: The circulating platelet. Academic Press, New York 1971.

(452) Johnston, R. N., et al.: Hemoptyses. Br. Med. J. *1:* 592 (1960).

(453) Juchems R., Frese, W., Haas, L.: Die Behandlung des Herzinfarktes mit Nitraten. Ergebnisse eine prospektiven Studie. Intensivmed. Prax. *17:* 659-665 (1980).

(454) Jude, J. R., Kouvenhoven, W. B., Knickerbocker, G. G.: A new approach to cardiac resuscitation. Amer. Surg. *154:* 311 (1961).

(455) Jungers, P., Mailland, J. N., Bienaymé, J., Glaser, P., Méry, J. P. L.: Hemorrhagies digestives par ulcérations gastroduodénales au cours de l'insuffisance rénal aigue. Proc. Europ. Dial. Transp. Ass. *4:* 301 (1967).

(455aa) Junginger, Th., Böttger, Th.: Diagnostik und Therapie der intestinalen Blutung. Chirurg *58:* 571 (1987).

(455ab) Just, H. M., Metzger, M., Vogel, W., Pelka, R. B.: Einfluß einer adjuvanten Immunglobulintherapie auf Infektionen bei Patienten einer operativen Intensiv-Therapie-Station. Klin. Wschr. *64:* 245 (1986).

(455a) Just, O. H., Lutz, H.: Genese und Therapie des haemorrhagischen Schocks. Thieme, Stuttgart 1966.

(455b) Kanner, T. P., Malfortheiner, P.: Akute Pankreatitis. Klinikarzt *20:* 458 (1991).

(456) Kantrowitz, A.: Experimental augmentation of coronary flow be retardation of the artery pressure pulse. Surgery *34:* 678 (1953).

(457) Kapp, H.: Diagnose und Differentialdiagnose präkomatöser und komatöser Zustände in der inneren Medizin. Schweiz. med. Wschr. *95:* 681 (1965).

(458) Kappert, A.: Lehrbuch und Atlas der Angiologie, Huber, Bern, Stuttgart, Wien 1981.

(459) Karliner, J. S.: Dopamine for cardiogenic shock. J. A. M. A. *226 (10):* 1217 (1973).

(460) Karetzsky, M. J.: Asthma mortality associated with pneumothorax and intermittent positive pressure breathing. *Lancet 1:* 828 (1975).

(460a) Kasper, W., Meinertz, T., et al.: Echocardiography in assessing acute pulmonary hypertension due to pulmonary embolism. Amer. J. Cardiol. *45:* 567 (1980).

(461) Kaufmann, G., Hauser, K.: Phenytoin bei Herzrhythmusstörungen. Schweiz. med. Wschr. *98:* 1223 (1968).

(462) Kaufmann, W.: Komatöse Zustände. Therapiewoche *20:* 575 (1970).

(463) Kazmeier, F.: Krisen bei Erkrankungen des Stoffwechsels und der inneren Sekretion. S. 219. Enke, Stuttgart 1962.

(463a) Kehrer, H. E.: Therapie der zerebralen Komplikationen. In: Heintz, R., Losse, H. (Hrsg.): Arterielle Hypertonie. Thieme, Stuttgart 1969.

(464) Keller, R.: Bedrohliche Erkrankungen des Respirationstraktes. In: Die interne Wachstation. S. 282. Urban & Schwarzenberg, München, Berlin, Wien 1969.

(465) Keller, R.: Status asthmaticus und dekompensiertes Cor pulmonale. In: Koller, F., Nagel, G. A. Neuhaus, K. (Hrsg.): Internistische Not Gallsituation. S. 103-117. Thieme, Stuttgart 1974.

(466) Keller, R.: Das akute Lungenversagen – akutes Atemnotsyndrom des Erwachsenen. Adult Respiratory Distress Syndrome (ARDS) Prax. Pneumol. *35:* 161-169 (1981).

(467) Keller, U., Sonneberg, G. E., et at.: Dosisabhängigkeit der Wirkung von Somatostatin auf die Durchblutung beim Menschen. Schweiz. Med. Wschr. *109:* 595 (1979).

(468) Kennedy, A. C. Linton, A. L. Earon, J. C.: Urea levels in cerebrospinal fluid after haemodialysis. Lancet *24:* 411 (1962).

(469) Kennedy, W., Ritchi, J., et al.: Western Washington Randomised trial of intracoronary streptokinase in acute myocardial infarction. New. Engl. J. med. *309:* 1477 (1983).

(470) Kerpel-Fronius, E.: Pathologie des Salz- und Wasserhaushaltes. Verl. d. Ungar. Akad. d. Wiss. 1959.

(470a) Killian, H. A. Dönhardt: Wiederbelebung. Thieme, Stuttgart 1955.

(471) Khaya, F., Walton, J. et al.: Intracoronary fibrinolytic therapy in acute myocardial infarction. N. Engl. J. med. *308:* 1305 (1983).

(472) Kikis, D., Esser, H., Truebestein, G.: Dopamin beim kardiogenen Schock. Med. Clin. *72:* 1212 (1977).

(473) Killip, T., Baer, R. A.: Hemodynamic effects after revision of atrial fibrillation to sinus rhythm by precordial shock. J. clin. Invest. *45:* 658 (1966).

(474) Killip, T.: The use of lidocaine in the treatment of Arrhythmia. In: Julian, D. G., Oliver, M. F. (Hrsg.): Acute Myocardial Infarction. S. 106. Livingstone, Edinburgh, London 1968.

(475) Killip, T.: Arrhythmias in myocardial infarction Med. Clin. N. Amer. *60:* 233 (1976).

(476) Kimmey, J. R., Steinhaus, J. E.: Cardiovascular Effects of procaine and lidocaine (Xylocain) during general anaesthesia. Acta anaesth. scand. *3:* 9 (1959).

(477) Kincaid-Smith, P.: Malignant Hypertension. In: Amery, A., et al. (Hrsg.): Hypertensive Cardiovascular Disease. S. 464-475. M. Nijhoff, The Hague, Boston, London 1982.

(478) Kindler, J., Rensing, M., Sieberth, H. G.: Prognosis and Mortality of acute renal failure. In: Sieberth, H. G., Mann, H. (Eds.): Contineous Arteriovenous Hemofiltration (CAVH). S. 129. Karger, Basel 1984.

(479) Kindler, J. Lilien-Walden, T. v., Sieberth, H. G.: Kontraindikationen zur Dialysebehandlung bei akutem Nierenversagen. In: Sieberth, H. G. (Hrsg.): Akutes Nierenversagen. S. 88. Thieme, Stuttgart 1979.

(480) Kirby, R. R.: High frequency positive-pressure ventilation (HFPPV): What role in ventilatory insufficiency? Anesthesiology 52: 109-110 (1980).

(481) Kirby R. R., Desautels, D., Modell, J. H., Smith, R. A.: Mechanical ventilation. In: Burton, G. G., G. E. Hoagkin, J. E. (eds.): Respiratory Care. S. 583. Lippincott, J. B., Philadelphia, Toronto 1977.

(482) Kirby, R. R. Downs, J. B., Civetta, J. M. et al.: High level positive endexpiratory pressure (PEEP) in acute respiratory insufficiency. Chest. 67: 156 (1975).

(482a) Kistin, A. D.: Problems in the differentiation of ventricular arrhythmias from supraventricular arrhythmias with abnormal QRS. Progr. cardiovasc. Dis. 9: 1 (1966).

(483) Klain, M., Keszler, H.: Circulatory assist by high frequency ventilation. Crit. Care Med. 8: 232 (1980).

(484) Kleiger, R., Lown, B.: Cardioversion and digitalis. 11. Clinical studies. Circulation 23: 878 (1966).

(484a) Kleinsorg. H.: Zur Pathogenese und Therapie des Coma basedowicum. Internist 4: 321 (1963).

(485) Klein, G. J., Bashor, E. T. M.: Ventricular fibrillation in the Wolff-Parkinson-white-syndrome. M. Engl. Med. 301: 1080 (1979).

(486) Kleinknecht, D., Jungers, P., Chanard, J., Barbanel, C., Goneval, D., Rondon-Nucete, M.: Factors influencing immediate prognosis in acute renal failure, with special reference to prophylactic hemodialysis. Advanc. Nephrol. 1: 207 (1971).

(486a) **Kleinknecht, D., Landais, P., Goldfarb, B.: Drug-associated acute renal failure. A prospective collaborative study of 81 biopsied patients. Adv. Exp. Med. Biol. 212: 125–128 (1987).**

(486b) **Klocke, R. H., Hilger, H. H.: Basismaßnahmen der mechanischen Herz-Lungen-Wiederbelebung. Internist 5: 295 (1992).**

(487) Klose, R., Osswald, P. M.: Effects of PEEP on pulmonary mechanics and oxygen transport in the late stages of acute pulmonary failure. Intensive Care Med. 7: 165-170 (1981).

(488) Klunarge, H.: Zur Pathogenese und Therapie des Coma basidowicum. Internist 4: 321 (1963).

(488a) Kluthe, 1978.

(489) Knick, B.: Klinische Fehldeutungen hypoglykämischer Zustände. Therapiewoche 19: 2159 (1969).

(490) Köbberling, J., Hinke, G., Becker, H. D.: Iocum-induad thyreotoxicosis – a case of sub total thyreoidektomy in severly il paticuls Klin. Wschr. 63: 1 (1985).

(490a) **Köbberling, J., Pickardt, C. R.: Struma. S. 211. Springer, Berlin, Heidelberg 1990.**

(491) Köhnlein, H. E., Weller, S., Vogel, W., Nobel, J.: Erste Hilfe. Thieme, Stuttgart 1967.

(492) Köhler, J. A.: Medikamentöse Vor- und Nachbehandlung bei Kardioversion. Med. Klin. 63: 2096 (1968).

(493) König, G.: Therapie des Status Asthmaticus. Internist *26:* 208-212 (1985).

(494) König, G.: Therapie des Status asthmaticus. In: Dorow, P., Ibe, K. (Hrsg.): Der pneumologische Notfall. S. 123. Walter de Gruyter, Berlin, New York 1987.

(495) Körner, M.: Der plötzliche Herzstillstand. Springer, Berlin, Heidelberg, New York 1967.

(496) Körtge, P.: Coma hepaticum. Internist *10:* 411 (1969).

(497) Koller, F., Ducke, F., Streuli, F.: Pathogenesis and Treatment of Thromboembolic Diseases. Schattauer, Stuttgart, New York 1966.

(498) Kolodny, H. D., Sherman, L.: Hyperglycemic non ketocid coma in insulin-dependent diabetes mellitus. Amer, J. Med. Ass. *203:* 461 (1968).

(499) Korninger, C., Stassen, J. M., Colin, D.: Turnover of human extrinsic tissue type, plasmynogen activator in rabbits. Thromb. haemos. 36: 658 (1981).

(500) Kornat, D.: Bronchoscopy and lavage in asthma. In: Weiss, E. B. (Hrsg.): Status asthmaticus. S. 293. University Press, Baltimore 1978.

(500a) Kortmann, H.: Diagnose und Schweregradeinteilung der akuten Pankreatitis. Chirurg *58:* 57 (1987).

(501) Kramer, P., Langescheid, C.,Matthaei, D., Rieger, J.: Behandlung der Diuretikaresistenten Überwässerung mit arteriovenöser Hämoviltration. In: Scheler, F., Henning, H. V. (Hrsg.): Hämofiltration. Dustri, München, Deisenhofen 1977.

(502) Krebber, H. J., Band, T. H. C., Illiod, D.: Die Perforation des Ventrikelseptums nach Herzinfarkt. Klin. Wschr. *58:* 387 (1980).

(503) Krecke, H. J.: Niere bei Diabetes mellitus. Dtsch. med. J. *19:* 676 (1968).

(504) Kremer, G. J.: Diabetes mellitus. In: Wolff, H. P., Weihrauch, Th. R. (Hrsg.): Internistische Therapie. Urban & Schwarzenberg, München 1986.

(504a) Kremer, H., Dobrinski, W.: Sonographische Diagnostik – Innere Medizin und angrenzende Gebiete. 2. Aufl. Urban & Schwarzenberg, München, Wien, Baltimore 1987.

(505) Krikochain, J. G., Hencock, W. E.: Pericardiocentesis. Amer, J. Med. *65:* 808 1 (1978).

(505a) Kristen, H.: Neuere klinische Erfahrungen mit der Spätembolektomie. Verh. dtsch. Ges. Kreisl-Forsch. *35:* 453 (1969).

(506) Krück, F.: Morbus Addison. Internist *5:* 12 (1964).

(507) Krüger, G. A.: Zur diuretischen Therapie der akuten Schlafmittelvergiftung. Anaesthesist *16:* 40 (1967).

(508) Krumhaar, D.: Therapie der verschiedenen Formen des Pneumothorax. In: Dorow, P., Ibe, K. (Hrsg.): Der pneumologische Notfall. Gruyter, Berlin, New York 1987.

(509) Kühn, H. A., Wernze, H.: Klinische Hepatologie. Thieme, Stuttgart 1979.

(510) Kümmerle, Mehar, F. M., Schönborn, H., Mangold, G.: Vorzeitige Operation bei akuter hämorrhagisch nekrotisierender Pankreatitis. Dtsch. med. Wschr. *100:* 2241 (1975).

(511) Kueppers, F., Black, L. F.: State of the art: Alpha₁-antitrypsin and its difficiency. *Am. Ref. Respir. Dis. 110:* 176 (1974).

(511a) **Kulbertus, F. W., Rigo, P., Legrand, V.: Right ventricular infarction. In: Modern Concepts of Cardiovascular Disease. *54:* 1 (1988).**

(512) Kumar, A., Pontoppidan, H., Falke, K. J., Wilson, R. S., Laver, M.: Pulmonary barotrauma during mechanical ventilation. *Crit. Care Med. 1:* 181 (1973).

(513) Kunin, C. M., Atuk, N.: Excretion of cephaloridine and cephalotin in patients with renal impairment. New Engl. J. Med. *274:* 654 (1966).

(514) Kunst, H., Heitmann, R.: Tödliche Komplikationen bei Selbstmordversuchen. Med. Welt *20:* 2619 (1969).

(514a) **Kunze, I., Glahn, J., Busse, O.: Heparinbehandlung bei embolischen zerebralen Prozessen.**

(515) Kupper, W., Bleifeld, W.: Myokardinfarkt. Perimed, Erlangen 1982.

(516) Kupper, W., Waller, D., Hanrath, P., Bleifeld, W.: Hemodynamic and cardiac metabolic effects of inotropic stimulation with dobutamine in patients with coronary artery disease. Eur. Heart. J. *3:* 1 (1982).

(517) Landbeck, G., Kurme, A.: Regeln und Richtlinien zur Therapie der Haemophilie. Fortschr. Med. *90:* 542 (1972).

(518) Landbeck, G., Kurme, A.: Aktuelle Probleme der ärztlichen Versorgung Haemophiler. Fortschr. Med. *20:* 525 (1972).

(518a) **Landgraf, R., Scriba, P. C.: Diabetes mellitus. Internist *3:* 167 (1990).**

(518b) **Lankisch, P. G.: Möglichkeit und Grenzen der konservativen Behandlung der akuten Pankreatitis. Chirurg *58:* 69 (1987).**

(519) Lankisch, P. G., Koop, K., Henning, H. V., Scheler, F.: Häufigkeit und Prognose der intestinalen Komplikationen beim akuten Nierenversagen. In: Sieberth, H. G. (Hrsg.): Akutes Nierenversagen. S. 46. Thieme, Stuttgart 1979.

(519a) **Laragh, J. H., Brenner, B. M.: Hypertension – Pathophysiology, Diagnosis, and Management. Vol. 2. Raven Press, New York 1990.**

(519a) Lasch, H., G., Riecker, G.: Intensivtherapie beim Schock. Internist *10:* 234 (1969).

(520) Lasch, H. G.: Endotoxinschock. Verh. dtsch. Ges. inn. med. *74:* 352 (1968).

(521) Lasch, H. G.: Schock, Hämostase und Mikrozirkulation. In: Neue Aspekte der Trasylol-Therapie. 3. Schattauer, Stuttgart, New York 1969.

(522) Lasch, H. G.: Verbrauchskoagulopathie – Ursache oder Folge von Blutung. Med. Welt *26:* 697 (1975).

(523) Lasch, H. G.: Klinik und Pathophysiologie des Schocks. Verh. Dtsch. Ges. Pathol. *62:* 2-10 (1978).

(523a) Lasch, H. G., Heene, D. L. (Hrsg.): Blut und Blutkrankheiten. II. In: Handbuch der Inneren Medizin. Thiele 8 u. 9. Springer, Heidelberg 1985.

(524) Lasch, H. G., Heene, D. L., Müller-Eckhardt, Ch.: Begemann, H., (Hrsg.): Pathophysiologie und Klinik der haemorrhagischen Diathese. Klinische Hämatologie. Thieme, Stuttgart, 1970.

(525) Latsch H. G., Huth, K., Heene, D. L., Müller-Berhaus, G., Hörde, M. H., Janzarik, H., Mittermayer, L., Sandritter, L. Die Klinik der Verbrauchskoagulopathie, Dtsch. Med. Wschr. *96:* 715 (1971).

(526) Lasch, H. G., Knorpp, K.: Klinik, Pathophysiologie und Therapie des Lungenödems. Dtsch. med. Wschr. *98:* 1434-1442 (1973).

(526a) Lasch, H., Müller-Berghaus, G.: Aktuelle Diagnostik und Therapie von Blutungsübeln. Med. Welt. *38 (Sonderheft 13):* (1987).

(527) Lassen, N. A.: Treatment of severe acute barbiturate poisoning by forced diuresis and alkalinisation of the urine. Lancet *II:* 338 (1960).

(528) Laver, M.B. et al.: Lung volume, compliance and arterial oxygen tensions during controlled ventilation. J. appl. Physiol. *19:* 725 (1964).

(529) Lawin, P.: Hämodynamische Einflüsse des PEEP unter besonderer Berücksichtigung des O_2-Transportes. In: Eckert, P. (Hrsg): Volumenregulation und Flüssigkeitslunge. Thieme, Stuttgart 1976.

(530) Lawin, P.: Verletzungen von Thoraxorganen und Brustwand. In: Lawin, P. (Hrsg.): Praxis der Intensivbehandlung. S. 35-1. Thieme, Stuttgart, New York 1981.

(531) Lawin, P., Morr-Strathmann, U.: Prolongierte Intubation und Tracheotomie. In: Lawin, P. (Hrsg.): Praxis der Intensivbehandlung. S. 15-1. Thieme, Stuttgart, New York 1981.

(532) Lawin, P., Müller, K. M., Scherer, R.: Akutes Lungenversagen. In: Lawin, P. (Hrsg.): Praxis der Intensivbehandlung. S. 27-1. Thieme, Stuttgart, New York 1981.

(533) Lawin, P., Peter, K., Scherer, R.: Maschinelle Beatmung. Gestern – heute – morgen. Thieme, Stuttgart, New York 1984.

(534) Lawin, P., Scherer, R.: Beatmung. In: Lawin, P. (Hrsg.): Praxis der Intensivbehandlung. S. 16-1. Thieme, Stuttgart, New York 1981.

(535) Lawin, P., Scherer, R.: Störungen der äußeren Atmung. In: Lawin, P. (Hrsg.): Praxis der Intensivbehandlung. S. 26-1. Thieme, Stuttgart, New York 1981.

(536) Lawric, D.: Ventricular fibrillation. In: Julian, D. G., Oliver, M. F. (Hrsg.): Acute Myocardial Infarction. S. 97. Livingstone, Edinburgh, London 1968.

(536a) Lechler, E.: Plasma und Plasmafraktionen in der Therapie von Gerinnungsstörungen. Internist *15:* 461 (1974).

(536b) Lechler, E., Gross, R.: Haemostase, Haemorrhagische Diathesen und Thrombose. In: Bock, H. E., Harfmann, W., Löhr, G. W. (Hrsg.): Pathophysiologie. Thieme, Stuttgart 1985.

(536c) Lechner, K.: Blutgerinnungsstörungen. Springer, Berlin 1982.

(536d) Lechner, K.: Stufendiagnostik Haemorrh. Diathesen. Internist *26:* 141 (1985).

(536e) Lehnde, M., et al.: Indikationsbereiche von Klasse-I-Antiarrhythmika – differential-therapeutische Aspekte bei ventrikulären Herzrhythmusstörungen. In: Medikamentöse Behandlung des Postinfarktpatienten nach CAST. S. 23–34. Steinkopff, Darmstadt 1991.

(537) Leiboff, R., Katz, R., et al.: A randomised angiographical controlled trial of intracoronary streptokinase of acute Myocardial infarction. AM. J. Cardiol. *53:* 404 (1984).

(538) Leitz, K. H., Rentrop, P.: Medikamentös chirurgische Kombinationstherapie bei akutem Myokardinfarkt. Dtsch. Ärzteblatt *12:* 85 (1981).

(539) Lemmerz, H., Schmidt, R., Kranemann, J.: Die Deutung des EKG. Braun, Karlsruhe 1964.

(540) Lenfant, C.: Practical method to regulate PEEP. N. Engl. J. Med. *292:* 313 (1975).

(541) Lennartz H., Lanser, K.: Aktueller Stand der extrakorporalen CO_2-Elimination beim schweren progredienten ARDS. In: Dorow, P., Ibe, K. (Hrsg.): Der pneumologische Notfall. S. 73. de Gruyter, Berlin, New York 1987.

(542) Lens, X. M., Montalia, J., Cases, A., Rewert, L.: Treatment of hyperkaliemie in renal failure: Salbutamol versus glucose and insulin, S. 57. Abstracts EDTA Budapest 1986.

(543) Lepper, M. H.: Metabolic effects of Tetracycline. Ann. int. Med. *58:* 553 (1963).

(543a) Lester, R.: Achieving pain relief with physiologic management and analgesic agents during acute myocardial infarction. In: Califf, R. M., Wagner, G. S. (eds.): Acute Coronary Care. S. 299–309. Martinus Nijhoff Publishing, Boston 1985.

(544) Levin, St.: The atypical pneumonia syndrome. JAMA *251:* 945 (1984).

(545) Lew, H. T., March, H. W.: Control of recurrent ventricular fibrillation by transvenous pacing in the absence of heart block. Amer. Heart J. *73:* 794 (1967).

(546) Lewers, D. T., Matheu, T. H., Maher, J. F., Schreiner, G. E.: Long turn follow-up renal function and histology after acute tubular necrosis. S. 523. Ann. intern. med. 73 (1970).

(547) Lewis, H. D., et al.: Protective effects of aspirine against acute myocardial infarction and death in men with unstable angina. N. Engl, J. Med. 309 (1983).

(548) Lie, K. I., Wellens, H., Durrer, D.: Characteristics and predictability of primary ventricular fibrillation. Eur. J. Cardiol. *1:* 379 (1974).

(549) Liebermann, N. A., Harris, R. S., Katz, L., Lipschuk, H. M., Dolgin, M., Fisher, V. J.: Untersuchungen über die Wirkung von Xylocain auf die elektrische und mechanische Aktivität des Herzens. Bull, N. Y. Acad. Med. *43:* 1216 (1967).

(550) Licht, H., Richter, E., Schultis, K.: Therapie des Coma hepaticum. Ther. Praxis *20:* 1181 (1969).

(551) Lie, K. L., Durrer, D.: Conduction disturbance in acute myocardial infarction. In: Narula, O. S. (Hrsg.): Cardiac Arrhythmias. S. 142. Williams u. Wilkins, Baltimore, London 1979.

(552) Lillehei, R. C., Longerbeam, J. K., Bloch, J. H., Manax, W. G.: The nature of irreversible shock: Experimental and clinical observations. Ann. Surg. *160:* 682 (1964).

(553) Lim, C. H., To, C. C. S.: Ventricular fibrillation in type B Wolff-Parkinson-White syndrome. Aust. N. Z. J. Med. *4:* 515 (1974).

(554) Limberg, B. B.: Somatostain for simetidine – resistante gastroduodenal hemorrhage. Lancet. *II:* 916 (1980).

(555) Lindholm, D. D., Murray, J. S.: Persistence of vancomycin in the blood during renal failure and its treatment by hemodialysis. New Engl. J. Med. *247:* 1047 (1966).

(555a) Lindner, K. H., Ahnefeld, F. W.: Aktuelle Richtlinien für die kardiopulmonale Reanimation. Internist *5:* 318 (1992).

(556) Lister, J. W.: Chronic bilateral bundle-branch-block, Br. Heart J. *39:* 203 (1977).

(557a) Loch, F. C. (Hrsg.): Notfallmedizin nach Leitsymptomen. Dtsch. Ärzteverlag, Köln 1986.

(557) Lockwood, C. M., et al.: Recovery from Goodpasture's syndrome after immunosuppressiva treatment and plasmapheresis. Brit. med. J. 2: 252 (1975).

(558) Lockwood, C. M., et al.: Plasma exchange and immunosuppression in the treatment of fulminating immune-complex crescentic nephritis. Lancet 1: 63 (1977).

(559) Lode, H., Höffken, G., Kemmerich, B.: Bakterielle Pneumonien. Internist 26: 311-320 (1985).

(560) Loehning, R., Milai, A. S., Safar, P.: Intermittent positive pressure breathing therapy. In: Safar, P. (Hrsg.): Respiratory Therapy. Davis, Philadelphia 1968.

(560a) Logothetis, J., Warner, J.: Acute thyreotoxic „encephalo-myopathy" associated with low serum potassium. Amer. J. Med. 32: 631 (1962).

(561) Loisance, D. Y., Kachera, J. P., et al.: Ventricular septal defect after acute myocardial infarction. J. thorac. cardiovasc. Surg. 80: 61 (1980).

(562) Loke, J., Anthonisen, N. R.: Effect of intermittent positive pressure breathing on steady state chronic obstructive pulmonary disease. Am. Rev. Respir. Dis. 110 (Part 2): 178 (1974)

(564) Lowe, W. C., Palmer, E. D.: Fatal gastrointestinal hemorrhage clinically unrecognised. Amer. J. Gastroent. 49: 405 (1968).

(565) Lown, B.: Cardioversion of atrial fibrillation. New. Engl. J. Med. 269: 325 (1963).

(566) Lown, B.: „Cardioversion" of arrhythmias. Med. Conc. cardiovasc. Dis. 33: 869 (1964).

(567) Lown, B.: Electrical reversion of cardiac arrhythmias. Brit. Heart J. 29: 467 (1967).

(568) Lown, B.: The philosophy of coronary Care. Arch. klin. Med. (im Druck).

(569) Lown, B., Amarasingham, R., Neumann, J.: New method for terminating cardiac arrhythmias. J. Amer. med. Ass. 182: 548 (1962).

(570) Lown, B., Graboys, S. T. B.: Management of patients with malignant ventricular arrhythmias. Am. J. cardiol. 39: 910 (1977).

(571) Lown, B., Neumann, J., Amarasingham, R., Berkovits, B.: Comparison of alterning current with direct current electroshock across the closed chest. Amer. J. Cardiol. 10: 223 (1962).

(572) Lown, B., Vassaux, C.: Lidocaine in acute myocardial infarction. Amer. Heart J. 76: 586 (1968).

(573) Lucas, C. H. E., Sogawa, C. H.: Natural history and surgical dilemma of stress gastric bleeding. Arch. Surg. 102: 266 (1971).

(574) Lucki, B.: Lower nephron nephrosis renal lesions of the crush syndrome of burns, transfusions and other conditions affecting the lower segments of the nephrons. Milit. Surg. 99: 371 (1946).

(575) Ludewig, R., Lohs, K. H.: Akute Vergiftungen. Fischer, Stuttgart 1971.

(576) Ludington, L. G.: A Study of 158 cases of esophagal varices. Surg. Gynec. Obstet. 111: 12 (1960).

(577) Lüdemann, C., Witte, U.: Messungen des auf die Trachealwand ausgeübten Druckes bei Beatmungskanülen mit herkömmlichen und einer neuartigen Blockungsmanschette. Z. prakt. Anästh. 7: 212 (1972).

716   Literatur

(577a) Lüderitz, B.: Herzschrittmacher. Springer, Berlin, Heidelberg, New York, Tokio 1986.
(577b) Lüderitz, B.: Stabile und instabile Angina pectoris. Dtsch. Ärztebl. 87: 8 (1990).
(578) Lüderitz, B.: Tachykarde Rhythmusstörungen. In: Lüderitz, B. (Hrsg.): Herzrhythmusstörungen. Handbuch der Inn. Med. Bed. 9, Teil 1. Springer, Berlin, Heidelberg, New York 1983.
(579) Luisada, A. A.: Paroxysmal pulmonary edema and the acute cardiac lung. Amer. J. Cardiol. 20: 69 (1967).
(580) Lunkenheimer, P. P., Frank, I., Ising, H., Keller, H., Dickhut, H. H.: Intrapulmonaler Gaswechsel unter simulierter Apnoe durch transtrachealen, periodischen intrathorakalen Druckwechsel. Anaesthesist 22: 232 (1973).
(581) Lunkenheimer, P. P., Rafflenbeul, W., Keller, H., Frank, I., Dickhut, H.-J., Fuhrmann, Chr.: Application of transtracheal pressure oscillations as a modification of „diffusion respiration". Brit. I. Anaesth. 44: 627 (1972).
(581a) Lusher, M., Mammen, E. F., Mcloy, L. E., Walz, D. A. (Hrsg.): Factor VIII, v. WF and platelet formation and function in health and disease. Am. N. J. Acad. Sci. 509 (1987).
(582) Lutch, J. S., Murray, J. F.: Continuous positive-pressure ventilation. Effects on systemic oxygen transport and tissue oxygenation. Ann. Intern. Med. 76: 193 (1972).
(583) Ly, B., Mason, A., et al.: A controllec clinical trial of streptokinase and heparin in the treatment of major pulmonary embolism. Acta Med. Scand. 203: 465 (1978).
(584) Lyager, S.: Influence of flow pattern on the distribution of respiratory air during intermittent positive-pressure ventilation. Acta anaesth. scand. 12: 191 (1968).
(585) MacKenzie, G. J., Flusby, D. C., Tailor, S. H., McDonald, A. H., Stannton, N. P., Donald, K. W.: Circulatory and respiratory studies in myocardial infarction and cardiogenic shock. Lancet II: 825 (1964).
(586) Mäurer, W., Memel, H. C., Kübler, W.: Die Therapie des akuten Myokardinfarktes. Internist 24: 383 (1983).
(586a) Mager, G., Höpp, H. W., Hilger, H. H.: Digitalis, Ketecholamin und Vasodilatation bei Herzinsuffizienz. Internist 33: 631 (1992).
(587) Maher, J. F., Schreiner, G. E.: The dialysis of poisons and drugs. Trans. Amer. Soc. artif. int. Org. 13: 369 (1967).
(587a) Mammen, E.: Die Physiologie der Haemostase und ihre pharmakologische Beeinflussung. In: Gross, R., Holtmeier, H. J.: Blutgerinnung und Fibrinolyse. Thieme, Stuttgart 1981.
(588) Mammen, E. F.: Gerinnungsstörungen bei Lebererkrankungen. Dtsch. med. Wschr. 95: 2241 (1970).
(588a) Mammen, E. F.: Protein E u. S. Haemostaseologie 4: 138 (1984).
(588b) Mammen, E. F.: Störungen der Haemostase. „Die gelben Hefte". 26: 145 (1986).
(588c) Mammen, E. F. (Hrsg.): Intensivmedizin aktuell! Sicherheit in Diagnose und Therapie von Gerinnungsstörungen. Behring. Mitt., Marburg 1987.

(589) Mammen, E. F., Anderson, M., Barnhart, M. L. (Hrsg.): Disseminated Intravascular Coagulation. Thromb. Diathes. haemorrh. *Suppl. 36:* (1969).

(590) Mandel, W. J., Hayakawah: Evaluation of sino-atrial node function in man by overdrive suppression. Circulation *44:* 59 (1971).

(591) Many, J., Hechtmann, H. B.: Vaso-active homoral factors in pulmonary embolism. Goldhaber. Saunders Philadelphia, 1985.

(592) Manz, M., Steinbeck, G., Lüderitz, B.: Perkutane His-Bündel-Durchtrennung bei Patienten mit therapierefraktärer supraventrikulärer Tachykardie. Verh. Dtsch. Ges. Herzkreislaufforschung. Z. Cardiol. *Heft 3:* (1972).

(592a) Martin, M., Fiebach, B. J. O.: Die Kurzzeitlyse mit ultrahoher Streptokinase-Dosierung zur Behandlung peripherer Arterien- und Venenverschlüsse. Huber, Bern 1988.

(593) Martini, G. A.: Die Behandlung des Leberkomas. Dtsch. med. Wschr. *91:* 221 (1966).

(594) Marx, H. H.: Was ist gesichert in der Therapie unspezifischer Lungenkrankheiten? Internist *10:* 463 (1969).

(595) Merx, W., et al.: Evaluation of the effectiveness of intracoronary streptokinase infusion in acute myocardial infarction. Am. Heart J. *102:* 1181 (1981).

(596) Makander, P.: Probleme bei der Behandlung der akuten Blutung aus Ösophagusvarizen infolge Leberzirrhose. Thoraxchirurgie *16:* 338 (1968).

(597) Mason, J. W., Winkler, R. A.: Electrode-Catheter arrhythmia induction in the selection for recurrent ventricular tachykardia. Circulation *58:* 971 (1978).

(597a) Massry, S. G., Glassock, R. J.: Textbook of Nephrology. Vol. 1. Williams & Wilkins, Baltimore, London 1983.

(598) Masur, H., et al.: An outbreak of community acquired *Pneumocystis carinii* pneumonia-initial manifestation of cellular immune dysfunction. N. Engl. J. Med. *305:* 1431 (1981).

(599) Masur, H., et al.: Opportunistic infection in previously heathly women. Ann. Intern. Med. *97:* 533 (1982).

(600) Mathey, D., Cook, K.-H., Remecke, J., Tizner, V., Bleifeld, W.: Transluminal recanalisation of coronary artery thrombosis: A preliminary approch of its application in cardiogenic shock. Eur. Heart. J. *1:* 207 (1980).

(601) Mathey, et al.: Intracoronary streptokinase thrombolytic recanalisation and subsequent surgical bypass of remaining arteriosclerotic stenosis in acute myocardial infarction. Am. Heart J., *102:* L 94 (1981).

(601a) Mathey, D., Shehan, F. W., et al.: LV function following intracoronary thrombolysis in acute myocardial infarction. Circulation *66:* 2-335 (1982).

(602) Mathey, D. G., Rodewald, G., Rentrop, P., Lights, K., Mercks, W., Messmer, B. J., Rutsch, W., Bücherl, E. S.: Intracoronary streptocinase thrombolytic recanalisation in subsequent surgical bypass of remaining artero-sclerotic stenosis in acute myocardial infarction. Am. Heart J. *102:* 1104 (1981).

(603) Matsouh, M.: Rotation excursion of heart in massive pericardial affusion studying by physed array Echocardiography. Brit. Heart J. *41:* 513 (1979).

(603a) Matthias, F. R.: Blutgerinnungsstörungen. Springer, Berlin 1985.

(604) Matthys, H.: Pneumologie. Springer, Berlin, Heidelberg, New York 1982.

(605) McFadden, M. C., Braunwald, D.: Cor pulmonale in pulmonary thrombo-embolism. In: Braunwald, E. (Hrsg.): Heart disease. S. 1043. Saunders, 1980.

(606) McFadden, E. R., Kiser, R., DeGroot, W. I., Holmes, B., Kiker, R., Viser, G.: A controlled study of the effects of single doses of hydrocortisone on the resolution of acute attacks of asthma. Am J. Med. *60:* 52 (1976).

(607) McIntyre, K. M., Sasahara, A. A.: The haemodynamic mis to pulmonaray embolism in patients without prior cardiopulmonary disease. Am. J. Cardiol. *28:* 288-294 (1971).

(608) McKay, D. G.: Disseminated Intravascular Coagulation. Harper and Row, New York 1965.

(608a) McMillan, R.: Chronic indiopathic thrombocytopenic purpura. New Eng. J. Med. *304:* 1135 (1981).

(609) Medrano, G. A., Breuer, C. P., de Micheli, A., Sodi-Pallares, D.: Block of posterior subdivision of the left bundle branch of His. J. Electrocardiol. *3:* 309 (1970).

(610) Meesen, H.: Pathomorphologie der Diffusion und Perfusion. Dtsch. Ges. Path. *44:* 98 (1960).

(611) Mehnert, H.: Therapie des hyperosmolaren Koma. Dtsch. med. Wschr. *95:* 1733 (1970).

(612) Meier, A., Baum, M.: The influence of the internal compliance of a respirator on the alveolar gas distribution. Acta anaesth. scand., Suppl. *63:* 1 (1976).

(612a) **Meissner, E., Fabel, H.: Akute Lungenembolie. Arzneimitteltherapie 6: 177 (1990).**

(612b) **Meisner, H.: Lungenembolie – operative Behandlung. 9. Internationales Symposium über aktuelle Probleme der Notfallmedizin und Intensivtherapie. 28.–20.04.1988 (Minden).**

(613) Meister, S. G., Brooks, H. L., Banners, J. S., Maren, J. E.: Pulmonary angiography in acute pulmonary embolism. Am. Heart J. *84:* 33 (1972).

(614) Melander, A.: Pharmakokinetik der antithyreoidalen Substanzen. In: Scriba, P. C., Rudorff, K. H., Weinheimer, B., (Hrsg.): Schilddrüse. Thieme, Stuttgart, New York 1982.

(615) Meltzer, L. E., Cohen, H. E.: The incidence of arrhythmias associated with acute myocardial infarction. In: Meltzer, L. E., Dunnings, A. J.: Textbook of coronary care. Charles Press, Philadelphia.

(616) Mendelson, C. L.: The Aspiration of stomach contents into the lungs during obstectric anesthesia. Amer. J. Obstet. Gynec. *52:* 191 (1946).

(617) Mériel, P., Galinier, F., Suc. J. M.: Le débit sanguin rénal dans les états de ches. proc. of the First Int. Congr. Nephrol. S. 224. Karger, Basel 1961.

(618) Merrill, J. P.: The treatment of renal failure. Therapeutic principles in the management of acute and chronic uraemia. Grune and Stratton, New York, London 1965.

(619) Merrill, J. P.: In: Strauss, Welt, (Hrsg.): Disease of the Kidney. S. 445. Little, Brown, Boston 1963.

(620) Merrill, J. P.: Clinical application of an artificial kidney. Bull. New Engl. med. Cent. *11:* 111 (1949).

(621) Mertz, B. P.: Osmotherapie bei Vergiftungen. Dtsch. med. Wschr. *94:* 1896 (1969).

(621a) **Meßmer, K.: Schock, Volumenersatz, Fettembolie. In: Heberer, G., Köhle, W., Tscherne H. (Hrsg.): Chirurgie. 5. Aufl. Springer, Berlin 1986.**

(621b) **Meßmer, K., Kreimer, K.: Schock. In: Schuster, H. P., Schölmerich, P. et al. (Hrsg.): Intensivmedizin. Thieme, Stuttgart, New York 1988.**

(621c) **Meyer, G., Sors, H. Charbonnier, B. et al.: European Cooperative Study Group for Pulmonary Embolism. Effects of intravenous urokinase versus alteplase on total pulmonary resistance in acute massive pulmonary embolism. J. Amer. Coll. Cardiol. *19:* 239 (1992).**

(622) Meyer, J.: Selektive intrakoronare Lyse und transluminale Koronardilatation als Sofortmaßnahme bei akutem Myokardinfarkt. Z. Kardiol. *71:* 232 (1982).

(623) Meyer-Sydow, J., Pontani, R.: Über die klinische Bedeutung des Atemzeitquotienten. Arch. klin. Med. *213:* 14 (1966).

(624) Meythaler, F.: Erkennung, Gefahren und Behandlung der Hypoglykämie. Internist *6:* 426 (1965).

(625) Michel, D.: Indikationen, Kontraindikationen und Ergebnisse der Kardioversion. Med. Klinik *63:* 2092 (1968).

(626) Mierzwiak, D. S., Shapiro, W., McNalley, M. C., Mitchell, J. H.: Cardiac effects of diphenylhydantoin (Dilantin) in man. Am. J. Cardiol. *21:* 20 (1968).

(626a) **Miller, R. F., Mitchell, D. M.: Management of respiratory failure in patients with AIDS and pneumoncytis carinii pneumonia. In: Mitchell, M. D., Woodcock, A. A. (eds). AIDS and the Lung. S. 50–65. British Medical Journal, London 1990.**

(627) Mills, L. C., Moyer, J. H.: Shock and Hypotension. Pathogenesis and Treatment. Grune and Stratton, New York 1965.

(628) Milstein, B. B.: Cardiac Arrest and Resuscitation Lloyd-Luke, London 1963.

(629) Mirowski, M., Wright, P. R.: Clinical performance of the implantable cardioverter defibrilator. Pace *7:* 1345 (1984).

(630) Mirsky, J. A.: Influence of insulin on protein metabolism of nephrectomized dogs. Am. J. Physiol. *124:* 569 (1938).

(631) Mitenko, P. A., Ogilvie, R. I.: Rational intravenous does of theophylline. N. Eng. J. Med. *289:* 600 (1973).

(632) Mittermayer, Ch., Riede, U. N., Bleyl, L. L., Herzog, H., Wiehert, P. v., Riesner, K.: Schocklunge. In: Sandritter, W., Dohm, G. (Hrsg.): Schock und Intensivmedizin. S. 58. Fischer, Stuttgart 1979.

(633) Mlczoch, F.: Asthma und Korikosteroide. Therapiewoche *18:* 2275 (1968).

(634) Mörl, F. K.: Zur Operationsindikation und Therapie von Blutungen aus dem oberen Gastrointestinaltrakt. In: Streicher, H. J., Rolle, J. (Hrsg.): Der Notfall Gastrointestinalblutung. 1. Wuppertaler Notfallsymposium, 1970. Thieme, Stuttgart 1972.

(635) Moeschlin, S.: Klinik und Therapie der Vergiftungen. 4. Aufl. Thieme, Stuttgart, 1969.

(636) Moeschlin, S.: Klinik und Therapie der Vergiftungen. 5. Aufl. Thieme, Stuttgart 1971.

(637) Montoya, L., McKeava, L., et al.: Early repair of ventricular septal ruptur after infarction. Am. J. Cardiol. *45:* 345 (1980).

(638) Monnsey, P.: The management of atrial arrhythmias. In: Julina, D. G., Oliver, M. F. (Hrsg.): Acute Myocardial Infarction. S. 73. Livingstone, Edinburg, London 1968.

(639) Moore, F. D., et al.: Antikoagulant venes thromboembolism in the cancer pantient. Arch. Surg. *116:* 405 (1981).

(639a) Morell, H., Nydegger, U. E.: Clinical use of i. v. Immuglobulins. Acad. Press. New York 1986.

(640) Morris, J. J., Jr., Entman, M., North, W. C., Kony, Y., McIntosh, W.: The changes in cardiac output with reversion of atrial fibrillation to sinus rhythm. Circulation *31:* 670 (1965).

(641) Moser, K. M., Rhodes, P. G.: Acute effects of aerosolized acetylysteine upon spirometric measurements in subjects with and without obstructive pulmonary disease. Dis. Chest *49:* 370 (1966).

(642) Moser, K. M., Spragg, R. G.: Pneumologische Notfälle. Enke, Stuttgart 1985.

(643) Mudge, G. H.: Disorders of renal tubular function. Amer. J. Med. *24:* 783 (1953).

(644) Müller, G., Spaich, J., Schubert, G. E.: Plötzlicher Kindstod und akutes Nierenversagen. Dtsch. Med. Wschr. *92:* 2483 (1969).

(645) Müller, K.-M., Grundmann, E.: Pathologisch-anatomische Veränderungen nach akutem Lungenversagen. In: Lawin, P., Wendt, M. (Hrsg.): Aktuelle Probleme der Intensivbehandlung. Teil II. Intensivmedizin – Notfallmedizin – Anästhesiologie. Bd. XVII. Thieme, Stuttgart 1980.

(646) Müller, M., Erzick, J.: Pathobiochemie der diabetischen Ketoazidose. Intensivmed. *22:* 405 (1985).

(646a) Müller-Berghaus, G.: Physiologie und Regulation der Blutgerinnung und Fibrinolyse. Med. Welt *38:* 407 (1987).

(647) Müller-Plathe, O.: Zur Pathophysiologie und Therapie der akuten Kohlenmonoxydvergiftung. Med. Klinik *58:* 857 (1963).

(648) Mürtz, R.: O_2-Therapie bei respiratorischer Insuffizienz. In: Bopp, K. Ph., Hertle, H. (Hrsg.): Schattauer, Stuttgart, New York 1968.

(649) Müting, D., Reikowski, H., Eschrich, W., Jukler, G. A.: Zur Pathogenese und Klinik des Coma hepaticum. Dtsch. med. Wschr. *91:* 1449 (1966).

(650) Mullins, C. B., Atkins, J. M.: Prognosis and management of ventricular conduction blocks in acute moycardial infarction Mod. concepts Cardiovasc. Disease *45:* 129 (1976).

(651) Munck, O.: Renal Circulation in Acute Renal Failure. Blackwell, Oxford 1958.

(652) Mundth, E. D., Buckley, M. J., Dagett, W. M., McEnany, M. T., Leimbach, R. C., Gold, H. K., Austen, W. G.: Intraaortic baloon pump assistance and early surgery in cardiogenic shock. Adv. Cardiol. *15:* 159 (1975).

(653) Murray, J. F.: Mechanisms of acute respiratory failure. *Am. Rev. Respir. Dis. 115:* 1071 (1977).

(654) Muschaweck, R., Benoit, W.: Zur Pharmakologie eines neuen colloidalen Plasmaersatzmittels. Arzneimittel-Forsch. *12:* 380 (1962).

(655) Mushin, W., Rendell-Baker, L., Thompson, P., Mapleson, W. W.: Automatic ventilation of the lungs, 3. Aufl. Blackwell, Oxford 1980.

(655a) N. N. Die Therapie der Haemophilie. Arzneimittelbrief *13:* 45 (1979).

(656) Nachtwey, W.: Indikationsstellung und praktische Durchführung der apparativen Beatmung. In: Wiederbelebung – Organersatz – Intensivmedizin, Suppl. I. Steinkopff, Darmstadt 1971.

(657) Nachtwey, W.: Prinzipien der Konstruktion von Respiratoren. In: Wiederbelebung – Organersatz – Intensivmedizin, Suppl. I. Steinkopff, Darmstadt. 1971.

(658) Nachtwey, W., Schilling, K.: Obstruktive Atemwegserkrankungen. In: Lawin, P. (Hrsg.): Praxis der Intensivbehandlung. Thieme, Stuttgart 1971.

(659) Naegeli, Th., Mathis, P.: Thrombose und Embolie im Bereich der Extremitäten. In: Naegli, Th., Matis, P., Gross, R., Runge H., Sachs, H. W. (Hrsg.): Die thromboembolischen Erkrankungen. Schattauer, Stuttgart, New York 1960.

(660) Narula, O. S., Sherlack, B. J.: Pervenous pacing of the spezialized conduction system in man: His-bundle and AV nodal stimulation. Circulation *41:* 77 (1970).

(661) Narula, O. S.: Intraventricular conduction defects. In Narula, O. S. (Hrsg.): Cardiac Arrhythmias. S. 114. Williams und Wilkins, Baltimore, London 1979.

(662) Nash, G., Blennerhassett, J. B., Pontoppidan, H.: Pulmonary lesions associated with oxygen theraphy and artificial ventilation. N. Engl. J. Med. *276:* 368 (1967).

(663) Neff T. A., Petty, T. L.: Long-term continuous oxygen therapie in chronic airway obstruction: Mortality in relationship to cor pulmonale, hypoxia and hypercapnia. Ann. Intern. Med. *72:* 621 (1970).

(664) Niemer, M., Nemes, C.: Datenbuch Intensivmedizin. Fischer, Stuttgart, New York 1981.

(664a) Niessner, H.: Blutungsmanifestation bei verschiedenen haemorrhagischen Diathesen. Intensivmed. *16:* 141 (1979).

(665) Norris, W., Campbell, D.: Anesthetics, Resuscitation, and Intensive Care. Livingstone, Edinburgh, London, 1968.

(666) Neuhaus, G. A.: Pathophysiologie und Klinik von Erkrankungen bei Patienten unter den Bedingungen der Vita reducta. Verh. dtsch. Ges. inn. Med. *69:* 16 (1963).

(667) Neuhaus, G. A.: Therapieschema der akuten Schlafmittelvergiftung. Dtsch. med. Wschr. *90:* 1587 (1965).

(668) Neuhaus, G. A.: Intensivbehandlung akuter Intoxikation. Verh. dtsch. Ges. inn. Med. *74:* 385 (1968).

(668a) **Neuhaus, K. L., Tebbe, U., Gotboich, M., Weber, M. A. J. et al.:** **Intravenous recombinant tissue plasminogen activator (rt-PA) and urokinase in acute myocardial infarction: Results of the German activator urokinase study (GAUS). J. Am. Coll. Cardiol. *12:* 581 (1988).**

(669) Neuhof, H., Lasch, H. G.: Haemostase und Mikrozirkulation im Schock. Haemostasiologie *2:* 3 (1982).

(670) Neuss, H.: Bradykarde Rhythmusstörungen. In: Handbuch der Inn. Med. Bd. 9, Teil 1. Lüderitz, B. (Hrsg.): Herzrhythmusstörungen. Springer, Berlin, Heidelberg, New York 1983.

(671) Nieth, H.: Akutes Nierenversagen. In: Gross, R., Jahn, D. (Hrsg.): Lehrbuch der Inneren Medizin. Schattauer, Stuttgart, New York 1966.

(672) Nusbaum, M., Baum, S.: Radiographic demonstration of unknown sites of gastrointestinal bleending. Surg. Forum *14:* 374 (1963).

(672a) Oehler, G.: Blutungen bei angeborenen Gerinnungsstörungen. Med. Welt *38:* 418 (1987).

(672b) Oehler, G., Klaus, H., Stötzer, K. E., Sparmuth, E.: Der Nachweis von löslichen Fibrinosen-Komplexen. Lab. Med. *11:* 25 (1987).

(673) Oehlert, G., Lasch, H. G.: Gerinnungsstörungen im Schock. In: Handbuch der Inn. Med. Bd. 9, Teil 2. Riecker, G. (Hrsg.): Schock. Springer, Berlin, Heidelberg, New York 1984.

(674) Ohlsson, W.: Washington of the blood in barbiturate poisoning. Nord. Med. *42:* 1471 (1949).

(675) Olbing, H., Dücktrug, M.: Akzidentelle Barbitursäureintoxikation bei Kindern und ihre Verhütung. Internist. Prax. *9:* 692 (1969).

(676) Oldershausen, H. E. v.: Diabetes mellitus. In: Gross, R., Jahn, D., Schölmerich, P. (Hrsg.): Lehrbuch der inneren Medizin. S. 689. Schattauer, Stuttgart, New York 1970.

(677) Olesch, G., Belz, G., Schmidt-Voigt, J.: Indiomuskulärer Wulst und Elektrokardiogramm in der Diagnostik von Kaliummangelzuständen. Mes. Klin. *67:* 120 (1972).

(677a) **O'Neill, W., Timmis, G. C. et al.: A prospective randomised clinical trial of intracoronary streptokinase versus coronary angioplasty for acute myocardial infarction. N. Engl. J. Med *314:* 812 (1986).**

(678) Oppenheimer, E. A., Rigatto, M., Fletcher, C. M.: Airways obstruction before and after isoprenaline, histamine, and prednisolone in patients with chronic obstructive bronchitis. Lancet *1:* 552 (1968).

(679) Orta, T. A., Tucker, N. H., Green, L. E., et al.: The real hypoxaemia secondary to pulmonary embolisation treated successfully with the use of a C-PAP mask. Test *74:* 588 (1978).

(680) Otto, H.: Spontanpneumothorax. Abgrenzung der internen von der chirurgischen Behandlung. Münch. med. Wschr. *49:* 2546 (1969).

(681) Overzier, C.: Endokrine Notfallsituationen. Therapiewoche *19:* 886 (1969).

(682) Owen, S. G., Stretton, I. B., Vallance-Owen, J.: Essentials of Cardiology. S. 99. Lloyd-Luke, London 1968.

(683) Pabst, K.: Probleme des kardiogenen Schocks. Klin. Wschr. *47:* 677 (1969).

(683a) Pacouret, G., Charbonnier, B. et al.: Pilot study of a 50 mg over 10 minutes Alteplase regimen in massive pulmonary embolism. JACC *19:* 315 A (abstract) (1992).

(684) Paes de Carvalho. A.: Excitation of the atrioventricular node during normal rhythm. Effects of acetylcholen. In: Dreifus, L. S., Sitzoff, W. (Hrsg.): Mechanism and Therapy of Cardiac Arrhythmias. S. 341-352. Griener and Stratton, New York 1966.

(685) Paine, R., Buicher, H. R., Smith, I. R., Howard, F. A.: Observations on the role of pulmonary congestion in the production of edema of the lungs. J. Lab. clin. Med. *36:* 288 (1950).

(686) Palmer, E. D.: Upper Gastrointestinal Hemorrhage. Thomas, Springfield 1970.

(687) Pantridge, J. F., Halinos, P. B.: Conversion of atrial fibrillation by direct current countershock. Brit. Heart J. *9:* 241 (1965).

(688) Parmley, B. W., Diermond, G., Tomoda, H., Forrest, J. S., Swan, H. J. C.: Clinical evaluation of left ventricular pressures in myocardial infarction. Circulation *45:* 358 (1972).

(689) Parmley, W. W.: Evaluation of new inotropic agents. In: Corday, A. Swan, H. J. C. (Hrsg.): Myocardial Infarction S. 267. Williams & Wilkins, Baltimore 1973.

(690) Parsons, F. M., Powell, F. J. N., Pyrak, L. N.: Chemical imbalance following ureterocolic anastomosis. Lancet *II:* 599 (1952).

(690a) Passmore, J. M., Goldstein, R. A.: Acute recognition and management of congestive heart failure. Cardiac Critical Care Clin. *513:* 497 (1988).

(691) Paul, F., Onhaus, E., et al.: Behandlung der akuten Pankreatitis mit Calcitonin. Ergebnis einer Multicenter Doppelblindstudie. Z. Gastroent. *Suppl. Abstract 87* (1977).

(692) Paxton, J. R., Payne, H.: Acute pancreatitis. A. statistical review of 307 established cases of acute pancreatitis. Surg. Gynec. Obstet. *86:* 69 (1948).

(693) Perlmutter, M., Grossmann, S. L., Rattenberg, S., Dabkin, G.: Urine-serum urea nitrogen ratio. J. Amer. med. Ass. *170:* 1533 (1959).

(694) Perruchoud, A., Kopp, C., Herzog, H.: Klinik und Therapie der Schocklunge. Intensiv. Med. *14:* 274-278 (1977).

(695) Peter, K.: Akute respiratorische Insuffizienz. In: Anästhesiologie und Intensivmedizin, Bd. 131. Springer, Berlin, Heidelberg, New York 1980).

(695a) Petersen, P., Boysen, G. Godfredsen et al.: Placebo controlled, randomized trial of warfarin and aspirin for prevention of thromboembolic complications in chronic atrial fibrillation. Lancet *1:* 175 (1989).

(696) Peterson, W. L., Barnett, C. C., et al.: Routine early endoscopy in upper gastrointestinal bleeding. New Engl. J. Med. *304:* 925 (1981).

(697) Petty, R. L.: Adult Respiratory Distress Syndrome. Sem. Resp. Med. *3:* 219-224 (1982).

(698) Petty, T. L. et al.: PEEP-physiology, indications, contraindications. J. Cardiovasc. Surg. *65:* 165 (1973).

(699) Pichler, M., Kleinberger, G., Kotzarrek, R., Pall, H., Szeless, S.: Erfahrungen mit Dopamin beim akuten Nierenversagen. Wien. klin. Wschr. *88:* 72 (1976).

(700) Pickbar, C. R., Gröschel, G., et al.: Plasmapherese an Hohlfaser-membranen in der Behandlung der thyreotoxischen Krise. Verh. bes. Inn. Med. *86:* 1409 (1980).

(701) Plantz, R. C.: The mechanism of acute renal failure of the uranyl nitrate. J. clin. Invest. *55:* 621 (1975).

(702) Polec, R.: Effect of intravenous administration of glucose and amino acids on production of urea in dogs after bilateral nephrectomy. Pol. Med. J. *8:* 89 (1969).

(703) Pontoppidan, H., Geffin, B., Löwenstein, E.: Acute respiratory failure in the adult. New Engl. J. Med. *287:* 690, 743, 799 (1972).

(704) Pontoppidan, H., Geffin, B., Lowenstein, E.: Acute respiratory failure in the adult. Little, Brown and Co., Boston 1973.

(705) Pontoppidan, H., Wilson, R. S., Rie, M. A., Schneider, R. C.: Respiratory intensive care Anesthesiology *47:* 96 (1977).

(706) Popa, V. T.: Bronchodilating activity of an H_1blocker, chlorpheniramine. J. Allergy Clin. Immunol. *59:* 54 (1977).

(707) Popper, H., Schaffner, F.: Die Leber. Thieme, Stuttgart 1961.

(708) Poschmann, A., Fischer, K., Grundmann, A., Voingjirad, A.: Neuraminidase-induzierte Hämolyse. Experimentelle und klinische Untersuchungen. Mschr. Kinderheilk. *124:* 15 (1976).

(709) Poulsen, H., Scall-Jensen, J., Staffeld, J., Lange, M.: Pulmonary ventilation and respiratory gas-exchange during manuell respiration and expired air-resuscitation on apnoic normal adults. Acta anaesth. scand. *3:* 129 (1959).

(709a) PRIMI Trial Study Group: Randomised double blind trial of recombinant pro-urokinase against streptokinase in acute myocardial infarction. Lancet *I:* 863 (1989).

(710) Protell, R. L., Silverstein, D. A., Gilbert, R. D.: Severe upper gastrointestinal bleeding. In: Torsoli, A.: Clinics in gastroenterology. Saunders, Philadelphia 1981.

(711) Pursel, S. E., Lindeskog, G. E.: Hemoptyses. Am. Rev. Res. Dis. *84:* 329 (1961).

(712) Qvist, J., Pontoppidan, H., Wilson, R. S., et al.: Hemodynamic responses to mechanical ventilation with PEEP. Anesthesiology *46:* 126 (1977).

(713) Rapoport, S. M.: Medizinische Biochemie. 4. Aufl., S. 866. Volk und Gesundheit, Berlin 1970.

(714) Ratcliff, R. K.: The significance of blood urea in anuric states. Univ. Mich. med. Bull. *6:* 19 (1940).

(715) Raturff, O. D.: Treatment of hemorrhagic disorders. Harper and Row, New York 1968.

(716) Reisman, R. E., Friedman, J., Arbesman, G. E.: Severe status asthmaticus: Prolonged treatment with assisted ventilation. J. Allergy *41:* 37 (1968).

(717) Reissigl, H.: Praxis der Flüssigkeitstherapie. Urban & Schwarzenberg, München, Berlin, Wien 1968.

(718) Remuzzi, G., Misiani, R., Marchesi, D., Livio, M., Mecca, G., de Gaetano, G., Donati, M. B.: Haemolytic,uraemic syndrome: Deficiency of plasma factor(s) regulating prostacyclin activity? Lancet *II:* 871 (1978).

(719) Rentrop, P.: Mortality and functional changes after intracoronary streptokinase-infusion. Circulation 66: 2335 (1982).

(720) Rentrop, P., et al.: Acute coronary occlusion with intending infarction as an angiographic complication relief by a guide-wire recanalisation. Clin. Cardiol. 1: 101 (1978).

(721) Rentrop, P., Blanke, H., Karsch, K., Kreutzer, H.: Initial experience with transluminal recanalisation of recently occluded infarct related coronary artery in acute myocardial infarction. Clin. Cardiol. 292 (1979).

(722) Rentrop, P., Blanke, H., Kars, K. R., Keiler, H., Köstering, H., Leitzkar. Selektive intracoronary thrombolysis in acute myocardial infarction and unstable angina pectoris. Circulation 63: 307 (1981).

(723) Resnekow, L.: Cardiogenic shock, Br. J. Hosp. Med. 20: 232 (1978).

(723a) Rettenmaier, G.: Therapie des Leberkomas. Therapiewoche 20: 732 (1970).

(724) Resnekov, L., McDonald, L.: Haemodynamic studies, before and after electrical conversion of atrial fibrillation and flutter to sinus rhythm. Brit. Heart J. 29: 700 (1967).

(725) Resnekov, L.: Prevalence, diagnosis and treatment of digitalis-induced dysrhythmias. In: Symposion on Cardiac Arrhythmias, Elsinore/Dänemark 1970. S. 573. Astra, Södertalje/Schweden.

(726) Reubi, F. C., Vorbrugger, C., Tuckmann, J.: Renal distribution, volumes of indio cyamine green, $^{51}CrEDTA$ and ^{24}Na in man during acute renal failure after schock. J. clin. Invest. 52: 223 (1973).

(726a) **Richardt, G., Kübler, W., Schönig, A.: Myokardruptur nach Herzinfarkt. Dtsch. Med. Wschr. 115: 1316 (1990).**

(727) Riecker, G.: Einleitung Pathogenese des Schocks. In: Handbuch der Inn. Med. Bed. 9, Teil 2. Riecker, G. (Hrsg.): Schock. Springer, Berlin, Heidelberg, New York 1984.

(727a) **Rieger, A. J. K.: ACE-Hemmer bei Hochdruck und Herzinsuffizienz. Internist 33: 639 (1992).**

(728) Riemann, J. F., Mateck H.: Coloskopie in der Diagnose und Therapie der unteren Gastrointestinalblutung. Intensivmed. 23: 213 (1986).

(729) Rinaldo, J. E., Roger, R. M.: Adult respiratory-distress syndrome. Changing concepts of lung injury and repair. Med. Prog. 306: 900-909 (1982).

(729a) **Robertson, G. L.: Syndrome of inappropriate antidiuresis. N. Engl. J. Med. 321: 538–539 (1989).**

(730) Robotham, J. L., Lixfeld, W., Holland, L. et al.: The effects of Positive end-expiratory pressure on right and left ventricular performance. Am. Rev. Resp. Dis. 121: 677 (1980).

(731) Rodewald, G., Giebel, O., Harms, H., Kalmar, P., Scheppokat, K.-D., Tilsner, V.: Elektrotherapie kardialer Rhythmusstörungen. Internist 9: 314 (1968).

(732) Rodewald, G.: Klinische Physiologie der Atmung. Melsung. Med. Mitt. 41: 13 (1967).

(733) Rösch, W.: Angiodysplasie des Coecums. Internist 19: 191 (1978).

(734) Rösch, W.: Angiodysplasie des Coecums. Internist 19: 191 (1978).

(735) Rösch, W.: Trends in der gastroenterologischen Intensivmedizin (Internistische Aspekte) – Intestinale Blutung. Ergebnisse der Gastroenterologie. Verh. Bd. *21:* 56-62 (1986).

(736) Rommes, J. H., Imhoff, J. W., Kruk, P.: Successfull plasma exchange in thyreotoxic crisis. In: Sieberth, H. G. (Hrsg.): Plasma-exchange, plasmapheresis, plasmaseparation. Schattauer, Stuttgart, New York 1980.

(736a) Rosen, M. H., Palti, Y.: Lethal arrhythmias resulting from myocardial ischemia and infarction. S. 309. Kluwer Academic Press, Boston 1989.

(737) Rosenbaum, M. B., Elizari, M. V.: Los hemibloqueos. Paidos, Buenes Aires 1968.

(738) Rosenbaum, M. B.: The hemiblocks: diagnostic criteria and clinical signifiance. Mod. Conc. cardiovasc. Dis. *39:* 141 (1970).

(739) Rosenbaum, M. B., Corrado, G., Olivieri, R., Castellanos, A. jr., Elizari, M. V.: Right bundle branch block with left anterior hemiblock surgically induced in tetralogy of Fallot. Am. J. Cardiol. *26:* 12 (1970).

(740) Rosenbaum, M. B., Elizari, M. V., Kretz, A., Tarututo, A. L.: Anatomical basis of a-v conduction disturbance. In: Cardiac Arrhythmias. S. 147. Astra. Södertälje 1970.

(741) Rosenbaum, M. B., Elizari, V. V., Lazzari, J. O., Halpern, M. S., Ryba, D.: QRS patterns heralding the development of complete heart block with particular emphasis on right bundle block with left posterior hemiblock. In: Cardiac Arrhythmias. S. 249. Astra, Södertälje 1970.

(742) Rosenthal, R. R., Sommer, W. R., Permutt, S., Norman, P.: Effect of atropine on antigen mediated bronchospasm. J. Allergy Clin. Immunol. *59:* 54 (1977).

(743) Ross, J., Covell, J. W., Sonnenblick, E. H.: The mechanics of left ventricular contraction in acute experimental cardiac failure. J. clin. Invest. 46: 299 (1967).

(743a) Rothbaum, P. A., Linnemeier, P. J., et al.: Emergency percutanceous transluminal coronary angioplasty in acute myocardial infarction. J. Am. Coll. Cardiol. *10:* 264 (1987).

(744) Rotman, M., Wagner, G. S., Wallace, A. G.: Bradyarrhythmias in acute myocardial infarction Circulation *45:* 703 (1972).

(745) Rudolph, W., Froer, K. L., Goldemeinen, L.: Leitsymptom und Erstmaßnahmen beim kardialen Notfall Herz *1:* 2-12 (1978).

(746) Rügheimer, E.: Physikalische Voraussetzungen der Inhalationstherapie. Melsung, med. Mitt. *41:* 51 (1967).

(747) Rügheimer, E.: Die Tracheotomie. In: Frey, R., Hügin, W., Mayrhofer, O. (Hrsg.): Lehrbuch der Anaesthesiologie und Wiederbelebung. Springer, Berlin 1971.

(748) Rügheimer, E.: Tetanus. In: Lawin, P. (Hrsg.): Praxis der Intensivbehandlung. Thieme, Stuttgart 1970.

(749) Ryan, J. W., Moffat, J. G., Thompson, A. G.: Role of bradykinin in the development of acute pancreatitis. Nature (Lond.) *209):* 1212 (1964).

(750) Saadi, E., Riberi, A., Massato, E.: Bilateral spontaneous pneumothorax. Dis. Chest. *44:* 104 (1963).

(751) Sabin, G., Flinker, J., Neuhausen, P., Ricken, D.: Therapiemöglich-keiten des kardiogenen Schocks durch Kombinationsbehandlung durch Dopamin und Nitroglycerin. Med. Welt *27:* 2169 (1976).

(752) Sackner, M. A., Greeneltch, N., Silvia, G., Wanner, A.: Bronchodila-tor effects of terbutaline and epinephrine in obstructive lung disease. Clin. Pharmacol. Ther. *16:* 466 (1974).

(753) Safar, E.: Respiratory Therapy. Davis, Philadelphia 1968.

(754) Safar, P., Caroline, N. L.: Acute respiratory insufficiency. In: Schwartz, G. R., Safar, P., Stone, J. H., Storey, P. B., Wagner, D. K. (Hrsg.): Principles and Practice of Emergency Medicine. S. 51-103. Saunders, Philadelphia 1978.

(755) Safrany, L., Neuhaus, B., et al.: Endoskopische Papillotomie bei aku-ter biliär bedingter Pankreatitis. Dtsch. med. Wschr. *105:* 115 (1980).

(756) Sagar, K. W., Grennfield, L. J.: Echocardigraphic tissue, catheterasa-tion and range gated doppler ultrasound for the diagnosis of pulmo-nary embolism. Circulation *67:* 365 (1983).

(756a) Salzmann, G., Schramm, W., Feifel, G.: Der Haemophile als chirurgi-scher Patient. Münch. Med. Wschr. *119:* 677 (1977).

(757) Sanders, R. J., Neuburger, K. T., Arwin, A.: Rupture of papillary muscles. Dis. Chest *31:* 316 (1957).

(758) Sandritter, W., Mittermayer, C., Riede, U. N., Freudenberg, N. Grimm, H.: Shock lung syndrome (a general review). Path. Res. Pract. *162:* 7-23 (1978).

(758a) **Santangelo, W. L., et al.: Prophylactic sclerotherapy of large esopha-geal varices. N. Engl. J. Med. *318:* 814 (1988).**

(759) Sarre, H.: Nierenkrankheiten. 3. Aufl. Thieme, Stuttgart 1967.

(760) Sartorius, H.: Klinik und Therapie des Wasser- und Elektrolythaus-haltes für die Praxis S. 87. Enke, Stuttgart 1964.

(761) Sartorius, Hermann: Klinik und Therapie des Wassers- und Elektro-lythaushaltes für die Praxis., Enke, Stuttgart 1964.

(762) Sartorius, H., Sarre, H., Ulding, B., Castringios, R., Diehr, A.: Er-fahrungen mit der extrakorporalen Dialyse. Klin. Wschr. *36:* 898 (1958).

(763) Sasahara, A. A., Stein, M.: Proceedings from the Symposium on Pul-monary Embolic Disease, Boston, May 1969. Grune and Stratton, New York 1970.

(764) Sasahara, A. A., Sharmer, G., McIntyre, K., et al.: A national coope-rative trial of thrombolysis in pulmonary embolism. J. Louisiana State Med. Soc. *124:* 130 (1972).

(765) Sauer, H.: Notfallsituationen beim Diabetes mellitus. Therapiewoche *18:* 39 (1968).

(766) Sautter, R. D., Dreher, W. H., MacIndoe, J. H., Myers, W. O., Ma-gnin, G. E.: Fatal pulomonary edema and pneumonitis after reexpan-sion of chronic pneumothorax. Chest *60:* 399 (1971).

(767) Saw, E., Gottlieb, L. S., Yokoyama, T., et al.: Flexible fiberoptic bron-choscopy of endobronchial tamponade in the management of massive hemoptyses. Chest. *70:* 589 (1976).

(768) Schaper: Pathophysiologie. In: Roskamm, H. (Hrsg.): Koronarer-krankungen. Handbuch der Inn. Med. Bd. 9, Teil 3. Springer, Berlin, New York, Tokio 1984.

(769) Scheid, W.: Lehrbuch der Neurologie. Thieme, Stuttgart 1966.

(770) Scheid, W.: Lehrbuch der Neurologie. S. 450. Thieme, Stuttgart 1966.

(771) Scheidt, S.: Preservation of ischemic myocardium with intraaortic baloon pumping: Modern therapeutic intervention or premium known
nucere? Circulation 58, 2: 211 (1978).

(772) Scheinmann, M. M.: New indications for intracardiac pacing. In: Rapoport, E. (Hrsg.): Cardiology Update. S. 213. 1979.

(773) Scheinmann, M. M., Peters, R. W.: Prognostic value of infranodal
conduction time in patients with chronic bundle-branch block. Circulation 56: 240 (1977).

(774) Scheitlin, W., Hunzinger, A.: Beeinflussung des Liquorchemismus
beim urämischen Patienten durch Hämodialyse. Schweiz. med.
Wschr. 92: 673 (1962).

(775) Scheler, F.: Glykosidtherapie. In: Kluthe, R. (Hrsg.): Medikamentöse Therapie bei Niereninsuffizienz. S. 153. Thieme, Stuttgart 1971.

(776) Scheppokat, K. D., Rodewald, G., Saborowski, F., Westermann, K.
W.: Die schweren bradykarden Rhythmusstörungen. Internist 9: 280
(1968).

(776a) Scheurlen, M., Egberts, E. H.: Was ist gesichert in der endoskopischen
Therapie der oberen Gastrointestinalblutung. Internist 29: 755 (1988).

(777) Schiff, L.: Haematemesis and melena. In: McBryde (Hrsg.): Signs
and Symptoms. 3. Aufl. S. 414. Lippincott, Philadelphia, Montreal
1970.

(778) Schilling, H., Nitzsche, P.: Beitrag zur Klinik des Mendelson-Syn-
droms. Zbl. Gynäkol. 91: 1025 (1969).

(779) Schilling, K.: Therapie des Status asthmaticus mit kontrollierter Beatmung. Münch. med. Wschr. 106: 1281 (1964).

(780) Schilling, K.: Erfahrungen kontrollierter Beatmung bei Patienten im
Status asthmaticus. Münch. med. Wschr. 22: 1118 (1965).

(781) Schirop, Th. Barckow, D.: Prophylaxe und Therapie des akuten Lungenversagens. In: Dorow, P., Ibe, K. (Hrsg.): Der pneumologische
Notfall. S. 65. de Gruyter, Berlin, New York 1987.

(782) Schlag, G., Redl, H.: Pathophysiologie des akuten Lungenversagens.
In: Dorow, P., Ibe, K. (Hrsg.): Der pneumologische Notfall. S. 39. de
Gruyter, Berlin, New York 1987.

(783) Schlepper, M.: Zum Entstehungsmechanismus supraventrikulärer
Tachykardien, Fortschr. Med. 91: 1106 (1973).

(784) Schlepper, M.: Spezielle Syndrome in Herzrhythmusstörungen. Lüderitz, B. (Hrsg.): Springer, Berlin, Heidelberg, New York 1983.

(785) Schlobohm, R. M., Falltrick, R. T., Quan, S. F., Katz, J. A.: Lung volumes, mechanics, and oxygenation during spontaneous positive-pressure ventilation: The advantage of CPAP over EPAP. Anesthesiology
55: 416-422 (1981).

(786) Schmid, E. R. Knopp, T. J., Rehder, K.: Intrapulmonary gas transport and perfusion during high-frequency oscillation. J. Appl. Physiol. 51: 1507-1514 (1981).

(787) Schmidt, H.: Neuere Vorstellungen zur Pathogenese der akuten Pankreatitis. Internist 11: 105 (1970).

(788) Schmidt, H., Creutzfeld, W.: The possible role of phospholiphase A in the pathogenesis of acute pancreatitis. Scand. J. Gastroent. *4:* 39 (1969).

(789) Schmidt, H., Creuzfeld, W., Habermann, E.: Phospholipase A – ein möglicherweise entscheidender Faktor in der Pathogenese der akuten Pankreatitis. Klin. Wschr. *45:* 163 (1967).

(789a) Schmidt, H.: Schock bei Pankreatitis. In: Heilmeyer, L., Holtmeier, H. J. (Hrsg.): Herzinfarkt und Schock. S. 223. Thieme, Stuttgart 1969.

(790) Schmidt, H., Lankisch, P. G., Creuzfeld, W.: Akute und rezidivierende Pankreatitis. In: Klin. Gastroenterologie. Dämmling, L. (Hrsg.): Thieme, Stuttgart, New York 1984.

(791) Schmid, M.: Leber. In: Siegenthaler, W. (Hrsg.): Klinische Pathophysiologie. S. 677. Thieme, Stuttgart 1970.

(791aa) Schneider, E.: Lokale Thrombolyse, perkutane Thrombenextraktion kombiniert mit perkutaner transluminaler Angioplastie bei akuten und subakuten Verschlüssen der Extremitätenarterien. In: Maurer, P. C., Dörrler, J. (Hrsg.): Gefäßchirurgie im Fortschritt. S. 200. Thieme, Stuttgart, New York 1991.

(791a) Schneider, W., Gurmann, G., Luthe, R., Wagner, H. J.: Mordversuch mit Phenprocumon (Marcumar®). Dt. Med. Wschr. (1976).

(792) Schölmerich, P.: Klinik der akuten und chronischen Herzinsuffizienz. Verh. dtsch. Ges. Kreisl.-Forsch. *34:* 64 (1968).

(793) Schölmerich, P., Schuster, H. P., Just, H. G.: Notfälle in der Kardiologie. Internist *10:* 216 (1969).

(794) Schölmerich, P., Schuster, H. P., Schönborn, H., Baum, P. P.: Interne Intensivmedizin. Thieme, Stuttgart 1981.

(794a) Schölmerich, P., Schuster, H.-P., Schönborn, H., Baum, P. B. (Hrsg.): Int. Intensivmedizin. Thieme, Stuttgart 1986.

(795) Schönbach, G.: Pankreaserkrankungen. Schattauer, Stuttgart, New York 1969.

(796) Schönbach, G.: Änderungen der Mikrozirkulation bei der akuten Pankreatitis. In: Neue Aspekte zur Trasylol-Therapie 3. S. 104. Schattauer, Stuttgart, New York 1969.

(797) Schönborn, H.: Akute gastrointestinale Blutung. In: Schölmerich, P., Schuster, H. W., Schönborn, H., Baum, P. (Hrsg.): Intensivmedizin. Thieme, Stuttgart 1980.

(798) Schönborn, H., Pross, E., Olbermann, M.: Neuere Vorstellung zur konservativen und operativen Therapie der akuten Pankreatitis. Internist *16:* 108 (1975).

(799) Schreiner, G. E., Maher, J. F.: Uremia. Biochemistry, Pathogenesis, Treatment. Thomas, Springfield, 1961.

(800) Schrier, S. L.: Thrombolytic therapy. Ann. Intern. Med. *93:* 629 (1980).

(801) Schröder, R.: Streptokinase intracoronar VS intravenös. Internist *24:* 396 (1983).

(802) Schröder, R., Dissmann, W., Buschmann, H. J., Schneider, J.: Zur
      Behandlung der Rhythmusstörungen bei frischem Myokardinfarkt.
      Dtsch. med. Wschr. *91:* 2022 (1966).

(803) Schröder, T., Linkamp, A.: Morphologische Veränderungen nach pa-
      renteraler Ernährung mit Xylit. In: Siebert, H. G. (Hrsg.): Akutes Nie-
      renversagen. S. 15. Thieme, Stuttgart 1979.

(804) Schubert, G.: Morphologie des akuten Nierenversagens. In: 2. Ta-
      gung der Arbeitsgemeinschaft für internistische Intensivmedizin,
      Nürnberg, Oktober 1970.

(805) Schubert, G. E., Köberle, H.: Über die Häufigkeit des pathologisch-
      anatomischen Bildes der Schockniere und anderer Nierenerkrankun-
      gen in unausgewähltem Obduktionsgut. Dtsch. med. Wschr. *91:* 147
      (1966).

(806) Schüren, K. P.: Hämodynamik und Therapie des akuten Herzinfark-
      tes. In: Die interne Wachstation. Urban & Schwarzenberg, München,
      Berlin, Wien 1969.

(807) Schulten, H. K., Sieberth, H. G., Deck, K. A., Baeyer, H. v.: Das
      akute Hyperkalzämiesyndrom als Dialysezwischenfall. Dtsch. med.
      Wschr. *93:* 387 (1968).

(808) Schultis, K.: Die Behandlung der Hypoglykämie. Med. Welt *20:* 2418
      (1969).

(810) Schumpeldick, V., Rauchenberger, B.: Duodenogastraler Reflux und
      Stressulcus. Dtsch. med. Wschr. *101:* 1647 (1976).

(811) Schuster, H. P.: Differentialtherapie des Schocks in der Intensivmedi-
      zin. In: Handbuch der Inn. Med. Bd. 9. Teil 2. Riecker, G. (Hrsg.):
      Schock. Springer, Verlag, Heidelberg 1984.

(812) Schuster, H. P., Neher, M., Schönborn, H.: Akutes Nieren- und Lun-
      genversagen bei diffuser Peritonitis und hämorrhagisch-nekrotisie-
      render Pankreatitis. Dtsch. med. Wschr. *105:* 82 (1980).

(813) Schuster, H. P., Pop, T., Weilmann, L. S.: Checkliste Intensivmedizin.
      Thieme, Stuttgart, New York 1983.

(813a) Schuster, H. P., Prellwith W. u. a.: Blutgerinnungsstörungen bei Streß-
      blutungen. Inn. Med. *2:* 5 (1975).

(814) Schuster, H. P., Prellwith, W., Schönborn, H., Olbermann, M.: Blut-
      gerinnungsstörung bei Streßblutungen. Inn. Med. *2:* 5 (1975).

(815) Schuster, H.-P.: Notfallmedizin, Symptomatologie und erste Versor-
      gung der akut-lebensbedrohenden Zustände. Enke, Stuttgart 1984.

**(815a) Schuster, H.-P., Schölmerich, P., Schönborn, H., Baum, P. P.:
      Intensivmedizin – Innere Medizin, Neurologie, Reanimation, Intoxi-
      kation. 3. Aufl. Thieme, Stuttgart, New York 1988.**

(816) Schwab, M.: Methodik und Indikation moderner Nierenfunktions-
      prüfungen. Verh. dtsch. Ges. inn. Med. *69:* 299 (1963).

(817) Schwab, M.: Coma diabeticum – Pathophysiologie und Therapie. In-
      ternist 10: 405 (1969).

(818) Schwartz, F., et al: Intracoronary thrombolysis in acute myocardial in-
      farction. Am. J. Cardiol. *50:* 393 (1982).

(819) Schwartz, P. J., Pagani, M., et al.: Reflex changes in cardiac vagal ef-
      ferent nervous activity elicited by stimulations of afferent fibres in the
      cardiac sympathetic nerves. Brain. *42:* 482 (1972).

(820) Scott, D. B., Jebson, P. J., Vellani, C. B., Julian, D. G.: Plasma-levels of lignocaine after intramuscular injection. Lancet *II:* 1209 (1968).

(821) Sedsiwy, L., Thomas, Shillingford, J.: Some observations on haematocrit changes in patients with acute myocardial infarction. Brit. Heart J. *30:* 344 (1968).

(821a) Seeger, W.: Intensivtherapie schwerer Infektionen, Sepsis. In: Deutsch, E., Lasch, H. G., Lenz, K. (Hrsg.): Lehrbuch der Internistischen Intensivtherapie. 2. Aufl., S. 375. Schattauer, Stuttgart, New York 1993.

(822) Seidl, S.: Thrombozytentransfusion. Fischer, Stuttgart 1968.

(822a) Seiler, F. R., Schwick, H. G. (Hrsg.): Recent developments in blood coagulation. Behring-Mittlg. *79:* 1986.

(823) Seidel, L.: Operative Therapie von Herzrhythmusstörungen in Herzrhythmusstörungen. Lüderitz, B. (Hrsg.): Springer, Berlin, Heidelberg, New York 1984.

(823a) Seldin, D. W., Giebisch, G.: The Kidney – Physiology and Pathophysiology. 2nd Ed., Vol. 1. Raven Press, New York 1992.

(824) Serruys, P. W., van den Brand, M., et al.: Coronary recanalisation in acute myocardial infarction: immediate research and potential risks. Eur. Heart J. *3:* 404 (1982).

(825) Shabetai, O.: Incidence, significance and approach to the diagnosis and therapy of other anatomic and functional sequilae of acute myocardial infarction. In: Karliner, J. S. (Hrsg.): Coronary care. Churchill Livingstone, New York, Edinburgh, London 1981.

(826) Shabethires, J.: Indidence, significance und approach to the diagnosis and therapy of other anatomic and functional sequilae of acute myocardial infarction. In: Karliner, J. S. (Hrsg.): Coronary care. Churchill Livingstone, New York, Edinburg, London 1981.

(827) Shaprio, B. A., Harrison, A., Walton, J. R. Davison, R.: Intermittent demand ventilation (IDV). A new technique for supporting ventilation in critically ill patients. Resp. Care *21:* 521 (1976).

(828) Shepard, J. W. Hower, D., et al.: Effects of isoproteronol on distribution of perfusion in embolised dog lungs. J. Nucl. Med. *20:* 950 (1979).

(829) Sherlock, S.: Diseases of the liver and biliary system. Blackwell, Oxford 1981.

(830) Shillingford, J., Thomas, M.: Hemodynamic effects of acute myocardial infarction in man. Progr. cardiovasc. Dis. *9:* 571 (1967).

(831) Shillingford, J. P., Thomas, M.: Acute myocardial infarction, hypotension and shock; their pathological physiology and therapy. Mod. Conc. cardiovasc. Dis. *36:* 13 (1967).

(832) Shillingford, J.: Circulatory failure following myocardial infarction. In: Julian, D. G., Oliver, M. F. (Hrsg.): Acute Myocardial Infarction. S. 201. Livingstone, Edinburg, London 1968.

(833) Shires, G. T., Holman, J.: Dilution acidosis. Ann. intern. Med. *28:* 557 (1948).

(834) Sieberth, H. G.: Hämodialysebehandlung bei Vergiftungen. In: Wiederbelebung – Organersatz – Intensivmedizin. Suppl. I. Steinkopff, Darmstadt 1971.

(835) Sieberth, H. G., Heller, A., Zimmermann, D.: The influence of haemodialysis and of ion exchange renin on the potassium disturbance in

chronic renal failure. Proc. Europ. Dial. Transpl. Ass. *Vol. III:* 381 (1966).

(836) Sieberth, H. G.: Acid-base disturbance during intermitted haemodialysis. Proc. Europ. Dial. Transp. Ass. *Vol. IV:* 211 (1967).

(837) Sieberth, H. G.: Der Einfluß des Trapped-Plasmas auf die Bestimmung der intraerythrocytären Elektrolytwerte. Med. Welt *22:* 134 (1971).

(838) Sieberth, H. G., Bulla, M., Hübner, W., Mennicken, M., Siemon, G.: Dialysebehandlung bei akutem Nierenversagen im Kindesalter. Dtsch. med. Wschr. *98:* 1033 (1971).

(838a) Sieberth, H. G., Mann, H., Stummvoll, H. K.: Continuous Hemofiltration. Karger, Basel 1991.

(838b) Sieberth, H. G., Mann, H.: Continuous Arteriovenous Hemofiltration (CAVH). Karger, Basel 1985.

(839) Siegenthaler, W., Schönbeck, M., Werning, C.: Nebenniere. In: Siegenthaler, W. (Hrsg.): Klinische Pathophysiologie S. 306. Thieme, Stuttgart 1970.

(840) Siemon, G., Sitt, G., Sieberth, H. G.: Zur Atemregulation bei akuter und chronischer Niereninsuffizienz. Med. Welt *23:* 490 (1972).

(841) Siemon, G., Deck, K. A., Sieberth, H. G.: Verh. dtsch. Ges. inn. Med. *74:* 1171 (1968).

(842) Siewert, R., Blum, A. L.: Gastrouodenalulcus: Indication zur Operation. Langenbecks Arch. Chir. 345 (Kongreßbericht) (1977).

(842a) Silver, M. D., Goldschlager, N.: Temporary transvenous cardiac pacing in the critical care setting. Chest *93:* 607 (1988).

(843) Simmstad, J. O., Galway, C. F., McLean L.: The treatment of aspiration and atelectasis by tracheobronchial lavage. Anesth. Analg. Curr. Res. *42:* 616 (1963).

(844) Simon, C., Stille, W.: Antibiotika-Therapie. 8. Aufl. Schattauer, Stuttgart, New York 1993.

(844a) Simoons, M. L., Arnold, A. E. R., et al.: Thrombolysis with tissue plasminogen activator in acute myocardial infarction: no additional benefit from immediate percutaneous coronary angioplasty. Lancet *I:* 197 (1988).

(844b) De Simone, C., Delogu, G. Corbetta, G.: Intravenous immunglobulins in association with antibiotics: a therapeutic trial in septic intensiv care unit patients. Crit. Care Med. *16:* 23 (1988).

(845) Singer, M. M.: Intermittent mandytory ventilation. *Anesth. Analg. 53:* 441 (1974).

(846) Sjöstrand, U.: Pneumatic systems facilitating treatment of respiratory insufficiency with alternative use of IPP/PEEP, HFPPV/PEEP, CPPB or CPAP. Acta Anaesthesiol. Scand. *[Suppl. 64]:* 123-147 (1977).

(847) Skilman, J. J.: Respiratory insuffiziency. In: Silkman, J. J. (Hrsg.): Intensive Care. S. 513. Little, Brown & Co. Boston 1975.

(848) Skilman, J. J.: Intensive Care Little, Brown & Co., Boston 1975.

(849) Skilman, J. J., Silen, W.: Stress ulcers. Lancet *II:* 1303 (1972).

(850) Sladen, A., Laver, M. B., Pontoppidan, H.: Pulmonary complications and water retention in prolonged mechanical ventilation. N. Engl. J. Med. *279:* 448 (1968).

(851) Slany, J.: Die akute Herzinsuffizienz. Therapiewoche *31:* 204-216 (1981).

(852) Sloman, g.: Phenytoin sodium (Dilantin) and Propranolol. In: Julian, D. G., Oliver, M. F. (Hrsg.): Acute Myocardial Infarction. S. 115. Livingstone, Edinburgh, London 1968.

(853) v. Slyke, D. D.: The effects of schock on the kidney. Ann. intern. Med. *28:* 701 (1948).

(854) Smalling, R., Fuentef et al.: Substained improvement in left ventricular function and mortality by intracoronary streptokinase and administration during myocardial infarction. Circulation *68:* 131 (1983).

(855) Smith, P., R., Henrich, A. E., Leffler, C. T., Henis, M. M. J., Lyons, H.: A comparative study of subcutaneously administered terbutaline and epinephrine in the treatment of acutebronchial asthma. Chest *71:* 129 (1977).

(856) Smith, H. W.: The Kidney. Oxford Univ. Press, New York 1951.

(857) Soballa, G.: Erfahrungen mit Xylocain bei Rhythmusstörungen des Herzens auf einer internen Wachstation. Herz/Kreisl. *1:* 363 (1969).

(858) Sobel, B. E., Braunwald, E.: Management of acute myocardial infarction. In: Braunwald, J. E.: Heart disease. S. 1309. Saunders, Philadelphia, London, Toronto 1978.

(860) Soehendra, N., Knipper, A.: Endoskopische Unterspritzung für Blutstillung im Verdauungstrakt. Dtsch. Med. Wschr. *102: 1968 (1977).*

(861) *Soloff, L. A., Rothmann, T. H.: American. Heart J. 74:* 710 (1967).

(862) Spalding, J. M. K., Smith, A. C.: Clinical practice and physiology of artificial respiration. Blackwell, Oxford 1965.

(863) Spang, K.: Rhythmusstörungen des Herzens. S. 225. Thieme, Stuttgart 1957.

(864) Spang, K.: Formen, Ursachen und klinische Auswirkungen des akuten Herztstillstandes. Ver. dtsch. Ges. Kreisl.-Forsch. *30:* 56 (1964).

(865) Spenney, J. G., Eure, C. A., Kreisberg, R. A.: Hyperglycemic, Hyper osmolar nonketonic diabetes *18:* (1969).

(866) Speranza, V., Basso, N.: Progress in the treatment of acute gastroduodenal mucose lesions. Wld. J. Surg. *1:* 35 (1977).

(867) Spiller, P., Kreutzer, H.: Schmerzbekämpfung bei Myokardinfarkt. Z. Kardiol. *63:* 1060 (1974).

(868) Spracklen, F. H., Kimerling, J. J., Besterman, E. M. M., Lischfield, J. W.: Xylocain in der Behandlung von Herzarrhythmien. Brit. med. J. *1:* 89 (1968).

(869) Spray, S. B., Zuidema, G. D., Cameron, J. L.: Aspiration pneumonia: Incidence of aspiration with endotracheal tubes. Am. J. Surg. *121:* 701 (1976).

(870) Stannard, L.: Hämodynamische Wirkungen von Xylocain beim akuten Herzinfarkt. Brit. med. J. *2:* 468 (1958).

(871) Stauch, M.: Kreislaufstillstand und Wiederbelebung. Thieme, Stuttgart 1967.

(872) Stauch, M.: Kreislaufstillstand und Wiederbelebung. S. 36. Thieme, Stuttgart 1967.

(873) Steim, H., Friedemann, M.: Kardioversion bei Vorhofflimmern und Vorhofflattern. Dtsch. med. J. *18:* 197 (1967).

(874) Stein, M., Gelbard, C.: The role of IPPB in acute asthma. In: Weiss, E. B. (Hrsg.): Status asthmaticus. S. 279. University Press, Baltimore 1978.

(874a) **Steinbeck, G.: Antiarrhythmika. Internist 10: 663–669 (1992).**

(875) Steinbeck, G.: Tachykarde Rhythmusstörungen. In: Handbuch der Inn. Med. Bd. 9, Teil 1. Lüderitz, B. (Hrsg.): Herzrhythmusstörungen. Springer, Berlin, Heidelberg 1983.

(876) Steinbeck, G.: Invasive Verfahren. In: Handbuch der Inn. Med. Bd. 9, Teil 1. Lüderitz, B. (Hrsg.): Herzrhythmusstörungen. Springer, Berlin, Heidelberg 1983.

(877) Steinhoff, H., Falke, K.: Intermittend mandatory ventilation als eine Alternative zur kontrollierten Überdruckbeatmung: Auswirkung auf die Nierenfunktion bei Patienten mit akutem Lungenversagen. In: Mayrhofer-Krammel, O., Schlag, G., Stoeckel, H. (Hrsg.): Das akute progressive Lungenversagen. Intensivmedizin – Notfallmedizin – Anästhesiologie, Bd. XVI. Thieme, Stuttgart 1979.

(878) Steinmann, B.: Epidemiologie der Apoplexie. Schweiz. med. Wschr. 96: 1733 (1966).

(879) Stewart, B. N., Hood, C. I., Block, A. J.: Long-term results of continuous oxygen therapy at sea level. Chest 68: 486 (1975).

(880) Stewart, J. S. S.: Mangement of cardiac arrest with special reference to metabolic acidosis. Brit. med. J. I: 476 (1964).

(880a) **Stille, W.: Septische Erkrankungen. In: Kreick, F., Kaufmann, W., Bunte, H., Gladtke, H., Tölle, E. (Hrsg.): Therapiehandbuch S. 25. Urban & Schwarzenberg, München, Wien, Baltimore 1987.**

(881) Stock, J. P. P.: Diagnosis and Treatment of Cardiac Arrhythmias. Butterworth, London 1970.

(882) Storms, W. W., DoPico, G. A., Reed, C. E.: Aerosol SCH 1000, an anticholinergic bronchodilator. Am. Rev. Respir. Dis. 111: 419, 1975.

(883) Straub, P. W., Bühlmann, A. A., Rossier, P. H.: Hypovolemia in status astmaticus. Lancet II: 923, 7627 (1969).

(884) Strauer, B. E.: Pathophysiologie und Klinik der Lungenembolie. Internist 25: 108 (1984).

(885) Streicher, E.: Akutes Nierenversagen nach Arzneimitteln und Vergiftungen. In: Dittrich, P. U., Kopp, F. (Hrsg.): Aktuelle Probleme der Dialyseverfahren und der Niereninsuffizienz. Bindernagel, Friedberg 1968.

(886) Streicher, E.: Die Behandlung von Vergiftungen durch Osmodiurese. Med. Mschr. 24: 145 (1970).

(887) Streicher, E., Würz, H., Euchenhofer, M., Deininger, K. H., Trapp, P.: Desobliteration einer doppelseitigen Nierenarterienthrombose durch Streptokinase-Behandlung. Dtsch. med. Wschr. 96: 1086 (1971).

(887a) **Stroke Prevention in Atrial Fibrillation Investigators (1990), Preliminary report of the stroke preventation in atrial fibrillation study. N. Engl. J. Med. 322: 863 (1990).**

(887b) **Stuart, L. L., Whittenburg, D., Parsons, P. E., Repine, J. E.: Mild renal ischemia activates primed neutrophils to cause acute renal failure. Kidney Int. 42: 610–616 (1992).**

(888) Sturgeon, C. L., Douglas, M. E., Downs, J. B., Dannemiller, F. J.: PEEP and CPAP: Cardiopulmonary effects during spontaneous ventilation. Anesth. Analg. Curr. Res. *56:* 633-641 (1977).

(889) Sugerman, H. J., Olofsson, K. B., Pollock, T. W., Agnew, R. F., Rogers, R. M., Miller, L. D.: Continuous positive endexpiratory pressure ventilation (PEEP) for the treatment of diffuse interstitial pulmonary edema, J. Trauma *12:* 263 (1972).

(890) Sugerman, H. J., Rogers, R. M., Miller, L. D.: Positive end-expiratory pressure (PEEP): Indications and physiologic considerations. *Chest 62:* 86S (1972).

(891) Suter, M.: Behandlung der subakuten Phase des ARDS (Tage-Wochen). 1. Steglitzer Symposium 24-26.10.1985 „Organfunktion und Stoffwechsel in der perioperativen Phase". In: Reinhart, K., Eyrich, K. (Hrsg.): Anaesthesiologie und Intensivmedizin Bd. 180. Springer, Berlin, Heidelberg, New York 1985.

(892) Suter, P. M.: „Optimal" regulation of mechanical ventilation. Anaesthesis *29:* 163-164 (1980).

(893) Suter, P. M.: Übergang zur Spontanatmung nach Langzeitbeatmung: Kriterien und Techniken. In: Lawin, P., Wendt, M. (Hrsg.): Aktuelle Probleme der Intensivbehandlung. Bd. II. Intensivmedizin – Notfallmedizin – Anästhesiologie, Bd. XVII. Thieme, Stuttgart 1980.

(894) Suter, P. M.: Beatmungsgeräte. In: Lawin, P. (Hrsg.): Praxis der Intensivbehandlung. S. 17-1. Thieme, Stuttgart, New York 1981.

(895) Suter, P., Fairley, M., Isenberg, M. D.: Optimum end-expiratory airway-pressure in patients with acute pulmonary failure. Myo. Inn. J. Med. 292 (1975).

(896) Suter, P. M., Fairley, H. B., Isenberg, M. D.: Optimum end-expiratory airway pressure in patients with acute pulmonary failure. N. Engl. J. Med. *292:* 284 (1975).

(897) Suter, P. M., Fairley, H. B., Isenberg, M. D.: Effect of tidal volume and positive end-expiratory pressure on compliance during mechanical ventilation. Chest *73:* 158 (1978).

(898) Suter, P. M., Weibel, M. A.: Charakteristiken und Auswahl moderner Beatmungsgeräte. Intensivmedizin *14:* 210 (1977).

(899) Suter, P. M., Weibel, M. A.: Der Veriflo CV 2000: ein vielseitiges, pneumatisch betriebenes und gesteuertes Beatmungsgerät für die Intensivpflege. Prakt. Anästh. *12:* 526 (1977).

(900) Sutton, R., Davies, M.: The conduction system in acute myocardial infarction complicated by heart block. Circulation *38:* 987 (1968).

(901) Swan, R. C., Murill, J. P.: The clinical course of acute renal failure. Medicine (Baltimore) *32:* 215 (1953).

(902) Szabados, A., Schierz, G., Deinhardt, F.: Die Pneumocystis carinii-Pneumonie. Internist *26:* 335 (1985).

(903) Tabb. W. C., Guerrant, J. L.: Life-threatening asthma. J. Allergy *42:* 249 (1968).

(904) Tager, I. B., Speizer, F. E.: Role of infection in chronic bronchitis. N. Engl. J. Med. *292:* 563 (1975).

(905) Talley, R. G., Goldberg, L. J., et al.: A hemodynamic comparison of Dopamin and Isoproterenol in patients in shock. Circulation *39:* 361 (1969).

(906) Tamm, J.: Die Diagnostik der primären und sekundären Nebennie-
      renrindeninsuffizienz. Dtsch. med. Wschr. *91:* 957 (1966).
(907) Tauchert, M., Anschütz, F., Barchow, D., Bette, L., Dienstl, F., Fre-
      derking, H., Froer, K. L., Hilger, H. H., Jehle, J., Kaindl, F., Kreu-
      zer, H., Kühn, P., Lerche, D., Loddenkemper, R., Loogen, P. F.,
      Oberhoffer, G., Rettig, G., Rudolph, W., Spiller, P.: Der Einfluß von
      Pentazocin auf Kreislauf und Atmung. Herz/Kreisl. *1:* 78 (1975).
(908) Taylor, J. P.: Manual of Respiratory Therapy. 2. Aufl. Mosby, St. Louis
      1978.
(909) Teschan, P. E., O'Brien, T. F., Freyhof, J. N., Hall, W. H.: Prophylac-
      tic hemodialysis in the treatment of acute renal failure. Amer. intern.
      Med. *53:* 992 (1960).
(910) Tenckhoff, H.: Persönliche Mitteilung.
(910a) Thaler, H.: Die Shuntoperation bei Portaler Hypertension aus inter-
      nistischer Sicht. Dtsch. med. Wschr. *96:* 1653 (1971).
(911) The E. C./I.C. Bypass Study: Failure of extracranial-intracranial arte-
      rial bypass to reduce the risk of ischaemic stroke. International rando-
      mised trial. New Engl. J. Med. *313:* 1191 (1985).
**(911a) The Norwegian Multicentre Study Group: Tineolol-induced reduction
      in mortality and reinfarction in patients with acute myocardial infarc-
      tion. N. Engl. J. Med. *304:* 801 (1981).**
**(911b) The TIMI-Study Group: Comparison of invasive and conservative
      strategies after treatment with intravenous tissue plasminogen activa-
      tor in acute myocardial infarction. N. Engl. J. Med. *320:* 618 (1989).**
(912) The Urokinase Pulmonary Embolism Trial. A national cooperative
      study. Circulation *47:* 2, 38 (1973).
**(912a) Theiss, W.: Thrombolysetherapie tiefer Venenthrombosen. Internist
      33: 225 (1992).**
**(912b) Theroux, P., Kouz, S., Bosch, X., et al.: Clinical and angiographic
      features of non-Q-wave and Q-wave-infarction. Circulation *79:* 303
      (1986).**
(913) Thoma, R., Siemon, G.: Störungen des Gasaustausches und der
      Atemmechanik bei Patienten mit akutem Nierenversagen.
(914) Thompson, H. T., Pryor, W. J.: Bronchial lavage in the treatment of
      obstructive lung disease. Lancet *II:* 8 (1964).
(915) Thormann, J., Schlepper, M.: Hämodynamische Auswirkungen kar-
      dialer Arrhythmien. In: Handbuch der Inn. Med. Bd. 9, Teil 1. Lüde-
      ritz, B. (Hrsg.): Herzrhythmusstörungen. Springer, Berlin, Heidel-
      berg 1983.
(916) Thurlbeck, W. M.: Aspects of chronic airflow obstruction. Chest *72:*
      341 (1977).
(917) Thyrrel, J. B., Aron, D. C.: Metabolic and endocrine Emergencies.
      In: Mills, J(ed.): Current Emergency Diagnosis and treatment. Lange
      medical Publication, Los Allos 1986.
(918) Tibbut, B. A., Davis, J. A., Anderson, J. A.: Comparison by control-
      led clinical trial of streptokinase and heparin in treatment of life-
      threatening pulmonary embolsim. Br. Med. J. *1:* 343 (1974).
(918a) Tilsner, V.: Bestimmung der Protein-C-Aktivität in der Klinik. Med.
      Welt *39:* 425 (1988).

(918b) Tjon-a-Muner, Schneider, E., Bollinger, A.: Stellenwert der Thrombolyse in der Behandlung peripherer arterieller Verschlüsse. Internist *33:* 232 (1992).

(918c) Topol, E. J., Califf, R. M. Kreiabes, D. J., George, B. S.: Thrombolysis and angioplasty in myocardial infarction (TAMI) trial. J. Am. Coll. Cardiol. *10 (Suppl. B):* 65B (1987).

(919) Turkantonis, A., Egetmeyer, E., Heinze, V., Mössner, G.: Cephalotinspiegel im Serum und Urin bei chronischer Niereninsuffizienz. In: Klutke, R. (Hrsg.): Medikamentöse Therapie bei Nierenerkrankungen. Thieme, Stuttgart 1971.

(920) Tracquda, R. E., Grant, W. J., Peterson, C. P.: Lactic acidosis. Arch. int. Med. *117:* 191 (1966).

(921) Traylor, F. A., Walkins, D. H.: Hypoglycemia-Diagnosis and treatment. Clin. Med. *2:* 65 (1966).

(922) Tuttle, R. R., Mills, J.: Development of a new katecholamine to selectively increase cardiac contractility. Circ. Res. *36:* 185 (1975).

(923) Ulmer, W. T.: Pathophysiologie der obstruktiven Lungenerkrankungen. Med. Welt *46:* 2460 (1964).

(924) Ulmer, W. T.: Pathophysiologie der respiratorischen Insuffizienz und physiologische Grundlagen der Beatmung. In: Just, O. H. (Hrsg.): Die Ateminsuffizienz und ihre klinische Behandlung. Thieme, Stuttgart 1967.

(925) Ulmer, W. T., Reif, E., Weller, W.: Die obstruktiven Atemwegserkrankungen. Thieme, Stuttgart 1966.

(926) Ulmer, W. T., Podlesch, J., Heede, Chr.: Objektivierung von Therapieerfolgen bei chronisch obstruktivem Emphysem. Verh. dtsch. Ges. inn. Med. *72:* 318 (1966).

(927) Ulmer, W. T., Reichel, G., Nolte, D., Islam, M. S. Die Lungenfunktion, Physiologie und Pathophysiologie, Methodik. Thieme, Stuttgart, New York 1983.

(928) Ungeheuer, E., Hartel, W.: Der Spontanpneumothorax. Intern. Prax. *6:* 47 (1966).

(929) Urbanitz, D., Sieberth, H. G.: Impaired phagocytia activity of human monocytes in respect to reduced antibacterial resistance in uremia. Clin. Nephrol. *4:* 8 (1975).

(930) Uzawa, T., Ashbaugh, D. G.: Continuous positive-pressure breathing in acute hemorrhagie pulmonary edema. J. Appl. Physiol. *26:* 427 (1969).

(931) Valory, L., Thomas, M., Shillingford, J.: Urinary excretion of free noradrenalin and adrenalin following acute myocardial infarction. Lancet *I:* 127 (1967).

(931a) Van de Loo, I., Asbeck, F. (Hrsg.): Haemostase, Thrombophilie, Arteriosklerose. Schattauer, Stuttgart 1982.

(932) Vandenbergh, E., Clement, J., van de Woestijne, K. P.: Course and prognosis of patients with advanced chronic obstructive pulmonary disease: Evaluation by means of functional indices. Am. J. Med. *55:* 736 (1973).

(933) le Veen, H. H., Pasternack, H. S., Lustrin, I., Shaprio, R. B., Becker, E., Helft, A. E.: Hemorrhage and transfusion as the major causes of cardiac arrest. J. Amer. Med. Ass. *173:* 770 (1960).

(934) Veragut, U., Siegenthaler, W.: Schock. In: Siegenthaler, W. (Hrsg.): Klinische Pathophysiologie. Thieme, Stuttgart 1970.

(935) Vergier, D.: Les coagulopathies de consommation. Presse med. *79:* 431 (1971).

(936) Vinazzer, H.: Dextran Symposion, Krems/Österr., Okt. 1969. Round-table-Gespräch. S. 141. Knoll AG, Ludwigshafen.

(936a) Vlaho, M., Gross, R.: Plasmaersatzmittel und Plasmaexpander. Dtsch. Ärztebl. 2859 (1976).

(937) Vosmik, J., et al.: Action of the triglycyl hormonogen of Vasopressin (Glypressin) in patients with liver cirrhosis and bleeding oesophageal varices. Gastroenterology *72:* 605 (1977).

(938) Wacker, W., Merrill, J. P.: Uremic pericarditis in acute and chronic renal failure. J. Amer. Med. Ass. *156:* 764 (1954).

(938a) Waldenström, J.: Acute thyrotoxic encephalo- or myopathy, its cause and treatment. Acta med. scand. *121:* 251 (1945).

(938b) Waldo, A. L.: What's new in atrial flutter. In: Cardiac Electrophysiology and Arrhythmias. S. 176–185. Elsevier, New York, Amsterdam, London 1991.

(939) Walley, R. V.: Assessment of respiratory failure in poliomyelitis. Brit. med. J. *2:* 82 (1959).

(940) Walsh, P. N. Greenstan, R. H., Simon, M.: An angiography severity index for pulmonary embolism. Circulation, *Suppl. 2. XLVII:* 101, 111, 108 (1973).

(941) Waltemath, C. L., Bergman, N. A.: Increased respiratory resistance provoked by endotracheal administration of aerosols. Am. Rev. Respir. Dis. *108:* 520 (1973).

(942) Wara, P.: Endoscopic prediction of major rebleeding. Gastroenterology *88:* 1209 (1985).

(943) Ward, M. J. Fentem, P. H., Smith, W. H. R., Davies, D.: Ipratropium bromide in acute asthma. Br. Med. J. *282:* 598 (1981).

(943a) Ward, O. C.: The inheritance of paroxysmal tachycardia. In: Symposion on Cardiac Arrhythmias, Elsinore 1970. Astra, Södertälje/Schweden.

(944) Watanabe, J., Dreyfus, L. S.: Newer concepts in the genesis of cardiac arrhythmias. Amer. Heart J. *76:* (1968).

(945) Watt, A. G.: Spontaneous pneumothorax. A review of 210 consecutive admissions to Royal Perth Hospital. Med. J. Aust. *1:* 186 (1978).

(946a) Weber, D. M., Phillips, J. R.: Vasc. Dis. (N. Y.) *3:* 393 (1966).

(946) Weber, D. M., Phillips, J. R.: Amer. J. med. Sci. *251:* 381 (1966).

(947) Webster, J. R.: New Engl. J. Med. *274:* 931 (1966).

(948) Weibel, M. A., Suter, P. M.: Der Monaghan 228: ein leistungsfähiges, nach der Fluidic-Technik konstruiertes Beatmungsgerät. Anästhesist *27:* 90 (1978).

(949) Weisbecker, L.: Coma diabeticum und Spontanhypoglykämie. Wien. klin. Wschr. *78:* 402 (1966).

(950) Weissbecker, L.: Endzustände der Nebennierenrindeninsuffizienz. Internist *6:* 420 (1965).

(951) Wellens, H. J. J., Dorra: Wolff parkinson white syndrome and atrial fibrillation. Am. J. cardiol. *34:* 777 (1974).

(952) Wenger, M. K., Stein, P. D.: Massive acute pulmonary embolism. JAMA *220, 6:* 844.

(952a) Wenzel, E., Hellstern, P., Morgenstern, M. von Blohn (Hrsg.) Rationelle Therapie und Diagnose von haemorrhagischen und thrombophil. Diathesen. Schattauer, Stuttgart 1986.

(953) Wenzl, M.: Richtlinien für die Indikationsstellung zur portocavalen Anastomose bei Leberzirrhose. Med. Ernähr. *9:* 17 (1968).

(954) Wetzels, E.: Hämodialyse und Peritonealdialyse. Springer, Berlin, Heidelberg, New York 1969.

(955) Whitington, P. F., Friedman, A. L., Chesney, R. W.: Gastrointestinal disease in the hemolytic-uremic syndrome. Gastroenterology *76:* 728 (1979).

(956) Wiemers, K.: Indikationen zur Respiratorbehandlung beim Tetanus. In: Die Ateminsuffizienz und ihre klinische Behandlung. Thieme. Stuttgart 1967.

(957) Wiggers, C. J., Wegria, R., Pinera, B.: The effect of myocardial ischemia on the fibrillation threshold. Amer. J. Physiol. *131:* 309 (1940).

(958) Wildhirt, E.: Das Terminalstadium der Leberkrankheiten und das Coma hepaticum. Internist. *6:* 439 (1965).

(959) Williams, S., Seaton, A.: Intravenous or inhaled salbutamol in severe acute asthma? Thorax *32:* 555 (1977).

(960) Wilson, F. J., Bone, R. C., Hiller, F. C.: Fiberoptic bronchoscopy. In: Frasier, C. A. (Hrsg.): Annual Review of Allergy. Yearbook Med. Publishers, Chicago 1979.

(961) Wilson, J. E., Bynum, L. J., Partey, R. W.: Heparin therapy in venous thromboembolism. Am. J. Med. *70:* 808 (1981).

(962) Wilson, R. F., Sibbald, W. J.: Acute respiratory failure. Crit. Care Med. *4:* 79 (1976).

(963) Wiman, B. Colin, D.: Molecular mechanism of physiological. Major *272:* 549 (1978).

(964) Winkelmann, W.: Erkennung und Soforttherapie endokriner Krisen. Internist *11:* 58 (1970).

(964a) Winkle, R. A., Ruder, M. A. Smith, N. A., et al.: Effect of duration of ventricular fibrillation on defibrillation efficacy in humans. Circulation *81:* 1477 (1990).

(965) Wirtzfeld, A., Klein, G., Himmler, F. C.: Neue pharmakologische Behandlungsmethoden für die therapieresistente Herzinsuffizienz. Pharmako. Therapie. *2:* 59 (1979).

(966) Witch, W., Sharpel, M., Paetra, H., Eichstädt, H.: Die intrakoronare Lyse. Herz-Kreislauf *7:* 342 (1985).

(967) With, W., Göbel, P.: Das Mallory-Weiss-Syndrom. Dtsch. med. Wschr. *96:* 1214 (1971).

(967a) Witt, I., Zimmer, E. (Hrsg.): Protein C, Klinische Bedeutung und Bestimmungsmethoden. de Gruyter, Berlin (1986).

(967b) Woelfel, A., Gettes, L. S.: Tachyarrhytmias During Acute Myocardial Infarction. In: Acute Myocardial Infarction. S. 236. Elsevier, New York, Amsterdam, London, 1991.

(968) Wolfe, J. D., Tashkin, D. P., Calvarese, B., Simmons, M.: Bronchodilator effects of terbutaline and aminophylline alone and in combination in asthmatic patients. N. Engl. J. Med. *298:* 363 (1978).

(969) Wolff, G.: Die Kinik des akuten Lungenversagens. In: Ahnefeld, F. W., Bergmann, H., Burri, C., Dick, W., Halmágy, M., Hossli, G., Rugheimer, E. (Hrsg.): Klinische Anästhesiologie und Intensivtherapie, Bd. XX. Akutes Lungenversagen. Springer, Berlin 1979.

(970) Wolff, G.: Die künstliche Beatmung auf Intensivstationen. Springer, Berlin, Heidelberg, New York, Tokyo 1983.

(971) Wolff, G., Keller, R., Suter, P. M.: ARDS · Akutes Atemnotsyndrom des Erwachsenen. Springer, Berlin 1980.

(972) Wolff, G., Langenstein, H., Schwendener, R., Lischer, P.: Optimal endexpiratory airway pressure for ventilated patients. Intensive Care Med. *8:* 39-48 (1982).

(973) Wolff, H. P. Weihrauch, T. R.: Internistische Therapie. Urban & Schwarzenberg, München, Wien, Baltimore 1986.

(974) Wollheim, E.: Über die tubulären Funktionsstörungen der Niere, Verh. dtsch. Ges. inn. Med. *58:* 211 (1952).

(975) Wolter, H. H.: Elektroschockbehandlung des Herzens. Indikationen und Erfahrungen. Verh. dtsch. Ges. Kreisl.-Forsch. *35:* 116 (1969).

(976) Wolter, H. H., Paquet, K. J., Walther, H.: Elektrotherapie von Herzrhythmusstörungen mit drohendem Kreislaufversagen. Dtsch. med. J. *18:* 214 (1967).

(977) Wolter, H. H., Walther, H.: Indikationen und Ergebnisse der Elektrokaridiotherapie. Internist *6:* 501 (1965).

(978) Wolter, H. H., Walther, H.: Das EKG der Übergangsphase nach Wechselstrom-Reduktion von Herzrhythmusstörungen. Réanim. Org. artif. *1:* 51 (1964).

(979) Wolter, H. H.: Herzstimulation und ihre Überwachung. Verh. dtsch. Ges. inn. Med. *74:* 276 (1968).

(979a) Wüthrich, R. P.: Nierentransplantation – Grundlagen, Vor- und Nachsorge, Langzeitüberwachung. Springer, Berlin, Heidelberg, New York 1991.

(980) Wujanz, G.: Dopamin beim kardiogenen Schock. Med. Klin. *71:* 1534 (1976).

(981) Wynne, J. W., Modell, J. H.: Respiratory aspiration of stomach contents. Ann. Intern. Med. *87:* 466 (1977).

(982) Wyss, S., Holzmann, M., Schaub, F.: Der Atrioventrikular-Block. Arch. Kreisl-Forsch. *36:* 1 (1961).

(982a) Yussuf, S., Collins, R., et al.: Effect of intravenous nitrates of mortality in acute myocardial infarction: an overview of the randomised trials. Lancet *1:* 1088 (1988).

(982b) Yussuf, S., Peto, R., Lewis, J. Collings, R., Slight, P.: Beta blockade during and after myocardial infarction. An overview of the randomised trials. Progr. Cardiovasc. Dis. *27:* 335 (1985).

(983) Zacouto, F.: Sofortige Kreislaufveränderungen nach elektrischer Reduktion schwerer Rhythmusstörungen. Verh. dtsch. Ges. Kreisl.-Forsch. *29:* 255 (1963).

(983a) Zalogu, G. P.: Endocrine crisis. Crit. Care Clin. *7:* 256 (1991).

(984) Zapol, W. M., Snider, M. T.: Pulmonary hypertension in severe acute respiratory failure. N. Engl. J. Med. *296:* 476 (1977).

(985) Zapol, W. M., Snider, M. T., Schneider, R. C.: Extracorporeal membran oxygenation for acute respiratory failure. Anaesthesiology *46:* 272 (1977).

(986) Zapol, W. M., Snider, M. T., Hill, J. D., et al.: Extracorporeal membrane oxigenation in severe acute respiratory failure: A randomized prospective study Jama *242:* 2193-2196 (1979).

(987) Zeck, P., Bouletrean, R., Moskovtchenko, J. F., Bervard, M., Favre-Bulle, S., Blanc-Brunat, N., Traeger, J.: Infection in acute renal failure. Advanced Nephrology. Yearbook, Chicago 1971.

(988) Zeilhofer, R.: Atemmechanik bei chronischer Bronchitis. In: Bopp, K. Ph., Hertle, H. (Hrsg.): Chronische Bronchitis. Schattauer, Stuttgart, New York 1968.

(989) Zeilhofer, R., Barker, L. G.: Atmungserregung und zentrale Erregbarkeit bei Ventilationsstörungen der Lunge und bei respiratorischer Azidose. Klin. Wschr. *37:* 172 (1959).

(989a) Ziegler, E., et al. Treatment of Gram-Negative Bacteriemia on Septic Shock with HA-1A Human Monoclonal Antibody against Endotoxin. N. Engl. J. Med. *324:* 429 (1991).

(990) Zimmermann, W. E., Staib, J.: Schock. Stoffwechselveränderungen und Therapie. Schattauer, Stuttgart, New York 1971.

(991) Zingg, W.: Experimentelle Untersuchungen über die Verfahren der O_2-Behandlung. Helv. med. Acta *27:* 367 (1960).

(992) Zipes, W. P., Heger, J. J., Miles, E. M.: Premilinary experience with the implantable transvenous cardioverter. Pace *7:* 1325 (1984).

(993) Zissler, J.: Klinik der arteriellen Verschlußkrankheiten. Verh. dtsch. Ges. Kreisl.-Forsch. *29:* 67 (1963).

(994) Zittel, R. X., Zimmermann, W. E.: Akute chirurgische Erkrankungen. Thieme, Stuttgart 1970.

(994a) Zoll, P. M., Zoll, R. H. Falk, R. H., et al.: External noninvasive temporary cardiac pacing: clinical trials. Circulation *71:* 937 (1985).

(995) Zollinger, H. U., Mihatsch, M. J.: Die Morphologie des akuten Nierenversagens. Nieren- und Hochdruckkrankh. *6:* 82 (1977).

(996) Zorn, H.: Diagnostik und Therapie der CO-Vergiftung in der Praxis. Münch. med. Wschr. *106:* 235 (1964).

(997) Zuckschwerdt, L., Thies, H. A.: Die akute Blutung im Abdomen. Internist *8:* 63 (1967).

(998) Zwieten, P. A. van: Drug targets in unstable angina. In: Hugenholz, P. G., Goldmann, B. S. (Hrsg.): Unstable angina. Schattauer, New York, Stuttgart 1985.

(999) Zwieten, P. A. van, Meel, J. C. A. van, De Jonge, A., Kalkmann, A. O., Timmermanns, P. B. M. W. M.: Zur Pharmakologie vasodilatorisch wirksamer Pharmaka; neuere Entwicklungen. Verh. Dtsch. Ges. Herz-Kreislaufforsch. *48:* 78-86 (1982).

(1000) Zwillich, C. W., et al.: Complications of assisted ventilation. A prospective study of 354 consecutive episodes. Ann. J. Med. *57:* 161 (1974).

Sachverzeichnis